Elisabeth Höwler

Gerontopsychiatrische Pflege

- Lehr- und Arbeitsbuch für die Altenpflege -

Bestellhotline für Pflegekräfte: Tel. 02331/50154, Fax. 02331/587720
e-mail: Kunz@BrigitteKunzVerlag.de, Internet: www.BrigitteKunzVerlag.de

Autorin: **Elisabeth Höwler**, Lehrerin für Pflege, Blomberg
Satz: Maurice Höwler, Blomberg
Druck: Triltsch, Print und digitale Medien GmbH, Ochsenfurt

- Schreibung gemäß der amtlichen Regelung der deutschen Rechtschreibung -

ISBN 3-89495-143-5

Vorwort

Gerontopsychiatrische Pflege basiert auf einem humanistischen Anspruchsbild, dessen Umsetzung in die Praxis ein hohes Maß an professionellem Wissen und Können erfordert. Das Lehr- und Arbeitsbuch **„Gerontopsychiatrische Pflege"**, das besonders den pflegerischen und therapeutischen Bereich der Gerontopsychiatrie herausstellt, will dazu beitragen angehende Altenpflegerinnen[1] ein solides Pflegewissen an die Hand zu geben. Das Buch ist eine Begleitung im gerontopsychiatrischen Pflegeunterricht und veranschaulicht die Auseinandersetzung mit gerontopsychiatrischen und ausgewählten neurologischen Krankheitsbildern an exemplarischen Situationen. Der Lehrinhalt hebt die Professionalität der Pflege, die sich aus Fachwissen und Empathie zusammensetzt, als notwendige Voraussetzung einer optimalen Pflege und Betreuung von psychisch Alterskranken hervor. Die Handlungsaufgaben sollen dazu beitragen, sich kritisch mit einigen Situationen auseinander zu setzen. Es ist zunächst einmal von eigenem Erleben auszugehen, dieses Empfinden und anstehende Entscheidungsprozesse dann auf psychisch Alterskranke bedürfnisgerecht zu übertragen. Wiederholungsfragen am Ende eines Kapitels ermöglichen den Altenpflegeschülerinnen, ihr Wissen zu überprüfen.

Aus der heutigen pflegewissenschaftlichen Erkenntnis folgt, dass die Frage nach der Pflegequalität von der gerontopsychiatrischen Fachpflege vor allem eine Frage nach der persönlichen Haltung und den Kompetenzen von angehenden Altenpflegerinnen ist. Die Art, wie sich Altenpflegeschülerinnen selbst wahrnehmen, Probleme lösen, an der Gestaltung ihrer seelischen Gesundheit mitwirken und durch ihren Beruf zum Wohlergehen alter Menschen beitragen, wirkt sich auf die eigene Lebensqualität und besonders auf die der psychisch Alterskranken aus. Pflegebildung in heutiger Zeit heißt: Wissen, Können, Grenzen kennen und spüren! Altenpflegerinnen müssen Möglichkeiten und Strategien kennen, die es ihnen erleichtern im richtigen Moment das Richtige zu tun. Sie müssen praktische Erfahrungen im alltäglichen Umgang mit schwierigen Situationen haben. Sie müssen in der gerontopsychiatrischen Pflege einen verantwortlichen Umgang mit „Chaos" lernen.
Trotz der stetigen Fortschritte und die Entwicklung, die die Fachdisziplin gerontopsychiatrische Pflege in Deutschland bisher gemacht hat, besteht für die Zukunft noch genügend Handlungsbedarf. Es ist zu hoffen, dass in absehbarer Zeit verstärkt von der umfassenden Verbreitung und Etablierung gerontopsychiatrischer Pflegekonzepte sowohl in der Ausbildung wie auch in der Pflegepraxis berichtet werden kann.

Danksagungen
Meinen Teilnehmern der diversen Kranken- und Altenpflegekurse danke ich für ihr reges Interesse, ihre Fragen und ihre Mitarbeit, durch die ich immer wieder zum kritischen Nachdenken und Forschen angeregt wurde. Mein aufrichtiger Dank geht an Ruth Berge, Lehrerin für Pflege aus Bad Pyrmont, die mir Offenheit und Vertrauen entgegenbrachte und mich ermutigt hat das Buch an die Öffentlichkeit zu bringen. Ganz besonders danke ich meinem Sohn Maurice für die technische Leitung (Textbearbeitung und Grafikdesign) und dem Brigitte-Kunz-Verlag, der mir alle möglichen Freiheiten gegeben hat, um dieses Werk erfolgreich umzusetzen.

Blomberg, im Oktober 2000 Elisabeth Höwler, Lehrerin für Pflege

[1] Um die Lesbarkeit zu erleichtern, wird auf die Nennung der jeweiligen männlichen Berufsbezeichnung verzichtet, sie sind jedoch immer angesprochen.

Inhaltsverzeichnis Seite

1. Kapitel
Die historische Entwicklung der Psychiatrie in Europa

In Zeiten von Unsicherheiten und Ungleichstellungen, die die Gesundheitsreform für psychisch Kranke mitbringt, lohnt es sich einen Blick in die Vergangenheit der Psychiatriepflege zu werfen.
Der pflegerische Umgang mit psychisch Kranken in der Vergangenheit ist geprägt von einem dunklen Kapitel, welches Leid, inhumane Verhaltensweisen und Missverständnisse beinhaltet. Psychische Leiden hat es schon immer gegeben; sie lassen sich zurückverfolgen bis in die Antike. Es mussten viele Jahrhunderte vergehen, bis die Gesellschaft in einem psychisch veränderten Menschen einen kranken Menschen sah, der einer verständnisvollen Pflege und eines würdevollen Umgangs bedarf.
Die Erkrankungen wurden erst spät von Ärzten als Krankheitsformen erkannt und keiner Behandlung, geschweige denn einer angemessenen Pflege zugeführt.

Die Ursachen für psychiatrische Erkrankungen sahen griechische und römische Ärzte in körperlichen Störungen. Die Behandlungsformen waren daher rein somatisch orientiert. Der Kranke bekam z.B. Umschläge, Aderlässe, Laxanzien, Brechmittel, Opiate, Diäten und Arbeit. Andere Ärzte dieses Zeitalters hatten einen ganz anderen therapeutischen Ansatz: Sie befürworteten eine Behandlung mit körperlichen Misshandlungen, wie z.B. Auspeitschen, Fesseln, kalte Wassergüsse, Aufenthalt in dunklen Räumen. Diese Methoden sollten psychische Auffälligkeiten reduzieren. Zwischen den unterschiedlichen Therapieansätzen pendelte die medizinische Behandlung und der pflegerische Umgang von psychisch Erkrankten jahrhundertelang hin und her.

1 Psychiatrie vom 18. Jahrhundert bis heute

In Deutschland war man im Mittelalter der Ansicht, dass psychisch Kranke einen Pakt mit dem Bösen, mit dem Teufel geschlossen hatten und besser entfernt werden mussten. Zahllose Schizophrene wurden z.B. als Teufelsbesessene oder Verdammte auf dem Scheiterhaufen verbrannt (siehe auch Literatur zu Hexenverbrennungen).
Das bekannteste Gefängnis der Welt für „Irre", den Narrenturm ließ ca. 1784 Kaiser Joseph II von Österreich in Wien errichten. Der Turm, eine kreisrunde, fünfstöckige Bastion war ein isolierter Teil des Allgemeinen Wiener Krankenhaus. Die Fenster der Zellen waren vergittert, die Wände hatten eiserne Ringe zum Anketten der psychisch Kranken. Als Mobiliar diente den Kranken nur ein Bett aus Brettern. Die psychisch Erkrankten in den Gefängnissen wurden von Soldaten „gepflegt". Aus dieser Zeit stammen die Begriffe „Wärter" und

„Zuchthaus". Mit dem Begriff „Zuchthaus" wurde das Bestreben beschrieben, die Kranken durch Arbeit und Disziplin zu einer Orientierung zu verhelfen.

Im 18. Jahrhundert wurden Klöster und Landschlösser zu „totalen Institutionen" umgebaut. Diese so genannten Asyle oder auch Verwahranstalten versorgten sich durch landwirtschaftliche Beschäftigung selbst. Bei den psychisch Kranken wurden die Konzepte der Arbeitstherapie angewendet. Die Bewohner der Anstalten nannte man „Insassen". Außerhalb der Städte gelegen wurden große Irrenasyle gebaut, aus denen die kranken Menschen nach der Aufnahme nie wieder entlassen wurden.

1.1 Anfänge einer wissenschaftlichen Psychiatrie

Eine Irrenpflegereform erfolgte mit dem „Urvater" der modernen Psychiatrie, dem französischen Arzt Philippe Pinel (1745 - 1826). Er war der Leiter der Pariser Irrenanstalt.
Mit medizinischen Untersuchungen und wissenschaftlichen Methoden näherte er sich dem Wesen der Geisteskrankheiten. Pinel beschrieb in medizinischen Abhandlungen die Symptome von psychischen Auffälligkeiten und suchte nach deren Entstehungsgründe. Er war von einer Heilung der Geisteskrankheiten überzeugt und trennte psychisch Kranke frühzeitig von ihren Familien, weil er der Meinung war, dass die Angehörigen nicht therapieförderlich auf die Kranken eingingen und diese durch das Familiengefüge nur weiteren Schaden nehmen. Die Befreiung der psychisch Kranken von ihren Ketten in den Gefängnissen und Anstalten ging auf Verdienste Pinels zurück (1793 Psychiatrie Bicetre in Paris). Eine sinnvolle therapeutische Behandlung konnte er den Kranken jedoch nicht anbieten.

Die medizinische Forschung der Psychiatrie in Deutschland nahm seit 1864 ihren Lauf, als an den Universitäten zuerst in Berlin, dann 1866 in Göttingen, 1871 in Heidelberg und 1882 in Leipzig und Bonn, Lehrstühle für Psychiatrie eingerichtet wurden.
Der Psychotherapeut Griesinger (1817-1868) war der Begründer der psychiatrischen Wissenschaft in Deutschland. Er sah die Ursache der Geisteskrankheiten nur in pathologischen Veränderungen des Gehirns. Emil Kraepelin (1856-1926), Direktor der Psychiatrie in München, kritisierte die Einseitigkeit der hirnanatomischen und physiologischen Forschung und intensivierte die systematische Beschreibung der psychiatrischen Erkrankungen. Er unterschied bereits endogene und exogene Psychosen (vgl. 6. Kapitel „Gerontopsychiatrische Krankheitsbilder" ab Seite 117) und versuchte durch genaue Beobachtung und Beschreibung der Krankheitsverläufe zuverlässige Anhaltspunkte für die Prognose zu gewinnen. So wurde das Gebiet der Psychiatrie als medizinische Disziplin anerkannt. Durch

den wissenschaftlichen Fortschritt in der Psychiatrie verbesserte sich allmählich auch die Situation der psychisch Kranken.

2 Die Situation des psychisch Kranken

In den vergangenen Jahrhunderten hatte die Gesellschaft eine unterschiedliche Auffassung davon, wie psychisch Kranke zu versorgen und zu betreuen seien. Die einen waren der Meinung, dass es besser sei Geisteskranke in Fesseln zu legen, die anderen waren der Auffassung sie in die Hände von Pflegern zu geben. Die Anfänge des psychiatrischen Pflegegedankens kann in der Pflege der Kranken in den Gefängnissen durch die Soldaten (Wärter) gesehen werden. Das Ziel aller Behandlungsmethoden und Praktiken war nicht, die psychisch kranken Menschen zu heilen, sondern sie von der Gesellschaft fern zu halten. In Dörfern lebten psychisch Kranke auf der Straße, als so genannte „Dorftrottel" wurden sie von der Bewohnerschaft nicht ernst genommen. Die kranken Menschen wurden einer zusätzlichen Demütigung ausgesetzt, indem sie wie in einem Zoo in Käfigen besichtigt werden konnten. Andere Angehörige versteckten ihre kranken Schützlinge in der Familie.

Von der Renaissance an bis noch weit ins 19. Jahrhundert hinein wurden die Kranken dann zusammen mit straffällig gewordenen Menschen, Bettlern und Landstreichern in Gefängnisse eingesperrt. Die Kranken sollten andere nicht mit ihrer Geisteskrankheit anstecken und kein öffentliches Ärgernis verursachen. Sie wurden unter menschenverachtenden Bedingungen im Schmutz angekettet, in Elend und Hunger als Gefangene gehalten.
Ein Brief eines Patienten an seine Mutter drückt die Situation psychisch Kranker der damaligen Zeit aus:

Liebe Mutter, *Eickelborn, den 16. November 1905*
ich befinde mich jetzt schon 15 Monate im Irrenhaus und weiß nicht, wie es mit mir gehen wird. Glaube mir sicher, dass es mir hier nicht Wohlgemut ist. Sagt man den Herrn Ärzten gegenüber etwas, dann hat man gleich übergetreten. Folge davon ist, dass man gleich das Bett hüten muss.
Gewiss habe ich verfehlt, aber wegen Mord und Straßenräubereien ist mein Gewissen nicht in Unruhe, aber unter solchen Leuten weile ich.
Augenblicklich befinde ich mich jetzt wieder im Bett, aus wessen Gründen weiß ich nicht. Nur das weiß ich, dass es unter solchen Umständen nicht möglich ist, die Freiheit wiederzuerlangen....[1]
(Brief des Patienten Theodor V. an seine Mutter im Jahre 1905 aus der Psychiatrie Eickelborn)

[1] vgl. T. Küster (1998), Quellen zur Geschichte der Anstaltspsychiatrie in Westfalen, S. 490

Handlungsaufgaben:
Bearbeiten Sie nachfolgende Fragen:
1. zum Krankheitsverständnis in der Psychiatrie, d.h. was wird innerhalb einer gegebenen Gesellschaft als abweichend und krank definiert?
2. zur gesellschaftlichen Rolle des psychisch Kranken; d.h. durch welche negative Zuschreibung wird der psychisch Kranke stigmatisiert und durch welches gesellschaftliche Verhalten wird krankhaft abweichendes Verhalten provoziert oder verstärkt?
3. zur Institution „Psychiatrie" als Verwahr- und Korrekturanstalt. Welche therapeutische Methoden wandten die Ärzte an?
   z.B. Therapie aus moralischem Zwang etc...

Eine Änderung der inhumanitären Verhältnisse begann erst langsam mit der Psychiatriereform.
Viele Defizite und zum Teil katastrophale und menschenunwürdige Verhältnisse wurden in der Patientenbetreuung festgestellt. Allerdings lasteten die Untersucher diese Umstände nicht den Pflegern und den Schwestern an. Trotz beklemmender Verhältnisse ist vielerorts immer wieder eine hohe Motivation und Einsatzbereitschaft der Mitarbeiter aufgefallen.

Die unten aufgeführte Schilderung einer Krankenschwester über ihren Arbeitsplatz in einer Psychiatrie-Einrichtung (1967), gibt Auskunft über hygienische Verhältnisse und eine geradezu erschreckende Vernachlässigung der Kranken:

„Wird das Leid geringer, wenn man es hinter eine Tür sperrt? Wie hinter diese Tür, durch die ich mit der Oberschwester ging. Man tritt in einen kleinen Vorraum, zwei Meter breit, dann eine niedrige Tür, alle Türen immer verschlossen. Dahinter in der Bucht liegen, stehen oder krauchen Menschen umher, zum Teil nackt mit ausgerissenen Haaren. Manche drehen sich im Kreis, stoßen Laute aus. Es riecht fürchterlich nach Exkrementen und nach Desinfektionsmitteln. Diese Menschen sind nicht nur weitgehend nackt, sondern auch durch Fehlernährung, mangelnde Bewegung u.a. Osteoporose gefährdet, so dass multiple Frakturen ihre Lebenssituation weiter verschlechtern und zu bizarren Körperhaltungen führen werden. Frauen und Männer halten sich zusammen in Räumen auf. Eine besondere Vernachlässigung der Kranken zeigt sich auch in der überaus schlechten Lüftung der Tagesräume. Die Kranken sitzen in einem großen Raum ohne Zwischenwände nackt auf Nachttöpfen und werden nacheinander, gewissermaßen im Fließbandverfahren, mit einem einzigen Lappen abgewaschen und mit einem Handtuch abgetrocknet. Im Baderaum ist eine derartige Unsauberkeit und Unordnung zu bemerken, dass eine regelmäßige Benutzung der Bäder kaum anzunehmen ist. Viele der Patienten leben jahrzehntelang ohne Außenkontakte und ohne Förderung, ohne Bewegung an der

frischen Luft und ohne therapeutische Anregung, ohne Intimsphäre und ohne Privatbesitz in großen, kahlen Räumen und Schlafsälen.
Der bauliche Zustand des Hauses ist desolat, die sanitären Einrichtungen mangelhaft, das Pflegepersonal ist stets unterbesetzt."

Handlungsaufgabe:
Die oben geschilderte Situation löst sicherlich bei Ihnen große Aufregung und widersprüchliche Emotionen aus. Die typischen psychiatrischen Heil- und Pflegeanstalten des alten Stils im 20. Jahrhundert zeigten Wesensmerkmale des kustodialen[2] Psychiatrieprinzips. Was hier an individuellem Leid, an individueller Entmenschlichung geschah, kann mit Worten nicht dargestellt werden. Arbeiten Sie aus den Schilderungen die Wesensmerkmale des kustodialdisziplinierenden Umgangsstils, welcher in den psychiatrischen Heil- und Pflegeanstalten herrschte, heraus.

2.1 Psychiatrische Behandlungsformen

Die Therapie der Psychoanalyse

Siegmud Freud (1856 - 1939) führte die Therapie der Psychoanalyse bei Neurosekranken ein. Er war es, der feststellte, dass Neurosen sich auf dem Boden unbewältigter und unbewusster Kindheitskonflikte manifestieren. Ende des 19. Jahrhunderts entwickelte der Arzt Julius Wagner-Jauregg (1857-1940) die Methode des „künstlichen Heilfiebers" durch Einimpfen von Malariamikroben. Die Methode verzeichnete Erfolge bei der Psychose vom Typ der progressiven Paralyse.
Mitte des 19. Jahrhunderts existierten z.B. in Berlin neben der Irrenabteilung der Charité, viele kleine private Anstalten. Anhänger der wissenschaftlichen Psychiatrie verfolgten hier das Ziel, den psychisch Kranken in einer ruhigen, schönen und sozialtherapeutischen Umgebung zu betreuen.

Die Schockbehandlung

Die Schockbehandlung des 18. und 19. Jahrhunderts bestand darin, dass der Patient auf einem Drehstuhl solange gedreht wurde, bis er sein Bewusstsein verlor oder dass man ihn durch eine Falltür in Eiswasser fallen ließ. Diese frühen Schockverfahren, die das Schwergewicht auf die Erzeugung von Angst und Unwohlsein beim Patienten legten, stehen in unmittelbarem Widerspruch zur modernen physiologischen Schocktherapie, wo alles daran gesetzt wird, ein psychologisches Trauma auszuschließen.

2 Bei dem kustodialen Verwahrprinzip der alten Psychiatrie handelt es sich um ein häufig hemmendes, streng hierarchisch gegliedertes System der Anordnung und Unterordnung.

Dauerbäder

In vergangener Zeit gab es kaum geeignete Medikamente für psychisch Kranke. Je nach Krankheitsbild waren die Patienten sehr erregt und reagierten zum Teil aggressiv. Daraufhin wurden die so genannten Dauerbäder in den 30er-Jahren des 20. Jahrhunderts zu einer allgemeinen Therapieform angewendet.
Die Kranken mussten bis zu 24 Stunden in Metallbadewannen mit max. 37 Grad warmem Wasser liegen. Über die Patienten hatte eine Pflegeperson Aufsicht.

Insulinschock - und Elektrotherapie

Die Dauerbadbehandlung wurde abgelöst durch die Insulinschocktherapie, welche etwas später ersetzt wurde von der Elektroschocktherapie. Diese Methoden fanden ihre Anwendung noch bis weit in die 70er-Jahre des 20. Jahrhunderts. Weitere Behandlungsformen aus dieser Zeit sind Krampfmittel und hirnchirurgische Methoden.

Psychopharmakabehandlung

Psychopharmaka sind erst in den 60er-Jahren unseres Jahrhunderts entwickelt worden. Mit den Medikamenten konnten die Patienten aus den Langzeitpsychiatrien entlassen und ambulant behandelt werden. In dieser Zeit entstanden die ersten Konzepte für psychotherapeutische Behandlungsformen.

2.2 Psychiatrische Pflege

Über Jahre hinweg fungierte das so genannte Anlernverfahren, d.h. Hausfrauen und andere geeignete Personen wurden in den Irrenanstalten von den „Irrenwärtern" für die dortige Arbeit angelernt. Bis 1960 gab es in der Psychiatrie neben den tätigen Ärzten kein qualifiziertes Pflegepersonal; d.h. über lange Zeit stand ein Medizinparadigma im Vordergrund.
Qualifiziertes Pflegepersonal stand für die Anwendung einer therapeutisch rehabilitativen Pflege nicht zur Verfügung. Die ersten Psychiater waren der Meinung, dass diese Forderung nicht notwendig war. Die Pflege von psychisch kranken Menschen war entsprechend grausam.

Der Psychiater Dr. Forel, Anstaltsdirektor in Burghölzli in Zürich (seit 1879) ist folgender Ansicht gewesen: (Zitat)
„Zu einem guten Pfleger gehören Geduld, Gutmütigkeit, sogar etwas Beschränktheit. Wir Psychiater wären schlechte Wärter. Ein guter Wärter muss sich lachend von den Kranken prügeln lassen und die ärgsten Unreinlichkeiten unermüdlich putzen. Mit gelehrten Wärtern riskieren wir psychiatrische Pfuscher zu erzielen, die später laienhafte Zeitungskritik an die Psychiatrie üben und Unheil stiften."

Handlungsaufgabe:
Welches Arzt - Pfleger - Verhältnis können Sie aus dem Zitat entnehmen?

In jener Zeit war man der Auffassung, dass zum Wärterdienst bei Geisteskranken besondere Eigenschaften und Fähigkeiten nötig seien, die nicht jeder besitzt. Der Wärter müsse sich mit Liebe, Teilnahme und völliger Selbstverleugnung seinem Dienst hingeben. Er dürfe sich in seinem Beruf niemals abschrekken lassen, er solle in dem Kranken, selbst wenn dieser aufs Tiefste in körperlicher und geistiger Hinsicht gesunken ist, stets den Menschen, den Mitmenschen sehen.
Er durfte nicht vor abscheulichem Unrat abschrecken, bei den entsetzlichsten Flüchen und Verwünschungen der Kranken kein Entsetzen zeigen und bei Misshandlung keine Rache. Engelsgeduld, Sanftmut, und Beherrschung aller Leidenschaften würden bei einem Wärter wenig nutzen. Mit diesen Eigenschaften würde er ansonsten seinen Vorgesetzten, den Kranken und der Anstalt mehr schaden als nutzen.

Betreuungskonzepte
Zu dem damaligen Betreuungskonzept gehörte bereits ein streng strukturierter Tagesablauf. Die gesonderten Asyle bewirkten, dass die Isolation der psychisch Kranken noch weiter zunahm und die Krankheitsbilder sich verschlechterten.

Verhaltens- und Beschäftigungsvorschrift für männliche Kranke aus dem Jahr 1828/29 des Hospitals Marsberg (nach Krüger 1998, Quellen der Anstaltspsychiatrie in Westfalen, S. 127ff):

Vormittag

7 Uhr	*Müssen die Kranken, wenn das Zeichen mit der Schelle gegeben wurde, aufstehen, sich waschen, kämmen, das Morgengebet verrichten.*
von 8 bis 9 Uhr	*Frühstücken, die Wohnzimmer und Kleidungsstücke reinigen.*
von 9 bis 12 Uhr	*Sollen abwechselnd geistige und körperliche Beschäftigungen vorgenommen werden. Kein Müßiggang wird geduldet, wer nicht arbeitet, dem wird das Essen oder der Tabak abgezogen, auch verliert er die Freiheit zum freien Herumgehen.*
von 12 bis 13 Uhr	*Mittagessen. Wer nicht ordentlich speist, sich dabei nicht ordentlich ruhig benimmt, wer nicht langsam isst und kaut, dem wird das Essen untersagt.*

Nachmittag	
von 13 bis 14 Uhr	*Für diejenigen, welche ordentlich arbeiten oder für die Schwachen, die nicht arbeiten können, Ruhestunde oder spazieren gehen im Garten.*
von 14 bis 15 Uhr	*Arbeiten.* *Körperlich: Holz-Tragen, Holz-Sägen, Reinigung des Hofes, Stroh-Flechten.* *Geistig: Zeichnen, lautes Vorlesen, Abschreiben.*
von 17-19 Uhr	*Erholung und Spiel wie Domino, Lotto, Musizieren. Daran dürfen aber nur diejenigen teilnehmen, die sich Tages über Ruhe, Ordnung und Fleiß ausgezeichnet haben.*
von 19 bis 20 Uhr	*Abendessen.*
von 20 bis 21 Uhr	*Schlafengehen.* *Besondere Bemerkungen:* *„Der Samstag ist der Andacht, der Erholung, der Zerstreuung gewidmet. Wer diesen Vorschriften nicht genau nachkömmt, hat sich die Strafe der Widerspenstigkeit, die in Arrest, Abzug an Kost, Abzug an Tabak, beim Essen usw. besteht, nach zu sagen. Besonderer Fleiß und ein gutes Betragen werden besonders belohnt und haben die Versetzung in die Klasse der guten Kranken zur Folge (...)”*

2.2.1 Pflegenotstand in psychiatrischen Anstalten

Der „Irrenpflegeberuf” war ein außerordentlich schwieriger Beruf und verlangte Verzicht auf viele persönliche Annehmlichkeiten. Die durchschnittliche Belastung des Pflegepersonals betrug bis zu 18 Stunden am Tag. Unterricht in der Kranken- und Irrenpflege wird in den Psychiatrien von den Ärzten nicht erteilt, obwohl das Pflegepersonal diesen dringend nötig hätte. Der ständige Umgang mit den Kranken war für die unausgebildeten Kräfte eine Überforderung. Mehr Personal wäre nur zu gewinnen gewesen, wenn die Bezahlung in angemessener Weise für die Härten des Berufes entschädigt hätte und eine Neuregelung der Dienstzeiten erfolgt wäre.

2.2.2 Zeit des Aufbruchs

Wo am Ende des 18. und zu Beginn des 19. Jahrhunderts die Inhaftierung und „Zähmung” von Geisteskranken aufgegeben wurde, setzte die psychiatrische Behandlung keineswegs unmittelbar oder zwangsläufig ein. In konzeptioneller und theoretischer Hinsicht bestand unter den Psychiatern vielfach noch über Jahre hinweg völlige Orientierungslosigkeit. Im 19. Jahrhundert setzte man sich für die zweckmäßige Einrichtung der Anstaltsgebäude ein und gab den Kranken die Gelegenheit zu individueller Beschäftigung, die in Form von turnusmäßigen Stundenplänen durchgeführt wurden. Abstand von geläufigen Zwangsmitteln, durch die man sich gezielte Lerneffekte versprach, wurde noch nicht genommen. Eine vorherrschende Anstaltsform finden wir nach dem zweiten Weltkrieg im psychiatrischen Großkrankenhaus; immer noch mit dem Charakter einer Verwahranstalt. Die psychisch Kranken in den Institutionen mit zum Teil 1000 Betten wiesen erhebliche Hospitalismusschäden[3] auf. Psychiater der Zeit sahen hier die Notwendigkeit die Behandlungsformen und die Pflege in der Institution - Psychiatrisches Krankenhaus - zu reformieren.

2.2.3 Psychiatrie im Nationalsozialismus

Mit Einbruch des dritten Reiches begann dann ein besonders grausames Kapitel der Psychiatrie.
Deutsche Psychiatrieeinrichtungen wurden Orte der Behandlung, der Entprivatisierung und in Euthanasie -Tötungsanstalten umfunktioniert. Von Anfang 1940 bis zum Ende des zweiten Weltkrieges starben etwa 200.000 psychisch Kranke an systematisch organisiertem Hunger und an tödlichen Medikamentendosen. (Steppe 1993, 158 ff) Die Kranken wurden ohne ärztliche Indikation röntgenologisch oder operativ kastriert. An der Tagesordnung standen inadäquat hohe Dosen von Psychopharmaka[4] sowie die Anwendung der Elektroschocktherapie.

2.2.4 Von der kustodialen Psychiatrie zur therapeutischen Psychiatrie

Die Psychiatrie ist in der vergangenen Zeit immer heilkundlichen wie ordnungsstaatlichen Aufgaben[5] nachgegangen, wobei im Laufe ihrer Entwicklung die

[3] Hospitalismus = Körperliche und/oder seelisch-emotionale Störungen, die durch lange Krankenhausaufenthalte und die Anstaltsbedingungen hervorgerufen werden und sich in Apathie und Abstumpfung, Reduzierung oder Rückzug von jeder Kommunikation, in körperlichen Entwicklungsstörungen und Deformationen, bizarren Verrenkungen und stereotypen Schaukelbewegungen äußern. Nach Jahrzehnten lässt sich oft nicht mehr unterscheiden, welche Behinderungen biologisch bedingt und welche sozial bedingt erworben sind.

[4] Anm.: Bei der Bewertung der Dosierung von Psychopharmaka ist zu beachten, dass z.B. Neuroleptika früher wesentlich höher dosiert wurden als heute. Erst Anfang der 90er-Jahre setzten sich niedrigere Dosierungen als neues Behandlungsprinzip durch.

[5] Anm.: Als ordnungsstaatliche Aufgaben sind hier die psychiatrischen Spezialkliniken zu nennen, auch Maßregelvollzug oder forensische Psychiatrie. Es handelt sich um gefängnisartig gesicherte Einrichtungen zur Zwangsverwahrung von Personen, die schwere Verbrechen wie Mord oder Totschlag, Vergewaltigung, Brandstiftung oder andere Gewaltverbrechen begangen haben, aber aufgrund einer Geisteskrankheit für unzurechnungsfähig erklärt wurden. Solche speziellen Einrichtungen zum Schutz der Gesellschaft vor gefährlichen, psychisch kranken Straftätern gibt es in jedem Land.

heilkundlichen Aufgaben, die das Wohl der Patienten in den Mittelpunkt stellen, zum bestimmenden Element geworden sind. In Deutschland hat die Psychiatriereform der siebziger Jahre erhebliche Fortschritte für psychisch Kranke gebracht.

2.2.5 Die Psychiatrie-Enquete

Innerhalb der Kliniken begann zögerlich eine strukturelle Veränderung von der Verwahrpsychiatrie hin zur therapeutischen Gemeinschaft nach dem Leitsatz: *„Der psychisch Kranke ist Teil der Gesellschaft und hat ein Recht auf Wohnung, Arbeit und soziale Kontakte."*

Durch die Studentenbewegung ist 1968 die Psychiatrie-Reform eingeleitet worden. Es fand in dieser bedeutsamen Zeit ein Paradigmenwechsel[6] statt.
1970 gab die Bundesregierung den Auftrag zu einer Psychiatrie- Enquete[7].
1971 wurde die Deutsche Gesellschaft für soziale Psychiatrie (DGSP) gegründet. Die Gesellschaft setzte sich aus Politikern, Psychiatern, Studenten und Fachleuten aus dem In- und Ausland zusammen. Diese Kommission legte in Zusammenarbeit mit der damaligen SPD/FDP-Koalition den endgültigen Psychiatrie- Enquete-Bericht 1975 vor.

Bilanz der Psychiatrie-Enquete
In Westdeutschland gab es in den 70er-Jahren 68 Landeskrankenhäuser mit jeweils ca. 1.200 Betten; dort wurden die Patienten nur „verwahrt". In den Anstalten gab es 861 Fachärzte für Psychiatrie/Neurologie; d.h. auf 60 Patienten kam ein Arzt. Die Ärzte hatten pro Patient nur vier Minuten Behandlungszeit zur Verfügung. Von den Fachärzten waren 60% über 50 Jahre alt. In Westdeutschland gab es nur 903 niedergelassene Psychiatriefachärzte. In den Anstalten fehlten Psychologen, Sozialarbeiter und fachlich qualifiziertes Pflegepersonal. Von den 23.000 Pflegekräften hatte nur die Hälfte eine Krankenpflegeausbildung; 6% der ausgebildeten Krankenschwestern wiesen eine psychiatrische Pflegefachausbildung auf.[8] Der Personalschlüssel lag 1975 bei 1:5.

Zum Vergleich im Jahre 2000:
z.B. auf einer psychiatrischen Aufnahmestation mit 30 Patienten gibt es einen Personalschlüssel von 1:2,56 = (ergeben) 11,7 Planstellen.

---

6 Paradigma: Eine bestimmte Denkrichtung; eine wissenschaftliche Betätigung innerhalb bestimmter Schulen von Wissenschaftler/innen.

7 Psychiatrie-Enquete: Analyse, Untersuchung, Erhebung der verwahrenden Psychiatrie, um zu einer therapeutischen Psychiatrie zu kommen.

8 Anm.: An der Universität Heidelberg konnten Krankenschwestern schon 1969 eine Fachweiterbildung in Psychiatrie absolvieren.

Beim Schichtbetrieb kommen auf jeden Pflegemitarbeiter vormittags 10, nachmittags 15 und nachts 30 psychisch kranke Menschen.
Im psychiatrischen Langzeitpflegebereich liegt der Personalschlüssel zur Zeit bei 1: 3,07.

Die Deutsche Krankenhausgesellschaft forderte die Auflösung der psychiatrischen Großkrankenhäuser.
Die Voraussetzungen dafür wurden durch das Krankenversicherungskostendämpfungsgesetz 1977 geschaffen, dass durch eine Änderung der RVO (Reichsversicherungsordnung) die Einrichtung von Institutsambulanzen an psychiatrischen Krankenhäusern ermöglichte. In einer Stellungnahme der Bundes- regierung zur Psychiatrie-Enquete wurde 1979 die Forderung nach Auflösung der psychiatrischen Großkrankenhäuser und Anstalten, die Erblast des 19. Jahrhunderts und einer gemeindenahen Versorgung unterstützt.

2.2.6 Die Leitlinien einer umfassenden und bedarfsgerechten Versorgung

Eine Sachverständigenkommission forderte die Einleitung unverzüglicher „Sofortmaßnahmen zur Befriedigung humaner Grundbedürfnisse".
Das bedeutete:

- Bereitstellung von finanziellen Ressourcen für Renovierungsmaßnahmen der baufälligen psychiatrischen Einrichtungen
- ausreichend sanitäre Ausstattung der Wohneinheiten
- eine angemessene Möblierung der Zimmer
- die Erlaubnis, dass Patienten eigene Kleider tragen dürfen
- eine gerechte Entlohnung für arbeitende Patienten
- eine neue Orientierung zur Verbesserung des therapeutischen Milieus in den psychiatrischen Krankenhäusern
- eine demokratische Krankenhausleitung
- ein Mitspracherecht aller Patienten und Mitarbeiter
- eine therapeutische Gemeinschaft mit menschlichen Beziehungen zwischen Patienten und Mitarbeitern.
- radikale Verkleinerung der großen psychiatrischen Asyle
- Schaffung psychiatrischer Abteilungen an Allgemeinen Krankenhäusern
- Ausbau von teilstationären Einrichtungen und ambulanten Diensten
- Integration der Psychiatrie in die übrige Medizin
- rechtliche und soziale Gleichstellung der psychisch Kranken mit somatisch Kranken.

Diese „Sofortmaßnahmen" waren geeignet um die schlimmsten Missstände zu beheben. Es war eine Verkleinerung und Festlegung von Einzugsgebieten der stationären psychiatrischen Versorgungseinrichtungen anzustreben. Die psychische Gesundheit bei den seelisch und geistig Kranken sollte so schnell wie möglich durch angemessene Pflegekompetenz und eine ausreichende ärztliche Versorgung hergestellt werden. Ausdrücklich wurde von der Kommission festgestellt, dass die psychiatrische Krankenversorgung ein Teil der Gesamtmedizin ist.

Durch die psychiatrischen Reformbemühungen wurden die menschenunwürdigen Bedingungen in den alten Anstaltspsychiatrien allmählich nach jahrzehntelangen Alltagsmühen vieler Psychiatriemitarbeiter in eine patientenfreundliche Disziplin mit sozial- und psychotherapeutischen Elementen umgestaltet.
Es gibt noch andere partielle Reformerfolge, wie eine teilweise gelungene Schwerpunktverlagerung der stationären Versorgung in Einrichtungen mit geschützten Werkstätten und geschützten Abteilungen in Betrieben, geschützten Einzelarbeitsplätzen und andere Formen der Rehabilitation der Arbeit unter geschützten Bedingungen.

Merke!

In den 70er-Jahren vollzog sich durch die „Psychiatrie-Enquete" ein Wandel in der psychiatrischen Versorgung. Es kam zu einer Umstrukturierung von der verwahrenden zu einer therapeutischen Psychiatrie.
Die Entstehung einer Gemeindepsychiatrie mit Gründung von Ambulanzen und Abteilungen an Allgemeinkrankenhäusern gewährleisten eine bedürfnisgerechte Versorgung. Große psychiatrische Krankenhäuser wurden in Funktionsbereiche wie z.B. Jugendpsychiatrie, Geriatrie, Sucht-und Rehabilitationsbereiche zersplittert. Anstaltsartefakte und Hospitalismusschäden sollten durch Übergangsheime, Tageskliniken, therapeutische Wohngemeinschaften und therapeutische Werkstätten verhindert werden. Während dieser Zeit ist vielen Menschen deutlich geworden, dass der Umgang mit psychisch Kranken und die Organisation von Hilfen ein gesellschaftliches Problem ist.

2.2.7 Psychiatrisches Handeln nach der Psychiatrie - Enquete

Alle Stationen sind geöffnet und mit beiden Geschlechtern belegt; Fesseln, Elektrokrampftherapie und sonstige Restriktionen sind abgeschafft.
Die Patienten werden mit individuell ausgerichteten psychotherapeutischen[9] Konzepten (vgl. „Psychotherapeutische Interventionen in der Gerontopsychiatrie"

---

9 **Psychotherapie:** Behandlung durch gezielte psychische Einflussnahme. Sammelbezeichnung für verschiedene Richtungen und Methoden psychischer Behandlung, z.B. Einzel- und Gruppengesprächstherapie, Verhaltenstherapie, Psychoanalyse und andere tiefenpsychologische Verfahren, autogenes Training, Gestalttherapie und andere.

ab Seite 478) behandelt.
Es gibt Psychologen für Betreuungsaufgaben, Fachkräfte mit therapeutischen Spezialfunktionen, wie z.B. Musik-, Mal- und Arbeitstherapeuten, Bewegungstherapie, Pflegepersonal mit psychiatrischer Fachausbildung.
Eine neue Arbeits- und Pflegeordnung mit sozialpsychiatrischer Orientierung ist in Kraft getreten; alle gesetzlichen Bestimmungen werden weitgehend korrekt beachtet. Der Psychopharmakaverbrauch ging zurück. Die atmosphärischen Bedingungen auf den Stationen haben sich verbessert und wirken positiv auf die am Betreuungsprozess Beteiligten sowie auf die Besucher.
1988, dreizehn Jahre nach der Psychiatre-Enquete, legte die Expertenkommission der Bundesregierung zur Reform der Versorgung im psychiatrischen, psychotherapeutischen und psychosomatischen Bereich einen Abschlussbericht vor, in dem die Verbesserung der ambulanten Versorgung und eine ausreichende Unterstützung chronisch Kranker gefordert wurde.
Inzwischen ist in den meisten psychiatrischen Krankenhäusern die Bettenzahl reduziert.
Eine Untersuchung von Pfeiffer (1988) zeigt, dass sich durch die Psychiatriereform in der Praxis an Allgemeinkrankenhäusern kleinere Belegstationen bewährt haben. Als Richtgröße für ca. 250.000 Einwohner haben sich 60-120 Betten als ausreichend erwiesen.

Die Verweildauer der Patienten in den stationären Einrichtungen hat sich durch den Aufbau von ambulanten Netzen wesentlich verringert.

Nach wie vor gibt es auch heute noch viele Mängel:

- aus Geldmangel sind stationäre und ambulante Einrichtungen personell unterbesetzt
- es werden eher Planstellen gestrichen, als dass neue geschaffen werden
- es fehlt qualifiziertes Fachpersonal (Psychiatriefachpfleger/innen)
- die berufliche Rehabilitation, die einer intensiven sozialpädagogischen Betreuung bedarf, steckt vielerorts in den Anfängen
- die Krankenkassen und Sozialversicherungsträger übernehmen ihrem Auftrag entsprechend nur die medizinischen Behandlungskosten und nicht den psychosozialen Betreuungsaufwand
- Risikogruppen, wie z.B. Kinder- und Jugendliche, chronisch Kranke und alte Menschen, sind unterversorgt; besonders für ältere psychisch Kranke fehlen gerontopsychiatrische Tagesstätten.

2.2.8 Einblicke in die psychiatrische Versorgung Ostdeutschlands

Erste Einblicke in die psychiatrische Versorgung Ostdeutschlands konnte erst 1989 auf Grund politischer Veränderungen gemacht werden. In Brandenburg liegt ein besorgniserregender Entwicklungsrückstand der Psychiatrien vor: auf ca. 34 Ärzte kommen ca. 4.000 Patienten. Die Einrichtungen sind überfüllt; für die Patienten kam jahrelang vorwiegend eine auf die Beseitigung von Symptomen zielende Behandlung in Betracht. Es fehlten bis dahin rehabilitative psychotherapeutische Verfahren (Piotrowski, 1990).

Durch Einsicht in Krankenakten konnte bestätigt werden, dass die Diagnose Schizophrenie zu DDR-Zeiten benutzt wurde, um politische Gegner zu diffamieren und zu internieren (vgl. Süß, 1998 S. 20ff). Der Mangel an geeigneten Pflegeeinrichtungen hat zu einer „Verwahrpsychiatrie" geführt. Psychisch Kranke hatten nur eine kleine Chance auf psychische Gesundheit und Rehabilitation. Zur Zeit wird durch weitere Untersuchungen aufgeklärt, ob durch operative Eingriffe an psychisch Kranken Verhaltensänderungen bezweckt worden sind.

3 Die Situation psychisch Alterskranker in Deutschland

3.1 Von Verwahranstalten zu geschützten Einrichtungen

Typische Seniorenpflegeheime zu den Zeiten des Wiederaufbaus Deutschlands besaßen den so genannten Krankenhauscharakter.

Alte Menschen wurden eher als passiv und abhängig betrachtet und es galt sie zu versorgen. Ihnen wurde wenig körperliche Belastung zugemutet und häufig Bettruhe verordnet. Individuelle Bedürfnisse fanden wenig Beachtung. Die Körperpflege stand im Vordergrund; eine psychosoziale Betreuung wurde vernachlässigt.

Alte Menschen wohnten im Dreibettzimmer. Die Ausgestaltung der Zimmer war stereotyp: Bett, Nachttisch, Tisch und drei Stühle.

Es gab ein WC für mehrere Bewohner sowie ein Stationsbad für 35 Personen. Die Flure waren lang und eng mit schlechten Lichtverhältnissen. Möglichkeiten zum Aufstellen von eigenen Möbeln gab es nicht, ebenso die Benutzung von eigener Bettwäsche. Bereiche in die sich die alten Menschen zurückziehen konnten fehlten. Individuelle Angebote zur Tagesgestaltung waren in der Regel kaum vorhanden. Dadurch wurde sensorische Deprivation, Verwirrtheit, Depressionen gefördert und der Verlust der Identität unterstützt.

Bis heute werden viele psychisch Alterskranke, die noch nicht einmal gerontopsychiatrisch diagnostiziert sind, als nicht eingliederungsfähig, in die Schublade „austherapiert" abgeladen und sind meist unzureichend betreut.

Nach Brückner ist davon auszugehen, dass etwa 86% der alten Menschen mit gerontopsychiatrischen Krankheitsbildern im häuslichen Bereich versorgt werden.

Die Seniorenpflegeheime bilden dann die Endstationen der gerontopsychiatrischen Versorgungskette. Seit den 90er-Jahren entstehen vermehrt Pflegeeinrichtungen mit gerontopsychiatrisch ausgerichteten Wohn- und Pflegekonzepten. Hier werden in den letzten Jahren zunehmend gerontopsychiatrisch erkrankte Bewohner aufgenommen. Sie können zum Teil von ihren Familien und den ambulanten Diensten nicht mehr versorgt werden, bzw. werden als Langzeitpatienten aus psychiatrischen Krankenhäusern entlassen. Der Anteil der dementen Bewohner/innen in den Pflegeheimen beträgt etwa 65%; 50% der Bewohner sind depressiv (Grond,1997). Diesem Zuwachs an psychisch veränderten Menschen sind nicht alle Pflegeheime weder von Konzeptionen noch von der Betreuungsqualität her gewachsen. Das Elend psychiatrischer Altenpflege in Deutschland zeigt sich hier in seiner vielleicht deutlichsten Form.
Dem bestehenden Mangel kann nur durch verbessertes gerontopsychiatrisches Pflegewissen der Altenpflegerinnen sowie durch die Steigerung der Wohnqualität von Pflegeinstitutionen und Ausbau von Versorgungsstrukturen begegnet werden (vgl. „Gerontopsychiatrisches Versorgungskonzept in Deutschland", Seite 562).

3.2 Das Pflegeversicherungsgesetz - ein Gesetz auch für psychisch Alterskranke?

Sicherlich ist der Grundgedanke der Pflegeversicherung, nämlich die soziale Absicherung im Falle der Pflegebedürftigkeit ein guter Gedanke. Es stellt sich aber die Frage, ob das Pflegeversicherungsgesetz auch für psychisch Alterskranke geeignet ist:

„Eine Gleichstellung der psychisch Erkrankten mit somatisch Erkrankten ist in unserer Gesellschaft zur Zeit noch nicht erfolgt!"

Handlungsaufgaben:
1. Nehmen Sie Stellung zu der obigen Aussage!
2. Diskutieren Sie Gründe zur Ungleichstellung von psychisch Erkrankten zu somatisch Erkrankten in Ihrer Arbeitsgruppe.

3.3 Pflegeversicherungsleistungen für psychisch Alterskranke

Die Einteilung in die Pflegestufen wird vom Medizinischen Dienst der Krankenkassen vorgenommen, indem er bei einem Begutachtungstermin den Grad der Pflegebedürftigkeit festlegt. Ein Gutachter muss in einem Zeitraum von ca. 30-60 Minuten eine objektive Entscheidung treffen. Als Hilfestellung soll die Pflegedokumentation dienen, die gesetzlich gefordert und eine genaue Beschreibung des Pflegeplanes und des Pflegeberichts mit einer Bestandsaufnahme des Verhaltens und der Stimmungen des alten Menschen enthalten sollte.

Die Pflegeversicherung erkennt den besonderen Hilfebedarf psychisch Alterskranker an - zur Zeit jedoch nur im Zusammenhang mit den Verrichtungen:

- Körperpflege
- Ernährung
- Mobilität
- hauswirtschaftliche Versorgung

Rein psychosoziale Pflegeleistungen[10], z.B. ein beruhigendes Gespräch mit einem agitierten alten Menschen von 10 Minuten Dauer, Probleme wie Weglaufen und selbstgefährdende Aktionen, die eine dauernde Beaufsichtigung erfordern, können nicht geltend gemacht werden.
Bei den oben genannten Verrichtungen werden die recht unterschiedlichen zeitlichen Anforderungen an Beaufsichtigung und Anleitung gewürdigt. Verzögerungen und Unterbrechungen auf Grund von Verhaltensstörungen, die die Pflegehandlungen verlängern, werden vom Medizinischen Dienst der Krankenkassen zeitlich anerkannt.

Ein Beispiel:
Entfernt sich ein unruhiger an Demenz erkrankter Patient bei der morgendlichen Grundpflege aus dem Badezimmer, so ist auch der benötigte Zeitkorridor für das beruhigende Gespräch, das die Fortsetzung des Waschens ermöglicht, zu berücksichtigen.
In diesem Beispiel liegt der pflegeerschwerende Faktor „verstärkter Bewegungsdrang" vor.
Weitere pflegeerschwerende Faktoren im Bereich der gerontopsychiatrischen Pflege sind, u.a.:

- Abwehrverhalten bei geistigen Behinderungen und psychischen Erkrankungen
- eingeschränkte Sinneswahrnehmung (Sehen und Hören)
- eingeschränkte Kommunikation
- Hemiplegie /Paresen /Spastik
- eingeschränkte Belastbarkeit z.B. bei Multipler Sklerose, Depression, Suizidalität

---

[10] Pflegeleistung: In den Sozialwissenschaften wird Leistung als Beitrag zur Annäherung an ein Ziel definiert. Dies kommt der Leistung speziell im Pflegebereich am nächsten. In der stationären Altenhilfe werden vor allem personenbezogene Dienstleistungen immaterieller Art produziert. Die Leistung wird direkt am alten Menschen erbracht und von diesem konsumiert. Im pflegerischen Bereich muss daher schon das Tätigwerden im Hinblick auf ein Ziel als Leistung angesehen werden. Das Ziel der Leistung in stationären Altenpflegeeinrichtungen wird in Leitbildern, Qualitätshandbüchern und im Pflegeversicherungsgesetz beschrieben.

Die exakte Dokumentation pflegeerschwerender Faktoren, die zur Unterbrechung von Pflegehandlungen führen, ist erforderlich sowie die Darstellung des Bedarfs, der zur aktivierenden Pflege in Form von psychosozialer Betreuung und Anleitung notwendig ist.
Das Arbeiten in der gerontopsychiatrischen Pflege wird auf diesem Sektor erschwert, da die Richtlinien der Pflegekassen überwiegend auf rein körperorientierte Pflege ausgerichtet sind. Diese Richtlinien bedürfen gerontopsychiatrischer Konkretisierungen.
Es bleibt im Gesetz unberücksichtigt, dass psychisch Alterskranke in allen Lebensbereichen, zu allen Tages- und Nachtzeiten Unterstützung benötigen. Sie brauchen nicht nur Hilfe beim Essen, Baden, Spazierengehen und im Haushalt, sondern auch eine ständige Betreuungsperson, die dem Kranken die Pflege gibt, um ein menschenwürdiges Leben mit Lebensqualität leben zu können. Die fachspezifischen Inhalte und Qualitätskriterien werden für dementiell und psychisch Erkrankte bei den Pflegeleistungen zur Zeit nicht berücksichtigt.[11]

3.4 Folgerungen

Durch den mehr auf die somatischen Aspekte ausgerichteten Pflegebegriff im Pflegeversicherungsgesetz können psychisch Alterskranke ihren besonderen Pflegebedarf gegenüber den Pflegekassen nicht geltend machen. Das führt dazu, dass die Angehörigen für die oft sehr schwierige Pflege zu Hause keine ausreichende Unterstützung aus der Pflegeversicherung bekommen (vgl.Seite 535 „Gerontopsychiatrische Entlastungsmöglichkeiten").
Die Kriterien zur Feststellung von Pflegebedürftigkeit (§14 Abs. 4 SGB XI) müssen z.B. für Demenzerkrankte deutlicher angepasst werden. Damit die Einstufung gerontopsychiatrisch Erkrankter in Pflegestufen mit mehr Qualität erbracht wird, sollten in Zukunft auch Altenpflegerinnen daran beteiligt sein. Den tatsächlichen Pflegebedarf können Gutachter vom Medizinischen Dienst nur erkennen, wenn sie gerontopsychiatrisches Fachwissen mitbringen. Zur Zeit fehlen gerontopsychiatrische Richtlinien für den Pflegeaufwand, an dem der gerontopsychiatrische Pflegebedarf konkrekt gemessen werden könnte. Würden solche Kriterien mehr berücksichtigt, so wird die Gruppe von geistig und seelisch Kranken weniger benachteiligt bleiben.

4 Pflegeausbildung in der Psychiatrie/Gerontopsychiatrie

Bereits im Jahre 1910 forderte der Anstaltsdirektor der Psychiatrie in Warstein Simon, für die Pflegekräfte in der „Irrenpflege" nicht nur eine besondere

[11] Die Leistungen der Pflegeversicherung werden erweitert durch die Leistungen der Sozialhilfe. Der Bedarf geistig und seelisch Behinderter im stationären Bereich ist in § 27 Abs. 3 BSHG geregelt.

individuelle Eignung, sondern auch eine langjährige, gute Berufsausbildung (Küster,1998).
Erst ab 1965 (Reformierung des Krankenpflegegesetzes) forderte die Deutsche Krankenhausgesellschaft die Geisteskrankenpflege als Unterrichtsfach an den Krankenpflegeschulen. Es sollten 30-50 theoretische Stunden in Neurologie und Psychiatrie sowie ein praktischer Einsatz im Fachgebiet abgeleistet werden.
In der Krankenpflegeausbildung (Krankenpflegegesetz 1985) sind ca. 30 theoretische Stunden in Krankheitslehre und Pflege der Fachdisziplin „Neurologie und Psychiatrie" sowie ein praktischer Einsatz von ca. 140 Stunden vorgeschrieben. Anzumerken ist, dass gerontopsychiatrische Krankheitsbilder im Wesentlichen nicht behandelt werden. Ein berufspraktischer Unterricht speziell in gerontopsychiatrischen Stationen braucht von den Schüler/innnen nicht durchgeführt werden.
In der Altenpflegeausbildung in Nordrhein-Westfalen werden zur Zeit in der Theorie 140 Stunden Gerontopsychiatrie vorwiegend von Medizinern unterrichtet. Im berufspraktischen Unterricht müssen ca. 375 Stunden im 3. Ausbildungsjahr abgeleistet werden. Spezielle gerontopsychiatrische Pflegekonzepte können Altenpflegerinnen nach der Grundausbildung berufsbegleitend in Form von Fortbildungsveranstaltungen vertiefen oder neu hinzulernen. Durch einen Weiterbildungslehrgang kann die Qualifikation „Gerontopsychiatriefachkraft" erreicht werden.

4.1 Derzeitige Problematik der Fachwissenschaft „Gerontopsychiatrie"

Eine Problematik ist in der Konzeption zur Verbesserung der Betreuung gerontopsychiatrisch Erkrankter zu sehen.
Gerontopsychiatrische Krankenhäuser mit altengerechten Konzeptionen zur Behandlung von gerontopsychiatrischen Krankheitsbildern treffen wir in heutiger Zeit nicht an. Eine Konzeption ist zum Teil immer noch zu sehr auf die psychiatrischen Krankenhäuser zentriert. Alte Menschen mit psychischen Erkrankungen werden auf psychiatrischen Stationen mitversorgt. Wegen der entfernten Lage von den Wohngebieten der älteren Patienten sind die Einrichtungen oft kaum zu erreichen. Hier besteht die Gefahr der Langzeithospitalisierung und der Chronifizierung gerontopsychiatrischer Erkrankungen. Gerontopsychiatrisch ausgebildete Fachärzte sind in Deutschland zur Zeit rar; ebenso sind niedergelassene Gerontopsychiatriefachärzte nicht flächendeckend anzutreffen. Die Disziplin „Gerontopsychiatrie" ist nur selten mit eigenen Lehrstühlen oder Abteilungen an psychiatrischen Hochschulkliniken vertreten.
1992 wurde die Deutsche Gesellschaft für Gerontopsychiatrie und Psychotherapie e.V. gegründet. Diese Fachgesellschaft bemüht sich um Veränderungen für psychisch kranke alte Menschen und deren Angehörige im ambulanten, teilstationären und stationären Bereich zu bewirken, z.B.:

- die Entwicklung von Leitlinien und Standards zur Qualitätssicherung
- die Verbesserung der Rahmenbedingungen von psychisch kranken alten Menschen und die Gleichstellung von psychisch Kranken mit somatisch Kranken
- die Verbesserung der präventiven, diagnostischen, therapeutischen und rehabilitativen Maßnahmen
- die Verbesserung von regionalen gerontopsychiatrischen Versorgungskonzeptionen
- die Verbesserung der Aus-, Fort- und Weiterbildung in der Gerontopsychiatrie und -psychotherapie von Ärzten (Allgemein- und Fachärzte)
- Forschungsvorhaben und Umsetzung von wissenschaftlichen Erkenntnissen in der Praxis

An der Schwelle zum neuen Jahrtausend steht die Profession Altenpflege vor einer sich schon lange abzeichnenden und gewichtigen Veränderung: Die soziodemographischen Prognosen für die Zukunft gehen von einem weiter zunehmenden Anteil alter Menschen in der Bevölkerung aus, was auch zu vermehrten gerontopsychiatrischen Krankheitsbildern führen wird.

Handlungsaufgaben:

1. Welches Pflegebewusstsein muss sich Ihrer Meinung nach in der Fachwissenschaft „Gerontopsychiatrie" entwickeln?
2. Sollte Ihrer Meinung nach gerontopsychiatrische Pflege einen größeren Stellenwert in Ihrer Ausbildung bekommen?
   Bitte begründen Sie Ihre Antwort.

Wiederholungsfragen

1. Worauf begründen sich die Anfänge der wissenschaftlichen Psychiatrie?
2. Beschreiben Sie die wesentlichen psychiatrischen Behandlungsformen aus der vergangenen Zeit.
3. Welche Wesensmerkmale lagen dem kustodialen Verwahrprinzip, welche der therapeutischen Psychiatrie zu Grunde?
4. Es wurden von der Psychiatrie-Enquete wichtige Leitlinien zu Reformbemühungen erarbeitet; benennen Sie die wichtigsten humanitären Ziele.
5. Welche Ursachen lagen dem chronischen Personalnotstand in den Psychiatrien zu Grunde?
6. Durch welche therapeutischen Maßnahmen sollten Anstaltsartefakte und Hospitalismusschäden nach der Psychiatrie-Enquete verhindert werden?
7. Welche Stellung nimmt ein psychisch kranker alter Mensch in der Gesellschaft des 21. Jahrhunderts ein?
8. Wie kann es gelingen, die Anerkennung des erforderlichen Pflegebedarfs im Rahmen des Pflegeversicherungsgesetzes für gerontopsychiatrisch veränderte Menschen durchzusetzen?
9. Welche wirtschaftlichen und personellen Ressourcen sind erforderlich, damit humanitäre Pflegeziele in der gerontopsychiatrischen Pflege erreicht werden können?
10. Wann wurde die Deutsche Gesellschaft für Gerontopsychiatrie und Psychotherapie e.V. gegründet? Nennen Sie die wesentlichen Aufgaben der Fachgesellschaft.

2. Kapitel
Einführung in die gerontopsychiatrische Pflege

1 Der Begriff „Gerontopsychiatrische Pflege"

Mit dem Begriff „gerontopsychiatrische Pflege" wird seit den 70er-Jahren eine spezielle Fachrichtung der geriatrischen Pflege ab dem 60. Lebensjahr verstanden. Sie umfasst alle pflegerischen Maßnahmen zur Prävention und Rehabilitation sowie die Therapie bei alten Menschen mit psychischen Störungen.

Geronto-	*psych-*	*ia-*	*trische*	*Pflege*
Greis	Seelen	Heil	Kunde	Begleitung

Es handelt sich um die Pflege von geistes- und gemütskranken alten Menschen.

Bei dieser anspruchsvollen Pflege geht es um das Verhalten und die Stimmungslagen von alt gewordenen psychisch Kranken und im Alter psychisch erkrankten Menschen, die wahrgenommen, beobachtet, interpretiert und im Pflegeprozess dokumentiert werden.

Gerontopsychiatrische Krankheitsbilder beinhalten eine Menge Leid, sowohl für die betroffenen Personen, als auch für deren Angehörige. Nicht alles Leid ist aus Verhaltens- und Stimmungsänderungen oder Abbau mentaler Kräfte entstanden. Manches Leid entsteht aus der Unwissenheit heraus, wie die bestmögliche Pflege aussehen soll.

Gerontopsychiatrische Pflege ist engagiertes Bemühen um psychisch und physisch kranke alte Menschen, mit denen eine sprachliche Kommunikation kaum noch möglich ist. Die Altenpflegerin kann sich durch fachliche Kompetenz und Einfühlung einen Überblick über die verwirrte Welt der Kranken verschaffen.

1.1 Gerontopsychiatrische Pflege und ihre Bezugswissenschaften

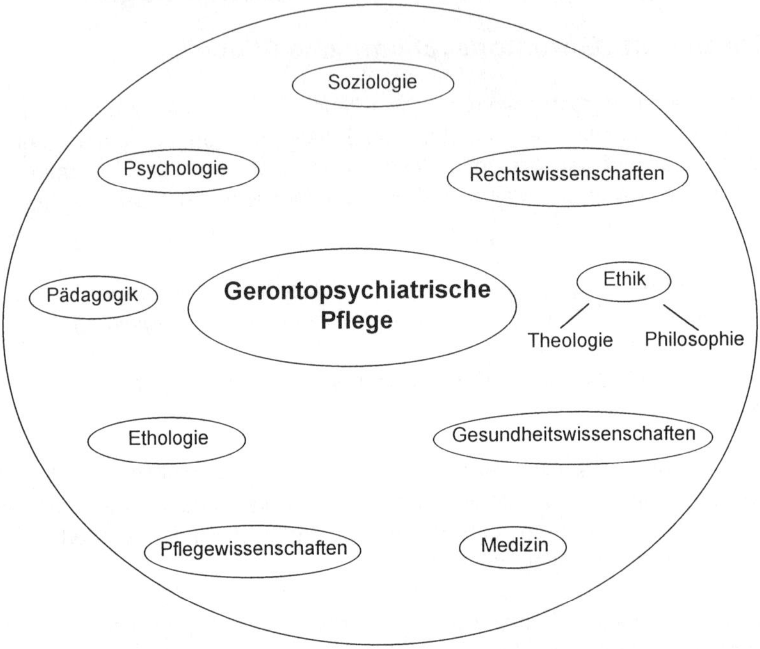

In die gerontopsychiatrische Pflege greifen verschiedene Bezugswissenschaften hinein, die alle untereinander in Beziehung stehen. Für eine ganzheitliche gerontopsychiatrische Pflege ist diese Vernetzung unerlässlich (siehe Abb.).

1.2 Das neue Pflegeparadigma

In der gerontopsychiatrischen Pflege sollte ein Pflegeparadigma im Vordergrund stehen, das sich auf folgende Ansätze gründet:

- ein holistisches[12], ökologisches und systemisches Denken
- eine polare Logik des „Sowohl-als-auch"
- ein interaktionistischer Ansatz für Körper und Seele
- ein mystisches Denken.

[12] Holistische Medizin: (Holismus, griech. = philos. Ganzheitslehre) Das neue Pflegeparadigma gehört zur Bewegung einer holistischen Medizin. Als solche enthält sie die systemische Sichtweise und bezieht alle Ideen und Einflüsse der holistischen Medizin mit ein. Sie macht Anleihen bei der Körperarbeit, Massage, bei der Bewegungsarbeit wie z.B. Seniorentanz, Feldenkrais, und Tai Chi, ferner bei anderen Heilmethoden z.B. Akupunktur, Ernährungslehre, Körperübungen, Yoga und Formen der Meditation. Die Prinzipien einer holistischen Medizin werden z.Zt. noch weiterentwickelt und sind im allgemeinen Bewusstsein noch nicht verankert.

Das neue Pflegeparadigma beinhaltet ein bio-psycho-soziales-Krankheitsmodell. In dieser neuen Denkrichtung, wo sich die Profession Pflege als Therapie etabliert, stehen die Begriffe: „humanistisch", „ökologisch", „interaktionistisch", „ganzheitlich" und „relativistisch" im Mittelpunkt. Die neue Pflegewissenschaft strebt nach individuelleren Behandlungskonzeptionen.

In dem Versuch die Wahrheit über gerontopsychiatrische Erkrankungen und deren menschliche Verhaltensweisen herauszufinden, bemühen sich heute Pflegewissenschaftler/innen, menschliche oder persönliche Werte, die ihre Ergebnisse beeinflussen können, miteinzubeziehen.

Das neue Paradigma stellt den Menschen in den Mittelpunkt. Psychische Erkrankungen im Alter werden wir nicht verstehen können, ohne den ganzen Menschen in seiner Lebensrückschau zu verstehen. Altenpflegerinnen müssen einschließende Denker werden, verschiedene Standpunkte sehen und akzeptieren können, solange der einzelne Standpunkt in sich selbst wahr ist.

Im Gegensatz zum 19. Jahrhundert, wo Medizin und Pflege auf die Lehre von Krankheitserregern und Biochemie reduziert war, rücken im 20. Jahrhundert auch andere Aspekte der Krankheiten und ihrer Behandlung ins Blickfeld. Die Folge ist eine Annäherung an ein ökologisches Bewusstsein und ein Verständnis, dass Mediziner und Altenpflegerinnen voneinander abhängig sind und deren Handlungen nicht isoliert betrachtet werden können, sondern sich ergänzen müssen.

1.3 Medizin und Pflege als Ergänzung

Die Altenpflegerin in der Gerontopsychiatrie hat die Aufgabe sich vor allem um subjektive Eindrücke zu bemühen, die sie durch Beobachtung eines psychisch Alterskranken gewinnt, das kann z.B. eine niedergeschlagene Stimmungslage oder eine objektive starke körperliche Unruhe sein.

Gerontopsychiater stützen sich vor allem auf objektiv erhobene Daten und Untersuchungsergebnisse. Ein multidisziplinäres Team betreut die Patienten nach einem integrierten Konzept; d.h. alle an der Pflege und Behandlung Beteiligten richten ihre Sichtweise auf ein gemeinsames Menschenbild aus.
Das Eingehen auf psychosoziale Anteile am gerontopsychiatrischen Krankheitserleben kann aber nur gelingen, wenn der kranke Mensch in seinen bio-psycho-sozialen Dimensionen von pflegerischer und medizinischer Seite angenommen wird.
Zur Umsetzung eines so dargestellten Konzeptes ist es notwendig, dass Altenpflegerinnen und Ärzte im Team kooperieren. Zu gemeinsamen Aktivitäten gehören: gemeinsame Pflegevisiten, Visiten, Fallbesprechungen, Erörterungen

zu therapeutisch/rehabilitativen Beratungsprozessen in Bezug auf Patienten und Angehörige.

Das erfordet ein Umdenken zwischen dem behandelnden Arzt und der Altenpflegerin, besonders in der Haltung: „Dort seit ihr - und wir sind hier!"

Die Bedeutung des Paradigmas für ein gerontopsychiatrisches Pflegebewusstsein:

Das neue Pflegeparadigma bewegt uns zur Zeit weg vom Reden hin zum Erleben. Altenpflegerinnen wollten vom Kopf, zu ihren Sinnen gelangen, wollten weg von bloßen Theorien, in die Erfahrung hinein. Altenpflegerinnen müssen von der konstruktiven Auseinandersetzung mit den Pflegetheorien zur Umsetzung der Konzepte in die Praxis kommen. Pflegende wollen Menschen auf pflegerisch - therapeutischem Weg helfen; sie wollen kranke Menschen auf pflegerischer Art und Weise beobachten und in ihrem Verhalten verstehen; sie wollen erlernen, wie psychisch Alterskranke ihre Gefühle, Gedanken und Impulse gestalten.

Merke!

Pflege und Medizin in der Gerontopsychiatrie beinhalten verschiedene Methoden um zu einem gemeinsamen Ziel zu kommen. Dieses Ziel lautet:
Die weitgehende Wiederherstellung von psychischer, körperlicher und sozialer Gesundheit; allgemein die Verbesserung der Lebensqualität eines psychisch Alterskranken.

1.4 Folgerungen

Wenn Altenpflegerinnen wissen, was sie mit der Profession „Pflege" in der Gerontopsychiatrie alles leisten können, sind sie in der Lage, sich selbst auf andere Weise zu gestalten und zu begreifen. Wenn sie Pflege nicht nur ein objektives Bewusstsein geben können, sondern ein subjektives Bewusstsein, werden sie Dinge erfahren, die alte Pflegesysteme schon längst überschritten haben. Sie werden vorherige Pflegeprozesse transzendieren, die von Gewohnheiten und unüberprüfbaren Überzeugungen kontrolliert waren. Sie erlangen neue Optionen und können auf neue Art denken und handeln. Diese wünschenswerten Veränderungen liegen auf der Ebene des Stils, des Charakters und der Art und Weise wie Altenpflegerinnen ihre Pflegehandlungen durchführen. Dies ist die große Veränderung der Pflege von chronisch und psychisch kranken alten Menschen. Pflegende sollten nicht nur reden, sondern Erfahrungen machen. Sie sollten viel mehr ihre Art und Weise beobachten, in der sie sich selbst gestalten.

So kann gerontopsychiatrische Pflege immer planvoll, bewusst und mit innerer Achtsamkeit durchgeführt werden.

2 Annäherung an das eigene psychische Erleben

2.1 Kognitionen im Alltag

Stellen Sie sich folgende fünf Situationen vor:

1.) Sie gehen nach einem stressreichen Arbeits-/ Schultag in den Keller und wissen plötzlich dort angekommen nicht mehr, was sie holen wollten.

2.) Sie werden im berufspraktischen Einsatz auf eine neue Wohnstation eingeteilt und Ihrer Praxisanleiterin vorgestellt. Am nächsten Arbeitstag haben Sie den Namen der Anleiterin vergessen, die Sie etwas fragen wollten.

3.) Sie fahren in eine fremde Stadt, weil Sie dort in einem Seniorenpflegeheim einen Vorstellungstermin haben. Sie haben sich total verfahren; die Zeit des Termins schreitet voran.

4.) Im Fachseminar für Altenpflege haben Sie ein Referat im Psychologieunterricht zu halten. Sie bekommen dafür eine Note. Bei Rückfragen des Dozenten fällt Ihnen nicht mehr das entsprechende Fachwort für die Lerntheorie ein. Sie suchen angestrengt nach einer passenden Umschreibung des Begriffes.

5.) Nach Zubereitung eines Gemüsesalates nehmen Sie die elektrische Küchenmaschine zwecks Reinigung auseinander. Sie versuchen mit der Gebrauchsanleitung die Einzelteile wieder zusammenzubauen. Die Teile bekommen Sie nicht mehr zusammengebaut.

Handlungsaufgaben:
a) Wie fühlen Sie sich in den jeweiligen Situationen?
b) Finden Sie kognitive[13] Merkmale, die die Situationen treffend beschreiben!
c) Welche Rückschlüsse ziehen Sie aus den fünf Situationen für sich selber?
d) Stellen Sie aus Ihren Überlegungen den Transfer zur Pflege und Umgang mit einem psychisch kranken Menschen in Ihrer späteren Pflegepraxis her.

Auch bei geistig gesunden Menschen bricht über das Gehirn in normalen Alltagssituationen Chaos, Verwirrung und Unaufmerksamkeit ein. Ein jeder von uns kennt Merkfähigkeitsstörungen in Prüfungssituationen. Es gibt Menschen unter uns, die ein schlechtes Namensgedächtnis haben. Wenn alles sehr schnell

[13] Kognition: lat. co (zusammen) gnoscere (erkennen, erfahren, wissen) beinhaltet Wahrnehmung, Wissen, Begabung

gehen muss kommt es auch schon einmal zu Wortfindungsstörungen. Wir können in Stresssituationen Orientierungsstörungen haben. Beim Verlust von einem nahestehenden Menschen verspüren wir Hilflosigkeit und Angst; wir sind in uns selbst gefangen und sehr niedergeschlagen, auch beim Verliebtsein können wir nicht mehr „klar" denken.
Selbst ein gesundes Gehirn spielt ab und an „ver-rückt". Einem gesunden Menschenverstand können plötzlich die Kognitionen entgleisen.
Trotz Nachdenkens kommt man nicht auf den Namen einer bestimmten Person oder verfährt sich völlig in einer fremden Stadt. Ärger, Unsicherheit und Angst sind oft die Reaktionen.
Wenn man sich solche, jedem bekannte Situationen vor Augen führt, gelingt es eher, sich in die innere Welt der psychisch Alterskranken einzufühlen. Dann kann man sich auch ausmalen, wie schlimm es wäre, wenn solche Stresssituationen andauerten und andere Menschen ständig versuchten, mit für den Betroffenen unverständlichen Worten und Gesten auf diesen einzuwirken.

3 Schlüsselqualifikationen in der gerontopsychiatrischen Pflege

„Wir haben die Aufgabe, etwas Gutes zu bewirken, nicht die Aufgabe, etwas Gutes zu tun." (Zitat von Prof. Klaus Dörner)

Handlungsaufgabe:
Wofür plädiert Prof. Dörner mit diesem Satz?

3.1 Die Arbeit an eigener Haltung zum psychisch Alterskranken

Im Vordergrund gerontopsychiatrischer Pflege steht das Bewusstsein einer Selbst- und Fremdwahrnehmung, das Verständnis der Handlungslogiken der psychisch Alterskranken und die Entwicklung von Empathievermögen.
Um psychisch Alterskranke in ihrer Lebenswirklichkeit zu verstehen, ist es zunächst einmal wichtig an der eigenen Haltung gegenüber psychisch kranken alten Menschen zu arbeiten.
„Ich möcht', dass man mit mir vom Leben spricht und nicht von der Krankheit. Ich möchte, dass man mich mit Respekt und Liebe behandelt, als ein Subjekt und nicht als ein Objekt. Ich möchte, dass man mich als lebendig ansieht und nicht als tot." (Zitat von V. Zimmermann, aus „Die Pflege von dementen Betagten")

Handlungsaufgaben:
1. Stellen Sie den Transfer von der Aussage des Zitates zu Ihrer Rolle als Altenpflegerin in der gerontopsychiatrischen Pflegepraxis her.
2. Überlegen Sie sich, welche Haltung Sie als Altenpflegerin in der gerontopsychiatrischen Pflege mitbringen sollten?

Altenpflegeschülerin Sabine erlebte folgende Pflegesituation im berufspraktischen Einsatz:
„In diesem Einsatz hatte ich eine sehr unruhige an Demenz erkrankte Bewohnerin zu waschen und anzuziehen. Sie stand keine Sekunde still, dauernd rannte sie hin und her; wenn ich mich nur zur Seite drehte, um den Waschlappen auszuwaschen, war sie schon wieder weg. Mit viel Geduld und Nervenaufwand hatte ich sie endlich fertig gewaschen und wollte mit dem Anziehen beginnen. Doch von wegen - kaum hatte ich sie zum Sitzen gebracht stand sie sofort wieder auf und ging immer auf und ab, während ich die Strumpfhose nachzog. Ich wurde richtig verärgert, weil ich noch so viele andere Sachen zu tun hatte und sie einfach nicht sitzenblieb. Doch dann dachte ich mir, sie kann ja überhaupt nichts dafür und zwang mich, ihr gut zuzureden, obwohl die alte Dame dies nicht zur Notiz nahm. Ihr einziges Ziel war nur zu laufen, egal ob mit oder ohne Kleider. Nachdem ich sie dann doch angezogen und in den Tagesraum gebracht hatte, war ich fix und fertig. Während ich das Waschzeug aufräumte, wurde mir immer bewusster, wie armselig diese Frau auf mich eigentlich angewiesen war. Ich glaube, sie bemerkte auch, wie verärgert ich wurde, doch sie weiß überhaupt nicht warum, weil das Laufen ihr unbewusst war. Außerdem konnte sie nicht fragen, weil sie zusätzlich die Sprache verloren hatte, wie mir erst viel später im Team erzählt wurde." (Höwler, 1999)

Handlungsaufgaben:
1. Versetzen Sie sich in die Situation von Altenpflegeschülerin Sabine und überlegen Sie, wie Sie an ihrer Stelle sich verhalten bzw. reagiert hätten?
2. Welche Erfahrungen haben Sie bisher mit gerontopsychiatrisch veränderten Menschen gemacht?
3. Welches Pflegewissen ihrer Meinung nach sollte eine Altenpflegerin für die gerontopsychiatrische Pflege mitbringen bzw. erlernen?

Wertschätzender beteiligender Umgang mit psychisch Alterskranken
Beim Umgang mit psychisch Alterskranken ist der richtige Ton und die Einstellungen zu ihnen besonders bedeutsam. Die Betroffenen scheinen manchmal wie kleine Kinder, müssen aber wie Erwachsene behandelt werden. Das ist die Schwierigkeit. Es verleitet Altenpflegerinnen dazu anzunehmen, dass psychisch Alterskranke wie Kinder sind, denn sie benehmen sich oft so:

- sie kleckern mit dem Essen

- schmieren mit Exkrementen
- lehnen oft die Körperpflege ab
- halten sich nicht immer an die Etikette

Für die Pflegenden ist es nicht immer einfach, im ersten Moment mit einem richtigen Umgang zu agieren. Mit einer veränderten Grundhaltung für das pflegerische Tun lassen sich diese Verhaltensweisen besser bewältigen.
Ein chronisch verwirrter Mensch ist ein verletzlicher, feinfühliger Mitmensch, dessen Rationalität ihm nicht zugänglich ist. Pflegende sollten Spannungen aushalten und eine warmherzige Zuwendung mit professioneller Distanz zeigen. Aber bei allem erfordert es die Würde des alten Menschen als erwachsene Person zu achten, auch in einem späteren Krankheitsstadium.
Welches Menschenbild Altenpflegerinnen haben spiegelt sich auch in ihrer Pflegesprache wieder:
Ausdrücke wie z.B. „der Patient ist durch den Wind, Herr F. ist durchgeknallt, gefüttert, gewindelt, topfen, vollgerotzt" etc. sind unprofessionell, niveaulos und unbedingt zu unterlassen.

Handlungsaufgaben:
1. Bitte tauschen Sie sich in der Arbeitsgruppe darüber aus, ob es in Ihrer bisherigen Pflegepraxis Situationen gab, wo die Würde eines psychisch veränderten Menschen verletzt wurde.
2. Stellen Sie konkrete Verhaltensregeln auf, mit denen Sie im pflegerischen Tun den Respekt und die Würde eines psychisch kranken alten Menschen bewahren können.

Psychisch krank zu sein, beinhaltet die Gefahr eingeschränkt leben zu müssen.
Der Umgang mit dem Kranken ist deshalb ausgerichtet auf Aktivierung und Mobilisierung, um die geistigen und sozialen Fähigkeiten des alten Menschen weitgehend zu bewahren, um einer Regression, d.h. ein Zurückfallen auf eine frühere Entwicklungsphase der Ich-Funktion vorzubeugen.
Was kommt auf motivierte Pflegende zu, wenn sie einen psychisch Alterskranken aktivieren und mobilisieren wollen?

Einige Beispiele:

- Sie müssen einen alten Menschen waschen, der nicht einsieht, dass er eine grundpflegerische Versorgung benötigt. Er beschimpft und schlägt die Pflegeperson.
- Sie wollen jemanden aktivieren, der lieber im Bett liegen bliebe und sich nicht bewegen möchte.
- Der Kranke spuckt beim Essenanreichen die Nahrung wieder aus, er schlägt nach dem Essen oder will nicht den Mund aufmachen.

- Sie setzen zwecks Toilettentraining den Kranken auf die Toilette, er wehrt sich massiv dagegen, hat aber kurz darauf seine Hosen beschmutzt.
- Der alte Mensch schreit nachts laut und unaufhörlich, er muss mehrmals intensiv beruhigt werden.
- Die Pflegeperson kommt zu einem Kranken und findet ihn unerwartet voll beschmiert mit seinen Fäkalien vor, die er auch in den Mund gesteckt hat.

Handlungsaufgaben:
1. Was kann aktivierende Pflege für den Gepflegten und für die Pflegeperson erreichen?
2. Stellen Sie kreative Lösungen auf, mit denen Sie alte Menschen in den oben genannten Beispielen entgegenkommen können.
3. Erläutern Sie zu den jeweiligen Pflegesituationen Ihren würdevollen Umgang.

Merke!

Die Pflegehaltung zum psychisch Alterskranken sollte geprägt sein durch eine annehmende, akzeptierende und wertschätzende Haltung.

3.2 Selbsterfahrung und Suchhaltung

„Der wahre Beruf des Menschen ist, zu sich selbst zu kommen." (H. Hesse)

Handlungsaufgabe:
Viele Menschen, die einen helfenden Beruf ergreifen, sind auch ein Stück weit auf der Suche nach sich selbst. Inwieweit trifft der Satz von H. Hesse auf Sie in Ihrer Rolle als angehende Altenpflegerin zu?

Eine ausreichende Selbstwahrnehmung und Suchhaltung sind notwendige Grundhaltungen beim Umgang mit psychisch Alterskranken.
Der tägliche routinierte Umgang mit psychisch Alterskranken kann blind machen. Unbegründete Rituale verfestigen sich dann leicht. Hier setzt die Selbstwahrnehmung an. Durch Supervision und Stressbewältigungstechniken (vgl. ab Seite 586 „Psychohygiene als Entlastung im Pflegealltag") können Selbsterfahrung und Suchhaltung herausgebildet und weiterentwickelt werden. Sie sind Ausdruck einer erlernbaren, inneren Einstellung zum psychisch Alterskranken. Wenn ich psychisch Alterskranke wirklich verstehen will, ist es eine Voraussetzung, dass ich mich selbst in meinen eigenen psychischen schwachen Anteilen verstehe; umso besser verstehe ich andere Menschen in ihren

gesunden, wie auch kranken Anteilen. Altenpflegerinnen sollten lernen die Selbstanteile an einer Pflegehandlung besser wahrzunehmen.
Von diesem Grundgedanken müssen Altenpflegerinnen ausgehen, wenn sie sich in die geistige und emotionale Landschaft von psychisch Alterskranken hineinversetzen wollen. Erst dann sind sie bereit, sich in die „ver-rückte" Welt des psychisch Alterskranken hineinzuversetzen und können versuchen ihn in Äußerungen und Verhalten zu verstehen.

Altenpflegerinnen müssen demnach fähig werden, sich selbst zu fragen:

- Welche Gefühle löst der gerontopsychiatrisch veränderte Mensch bei mir aus?
- Was löse ich mit der Pflegehandlung beim Kranken aus?
- Was will der Kranke mit seinem/n Verhalten/Äußerungen, was bedeuten diese?
- Was für Wünsche und Bedürfnisse stehen hinter seinem Verhalten; in welchem Zusammenhang stehen sie mit seiner Lebenslage und seiner ganzen Lebensrückschau?
- Ist meine Intervention, d.h. mein Bemühen um eine Verhaltensänderung, in bestimmten Situationen immer angemessen?

Intervention in der Pflege
beinhaltet zielgerichtete Planung, strukturiertes Angehen, konkretes Vorgehen und Reflexion zur evtl. Verbesserung und Neuorientierung. Intervention ist mehr als nur tätig sein, sie ist die Voraussetzung zur professionellen Altenpflege und verhindert die potentielle Gefahr des Burn-out.

3.3 Zusammenfassung

Nachfolgend lassen sich für Altenpflegerinnen folgende Schlüsselqualifikationen für den pflegerischen Umgang mit psychisch Alterskranken formulieren
(nach Weidlich, 1998):

- Fachkompetenz: d.h. Wissen über gerontopsychiatrische Krankheitsbilder und deren Pflegekonzepte, eine gute Beobachtungsgabe, Urteilsfähigkeit, d.h. Einschätzen von Situationen und Erkennen eines Handlungsbedarfs, Problemlösungsfähigkeit, d.h. Aufstellen eines Pflegeplanes, der den Pflegeproblemen und Ressourcen des betreffenden Patienten entspricht.
- personale Kompetenz: d.h. Fähigkeit mit den eigenen Bedürfnissen und Ansprüchen, den beruflichen Belastungen sowie Körper und Psyche verantwortungsvoll umzugehen (Selbstwahrnehmung und Suchhaltung).

- soziale Kompetenz: d.h. Fähigkeit mit psychisch Alterskranken und deren Angehörigen zu kommunizieren und im Kontakt mit dem multiprofessionellen Team sicher aufzutreten.[14]

Nach Knobling (1983) gehört zur sozialen Kompetenz die interaktive Kompetenz[15], sie beinhaltet:

- die Herausbildung einer situativen Kompetenz
- Empathievermögen
- fremdes Leid und eigenen Frust aushalten können
- Neugier und Kreativität bewahren, selbst wenn das Entdeckte im täglichen Umgang mit den psychisch Alterskranken nur wenig sensationell ist
- Einhaltung einer angemessenen Nähe und Rollendistanz zum psychisch Alterskranken
- moralisches Bewusstsein

Zu „situativen Kompetenz":
Eine Situation in der Pflegepraxis z.B. die Intervention bei Suizidgefahr eines alten Menschen kann sich immer wieder anders gestalten. Die Altenpflegerin muss individuell und situationsbezogen auf alte Menschen eingehen können.

Zu „Empathievermögen":
Das oberste Gebot zum pflegerischen Umgang für Altenpflegerinnen ist das einfühlende Verstehen (Empathie); d.h. die Fähigkeit sich in die Bedürfnislagen psychisch Alterskranker einzufühlen, soziale Situationen und Gefühle zu berücksichtigen sowie individuelle Symbole z.B. Kleidung und die Biografie zu pflegen. Sie setzt eine Grundhaltung voraus. Die Altenpflegerin muss bereit sein, sich selbst kennen zu lernen, um dann diese Kenntnis in ihr berufliches Handeln systematisch einzubringen. Empathievermögen ist demnach eine Art von Nachempfindung - aber *kein* Mitleiden mit Betroffenen.

Zu „fremdes Leid und Frustrationen aushalten können":
Entäuschungen und Unklarheiten müssen von Pflegenden ausgehalten werden. Hierzu gehört die Einsicht in die Begrenztheit der eigenen Möglichkeiten, aber auch die Fähigkeit Konflikte zuzulassen und widerstrebende Bedürfnisse und Gefühle vom Team, den alten Menschen und Angehörige nebeneinander stehen zu lassen.

---

14 Diese Schlüsselqualifikation lässt sich auch als Beratungskompetenz definieren.

15 Die interaktive Kompetenz (Knobling, 1983) bedeutet die Fähigkeit, dass Pflegende wechselseitige und zwischenmenschliche Kontakte zu Pflegebedürftigen eingehen können.

Zu „Bewahrung von Neugier und Kreativität":
Altenpflegerinnen müssen im täglichen routinierten Umgang mit den Kranken sensibel bleiben und ihre Pflegearbeit hinterfragen; offen für neue Pflegekonzepte sein.

Zu „Einhaltung von Nähe und Rollendistanz":
In der Pflege wird unter Nähe Zuwendung bis hin zum Körperkontakt verstanden. In der gerontopsychiatrischen Pflege zusätzlich Verständnis für Stimmung und Verhalten des Kranken.
Rollendistanz einhalten bedeutet, sich einen Raum zwischen dem psychisch veränderten Menschen und sich selbst zu gestatten.
Bei einem psychisch Alterskranken wechselt je nach Krankheitsstadium oder körperlicher Befindlichkeit die Stimmungslage. Aufgabe der Altenpflegerin ist es die durch verbale oder nonverbale ausgesandte Signale richtig einzuordnen und darauf mit entsprechendem Nähe- und Distanzverhalten zu reagieren. Sie sollte auf Wunsch des alten Menschen Nähe z.B. durch Körperkontakt zulassen oder wenn es für eine verhaltenstherapeutische Intervention notwendig ist mit Ablehnung reagieren.
Rollendistanz zu haben bedeutet, dass jeder Pflegende sich über sein Wissen, sein Können, seine Aufgaben und seine Absichten Klarheit verschafft. Dieses Selbstbewusstsein, auch berufliche Identität genannt, ermöglicht sich mit den vielfältigen Rollenerwartungen im Beruf auseinander zu setzen. Abhängigkeitskranke sind z.B. nicht nur von einer Substanz, dem Alkohol abhängig, sondern diese Menschen suchen auch Abhängigkeits-Beziehungen zu den Menschen in ihrer Umgebung. Das wiederum kann eine „Beziehungsfalle" für Pflegende sein.

Zu „moralischen Bewusstsein":
Das moralische Bewusstsein bildet die Grundlage des beruflichen Handelns. Es wird die partnerschaftliche Haltung gegenüber dem alten Menschen gefordert. Dieser muss trotz aller Hilfsbedürftigkeit als ein gleichberechtigter, achtenswerter Mensch gesehen werden.
Diese Grundeinstellung Pflegender lässt eine Infantilisierung psychisch Alterskranker nicht zu. Für die Pflegebildung ergibt sich, dass neben den fachlich, sachlich, und intellektuell ausgerichteten Bildungsansätzen auch der emotionalen Sensibilität in Sinne von „moralischer Phantasie" Raum gegeben werden muss.

Die Schlüsselqualifikationen, einschließlich der interaktiven Kompetenz, können sich im theoretischen Pflegeunterricht sowie im berufspraktischen Einsatz im Umgang mit psychisch Alterskranken entwickeln und weiter herausbilden.

Merke!

Psychiatrische Erkrankungen im Alter sind behandelbar. Auch dort wo sie nicht geheilt werden können, sind sie durch einen verstehenden Umgang beeinflussbar. Die Lebensqualität der erkrankten Menschen wird bei sachkundiger und menschlicher Pflege wesentlich verbessert. Grundwissen über häufige psychiatrische Erkrankungen sind Voraussetzungen für Pflege und Hilfeleistungen. Für eine umfassende Pflege ist es wichtig die Fähigkeit und Bereitschaft zu haben, sich auf die Sorgen und Nöte alter Menschen einzulassen und die **helfende Beziehung bewusst** zu gestalten.

4 Gerontopsychiatrische Pflege auf der Grundlage des Pflegemodells von Krohwinkel

Handlungsaufgaben:
1. Was bedeutet für Sie Bedürfnisbefriedigung?
2. In welchen Situationen verspüren Sie besondere Bedürfnisse?
3. In welchen Situationen fühlen Sie sich wohl und haben keine zusätzlichen Wünsche?
4. Leiten Sie aus den obigen eigenen Erfahrungen eine bedürfnisorientierte Pflege für einen gerontopsychiatrisch veränderten Menschen ab!
5. Welches Pflegeverständnis wird Ihrer Ansicht nach benötigt, um in der gerontopsychiatrischen Pflege eine gute Pflegequalität zu erzielen?

4.1 Der Begriff „bedürfnisorientierte Pflege"

Der psychisch veränderte Mensch benötigt Unterstützung nur bei den Lebensaktivitäten, die er selbst nicht mehr wahrnehmen/durchführen kann.
Die Pflege muss personenbezogen sein, mit dem Pflegeziel einer bestmöglichen Lebensqualität. Defizite im täglichen Leben werden ausgeglichen, nicht bloßgestellt. Erkannte Ressourcen sind gezielt in die pflegerischen Handlungen einzubeziehen.

Voraussetzungen zur Umsetzung einer bedürfnisorientierten Pflege
Die Altenpflegerin braucht Zeit und Geduld beim pflegerischen Tun. Sie muss authentisch und ehrlich bleiben, d.h. den alten Menschen seine Wünsche und Bedürfnisse ausdrücken lassen.

4.2 Die Bedeutung der existenziellen Erfahrungen des Lebens für psychisch Alterskranke

Gerontopsychiatrische Pflege basiert auf einem Defizitmodell. Pflege ist immer dann notwendig, wenn bei dem zu Pflegenden ein Defizit an Bedürfnisbefriedigung vorliegt.
Das AEDL - Strukturmodell von M. Krohwinkel ist ein Pflegemodell, das sich für die Pflege psychisch Alterskranker gut eignet;
es berücksichtigt die **A**ktivitäten und existenziellen **E**rfahrungen des täglichen (engl. **d**aily) **L**ebens = AEDL[16] alter Menschen.
Alle Lebensaktivitäten, besonders die 13. Aktivität „mit existenziellen Erfahrungen des Lebens umgehen" muss in Bezug zum psychisch Alterskranken beachtet werden. Dieser Bereich enthält psychische, kulturelle und biografische menschliche Erfahrungskriterien, die sich auf psychische Alterskrankheiten existenziell fördernd oder gefährdend auswirken können.

Ein Beispiel:
Bei der Alzheimer Demenz z. B. büßt der alte Mensch seine kognitiven Funktionen als Werkzeugverlust ein.
Die für die Verständigung bedeutsamen Werkzeuge wie Gedächtnis, Denken, Sprache, Wahrnehmen und Handeln werden, z.B besonders bei dementiellen Prozessen und bei Hirngefäßerkrankungen, geschädigt. Der Boden, auf dem die Betroffenen ihr Leben lang sicher gestanden haben, geht im Verlauf der Erkrankung verloren. Der Kranke erlebt das als Verlust; er kann sich plötzlich nicht mehr auf sich verlassen.
Das führt zu einer Bedrohung der Identität; der Kranke verspürt Angst, Abhängigkeit und Einsamkeit. Dieses Erleben, besonders in der Frühphase eines an Alzheimer Demenz erkrankten Menschen, ist dem Bereich der Existenzgefährdung zuzuordnen.
Die Existenz fördernden Erfahrungen zur Wiedergewinnung von Selbstvertrauen, Sicherheit und Zuversicht werden in der gerontopsychiatrischen Pflege durch eine angemessene Anwendung von geeigneten Konzepten (vgl. „Gerontopsychiatrische Pflegekonzeptionen", ab Seite 419) erreicht.

---

[16] AEDL = Aktivitäten und existenzielle Erfahrungen des Lebens kennzeichnen Selbstversorgungsfähigkeiten, wie z. B. das selbstständige Ausführen der Körperpflege, selbstständiges Essen, selbstständiges Verrichten von Ausscheidungen und alle Bewegungen zum Zwecke der Selbstversorgung, wie Bett-Stuhl-Transfer, Aufstehen, Gehen, Treppensteigen. Im Pflegeversicherungsgesetz SGB XI §14 wird das AEDL-Konzept als „Alltägliche Verrichtung" beschrieben (AV).

Merke!

Die richtige Mischung aus Fachkenntnissen und Ethik kann die Bedürfnisse von psychisch Alterskranken befriedigen und schützt Altenpflegerinnen vor Überforderung. Professionelle Pflege von gerontopsychiatrisch Erkrankten zeichnet sich durch Sensibilität gegenüber deren Bedürfnisse aus. Warmherzige Zuwendung in notwendiger Distanz ist genauso wichtig wie dem Kranken Grenzen zu setzen. Die Würde des Kranken zu wahren ist das oberste Prinzip. Altenpflegerinnen in der gerontopsychiatrischen Pflege sollten die Bereitschaft zur ständigen Fortbildung und Supervision mitbringen, erst dann ist die Herausbildung einer Selbsterfahrung und Suchhaltung möglich. Beides ist unter anderem ein unverzichtbarer Schutz vor dem emotionalen Ausbrennen (Burn-out).

4.3 Der Pflegeprozess in der gerontopsychiatrischen Pflege

Pflegeprozess

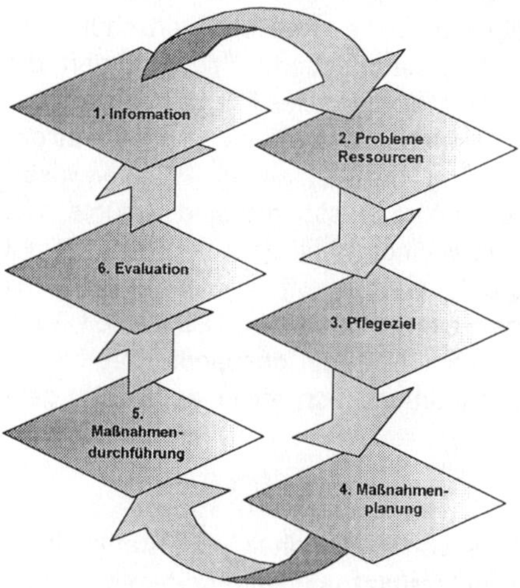

Pflegeplanung

Name des Bewohners/Patienten: ____________

Gerontopsychiatrische Diagnose:

Pflegediagnose:

Biografie:

Die Pflege des psychisch Alterskranken erfolgt auf den Grundlagen des Pflegeprozesses. Der Pflegeprozess ist ein Problemlösungsprozess mit dem Ziel, auf systematische Art und Weise den Bedürfnissen des psychisch Alterskranken nachzukommen. Sie besteht aus einer Reihe logisch voneinander abhängigen Überlegungs-, Entscheidungs- und den daraus resultierenden Handlungsschritten.

Für jeden psychisch Alterskranken sollte eine exakte medizinische Diagnosestellung vorliegen (vgl. Seite 70 „Die Bedeutung der Diagnose für die Pflege").

1. Pflegeanamnese (Erhebung)
Die Pflegeananamnese wird unterstützt durch pflegerelevante Informationen aus dem Biografiebogen (vgl. Seite 540 „Angehörigenmithilfe bei der Biografiebogenerstellung"). Die Pflegeanamnese bezieht sich nicht nur auf somatische Kriterien, sondern bezieht die geistig-seelische Ebene des alten Menschen mit ein. Sie ist als Grundlage für die gerontopsychiatrische Pflegeplanung unentbehrlich.

2. Pflegeprobleme und Ressourcen
Gerontopsychiatrische Pflegeprobleme sind nach ihrer Dringlichkeit aufzugreifen und unter Berücksichtigung aller Ressourcen mit pflegerischen Mitteln anzugehen. Ressourcen haben einen lebensgeschichtlichen Bezug. Altenpflegerinnen müssen sie aufspüren und für die Unterstützung der Lebensaktivitäten bereitstellen. Die Aktivierung der Ressourcen und ihre Integration in den Pflegeprozess fördern die Selbstständigkeit der erkrankten Menschen und vermeiden eine Infantilisierung. Eine ressourcenorientierte Pflege fördert die Wahrnehmungsfähigkeit, die Neugier und die Motivation des Pflegeteams.
Ressourcen Demenzerkrankter sind z.B. Antriebe, Motive des Handelns in der bestimmten Situation, persönliche Ausprägung und Gestaltung, Pflichtbewusstsein, Fürsorglichkeit, Ordnungssinn. Eine weitere Ressource sind Gefühle, wie z.B. der direkte Ausdruck der momentanen Befindlichkeit oder als Reaktion auf Personen und Umwelterfahrungen. Gefühle werden oft in Verknüpfung mit inneren Erlebenswelten zum Ausdruck gebracht; das können Hilflosigkeit, Wut, Trauer und Zufriedenheit sein; z.B. die Patientin hat ein gespanntes Verhältnis zur Tochter oder der Patient reagiert auf Mitmenschen leicht aggressiv, geht aber liebevoll mit Haustieren um.

3. Pflegeziele
Der alte Mensch soll bei der Selbstpflege von Gesundheit und Krankheit, in seinen Aktivitäten des täglichen Lebens unterstützt und gefördert werden, um dadurch zur Erhaltung bzw. Wiederherstellung seines seelischen Gleichgewichtes beizutragen. Die Pflege bezieht sich auf die physischen, psychischen und sozialen Aspekte des Lebens. Sie hilft und unterstützt den alten Menschen in seinem sozialen Umfeld und im Umgang mit seinen Mitmenschen.
Pflegeziele müssen für die aktuelle Situation gesetzt werden und sind realistisch zu formulieren. Die realistisch formulierten Pflegeziele sollten erreichbar sein.

4. Pflegemaßnahmen
Bei allen Hemmnissen ist die aktivierende Pflege anzustreben, um dem Prozess der Hospitalisierung entgegenzuwirken.

Altenpflege bedeutet immer aktivierende Pflege, bei der keinesfalls die Fremdbestimmung im Vordergrund stehen darf. Die Wünsche, Eigenheiten und Vorlieben des alten Menschen müssen berücksichtigt werden und nicht die der Altenpflegerinnen. Sie leistet Unterstützung zur Selbsthilfe, fördert verbliebene Fähigkeiten und Fertigkeiten, sucht nach Kompensationsmöglichkeiten für die fortbestehenden Einschränkungen und interveniert gezielt, um das Erreichte zu sichern. Formulierte Pflegeziele werden z.B. durch beratende Gespräche oder Übungen und Herstellung sozialer Kontakte erreicht. Im Wesentlichen werden lebenspraktische Fertigkeiten und Fähigkeiten (wieder) eingeübt oder alternative Lösungsvorschläge entwickelt und ausprobiert. Soweit wie möglich werden diese neuen Fähigkeiten mit den Angehörigen besprochen, damit sie auch von ihnen gefördert und fortgeführt werden können.
Die angewandten Pflegemaßnahmen, wie basale Stimulation, Validation, etc. müssen aus der Pflegedokumentation jederzeit ersichtlich sein, damit die Pflege des alten Menschen auch in Abwesenheit der Bezugspflegekraft (vgl. Seite 419 „Die Bezugspflege") in gewohnter Weise fortgeführt werden kann.

5. Bewertung der Pflege

Die Bewertung der Pflege (Evaluation), d.h. sind die Pflegemaßnahmen richtig gewählt, muss kontinuierlich erfolgen. Dem Weg, den psychisch Alterskranken zu seiner Situation Stellung nehmen zu lassen, sollte Raum gegeben werden. Dabei ist es nicht wichtig, ob der alte Mensch in der Lage ist, seine Situation zu verbalisieren, oder ob er diese nur spürbar werden lassen kann.

6. Pflegebericht

Der Pflegebericht ist ein Dokument über den Verlauf und die Wirkung der Pflege sowie über das Befinden des psychisch Alterskranken. Der Bericht ist analog dem ärztlichen Bericht (Krankengeschichte) zu werten. Die Eintragungen müssen sich auf die Probleme und die Zielsetzung beziehen sowie eine Rückmeldung über die Wirkung der durchgeführten Pflege ergeben. In einem engmaschig geführten gerontopsychiatrischen Pflegebericht werden Aussagen über Stimmungen und Verhalten gemacht, damit der Pflegebedarf, der besonders bei gerontopsychiatrisch Erkrankten hoch ist, für den Medizinischen Dienst der Krankenkassen ersichtlich wird.

Im Pflegebericht sind folgende Punkte wichtig:

- Beschreibungen des Verhaltens, jeweils eingebunden in die Situation
- Beschreibungen der Häufigkeit, der Dauer und zeitliche Verteilung der psychischen Störungen
- Beschreibungen typischer Situationen bzw. Interaktionen, die meist die Verhaltensauffälligkeiten hervorrufen

- Beschreibungen des typischen Bildes des Kranken während der Verhaltensstörungen, z.B. Ängstlichkeit, Verwirrtheit, Hilflosigkeit, Aggressivität
- Beschreibungen der Reaktion des Kranken auf bisherige pflegerische Interventionen
- Beschreibungen über Veränderungen: Umgebung, Medikation, Gewohnheiten
- Beschreibungen über besondere Ereignisse: Stürze, Erkrankungen
- Beschreibungen auf Zeichen von Wahnvorstellungen oder Halluzinationen

Eine Beurteilung des Verhaltens durch Altenpflegerinnen kann durch mangelnde Kenntnisse des inneren Erlebens von psychisch Alterskranke erschwert werden.

Richtiges und falsches dokumentieren

Formulierungen wie z.B. „Frau S. ist heute wieder aggressiv" oder „Herr D. ist verwirrt", sollten der Vergangenheit angehören. Diese Vorgehensweise fördert Vorurteile und negatives Denken und Handeln. Vergleichen Sie:

Falsch	**Richtig**
- Frau G. war heute recht gut gelaunt	Frau G. lachte heute morgen und sang einige Lieder nach dem Frühstück; sie fühlte sich in der Märchengruppe wohl, war orientiert und erzählte aus ihrer Jugend.
- Herr H. ist sehr aggressiv	Herr H. äußerte den Wunsch heute abend nach Hause zu gehen, um nach seinem kranken Vater zu sehen. Es wurde ihm verboten, daraufhin schlug er eine Blumenvase zu Boden und schimpfte.
- Herr K. war am Abend verwirrt	Bei der morgendlichen Grundpflege versuchte Herr K. sich die Unterhose über den Kopf zu ziehen. Im Speiseraum fand er seinen Sitzplatz nicht mehr. Bei der Mahlzeiteneinnahme wusste er nicht, was er mit dem Besteck tun sollte.

Im Pflegebericht, der sachlich und objektiv dargestellt sein sollte, sind biografische Äußerungen des Kranken wichtig, ebenso sind Aussagen und Wünsche aus Sicht des Kranken zu berücksichtigen.

Das Übergabegespräch in der gerontopsychiatrischen Pflege

Besonders Ressourcen und eigenverantwortliches Handeln des Kranken werden präzise und wertschätzend an das therapeutische Team weitergegeben. Wichtig ist, dass Pflegende nicht nur Defizite der alten Menschen hervorheben. Bei der Weitergabe von Pflegebeobachtungen sollte Wert auf Sachlichkeit und einer ganzheitlichen Sichtweise gelegt werden.

Ziele einer geplanten Pflege in der Gerontopsychiatrie

Die Pflegeplanung hilft gerontopsychiatrische Pflegeprobleme zu lösen. Altenpflegerinnen müssen sich aber darüber bewusst sein, dass ein krankheitsbedingtes Pflegeproblem nicht immer gelöst werden kann. Entscheidungen in kritischen Situationen können leichter getroffen werden, wenn auf gut dokumentiertes Wissen über den psychisch Alterskranken zugegriffen werden kann. Eigene Erwartungen der Pflegemitarbeiter werden im Prozess der Pflegezieldefinition eher mit den realen Möglichkeiten der Kranken konfrontiert und können angepasst werden. Die Arbeitszufriedenheit steigt, da auch kleine Erfolge in der Arbeit mit gerontopsychiatrisch veränderten Menschen registriert werden.

Altenpflegerinnen sollten bei der Erstellung einer Pflegeplanung:

- die intakten Persönlichkeitsanteile des Kranken sehen
- die Eigenheiten des Kranken dulden
- nur eine ergänzende und adaptive Unterstützung bei der Grundpflege ausführen
- die aktuelle Tagesform des Kranken berücksichtigen
- auf Zeichen der Überforderung achten
- Angehörige, wo immer möglich in Pflegehandlungen einbeziehen
- Kontinuität bei allen Pflegemaßnahmen beachten

4.4 Gerontopsychiatrische Pflege nach Standard

Pflegestandards können eine Hilfe sein bei der Pflegeproblemdefinition, bei der Festlegung der Pflegeziele sowie bei der Auswahl der Pflegemaßnahmen. In einem Pflegestandard ist der Soll- Zustand der Pflege beschrieben. Es ist aber darauf hinzuweisen, dass die gerontopsychiatrische Pflege nicht allein auf einem Standard ausgerichtet sein darf. Der psychisch Alterskranke steht mit seinem individuellen Pflegeproblem im Mittelpunkt und er allein bestimmt die Ausrichtung des professionellen Handelns. Ein Standard in der gerontopsychiatrischen Pflege muss immer individuell auf den Kranken übertragen werden. Nach dem heutigen Erkenntnisstand empfiehlt es sich vorrangig, unter dem Aspekt „Risikomanagement” zu standardisieren, d.h. Handlungs- und Leistungssicherheit für Situationen zu schaffen, die Risiken für psychisch Alterskranke in sich bergen.

Gerontopsychiatrische Standards, die aus sich heraus Gefährdungen darstellen:

- psychische Krisen, wie z.B. gesteigerte Unruhe, Verlustsituationen, Aggressivität oder der Wunsch das Haus zu verlassen, ohne die eigene Situation übersehen zu können
- Abhängigkeit, z.B. Handlungsrichtlinien in der Begleitung von trinkenden Alkoholabhängigen
- Suizidgefährdung
- hohe Verwahrlosungsgefahr

Standards bieten Orientierung und Sicherheit in problematischen Pflegesituationen, wenn Altenpflegerinnen, die mit ihnen arbeiten sollen, sie kennen, sie akzeptieren und mit ihnen professionell umgehen.

Qualitätssicherung durch standardisierte Pflege

Standards sind eine Voraussetzung für jede Art von Qualitätssicherung. Allein die Beschäftigung mit dem Thema, das Erarbeiten, Einführen und Akzeptieren von Standards führt zu einer anderen, einer professionelleren Sicht in der gerontopsychiatrischen Pflege.

Eine Voraussetzung für gute gerontopsychiatrische Pflege sind Standards nach deren Leitlinien Altenpflegerinnen psychisch Alterskranke pflegerisch versorgen sollten. Es ist aber erforderlich, dass Altenpflegerinnen dieses Wissen für Umgang und Betreuung mit großer Offenheit und Bereitschaft an die Angehörigen weitergeben, denn letztendlich sind es diese, die den großen Anteil von z.B. Demenzerkrankten in unserer Gesellschaft im häuslichen Umfeld pflegen und oft mit dieser schweren Pflege allein gelassen werden. Hilfe durch Angehörige ist aber nur dann sinnvoll, wenn auf längere Sicht auch die Qualität der Pflege sichergestellt ist. In viel stärkerem Maße müssten professionelle Helfer aus den ambulanten Pflegediensten den Angehörigen bei pflegerischen und sozialen Erfordernissen, vor allem mit Ratschlägen für den Umgang vertraut machen, damit die wirksame therapeutische Hilfe, besonders im häuslichen Bereich auf lange Sicht gewährleistet ist.

Merke!

Gerontopsychiatrische Pflege nach Standard ist eine ständige Gradwanderung. Professionelle gerontopsychiatrische Pflege zeichnet sich durch Sensibilität für die Bedürfnisse des Erkrankten, sowie durch kreative Problemlösungen aus. Bei dem Pflegenden setzt diese Forderung eine reife Persönlichkeit voraus. In der ambulanten Pflege muss mit den Angehörigen in einem Team kooperiert werden. Standards sollen durch den Anweisungscharakter die Autonomie der Altenpflegerin und der Angehörigen nicht einschränken und die Handlungsabläufe bei psychisch Alterskranken nicht uniformieren. Auch das Arbeiten nach Standards in der gerontopsychiatrischen Pflege erfordert ein hohes Maß an flexiblem, der individuellen Situation angepasstem Handeln sowie ein fundiertes Fachwissen.[17]

4.5 Gerontopsychiatrische Pflege und deren Zusammenhänge

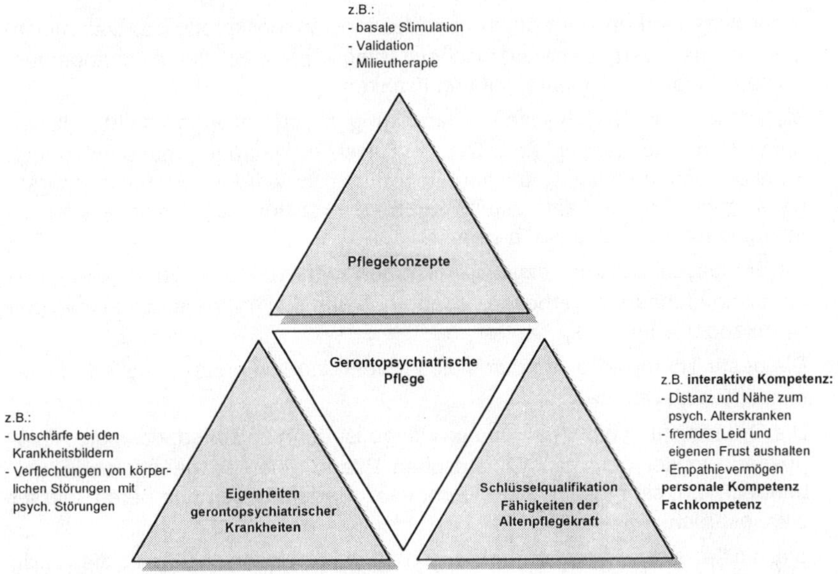

Nur auf der Grundlage des Pflegeprozesses lässt sich eine professionelle gerontopsychiatrische Pflege umsetzen.

---

17 Altenpflegerinnen benötigen ein fundiertes, aktuelles Pflegewissen, um den immer spezifischer werdenden Fragestellungen in der täglichen Arbeit gerecht zu werden. Daher besteht ein regelmäßiger Schulungs- und Weiterbildungsbedarf. Finanzielle Investitionen, die gezielt in die Fort- und Weiterbildung der Mitarbeiter getätigt werden, zahlen sich durch die Zufriedenheit der alten Menschen wieder aus.

4.6 Merksätze zum bedürfnisorientierten Umgang

Die Pflege von psychisch Alterskranken muss eine Reihe von Grundsätzen berücksichtigen, die im Rahmen der körperlichen Pflege von anderer Bedeutung sind.

→ Nicht alles Leid entsteht durch psychische Krankheitsprozesse. Das meiste Leid in der gerontopsychiatrischen Pflege entsteht durch unangemesne/nen Pflege und Umgang mit den Kranken.

→ Menschen mit psychischen Erkrankungen zu pflegen heißt, diesen Menschen entgegenzugehen. Der psychisch Alterskranke muss mit seinen kranken und gesunden Anteilen angenommen werden. Er muss spüren, dass man ihn versteht. Altenpflegerinnen sollten psychisch Kranke in Institutionen ein „Zuhause" bieten.

→ Gerontopsychiatrische Pflege will nicht den kranken Menschen in jedem Fall zu einer Genesung verhelfen, sondern beinhaltet in erster Linie mit den Kranken zu leben.

→ Die beste Therapie kommt durch die Anwendung von professionellen Pflegekonzepten zu Stande.

→ Die Grundhaltung einer personalen Pflege ist darin zu sehen, dass die Altenpflegerin in der gerontopsychiatrischen Pflege einen so genannten „Stuhl" benötigt, d.h. sie muss in sich geruht sein, Geduld haben und bereit sein für ein Gespräch.

→ Sie sollte sich selbst auf eine Situation einstellen können, die völlig chaotisch ist. Die Altenpflegerin pflegt durch ihre Persönlichkeit.

→ In der gerontopsychiatrischen Pflege geht es niemals darum, dass eine Pflegesituation funktional und reibungslos abläuft. Gerontopsychiatrische Pflege kann nur auf einer tragfähigen Vertrauensbasis zum erwünschten Erfolg führen.

→ Die Bezugspflegekraft hat möglichst ein umfassendes Verständnis für den Betroffenen und seine Symptome entwickelt und bezieht dabei seine psychischen, körperlichen und sozialen Ressourcen mit ein.

→ Gerontopsychiatrische Pflege ist an menschliche Verletzlichkeit wie auch an therapeutische Ressourcen gebunden.

→ Die Persönlichkeit und die Lebenssituation des kranken alten Menschen sollte von Pflegefachkräften berücksichtigt werden, d.h. seine Vergangenheit mit lebensgeschichtlichen Prägungen, die augenblickliche Situation im sozialen Umfeld, die Wohnsituation sowie die Zukunftsperspektiven.

5 Gesundes psychisches Altern - krankhaftes psychisches Altern

Handlungsaufgaben:
Was verstehen Sie unter gesundem psychischem Altern, was unter krankhaftem psychischem Altern? Suchen Sie weitere Beispiele und vervollständigen Sie die unten stehende Tabelle.
Diskutieren Sie wesentliche Unterschiede in Ihrer Arbeitsgruppe.

Gesundes psychisches Altern	Krankhaftes psychisches Altern
Gelegentliches Vergessen, Verlegen unwichtiger Kleinigkeiten (z.B.Schlüssel)	Häufiges Vergessen, Verlegen persönlicher Alltagsgegenstände (z.B. Geldbörse, Brille, Pass)
Teilweises Vergessen von Erlebnissen der Gegenwart, später wieder Erinnerung	Komplettes Vergessen von Erlebnissen der Gegenwart, später selten Erinnerung

Zwischen beiden Anteilen befindet sich eine Grauzone.
Es ist sehr schwierig die Grenze zu geistigen Einbußen zu ziehen, die zu Beginn einer psychischen Erkrankung auftreten. Einen alten Menschen vorschnell als psychisch krank abzustempeln wäre ebenso verkehrt, wie eine behandlungsfähige Störung als „Alterserscheinung" zu übergehen.

Zahlreiche alte Menschen sind von psychischen Krankheiten betroffen. Von pflegenden Angehörigen und vom Erkrankten selbst werden diese leicht übersehen.
Zu den häufigsten Erkrankungen bei geriatrischen Patienten zählen die dementiellen (ca. 50%) und die depressiven Syndrome (ca. 25%). Auch reaktive Störungen wie z.B. psychosomatische Krankheitsbilder, Ängste und Neurosen zählen dazu.
Die Symptome werden oft missverstanden; dann heißt es: „Der tut doch bloß so! Ist doch normal in seinem Alter!"
Der Betroffene wird schnell etikettiert mit dem Vorliegen eines hirnorganischen Abbaus, mit Altersschwachsinn.

Entwicklung psychischer Erkrankungen im Alter
Bei alten Menschen verflechten sich seelische, körperliche und soziale Entwicklungen im Leben. Mitentscheidend für die seelische Gesundheit und Lebensqualität im Alter ist die Bewältigung von Lebenskrisen wie Pensionierung, Einkommensverlust bei Witwen, körperliche Krankheiten, Verlust des Partners, Verlust von Aufgaben und Rollen sowie Verlust der körperlichen und geistigen Kräfte.

Bei psychischen Erkrankungen sind zuerst die Emotionen beeinträchtigt.
Jeder kennt Situationen in seinem Leben, in denen er bedrückt seinen Gedanken nachhängt und innerlich nicht zur Ruhe kommt. In solchen Verfassungen ist man gegenüber äußeren Dingen nicht mehr aufmerksam. Sie sind vielleicht zu sehr auf sich selbst bezogen und ziehen sich sehr zurück. Sie haben vielleicht das Gefühl, den Anforderungen des täglichen Lebens immer weniger gerecht werden zu können, fühlen sich überfordert; werden sogar krank. Diese Reaktionen sind erforderlich um eine belastende Situation psychisch zu verarbeiten.
Zum Erhalt der psychischen Stabilität ist es notwendig, dass Belastungen im Leben und vor allem der psychische Druck stetig wieder abnehmen.
Hält ein psychischer Druck über längere Zeit an, so kann dieser, je nach Prädisposition sich zu einer psychischen Störung manifestieren. Daraus folgt, dass jeder Mensch im Grunde genommen in der Lage ist, depressiv, von einer Substanz abhängig oder psychotisch auf belastende Lebenssituationen zu reagieren.
Das Gemeinsame der psychischen Störungen ist der Versuch des Geistes, diese nicht aushaltbaren Gefühle aufzulösen. Die so genannte Symptombildung wie z.B. das Depressivwerden, die Alkoholabhängigkeit oder das Psychotischwerden, ist als ein Problemlösungsversuch anzusehen, jedoch leider kein erfolgreicher.
Alle Lösungsversuche dienen letztendlich dazu, zu den belastenden Gefühlen Distanz herzustellen, d.h. sie besser zu ertragen. Die Reaktionen haben eine Schutzfunktion und sollen eine psychische Entlastung möglich machen. Bei psychisch Kranken verselbstständigen sich diese Reaktionen.

Eigentümlichkeiten für psychisch Alterskranke

- Es besteht eine Unschärfe der Krankheitsbilder
- Die Symptome unterschiedlicher Krankheitsbilder fließen ineinander über, z.B. bei Demenz oder Depression
- Einige Symptome sind abgeflacht, wenig erkennbar; nur als Residualzustände erkennbar, z.B. bei der Schizophrenie im Alter

Merke!

Die Grenzen zwischen psychischer Gesundheit und psychischer Krankheit sind fließend. Auch bei Gesunden lassen sich seelische Schwächen finden. Ebenso lassen sich bei stark gestörten Menschen gesunde Anteile finden. Zu den Eigenheiten der psychischen Erkrankungen im Alter zählt, dass psychische Störungen mit körperlichen Störungen verknüpft sind. Umgekehrt sind körperliche Krankheiten oft mit psychischen Störungen verknüpft, z.B. bei Apoplexie und Amputationen.

5.1 Folgerungen

Pflege richtet sich immer am kranken Menschen - **niemals** an der Erkrankung aus. Auch bei psychischen Erkrankungen im Alter stellt sich die Frage nach dem Normalitätsbegriff. Psychisch normal ist, wer mit sich und seiner soziokulturellen Umgebung in Harmonie lebt. Durch Normen wird in unserer Gesellschaft festgelegt, was im Alter als psychisch gesund, abnorm oder krank verstanden wird.

Wiederholungsfragen

1. Definieren Sie den Begriff „gerontopsychiatrische Pflege".

2. Welche Ziele können mit einer professionellen gerontopsychiatrischen Pflege für psychisch Alterskranke erreicht werden?

3. Welche Haltung und Einstellung muss eine Altenpflegerin im Arbeitsfeld der gerontopsychiatrischen Pflege mitbringen, um psychisch Alterskranke respekt- und würdevoll pflegen zu können?

4. Auf welche Ansätze gründet das neue Pflegeparadigma?

5. Welche Fragen stellen Sie sich, wenn Sie Selbstwahrnehmung und Suchhaltung bei sich selbst einüben wollen?

6. Welche Schlüsselqualifikationen und Fähigkeiten sollten bei Ihnen während der Ausbildung heranwachsen, um damit in der späteren Pflegepraxis gerontopsychiatrisch veränderte Menschen optimal pflegen zu können?

7. Was verstehen Sie unter Empathievermögen?

8. Welche Faktoren gehören zur interaktiven Kompetenz?

9. Psychisch kranke Menschen benötigen für Umgang und Betreuung ein bedürfnisorientiertes Pflegeverständnis. Was verstehen Sie als angehende Altenpflegerin darunter?

10. Was verstehen Sie unter „gesundem psychischem Altern", was unter „krankhaft psychischem Altern" ?

11. Auf welchen Grundlagen basiert eine gerontopsychiatrische Pflegeplanung?

12. Welche Beobachtungen halten Sie im Pflegebericht eines Patienten mit einem gerontopsychiatrischen Krankheitsbild fest?

13. Aus welchen Gründen sollte ein gerontopsychiatrischer Standard immer beweglich, veränderbar und individuell auf den Kranken zugeschnitten sein?

3. Kapitel
Grundlagen der gerontopsychiatrischen Pflege

1 Die altersbedingten Veränderungen der Gehirnfunktionen

Während des ganzen Lebens nimmt die Zahl der Nervenzellen im Gehirn ab. Diese physiologische Abnahme erklärt jedoch nicht den Abbau der intellektuellen Leistungsfähigkeit. Die geistige Leistungsfähigkeit kann bereits bei 50-Jährigen abnehmen, wenn ihnen die geistige Anregung fehlt. Andererseits kann die geistige Leistungsfähigkeit bis ins hohe Alter erhalten bleiben, wenn keine krankhaften Veränderungen auftreten (vgl. „Gedächtnistraining" Seite 471).

Im Allgemeinen gehen bei alten Menschen die Konzentrationsfähigkeit, die Schreibgeschwindigkeit und die Leistung des Kurzzeitgedächtnisses zurück. Dieser Leistungsschwund im Alter wird vor allem durch folgende feingewebliche Veränderungen verursacht:

- eine Abnahme von Ganglienzellen
- die Einlagerung des Lipofuszins
- eine Verschmälerung der Hirnwindungen
- die Abnahme der Transmitterausschüttung

1.1 Kognitive Funktionen

Kognition ist ein Sammelbegriff für Wahrnehmung, Denken, Erkennen und Erinnern.

Wir unterscheiden zwei verschiedene kognitive Funktionen:

Kristallisierte Funktionen
Beinhalten bildungs- und übungsabhängige Leistungen, wie z.B. Wortverständnis und Sprachflüssigkeit. Diese Leistungen nehmen mit biologischem Alter nicht ab, sondern sind sogar durch Gedächtnistraining und mentale Aktivität steigerbar.

Flüssige Funktionen
Beinhalten die inhaltsübergreifenden, abstrakten Grundfunktionen, wie z.B. die Entscheidungsfähigkeit, Gedächtsbildung, schnelle Orientierung in fremden Umgebungen, eine rasche Informationsverarbeitung. Diese Funktionen nehmen im Alter in ihrer Geschwindigkeit ab. Alte Menschen beklagen dann vor allem die nachlassende Gedächtnisbildung, d.h. das längerfristige Behalten von Informationen, weniger das Sekundengedächtnis.

Merke!

Die Verlangsamung kognitiver Funktionen im Alter muss Auswirkungen auf die Pflege haben, d.h. alle Pflegeanleitungen pro Zeiteinheit müssen langsamer durchgeführt werden, damit der alte Mensch diese nachvollziehen und auch umsetzen kann.

2 Die physischen Phänomene der Emotionen

Das limbische System
„Limbus" bedeutet „Rand" oder „Grenze". Mit limbisch wird die zwischen Hirnstamm und Großhirn liegende Region bezeichnet.

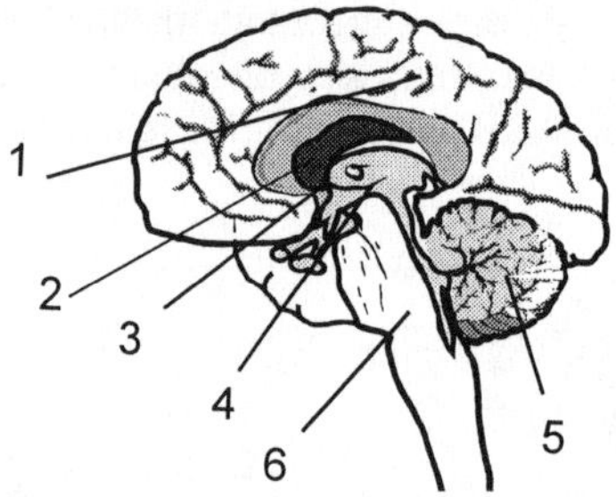

Übersicht über den Aufbau des Gehirns:
1. Großhirn
2. Limbisches System
3. Balken, der aus vielen die Hirnteile miteinander verbindenen Nervenfasern besteht
4. Die tieferen Hirnzentren: Hypothalamus und Thalamus
5. Kleinhirn
6. Stammhirn

In den letzten 25 Jahren haben die Hirnforscher ihre Kenntnisse über das limbische System ausgebaut. Es macht nur ca. 1/5 des Hirns aus; doch es übt auf das Verhalten einen großen Einfluss aus. Die moderne Hirnforschung vertritt die Ansicht, dass Emotionen größtenteils als Funktionen des limbischen Systems zu betrachten sind.
Reize und Erfahrungen werden vom limbischen System in Form von Empfindungen oder nonverbalen Sensationen interpretiert. Die Anteile des Systems sind in zwei Richtungen mit dem Hypothalamus einer Anhäufung von Zellgruppen verbunden. Diese Zellgruppen stehen ihrerseits mit Außenposten in Verbindung: mit den vorderen Septalregionen und seitlich mit dem Amygdala. Das limbische System kann man sich wie ein Rad vorstellen, bei dem der Kortex den Radkranz und der Hypothalamus mit seinen Außenposten die Narbe und die Speichen bildet.

In dem System läuft ein Regelkreis, mit dessen Hilfe Boten so genannte Neurotransmitter durch fünf limbische Strukturen laufen: das Ammonshorn, die Corpora mamillaria, der vordere Thalamus, das Cingulum (gürtelförmiger Teil des limbischen Systems vom Stirnlappen zum Hippocampus) und der Hypothalamus.

Das limbische System zählt zu den primitiven Hirnregionen. Es kommt bei Reizungen oder Lebensveränderungen zu sofortigen emotionalen Reaktionen. Das System ist bei vielen psychosomatischen Prozessen beteiligt: Lust und Unlust, Wohlfühlen und Schmerz, Angst, Aggression, Hunger oder sexuelle Erregung liegen im limbischen System nah beieinander.

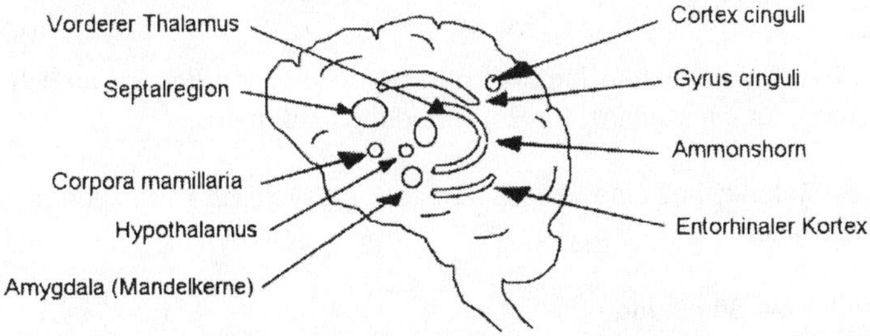

Abb.: Ansicht einiger Verbindungen innerhalb des limbischen Systems, die für die Integration von Emotionen und Denken verantwortlich sind.

Das System reagiert auf äußere Einflüsse sowie auf innere Empfindungen. Eine Mischung aus optischen Reizen, Gerüchen, Erinnerungen u.a. mehr durchläuft den Stromkreis der Nervenzellen im ganzen Körper und landet schließlich durcheinander in einer Ansammlung „vernetzter" Nervenzellen, die ringförmig nahe der Unterseite des Gehirns, an dem limbischen System angeordnet sind. Hirn- und Verhaltensforscher sehen diese Struktur als verantwortlich für die Gedächtnisbildung an.

Sitz der Emotionen

Unsere Gefühle, wie z.B. Freude, Trauer, Flucht, Angst, Aggression und Grundbedürfnisse z.B. Hunger, Sexualität, werden vom limbischen System gesteuert.

Wir müssen unterscheiden zwischen dem was wir *wissen* und dem, was wir *fühlen.* Diese beiden Richtungen arbeiten in der Regel harmonisch zusammen. Wenn wir uns in vertrauter Gesellschaft aufhalten, in der wir ein Gefühl von Vertrautheit und Sicherheit verspüren, entspannen wir uns, fühlen uns wohl, wir müssen nicht angreifen oder fliehen.

Durch Botenstoffe, die den Regelkreis des limbischen Systems aktivieren, können tiefgreifende Veränderungen im Verhalten und dem emotionalen Erleben bewirkt werden.

Bei Menschen mit hirnorganischen Erkrankungen kann dieses empfindliche System gestört sein. Besonders bei der Demenz vom Alzheimer Typ beobachten wir Verhaltensstörungen, die überschießend oder abgeflacht sein können.
Warum das so ist, kann mit der Funktion des limbischen Systems beantwortet werden.

3 Der Neurotransmitterstoffwechsel und deren Beeinflussung auf die Gehirnfunktionen

Neurotransmitterstoffe steuern höhere Hirnfunktionen, d.h. sie haben Einfluss auf Lernen und Gedächtnis, z.B.:

Acetylcholin:
Überträgerstoff von motorischen Impulsen an den Synapsen; verantwortlich für den Denkvorgang, für die Vigilanz, für Entscheidungsfindungen.
Dopamin:
Regulation der Motorik; hat eine Schlüsselrolle für psychische Funktionen und emotionales Verhalten.
Serotonin:
Verantwortlich für die Stimmung.
Noradrenalin:
Steuerung von Stimmung und Affekt, reguliert die motorische Funktion des Kleinhirns, verantwortlich für den Schlaf/Wachrhythmus.
Glutamatrezeptoren:
Diese sind von Bedeutung für Lern- und Denkprozesse.

Störungen im Neurotransmittersystem
Bei dementiellen Erkrankungen ist das zentrale cholinerge (mit Acetylcholin als Neurotransmitter) System gestört. Aus bislang noch ungeklärten Gründen sterben in den Gehirnen von Alzheimer Patienten die cholinergen Neuronen des basalen Vorderhirns ab, was ein Defizit in der Signalübertragung an cholinergen Synapsen nach sich zieht. Die Nervenzellverluste bis zu 60% in der Hirnrinde stehen besonders bei der Alzheimer Demenz in Korrelation mit einer Verminderung der Neurotransmitterstoffe. Verhaltensstörungen bei Demenzerkrankungen (vgl. Seite 144) können z.T. mit einem veränderten Neurotransmitterstoffwechsel erklärt werden.
Nach Kolb/Whishaw (1992) besteht bei der Schizophrenie offenbar ein abnormer Zustand des mesocorticalen dopaminergen Systems.
Bei depressiven Erkrankungen liegt eine Störung im Noradrenalin- und Serotoninstoffwechsel vor.

4 Das veränderte Körperbewusstsein bei psychisch Alterskranken

Nicht nur alte Menschen haben ein gutes Gesundheitsgefühl, wenn sie spüren, dass in ihnen alles „funktioniert", wenn sie er- „leben", dass in ihnen alles lebendig ist.
Nicht in jedem alten Menschen steckt die Angst, irgendwann und irgendwie geistig abzubauen, krank und hilflos zu werden.
Wir gehen davon aus, dass ein alter Körper, je nach Lebensalter locker, elastisch und beweglich bleiben kann. Altenpflegerinnen spüren sehr schnell, wie ein Körper aus dem Gleichgewicht geraten kann. Ein Mensch, der Phasen der Angst, der Depression oder der Aggressionen durchläuft, drückt das über eine bestimmte Körperhaltung aus.
Wenn der betreffende Mensch an solchen Zuständen festhält oder sie immer wieder über seine Gefühle herholt, formt sich etwas wie ein Verhaltensmuster. Das bedeutet, dass Muskelpartien im verkrampften Zustand verbleiben, und die betreffenden Menschen allmählich ganz bestimmte Körperhaltungen annehmen.

4.1 Psyche und Körperausdruck

Der Körperausdruck kann etwas über festgefahrene Emotionen aussagen. Wenn Menschen in einem Panzer von nicht ausgedrückten Gefühlen stecken, dann sind sie nicht leicht beeinflussbar. Das so genannte emotionale Muster verspannt den Körper derart, dass Energien sich abblocken und der freie Energiefluss nicht mehr gewährleistet ist. Da die Verengungen im Körper nicht mehr aufgelöst werden können, kommt es jetzt umgekehrt auch dazu, dass auch die Grundemotionen, die diesen verhärteten Zustand geschaffen haben, sich nicht mehr verändern. Besonders negative emotionale Stimuli können einen Effekt auf den Körper erzielen und diesen verhärten. Der alte Mensch zieht sich auf seinen Körper zurück; er regrediert. Diese Regression (lat. regressio = Rückbildung) spüren Altenpflegerinnen in der Pflege, z.B. bei Altersschizophrenen, Patienten mit organischen Psychosen und Neurosen deutlich.

Der Körper muss von einer anderen Ebene beeinflusst werden, wie es z.B. durch die körperbezogenen Pflegekonzepte oder durch Entspannungstechniken geschieht.
Eine pflegerische Unterstützung durch Anwendung von gezielten Pflegekonzepten z.B. basale Stimulationen (vgl. Seite 439) können gute Hilfen bieten, weil sie erlauben, sich und die innerhalb eines eigenen Körperbewusstseins möglichen Veränderungen langsam und bewusst zu erfahren. Der wesentliche Schritt dabei ist, dass Altenpflegerinnen zwar Hilfestellungen anbieten, der alte Mensch selbst es aber ist, der alles tun muss, um sich wieder selbstbewusst in einem lockeren Körper zu erfahren.

4.2 Trennungen im Körper

Die oben genannten starren Körperpanzerungen führen zu bestimmten Abtrennungen in dem Körper. Es gibt eine Rechts-Links-Trennung, als verliefe von oben bis unten eine unsichtbare Trennlinie durch den gesamten Körper. Diese Menschen verlieren den Bezug zu ihrer anderen Körperhälfte.

Andere Altenpflegerinnen erleben eine Vorne-Hinten-Trennung, eine Trennung zwischen Oberkörper und Unterleib oder eine Trennung der Extremitäten vom Leib. Bei anderen alten Menschen fühlen sich Arme und Beine so an, als gehörten sie nicht zu ihrem Körper.

Vor allem psychisch kranke alte Menschen sind davon betroffen.
Die Psyche vom kranken Menschen hat ein Körperbild entworfen, in dem der Körper manchmal über Jahrzehnte hineingewachsen ist. Der einzige Weg, um ein anderes Körperbild zu schaffen, besteht darin, dass der Mensch beginnt eine neue Seinsweise in seinem Körper zu leben. Dieses neue Bewusstsein und dieses veränderte Selbstbild entstehen nur im Zusammenhang mit einer Veränderung des Seins, des Fühlens, des Denkens und der Überzeugung. Doch das ist nicht immer bei alten Menschen so leicht zu erreichen, weil bei ihnen Veränderungen von sehr festgefahrenen Gewohnheiten und Haltungen vorliegen können. Ohne eine neue geistig-seelische Struktur, die in dem Menschen Wurzeln schlägt, geht nichts.

4.3 Energiespiegel und Emotionen

Bei einem körperorientierten Prozess ist entscheidend, dass der Energiespiegel steigt, wenn die Atmung aktiver wird. Der Energiespiegel eines Menschen kann allerdings nicht einfach dadurch steigen, in dem der alte Mensch aufgefordert wird tiefer zu atmen. Damit sich Energie entladen kann, müssen zunächst Wege zum Selbstausdruck des alten Menschen gefunden werden, z.B. benötigt er tägliche Bewegung und Zeit, um sich aktiv mitzuteilen; kurz, sich zu entladen. Da Ladung und Entladung einen zusammenhängenden Prozess darstellen, benutzt die Atemübung beide, um den Energiespiegel eines Menschen zu heben, seinen Selbstausdruck zu ermöglichen und den Gefühlsfluss in seinem Körper wiederherzustellen.
Mit einer Atemübung in der Pflege kann viel erreicht werden:
Atmung und Stimme lösen alte Emotionen und langsame Bewegungen lösen die Muskeln, so dass diese entspannter reagieren. Atmung und Stimme öffnen den Kehlkopf, den Brust- und Beckenraum. Dieses Öffnen verursacht mehr Energiefluss, dadurch mehr Lust und Feude am Leben.
Die Betonung liegt auf Atmung und Fühlen und langsame Bewegungen, um ein anderes Körperbewusstsein wiederherzustellen. Abschließend wird die Berüh-

rung behandelt. In unserer hochtechnisierten Welt wird in zunehmendem Maße die Wichtigkeit von körperlichen Berührungen für unser Seelenwohl erkannt. Während der Pflegehandlungen ist es unvermeidbar, den Patienten zu berühren. Körperliche Berührungen können auch eingesetzt werden, um dem Patienten z.B. die Kommunikation etwas zu erleichtern.

Folgende Berührungen können Altenpflegerinnen einsetzen:

- an den Händen fassen
- den Arm tröstend um die Schulter legen
- streichende Berührungen an Kopf oder Armen
- eine atemstimulierende Einreibung (ASE)
- entspannende Ganzkörperpflege (Waschungen, Einreibungen)

Durch Gespräche bemühen sich Altenpflegerinnen die gestauten Gefühle wieder in Fluss zu bringen.

Bei diesem doppelten Pflegeansatz werden allmählich die inneren Kräfte und die daran hängenden Konflikte aufgedeckt. Immer wenn ein Konflikt aufgedeckt ist, steigt der Energiespiegel des Betreffenden. Er kann mehr Energie aufnehmen und gibt mehr Energie bei kreativen Tätigkeiten ab, die er als angenehm empfindet.

Merke!

Chronisch kranke und psychisch kranke alte Menschen können ihren Körper auf irgendeiner Ebene oder gar vollständig verleugnen. Seinen Körper verleugnen heißt, sich selbst zu verleugnen. Ein „toter" Körper hat nicht mehr genügend Geist; er hat seinen Lebensgeist verloren. Unser Körper drückt aus, was und wer wir sind. Je lebendiger der Körper ist, desto mehr sind wir auf der Welt. Wenn der Körper einen Teil seiner Lebendigkeit einbüßt z.B. bei einer Depression, Apathie, Aphasie oder einer dementiellen Erkrankung, neigt er dazu sich aus der Welt zurückzuziehen. Durch die Anwendung von körperbezogenen Pflegekonzepten, spürt sich der Betreffende wieder voller Energie, die Welt rückt auf diese Menschen zu, wenn auch nur für einen Augenblick. Er bekommt das Gefühl, wieder bei sich selbst zu sein.

5 Beobachtungen psychischer Grundfunktionen

Altenpflegerinnen im Tag- und Nachtdienst der stationären, ambulanten oder teilstationären gerontopsychiatrischen Einrichtungen haben die Aufgabe besonders auf das Bewusstsein, die Orientierung und das Verhalten von psychisch kranken alten Menschen zu achten.

Folgende psychische Grundfunktionen werden beobachtet, in der Pflegedokumentation beschrieben, an das Team sowie an den behandelnden Arzt weitergegeben:

- Bewusstseinszustand
- Antrieb
- Affektivität
- Gedächtnis
- Denken
- Wahrnehmung

5.1 Der Bewusstseinszustand

Der Begriff „Bewusstsein"
Unter Bewusstsein wird bewusstes „Sein" verstanden. Es beinhaltet die Grundelemente aller psychischen Abläufe und Funktionen.

Wir unterscheiden die Bewusstseinsqualitäten Vigilanz (Wachheit) und die Besinnung.

Der Begriff „Vigilanz"
beschreibt den Wachheitsgrad eines Menschen, die Fähigkeit zur klaren Vergegenwärtigung von Sinnesreizen und Bewusstseinsinhalten.

Der Begriff „Besinnung"
Unter der Besinnung verstehen wir die Fähigkeit, die Vergangenheit, die Gegenwart und die Zukunft in einer geordneten Struktur zusammenzufassen, abzuwägen und zu werten. Wenn Erlebnisse und Erfahrungen unbewusst verdrängt werden, können Menschen unbeherrscht und unreflektiert reagieren, wenn im Alltag ähnliche Situationen an diese Erlebnisse erinnern (vgl. auch „Neurosen" ab Seite 233).

5.1.1 Bewusstseinsstörungen

Es werden hier nur Störungen behandelt, die für die Gerontopsychiatrie von Bedeutung sind.

Der Begriff „Bewusstseinsstörung"
Abweichung von der normalen Bewusstseinslage. Der Betreffende nimmt sich und Dinge der Umwelt im Zustand des Wachseins nicht mehr wahr. Er ist zeitlich, örtlich und situativ nicht orientiert. Er besitzt keine Merk- und Reproduktionsfähigkeit, dadurch wird sein Denken und Handeln sehr beeinflusst.
Die Bewusstseinslagen können bei der pflegerischen Kontaktaufnahme, in einem Gespräch und durch Verhaltensbeobachtungen beurteilt werden.

5.1.2 Quantitative Herabsetzungen des Bewusstseins

Diese Störungen werden auch als Vigilanzstörungen oder Minderung der Wachheit bezeichnet.

Störung	Symptome
Benommenheit	verlangsamte, unpräzise Reaktionen, Verständnisschwierigkeiten, erschwerte Orientierung, jederzeit weckbar.
Somnolenz (Schlafsucht)	Schläfrigkeit, Reaktion auf laute Ansprache und Berührung, schwer weckbar.
Sopor	Zustand des Tiefschlafs, Reaktion nur auf stärkste Schmerzreize, für kurze Zeit erweckbar.
Koma	tiefste Bewusstlosigkeit, keine Reaktion mehr auf Reize, d.h. Hirnstammreflexe sind verloren gegangen, Pupillenreflex erloschen, Veränderungen der Atmung und des Kreislaufs, nicht mehr weckbar.

5.1.3 Qualitative Veränderungen des Bewusstseins

Eingeengtes Bewusstsein
Ein alter Mensch mit eingeengtem Bewusstsein nimmt bestimmte Dinge in der Außen- und Innenwelt nur unzureichend wahr. Unter Hypnose, bei Tagträumen und bei starker Konzentration ist das Bewusstsein natürlicherweise eingeengt. Mit einem eingeengtem Bewusstsein können gesunde Menschen durchaus leistungsfähig sein, sofern sie sich auf eine Sache konzentrieren. Kranke können jedoch die Richtung der Aufmerksamkeit nicht mehr steuern.

Wir kennen zwei Formen von krankhaft eingeengtem Bewusstsein

- die Desorientierung und
- das Delir.

5.1.3.1 Die Desorientierung

Eine gesunde Orientierung ist das Wissen um die gegenwärtige Situation. Sie bezieht sich auf die richtige Einordnung von Raum, Zeit, Personen und sich selbst. Sie ist von vielen psychischen Funktionen abhängig, z.B. vom Bewusstsein, vom Denken und der Merkfähigkeit.

Handlungsaufgabe:
Wie schnell verlieren wir selbst die Übersicht über Zeit und Raum, wenn wir im Urlaub sind. Wir fragen: „Welchen Tag haben wir heute eigentlich! „Wie spät ist es denn schon?" Haben Sie alte Menschen kennengelernt, die nicht mehr in der Lage sind zeitlich, örtlich und auch personenbezogen sich zu orientieren?

Bei nachlassender oder fehlender Orientierung spricht man von Desorientierung. Wir unterscheiden verschiedene Formen der Desorientierung:
1. räumliche Desorientierung
2. zeitliche Desorientierung
3. personenbezogene Desorientierung

Wir unterscheiden die akute Desorientiertheit (z.B. das so genannte „Durchgangssyndrom", vgl. Seite 118) und die chronische Desorientiertheit, z.B. bei der Demenz vom Alzheimer-Typ (vgl. Seite 133).

5.1.3.2 Das Delirium

Unter einem Delir wird ein Verwirrtheitszustand mit motorischen und vegetativen Störungen verstanden. Es ist erkennbar an folgenden äußerlichen Symptomen:

- zeitliche Desorientierung, bei schwerem Delir kommen auch die anderen Desorientierungsformen vor
- Konzentrationsmangel
- Wortfindungsstörungen, ungeordnete Gedanken
- eingeschränktes Kurzzeitgedächtnis
- große Unruhe z.B. nesteln an der Kleidung oder an Gegenständen, Ängstlichkeit, Apathie
- die Hälfte der Betroffenen leidet an Halluzinationen (vgl. Seite 67)

Ein Delir kann verschiedene Ursachen haben:

- Demenzsyndrom
- Alkoholentzug oder Alkoholintoxikation
- Medikamente, besonders: Psychopharmaka, Antidiabetika, Diuretika, Herz- und Kreislaufmittel
- Hypo- und Hyperglykämie
- Exsikkose
- Nieren- und Leberversagen
- Obstipation
- Diarrhö

- Schilddrüsenunterfunktion
- Calcium- oder Kaliummangel

Pflegerische Hinweise zum Delir finden sich im 6. Kapitel unter „Akute Verwirrtheit" auf Seite 125.

5.1.3.3 Störungen der Bewusstseinsinhalte

Das Bewusstsein scheint intakt, jedoch können Sinnestäuschungen, Orientierungsstörungen und Veränderungen der Realitätswahrnehmung beobachtet werden.

Störung	Ursachen	Symptome
Delirium	hohes Fieber, Alkoholintoxikation, Stoffwechselentgleisungen	Desorientierung, ängstliche Erregung, motorische Unruhe, Halluzinationen
Dämmerzustände	Hirnschädigungen, Epilepsie, pathologischer Rauschzustand	Angst, erhöhte Aggressionsbereitschaft, sinnlose Handlungen
akute Verwirrtheit	Flüssigkeitsmangel, Intoxikation, Harnverhaltung, Stoffwechselentgleisung	Desorientierung, Ratlosigkeit, motorische Unruhe, planlose Handlungen
chronische Verwirrtheit	hirnorganische Veränderungen	Desorientierung, motorische Unruhe, planlose Handlungen, Angst

5.1.4 Anfallsartige Störungen

Der Grand-mal-Anfall (großer Anfall)
Der generalisierte, hirnorganische Krampfanfall beim Krankheitsbild der Epilepsie, ist eine komplexe Störung der Gehirnfunktion, der mit Bewusstseinsverlust einhergeht.

Der Bewusstseinsverlust ist in 4 Stadien einzuteilen:

1. Stadium: Die Aura (Vorboten)
Die Aura geht dem Anfall voraus und kann Stunden bis Tage andauern. Das Stadium kann gekennzeichnet sein durch erhöhte Reizbarkeit oder selten durch besondere Sinneseindrücke, wie z.B. Farben sehen oder hören von Tönen.

2. Stadium: Primär generalisierter tonisch-klonischer Krampfanfall
Er beginnt schlagartig mit Bewusstseinsverlust und einem allgemeinen tonischen Streckkrampf. Der Kranke stürzt zu Boden, wobei er sich Kopfverletzungen zuziehen kann. Durch einen Stimmritzenkrampf kann es bei dem bereits bewusstlosen Kranken durch die herausgepresste Luft aus den Lungen zu einem so genannten Initialschrei kommen. Nach ca. 20-30 Sekunden geht der tonische Krampf in einen klonischen Krampf über.

3. Stadium: Rhythmischer klonischer Krampf
Dieser erfasst die gesamte quergestreifte Muskulatur, mit Streckkrämpfen, Atemstillstand, weiten, lichtstarren Pupillen. In dem Stadium kann es durch rhythmische Bewegungen der Zunge und des Unterkiefers zu einem Zungenbiss und zum Austreten von blassem oder blutigem Schleim aus dem Mund kommen. Blase und Darm werden unwillkürlich entleert.
Nach 3-4 Minuten löst sich der klonische Krampf.

4. Stadium: Erschöpfungsstadium mit Tiefschlaf (Terminalschlaf)
Das Stadium kann einige Stunden dauern und beendet das Geschehen.

5.1.5 Absencen

Absencen sind flüchtige, nur sekundenandauernde oft unbemerkt verlaufende Bewusstseinsstörungen ohne begleitende Krampferscheinungen.

5.2 Der Antrieb

Neben dem Bewusstsein ist der Antrieb die zweite psychische Grundfunktion. Er ist für jedes Handeln, Denken und Fühlen notwendig und bei Menschen anlagebedingt unterschiedlich stark ausgeprägt, d.h. er kann vermindert oder gesteigert sein. Der Antrieb äußert sich motorisch in der Ausübung von Aktivitäten und im Gefühlsleben im Temperament eines Menschen.

5.2.1 Störungen des Antriebs

Antriebsminderung
Mangel bzw. Reduktion des Spontanantriebs; Verlust von Energie, Interesse, Lust.

Antriebshemmung
Im Gegensatz zur Antriebsminderung werden Energie und Initiative als gebremst erlebt, der Patient hat einen subjektiv empfundenen Widerstand gegen an sich intendierte Handlungen, Bewegungen oder Denkvorgänge. Bei schwerer Ausprägung ist die Hemmung objektiv wahrnehmbar als verlangsamte Bewegungs-

und Sprechabläufe; man spricht hier auch von psychomotorischer Hemmung. Die Antriebshemmung ist fast spezifisch für eine melancholische Depression, bzw. eine Depression, die medikamentös behandelt werden muss.

Antriebssteigerung
Umgekehrt beschreibt die **Manie** (vgl. „manisch depressive Erkrankung" auf Seite 181) eine unangemessene gehobene Stimmungslage mit Antriebssteigerung, mit heiterer oder gereizter emotionaler Verfassung.
Der Patient zeigt Initiative, Einfallsreichtum, er spricht schneller, kann unruhig und hektisch werden. Eine explosive Reaktion mit einem Bewegungssturm stellen schwere Störungen des Antriebs dar.

5.3 Die Affektivität

Bei der Beurteilung der Affektivität werden Stimmungen und das emotionale Verhalten des Betreffenden beschrieben. Der Begriff Emotion bezieht sich auf die innere Gemütsbewegung, das Gefühl. So kann eine ausgeglichene, ernste, melancholische oder heitere Grundstimmung beobachtet werden; ebenso aktuelle Emotionen als gelebter Ausdruck des Gefühls, wie z.B. Freude, Trauer, Zorn, Angst.

5.3.1 Störungen von Stimmung und Affekt

Unter **Affektlabilität** wird eine starke Stimmungsschwankung verstanden; d.h. ein schneller Stimmungswechsel zwischen Lachen und Weinen.
Eine **Affektinkontinenz** beschreibt eine fehlende Beherrschung von Affektäußerungen; d.h. die Affekte können bei geringfügigen Anlässen überschießen.
Mit **Affektarmut** wird eine Verminderung der gezeigten Emotionen bezeichnet; es kommt zu Teilnahmslosigkeit oder Gleichgültigkeit.
Sind Gefühlsäußerungen, Vorstellungen, Wünsche, Intentionen und Impulse sehr widersprüchlich und werden diese als gleichzeitig vorhanden erlebt, so spricht man von **Ambivalenz** (ambivalent = gleichzeitiges Nebeneinander von widerstrebenden Gefühlen).
Bei einer **depressiven Stimmungslage** kommt es zu einer negativ getönten Befindlichkeit, Niedergeschlagenheit, gedrückten Stimmung, Freudlosigkeit, Lustlosigkeit, Unvermögen positive Gefühle zu erleben, häufig mit Ängstlichkeit verbunden.
Unter **Euphorie** (Eu, gut, phero wie französisch: se porter sich befinden) wird eine gehobene Stimmungslage verstanden; ein übersteigertes subjektives Wohlbefinden, Selbstwertgefühl, Kraft- und Leistungsgefühl, Vitalitätsgefühl; meist aber nicht unbedingt eine vermehrte Heiterkeit.
Die **Dysphorie** beschreibt einen Zustand von missmutiger, mürrischer oder gereizter Stimmung, einschließlich der Bereitschaft aggressiv zu reagieren.

Beobachtungen von **circadianen Besonderheiten** beschreiben tageszeitliche Schwankungen der Stimmung und des Antriebs. Für den Arzt lassen sich daraus wichtige diagnostische Rückschlüsse ziehen; z.B. gehen endogene Depressionen meist mit morgendlichen, reaktiven Erschöpfungszuständen einher.
Bei allen affektiven Symptomen ist das Temperament und die prämorbide Persönlichkeit des Patienten zu beachten. Deswegen sind nur die Symptome als pathologisch zu bewerten, bei denen vom Patienten (oder Bezugspersonen) eine Differenz zu „gesunden" Zeiten angegeben werden kann.

5.4 Das Gedächtnis als Speicher

Um Lernprozesse, Erfahrungen, Wahrnehmungen und Eindrücke wieder abrufen zu können, braucht es eine Instanz, die solche Inhalte und die Verknüpfungen untereinander speichert.
Dieser Prozess geschieht im Gedächtnis. Das Gedächtnis lässt sich nicht direkt beobachten, sondern immer nur erschließen; d.h. Gedächtnisinhalte im Gehirn können nicht identifiziert werden.
Gedächtnisbildung bedeutet die Aufnahme von Informationen aus der Umwelt, deren Speicherung und Strukturierung: Informationsaufnahme, Informationsspeicherung und Informationsverarbeitung.
Das menschliche Gedächtnis hat eine Speicherkapazität von ca. eine Billiarde Einzelinformationen, so genannte Bits (8 Bit = 1 Byte).
Auf die Frage wie Gedächtnisinhalte konkret im Gehirn abgelegt werden, kann derzeit von wissenschaflicher Seite noch nicht beantwortet werden.
Der bewusste Umgang mit den Gedächtnisinhalten wird als Denken bezeichnet.
Das Gedächtnis hat aber keine unbegrenzte Kapazität. Es werden nur solche Inhalte gespeichert, bei denen die Umstände dies dem Gehirn nahe legen. Im Alltag wird dann deutlich, dass wir uns an Dinge nur noch bruchstückhaft oder gar nicht mehr erinnern können. Uns wird das Gedächtnis negativ bewusst, wenn uns das Lernen schwerfällt.

5.4.1 Die Gedächtnisarten

Unsere persönliche Bibliothek

„Man muss erst beginnen, sein Gedächtnis zu verlieren, und sei`s nur stückweise, um sich darüber klar zu werden, dass das Gedächtnis unser ganzes Leben ist," schrieb der Film-Regisseur Luis Bunuel in seinen Memoiren „Ohne Gedächtnis sind wir nichts".

Wir bauen ein Leben lang „unsere persönliche Bibliothek" auf. Das Bücherregal ist ein Symbol für das Gedächtnis eines Menschen. Im Laufe des Lebens legen wir beständig verschiedene Ordner/Bücher zu unterschiedlichen Lebens- und Arbeitsbereichen an und gliedern neugewonnene Daten in bereits bestehende

„Ordner" ein. Neue Informationen, die mit den Sinnen aufgenommen werden, gelangen zunächst in das Kurzzeitgedächtnis, wo sie nur kurz verweilen. Um sich an diese Informationen zum späteren Zeitpunkt erinnern zu können, müssen sie in das Langzeitgedächtnis transportiert werden. Besonders Gefühle, Geräusche, Bilder, Töne, Gerüche werden im Langzeitgedächtnis abgespeichert. Wir unterscheiden nach unterschiedlicher Speicherkapazität:

Ultrakurzzeitgedächtnis (sensorischer Informationsspeicher)
Aktuelle Informationen für kurzfristige Reaktionen auf Umweltreize werden festgehalten.
Der Inhalt dieses sensorischen Speichers hat eine sehr geringe Kapazität. Das Ultrakurzzeitgedächtnis befindet sich möglicherweise im sensorischen Rindenfeld; die dort gespeicherten Informationen verfallen innerhalb weniger Sekunden.
Kurzzeitgedächtnis
Die dort gespeicherten Informationen ändern sich ständig dadurch, dass neu aufgenommene Informationen schon vorhandene verdrängen. Die Speicherkapazität ist größer als die des Ultrakurzzeitgedächtnisses.
Langzeitgedächtnis
Im Vergleich zu den anderen Gedächtnisarten nimmt das Langzeitgedächtnis, auch Altgedächtnis, nur langsam neue Informationen auf. Was bereits im Langzeitgedächtnis abgelegt ist, bleibt lebenslang fixiert. Lediglich der Zugriff auf die Informationen kann vergessen werden („verschüttete" Gedächtnisinhalte). Das Langzeitgedächtnis kann nur unter emotionaler Beteiligung des Lernenden zufrieden stellend funktionieren, d.h. der Lernende muss auch Lust und Freude am Lernen haben, ansonsten lernt er nichts.
Bei hirnorganischen Erkrankungen liegen oftmals Störungen des Ultrakurzzeit- oder des Kurzzeitgedächtnisses vor. Das Langzeitgedächtnis ist bei Demenzerkrankten und an Sklerose Erkrankten noch am längsten erhalten. Das zeigt sich im Erzählen über lebensgeschichtliche Ereignisse, wie z.B. über Jugend, Elternhaus, Berufsausbildung, Heirat oder Geburt der Kinder.

5.4.2 Übersicht: Gedächtnisarten (nach Vester)

Ultrakurzzeitgedächtnis	Kurzzeitgedächtnis	Langzeitgedächtnis
Informationen 10-20 sek. →	20-30 min. →	
Bei Stress, Überforderung werden Infos abgewehrt	nach Speicherung der Infos werden diese durch neue Infos „überlagert"	besonders Gefühle, Erlebnisse und Assoziationen sind abrufbar

Handlungsaufgabe:
In welchen Bereichen unterscheidet sich das Gedächtnis eines alten Menschen von dem eines jüngeren Menschen?

5.4.3 Störungen von Gedächtnis und Erinnerung

Im ZNS gibt es keinen einzelnen Ort, in dem wir erinnern. Läsionen einer ganzen Reihe von Gehirnarealen führen zu Gedächtnisstörungen, aber in diesen Regionen sind die Gedächtnisinhalte nicht lokalisiert. Diese Areale spielen bei Erinnerungsvorgängen eine größere Rolle als andere. Es ist wahrscheinlich, dass ganze Gruppen von Neuronen in verschiedenen Teilen des Gehirns, besonders in den Hemisphären, für die Erinnerung bedeutsam sind. Es kommt vor, dass eine Person z.B. eine vollkommene Gedächtnisstörung für verbales Material hat, sich aber an nonverbales Material erinnern kann.

5.4.3.1 Mnestische Störungen

mnestisch = das Gedächtnis betreffend

Zu den so genannten mnestischen Störungen gehören:

- Merkfähigkeitsstörungen
- Störungen des Kurzzeit- und Langzeitgedächtnisses

Diese Störungen können verschiedene Ausprägungsgrade haben.

Gedächtnislücken werden teilweise mit Konfabulationen (Ausfüllen von Gedächtnislücken mit erfundenen Inhalten, vgl. auch „Korsakow-Syndrom" auf Seite 267), gefüllt.
Die Gedächtnisleistung kann auf diagnostischem Weg durch psychologische Leistungstests objektiv geprüft werden (vgl. „Psychopathometrische Tests" auf Seite 78).

z.B.1925 --> 2000

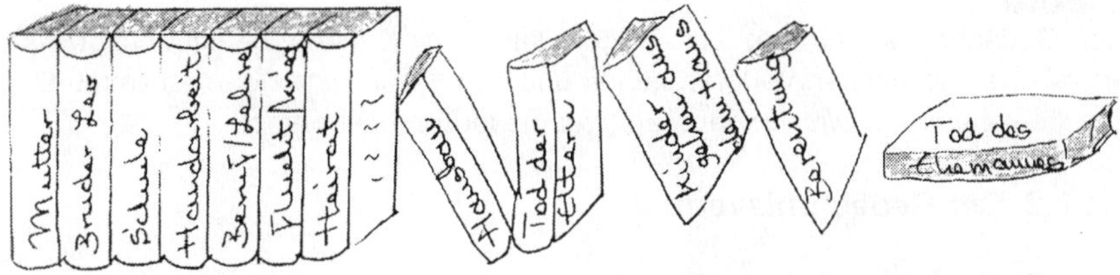

Die Lebensbücher aus der Kindheit und Jugend bleiben erhalten.

Für Demenzerkrankte geht der Zugriff auf die Realität verloren. Die Erinnerung an die jüngere Vergangenheit wird immer lückenhafter.

Der Gedächtnisabbau

Die „Bibliothek" (Gedächtnis) im Kopf von Demenzkranken mit ihrem gesamten Lebenswerk ist in Unordnung geraten. Ihr Gehirn weigert sich, aktuelle Daten zu speichern. Zuerst verlieren die Kranken die Namen, dann die Zahlen, dann die Zeit. Irgendwann ist selbst die Gegenwart weg.

Mit fortschreitender Erkrankung gehen auch bereits eingeprägte Inhalte aus dem Langzeitgedächtnis verloren. Ältere Erinnerungen, aber auch häufig wiederholte und persönlich bedeutsame Gedächtnisinhalte scheinen vor dem Vergessen geschützt zu sein.

Durch fortschreitende Zerstörung der Gedächtnisleistung verliert der Kranke den Bezug zum Zeitgeschehen. Er schwelgt in Erinnerungen.

Die Kranken leben mit den Bildern einer bestimmten Lebensperiode, besonders aus Kindheit und Jugend und verhalten sich entsprechend. Sie fühlen sich jung, gesund, leistungsfähig und nützlich. In ihrer Vorstellungswelt leben noch alle wichtigen Bezugspersonen; sie sind z.B. berufstätig oder für die Versorgung der Familie unerlässlich.

Handlungsaufgaben:

Stellen Sie sich vor, Sie leben in einer Welt ohne Erinnerung, ohne Halt und ohne Basis.

Wie geht es, sich ohne Erinnerungsvermögen mit dem Vorangegangenen auseinander zu setzen?

Wie geht es, ständig unbekannte Personen erscheinen zu sehen, dazu niemals eine Erklärung zu finden?

Merke!

Der Gedächtnisabbau hat zur Folge, dass das Denken beeinträchtigt wird, erworbene Fähigkeiten verloren gehen und das Sprachvermögen abnimmt. Der Kranke verliert das Wissen darüber, „wer er war” und „wer er ist”.

5.4.3.2 Der Gedächtnisverlust

Amnesie (Erinnerungslosigkeit)
Unter Amnesie wird eine zeitlich begrenzte und inhaltlich umschriebene Gedächtnisstörung verstanden; sie wird auch als Blackout oder Filmriss bezeichnet. Amnesien werden unterteilt in teilweise und totale Amnesien.

Abhängig vom Zeitpunkt des schädigenden Einflusses auf das Gehirn wird unterteilt in:

1. Die retrograde Amnesie
Der Gedächtnisausfall bezieht sich auf die Zeit, die vor dem Ereignis liegt.

2. Die anterograde Amnesie
Der Gedächtnisausfall bezieht sich auf die Zeit nach dem Ereignis.
Beide Amnesien sind normalerweise nicht vollständig, sondern lückenhaft, man erinnert sich an manche Ereignisse, an andere nicht.
Amnesien kommen bei Schädelhirntraumen, Intoxikationen und epileptischen Anfällen vor.

5.4.3.3 Zeitgitterstörungen

Hierunter werden Fehler im zeitlichen Raster und in der Chronologie des Erinnerten verstanden. Zeitgitterstörungen äußern sich in Erinnerungstäuschungen, Trugerinnerungen oder Gedächtnisillusionen. Sie kommen vor bei schizophrenen Erkrankungen.

Merke!

Die Gedächtnisfunktion, auch mnestische Funktion, gibt Aufschluss über die Fähigkeit zur Informationsaufnahme, -speicherung und -wiedergabe. Bei Störungen ist zuerst das Kurzzeitgedächtnis, erst viel später und bei schwersten Beeinträchtigungen das Langzeitgedächtnis betroffen.

5.5 Das Denken

Wir verstehen unter Denken die Entwicklung von Vorstellungen durch ein Zusammenwirken von Erinnerungen, Erfahrungen und Urteilen.
Ein normales Denken setzt ein ungestörtes Funktionieren von Bewusstsein, Antrieb, Gedächtnis, Orientierung und Wahrnehmung voraus.

5.5.1 Störungen der Denkinhalte (Wahn)

Der **Denkablauf** kann sich bei vielen psychischen Krankheiten verändern. Er kann unlogisch werden oder es kommt zu ungewöhnlichen oder zwanghaften Denkinhalten. Bei zwanghaftem Denken handelt es sich um Gedanken, Impulse oder Handlungen, die sich dem Betroffenen gegen seinen inneren Widerstand aufdrücken und kaum unterdrückt werden können.
Die **Denkschnelligkeit** kann verlangsamt (Benommenheit), gehemmt (Depression) oder beschleunigt (Manie) sein. Im Denkfluss kann es zum Gedankenabriss, oder zu einer Denksperre kommen. Das äußert sich durch plötzliches, wiederholtes Stocken im Gesprächsablauf.
Eine typische Denkstörung des Manikers ist die **Ideenflucht**. Die Kranken denken schneller, aber auch flüchtiger als sonst und hüpfen von Einfall zu Einfall. Durch äußere Eindrücke werden sie sofort abgelenkt, sie können sich nicht mehr konzentrieren.
Zerfahrenes Denken mit unverständlichem „Wortsalat" und mit Wortneubildungen ist typisch beim Krankheitsbild der Schizophrenie. Logische Gedankenzusammenhänge sind hier nicht mehr nachvollziehbar.

Beim **Wahn** liegen pathologische Denkinhalte vor.
Wahn wird zutreffend als „abnormes Inbeziehungsetzen" oder auch als Fehlbeurteilung der Realität bezeichnet. Beim Wahn handelt es sich um eine „Privatrealität", d.h. es bestehen unkorrigierbare verfälschte Vorstellungen und Gedanken. Die korrekt gemachten Beobachtungen des Betreffenden werden nicht zutreffenden Bedeutungen zugeschrieben.

Wahn kann sich auf alle Bereiche des menschlichen Lebens beziehen. Wahnhaftes Denken reicht von überwertigen Ideen bis zu ausgestalteten Wahngebäuden, wie sie z.B. im Größenwahn oder Verarmungswahn zu finden sind (vgl. „Wahnthemen" auf Seite 218).
Der **Wahninhalt** hängt stark von der emotionalen Anteilnahme am Wahn, dem so genannten Wahnbedürfnis ab.

Unter **Wahnideen** versteht man objektiv falsche, aus krankhafter Ursache heraus resultierende Überzeugungen. Wahnideen entwickeln sich oft aus einer Stimmung heraus, aus einer Mischung von Unheimlichem und Vieldeutigem. Sie entstehen ohne Anregung von außen und werden trotz vernünftiger Gegengründe vom Kranken aufrechterhalten. Eine Wahnidee kündigt sich in Form von Wahnstimmung an, d.h. der Betroffene empfindet eine Alarmstimmung, empfindet Angst und fühlt sich bedroht. Er fühlt zunächst, dass „etwas in der Luft liegt", „da bahnt sich was an." Der Wahnstimmung liegt in der Regel noch keine genaue Thematik zu Grunde.

Unter dem **Wahneinfall** wird eine plötzlich auftretende wahnhafte Überzeugung verstanden, der sich der Betroffene nicht entziehen kann.
In der so genannten **Wahnarbeit** wird der bestehende Wahn durch weitere Einfälle, meist aus einer Erwartungsspannung oder Stimmung des Betroffenen (Wahnstimmung) heraus, ausgebaut, ergänzt, begründet oder bestätigt.

5.5.2 Störungen der Vorstellungs- und Gedankenwelt - Autismus

Der Begriff „Autismus" wurde von E. Bleuler (Professor für Psychiatrie in Zürich in den Jahren von 1889 -1927) 1911 eingeführt.
Unter Autismus versteht man eine Kontaktstörung mit Rückzug auf die eigene Vorstellungs- und Gedankenwelt.
Die Patienten kapseln sich von der Umwelt ab und zeigen gleichzeitig Angst vor Veränderungen. Die Störung kommt in der Gerontopsychiatrie vorwiegend bei schizophrenen Patienten vor.

5.6 Die Wahrnehmung

Die Wahrnehmung erfolgt mit intakten Sinnesorganen sowie mit Aufnahme und Vergleichen der Reize mit Erinnerungen und Erfahrungen im Großhirn. Ein gesundes Wahrnehmen setzt auch die Intaktheit von Bewusstsein, Antrieb, Denken und Orientierung voraus.
Unter Angstgefühlen, bei Durchblutungsstörungen des Gehirns und bei Intoxikationen ist die Wahrnehmung herabgesetzt.
Bei Erregungszuständen und bei der Schizophrenie kann die Wahrnehmung gesteigert sein.

5.6.1 Wahrnehmungsstörungen (Störungen des Realitätsbezuges)

Wahrnehmungsstörungen sind psychopathologische Phänomene, sie kommen bei vielen gerontopsychiatrischen Erkrankungen vor.
Bei den Störungen ist die Wahrnehmung der äußeren Realität stark eingeschränkt. Es wird unterschieden:

Einfache Sinnestäuschung
Der Betroffene sieht z.B. Lichtblitze oder hört unspezifische Geräusche. Einfache Sinnestäuschungen kommen auch bei Gesunden bei starker Übermüdung vor.

Halluzinationen
Es handelt sich um eine Sinneswahrnehmung ohne äußere Stimulation des betreffenden Sinnesorgans. Sie besitzen für den Betroffenen Echtheit oder Gültigkeit einer realen, äußeren Wahrnehmung. Halluzinationen nehmen die Form traumähnlicher Zustände an.
Wir unterscheiden verschiedene Formen von Halluzinationen:

- Bei der **optischen Halluzination** sieht z.B. der Betreffende im Alkoholentzug kleine, sich bewegende Mäuse.
- Bei **akustischen Halluzinationen** kommt es z.B. bei einer Schizophrenie zu Trugwahrnehmungen von Geräuschen und Stimmen.
- Bei der **olfaktorischen Halluzination** nimmt der Betreffende Gerüche (z.B. Schwefel) wahr.
- Bei den **coenästhetischen, d.h. leibbezogenen Halluzinationen** verspürt der Betreffende körperbezogene Beeinflussungen, z.B. spürt er Ungeziefer über die Haut krabbeln.

Illusion
Unter der Illusion verstehen wir eine krankhafte Fehlwahrnehmung oder auch Fehldeutung eines real existierenden Sinnesreizes, die sich berichtigen lässt. Die Illusionen sind nur flüchtig und immer von Halluzinationen abzugrenzen. Der Betreffende nimmt etwas wahr, kann es aber aufgrund einer kurzfristigen Beeinflussung seiner kognitiven Fähigkeiten nicht richtig einordnen. Die Deutung der Wahrnehmung entspricht oft den innerlichen Wünschen und Ängsten des Betroffenen. Der auf dem Kleiderbügel hängende Bademantel wird z.B. verkannt als eine menschliche Gestalt, die erwartet wird oder der in der Dämmerung erkannte Baum verwandelt sich in eine dahinrasende Pferdekutsche. Illusionen fördern, wenn sie nicht behoben werden, Verwirrtheit.

Die illusionäre Verkennung tritt auf bei:

- Übermüdung
- hohem Fieber
- einer Exsikkose
- Veränderungen der Sinnesorgane (z.B. starke Sehbehinderung)
- Angst
- psychotrop wirkenden Medikamenten
- Stress
- Depressionen und Psychosen

Eine illusionäre Verkennung sollte internistisch abgeklärt werden. Die verordnete Medikation ist zu überwachen. Der Verlauf der Wahrnehmungsstörung wird beobachtet und dokumentiert. Negative äußere Einflüsse sind sofort zu beheben (z.B. schlechte Lichtverhältnisse, fehlende Seh- oder Hörhilfen, Stressfaktoren, Ortswechsel). Altenpflegerinnen und Angehörige gehen ruhig auf den Betroffenen ein und schaffen eine Atmosphäre der Ausgeglichenheit. Mitbewohner in der Pflegewohngruppe erfahren Verständnis durch aufklärende Gespräche.

Merke!

Plötzliche Störungen von Bewusstseinslagen, Gedächtnisfunktionen oder Orientierung sind immer als akut bedrohliche Zustände anzusehen. Die Ursachen müssen schnell gefunden und behandelt werden.

Wiederholungsfragen

1. Durch welche feingeweblichen Veränderungen wird ein Nachlassen der kognitiven Leistungsfähigkeit im Alter verursacht?
2. Welche kognitive Funktion kann im Alter durch Gedächtnistraining und geistige Anregung sogar noch gesteigert werden?
3. Welche Neurotransmitterstoffe sind für welche Gehirnfunktionen notwendig?
4. Auf welchem Wege können Sie pflegerisch den Energiespiegel und die Emotionen bei einem psychisch Alterskranken wieder in „Fluss" bringen?
5. Bei gerontopsychiatrisch veränderten Menschen müssen Sie psychische Grundfunktionen beobachten, in der Pflegedokumentation beschreiben und an den behandelnden Arzt weitergeben. Um welche Grundfunktionen handelt es sich?
6. Was verstehen Sie unter dem Begriff „Bewusstseinsstörungen"?
7. Welche quantitativen Bewusstseinsstörungen kennen Sie und wie äußert sich deren Symptomatik?
8. Die Desorientierung ist eine Form des eingeengten Bewusstseins; welche drei Formen sind zu unterscheiden?
9. Beschreiben Sie die äußerlich erkennbaren Symptome bei einem Delir.
10. Was verstehen Sie unter einer Affektlabilität?
11. Bei welchen Erkrankungen ist besonders das Kurzzeitgedächtnis beeinträchtigt?
12. Welchen Aufschluss bekommen Sie mit der Beobachtung der mnestischen Funktion bei einem alten Menschen?
13. Was verstehen Sie unter dem Begriff „Halluzination"? Beschreiben Sie die verschiedenen Formen.

4. Kapitel
Diagnostik gerontopsychiatrischer Erkrankungen

1 Allgemeiner diagnostischer Teil

1.1 Das Klassifikationssystem nach ICD-10

Ungewöhliche Verhaltensweisen haben immer eine individuelle Begründung. Um zu einem Verständnis unter Pflegefachkräften zu kommen, versucht man Verhaltensweisen und bestimmte Merkmale durch Bilden von Kategorien und Suchen nach Oberbegriffen zu typisieren.
Dieser Vorgang wird „Diagnosefindung" genannt. Diagnosen dienen letztlich der Kommunikation unter Fachleuten, als Hypothese zu einem bestimmten psychischen Erscheinungsbild eines alten Menschen.

Die Psychiatrie/Gerontopsychiatrie hat sich einem symptomorientierten und gleichzeitig biologischen Ansatz zugewandt. Dies zeigt sich im europäischen Klassifikationssystem.
Um eine internationale Vergleichbarkeit der psychiatrischen Erkrankungen zu gewährleisten, epidemiologische Studien zu ermöglichen und Forschungsvorhaben vernetzt durchführen zu können, wurden weltweit gültige Klassifikations- bzw. Diagnosesysteme entwickelt.

Definition ICD-10
ICD-10 = International Classification of Mental and Behavioral Disorders.
In: International Statistical Classification of Diseases and Related Health Problems, 10. Ausgabe.
Referenz: World Health Organization
Die WHO gibt die International Classification of Diseases = ICD-10
d.h. Internationale Einteilung der Erkrankungen heraus, die in der 10. Revision = Abänderung ICD-10 vorliegt.
Für eine psychiatrische bzw. gerontopsychiatrische Diagnose sind bestimmte Konstellationen von Symptomen ausschlaggebend.

1.2 Die Bedeutung der Diagnose für die Pflege

Erst wenn die medizinische Diagnose von Fachärzten gestellt worden ist, kann eine auf das Krankheitsbild abgestimmte Pflege erfolgen.
Die Diagnose ist in der Pflegedokumentation zu vermerken. Eine gerontopsychiatrische Pflegeplanung lässt sich nun auf einer exakten Diagnosestellung erstellen, um vor allem potentielle Pflegeprobleme zu erfassen.

Wie wichtig die Diagnosestellung z.B. bei der Alzheimer-Erkrankung und Informationen über die Symptome für Pflegekräfte und Angehörige ist, macht die Schilderung einer pflegenden Angehörigen deutlich:
„Meine Mutter war in der ersten Zeit so aggressiv. Wenn ich zu ihr gesagt habe: „Mutter gib mir bitte dein Kleid, das muss ich waschen, weil es sehr schmutzig ist", sagte sie zu mir, „nein das Kleid ziehe ich heute Morgen an."
Ich konnte ihre Abwehr nicht einordnen und erklärte Mutter, dass das Kleid doch einen Fleck habe. Sie wurde sehr böse und gab mir eine „Ohrfeige". Mir ist in diesen Momenten dann auch schon einmal die Hand ausgerutscht. Ich bin nicht mehr mit Mutter zurecht gekommen. Ich wusste ja nicht wie krank meine Mutter damals bereits war."

Die Diagnosestellung bei gerontopsychiatrischen Krankheitsbildern ist wichtig:

- Viele „merkwürdige" Verhaltensweisen des Erkrankten können besser eingeordnet werden.
- Versagen und Fehlverhalten erhalten einen Krankheitswert; ein bedürfnisgerechter Umgang wird dadurch erleichtert.
- Pflegende Angehörige bekommen die Möglichkeit sich frühzeitig mit dem zu erwartenden Krankheitsverlauf auseinander zu setzen.
- Beratungsangebote und Therapiepläne für den Kranken können rechtzeitig genutzt werden.

Anhaltspunkte für die Art und Schwere einer gerontopsychiatrischen Erkrankung erhalten Ärzte und Altenpflegerinnen aus Untersuchungen und Beobachtungen der psychischen Grundfunktionen (vgl. 3. Kapitel „Beobachtungen psychischer Grundfunktionen", Seite 53).

Problemstellungen bei der gerontopsychiatrischen Diagnose
Falls Hausärzte nicht zu einer eindeutigen Diagnosestellung kommen können, so sollte ein Gerontopsychiater oder Facharzt für Psychiatrie/Neurologie hinzugezogen werden oder der alte Mensch wird zwecks Diagnosestellung einige Tage in die gerontopsychiatrische Klinik eingewiesen. Nicht immer ist gleich eine stationäre Behandlung erforderlich. Hierbei sind gute Absprachen zwischen den Angehörigen, dem Hausarzt und dem Pflegeteam unerlässlich.

Für den hausärztlichen Bereich ist es wichtig, dass Instrumente verfügbar werden, die gut in den Praxisablauf zu integrieren sind. Gerontopsychiatrische Symptome werden in der Regel von den Hausärzten übersehen oder falsch interpretiert und dann leider nicht immer fachgerecht behandelt.
In den letzten Jahren haben sich eine Reihe von Assessment- und Screening-Methoden entwickelt, mit denen sich psychische Störungen erfassen lassen. So können heute insbesondere Depressionen und Demenzerkrankungen

wesentlich früher identifiziert werden. Erkennung von Krankheitssymptomen sowie deren Zuordnung zu einer medizinischen Diagnose reicht jedoch nicht aus, wenn die Diagnose ohne therapeutische Konsequenzen bleibt.

Durch die Ähnlichkeit der Symptomatik bei den unterschiedlichen gerontopsychiatrischen Krankheitsbildern ist eine genaue Diagnosestellung meistens nur nach mehreren Untersuchungen und längerfristigen Verlaufsbeobachtungen zu stellen (Wojnar 1999).
Eine schwere Depression, die so genannte Pseudodemenz, (Unterscheidungsmerkmale vgl. Seite 189) wird oft als Demenz verkannt. Manche Krankheitsbilder werden durch zusätzliche Symptome, z.B. Demenz mit Wahn oder Depression mit Wahn, kompliziert. Es kommt auch nicht selten vor, dass mehrere psychische Störungen gleichzeitig beobachtet werden, z.B. Demenz mit Delir und Depression.
Es gibt einige körperliche Erkrankungen im Alter, die mit psychischen Reaktionen vergesellschaftet sind.

Dazu gehören im Alter besonders:
- Demenzen bei Morbus Parkinson
- Depressionen nach Apoplexie
- Demenz bei Unterfunktionen der Schilddrüse

Nach wie vor liegt der Schwerpunkt in der gerontopsychiatrischen Diagnostik in der Frühdifferenzierung von Demenz und Depression.
Da die Symptomatik vieler gerontopsychiatrischer Krankheitsbilder keine Rückschlüsse auf evtl. körperlich vorliegende Ursachen erlaubt (z.B. Delir bei hohem Fieber, Exsikkose, Stoffwechselentgleisungen), ist stets eine gründliche Abklärung durch einen Facharzt für Psychiatrie/Neurologie mit unterstützender klinischer, laborchemischer und Apparatemedizin notwendig.

Merke!

Nehmen Sie als Altenpflegerin eine ärztlich gestellte Diagnose zur Kenntnis, beobachten Sie die Reaktionen des Kranken weiter und nehmen Sie sich Zeit um den kranken Menschen auch als Menschen wahrzunehmen.

1.3 Der Weg zur gerontopsychiatrischen Diagnose

In den diagnostischen Prozess fließen viele Informationen aus dem sozialen, ökologischen, psychologischen und physiologischen Bereich ein.

Die Diagnosestellung in der Gerontopsychiatrie konzentriert sich auf folgende drei Faktoren:

- die Anamnese
- die aktuelle Situation
- und den psychischen Befund

Unterstützt wird diese grundlegende diagnostische Ebene durch beobachtbare Verhaltensweisen der Kranken, durchgeführt von Ärzten, Altenpflegerinnen und Angehörigen.

Die Anamnese

- körperliche Anamnese, d.h. Gesundheitszustand, Unfälle, welche Multimorbidität liegt vor?
- seelische Anamnese, d.h. gab es traumatisierende Ereignisse, z.B. Verlust vom Ehepartner, von Kindern?
- soziale Anamnese, d.h. Interessen und Hobbys, Gruppenaktivitäten, Einbindung in die Familie.

Die aktuelle Situation

- wann traten die ersten Symptome / Verhaltensauffälligkeiten auf?
- wie werden diese vom Patienten und von Angehörigen erlebt?
- welche Zusammenhänge werden vermutet?
- welche Anteile sind gesund und von den aktuellen Konflikten nicht beeinträchtigt?

Der psychische Befund

- körperlicher Befund: z.B. Auffälligkeiten in der/dem Motorik, Gestik, Schlaf-Essverhalten, ect.
- geistiger Befund: Orientierung über Zeit, Raum, eigene Person, Gedankenablauf, Logik, Verbalisierungsfähigkeit, Aufmerksamkeit, Wahrnehmung, mentale Fähigkeiten z.B. Gedächtnisfunktion, Störungen der Realitätswahrnehmung und des Realitätsbezuges
- seelischer Befund: Emotionalität, Ängste, Selbstwertgefühl, geistige Beweglichkeit, Zwanghaftigkeit, Stimmung, Affekte
- medizinische Zusatzuntersuchungen: Laboruntersuchungen, Röntgen, biochemische Untersuchung des Liquors, Elektroenzephalogramm (EEG), Echoenzephalogramm (Untersuchung des Hirngewebes durch Schallwellen), Kernspintomographie
- psychologische Zusatzuntersuchungen: Intelligenz- und Leistungstests, Persönlichkeitstests, Persönlichkeitsfragebogen und Inventare z.B. Frei-

burger Persönlichkeitsinventar mit 12 Skalen zur Messung von Antrieb, Aktivität, Nervosität, Depressivität, Aggressivität, Erregbarkeit, Dominanzstreben, Gehemmtheit, Extraversion, Emotionalität

Es handelt sich meist um hochkomplexe und oft auch vieldeutige Befunde. Diese werden in der Regel von den Ärzten zu Beginn der Patientenbegutachung eher beschrieben als erklärt. Die Befunde werden festgehalten, z.T. als Verdachtsdiagnosen, auch wenn sie sich noch nicht unter einer bestimmten gerontopsychiatrischen Diagnose oder ein abgrenzbares internistisches Krankheitsbild einordnen lassen.

Ein Beispiel für den diagnostischen Weg zeigt die unten aufgeführte Tabelle (mod. nach Haller, 1996)

Leitsymptome und Verlauf		Verdachtsdiagnose
Bewusstseinstrübung, Desorientiertheit; akut auftretend mit Vollremission oder Übergang in Restzustand?	ja ⇒	akute körperlich bedingte Psychose
Nein ⇓		
kognitive Störungen, chronisch oder progredient verlaufend?	ja ⇒	chronische, hirnorganische Veränderung (Demenz)
Nein ⇓		
Ich-Störungen, formale Denkstörungen, Wahn, Halluzinationen, Gefühlsstörungen, schubweise oder chronisch verlaufend?	ja ⇒	Erkrankungen aus dem schizophrenen Formenkreis
Nein ⇓		
Stimmungs- oder Antriebsverschiebungen nach oben (Manie) oder nach unten (Depression); phasenhafter Verlauf?	ja ⇒	manisch-depressive Krankheit
Nein ⇓		
depressive Verstimmung, Ängste, Zwänge, meist auf dem Hintergrund chronischer Konfliktsituationen; lang andauernd, keine klaren Verlaufsgesetzlichkeiten?	ja ⇒	Neurose
Nein ⇓		
depressive Verstimmung, Ängste, traumatisierendes Ereignis vorausgehend, nach Wochen/Monaten rückläufig?	ja ⇒	psychische Reaktion (z.B. Trauer)

Nein ⇓		
meist früh (nach der Pubertät) erkennbare Abnormitäten des Charakters?	ja ⇒	Persönlichkeitsstörung
Nein ⇓		
angeborene oder frühkindlich erworbene seelische Behinderung?	ja ⇒	Intellektuelle Minderbegabung, Schwachsinn

2 Diagnostik gerontopsychiatrischer Krankheitsbilder

2.1 Akute Verwirrtheit

Besonders bei akuter Verwirrtheit ist zu überprüfen, ob Änderungen in der Medikation im zeitlichen und damit ggf. im kausalen Zusammenhang mit der Verwirrtheit stehen. Es ist ein kompletter körperlicher Untersuchungsbefund mit neurologischem Status, Schilddrüsentastbefund, kardiopulmonaler und abdominell/urogenitalem Befund inklusive rektaler Untersuchung und Untersuchung auf Exsikkosezeichen erforderlich. Zwingend ist die sofortige Durchführung eines EKG`s, einer Abdomen-/Blasensonographie, eines Blutzuckertests, ggf. eines Troponin T-Schnelltests zur Infarktdiagnostik.

2.2 Demenz vom Alzheimer Typ

Eine Pflegesituation aus der Praxis:
Körperlich ist Herr H. mobil. In den letzten Monaten leidet er an Merkfähigkeitsstörungen, Konzentrationsmangel, schnelle Ermüdbarkeit sowie erhöhte Reizbarkeit.
Tochter Anna hat für ihren Vater, den sie nun nach dem Tod der Mutter pflegerisch versorgt, einen Arzttermin bei einem Facharzt für Neurologie/ Psychiatrie vereinbart. Der Hausarzt von Herrn H., der ihn schon seit über 25 Jahren betreut, schickte Tochter und Patient bereits mehrmals ohne Befund nach Hause. „Das sind typische Alterserscheinungen, ohne jegliche Bedeutung. Ihr Vater kann froh sein, so gesund zu sein." Tochter Anna gibt sich nun nicht mehr mit diesen Hinweisen zufrieden. Sie möchte endlich Wissen darüber haben, was mit ihrem Vater los ist. Der Facharzt überweist Herrn H. zur Diagnostik in eine nahe gelegene Gerontopsychiatrie. In der Klinik führt ein Psychiater verschiedene Gespräche mit Herrn H. Nach einem so genannten „psychopathometrischen Test" stellt der Arzt die Diagnose „Demenz vom Alzheimer Typ" im Anfangsstadium. Der Schock sitzt bei Tochter Anna zunächst tief. Sie stellt sich vor, wie sie demnächst ganz für ihren Vater sorgen muss, da er bei fortschreitender Erkrankung dazu nicht mehr in der Lage sein wird. Der Facharzt

beruhigt die Tochter mit dem Hinweis: „Mit den heute zur Verfügung stehenden Medikamenten ist die Krankheit zwar immer noch nicht heilbar, aber die Symptome können sehr gut eingedämmt werden."

Handlungsaufgaben:
1. Welche Erfahrungen haben Sie bisher in der Pflegepraxis mit ärztlichen Diagnosestellungen gemacht?
2. Aus welchen Gründen ist die Diagnose in der obigen Pflegesituation
   a) für den behandelnden Arzt
   b) für die Angehörige
   c) für den evtl. in Anspruch genommenen ambulanten Pflegedienst wichtig? Bitte begründen Sie Ihre Antwort.
3. Soll der Patient über die Diagnose „Alzheimer Demenz" überhaupt aufgeklärt werden?

Nachdem der alte Mensch erfahren hat, an welcher Krankheit er leidet, sollten Angehörige oder Altenpflegerinnen ihm dabei helfen, mit Gefühlen der Wut, Selbstvorwürfen, der Angst und Niedergeschlagenheit zurechtzukommen.
Wenn die Krankheit noch nicht so weit fortgeschritten ist, helfen dem Betroffenen Beratungsangebote, z.B. die Teilnahme an einer Selbsthilfegruppe (vgl. „Gesprächsgruppe für Betroffene und pflegende Angehörige" Seite 582).

Die Abgrenzung „normalen" Alterns von einer bereits als pathologisch zu bezeichnenden leichten kognitiven Beeinträchtigung bis hin zum Krankheitsbild der Demenz stellt derzeit immer noch eine der größten diagnostischen Schwierigkeiten dar (vgl. „Gesundes psychisches Altern und krankhaft psychisches Altern", Seite 43). Damit eine Frühdiagnose nicht zu einer Spätdiagnose wird, ist eine verstärkte Aufmerksamkeit auf die Vorsymptomatik zu richten, nach der gezielt gesucht werden muss und die richtig zu interpretieren ist. Die eigentliche Diagnose der Demenz wird im Durchschnitt erst zwei bis vier Jahre nach dem Zeitpunkt gestellt, zu dem dies mit den heute verfügbaren Möglichkeiten bereits früher erreichbar wäre.

Demenzkriterien

Die Demenz wird erst dann im gerontopsychiatrischen Sinne diagnostiziert, wenn die Kriterien des Klassifkationssystems erfüllt sind.

Diagnostische Merkmale der Demenz vom Alzheimer-Typ

(nach Corey-Bloom et al. 1995)

- dementielle Symptomatik z.B. bei fehlender Bewusstseinsstörung
- schleichender Beginn

- Ausschluss anderer systemischer oder Hirnerkrankungen, die zur Demenz führen können, u.a. Hypothyreose oder Hirntumor
- keine neurologischen Zeichen einer fokalen Hirnschädigung im Frühstadium der Erkrankung, z.B. sensorischer Verlust oder Gesichtsfeldausfälle

Die zuverlässige klinische Diagnose „Demenz" ist nur möglich, wenn der Verlust der kognitiven Fähigkeiten und das objektiv nachweisbare Nachlassen des Gedächtnisses mindestens sechs Monate lang deutlich vorhanden sind. Besteht das Krankheitsbild kürzer, so darf nur von einer Verdachtsdiagnose gesprochen werden.

2.2.1 Diagnose-Schema bei Demenz

Dementielle Erkrankungen sollten an einem festen Diagnose-Schema abgeklärt werden, weil Demenzen sich in vielfältigen Erscheinungsbildern präsentieren. Klagen über Konzentrations- und Gedächtnisstörungen sind für sich genommen unspezifisch, denn sie können den Beginn einer dementiellen Erkrankung, aber auch Ausdruck einer Depression, neurotische Reaktionsmuster oder ein altersbedingter kognitiver Leistungsverlust sein.

Zu einem Diagnose-Schema gehören:

1. Anamnese
2. Fremdanamnese
3. Ausschluss einer Depression (Pseudodemenz)
4. Abklärung reversibler Demenzformen
5. klinischer Status: EKG, Lungenuntersuchung, Labordiagnostik
6. psychiatrisch-neurologischer Status: EEG, MRT[18]
7. Erhebung von Risikofaktoren (z.B. erblicher Faktor, Belastungen durch Alkohol, Nikotin)
8. Internistische Abklärung, d.h. Abklärung aller körperlich bedingten Ursachen; Verhaltensstörungen können körperliche Ursachen haben, diese sollten erst ausgeschaltet werden, bevor gerontopsychiatrische Untersuchungen eingeleitet werden (z.B. ein zu niedriger Blutzuckerspiegel kann in der Nacht Desorientierung verursachen).
9. Psychopathometrische Tests
10. ApoE4-Gentest
11. Bildgebende Verfahren

---

18 Magnetische Resonanz-Tomografie (MRT) = liefert Gewebeschnittbilder ohne Röntgenstrahlen einzusetzen; kommt zur Anwendung als Ganzkörperuntersuchung und zur Diagnostik krankhafter Veränderungen, z.B des ZNS. Die Untersuchung ermöglicht durch die dargestellte Wasserstoffdichte- und Relaxationszeitunterschiede die scharfe Abgrenzung von Tumoren, Ödemen, Blutungen oder Nekrosen gegenüber der gesunden Umgebung.

In regelmäßigen Abständen muss die Langzeitmedikation überprüft werden; das zerebrale Leistungsniveau könnte gegebenfalls durch die Nebenwirkungen dieser Medikamente beeinträchtigt werden.

Die klinische Verdachtsdiagnose einer Alzheimer-Demenz kann nicht nur durch spezifische biologische Marker aus Laboruntersuchungen oder apparativen Untersuchungen gestellt werden. Erhärtet wird die Diagnose auch durch den progredierenden Verlauf der kognitiven Symptomatik mit möglichen Plateauphasen. Die genaue Diagnosefindung kann einen Zeitraum von 3-6 Monaten in Anspruch nehmen.

Psychopathometrische Tests

Testpsychologische Untersuchungen, als validierte Testverfahren können im Rahmen der Diagnostik zur Objektivierung der kognitiven Störungen sinnvoll eingesetzt werden. Durchzuführen sind die Tests durch den Facharzt während der Anamnese.

Mini-Mental-Status Test

Der Mini-Mental-Status Test (MMST) ist ein nützliches und in seiner Handhabung einfaches Screening-Instrument zur Feststellung von kognitiven Leistungen, wie zeitliche und räumliche Orientierung sowie der Gedächtnisfunktion.
Bei dem Modus handelt es sich um 30 Fragen / Aufgaben zum Datum oder zur Tageszeit, Sprechübungen, einfaches Kopfrechnen, Zeichenaufgaben. Pro richtig gelöster Aufgabe wird ein Punkt vergeben. Bei weniger als 24 Punkten besteht der Verdacht auf Demenz.
Eine wichtige Voraussetzung zur Testdurchführung ist die wache Bewusstseinslage des Patienten. Eine Differenzierung zwischen der Alzheimer Demenz und anderen Demenzen ist durch ihn aber nicht möglich. Es wäre fatal, den Test zur Demenzerhebung durch Angehörigenbefragung durchzuführen.

Modifizierte deutschsprachige Version des Mini- Mental- Status- Test:

	0	1
1. Was ist heute für ein Wochentag?	☐	☐
2. Was ist heute für ein Monat?	☐	☐
3. Welche Jahreszeit haben wir jetzt?	☐	☐
4. Welches Jahr haben wir?	☐	☐
Wo sind wir jetzt?		
5. - welche Stadt?	☐	☐
6. - welches Krankenhaus?	☐	☐
7. - welche Etage?	☐	☐
8. Wie heißt der Stationsarzt?	☐	☐
Wie heißt das (vorher selbst benennen)?		
9. Baum	☐	☐
10. Tisch	☐	☐
11. Schrank	☐	☐
Ziehen Sie von 100 jeweils 7 ab oder buchstabieren Sie Tisch rückwärts		
12. 93 H	☐	☐
13. 86 C	☐	☐
14. 79 S	☐	☐
15. 72 I	☐	☐
16. 65 T	☐	☐
17. Schreiben Sie irgendeinen Satz.	☐	☐
Was waren die Dinge, die Sie vorher benannt haben?		
18. Baum	☐	☐
19. Tisch	☐	☐
20. Schank	☐	☐
Wie heißt das (nicht selbst benennen)?		
21. Uhr	☐	☐
22. Nase	☐	☐
23. Kugelschreiber	☐	☐
24. Sprechen Sie nach: „keine und wenn oder aber"	☐	☐
25. Lesen Sie es und machen Sie es („Augen zu!")	☐	☐
26. Berühren Sie mit Ihrem rechten Finger das linke Ohr	☐	☐
27. Kopieren Sie die Zeichnung (zwei Fünfecke)	☐	☐
Machen Sie bitte folgendes: („Augen zu!")		
28. Nehmen Sie das Blatt mit Ihrer Zeichnung in die rechte Hand, legen Sie es wieder zurück.	☐	☐
29. Falten Sie es in der Mitte.	☐	☐
30. Lassen Sie es auf den Boden fallen.	☐	☐

Gesamtpunktzahl: ☐

Erhebungsbogen Barthel-Index (BI)

Durch den so genannten Barthel-Index kann die Selbstständigkeit in den notwendigen Lebensaktivitäten festgestellt werden. Jede der zu überprüfenden Aktivitäten wird mit einem Punktewert belegt, wobei O Punkte vollkommene Abhängigkeit; 100 Punkte Unabhängigkeit bedeuten würden.

		Punkte
Essen > Unabhängig, isst selbstständig, benutzt Geschirr und Besteck > Braucht etwas Hilfe, z.B. Fleisch oder Brot schneiden > Nicht selbstständig, auch wenn oben genannte Hilfe gewährt wird	10 5 0	☐
Bett/ (Roll-) Stuhltransfer > Unabhängig in allen Phasen der Tätigkeit > Geringe Hilfe oder Beaufsichtigung erforderlich > Erhebliche Hilfe beim Transfer, Lagewechsel, Liegen/Sitzen selbstständig	15 10 5 0	☐
Waschen Unabhängig beim Waschen von Gesicht, Händen, Kämmen, Zähneputzen	5 0	☐

Toilettenbenutzung > Unabhängig in allen Phasen der Tätigkeit (inkl. Reinigung) > Benötigt Hilfe, z.B. wegen unzureichenden/r Gleichgewichts oder Kleidung/Reinigung > nicht selbstständig, auch wenn oben genannte Hilfe gewährt wird	**10** **5** **0**	☐
Baden > Unabhängig bei Voll- und Duschbad in allen Phasen der Tätigkeit > Nicht selbstständig bei oben genannter Tätigkeit	**5** **0**	☐
Gehen auf Flurebenen bzw. Rollstuhlfahren > Unabhängig beim Gehen über 50 m, Hilfsmittel erlaubt, nicht aber Gehwagen > Geringe Hilfen oder Überwachung erforderlich, kann mit Hilfsmitteln 50 m gehen > Nicht selbstständig beim Gehen, kann aber Rollstuhl selbstständig bedienen, auch um Ecken herum und an einem Tisch heran fahren; Strecke mind. 50 m > Nicht selbstständig beim Gehen oder Rollstuhlfahren	**15** **10** **5** **0**	☐
Treppensteigen > Unabhängig bei der Bewältigung einer Treppe (mehrere Stufen) > Benötigt Hilfe oder Überwachung beim Treppensteigen > Nicht selbstständig, kann auch mit Hilfen nicht Treppensteigen	**10** **5** **0**	☐
An- und Auskleiden > Unabhängig beim An- und Auskleiden (ggf. auch Korsett oder Bruchband) > Benötigt Hilfe, kann aber 50% der Tätigkeit selbstständig durchführen > Nicht selbstständig, auch wenn oben genannte Hilfe gewährt wird	**10** **5** **0**	☐
Stuhlkontrolle > Ständig kontinent > Gelegentlich inkontinent, max. 1- mal/Woche > Häufiger/ständig inkontinent	**10** **5** **0**	☐
Urinkontrolle > Ständig kontinent, ggf. unabhängig bei Versorgung mit Dauerkatheter/Cystofix > Gelegentlich inkontinent, max. 1- mal/Tag, Hilfe bei ext. Harnableitung > Häufiger/ständig inkontinent	**10** **5** **0**	☐

Gesamtpunktzahl: ☐

Die so genannten Reisberg-Skalen (B. Reisberg, et.al., 1984) sind für Diagnostik und Verlaufsmessung geeignet, ebenso zur Einschätzung des Schweregrades einer Demenz.

In einem Beratungsgespräch mit dem Facharzt und/oder der Pflegefachkraft wird das subjektive Wohlbefinden des Patienten eingeschätzt.

Apo- E4-Gentest

Auf dem Chromosom 19 befindet sich ein Gen, welches für die Produktion des Apolipoprotein E (Apo-E) verantwortlich ist. Menschen, die dieses Gen tragen, erkranken relativ häufiger an der Alzheimer Demenz. Die Ursachen und Verbindungen dafür sind noch nicht hinreichend erforscht. Es gibt jedoch einen Test auf dieses Gen, der ein eventuell erhöhtes Risiko anzeigt, an Alzheimer Demenz zu erkranken.

Bildgebende Verfahren (nach Kurz, Pflege von Alzheimer Patienten, 1999, S.4)

KRT **K**ernspin**r**esonanz**t**omographie	Das Verfahren erlaubt eine genaue Abbildung der Hirnstruktur. Man erkennt bereits im Frühstadium Veränderungen in bestimmten Gehirnabschnitten.
CT **C**omputer- **T**omographie	Das Verfahren ist ähnlich wie bei der Kernspinresonanztomographie.
SPECT (**S**ingle-**P**hoton-**E**missions**c**omputer-**t**omographie)	Mit dem Verfahren wird die Gehirndurchblutung gemessen; gibt Aufschluss über die Versorgung der Neuronen.
PET (**P**ositronen**e**missions**t**omographie)	Das Verfahren ist z.Zt. auf Forschungszentren beschränkt. Mit der Methode lassen sich Hirnstoffwechselveränderungen z.B. ein pathologischer Glukosestoffwechsel des Gehirns feststellen.

Trotz gewissenhafter Abklärung kann die Diagnose einer Alzheimer Demenz durch bildgebende Verfahren nur mit einer mehr oder weniger großen Wahrscheinlichkeit gestellt werden. Neben bildgebenden Verfahren ist die Beurteilung der beeinträchtigten Lebensaktivitäten bedeutsam. Eine definitive Diagnosestellung ist erst durch eine histopathologische Untersuchung nach dem Tode möglich.

Merke!

Demenzerkrankungen werden häufig immer noch zu spät erkannt. Im Durchschnitt erst im vierten Jahr nach Auftreten der ersten Symptome. Dabei schwinden die Chancen, die Krankheit in einem Frühstadium durch therapeutische Maßnahmen zu verlangsamen.

2.2.2 Demenzforschung als Chance zur schnelleren Diagnosefindung

Eine Zeitungsnotiz in der Berliner - Morgenpost

„Der enorme Forschungsbedarf zur Ätiologie und Pathogenese sowie zur Früherkennung, Prävention und Behandlung und Rehabilitation von Demenzen ist in der Fachwelt unbestritten. Derzeit werden Demenzerkrankungen immer noch zu spät erkannt. Es besteht keine Möglichkeit zur kausalen Therapie von Demenzen.

Forschungsvorhaben bei einwilligungsunfähigen Personen, deren Forschungsergebnisse potentiell für die Gesundheit des Betroffenen von unmittelbarem Nutzen sind und den Richtlinien des Artikels 17, 1, 1-5[19] der Menschenrechtsübereinkommen zur Biomedizin, genügen, sollten im Interesse der Personen unter Einhaltung der bestehenden Gesetze ermöglicht werden. Da der größte Teil der dementen Patienten vornehmlich nicht an Universitätskliniken, sondern an psychiatrischen Bezirks- und Landeskrankenhäusern, psychiatrischen Abteilungen an Allgemeinkrankenhäusern und in den Pflegeheimen behandelt werden, sollten an diesen Einrichtungen Forschungsprojekte zugelassen werden...."

Handlungsaufgabe:
Die Forschung über Demenzen ist fast ausschließlich organisch orientiert. Inwieweit weitere ursächliche Faktoren wie z.B. psychosoziales Umfeld, inner- und intrapsychische Belastungen zur Auslösung einer Demenz beitragen und welchen Stellenwert sie haben, wird derzeit kaum erforscht. Da Kranke mit einer fortgeschrittenen Demenz überwiegend einwilligungsunfähig sind, bestehen für die Forschung mit diesem Personenkreis neben medizinischen auch erheblich ethische und rechtliche Probleme.
Inwieweit darf Forschung sich wehrloser Menschen „bedienen", um an ihnen Experimente im so definierten Gemeinwohlinteresse vorzunehmen, die zudem den Betroffenen selbst nicht nützen und ihnen womöglich Leid und Schmerzen zufügen?
Stellen Sie bitte in der Arbeitsgruppe Pro- und Kontra-Punkte auf! z.B.:

Pro-Argumente	**Kontra-Argumente**
Da es weder adäquate Tiermodelle gibt und und die Forschung an gesunden und einwilligungsfähigen Menschen uns nicht weiterführt, bleibt nur die Orientierung am Kranken.	Medizinische Forschung an Nichteinwilligungsfähigen gilt als verzichtbar, weil die Würde und Unversehrtheit des Menschen (Art.1 u.2 GG) verletzt wird.

19 In dem Menschenrechtsübereinkommen zur Biomedizin (Bioethik-Konvention) bedarf in diesem Zusammenhang vor allem des Artikel 17 Abs. 2 (Arzneimittelrecht, Schutz von einwilligungsunfähigen Personen bei Forschungsvorhaben) der besonderen Beachtung und Erörterung. Darin wird in Ausnahmefällen unter Beachtung bestimmter Schutzbestimmungen und zusätzlichen Voraussetzungen Forschung an nicht einwilligungsfähigen Personen zugelassen, auch wenn diese „potentiell nicht von unmittelbarem Nutzen für die Gesundheit des Betroffenen ist." Hiervon ist nicht ausschließlich die Gruppe der Demenzkranken betroffen.

2.3 Vaskuläre Demenz

Abgesehen von der selbstverständlichen internistischen und neurologischen Untersuchung kommen bei akuten ischämischen Hirnsyndromen folgende diagnostische Maßnahmen in Betracht:

- vergleichende Blutdruckmessung an beiden Armen
- Gefäßpalpation und -auskultation an allen zugänglichen Orten; insbesondere über der Carotis interna am Hals
- Doppler-Ultraschall-Sonographie der hirnversorgenden Arterien, transkranielle Doppler-Sonographie
- Labortechnische Untersuchungen: Blutbild, Hämatokrit, Quick-Wert, Gerinnungsstatus, Blutzucker, Blutfette, Harnsäure
- EEG
- kraniales MRT (Magnetresonanztomographie)
- Angiographie (in der Akuphase eines Infarktes wird eine Angiographie nur bei begründetem Verdacht auf einen Karotisverschluss durchgeführt)

Bei der neurologischen Untersuchung können verschiedenartige Herdsymptome aufgedeckt werden, z.B. Reflexdifferenzen, Pyramidenbahnzeichen, spastische Paresen, Tremor, aphasische und apraktische Symptome.

Transitorisch-ischämische Attacken neigen zu Wiederholungen und können in ca. 20% der Fälle in einen Apoplex übergehen; ein rechtzeitiges Erkennen von flüchtigen Durchblutungsstörungen ist deshalb sehr wichtig.

Der Prävention von gefäßbedingten Veränderungen kommt eine größere Bedeutung zu, als der Diagnostik von Hirngefäßveränderungen, die zur Demenz führen können, vgl. auch dazu Seite 166.

Erkennung von Risikofaktoren

Es gibt Risikofaktoren, die darauf hinweisen, dass ein alter Mensch infarktgefährdet ist.

Zu den auch ohne aufwendige apparative Diagnostik beobachtbaren Merkmalen zählt vor allem die Hypertonie = mehr als 160 mm Hg diastolisch und mehr als 95 mm Hg systolisch.

Eine große Rolle spielen auch Herz- und Kreislauferkrankungen, Diabetes mellitus, Nikotinkonsum und Alkoholabhängigkeit. Generell gilt, dass die Infarktgefährdung mit dem Alter zunimmt. Der infarktgefährdete Alterspatient hat meist schon einige Schädigungen erworben, die nicht mehr rückbildungsfähig sind.

Unterscheidung zwischen Alzheimer Demenz und vaskulärer Demenz
Zur Abschätzung der kognitiven Leistungseinbuße und der Schweregrade der Demenz lassen sich verschiedene psychologische Testverfahren durchführen. Der in der Praxis schnell handhabbare Ischämie-Score Test nach Hachinski ermöglicht eine differentialdiagnostische Unterscheidung zwischen einer Alzheimer Demenz (primär degenerativen Demenz) und einer vaskulären Demenz.

Ischämie-Skala nach Hachinski et. al. (nach Soyka, 1991, S. 290)

Anamnese:	Punkte
Abrupter Beginn	2
Stufenweise Verschlechterung	1
Fluktuierender Verlauf	2
Nächtliche Verwirrtheit	1
Hochdruckanamnese	1
Insultanamnese	2
Fokale neurologische Symptome	2
Körperliche Beschwerden	1
Befund:	
Relative Bewahrung der Persönlichkeit	1
Depression	1
Affektinkontinenz	1
Arteriosklerosezeichen	1
Fokale neurologische Ausfälle	2

Legende: 0-4 Punkte sprechen für eine primär-degenerative Demenz,
7 Punkte und darüber für eine vaskuläre Demenz.

2.4 Depressionen

Verdachtsdiagnose „Depression"
Durch Exploration (Mental status, psychischer Befund) stellt der Facharzt das evtl. Bestehen einer primären affektiven Störung oder einer Psychose fest. Das Vorhandensein depressiver Gedanken und vegetativer Symptome ist von Bedeutung, besonders wenn die gefährliche „Losigkeits"-Trias von Hoffnungslosigkeit, Wertlosigkeit und Gefühlslosigkeit erkennbar ist. Die Exploration vermittelt auch eine Vorstellung davon, wie groß die Kräfte sind, welche zur Ausführung von Suizidgedanken führen können (erkennbar an Unruhe, Angst und Verstimmung).
Sind in der gesundheitlichen Vorgeschichte oder in der Familie Depressionen vorgekommen, kann dies die Diagnose erhärten.

Patienten-Fragebogen (nach Bergener, 1989 S. 28 f)
in Klammern wird das jeweils erfragte Symptom angegeben:

- Können Sie sich noch freuen? (depressive Verstimmung)
- Fällt es Ihnen schwer, Entscheidungen zu treffen? (Entschlusslosigkeit)
- Haben Sie noch Interesse an früheren Hobbys? (Antriebsarmut)
- Neigen Sie in letzter Zeit vermehrt zum Grübeln? Worüber? (depressive Denkinhalte)
- Plagt Sie das Gefühl, Ihr Leben sei sinnlos geworden? (Suizidgedanken)
- Fühlen Sie sich müde, schwunglos? (Vitalitätsverlust)
- Wie steht es mit Ihrem Schlaf? (Schlafstörungen)
- Spüren Sie irgendwelche Schmerzen, einen Druck auf der Brust, haben Sie noch andere körperliche Beschwerden? (Vitalstörungen, somatische Symptome)
- Haben Sie weniger Appetit, an Gewicht verloren? (Appetitverlust)
- Haben Sie Schwierigkeiten in sexueller Hinsicht? (Nachlassen von Libido, Potenz)

Je mehr Fragen mit *Ja* beantwortet werden, umso mehr besteht der Verdacht auf eine depressive Erkrankung.

Bei einigen Patienten können körperliche Beschwerden wie Verstopfung, Appetitlosigkeit, Konzentrations- und Gedächtnisstörungen im Vordergrund stehen, während die seelische Niedergeschlagenheit weitgehend zurücktritt. Dies erscheint paradox und kann zu Fehlbeurteilungen führen. Depressionen können mit innerer Unruhe und Nervosität einhergehen; in anderen Fällen sind die Patienten gehemmt und schließen sich völlig von der Umwelt ab. Angehörige, Freunde und Arbeitskollegen sowie die Betroffenen selbst sollten Anzeichen einer Depression stets ernst nehmen, auch wenn die Klagen als übertrieben und unbegründet erscheinen.

Schlaf-Wachprotokoll
Das Protokoll ist hilfreich bei der Diagnosesicherung auf eine Depression. Die Aufforderung zur Aufzeichnung der Wachphasen durch den alten Menschen selbst kann paradoxe Wirkung haben und den Betroffenen müde machen. Da Schlafstörungen ein herausragendes Kennzeichen der Depression sind können Neurologen/Psychiater eine Schlaf-Elektroenzephalographie durchführen.

Merke!

Wichtig zur Diagnosefindung einer Depression ist, wie bei allen anderen seelischen Erkrankungen, nicht der objektive Tatbestand, sondern die subjektive Wirklichkeit, wie sie vom Kranken erlebt und erlitten wird.

2.5 Erkrankungen aus dem schizophrenen Formenkreis

Ein Gerontopsychiater stellt eine Altersschizophrenie anhand einer umfassenden Begutachtung der Vorgeschichte und der Residualsymtome fest (vgl. Seite 207). Oft sind Informationen von Angehörigen oder Freunden wichtig, um festzustellen, wann die Krankheit begonnen hat. Der Facharzt muss die Möglichkeit ausschließen, dass die psychotischen Symptome des Patienten von einer Gemütskrankheit (im Alter z.B. einer Depression) verursacht werden.
Mit Hilfe von Laborparametern wird nach Hinweisen auf Medikamenten- oder Alkoholabhängigkeit oder einer zu Grunde liegenden hirnorganischen, neurologischen oder hormonellen Störung gesucht, die Merkmale einer Psychose aufweisen kann.

Für die Ausschlussdiagnostik sind folgende Untersuchungen wichtig:

- Körperliche und neurologische Untersuchung
- Differentialblutbild
- Leber-und Nierenwerte
- TSH (thyreoideastimulierendes Hormon)

2.6 Neurotische Störungen

Der Diagnostik von pathologischer Angst im Alter wird in der Regel wenig Wert beigelegt, weil man es bisher als alterstypisches Erleben begreift. Die Diagnose und Differentialdiagnose, insbesondere zu depressiven Störungen, scheint besonders schwierig zu sein. Der Übergang von chronischen Angstsymptomen in depressive Störungen ist bekannt. Daher ziehen in neuerer Zeit Gerontopsychiater die Bedeutung von Angstsymptomen bei der Diagnostik von Depressionen mit ein.
Die Unterscheidung zwischen Neurosen mit einem schweren Ausprägungsgrad von latenten Psychosen bereitet ebenso Schwierigkeiten. In den vergangenen Jahrzehnten wurde deswegen der Begriff „Borderline-Syndrom" (vgl. Persönlichkeitstypologien" Seite 227) geprägt. Mit dem Begriff wird der Grenzbereich zwischen Neurose und Psychose beschrieben.

Diagnosekriterien

Für die Diagnose einer neurotischen Störung (z.B. Angst- oder Zwangsstörung) müssen nach Bräutigam (1972)[20] vier Kriterien erfüllt sein:

1. Das zeitliche Auftreten und die Symptomatik beziehen sich auf eine innere Konfliktsituation, die dem Betroffenen unbewusst ist.
2. Neurotiker sind durch Verstimmbarkeit, Selbstunsicherheit, Ängstlichkeit und Gehemmtheit auffällig und in ihrer Einstellung zu anderen Menschen konflikthaft.
3. Der Neurotiker trägt bestimmte infantile komplexe, unverarbeitete Erlebnisse und Emotionen mit sich und bleibt in praktischen Lebensbereichen unterentwickelt.
4. Die Neurose kommt in bestimmten Symptomen wie Ängsten, Phobien, Zwangsgedanken und -impulsen, Verstimmungen und körperliche Beschwerden bei objektiv ungestörter Organfunktion zum Ausdruck.

Einsatz von psychologischer Testinstrumente

Neurosen, die sich in psychosomatischen Störungen äußern, können mit verschiedenen Fragebögen erfasst werden.

In der Regel handelt es sich um Testfragebögen, die eine psychische Dimension der Patienten ausreichend, als differenzierte Selbstbeschreibung, erfassen und bei Wiederholungen durch vergleichbare Ergebnisse gekennzeichnend sind. Diese Fragebögen können bestimmte Aspekte der Diagnostik vertiefen und helfen psychosomatische Krankheitsbilder zu klären. Sie sind auch dazu da, die erfassten Werte der Patienten zu standardisieren; d.h. sie sind Instrumente um Stichproben von verschiedenen psychosomatisch Kranken in Beziehung zu Normalpersonen zu setzen.

Die Tests bewähren sich in der Routine-Diagnostik; sie dienen zur Dokumentation des Krankheitsverlaufs und der Symptomveränderungen.

Selbstbeschreibungsinstrumente

1. Gießener Symptom-Liste

Ein Test mit dem vegetative und somatische Symptome erfasst werden.

2. Persönlichkeitsfragebogen

Mit dem Fragebogen werden wichtige Persönlichkeitsmerkmale erfasst, z.B. emotionale Labilität, Extraversion, Introversion, Aggressivität, Hemmung, Geselligkeit, Depressivität, soziale Potenz und Zwanghaftigkeit.

3. spezielle Fragestellungen

Hier werden verschiedene Aspekte des Erlebens und Verhaltens erfasst. So gibt es Fragebögen zur Depressivität (Becksches Depressionsinventar 1961), Fragebögen zum Angsterleben (State-traite-Angstinventar von Spielberger 1985), zur

[20] vgl. Haller, Das psychiatrische Gutachten, Manzsche Verlag Wien 1996 S. 102

Reaktion auf Stress (Stressverarbeitungsbogen von Janke 1985) und zum Körperbild (Körperfragebogen von Strauß und Appelt 1986).

Fremdbeurteilungsinstrumente
In den letzten Jahren wurden zunehmend differenzierte Fremdbeschreibungsinstrumente entwickelt; d.h. diese werden vorwiegend von Psychotherapeuten benutzt. Sie geben Aufschluss über bestimmte psychopathologische Dimensionen und Verhaltensweisen des Patienten.

Folgende Methoden werden genutzt:

1. Der psychische und sozialkommunikative Befundbogen (Rudolf 1981); er wird häufig in der Routinediagnostik und für Forschungsuntersuchungen verwendet.

2. Beeinträchtigungsschwerebogen (Schepank 1987)
In einer vierstufigen Skala werden körperliche und psychosoziale Beeinträchtigungen gewichtet.

Die Fremdbeurteilungsinstrumente werden ergänzt durch eine operationalisierte psychodynamische Diagnostik, die für folgende Bereiche und für die Prognose besonders wichtig sind: Krankheitserleben, Behandlungsvoraussetzungen, soziale Beziehungen sowie Schwere des Konflikts.

2.7 Alkoholabhängigkeit

Für die Diagnostik gilt, je früher eine drohende oder manifeste Alkoholabhängigkeit festgestellt wird, desto erfolgreicher kann geholfen werden. Gerade bei multimorbid erkrankten und meist hochbetagten Bewohner/innen stationärer Pflegeeinrichtungen ist die Identifizierung der Alkoholabhängigkeit oder des Alkoholentzugssyndroms schwierig.

Fragebogen zur Erfassung der Alkoholabhängigkeit
(Nach einem Bericht der WHO von Prof. E.M. Jellinek)

	Sind Sie alkoholabhängig?	Ja	Nein
1	Leiden Sie an Gedächtnislücken nach starkem Trinken?		
2	Trinken Sie heimlich?		
3	Denken Sie häufig an Alkohol?		
4	Trinken Sie die ersten Gläser heimlich?		
5	Haben Sie wegen Ihres Trinkens Schuldgefühle		
6	Vermeiden Sie in Gesprächen Anspielungen auf Alkohol?		
7	Haben Sie nach den ersten Gläsern ein unwiderstehliches Verlangen weiterzutrinken?		

8	Gebrauchen Sie Ausreden, warum Sie trinken?		
9	Zeigen Sie ein besonders aggressives Benehmen gegen die Umwelt?		
10	Versuchten Sie periodenweise völlig abstinent zu leben?		
11	Neigen Sie zu innerer Zerknirschung und dauerndem Schuldgefühl wegen des Trinkens?		
12	Haben Sie ein Trinksystem versucht (z.B. nicht vor bestimmten Zeiten zu trinken)?		
13	Haben Sie häufiger den Arbeitsplatz gewechselt?		
14	Richten Sie Ihre Arbeit und Ihren Lebensstil auf den Alkohol aus?		
15	Haben Sie ein/en Interesse/Verlust an anderen Dingen als an Alkohol bemerkt?		
16	Zeigen Sie auffallendes Selbst-Mitleid?		
17	Haben sich Änderungen im Familienleben ergeben?		
18	Neigen Sie dazu, sich einen Vorrat an Alkohol zu sichern?		
19	Vernachlässigen Sie Ihre Ernährung?		
20	Wurden Sie wegen des Alkohol-Missbrauchs in ein Krankenhaus aufgenommen?		
21	Trinken Sie regelmäßig am Morgen?		
22	Haben Sie mitunter tagelang hintereinander getrunken?		
23	Beobachten Sie einen moralischen Abbau an sich selbst?		
24	Wurde Ihr Denkvermögen beeinträchtigt?		
25	Trinken Sie mit Personen, die weit unter Ihrem Niveau stehen?		
26	Trinken Sie gelegentlich technische Alkoholprodukte (Haarwasser, Brennspiritus)?		
27	Vertragen Sie immer größere Mengen an Alkohol?		
28	Beobachten Sie morgendliches Zittern?		
29	Wurde das Trinken zum Zwang?		
30	Hatten Sie bereits ein Alkoholdelir?		

Auswertung:
Der Fragebogen nach Jellinek gibt einen ersten Eindruck der eigenen Abhängigkeitsgefährdung. Wenn Sie bei ehrlicher Selbstprüfung mehr als 5 Fragen mit *„JA"* beantworten müssen, so besteht die Wahrscheinlichkeit, dass Sie alkoholabhängig sind.

Der Fragebogen kann keine medizinische oder psychologische Diagnose ersetzen. Altenpflegerinnen sollten nicht dem alten Menschen diese Fragen stellen, um selber Aufschluss über seine Gefährdung oder bereits bestehende

Abhängigkeit zu bekommen. Abhängigkeitskranke sagen nicht immer die Wahrheit!
Es ist keine gute Idee ausschließlich nach den Trinkmengen zu diagnostizieren. Und ist der morgendliche Atemgeruch nach Alkohol ein Beweis? Die klinische Diagnose für eine Abhängigkeitserkrankung wird aus Laborparametern sowie aus psychologisch fundierten Tests erstellt.

2.8 Suizidales Risiko

Die unten aufgeführte Tabelle fragt Kriterien ab, die in ihrer Summe ein erhöhtes Suizidrisiko bedeuten.

Kriterien	**Tatsachen, auf die man achten muss**	hoch	niedrig	fraglich	nein
demographisch - soziale Faktoren:					
Geschlecht	Frauen versuchen sich häufiger zu suizidieren, die Versuche von Männern sind öfters erfolgreich, jeweils im Verhältnis 1:3				
Alter	Es besteht direkte Beziehung zwischen Suizidrisiko und Alter. Bei Männern über 45 steigen die Suizidraten stetig mit dem Alter an, bei Frauen erreichen sie ihren Höhepunkt um das 6. Lebensjahrzehnt und gehen danach zurück.				
Familienstand	Das Alleinleben ist der wichtigste Faktor. Die Rate ist bei Alleinstehenden doppelt so hoch wie bei Verheirateten. Bei Geschiedenen, getrennt Lebenden und Verwitweten liegen die Raten 4-5 mal so hoch wie bei Verheirateten. Bei Verwitweten ist das Risiko im 1. Jahr am höchsten.				
Religion	Am niedrigsten sind die Raten bei Juden und Katholiken. Bei Protestanten sind die Zahlen deutlich höher, sowie bei Personen, die keiner Religion angehören.				
Beruflicher Status	Am entscheidendsten ist, ob ein Statuswechsel stattfindet, d.h. ein Auf- oder Abstieg. Bei den Ärzten sind die Zahlen nicht höher als bei Menschen mit vergleichbarer Ausbildung und gleichen Alters. Von allen Ärzten haben Psychiater das höchste Suizidrisiko.				
psychischer Zustand:					
Depression	Bei depressiver Stimmungslage ist das Risiko erhöht, besonders wenn vegetative Symptome vorhanden sind, z.B. Appetit- und Gewichtsverlust, Einschlafstörungen, nächtliches und frühmorgendliches Erwachen. Schwere Fälle von Schlaflosigkeit sind mit erhöhtem Risiko verbunden. Fehlen von Zukunftsplänen ist ungünstig. Das Risiko steigt bei erheblicher Aktivität, die sich in Unruhe, Agitiertheit äußern. Psychomotorische Verlangsamung, Gefühle von Wertlosigkeit, Hoffnungslosigkeit und Hilflosigkeit sind von Bedeutung; ebenso Hinweise auf Energie zur Durchführung eines Suizidversuchs.				
Denkstörung	Das Suizidrisiko ist hoch, wenn eine Denkstörung zusammen mit depressiver Verstimmung auftritt. Kognitive Störungen z.B. ein Wahnsystem und akustische Halluzinationen mit dem Befehl, sich selbst und geliebte Menschen umzubringen, können vorkommen. Ein hohes Risiko ist anzutreffen bei psychotischen depressiven Reaktionen.				

Klinische Anamnese:					
Familienanamnese	Das Risiko steigt, wenn bereits in der Familie Suizide vorgekommen sind. Es ist besonders hoch, wenn in der Familie Depressionen bekannt sind.				
Frühere Versuche	Dreiviertel der Patienten haben bereits einen früheren Versuch unternommen. Frauen neigen dazu sich die Pulsadern aufzuschneiden oder Medikamente einzunehmen. Männer neigen zu effektiveren Methoden.				
Schwere des Versuchs	Hat ein Patient einen Versuch unternommen, der tödlich verlaufen wäre, wenn man ihn nicht gefunden und einer Behandlung zugeführt hätte, ist das Wiederholungsrisiko höher, als wenn er um Hilfe gerufen hätte.				
Zweck des Versuchs	Ernst gemeinte Versuche sind: Einehmen von gefährlichen Medikamenten in großen Mengen, Erhängen, Versuche mit Plastiktüten, Springen aus großer Höhe, Schussverletzungen. Bei Aufschneiden der Pulsadern, bei Einnahme geringerer Mengen von Medikamenten ist ein tödlicher Ausgang viel weniger wahrscheinlich.				
Alkohol- und Medikamentenabhängigkeit	Bei Abhängigkeitserkrankungen ist das Suizidrisiko besonders hoch. Besonders gefährlich sind Kombinationen von Alkohol mit Tranquilizern, Barbituraten oder Antidepressiva.				
Kurzzeitig zurückliegender Verlust	Ein kürzlich zurückliegender Verlust von/m: geliebten Menschen, Haustier, Körperteil, Status, ergibt ein großes Suizidrisiko.				
Körperliche Krankheiten	Das Suizidrisiko steigt bei körperlichen Erkrankungen, die den Menschen entstellen und die mit chronischen Schmerzen einhergehen, z.B. Krebs.				

3 Problematik auf psychosomatischer Ebene: Adipositas

Das Ausmaß des Übergewichtes mittels Broca-Index oder Quetelet-Index führt zur Diagnose.

Als Übergewicht wird ein Körpergewicht über dem Normalgewicht bezeichnet, das nach Broca = Körpergröße in Zentimeter minus 100 definiert wird. Ein krankhaftes Übergewicht liegt vor, wenn das Körpergewicht ca. 10% über dem Normalgewicht liegt. Von Adipositas spricht man erst, wenn das Körpergewicht mehr als 20% über dem Sollgewicht liegt.

Eine andere Möglichkeit ist die Ermittlung des Quetelet-Index, bekannter als Body - mass - index (BMI).

Das Sollgewicht wird mit dem Body - mass - index (BMI) errechnet, das den individuellen Konstitutionstyp mit berücksichtigt. Die Formel für die Berechnung des BMI ist:

$$\text{BMI} = \frac{\text{Körpergewicht in Kilogramm}}{\text{Körpergröße } (m^2)}$$

z.B.: Gewicht = 73 kg, Größe: 1,83 m >>> BMI = 73 kg / $(1{,}83m)^2$ = 21,8 kg / m^2

Die WHO hat in ihrem Report von 1998 Übergewicht und Adipositas wie folgt klassifiziert:

	BMI kg/ (m)²
Normalgewicht	18,5 - 24,9
Übergewicht	25,0 - 29,9
Adipositas Grad 1	30,0 - 34,9
Adipositas Grad 2	35 - 39,9
Extreme Adipositas Grad 3	> 40

Ein Index über 28 kg/m² ist als gesundheitlich bedenklich anzusehen.

Handlungsaufgabe:
Berechen Sie anhand Ihrer Körpergröße und Ihres Körpergewichtes Ihren Body- mass- index!

4 Diagnostik bei neurologischen Erkrankungen

4.1 Aphasie

Die Diagnostik der Aphasie wird in einer Rehabilitationsklinik durchgeführt.
Es werden dort medizinisch-neurologische und psycho-soziale Untersuchungen durchgeführt, um folgende Fragen beantworten zu können:

Welche Ursachen liegen der Aphasie zu Grunde?
Ist der Patient körperlich belastbar? (besonders bei alten Patienten)
Liegen innere Erkrankungen vor?
Sind neurophysiologische Probleme festgestellt worden, z.B. Apraxien, zusätzlich Gesichtsfeldeinschränkungen und Hemiplegie?

Fragen zur Erstellung der Sozialanamnese:
Wie sieht die soziale Situation des Aphasikers aus?
Wird der Aphasiker nach der Rehabilitationsbehandlung nach Hause zurückkehren? Wird er in ein Seniorenpflegeheim entlassen?
Wie kommen die Angehörigen kommunikativ mit ihm zurecht?

Kontaktaufnahme mit dem Aphasiker:
Die Kontaktaufnahme wird in Form eines lockeren Gesprächs durchgeführt. Der Betroffene sagt verbal oder nonverbal etwas über sich aus. Die physische und psychische Verfassung des Aphasikers wird von dem Therapeuten registriert: Stimmung, Interessen, Ängste und Fähigkeiten.

Weitere Fragen werden von dem Therapeuten abgeklärt:
Ist der Patient depressiv? Wie ist seine Verständigungsfähigkeit? Kann er sich auf den Gesprächspartner einstellen? Leidet der Patient an einer globalen, flüssigen oder unflüssigen Sprachstörung?

Herausfinden der sprachlichen Fähigkeiten im Therapieraum:
Wie viel versteht der Aphasiker? Versteht er Aufforderungen und Fragen? Was kann er sagen? Kann er schreiben und lesen? Kann er aus Wortkarten einige Alltagsgegenstände zuordnen?
Kann er einige Sätze schreiben? Kann er die Nachrichten aus der Zeitung vorlesen?
Bei dieser ersten Untersuchung darf der Aphasiker nicht überfordert werden. Ziel ist, den Patienten erfahren zu lassen, dass er trotz eines begrenzten Sprachrepertoires ein Gespräch führen kann, selbst wenn er sich daran nur durch Kopfnicken, Lachen oder Gestikulierung beteiligt.

Am Ende der ersten Therapiesitzung hat der Therapeut einen Überblick über die gestörten Modalitäten.
Dieses behutsame, auf die individuellen Bedürfnisse des Patienten abgestimmte diagnostische Vorgehen weicht von der testbetonten objektiven Diagnostik ab.

Merke!

Als Therapiegrundlage ist es notwendig, dass für die therapeutische Arbeit mit schwer betroffenen Aphasikern, die auch psychisch schwer belastet sind, eine verständnisvolle, vertrauensvolle Atmosphäre vorliegt.

Ein individuelles Vorgehen setzt voraus, dass der Sprachtherapeut (Logopäde) fundierte Kenntnisse über Sprachmechanismen besitzt sowie über reichliche Erfahrungen mit Aphasie-Patienten verfügt.
Bauer und Kaiser (1989) entwickelten eine empfehlenswerte Methode, die einerseits ein individuelles Vorgehen erlauben, trotzdem aber eine objektive Einschätzung der sprachlichen Befunde ermöglicht. Bei dieser Methode werden die Gespräche zwischen Patient und Therapeut auf Band oder Kassette aufgenommen und anschließend analysiert. Die Analyse führt zu Hypothesen über die Ursachen der Fehlleistungen. Diese Vorgehensweise erlaubt die Annahme, dass Diagnostik und Therapie auf den kommunikativen Aspekt der Sprache, hier der verbalen Sprache, ausgerichtet sein muss, weil Sprache nicht in einem „luftleeren Raum", sondern stets zwischen Kommunikationspartner entsteht. Dazu kommt die Annahme, dass aphasische Fehlleistungen, wie z.B. Nichtverstehen können oder Missverständnisse, unterschiedliche Ursachen haben: Eine Diagnostik sollte diese Ursachen an das Licht bringen, damit sie in der Therapie speziell behandelt werden können.

Erst wenn der Patient den Sprachtherapeuten kennen gelernt und Vertrauen gefasst hat, ist es möglich, den Aachener Aphasie-Test durchzuführen. Er wird nur dann angeordnet, wenn der Patient den Testbelastungen psychisch und physisch gewachsen ist.

Der Aachener Aphasie-Test (AAT)
Der AAT, ein psychometrischer Test ist der einzige standardisierte Aphasie-Test, der bisher für den deutschen Sprachraum entwickelt wurde (Huber, et.al. 1983). Er hat sich als Standardtestverfahren in der Aphasieforschung und auch im Rehabilitationsbereich durchgesetzt. Auch wird er für Leistungsnachweise verwendet, z.B. für die Einstufung des Schweregrades der Aphasie und um die Therapiefortschritte in Form eines Leistungsprofils zu dokumentieren.

Die Testleistungen werden wie folgt beschrieben:

- Er soll festellen, ob es sich bei der Sprachstörung um eine Aphasie handelt
- Er macht die Aussage über die vier Standardsyndrome, globale-, Broca-, Wernicke-, amnestische Aphasie oder um eine Nicht-Standardaphasie
- Er erfasst die sprachlichen Störungen, d.h. welche Störungen zeigen sich innerhalb der verschiedenen sprachlichen Systeme z.B. Bedeutung, Grammatik, Wortspeicher, Lautmuster? Wie sind die Auswirkungen auf die sprachlichen Modalitäten (Sprechen, Verstehen, Lesen, Schreiben) und ihre Subkomponenten, z.B. Nachsprechen, Abschreiben, Lesesinnverständnis?

Für die Testdurchführung muss mit zwei Sitzungen von je 45 Minuten gerechnet werden. Die Testauswertung erfordert ca. eine Stunde.

Eignung des AAT für ältere Aphasiker
Der AAT weist trotz seiner diagnostischen Notwendigkeit einige Probleme auf; das trifft besonders auf den älteren Patienten zu.

- Der Test bringt für ältere Patienten große physische und psychische Belastungen mit sich.
- Bei sehr schweren Aphasien erfasst der Test nicht die noch vorhandenen Sprachressourcen; d.h. kleine Erfolge können nicht dokumentiert werden.
- Der Test lässt den Sprachtherapeuten nicht genügend Spielraum auf die individuellen Fähigkeiten des Aphasikers einzugehen. Er versagt aus diesem Grund als Leistungsnachweis!
- Da der Aphasiker Tagesrhythmusschwankungen in seiner Sprachfähigkeit aufweist, kann der Test nur eine subjektive Aussage über vorliegende Störungen erfassen; d.h. die einmalige Untersuchung kann zwar einen Eindruck von der Art und Schwere der Störung vermitteln, die Testangaben werden aber beeinflusst von:
    - dem Zeitpunkt der Testdurchführung

- der psychischen und physischen Situation, in der sich der ältere Mensch gerade befindet
- der Beziehungsgestaltung zwischen Therapeuten und Patienten.

Daraus folgt:
Der Test kann nicht allein als Therapiegrundlage dienen, weil die in der Planung verbliebenen sprachlichen Ressourcen kaum berücksichtigt werden.
Der AAT sollte im klinischen Bereich mit großer Vorsichtigkeit eingesetzt werden. Er muss gerade bei einem älteren Patienten durch zusätzliche informelle diagnostische Mittel ergänzt werden, mit denen die aphasischen Störungen genauer erfasst werden können.

Merke!

Sprachliche Fähigkeiten müssen immer auf die Situation bezogen werden, in der sie beobachtet wurden. Diese Fähigkeiten dürfen nicht als absolut angesehen werden. Testergebnisse sagen etwas über die sprachlichen Fähigkeiten des Patienten in einer bestimmten Testsituation aus. Der Test kann daher nur eine Verhaltensstichprobe sein, die durch zeitliche, räumliche, personelle und situative Bedingungen eingegrenzt ist. Die verbalen und nonverbalen Ressourcen des Aphasikers sind damit nicht erfasst. Gerade die Förderung der Ressourcen führen bei dem Patienten zu einem ersten, für ihn so wichtigen Therapieerfolg.

Folgerungen
Eine sprachtherapeutische Behandlung wird oftmals bei älteren Aphasiker auf Jahre hinaus abgelehnt, weil die Ergebnisse des AAT aufgrund einer einmaligen Untersuchung in der Klinik eine schwere Sprachstörung angezeigt hatte. Aus diesem Grund und zur Verlaufserhebung ist es notwendig den AAT bei älteren Patienten in Abständen zu wiederholen. Oftmals kann zu einem späteren Zeitpunkt besser abgeklärt werden, ob die aphasische Störung therapierbar ist.

4.2 Morbus Parkinson

Anamneseerhebung
Der Krankheitsprozess beginnt im allgemeinen schleichend, ohne dass er für die Betroffenen, die Umwelt oder den Arzt zu erkennen wäre. Der Organismus ist z.T. in der Lage, über viele Jahre, bis Jahrzehnte hinweg, einen zunehmenden Dopaminmangel zu kompensieren. Erst wenn von den Dopamin-produzierenden Zellen etwa 80% nicht mehr funktionstüchtig sind, werden erste klinische Zeichen sichtbar. Als häufig erstes Symptom kann ein Zittern eines Armes auftreten, eine allgemeine Verlangsamung oder Schreibstörungen.

Das wichtigste Element beim Erstellen der Diagnose ist die Anamnese. Sie ist wichtiger als alle in der modernen Labortechnologie verfügbaren Untersuchungsmethoden (vgl. „Die Anamnese" Seite 73). Der Neurologe stellt dem Patienten Fragen, um sich ein Bild davon zu machen, wie sich die Symptome entwickelt haben. Die Diagnose des Morbus Parkinson ergibt sich aus der typischen Klinik, wobei die Symptome Rigor, Akinese und Tremor auch mit apparativen Verfahren gemessen werden können.

Neurologische Grunduntersuchung
Eine vollständige neurologische Grunduntersuchung dauert je nach Umstand ca. 30-45 Minuten. Dabei werden Tonus und Kraft der Muskeln aller vier Gliedmaßen überprüft; ferner die Reflexfunktionen sowie die sensorischen Funktionen. Ein mentaler Test gibt Aufschluss über die Gedächtnisfunktionen. Die meisten Neurologen lassen sich auch eine Probe der Handschrift geben, um eine evtl. vorliegende Mikrographie (= kleine Handschrift) zu erkennen.
Beim Auftreten zusätzlicher neurologischer Symptome oder bei einem Demenzverdacht bei Morbus Parkinson ist zur Abklärung zerebraler Komorbidität[21] ein EEG und die Computertomographie oder besser durch Magnetresonanztomographie (MTR) des Gehirns notwendig. Im EEG finden sich häufig Frequenzverlangsamungen.

Bildgebende Verfahren tragen nicht zur Diagnose bei, sind aber differentialdiagnostisch wertvoll und können im Einzelfall auch weitergehende Zeichen einer allgemeinen Hirnatrophie belegen.
Es kommt vor, dass der Neurologe bei manchen Patienten einen längeren Zeitraum braucht, um zu einer sicheren Diagnosestellung zu kommen.
Wichtig ist stets, eine chronische Intoxikation und ein pharmakogenes Parkinson-Syndrom auszuschließen.

4.3 Multiple Sklerose (MS)

Kriterien zur Diagnosefindung
Die Diagnose einer MS stützt sich auf vier Grundpfeiler:
1. Nachweis multilokulärer Läsionen in Gehirn und Rückenmark
2. ein schubförmiger Krankheitsverlauf
3. Nachweis einer chronischen Entzündung im Liquor cerebrospinalis
4. Ausschluss anderer Krankheiten

[21] Unter Komorbidität im Bereich gerontopsychiatrischer Störungen versteht man heute das Auftreten von mehr als einer spezifisch diagnostizierbaren gerontopsychiatrischen Störung bei einer Person innerhalb eines Zeitintervalls.

Interdisziplinäre Untersuchungen

Es gibt keine einzelne Untersuchungsmethode, die die MS eindeutig diagnostiziert; es sind immer mehrere Tests erforderlich. Neben der Schilderung der körperlichen Beschwerden und einer klinischen Untersuchung, sind augenärztliche Untersuchungen notwendig. Der wesentliche Befund bei der MS ist die Beobachtung, dass zunächst nur die Isolierschicht der Nerven im ZNS, die so genannten Myelinscheiden zerstört werden. Im weiteren Verlauf, mit Abklingen der Entzündung kann es zur vollständigen Reparatur des Markscheidendefekts kommen, aber auch zu einer Narbenbildung mit Verschlechterung der Nervenleitungsgeschwindigkeit oder im ungünstigsten Fall, zum Untergang des Axons, dem stromleitenden Fortsatz der Nervenzelle. Im späteren Stadium findet sich eine Zerstörung von etwa 40% der Axome.

Eine wichtige Untersuchung ist die Lumbalpunktion, um die Entzündungszeichen im Nervensystem festzustellen. Im Liquor finden sich eine leichte Zellzahlvermehrung, in der Immunelektrophorese die typische Eiweißverteilungen.

Das Kerspintomogramm zeigt die Gehirn- und Rückenmarkveränderungen bereits im Frühstadium genau an. Sie wird auch zur Therapiekontrolle und als Verlaufsuntersuchung eingesetzt. Ergänzend dazu werden noch neurologische Tests durchgeführt.

Wiederholungsfragen

1. Welche Bedeutung hat die möglichst exakt gestellte gerontopsychiatrische Diagnose für den Pflegeprozess?
2. Es gibt einige Erkrankungen im Alter, die mit psychischen Raktionen vergesellschaftet sind. Um welche handelt es sich?
3. Aus welchen Gründen ist eine frühzeitig gestellte Diagnose einer Alzheimer Erkrankung für Sie als Altenpflegerin, für den behandelnden Arzt sowie für pflegende Angehörige so bedeutsam?
4. Was gehört alles zu dem Diagnoseschema bei Demenz?
5. Aus welchen Gründen eignet sich der AAT-Test nicht für ältere Aphasiker?
6. Testergebnisse aus Fragebögen älterer Menschen sind immer mit Vorbehalt zu interpretieren. Erläutern Sie aus welchen Gründen.
7. Auf welchen vier Grundpfeilern stützt sich die Diagnosestellung bei der Multiplen Sklerose?

5. Kapitel

Prophylaxen zum Erhalt seelischer Gesundheit im Alter

Prophylaxen zur Deprivation, aus der bei Nichtbeachtung Verwirrtheit entstehen, zur Apathie, aus der sich tiefe Regression entwickelt sowie Unterstützungsangebote bei Trauer, die bei unzureichender Bewältigung in eine depressive Erkrankung einmünden kann, gehören zum Erhalt seelischer Gesundheit im Alter. Jede Altenpflegerin sollte Prophylaxen und Beratungsangebote anbieten können.

1 Von sensorischer Deprivation zur Verwirrtheit

Bei der Deprivation handelt es sich um eine Pflegediagnose.

1.1 Der Begriff „Deprivation"

Deprivation (Beraubung) bedeutet der Entzug eines bedürfnisbefriedigenden Umfelds.

Das Gesundheitsproblem Verwirrtheit, was sich als Reaktion des alten Menschen aus der Deprivation ergibt, bringt Konsequenzen für die Selbst- und Laienpflege mit.

1.2 Deprivationsursachen

Die Einteilung des Reizmangels und deren mögliche Ursachen zeigt die Tabelle:

Deprivationsform	Ursache	Situationen
sensorische Deprivation	Entzug von Sinneseindrücken z.B. durch →	Sehbehinderung, Hörschaden, Sensibilitätsstörung, nach Kataraktoperationen (Tragen von Augenabdeckungen)
soziale Deprivation	Mangel an sozialen Kontakten z.B. durch →	soziale Isolation, fehlende familiäre Kontakte
kognitive Deprivation	Mangel an kognitiven Stimuli z.B. durch →	keine mentale Anregung, keine Beschäftigung (langer Klinikaufenthalt)

Entzug von Sinnesreizen kann schon nach wenigen Tagen zu schweren Störungen führen. Alte Menschen die von Deprivation betroffen sind haben das erhöhte Verlangen nach Sinnesreizen und Körperbewegungen.

Besonders die sensorische Deprivation führt zur Herabsetzung des Wachheitsgrades = Vigilanz (vgl. „Bewusstseinszustand" Seite 54). Diese so genannten „aufgezwungenen Bewusstseinszustände" kommen besonders in der stationären Altenpflege vor und können auch durch pharmakologische Substanzen z.B. Digitalis, Kortikosteroide und Dopamin verursacht werden.

1.3 Symptome sensorischer Deprivation

Der alte Mensch führt motorische, akustische und optische Selbststimulationen aus, z.B.:

motorisch:	Schaukelbewegungen, Nesteln an der Kleidung
akustisch:	ständiges Rufen, Stimmen hören
optisch:	illusionäre Verkennungen, Dermatozoenwahn[22]

1.4 Deprivation durch Schwerhörigkeit im Alter - ein Teufelskreislauf

Schwerhörigkeit beim alten Menschen kann dazu führen, dass die Kommunikation mit der Umwelt eingeschränkt wird. Viele Worte, die falsch verstanden werden, führen zu Missverständnissen. Kommunikationspartner sind häufig gereizt, weil sie Worte wiederholen müssen. Das spürt der alte Mensch und schämt sich seiner Beeinträchtigung. Durch die falsche akustische Wahrnehmung und der herabgesetzten Anpassung wird der alte Mensch misstrauisch, aggressiv, ängstlich und neigt zu depressiven Verstimmungen. Er isoliert sich zunehmend, resigniert und wird inaktiv. Das hat zur Folge, dass er nicht mehr liest oder sich für das Fernsehprogramm interessiert. Wegen der mangelhaften mentalen Anregung kommt es neben dem Rückgang der sozialen Kontakte zum kognitiven Abbau. Nicht nur in der Wohngruppe im Seniorenpflegeheim, sondern auch im häuslichen Bereich wird der alte Mensch von seiner Umwelt gemieden, weil er vergesslicher ist, sich für nichts mehr interessiert oder nur noch von der Vergangenheit spricht. Die soziale Deprivation nimmt ihren Lauf. Die Schwerhörigkeit hat auf den ganzen alten Menschen übergegriffen; dieser wird zunehmend im Denken, Fühlen und Sozialverhalten behindert. Je länger die Deprivation anhält, umso mehr kommt es aufgrund des Reizsucheverhaltens zu einer Selbststimulation des Gehirns. Altenpflegerinnen/Angehörige haben dann einen verwirrten alten Menschen mit Wahnvorstellungen, Angst, nestelnden oder schaukelnden Bewegungen, der ständig die selben Phrasen ruft (Echolalie), vor sich.

[22] Dermatozoenwahn: Wahn, an einem Hautparasiten zu leiden (taktile Halluzinose).

Eine vollständige Integration des Schwerhörigen in die Gesellschaft der Normalhörenden wird dennoch kaum gelingen. Der Gehörlose bleibt in die Schicksalsgemeinschaft der Gehörlosen eingegliedert.
Am Beispiel von Beethovens Ertaubung wurde versucht vier Stadien nachzuweisen, die beim Verlust des Gehörs durchlaufen werden (Peyser, zitiert nach Sopko, 1990)

- Stadium der Verheimlichung
- Stadium der Verstimmung
- Stadium des Misstrauens
- Stadium der Resignation

(Beethoven gelang es den schweren Schicksalsschlag als Musiker gehörlos zu sein mit Energie zu überwinden und schuf sogar Kompositionen).

Weniger dokumentiert ist das Ausmaß an Vereinsamung, Verbitterung und Depressivität bei der Großzahl „gewöhnlicher" Schwerhöriger im Alter.

1.5 Deprivierende Faktoren im Seniorenpflegeheim

Zu deprivierenden Faktoren im Seniorenpflegeheim gehören:

- architektonische Umgebungsfaktoren (z.B. lange Flure, fehlende Orientierungshilfen, einheitliche Möbelfarben),
- unangemessene Lichtverhältnisse (z.B. fehlplatzierte Lampen, mangelndes Tageslicht),
- hallende Akustik (z.B. Stör-, Signal- und Nebengeräusche, fehlende vertraute Geräusche für die Bewohner),
- ungewohnte Gerüche (z.B. alle Gerüche sind im Bewohnerzimmer vereint, erhöhte Aggressionspotentiale durch Urin- und Fäkalgeruch),
- gleichbleibende Temperaturen (z.B. in der Nacht und am Tag, zu jeder Jahreszeit, Zugluft wird vom alten Menschen sofort als unangenehm empfunden!),
- wenig Raum und Möglichkeiten persönliche Gegenstände und Möbel aufzustellen,
- alte Menschen verbleiben in ihren Betten ohne Anregung ihrer Sinne,
- Inkontinente werden aus arbeitsökonomischen Gründen mit Inkontinenzhilfsmitteln versorgt,
- keine Strukturierung durch Tageskleidung (z.B. das Nachthemd wird zum Taghemd),
- pflegerische Maßnahmen erfolgen ohne gezielte taktile oder andere Stimulis,
- Einsatz von Superweichlagerungen als Dauermaßnahme (Entzug von Wahrnehmungsqualität, Gleichgewicht und räumlicher Orientierung),

- eine erschwerte Kommunikation bleibt reduziert.

Bettlägerige im Seniorenpflegeheim sind besonders von deprivationsfördernden Faktoren betroffen. Sie liegen flach im Bett; in ihrem Blickfeld befindet sich nur die weiße Zimmerdecke. Die Orientierungsmöglichkeiten sind auf ein Minimum reduziert. Wenn der alte Mensch sich eigenständig bewegen kann, kann es passieren, dass er anfängt an der Bettdecke zu nesteln, manchmal auch den Bettbezug abzieht. Er klopft auf die Bettunterlage oder führt stereotype Bewegungen aus, um sich noch zu spüren. Kann er Bewegungen wegen Schmerzen, Immobilität oder Schwäche nicht mehr eigenständig ausführen, stimuliert sich der Körper selbst. Die peripheren Nerven senden dem Gehirn diffuse Impulse. Das Gehirn versucht daraufhin die Autostimulation sinnvoll zu verarbeiten. Jetzt passiert es, dass der alte Mensch Gegenstände visuell wahrnimmt, die nicht existent sind, z.B. kleine Tiere, der Mann in der Ecke, etc.

Der alte Mensch mit Deprivation kann nicht mehr zwischen einem „echten" äußeren Reiz oder autostimulativem Reiz unterscheiden. Die Altenpflegerin nimmt den alten Menschen mit dieser Interpretation als verwirrt wahr. Schließlich wird durch die Isolierung von auffällig gewordenen alten Menschen die Deprivation gefördert.

Eine weitere Folge der Deprivation sind Hospitalismusschäden. Dabei handelt es sich um schwere körperliche und geistige Störungen, die durch lange Aufenthalte in Institutionen mit deprivationsfördernden Faktoren hervorgerufen werden. Der Betroffene weist Rückzugstendenzen, Apathie, körperliche Entwicklungsstörungen und Deformationen, bizarre Verrenkungen und stereotype Schaukelbewegungen auf. Nach Jahrzehnten lässt sich oft nicht mehr unterscheiden, welche Behinderungen biologisch und welche sozial erworben sind. Die sozialen und psychischen Schäden sind in der Regel nicht mehr revidierbar.

1.6 Pflegerische Interventionsmöglichkeiten zur Deprivationsprophylaxe

Dauern die Deprivationsformen lange an, so tritt ein Gewöhnungseffekt auf (Habituation). Der Reizaufbau sollte dann nur schrittweise erfolgen.

Voraussetzungen zur Umsetzung einer aktivierenden Pflege:

- Feststellung von physiologischer und psychischer Vulnerabilität (d.h. eine Disposition zu einer psychotischen Reaktion) des alten Menschen
- Aufstellung der Pflegeanamnese
- Pflegeplan auf der Grundlage einer prozessorientierten aktivierenden Pflege
- Beobachtung von Stimmung und Verhalten

- bedürfnisgerechtes Pflege- und Wohnkonzept
- ausreichender Personalschlüssel (exam. Altenpflegerinnen)

Altenpflegerinnen müssen von pflegefachlicher Seite den ersten Schritt tun und dem alten Menschen Pflegeangebote machen. Sie müssen Reize anbieten und gezielt stimulieren. Pflege kann hier nicht warten, bis der alte Mensch Angebote macht, fragt, fordert, versteht, aufwacht - er kann es ja nicht!

Handlungsaufgabe:
Stellen Sie Pflegemaßnahmen zu den unten aufgeführten Pflegezielen auf (Maßnahmen zur Deprivationsprophylaxe). Berücksichtigen Sie bei Ihrer Aufstellung der Pflegemaßnahmen auch die einfachen Wahrnehmungsebenen.

Pflegeziele	**Pflegemaßnahmen**
erlangt den gewohnten Bewusstseinszustand wieder	z.B. Einsatz von Bezugspflege, Selbsterfahrung und Suchhaltung
spricht seine Bedüfnisse bezüglich der Sinneswahrnehmungen aus	...
Reizmangel vermindern	...
Veränderungen der sensorischen Fähigkeiten/Wahrnehmungen begünstigen	...
zieht sich keine Verletzungen zu	...
Körperwahrnehmung verbessern	...
Anregung im visuellen Bereich	...
Anregung im kommunikativen Bereich	...

1.7 Deprivation und Suchhaltung

„Die Angehörigen der Pflegeberufe sind die Spezialisten für die Wahrnehmung aller menschlichen Bedürfnisse und Notwendigkeiten (...) ." (Zitat, Dörner/Plog, 1989 S.56)

Handlungsaufgabe:
Stellen Sie einen Bezug zwischen dem Zitat und Ihrer Suchhaltung in der gerontopsychiatrischen Pflege her!

Hinsichlich der sensorischen Deprivation bedeutet die Suchhaltung bei der Altenpflegerin:

1. Wie nimmt der alte Mensch seine Umgebung wahr?
2. Was lösen seine Reaktionen in mir aus?
3. Wie kann ich ihn besser verstehen?

4. Was für Bedürfnisse hat er?
5. Was ist pflegerisch erforderlich, um ihm zu größtmöglicher Selbstbestimmung zu verhelfen?

Merke!

Werden deprivierende Faktoren nicht ausgeschaltet, lassen sich Konzentrationsschwäche, Verwirrtheit, depressive Verstimmungen, Hospitalismusschäden und auch Halluzinationen beobachten.

2 Apathie

2.1 Der Begriff „Apathie"

engl.: apathy = Fühllosigkeit, Teilnahmslosigkeit
Der Betroffene weist eine fehlende, affektiv-emotionale Ansprechbarkeit auf.
Es besteht Gleichgültigkeit und anhaltendes Unvermögen an längerfristigen Aktivitäten teilzunehmen und Verlust von Interesse an der Umwelt. Eine generelle Veränderung wird bei vollem Bewusstsein nicht wahrgenommen.

2.2 Vorkommen

Apathisches Verhalten kommt vor:

- nach psychischem Schock,
- nach Unfallschock,
- bei älteren Menschen.

2.3 Biografiebezogene Ursachen

Apathie ist besonders bei älteren Menschen zu beobachten. Sie zeigt sich in einem allmählichen Rückzug von der Außen- in die Innenwelt mit zunehmender Distanz zur Umwelt. Vereinsamung und Isolierung, bei mühsam aufrechtzuerhaltender Ich-Stabilität ist eine Form von Regression. Das kann so weit gehen, dass Verwirrtheitszustände auftreten. Diese Form der Apathie ist bei einigen Menschen ein Bestandteil des Alterungsprozesses. Sie kann auch eintreten, wenn ältere Menschen einen oder mehrere Verluste erlitten haben, so z.B. den Tod des Ehepartners oder die „Verlegung" in ein Seniorenpflegeheim.
Es tritt allmählich eine psychische Erstarrung und Erschöpfung bis hin zum völligen Rückzug nach innen ein. Die Grundproblematik ist also Verlusterleben. Apathie zeigt sich vor allem bei jenen Menschen, die ihr Leben lang ihre Verluste, ihre Abschiedssituationen weitgehend verdrängt haben. So wird es im zunehmenden Alter immer schwieriger, sich den psychischen Problemen zu stellen. Triebkonflikte, die bis in die frühe Kindheit zurückgehen, wurden beiseite

geschoben, bis die Psyche keinen Ausweg mehr wusste und schließlich im gekränkten Schweigen der Aphatie verharrt.

Folgen

- Der alte Mensch lebt ohne noch am Leben teilzunehmen.
- Altenpflegerinnen werden überfordert; leiden unter Bourn-out oder können depressiv werden (Pflege von apathischen Menschen erfordert sehr viel Geduld und Einsatz).

Merke!

Besonders eine langandauernde Regression, die Flucht in die Kindheit, führt letztendlich in die Apathie. Apathie ist demnach eine Form von Resignation. Resignation bedeutet, keine Entscheidungen fällen zu können oder zu wollen. Diese Entscheidungen wären schon längst in früheren Jahren fällig gewesen.
Es ist ein ewiges Warten auf Liebe, Zuneigung und Anerkennung, auf Bedürfnisse, die sich nicht erfüllten: die Eltern, die sich nicht gekümmert haben, Ehepartner, Kinder, die sich genauso wie die Eltern verhielten, der Chef, der einen nicht genügend gewürdigt hat. Das waren Stationen in der Lebensrückschau, die zur Aphatie geführt haben.

2.4 Prophylaxe durch reaktivierende Pflege

Pflegende können durch die Anwendung einer reaktivierenden Pflege helfen.
Reaktivierung heißt: bisherige Kompetenzen, die in der Lebensrückschau erlernt wurden, werden mobilisiert; das Erlernen neuer Kompetenzen soll und kann nicht erreicht werden.
Voraussetzungen zur Umsetzung:

- motivierte Bezugspflegekräfte
- Pflegeplan auf Grundlage einer prozessorientierten Rehabilitationspflege
- bedürfnisgerechtes Pflege- und Wohnkonzept mit ausreichend examiniertem Pflegepersonal

2.5 Pflegerische Interventionen der beeinträchtigten AEDL für Deprivation und Apathie

La: Kommunizieren

Die Sinne (Sehen, Hören, Tasten, Riechen und Vibrationsempfinden) werden mit basaler Stimulation angeregt. Eine aktive nonverbale Kommunikation kann mit Blicken, Lächeln und Berührungen durchgeführt werden.

La: Sich bewegen

Bewegung fördert die Gehirndurchblutung und das Selbstwertgefühl. Bettlägerige sind mit passiven Übungen durchzubewegen. Vom Hausarzt bekommen sie in regelmäßigen Abständen Krankengymnastik verordnet. Freude an Bewegung wird mit Seniorentanz, Sitzgymnastik sowie Spaziergängen mit Gehhifen erzielt.

La: Vitale Funktionen des Lebens aufrechterhalten

Atemübungen, atemstimulierende Einreibung (ASE), Aromatherapie regen die Atmung an, dadurch erfährt der Kranke ein verbessertes Lebensgefühl. Vitalwerte werden regelmäßig kontrolliert. Bei Bettlägerigen sind umfassende Prophylaxen durchzuführen.

La: Sich pflegen

Der alte Mensch sollte so lange wie möglich selbstständig die Körperpflege durchführen. Waschrituale und Schamgefühle werden beachtet und respektiert. Durch die Fußreflexzonenmassage kann die Stimmung verbessert werden. Bei geringem Selbstwertgefühl hilft Schmuck, Parfüm, Kosmetik und hübsche Accessoires. Eine basal stimulierende Ganzkörperwäsche aktiviert besonders Bettlägerige.

La: Essen und trinken

Individuelle Essgewohnheiten und Lieblingsspeisen erhöhen ein positives Lebensgefühl. Der alte Mensch wird ermutigt in Gemeinschaft seine Speisen einzunehmen; es wird darauf geachtet, dass er täglich 2-2,5 Liter Flüssigkeit trinkt.

La: Ausscheiden

Ausscheidungsgewohnheiten werden zugelassen. Kontinenz wird erhalten, wenn der Weg zur Toilette verkürzt wird, ferner mit Beckenbodentraining, mit leicht zu öffnender Kleidung sowie mit einem Nachtstuhl am Bett. Eine ausführliche Erklärung der Inkontinenzhilfen erhöht deren Akzeptanz. Viel Bewegung und eine ballaststoffreiche Ernährung verhindern Obstipation.

La: Sich kleiden

Bekleidungsrituale, An- und Ausziehtraining fördern die Selbstständigkeit. Weil apathische Menschen leicht frösteln, benötigen sie warme Kleidung. Leicht zu handhabende Klettverschlüsse an Schuhen und Hosen ermöglichen dem Kranken Erfolgserlebnisse.

La: Ruhen und schlafen

Abendliche Zuwendung, Gespräche und individuelle Rituale erleichtern das Einschlafen. Durchschlafen wird durch warme Milch mit Honig, Kräutertees u.a. pflanzliche Schlafmittel oder einen Besuch im Nachtkaffee gefördert.

La: Sich beschäftigen
Lebensrückschaubezogene hauswirtschaftliche oder handwerkliche Tätigkeiten, kreative Hobbys und die Sorge für Haustiere lenken von Sinnlosigkeit ab, regen die Sinne an und verschaffen Erfolgserlebnisse. Angemessene Aufgaben schaffen ein Gefühl von: „Ich werde noch gebraucht!"

La: Sich als Mann oder Frau fühlen und verhalten
Die Rollenidentität wird erhalten durch individuelle/n Kleidung, Frisur, Schmuck. Bei der Intimpflege wird verstärkt auf das Schamgefühl geachtet. Altenpflegerinnen unterstützen das Bedürfnis nach Zärtlichkeit und respektieren Wünsche nach Sexualität.

La: Für eine sichere Umgebung sorgen
Absprachen von Altenpflegekräften müssen verbindlich eingehalten werden. Die Gestaltung der Umgebung ist geordnet und übersichtlich. Räumlichkeiten weisen helles Licht auf; die Atmosphäre wirkt freundlicher durch Dekorationen und Blumen. Durch Orientierungshilfen findet der Kranke sich im Alltag besser zurecht.

La: Soziale Bereiche des Lebens sichern
Für apathische Menschen ist eine Bezugspflegeperson wichtig. Sie pflegt ihn liebevoll - konsequent und regelmäßig, besonders wenn er sich gefährdet. Angehörige werden in die Pflege mit einbezogen und dazu motiviert Hoffnung auszustrahlen.

La: Mit existenziellen Erfahrungen des Lebens umgehen
Der innere Rückzug des apathischen Menschen auf die Vergangenheit kann erleichtert und fruchtbar gemacht werden, wenn er mit Menschen Berührung hat, denen seine Erinnerung etwas bedeuten. Unter günstigen Verhältnissen können hier Kinder und Enkelkinder hilfreich sein und selbst Wesentliches dabei gewinnen. Bei Verlusten, Ängsten und Sorgen sprechen Pflegende die Verzweiflung und Hoffnungslosigkeit direkt an. Sollten freiheitsentziehende Maßnahmen notwendig sein, so werden diese in regelmäßigen Abständen vom Vormundschaftsrichter überprüft. Wohlbefinden, Vertrauen, Zuversicht und Hoffnung werden besonders durch folgende Pflegekonzepte gefördert: Musiktherapie, Validation, basale Stimulation, Milieutherapie.
Pflegende sprechen traumatische Lebensereignisse oder positive biografische Erfahrungen an. Der Sinn des Lebens wird dem apathischen Menschen durch Umsetzung von religiösen Bedürfnissen in Form von Kurzandachten, seelsorglichen Gesprächen, Gebeten und Liedern vermittelt.

3 Die Auseinandersetzung mit Trauer

3.1 Der Begriff „Trauer"

Es handelt sich um eine schmerzliche Gefühlsreaktion auf einen schwerwiegenden Verlust oder Schicksalsschlag.

Trauer ist notwendig zur Bewältigung eines Verlusterlebnisses und kann kaum durch Medikamente ersetzt werden.
Ein Verlusterlebnis kann der Tod eines nahestehenden Menschen oder des geliebten Haustieres sein, eine Scheidung vom Ehepartner oder der Verlust eines Organs durch eine Operation.

Handlungsaufgaben:
Stirb und werde. (Goethe)
Der Dichter meinte damit das uralte Lebensprinzip: Jeder Neubeginn führt durch ein Tal der Verwirrung, Trauer und Orientierungslosigkeit.
1. Fällt es Ihnen leicht Abschied von alten Gewohnheiten, eingefahrenen Gedanken und dem geliebten Sicherheitsgefühl zu nehmen?
2. Können heutzutage Menschen richtig trauern, ohne befürchten zu müssen von anderen nicht verstanden zu werden?

3.2 Trauerreaktionen

Trauer äußert sich durch so genannte Trauerreaktionen. Es lassen sich körperliche und emotionale Reaktionen unterscheiden, die in unterschiedlicher intensiver Ausprägung allein oder gemeinsam auftreten können.

Körperliche Trauerreaktionen sind:

- Erschöpfung
- Schlafstörungen
- Appetitlosigkeit
- Atemstörungen und Brustbeklemmungen

Emotionale Trauerreaktionen sind:

- tiefe Traurigkeit
- Aggressionen
- Schuldgefühle und Angst
- Verlassenheits- und Hilflosigkeitsgefühle
- Sehnsucht nach dem Vergangenen oder nach dem Verlorenen

Bei schweren emotionalen Trauerreaktionen können Desorientierung sowie phasenweise Halluzinationen auftreten, das kann sich darin äußern, dass der Betroffene meint, der Verstorbene sei noch anwesend.

Während des Trauervorgangs haben Betroffene ein erhöhtes Krankheitsrisiko. Unter Trauerreaktionen ist die Immunabwehr abgeschwächt. Sinnvolle Trauerreaktionen werden hin und wieder mit Depressionen verwechselt.

3.3 Psychologische Zusammenhänge von Trauerreaktionen

Wenn Menschen unter Trauerreaktionen leiden, sollten sie nicht den Rat bekommen, „sich zusammenzureißen". Ihre Reaktion ist ein reaktiver Vorgang. Die Menschen haben ja etwas zu betrauern, denn sie haben ein Organ, ein Körperteil oder einen geliebten Menschen verloren. Sie haben einen Verlust erlitten, oft einen Teil ihrer Weiblichkeit oder Männlichkeit aufgeben müssen. Dadurch haben sie auch Selbstachtung und Würde verloren. Einiges kann zurückerobert werden. Organische Teile des Körpers können durch plastische Operationen ersetzt werden. Diese Menschen können und müssen begreifen lernen, dass sie trotzdem Frau oder Mann bleiben. Wie schwer ihr Schicksal auch immer war, Selbstachtung und Würde vor sich selbst kann man nicht wegschneiden.
Die innere Auseinandersetzung mit größeren Verlusten ist immer ein schmerzlicher Trauerprozess, der mit Kummer, Einschränkung von Interessen und Verlust an Liebesfähigkeit einhergeht. Zu Grunde liegt ein innerer Konflikt zwischen der realistischen Wahrnehmung des endgültigen Verlustes und dem emotionalen Widerstand gegen diesen Verlust.

3.4 Phasen des Trauerprozesses

Beim Trauerprozess nehmen Menschen Abschied von Personen, Gegenständen oder auch von Lebensphasen, die von Vertrautheit, Sicherheit und positiver Gewohnheit gekennzeichnet waren. Langsam oder auch unerwartet gerät der alte Mensch in eine Lage, die anders ist als vorher, und die er mit der Zeit erst anzunehmen und zu bewältigen lernen muss. Bei diesem Prozess lassen sich Muster erkennen, die in ähnlicher Form bei jedem Menschen auftreten, der mit Verlust- oder Trennungserlebnissen fertig werden muss.

Handlungsaufgabe:
Zur Verarbeitung von Trauer brauchen Trauernde Zeit, Raum, Erlaubnis und Rituale. Geben Sie zu jedem Begriff jeweils ein Beispiel!

Trauerphasen (nach V. Kast)
1. Phase = Akzeptanz des Verlustes in der Realität
In der Phase treten Abwehrreaktionen gegen das Annehmen eines Verlustes auf. Der Betroffene will nicht wahrhaben, dass er etwas Bedeutsames verloren hat. Diese Reaktion sollte überwunden werden. Trauer über ein ungeliebtes und ungelebtes Leben, sind Gefühle die zu 70% bei den Hinterbliebenen hochkommen.
2. Phase = Zulassen des Schmerzes
Die Bewältigung des Verlustes z.B. eines geliebten Menschen geschieht in erster Linie auf der Gefühlsebene. Deshalb treten heftigste Gefühlsregungen unterschiedlichster Art auf, z.B. Schmerz, Schuldgefühle, Angst, Wut, Sehnsucht (emotionales Chaos). Die Auseinandersetzung mit dem Verlust findet zuerst „im Kopf" statt. Gefühle werden zurückgedrängt oder verleugnet. Am Schluss dieser Phase sollte der Trauernde in der Lage sein, seinen Gefühlen, auch den sehr schmerzhaften Empfindungen, Raum und Zeit zu geben.
Schädlich für denTrauernden ist es, die Gefühle nicht zum Ausdruck zu bringen.
3. Phase = Anpassung an die neue Realität
In dieser Phase läuft eine gedankliche Aufarbeitung der verloren gegangenen Beziehung ab, verbunden mit einem Gefühl großer Nähe zum Verlust. Die Erinnerung an das Vergangene nimmt viel Platz im Leben des Trauernden ein. Allmählich sollte es jedoch möglich werden sich durchaus auch schmerzlich zu erinnern, ohne sich von der Vergangenheit überwältigen zu lassen. Oft führt der Trauernde Zwiegespräche mit dem Verstorbenen, sucht ihn an vertrauten Orten oder übernimmt den Lebensstil des Verstorbenen. Das kann helfen, sich von dem anderen zu lösen.
4. Phase = „Wieder-Hinwendung" zur Umwelt
Der Trauernde hat gelernt, den Verstorbenen loszulassen, ihn nicht mehr zu vereinnahmen. Der Verlust ist ein integrierter Teil seiner Biografie geworden. Für den Trauernden ist ein Leben wieder mit neuer Rollenidentifikation möglich, z.B. jetzt nicht mehr als Ehefrau, sondern als Witwe mit neuen Lebenszielen.
Es entwickelt sich eine andere innere Welt, als sie vor dem Tod des geliebten Menschen bestanden hatte.
Die Dauer der Trauerarbeit ist individuell sehr unterschiedlich; sie kann wenige Monate aber auch Jahre beanspruchen.
Der Trauernde muss nicht zwangsläufig alle Trauerphasen durchlaufen. Auch die Chronologie der Phasen ist nicht bei jedem Menschen identisch. So ist es möglich, dass der Trauernde in einer Phase stagniert oder dass sich einzelne Phasen wiederholen oder nicht durchlaufene noch folgen.

3.5 Ziele aktiver Trauerarbeit

- Entwicklung eines positiven Bezugs zum gekränkten Körper
- Stärkung der Selbstverantwortung und der Selbstunterstützung

- Ermöglichung einer neuen Orientierung in der Welt der Werte
- Versöhnung mit der Lebensrückschau und fehlgelaufenen Ereignissen

Ein entscheidenes Ziel ist es, dass die Trauernden wieder frei ihren Lebensweg aufnehmen, dass sie die Realität wahrnehmen und anerkennen und dass sie wieder in der Lage sind, neue Beziehungen einzugehen.

3.6 Pathologische Trauerreaktionen

- Chronische Trauerreaktionen

Der Trauernde kann über einen langen Zeitraum hinweg trauern. Dieser lange Zeitraum steht nicht mehr im Verhältnis mit einer „gesunden" Verarbeitung des Verlusterlebnisses. Der Trauernde verliert den Bezug zur Realität.

- Übertriebene Trauerreaktionen

Diese Trauerreaktion ist geprägt von massiven Verzweiflungsgefühlen. Die überschießende Reaktion wird damit erklärt, dass der Trauernde unbewusste und unbewältigte Schuldgefühle dem Verstorbenen/dem Verlorenen gegenüber hat und die nun nicht mehr miteinander bearbeitet werden können.

- Larvierte Trauerreaktionen

Der Trauernde weist psychosomatische Beschwerden auf, wie z.B. Schmerzzustände, ohne sie bewusst mit dem Verlusterlebnis in Zusammenhang bringen zu können. Ein Gespräch mit dem Facharzt kann den Weg zu einer angemessenen Verarbeitung des Verlustes weisen.

- Verzögerte Trauerreaktion

Die Trauerreaktion tritt verzögert ein; sie wird besonders durch Ereignisse ausgelöst, die in keinem direkten Zusammenhang mit dem Verlusterlebnis stehen.

Pathologische Trauerreaktionen sind häufig von Symptomen einer Depression nur schwer abzugrenzen.

3.7 Erfolgreiche und misslungene Trauerarbeit

Trauerauslösendes Ereignis
(schwerwiegender Verlust oder Schicksalsschlag)
⇓
mehrphasiger Trauerprozess über unterschiedlich lange Zeiträume

⇓	⇓
missglückter Bewältigungsversuch	erfolgreiche Bewältigung
Depressionsgefahr!	**Trauerüberwindung**

Merke!

Die moderne Trauerforschung besagt, dass Trauer über einen Verlust ausreichend verarbeitet werden sollte. Ansonsten kann es zu pathologischen Trauerreaktionen oder zu einer Depression kommen, die den Betroffenen in seiner Lebensqualität stark beeinträchtigen kann.

3.8 Trauernde im Seniorenpflegeheim

Bei alten Menschen erleben Pflegepersonen oftmals eine undefinierbare Traurigkeit, die sich in ungestümen Aggressionsausbrüchen äußert, deren Ursachen nicht erkannt oder gedeutet werden können. Alte Menschen sind dann nicht empfänglich für Freundlichkeit, gute Ratschläge und nette Worte; sie reagieren nur mit Anklagen und Vorwürfen. Diese Reaktionen richten sich gegen das Pflegepersonal, verletzen und machen traurig.
Hinter diesem Verhalten könnte Trauer stehen, die nicht ausgedrückt werden konnte.

Menschen im Seniorenpflegeheim trauern oft über:

- einen verstorbenen geliebten Menschen oder ein Haustier
- ein nicht gelebtes Leben
- die verlassene, vertraute Wohnung
- wenig soziale Kontakte
- den Verlust von Gesundheit und Selbstständigkeit
- soziale Sinnverluste

3.9 Aktive Trauerarbeit im Seniorenpflegeheim

Trauerarbeit im Heim kann aktiv unterstützt werden durch:

> Abschiedsräume, in denen Mitbewohner und Angehörige mit Ritualen bewusst Abschied von ihren Mitmenschen nehmen können.

> Sterbebebegleitung, falls es abzusehen ist, dass der alte Mensch stirbt. Diese sollte gleich einsetzen, damit Sterbende und ihre Angehörigen genügend Zeit haben sich mit dem Sterben auseinander zu setzen (vgl. „Sterbebegleitung" auf Seite 554).
> Aufbau einer Trauergruppe für Angehörige und Altenpflegerinnen, mit Anbindung an einem Seniorenpflegeheim.
> Einladung von Angehörigen nach dem Tod ihres pflegebedürftigen Menschen; somit wird Zeit und Raum für einen Austausch gemeinsamer Erinnerungen geschaffen, die heilsame Wirkungen haben können. Durch diese Geste kann Kontakt zu anderen Senioren in der Wohngruppe aufrechterhalten werden.

Handlungsaufgabe:
Was ist Ihre Meinung zu folgender Frage:
Kann Glaube bei der Trauerbewältigung helfen?

3.10 Hilfen im Umgang mit Trauernden

Handlungsaufgaben:
Stellen Sie sich vor, bei einer Dienstübergabe wird Ihnen gesagt, dass ein alter Mensch, bei dem Sie Bezugspflegekraft waren, verstorben ist. Der Angehörige ist telefonisch darüber informiert worden, und Sie werden ihm in der nächsten Stunde begegnen.
1. Welche Gedanken und Gefühle löst dies bei Ihnen aus?
2. Mit welchen Ritualen könnten Sie mit dem Angehörigen zusammen Abschied von dem Verstorbenen nehmen?

Von Altenpflegerinnen wird erwartet, dass sie trauernden Angehörigen beistehen. Sie sind durch den Verlust eines alten Menschen, der lange Zeit von ihnen gepflegt worden ist, zunächst auch selbst belastet. Für den Weg durch die Trauer brauchen sie Unterstützung, nach Möglichkeit durch eine Supervisionsgruppe (vgl. „Hilfe durch Supervision" auf Seite 606). Damit die Unterstützung des trauernden Angehörigen gelingt, benötigt die Altenpflegerin besondere Fähigkeiten.

Voraussetzungen für Pflegende

Der trauernde Angehörige braucht einen Ansprechpartner, der sich selbst nicht in den Trauerprozess „hineinziehen" lässt. Denn nur derjenige, der krisenfreundlich oder -verträglich ist, kann erfahrungsgemäß dem Trauernden den notwendigen Rückhalt zur Intervention bieten. Eine Intervention bedeutet ein helfendes Eingreifen, hier in einen Trauerprozess. Am wichtigsten ist es, das Gefühl zu vermitteln, dass der Pflegende für den Trauernden da ist, aber trotzdem die notwendige Distanz wahrt. Die Altenpflegerin verfügt über eigene Ressourcen, um dem Trauernden vermitteln zu können, was für die Bewältigung seiner Lebenssituation wichtig sein kann. Hat der Pflegende zum Trauernden eine Beziehung aufgebaut, so wird er auch um Rat gefragt. Er sollte daher mögliche psychologische und soziale Hilfsmaßnahmen kennen.

Die Aufgaben von Altenpflegerinnen

- Pflegende sollten dem Trauernden das Signal geben, dass sie für ihn da sind; d.h. er bekommt den Hinweis, dass er in der schweren Zeit nach dem Verlust nicht allein ist, z.B.:„Ich bin für Sie da und kann Ihren tiefen Schmerz verstehen."
- Es wird ihm das Gefühl vermittelt, dass er sich nicht schämen muss, wenn Emotionen hochkommen, sondern ihm wird Mut gemacht, seine Gefühle zum Ausdruck zu bringen.
- Da der trauernde Mensch sich von der Außenwelt abkapselt, ist es ratsam, wenn Pflegende dafür sorgen, dass er vielfältig Schönes wahrnehmen kann, das die Sinne wieder aktiviert werden. In der Anfangsphase des Trauerprozesses, der „Akzeptanz des Verlustes in der Realität", wo starke Abwehrreaktionen mitgeteilt werden, muss das noch nicht sein.
- Dem Trauernden wird der Impuls gegeben, dass eine Bewältigung der Trauer wieder ein Schritt in das Leben ist; dass er nur „loslassen" kann, wenn er sich zuvor darauf eingelassen hat.
- Den Hinweis mit Freunden zusammen Spaziergänge in der Natur, Kino-, Konzert-, Museums- und Festbesuche zu tätigen. Diese Aktivitäten können helfen, dass der Trauernde dem Leben wieder Freude abgewinnt.

Merke!

Altenpflegerinnen sollten genau hinschauen, genau hinhören und auch bei sich selber wahrnehmen, welche Signale der zu Begleitende aussendet und wie diese im eigenen Erleben ankommen. Aus dieser eigenen Wahrnehmung können viele Informationen entnommen werden, die eine gute Trauerbegleitung ermöglichen. Altenpflegerinnen sollten herausfinden, ob der zu Begleitende trauern will, er dazu bereit ist, nicht trauern kann, nicht trauern darf oder in seiner Trauer festgefahren ist.

Hilfestellungen von außen

- Hinweis auf die **telefonische Beratung**. Hier werden durch ehrenamtliche Helfer/innen Hilfen angeboten; im Bedarfsfall auch die Vermittlung an Psychologen. Wesentliches Merkmal dieses Telefongesprächs ist die Anonymität, die jedem Anrufer garantiert ist, ebenso die Einfühlsamkeit und Offenheit, mit der dem Trauernden begegnet wird. Die Telefonberatung hat bundesweit mit der jeweiligen Vorwahlnummer die Telefonnummer 19411.

- Weiterleitung an eine **psychologische Beratungsstelle**. Der Psychologe versucht in therapeutischen Gesprächen mit dem Trauernden dessen Vergangenheit zu verarbeiten, die seelischen Vorgänge zu erklären und dem Trauernden aufzuzeigen, wie sein Leben ohne den verstorbenden Angehörigen noch viele Jahre weitergehen kann.
- Bei der Trauerbewältigung benötigt der Trauernde die Unterstützung von Angehörigen, Freunden, Professionellen und wenn möglich anderen betroffenen Menschen in einer Selbsthilfegruppe.

3.11 Selbsthilfegruppen für Trauernde

Menschen in ihrer Trauer müssen lernen, ihrer Trauer nachzuspüren, uralte innere Verletzungen und Kränkungen bewusst zu machen und damit wieder zu beleben, damit endlich die Trauer ausgelebt werden kann. Trauernde sollten lernen, von alten Kränkungen loszulassen. Diese Kränkungen haben sie ganz tief im Innern vergraben. Sie sollten darüber in einer Trauergruppe (vgl. auch Seite 582) sprechen, falls sie im sozialen Umfeld keine Gelegenheit dazu haben (dient zur Gesundheitsförderung).

4 Der Beitrag von pflegefachlicher Seite zum Erhalt seelischer Gesundheit im Alter

- Mit der Ausschaltung von Faktoren die zur Deprivation führen, beugen Pflegende Verwirrtheit und Apathie vor.
- Pflegende geben aktive Unterstützung bei der Trauerarbeit von Trauernden und leisten somit eine wichtige Prophylaxe für depressive und psychosomatische Erkrankungen.
- Sie geben Unterstützung zur Lebensbewältigung, zeigen Lösungswege auf und delegieren in schwierigen Situationen an weitere Fachkompetenzen.
- Pflegende befreien sich von Schuldgefühlen; sie müssen sich im Klaren darüber sein, dass sie nicht für unbewältigte Konflikte des alten Menschen aus früheren Zeiten, aus denen sich im Laufe der Zeit eine chronisch psychische Erkrankung entwickelt hat, verantwortlich sind. Sie müssen es hinnehmen, dass auch bei allem pflegerischen Tun dem alten Menschen oftmals zu keiner psychischen Heilung verholfen werden kann.
- Nur auf der Basis einer ausgeglichenen, stabilen Pflegebeziehung kann sich seelische Gesundheit für Pflegende und Gepflegte aufbauen.

Wiederholungsfragen

1. Was bedeutet der Begriff „Deprivation"?
2. Welche drei Deprivationsformen kennen Sie?
3. Welche Verhaltensweisen können Sie bei einem alten Menschen beobachten, der an Deprivation leidet?
4. Welche Voraussetzungen zur Umsetzung einer aktivierenden Pflege zur Deprivationsprophylaxe sollten gegeben sein?
5. Aus welchen Gründen kommt Apathie besonders bei alten Menschen vor?
6. Stellen Sie pflegerische Maßnahmen bei Apathie zur Lebensaktivität „sich pflegen" auf.
7. In welchen Phasen verläuft Trauer? Beschreiben Sie die einzelnen Phasen konkret.
8. Durch welche Aktivitäten kann Trauerarbeit im Seniorenpflegeheim erfolgreich unterstützt werden?
9. Was können Selbsthilfegruppen für Trauernde leisten?
10. Mit welchen Maßnahmen können Altenpflegerinnen zum Erhalt der seelischen Gesundheit alter Menschen beitragen?

6. Kapitel
Pflege von Patienten mit gerontopsychiatrischen Krankheitsbildern

Einteilung der psychischen Alterskrankheiten
(Triadisches System nach G. Huber)

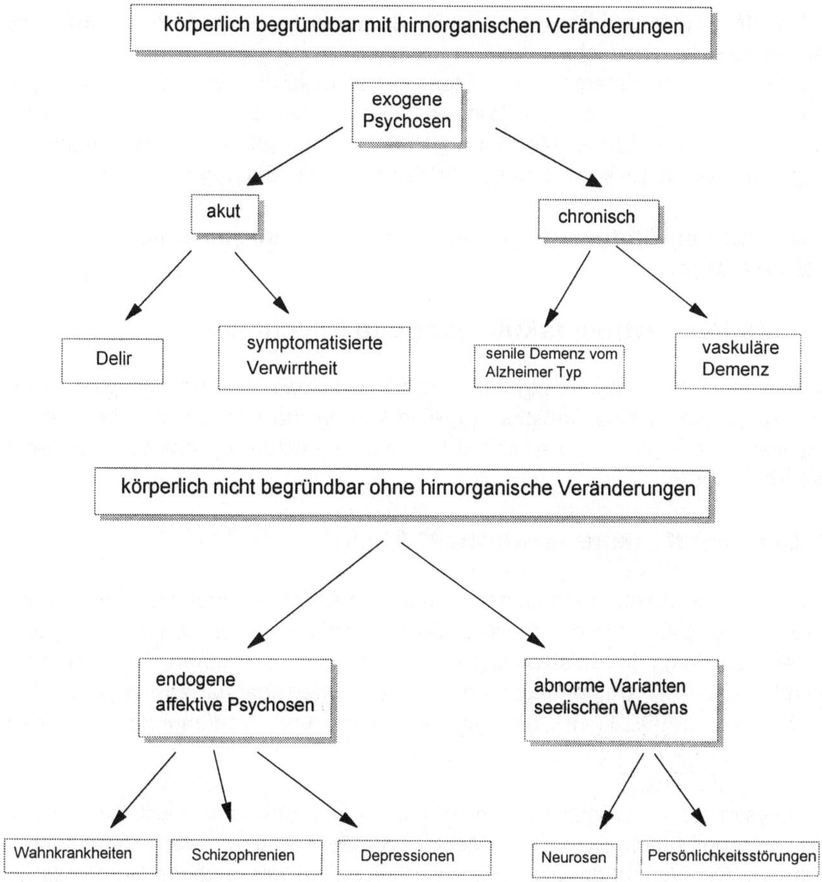

Nach dem triadischen System nach Huber werden unterschieden:

- **Exogene Psychosen**, d.h. körperlich, symptomatisch oder organisch begründbare Psychosen durch hirnbeteiligende körperliche Erkrankungen, z.B. Infektions- oder Stoffwechselkrankheiten oder primäre Hirnerkrankungen, z.B. Demenzen.

- **Endogene Psychosen**, d.h. körperlich nicht begründbare Psychosen, mit z.T. erblich bedingter Ursache, z.B. Schizophrenie oder affektive Psychose (Depression).
- **Abnorme Varianten seelischen Wesens,** z.B. Neurosen oder Persönlichkeitsstörungen, die erst in übersteigerter Form behandlungsbedürftig werden.

Der Begriff „**Psychose**" bedeutet „krankhafte seelische Störung", früher auch als „Geisteskrankheit" bezeichnet.
Darunter wird eine tiefergreifende Störung der psychischen Grundfunktion mit einem schweren gestörten Realitätsbezug verstanden. Dem Kranken fehlt eine zureichende, verstehbare Motivierung, er ist von seiner wahrgenommenen Realität überzeugt. Es kommt zum Auftreten qualitativ abnormer Symptome.

Körperlich begründbare Erkrankungen mit hirnorganischen Veränderungen

1 Akute Verwirrtheit (akute exogene Psychose)

Verwirrtheit ist keine eigene psychiatrische Erkrankung, sondern Symptom einer Erkrankung. Sie ist eine Reaktion auf eine körperliche oder psychische Erkrankung oder auf psychisch oder sozial belastende Faktoren. Verwirrtheit ist eine Pflegediagnose[23].

1.1 Der Begriff „akute Verwirrtheit" (Delir)

Die akute Verwirrtheit, international auch als „Delir" bezeichnet, ist eine plötzlich auftretende globale Störung aller kognitiven Funktionen (Wahrnehmen, Erinnern, Denken), die durch die Unfähigkeit gekennzeichnet ist, auf äußere Einflüsse oder Veränderungen der Umgebung zeitgerecht und/oder adäquat zu reagieren. Bei der Störung treten keine Sinnestäuschungen und Verkennungen in den Vordergrund.

Das Leitsymptom der akuten Verwirrtheit ist die Bewusstseinsstörung. Fehlt diese Störung, spricht man nach Wieck von einem so genannten „Durchgangssyndrom". Der Verlauf der akuten Verwirrtheit ist flukturierend, die Gesamtdauer beträgt einige Tage bis Wochen.

---

[23] **Pflegediagnose** nach Pflegewissenschaftlerin Prof. Dr. Bartholomeyczik, Fachhochschule Köln: eine zusammenfassende Beschreibung des Zustandes eines Menschen, der Pflege benötigt sowie die Merkmale und die Ursachen dieses Zustandes.

Das Syndrom tritt besonders häufig in den ersten Tagen eines stationären Aufenthaltes ein. Die Betroffenen verlieren meist schon nach einem kurzen Aufenthalt das Gefühl für Tag und Nacht, erleben soziale Isolation und Zukunftsängste. Weitere Symptome sind Desorientierung, Wahnzustände, Aggressionen, aktive sowie passive Verweigerung therapeutischer Maßnahmen. Ein alter Mensch erlebt das Delir als sehr bedrohlich. Das Auftreten des Syndroms kann zu einer Verzögerung der Genesung des Patienten führen.

1.2 Verwirrtheitsursachen

Folgende Erkrankungen äußern sich im Alter häufig über ein „Delir" als Erstsymptom/Leitsymptom und müssen differentialdiagnostisch bedacht werden:

- Exsikkose bei Trinkschwäche, Diarrhö, Fieber
- Harnverhalt, Harnweginfekt
- Urämie
- Pneumonie, Cholecystitis
- Hypoglykämie und Hyperglykämie (infolge Exsikkose)
- Hyperthyreose und Hypothyreosen
- Apoplexie (Ischämie oder Blutung)
- subdurales Hämatom bei „Vergessen" des Sturzereignisses
- zerebrale Infektionen bei fehlenden Zeichen des Meningismus
- akute Störungen des Verdauungstraktes
- akute und chronische Schmerzen

Häufigste Ursache eines Delirs bei alten Menschen ist eine relative Intoxikation mit Medikamenten (17% aller Akut - Aufnahmen in der gerontopsychiatrischen Klinik).
Darüber hinaus muss z.B. an Folgendes gedacht werden:

- Medikamentennebenwirkungen bzw. Wechselwirkungen bei Polymedikation
- eine Entzugssymptomatik nach plötzlichem Absetzen einer länger bestehenden Medikation
- typische Medikamente, die besonders Intoxikationen hervorrufen: Digitalisglykoside, Muskelrelaxanzien, Spasmolytika, Antidepressiva, Antiemetika, Antiparkinsonmittel, Antikonvulsiva, Sedativa, Insulin, zentral wirksame Antihypertensiva
- Alkoholmissbrauch
- eine Hörbehinderung

Psycho - soziale Ursachen könnten sein:

- Milieuwechsel
- schwerer sozialer Verlust
- Fremdkörperreaktion infolge eines Dauerkatheters

Über 95% aller Betroffenen werden durch eine gezielte Behandlung der organischen Ursache geheilt und bleiben frei von psychiatrischen Auffälligkeiten.

Checkliste zur Ursachenfindung
Nicht alles was Altenpflegerinnen bei einem alten Menschen als merkwürdig erscheint, ist akute Verwirrtheit.

Folgende Fragen sind in Kooperation mit dem behandelnden Arzt abzuklären:
1. Ist die Gehirnsubstanz in Ordnung?
2. Wird das Gehirn vom Organismus so zufrieden stellend versorgt, dass es funktionieren kann? (liegen evtl. Deprivation oder Reizüberflutung vor?)
3. Erhält das Gehirn von den Sinnesorganen und von der Umwelt ausreichend Informationen, die es sinnvoll verarbeiten kann? (Ist der Patient versorgt mit Brille oder Hörgerät?)

1.3 Verwirrtheitssymptome

Folgende Symptome lassen sich dem Delir zuordnen:
(nach Wittchen et. al. 1989)

- auffällige Reduktion von Konzentrations- und Merkfähigkeit (vorrangig Kurzzeitgedächtnis)
- Beeinträchtigung des Bewusstseins
- Ängstlichkeit, Misstrauen bis hin zur Wahnvorstellung und Aggression, illusionäre Verkennung und Halluzination (akustisch, optisch und haptisch)
- beeinträchtigte Sprache (Logorrhoe, Konfabulation)
- Störungen des Schlaf/Wachrhythmus
- psychomotorische Unruhe im Wechsel mit Apathie und Somnolenz
- Desorientierung (Zeit, Ort, Person)

Im Vordergrund der Verwirrtheit steht die Desorientierung.

1.4 Desorientierungsformen

Es werden verschiedene Formen der Desorientierung unterschieden:
(Schweregrade nach der Reihenfolge)

Räumliche Desorientiertheit
Der alte Mensch weiß nicht, **wo** er sich befindet; z.B. „Ich muss nach Hause, aber ich finde den Weg nicht!" Der verwirrte Mensch läuft umher, räumt ständig Gegenstände um, legt sich Verstecke an, vermisst Eigentum, hält sich für beraubt, ist auf der Suche nach etwas.

Zeitliche Desorientierung
Der alte Mensch hat keine Vorstellung von der **Zeit;** z.B. ein alter Mensch im Pflegeheim ist morgens um 2 Uhr erwacht, er kleidet sich an und äußert den Wunsch zur Arbeit zu gehen.
Der alte Mensch fragt ständig „Wie viel Uhr ist es"? oder „Wann gibt es Essen?"

Personenbezogene Desorientiertheit
Der alte Mensch erkennt andere nicht mehr und / oder weiß nicht mehr, **wer** er ist, wie alt er ist, wie er heißt, z.B. eine alte Dame bekommt Besuch vom Sohn, erkennt diesen nicht, hält einen Mitbewohner für ihren Mann. Wenn der verwirrte Mensch sich überfordert fühlt, kann es sein, dass er einen formellen Ton anschlägt und fragt: „Wer sind Sie denn überhaupt? Verlassen Sie mein Haus."
Wenn verwirrte Menschen nicht mehr wissen, wo sie sind und was sie zu tun haben, dann schlüpfen sie in eigene Rollen aus der Kindheit und glauben z.B., dass sie dringend nach Hause gehen müssen, weil die Mutter auf sie wartet.

Ziele des pflegenden Umgangs
Der akut verwirrte Mensch soll möglichst an die Realität orientiert werden, soweit dies Lebensqualität und Eigenständigkeit in Würde erhält.

1.5 Annäherung an den verwirrten Menschen

Ein Beispiel aus der Öffentlichkeit zur Desorientierung:
Zeitungsnotiz: *Vermisste 88-jährige Frau starb an Unterkühlung*
Frankfurt. „Sechs Tage nach ihrem Verschwinden ist eine 88-jährige Bewohnerin eines Seniorenpflegeheimes in Frankfurt tot in einer Wiese gefunden worden. Die Frau sei an Unterkühlung und Erschöpfung gestorben, teilte die Polizei mit. Die Leiche habe nur wenige 100 Meter von einem Gebiet entfernt gelegen, das die Polizei nach der Suche der altersverwirrten Frau durchkämmt hatte."

Handlungsaufgaben:
1. Welche Gründe haben die alte Dame evtl. dazu veranlasst aus dem Seniorenpflegeheim wegzulaufen?
2. Was könnte das Pflegepersonal unternehmen, damit es nicht zu wiederholten Vorfällen dieser Art kommt?

Ein Bespiel zur Desorientierung aus der ambulanten Pflegepraxis:
Frau G. lebt im Haushalt der Tochter, von der sie mit Unterstützung eines ambulanten Pflegedienstes versorgt wird. Besonders in der Nacht ist Frau G. sehr unruhig. Dann irrt sie aufgeregt in ihrem Zimmer umher und sucht laut „Hilfe" rufend einen Ausgang. In ihrer Verzweiflung öffnet sie alle Türen vom Kleiderschrank. Wenn sie den Nachtstuhl benutzt, dann möchte sie ihn nachher

auf dem Zimmerboden entleeren. Ihre Handlungen streitet sie ab; sie sei das nicht gewesen. Morgens nach dem Aufwachen weiß sie nicht, wo sie ist. Sie fragt ihre Tochter, wer diese denn sei. Sie redet in unzusammenhängenden Sätzen. Die Tochter von Frau G. überlegt in letzter Zeit, ob ihre Mutter auf Grund ihrer Desorientierung nicht besser in einem Seniorenpflegeheim aufgehoben sei. Sie als Tochter ängstigt sich vor dem psychischen Zustand ihrer Mutter. Frau G. ist 86 Jahre alt. Seit 25 Jahren hat sie Diabetes mellitus und erblindete als Folge davon vor einem Jahr vollständig. Am Tage verhält sich Frau G. ruhig. Sie gibt auf kurze Fragen Antwort. Gerne sitzt sie in ihrem Sessel und hört dem Wellensittich zu. In der Wohnung ist sie orientiert. Nachbarn und Freunde, die zu Besuch kommen verwechselt sie manchmal. Als auffallend vergesslich kann man Frau G. nicht bezeichnen, doch sie streitet konsequent die Vorfälle in der Nacht ab.

Handlungsaufgaben:

a) Arbeiten Sie aus dem Text heraus, welche Formen der Desorientierung Sie bei Frau G. erkennen können.
b) In welchem Zeitraum konnte die Desorientierung beobachtet werden? Gibt es Co-Faktoren?
c) Welche körperlichen Faktoren sind für die Desorientierung Frau G.`s verantwortlich?
d) Beschreiben Sie die emotionale Situation von Frau G. sowie die ihrer pflegenden Tochter.

Pflegeplanung bei der Pflegediagnose „akute Verwirrtheit" am Beispiel der Pflegesituation von Frau G.

Probleme/ Ressourcen (Was wurde festgestellt)	**Pflegeziele** (Was soll erreicht werden)	**Pflegeplan** (Was soll getan werden)
La: Kommunizieren Ressource: auf angepasste Ansprache Kommunikation möglich	Aufrechterhaltung der Kommunikationsfähigkeit, Frau G. fühlt sich verstanden	Pflegeabläufe am Morgen klar, verständlich erklären, Kommunikation über Hautkontakt, Ansprache mit Namen
La: Vitale Funktionen des Lebens aufrechterhalten/ Ausscheiden evtl. Blutdruckabfall nach dem nächtlichen Wasserlassen	weitgehende Stabilität des Blutdrucks in der Nacht, möglichst lange Spontanmiktion, frühzeitiges Erkennen von Komplikationen	RR- senkende Medikamente (Digitalis, Diuretika) bekommt Frau G. am Morgen verabreicht, RR- Kontrollen, evtl. nachts Inkontinenzhilfsmittel anbieten, vor dem Zubettgehen Toilettentraining
La: Essen und trinken Gefahr von Blutzuckerabfall durch lange Nahrungs-	kein nächtlicher BZ-Abfall, normnahe glykämische Stoffwechseleinstellung,	Spätmahlzeit anbieten (Mus, Saft, Jogurt) Blutzuckerkontrollen, tagsüber auf ca. 2

karenz, Exsikkose durch Flüssigkeitsdefizit	guter Turgor der Haut, ausgeglichene Bilanz	Liter Trinkangebot achten, Einhalten der verordneten 12-BE-Diät
La: Ruhen und schlafen Störung des Schlaf/Wach-rhythmus (nächtliche Unruhe)	normalen Schlaf/Wach-rhythmus wiederherstellen (Frau G. schläft ca. 6 Stunden in der Nacht)	am Abend atemstimulierende Einreibung oder basalstimulierende Teil- oder Ganzkörperwäsche mit Melissenwaschzusatz, abends schlaffördernde Getränke anbieten (z.B. Melissentee, Milch mit Honig)
La: Sich beschäftigen Beschäftigungsmangel, Ressource: bekommt Besuch von Nachbarn und Freunden	Selbstständigkeit und Kontaktfähigkeit erhalten	geistige akustische Anregungen anbieten z.B. Radio, Vorlesen, Aufenthalt in frischer Luft, Bewegung durch Sitzgymnastik, Anregung der Besuchskontakte
La: Sich als Frau fühlen und verhalten Toilettentopf wird auf dem Boden ausgeleert, Frau G. streitet Missgeschick ab	Verringerung des Schamgefühls	Tochter leert vor ihrem Zubettgehen nochmals den Nachttopf aus
La: Für eine sichere Umgebung sorgen Frau G. hat Angst, schreit nachts um Hilfe, Ressource: fühlt sich tagsüber in der Wohnung orientiert, hört gern dem Vogel beim Gesang zu	Frau G. soll sich sicher fühlen, Angstgefühle gering halten	therapeutisches Milieu in der Wohnung aufrechterhalten, z.B. keine Veränderungen in der Wohnung, konstante Bezugspflegekraft, Realitätsorientierungstraining (ROT), Aufweckrituale
La: Mit existenziellen Erfahrungen des Lebens umgehen unverarbeitete Verluste (Sehverlust durch diabetische Retinopathie), nachlassende Pflegequalität durch Überlastung der pflegenden Tochter	Frau G. bekommt mehr Lebensqualität, weitgehende Krankheitsbewältigung der starken Sehbehinderung, Aufrechterhaltung der häuslichen Pflege, mehr Pflegequalität durch Entlastung der pflegenden Tochter	Hilfe zur Selbsthilfe anregen, bei erfolgter Eigenständigkeit Frau G. oft Lob aussprechen, Möglichkeiten geben über die Sehbehinderung zu sprechen und Frau G. immer wieder Mut machen, pflegende Angehörige über Grenzen und Möglichkeiten einer qualitativen Lebensweise für das häusliche Umfeld beraten, der Tochter Aufklärung über Verwirrtheitssymptome geben sowie über gerontopsychiatrische Entlastungsangebote (z.B. Adresse von Gesprächsgruppe für pflegende Angehörige)

Der Pflegeplan wird nach Prioriäten erstellt, d.h. welche Probleme/Gefahren sind bei Frau G. vorrangig? Die Beurteilung der Pflege, d.h. der Heilungs- bzw. der Pflegeerfolg wird im Pflegebericht schriftlich festgehalten. Wichtig ist, dass die psychische Stimmungslage über einen längeren Zeitraum überwacht und ausformuliert wird.

Beispiele aus dem Pflegebericht von Frau G.:
22.11. 9 Uhr: Frau G. macht heute nach der Grundpflege einen zufriedenen Eindruck; nach Aussage der Tochter reagiert sie seit Tagen nach dem Aufstehen orientierter und entspannter. Sie schläft nach der Tasse Kräutertee mit Honig schnell gegen 22. 30 Uhr ein. Erholsamer Schlaf dann bis ca. 6 Uhr. In der Nacht treten z.Zt. keine Desorientierung und Angstzustände mehr auf.
27.11. 9.30 Uhr: Frau G. ist heute besonders niedergeschlagen. Bei einem Gespräch mit ihr stellt sich heraus, dass sie unzufrieden ist über ihre Hilflosigkeit (Sehbehinderung). Die Orientierungsfähigkeit von Frau G. hat sich in den vergangenen Tagen gebessert. Gestern bekam sie Besuch von der Nachbarin; nachdem sich diese mit Namen vorgestellt hatte, wusste Frau G. gleich um wen es sich handelte und konnte sich angeregt unterhalten.

Ein Beispiel zur Desorientierung aus der stationären Altenpflege:
Frau K. läuft seit einigen Stunden durch die Flure des Pflegeheims, schließlich spricht sie Altenpflegerin Sabine an: „Sagen Sie mir bitte, wie komme ich denn nach Hause, wie heißt diese Straße?" Meinen Sie die Anschrift des Pflegeheims?" „Das Pflegeheim? Ich muss nach Hause, meine Kinder warten auf mich, ich finde den Weg aber nicht." Sabine antwortet Frau K.: „Sie wohnen bereits seit einem Jahr hier bei uns im Seniorenpflegeheim". Frau K. ist darüber sehr empört und sagt: „Ach, lassen Sie mich in Ruhe, ich kenne Sie ja nicht."
Danach läuft sie wieder ruhelos in der Pflegewohngruppe auf und ab; suchend öffnet sie dabei die Türen von den Zimmern ihrer Mitbewohner.

Handlungsaufgaben:
Frau K. geht davon aus, dass sie alles richtig macht. Ihr Verstand hilft ihr nicht einzusehen, dass sie etwas falsch macht.
Frau K. ist verwirrt und kann es überhaupt nicht fassen, dass sie als junge Frau, wie sie sich selbst sieht, in einem Seniorenpflegeheim leben soll.
1. Um welche Desorientierungsformen handelt es sich in der Pflegesituation?
2. Wie können Sie Frau K. überzeugen, dass sie in einem Seniorenpflegeheim lebt?
3. Mit welchen Orientierungshilfen könnten Sie Frau K. zur besseren Orientierung verhelfen?
4. Erstellen Sie für Frau K. zu den beeinträchtigten AEDL einen Pflegeplan.

Frau K. hat sich eigene Erklärungen ihrer Situation zurechtgelegt. Erklärungen, die mit ihr selbst zu tun haben und mit dem, was sie an Ähnlichem bereits erlebt hat und woran sie sich erinnern kann.
Altenpflegerin Sabine bietet eine Erklärung an, die sie nicht akzeptiert. Also macht Frau K. sich selbst auf die Suche nach anderen Erklärungen. Sie wird unter den fremden Menschen in ihrer Umgebung nach vertrauten Gesichtern suchen, sie wird bei allen Vorgängen um sie herum selbst nach Tätigkeiten suchen. Dabei wird sie immer hilfloser werden.

1.6 Verhaltensbeobachtungen

Ein akut verwirrter Mensch kann anderen gegenüber schnell aggressiv werden, er eilt unruhig umher oder läuft sogar fort, ohne allein zurückzufinden. Der Betroffene ist ängstlich, reagiert argwöhnisch und misstrauisch auf seine Umgebung. In den Vordergrund tritt Antriebslosigkeit, Interesselosigkeit und Desorientierung. Er widersetzt sich Aufforderungen seiner Angehörigen und des Pflegepersonals und ist sprachlich schlecht zu verstehen. Auf Fragen antwortet er missverständlich, sein Gesichtsausdruck ist abweisend, er führt häufig Selbstgespräche. Sein Schlaf-/Wachrhythmus ist gestört, d.h. nachts irrt er durch die Wohnung oder Pflegewohngruppe und schreckt die Mitbewohner auf, tagsüber dämmert er dann stundenlang vor sich hin. Er verweigert Nahrung und ist körperlich unsauber, nässt häufig ein und verweigert die erforderliche Grundpflege. Der Betroffene kann nicht ohne Aufsicht bleiben, da anzunehmen ist, dass er z.B. mit Streichhölzern oder Gas unvorsichtig umgeht und dabei sich und andere gefährdet.

1.7 Pflegerische Soforthilfen

Ganz im Vordergrund der Pflege und Behandlung eines Patienten mit akutem Delir steht das Ziel, eine Eigengefährdung zu verhindern. Eine mechanische Fixierung soll - soweit wie möglich - vermieden werden. Vor der Gabe von sedierenden Neuroleptika oder einer Infusionstherapie muss ein Harnverhalt ausgeschlossen werden.

Weitere Pflegemaßnahmen sind:

- Durchführung aller Vitalzeichenkontrollen
- orale Flüssigkeitszufuhr (wenn der Patient ansprechbar ist)
- Arzt informieren, Vitalwerte mitteilen und ihn um einen baldigen Hausbesuch bitten (evtl. ist eine Klinikeinweisung erforderlich!)
- Patienten nicht allein lassen! (Selbstverletzungsgefahr)
- eine ruhige vertraute Umgebung schaffen und für Ruhe sorgen
- in regelmäßigen Abständen Überwachung von Stimmungslage und

Bewusstsein

- in der Pflegedokumentation wird zu folgenden Fragen Stellung genommen:
  - Lag vor dem Ereignis beim Patienten psycho-sozialer Stress vor?
  - Gibt es neben der Verwirrtheit weitere Krankheitssymptome?
  - Sind die Sinnesorgane intakt?
  - Liegt eine Infektion vor? (z.B. Blase, Niere, Atemwege)
  - Welche Medikamente sind verabreicht worden?
  - Hat der Patient Urin lassen können? (Ausschluss einer Harnretention)

1.8 Die Bedeutung der Verwirrtheit für Angehörige

Verwirrtheit kann sich als Symptom einer Beziehungsstörung in der Familie ausdrücken. Verwirrtheit gilt bei pflegenden Angehörigen als ein fortschreitendes, nicht besserungsfähiges Leiden und als ein Merkmal schwerer Pflegebedürftigkeit. Verwirrtheit stigmatisiert alte Menschen, grenzt aus, urteilt, generalisiert und kann Pflegemaßnahmen sowie die Lebensqualität beeinflussen. Ein altersverwirrter Mensch kann vorschnell von den Angehörigen in ein Seniorenpflegeheim abgeschoben werden. In unserer Gesellschaft gilt Verwirrtheit als Etikette.

1.9 Pflege im Seniorenpflegeheim

Wenn pflegende Angehörige mit der Pflege von verwirrten alten Menschen überfordert sind, ist die Aufnahme auf eine gerontopsychiatrische Pflegewohngruppe in vielen Fällen notwendig.
(vgl. „Umgang mit pflegenden Angehörigen", Seite 529) Wegen eines rehabilitativen Ansatzes ist es sicherlich besser und menschlicher, einen verwirrten Menschen im vertrauten häuslichen Umfeld wohnen zu lassen. Dadurch würde verhindert, dass körperlich und psychisch beeinträchtigte alte Menschen auf engstem Raum konzentriert angetroffen werden.

1.10 Orientierungshilfen im Seniorenpflegeheim

zur räumlichen Orientierung	zur personenbezogenen Orientierung
Umgebung vereinfachen und übersichtlich ordnen (Bilder- und Symbolsprache), Aufenthaltsraum als Wohnzimmer gestalten	Familienfotos im Zimmer aufhängen, Erinnerungsstücke (Kunstgegenstände, Urkunden) und persönliche Möbel zulassen
nachts immer eine Dämmerleuchte einschalten	große Spiegel (Kippspiegel) Bezugspflegeperson einsetzen ohne weißen Kittel (evtl. mit Parfüm zur stetigen Erkennung)
Treppen und Geräte sichern	Lieblingsmusik, Kuscheltiere, Puppen oder Haustiere ermöglichen

Eigennamen für Etagen verwenden	Friedhofsspaziergänge ermöglichen
Namenschilder an Türen	individuelle Merksätze verwenden
eine Außenansicht des Hauses und Stadtpläne aufhängen	mit einem Notfallplan kann beruhigt werden

1.11 Pflegerische Interventionen der beeinträchtigten AEDL

La: Kommunizieren

Freundliche, geduldige Zuwendung und ein ruhiges Gespräch lassen Einschränkungen des Kranken weniger bewusst werden. Altenpflegerinnen sollten eine angemessene Kommunikation anbieten, d.h. in kurzen, klaren Sätzen sprechen. Im Gespräch sollte die Lautstärke nicht ständig gewechselt werden; auch zu lautes oder zu leises Sprechen ist zu vermeiden. Ebenso ist der Einsatz einer bewussten nonverbalen Körpersprache angemessen, weil barsches Anreden oder energisches Anfassen den Kranken verängstigen und reizen können. Hilfsmittel zum Ausgleich von Defiziten der Sinnesorgane z.B. Brille oder Hörgerät werden bereitgestellt. Für pflegende Angehörige erfolgt eine ausführliche Beratung und Aufklärung über die Ursache der Störung und den Umgang mit dem Kranken.

La: Vitale Funktionen des Lebens aufrechterhalten

Blutdrucksenkende Medikamente wie z.B. Digitalis, Diuretika am Morgen verabreichen, damit ein Blutdruckabfall in der Nacht vermieden wird.

La: Sich pflegen

Jede neue Pflegemaßnahme ist anzukündigen und ausführlich zu erklären. Sie darf nicht zu hektisch und schnell erfolgen, damit der Kranke Gelegenheit hat sich darauf einzustellen. Wird ein Bettlägeriger angekleidet wird ihm der deutliche Unterschied zwischen dem im Bettliegen und Aufstehen mitgeteilt.

La: Essen und trinken

Pflegende achten auf ein ausreichendes Angebot von Flüssigkeit und auf eine ballaststoffreiche Ernährung. Um einen Blutzuckerabfall zu vermeiden, wird eine Spätmahlzeit angeboten. Effektiver wirkt eine Tasse Tee mit reichlich gelöstem Traubenzucker; das Getränk kombiniert mit einem kleinen Spaziergang auf dem Flur mit freundlicher Zuwendung verbessert einen Verwirrtheitszustand in kürzerer Zeit, als sedierende Medikamente es können.

La: Ausscheiden

Der Dauerkatheter wird von dem Verwirrten meistens nicht als Erleichterung, sondern als Fremdkörper empfunden. Er wird daher nur in Ausnahmefällen gegen Inkontinenz eingesetzt. Harnverhalten trotz gefüllter Harnblase tritt meist infolge einer Abflussbehinderung, wie z.B. bei Blasensteinen, auf. Bei alten unruhigen Menschen könnte die Ursache eine zu hohe Dosis niederpotenter Neuroleptika sein, die dem Kranken zur Ruhigstellung verordnet sind. Vorbeugend sollte bei alten Menschen, die regelmäßig sedierende Medikamente einnehmen, darauf geachtet werden, dass sie regelmäßig die Blase entleeren, um so Prävention der Retention zu betreiben.

La: Ruhen und schlafen
Aktivierung am Tage und ein durchgehend strukturierter Tagesablauf macht die Einnahme von benzodiazepinhaltigen Schlafmitteln überflüssig. Weil die abendliche Tablette bei vielen alten Menschen zu einem festen Bestandteil ihrer Gewohnheiten geworden ist, bleibt Pflegekräften oder Angehörigen die Aufgabe, nach Absprache mit dem behandelnden Arzt, darauf zu achten, dass Medikamente mit geringerer Halbwertzeit verordnet werden.
Eine Dämmerleuchte am Bett hilft zur besseren Orientierung, besonders bei nächtlich verstärkt auftretender Desorientiertheit.

La: Sich beschäftigen
Für verwirrte alte Menschen ist ein regelmäßiger Tagesablauf von großer Wichtigkeit. Veränderungen z.B. Ausflüge und Besuche (besonders ärztliche Besuche und Untersuchungen), sollten ihnen rechtzeitig angekündigt werden, damit sie genügend Zeit haben, sich mit ihnen gedanklich vertraut zu machen. Es wird vermieden, dass das Pflegebett des Kranken oft umgeschoben wird, weil plötzliche Veränderungen den Kranken verwirrter machen. Der Kranke sollte regelmäßig zwei- bis dreimal täglich das Bett verlassen können oder in einen bequemen Stuhl oder Sessel gesetzt werden, um den Lebensraum Bett und Nachttisch zu erweitern. Eine Hilfe zur Tagesstrukturierung ist das Konzept des Realitätsorientierungstrainings: Hilfreich sind hier so genannte „Realitätsstützen" die der Gedankenwelt der Betroffenen angepasst sind: Schilder, Symbole, Farben wie Wegweiser und Uhren, mit denen sich ältere Menschen auskennen. Diese knüpfen an das noch vorhandene Orientierungsvermögen an.

La: Für eine sichere Umgebung sorgen
Während eines stationären Aufenthaltes in einer Klinik wird dem Patienten Sicherheit und Wohlbefinden vermittelt, wenn er sich mit bekannten Gegenständen von Zuhause umgeben kann, z.B. Fotos von Angehörigen oder geliebten Haustieren, das Kuschelkissen, eigene Handtücher, Bettwäsche und Körperpflegemittel u.v.a.m.

La: Mit existenziellen Erfahrungen des täglichen Lebens umgehen
Der Einsatz einer konstanten Bezugspflegekraft verleiht dem Betroffenen Orientiertheit. Das Konzept der Milieutherapie sollte Anwendung finden; besonders das gesamte Pflegepersonal sollte sich gegenüber einem akut ver-

wirrten Menschen gleich verhalten. Vermeidung von Fixierungen und ähnlichen freiheitsentziehenden Maßnahmen erlauben eine gewaltfreie Pflege.

2 Chronische Verwirrtheit (chronisch exogene Psychose)

Die wichtigsten Erscheinungsbilder der chronischen exogenen Psychosen sind:

- Demenzen (Demenz vom Alzheimer Typ (S. 133, vaskuläre Demenz S. 163)
- Organisch bedingte Persönlichkeitsveränderungen (vgl. S. 228)
- Korsakow-Syndrom (vgl. S. 267)

Chronisch exogene Psychosen sind in der Regel irreversibel.

„Stell dir vor...
du vergisst dein Gedächtnis
manchmal nimmst du Menschen nicht ganz wahr, von denen du weißt, dass du sie kennst und liebst
deine Gedanken sind langsam und manchmal macht es dir keinen Sinn, was andere sagen
deine Bewegungen sind unbeholfen
schon einen Löffel zum Mund führen bedeutet großen Kraftaufwand
du fühlst intensiv - glücklichsein, wie Elend
du fühlst, dass die Dinge nicht mehr richtig sind, aber du kannst den Grund nicht benennen
du weißt, du bist nicht so wie sonst, weißt aber nicht, warum
du versuchst, darüber zu reden, aber du merkst, du sprichst eine Sprache,
die niemand um dich herum spricht."

Handlungsaufgaben:
1. Welche Gedanken und Gefühle assoziieren Sie, wenn Sie sich diese mentale Phantasiereise durchlesen?
2. Könnten Sie sich vorstellen, das Gedächtnis zu verlieren und nicht mehr zu wissen, wer Sie sind? Tauschen Sie Ihre Empfindungen in Ihrer Arbeitsgruppe aus.

Die Demenz umfasst weit mehr als nur den Abbau geistiger Fähigkeiten. Sie betrifft das ganze Sein des Menschen: seine Wahrnehmung, sein Verhalten und sein Erleben. Der Kranke lebt in einer Welt, in der Dinge und Erlebnisse des Alltags häufig eine völlig andere Bedeutung besitzen, als in der Welt der kognitiv Gesunden.
Das Krankheitsbild Demenz beinhaltet eine Menge Leid, sowohl für die betroffene Person, als auch für deren Angehörige / Nahestehende.

Nicht alles Leid ist nur aufgrund des Hirnabbaus und dessen Auswirkungen zu sehen. Manches Leid entsteht aus der Unwissenheit, wie die bestmögliche Pflege aussehen soll. Die medizinische Wissenschaft bietet zwar eine Reihe von Heilverfahren und Präventionen, hat jedoch bislang keine Wege gefunden, den geistigen Verfall eines Menschen zu stoppen.
Die einzigen Lösungen müssen auf einer einfachen, ehrlichen und menschlichen Ebene gefunden werden, durch einen ganzheitlichen pflegerischen Umgang, der auf der Basis von Freundlichkeit und Verstehen gründet.

2.1 Verwirrtheit und Demenz als Synonym?

In unserer alltäglichen Sprache wird der Zustand von Demenzkranken oft mit den Worten, dass „derjenige verwirrt ist" oder, dass „diejenige durcheinander ist" beschrieben, d.h. die Begriffe Verwirrtheit und Demenz werden hier synonym verwandt. Dagegen würde niemand befürchten, dement zu sein, wenn man selbst kurzfristige Verwirrtheitszustände erlebt, z.B. wenn eine Person in ein Zimmer hineingegangen ist und plötzlich nicht mehr weiß, was sie dort eigentlich tun wollte.
Von Demenz wird demnach gesprochen, wenn Verwirrtheitszustände chronisch vorliegen. Dementielle Prozesse werden mit steigendem Alter häufiger vorgefunden, sie sind aber keinesfalls zwangsläufige Begleiterscheinungen der Organ- und der Hirnalterung, sondern sie sind eigenständige Krankheiten mit Ursachen, die in ihrer Ganzheit noch nicht erforscht sind.

2.1.1 Der Begriff „Demenz"

lat. dementia: mens = Verstand, de = abnehmend, abnehmender Verstand, erworbene Hirnleistungsschwäche

Nach Dr. J. Wojnar (2000), verstehen wir unter „Demenz", Störungen der Gedächtnisfunktionen und der intellektuellen Leistungen, die den Erkrankten an einer normalen Interaktion mit der Umwelt hindern und in seinen Lebensaktivitäten beeinträchtigen. Sein Verhalten weicht immer stärker von früheren Mustern ab. Der Mensch wirkt dadurch auf seine Umgebung häufig unverständlich; er verhält sich in Situationen unangemessen und ist dann schwer beeinflussbar.

2.2 Epi(demenz)iologie

Mit steigendem Alter nimmt der Anteil an dementen Patienten zu. Vor dem Hintergrund der steigenden Lebenserwartung ist zu erwarten, dass sich die Demenz zu einem zentralen Problem unserer Gesellschaft entwickeln wird.

Der Anteil der Dementen in der Bevölkerung liegt bei den 60-65-Jährigen knapp unter 5% und verdoppelt sich nach jeweils etwa 5 Altersjahren. Bereits nach dem 90. Lebensjahr muss schon mit einem Anteil von 40% Dementer gerechnet werden. 60% aller Betroffenen leiden an der häufigsten Demenzerkrankung, der senilen Demenz vom Alzheimer Typ (SDAT). In Deutschland sind derzeit ca. 800.000 erkrankt; 50.000 Neuerkrankte kommen pro Jahr dazu.
Nach zur Zeit gültigen Statistiken ist davon auszugehen, dass etwa 86% der Patienten mit dementiellen Erkrankungen zu Hause versorgt werden. Die verbleibenden 14% werden stationär in Seniorenpflegeeinrichtungen betreut. 60% der in Pflegeheimen lebenden alten Menschen sind an Demenz erkrankt. Die Lebenserwartung beträgt nach Diagnosestellung ca. 7-10 Jahre. Pflege und Betreuung von dementiell erkrankten alten Menschen ist zur Zeit eine der größten Herausforderungen an die Seniorenpflegeheime.
Aufgrund des hohen Bedarfs an Gesundheits- und Pflegeleistungen stellt diese Erkrankung eine große soziale und ökonomische Herausforderung, auch für die Gesundheitspolitik dar.

2.3 Demenzformen

Die folgende Abbildung zeigt systematisch die Demenzformen

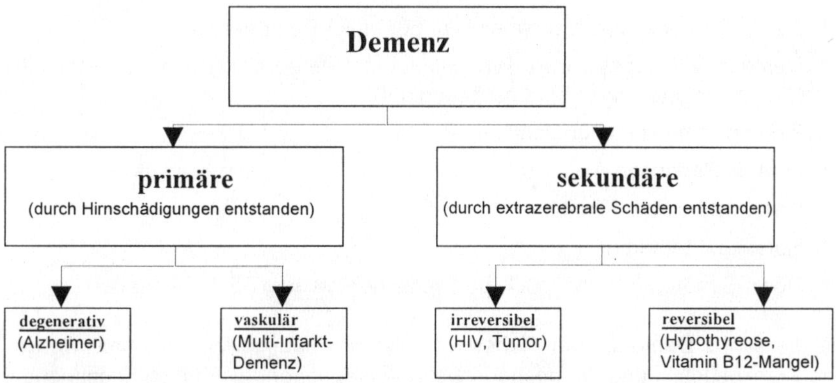

Die primären Demenzen machen etwa 80% aller Hirnleistungsstörungen aus.
Die senile Demenz vom Alzheimer Typ (SDAT) ist als häufigste Ursache für Demenzprozesse im höheren Lebensalter anzusehen.
Aufgrund von ätiologisch unklaren neuronalen Funktions- und Nervenzell-stoffwechselstörungen führt sie zu typischen Strukturveränderungen in bestimmten Prädilektionsstellen des Gehirns, vor allem zu Neurofibrillenveränderungen.
Der Krankheitsbeginn ist meist schleichend und gleichmäßig fortlaufend. Die klinische Diagnose entspricht zu 80-90% dem neuropathologischen Befund. Eine

sichere Diagnosestellung ist aber nur mittels Biopsie möglich (vgl. „Diagnostik bei Demenz" ab Seite 75).
Zu den primären Demenzen gehört auch die Demenz vom vaskulären Typ.

Die sekundären Demenzen sind zurückzuführen auf extrazerebrale Einflüsse. Beim älteren Menschen sind hier speziell Herzkreislauferkrankungen, Stoffwechselerkrankungen, Fehlernährung und Multimorbidität[24] zu nennen.
Bei ausreichender Behandlung des ursächlichen Krankheitsgeschehens ist eine Demenzform mit diesem Entstehungshintergrund zum Teil reversibel. Direkt verhütbar sind Demenzen, wenn frühzeitig eingegriffen wird.
Durch Demenzprävention wird zerebral schädigender Einfluss vermieden z.B.:

- bei unkontrollierter Pharmakaeinnahme
- bei Medikamentenabhängigkeit
- bei langjährigem Alkoholmissbrauch
- bei schwerwiegendem Ernährungsmangel
- bei Intoxikationen
- bei häufigen Schädelhirntraumata

Irreversible Demenzformen entstehen durch einen Hirntumor oder eine HIV-Infektion.
Zu den chronischen Demenzformen gehören:

- Senile Demenz vom Alzheimer Typ (50% aller Demenzen)
- Demenz vom vaskulären Typ (Hirntumor, Zerebralsklerose, 20-30% aller Hirnleistungstörungen sind gefäßbedingt)
- Pseudodemenz infolge von Depression
- Morbus Parkinson
- Creutzfeld-Jakob-Krankheit[25]
- Korsakow-Syndrom
- Down-Syndrom (Trisomie 21, bei Menschen ab dem 35. Lebensalter)

Da die senile Demenz vom Alzheimer - Typ am häufigsten vorkommt, werden das Krankheitsbild und die pflegerischen Interventionen ausführlich beschrieben.

---

[24] Multimorbidität: Der Ältere erkrankt nicht nur öfter, sondern es treten zunehmend mehrere Erkrankungen gleichzeitig auf.

[25] Creutzfeld-Jakob-Krankheit; eine neurologische und psychiatrische Störung. Beginn im mittleren Lebensalter. Degeneration der unteren Hirnschichten und der Basalganglien, evtl. durch Slow-Viren verursacht; eine Demenzform mit akutem Verlauf.

3 Die Pflege des Menschen mit Alzheimer Demenz (senile Demenz vom Alzheimer Typ = SDAT)

Alois Alzheimer (1864 - 1915), Oberarzt an der psychiatrischen Universitätsklinik in Frankfurt, beschrieb 1906 in der medizinischen Literatur zum ersten Mal den schweren Erkrankungsprozess der Hirnrinde. Zu der damaligen Zeit wurden zerebrale Abbauprozesse allgemein als „Paralyse" bezeichnet. Alzheimer obduzierte die 54-jährige Patientin „Auguste D." nach ihrem Tod, untersuchte ihr Gehirn mikroskopisch und beschrieb damals bereits die typischen Veränderungen im Gehirn. Alzheimer gelangte durch seine wissenschaftlichen Forschungen schließlich zu der Auffassung, dass die von ihm beschriebene seltene Form der „präsenilen Demenz" (vor dem 65-Lebensjahr) nur eine Variante der sehr viel häufigeren, im höheren Lebensalter auftretenden senilen Demenz sei. 1976 setzte sich diese „unitaristische" Ansicht gegen die bis dahin offizielle Lehrmeinung, die dualistische Einteilung, durch.
Die Demenz bildet keine eigenständige Krankheit, sondern eine Gruppe von Symptomen höherer Hirnfunktionen, die untereinander zusammenhängen und bei bestimmten Krankheiten auftreten.

3.1 Demenz-Definition nach ICD-10

Beeinträchtigung höherer kortikaler Funktionen einschließlich:
Gedächtnis, Denken, Orientierung, Auffassung, Rechnen, Lernfähigkeit, Sprache und Urteilsvermögen.
Es finden sich andere Störungen höherer kortikaler Funktionen:
Aphasie, Apraxie, Agnosie.
Persönlichkeitsveränderungen wie z.B. Affektlabilität, Änderung oder Akzentuierung prämorbider Persönlichkeitsmerkmale.
Beeinträchtigung in den Lebensaktivitäten. Das Bewusstsein ist nicht getrübt. Die kognitiven Beeinträchtigungen werden gewöhnlich von Veränderungen der emotionalen Kontrolle, des Sozialverhaltens oder der Motivation begleitet, gelegentlich treten diese auch eher auf. Die Symptomatik dauert mindestens sechs Monate an.

Die Demenz vom Alzheimer-Typ ist eine chronische neurodegenerative Erkrankung, bei der es zu einem progredienten Untergang von Nervenzellen im ZNS kommt. Bereits 1894 hatte Alzheimer die arteriosklerotische Hirnathrophie in Fachkreisen genau beschrieben.

3.2 Alzheimerveränderungen im Gehirn

Charakteristisch ist die frühe Schädigung cholinerger Neurone und die verminderte Verfügbarkeit von Acetylcholin sowie das Auftreten typischer histopathologischer Veränderungen im Gehirn.

A mikroskopischer Befund (histologischer Gewebeschnitt)
In der Großhirnrinde befinden sich:
1. neurofibrilläre Knotenpunkte
2. senile Plaques aus ß- Amyloidproteinen

B makroskopischer Befund
1. die weiße Hirnsubstanz ist atrophiert
2. die äußeren Liquorräume sind vergrößert

C biochemischer Befund
1. Die Neurotransmitterstoffe sind vermindert, aufgrund eines Nervenzellverlustes
2. Der Nervenzellverlust basiert auf Toxizität der ß- Amyloid-Ablagerungen

Die so genannten Plaques legen wichtige Lebensvorgänge der Nervenzellen lahm. Dadurch kann weniger von den Botenstoffen gebildet werden, die eine Verständigung der Zellen untereinander ermöglichen. Der für die Gedächtnisfunktion wichtige Überträgerstoff Acetylcholin ist deutlich vermindert. In bestimmten Gehirnregionen sterben nach und nach Nervenzellen ab, dabei gehen bedeutsame Nervenverbindungen verloren. In den befallenen Nervenzellregionen sind knäulartige Verdickungen festzustellen; so genannte „Neurofibrillenbündel".
Im Laufe der Erkrankung kommt es zu einer ausgeprägten Hirnatrophie; am ausgeprägtesten sind die degenerativen Prozesse im Temporal- und Parietallappen und im Hippocampus.

3.3 Neuropsychologische Störungen

Zu den neuropsychologischen Störungen gehören:
Apraxie, Agnosie und Akathisie.
Diese Störungen beruhen auf gestörte komplexe kortikale (evtl. subkortikale) Funktionen.

Apraxie (Handfertigkeitsstörung)
Den Begriff prägte Steinthal im Jahre 1871, er bedeutet wörtlich = „keine Handlung", „verkehrte Handlung".

Als Apraxie bezeichnet man die Unfähigkeit zu geschickten, planvollen Bewegungen von Körperteilen, trotz einer intakten motorischen Innervation der Muskulatur. Es liegen keine Lähmungen vor, dennoch ist der Kranke nicht in der Lage, die Muskulatur zielgerichtet einzusetzen. Eine Apraxie äußert sich darin, dass z.B. komplexe Handbewegungsabläufe, bei der Benutzung von Gegenständen, wie z.B. das Anziehen der Kleidung, das Essen mit einem Löffel, nicht mehr ausgeführt werden können oder eine Toilette wird in ihrer Funktion nicht mehr erkannt.
Dazu ein Beispiel aus der Praxis:
Frau M. ein Gast der gerontopsychiatrischen Tagespflege konnte nie etwas beenden. Sie begann eine Arbeit und gab sie nach kurzer Zeit auf, begann etwas anderes, um es gleich wieder liegen zu lassen und hatte so innerhalb kurzer Zeit vier oder fünf unerledigte Aufgaben vor sich. Auch stellte sie das Zuckergefäß in den Kühlschrank und den Kaffee in den Backofen.

Agnosie (Erkennungsstörung)
Sigmund Freud prägte den Begriff „Agnosie" und bezog ihn auf die Unfähigkeit, Einzelheiten eines visuellen Eindrucks zu einem Gesamtbild zusammenzufügen.
Als Agnosie bezeichnet man demnach die Unfähigkeit, Objekte oder die Abbildung von Objekten zu erkennen bzw. zu zeichnen oder abzuzeichnen.
Die eigentlichen Sinnesorgane und die sensorischen Afferenzen zur Hirnrinde sind intakt. Der Demenzkranke ist nicht in der Lage, die Wahrnehmungen begrifflich und sinnvoll zu deuten.
Betrifft die Agnosie optische oder akustische Sinneseindrücke, so spricht man von einer „Seelenblindheit" bzw. „Seelentaubheit".

Akathisie
Die große psychomotorische Unruhe (Akathisie = quälender Bewegungsdrang) bei den Kranken lässt sich durch den vorliegenden Neurotransmittermangel erklären. Der Kranke kann die Verfügungsmuster für die Motorik nicht mehr richtig einsetzen.
Neurologisch können ferner leichte **Parkinson-Zeichen** sowie eine **amnestische Aphasie (Wortfindungsstörung)** auftreten.

3.4 Krankheitsursachen

Im irreversiblen Krankheitsprozess kommt es bei der SDAT zu degenerativen Veränderungen der Gehirnnervenzellen. Die Nervenzellen gehen durch Ablagerung eines „verklumpten" Eiweißmoleküls (ßA4 Amyloid, zuckerhaltiges Eiweiß mit speziellen Färbeeigenschaften) allmählich zu Grunde.
Es werden folgende ursächliche Faktoren diskutiert:

- Amyloidablagerungen
- Genetische Faktoren

- Aluminiumanhäufungen
- Slow-Virus
- Fehlfunktionen des Autoimmunsystems
- Defizite in der neuralen Übermittlung (Neurotransmitter)
- Durchblutungs- und Stoffwechselstörungen

Forschungsergebnisse zur SDAT

Höheres Lebensalter ist ein Risikofaktor. In den Erbanlagen der Neuronen schleichen sich vermutlich Fehler ein, die nicht mehr korrigiert werden können. Die Erbsubstanz ist gestört und es kommt zu Fehlsteuerungen der Nervenzellen. Die Erkankung befindet sich auf dem Chromosom 21. Auf diesem Chromosom wird die Bildung des Eiweißes Amyloid gesteuert. Das Eiweiß ist für das Neuron eine wichtige Substanz, die jedoch bei der SDAT schädlich in den Zellen abgelagert wird. Eine bedeutsame Forschungsfrage ist derzeit, ob die Substanz in zu großer Menge gebildet wird oder der Abbaumechanismus gestört ist. Junge Erwachsene mit Down-Syndrom entwickeln häufig eine Alzheimer Demenz. Auf dem Chromosom 21 fanden die Forscher einen Erbfaktor für die präsenile Alzheimer Demenz.

3.5 Verlauf der Alzheimerdemenz

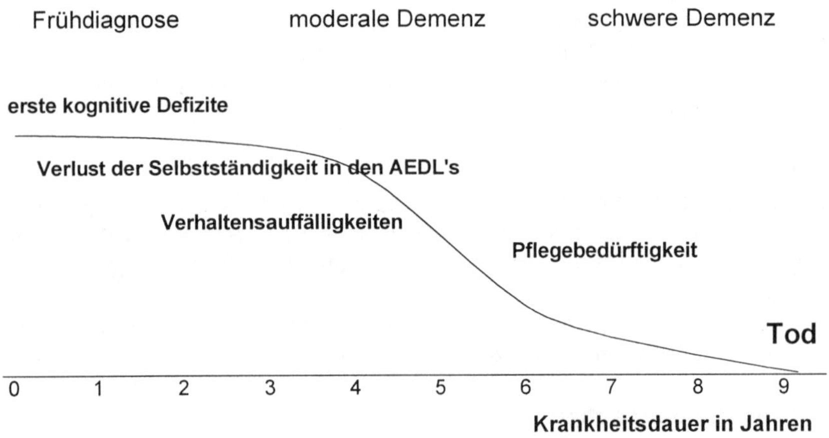

3.5.1 Krankheitsstadien

Frühes Stadium

Die ersten Anzeichen der Hirnleistungsstörung sind in der Regel Störungen des Kurzzeitgedächtnisses. Störungen des Langzeitgedächtnisses fallen erst später auf. Die Betroffenen sind zerstreut, verlegen Gegenstände oder vergessen Termine. Als Frühsymptome fallen Wortfindungsstörungen und Veränderungen des Sprachflusses auf. Früheren Interessen wird nicht mehr nachgegangen. Hobbys werden nicht mehr gepflegt. Im Frühstadium fallen Stimmungsveränderungen auf, der Kranke kann schnell aggressiv oder depressiv reagieren.

Fortgeschrittenes Stadium

Da die Pflege im häuslichen Bereich umfangreicher wird, benötigen pflegende Angehörige jetzt Unterstützung durch ambulante Pflegedienste. Die Eigengefährdung des Kranken nimmt im Alltag enorm zu. Der Umgang mit Feuer und elektrischen Geräten wird durch Überforderung zu gefährlichen Berührungspunkten. Die Gedächtnisleistung und die Merkfähigkeit lassen weiter nach. Der Kranke findet sich in fremder Umgebung schlechter zurecht und bekommt Probleme mit der zeitlichen Orientierung. Der Haushalt gerät in ein Chaos. Die Medikamenteneinnahme wird unregelmäßig. Da er Gegenstände zunehmender verlegt, beschuldigt er andere, dass sie ihm diese gestohlen hätten. Das Symptom des „sundowning" tritt auf, d.h. der Kranke schläft zu ungewöhnlichen Tageszeiten oder steht mitten in der Nacht auf und beginnt seine Tagesroutine. Er vernachlässigt seine Körperpflege und seine körperlichen Bedürfnisse. Das Verhalten kann enthemmt sein, unanständige Ausdrücke werden benutzt. Auf Fragen antwortet er sehr verzögert. Es treten neuropsychologische Störungen auf: Wortfindungs-, Erkennungs- und Handfertigkeitsstörungen. Intellektuelle Fähigkeiten schwinden, d.h. dem Betroffenen fällt es schwer zu rechnen, denken, urteilen, kritisieren und einfache Probleme zu lösen. Die Persönlichkeit verändert sich, sie ist eine Ambivalenz zwischen wollen und können. Oft spüren die Kranken, dass mit ihnen etwas nicht in Ordnung ist, können es aber nicht einordnen und damit richtig umgehen.

Spätes Stadium

Ein Pflege- und Betreuungsaufwand ist rund um die Uhr immer erforderlich. Die Pflege wird für Angehörige sehr belastend, auch in Zusammenarbeit mit professioneller Pflegehilfe. Der Kranke ist desorientiert (zeitlich, zum Ort, zu seiner Person). Er wandert ziellos umher und es kann passieren, dass er wegläuft. Auch Wahnvorstellungen können auftreten.

Die Kommunikation erfolgt vorwiegend auf der nonverbalen Ebene, weil er den Sinn der Worte nicht mehr versteht. Kann er sich noch etwas verbal verständigen, so kommt es vor, dass er hintereinander immer wieder dieselben Worte oder Sätze ruft (echo-ähnliches Wiederholen = Echolalie).

Er ist schwer bei ununterbrochenem Schreien zu beruhigen. Die eigenständige Körperpflege ist nicht mehr möglich. Vorkommen können ferner epileptische Anfälle und abnorme Reflexe, unkontrolliertes Kauen, Lecken und Lippenschnalzen.

Terminales Stadium

Für Angehörige wird der pflegerische Aufwand zu einer Schwerstpflege. In vielen Fällen wird jetzt eine Heimunterbringung erforderlich. Der Kranke wird stuhl- und urininkontinent; liegt vorwiegend im Bett, hat Schluckprobleme und wird zunehmend bewegungsunfähiger. Er ist nicht mehr in der Lage verbal zu kommunizieren und reagiert eingeschränkt auf Reize. Er erkennt seine Angehörigen nicht mehr, Halluzinationen nehmen zu, er blickt lange vor sich hin. Falls er Schmerzen hat, kann er nicht mehr um Hilfe rufen und lässt im allgemeinen alles Pflegerische zu. Jetzt besteht u.a. ein hohes Risiko wegen der langandauernden Immobilität für Pneumonien, Kreislaufstörungen und Dekubitalulzera. Die Kranken sterben meistens an einer oder mehrerer der genannten Komplikationen.

Merke!

Die klinischen Hauptsymptome der Alzheimer Demenz sind Gedächtnisverlust, Verschlechterung des Denkvermögens und Abnahme der Alltagskompetenzen.

Tab. Klinische Merkmale in Abhängigkeit vom Krankheitsstadium
(nach Corey Bloom,1995)

	Frühes Stadium	**Fortgeschrittenes Stadium**	**Spätes Stadium**
kognitive Symptome			
Gedächtnis	schlechte Erinnerung an neue Informationen	schlechte Erinnerung an lange zurückliegende Begebenheiten	nicht testbar
Sprache	leichte Verminderung des Sprachflusses	Sprachfluss deutlich beeinträchtigt, schlechtes Verstehen	fast mutistisch
räumlich-visuell	Verlegen von Gegenständen, Probleme beim Autofahren	verläuft sich, Probleme beim Nachzeichnen von Figuren	nicht testbar
Verhaltensauffälligkeiten	Wahnvorstellungen, Depressionen, Schlaflosigkeit	Wahnvorstellungen, Depressionen, Unruhe, Schlaflosigkeit	Agitiertheit[26], sundowning,
neurologische Symptome	Schreibvermögen eingeschränkt, Zeichen der frontalen Enthemmung	Schreibvermögen eingeschränkt, Zeichen der frontalen Enthemmung	Verlust des Babinski-Reflexes, Zeichen der frontalen Enthemmung, Rigidität, Gangunfähigkeit

26 Agitiertheit = psychomotorische Erregung. Eine in der Regel sich wiederholende, unproduktive, übermäßige Aktivität, welche oftmals von Schreien oder lautem Jammern begleitet wird. Von Agitiertheit sollte nur gesprochen werden, wenn ständiges Umherlaufen, Herumzappeln oder Händeringen objektiv zu beobachten sind.

3.6 Nichtkognitive Symptome einer beginnenden Demenz

- Antriebsarmut
- Unruhezustände
- diffuse Ängste
- Interesselosigkeit
- Konzentrationsstörungen
- Überforderungsgefühl
- Wahn
- Depressivität
- Apathie
- rasche Ermüdbarkeit
- gesteigerte Wutausbrüche (oft ein sehr auffälliges Merkmal)

Die nichtkognitiven Störungen sind Folge der verminderten Informationsverarbeitungskapazität. Im fortgeschrittenen Stadium werden z.B. das eigene Spiegelbild, Personen im Fernsehen oder Stimmen aus dem Radio wie real anwesende Personen wahrgenommen, auf die der Kranke, wenn er sich davon überrascht oder bedroht fühlt, je nach Persönlichkeit ängstlich oder aggressiv reagiert. Depressivität ist in der Regel eine Reaktion auf die subjektiv erlebten kognitiven Einbußen oder den Verlust der vertrauten Umwelt. Diese kann aber auch mit neuropathologischen Veränderungen korreliert sein.
Nichtkognitive Störungen können bereits ein- bis drei Jahre vor der Diagnosestellung auftreten.

3.7 Die Säulen der Demenztherapie

Altenpflegerinnen sollten immer der Ansicht widersprechen, dass es sich nicht mehr lohne, einen Demenzerkrankten zu behandeln und fachgerecht zu betreuen, da er nur „verwahrt" werden müsse.

In der Regel wird die Demenz als ein irreversibles Zustandsbild definiert, jedoch kann in Einzelfällen durchaus eine partielle Besserung mit der heutigen kausalen Therapie erzielt werden. In allen anderen Fällen steht im Zentrum die palliative Behandlung; d.h. die Lebensqualität des Kranken bis weit in das letzte Krankheitsstadium zu erhalten. Wie in allen Bereichen der Gerontopsychiatrie ist es wichtig einen individuellen Gesamtbehandlungsplan zu entwerfen.

Zu einem Gesamtbehandlungsplan gehören:
1. Internistische Basistherapie
2. Medikamentöse Therapie

Bei Patienten mit Alzheimer-Syndrom haben sich Eiweißablagerungen, so ge-

nannte „neuritische Plaques", im Gehirn gebildet. Dadurch kommt es zu Beeinträchtigungen bei Denk- und Lernprozessen. Oftmals ist die Informationsübertragung von einer Zelle zur anderen Zelle gestört. Einer der wichtigsten Botenstoffe im Gehirn ist Glutamat. Moderne Therapeutika, z.B. Memantine, greifen in diesen biochemischen Prozess ein. In dem das Medikament das gestörte Gleichgewicht von Glutamat einstellt, wirkt es gleichzeitig stimulierend und langfristig auf die Hirnzellen. Entscheidend für den Erfolg der Therapie ist nach Meinung der Fachärzte vor allem der frühe Zeitpunkt der Medikamentierung.
Nootropika (Antidementiva) sind in Einzelfällen relativ eindeutig wirksame Pharmaka, weil sie die zerebrale Leistungsfähigkeit verbessern, z.B. Piracetam in Nootrop oder in Normabrain. Eine gezielte medikamentöse Behandlung der Demenz ist zur Zeit nur bei Patienten im frühen Krankheitsstadium möglich, z.B. mit dem hirnselektiven Acetylcholinesterase-Hemmer Exelon (Rivastigmin). Die medikamentöse Behandlung hat zum Ziel den kognitiven Abbau und alltagsrelevante Fähigkeiten zu verzögern, um dadurch den Verlust von Selbstständigkeit und die daraus resultierende Pflegebedürftigkeit zu verzögern (weitere Hinweise zur „Psychopharmaka -Therapie bei Demenz" sind auf Seite 521 zu finden).

Nichtmedikamentöse Behandlungsansätze besitzen z.Zt. eine größere Bedeutung:

3. pflegerische Begleitung auf der Grundlage von Pflegekonzeptionen
4. physiotherapeutische Aktivierung (Bewegungstherapie)
5. psychotherapeutische Führung und Beratung von Erkrankten und deren Angehörigen
6. Vermittlung von sozialer Hilfe und Begleitung der pflegenden Angehörigen
7. ausgewogene Ernährung

Je früher eine Demenz erkannt wird, um so wahrscheinlicher sind Therapieerfolge (vgl. auch „Diagnostik bei Demenzerkrankungen" ab Seite 75).
Tatsache ist, dass Demenz-Krankheiten oft zu spät erkannt werden. Dann ist die Verwirrtheit schon so groß, dass die Betroffenen bereits ihre Eigenständigkeit verloren haben.

3.7.1 Ziele der Demenztherapie

bei leichter Demenz

- Verbesserung oder Stabilisierung der kognitiven Leistungsfähigkeit
- Erhalt bzw. Wiederherstellung der Selbstständigkeit/Selbstversorgungsfähigkeit

- Erhalt der Alltagskompetenz

bei fortgeschrittener Demenz

- geistige und körperliche Aktivierung
- Vermeidung der Pflegebedürftigkeit
- Pflegeerleichterung
- Vermeidung von Hospitalisierung
- Erhöhung der Lebensqualität

Demenzerkrankte benötigen gleich im Anfangsstadium Hilfe, auch wenn sie diese oft barsch zurückweisen. Defizite im täglichen Leben werden solange es geht geheim gehalten, überspielt und geleugnet. Jeder Eingriff in die Privatsphäre wird vom Betroffenen wegen Herausbildung starken Misstrauens als Bevormundung aufgefasst. Der erste Schritt zur Einstufung in die Hirnleistungsstörung sollte mit viel Einfühlungsvermögen vom Hausarzt erfolgen.

3.8 Annäherung an den demenzkranken Menschen

Eine Pflegesituation aus der gerontopsychiatrischen Praxis

Frau Luise S., Jahrgang 1910 lebt seit einem Jahr im Seniorenpflegeheim.
Seit einigen Monaten wirkt die körperlich mobile Frau zunehmend verwirrt.
Sie findet häufig ihr Zimmer nicht mehr; läuft dann weinend durch das Haus und ruft nach ihrer Mutter. Bei Gesprächen wirkt sie auf allen Ebenen desorientiert und berichtet häufig davon, dass im Nebenzimmer ihr (seit zwölf Jahren verstorbener) Ehemann mit einer jungen Frau im Bett liege.
Zu ihrer Zimmernachbarin, die 94 Jahre alt und körperlich stark beeinträchtigt ist, hatte sie von Anfang der Heimaufnahme an ein sehr gespanntes Verhältnis und beschimpft diese als „Hure, die es auf ihre Erbschaft abgesehen" habe.
Täglich verlegt sie ihre persönlichen Gegenstände: Brille, Handtasche, Zahnprothese.
Am Abend ist Frau S. oft sehr agitiert und möchte die Wohngruppe gerne verlassen. In drängendem Tonfall erzählt sie, dass ihr Vater nun bald nach Hause komme und sie für diesen das Abendessen richten müsse.
Seit einigen Wochen sitzt Frau S. bei der morgendlichen Grundpflege ängstlich auf dem Bettrand und reagiert hilflos und aggressiv auf das Pflegepersonal. „Geht weg, Hilfe, Polizei", sind ihre Ausrufe, die sie ständig wiederholt. Es kommt in letzter Zeit öfters vor, dass sie davon berichtet, dass sie schwanger sei, und dass keiner ihr das Kind wegnehmen kann. Sie hält sich dann ihren Bauch oder wickelt manchmal ihren Bademantel um, so dass es aussieht, als sei sie schwanger.
Es gibt Tage, da ist sie nachts sehr aktiv und räumt in ihrem Zimmer die Schränke ein und wieder aus. Auf dem Wohngruppenflur läuft sie unruhig auf und ab. Sie sucht dabei jedesmal ihren Hausschlüssel. Täglich nimmt ihre

Kontinenz ab. Die Einlagen entfernt sie wieder aus der Unterwäsche, sobald sie ihr eingelegt werden.

Handlungsaufgaben:
1. Welche Merkmale verdeutlichen das Krankheitsbild Demenz bei Fau S.?
2. Das Verhalten von Frau S. entspricht der Situation, die sie wahrnehmen kann. Interpretieren Sie das Verhalten von Frau S.; finden Sie Erklärungsmuster, warum die Frau sich so verhält.
3. Erstellen Sie für Frau S. zu den beeinträchtigten AEDL eine Pflegeplanung! Berücksichtigen Sie in Ihrem Pflegeplan die Ressourcen von Frau S.

3.9 Der pflegerische Umgang mit Demenzerkrankten

Das Pflege- und Betreuungskonzept ist ausgerichtet auf die Krankheitsstadien sowie auf die Lebensqualität des Betroffenen. Da sich der zerebrale Abbauprozess nicht aufhalten lässt, ergibt sich als einzige Strategie die Rehabilitation, d.h. das gezielte Üben von Alltagsfertigkeiten im defizitären Grenzbereich und Fördern von vorhandenen Ressourcen.

3.9.1 Pflegeziele

Die Ziele bestehen darin, besser mit den Defiziten umgehen zu lernen, verlorene Fertigkeiten neu zu erlernen oder zu erhalten, so dass der Demenzkranke seinen Tagesablauf so selbstständig wie möglich bewältigen kann, um dadurch mehr Lebensqualität zu gewinnen.

Merke!

Beim pflegerischen Umgang steht das „Sichwohlfühlen" des Demenzkranken im Mittelpunkt. Er darf bei aller gut gemeinten Pflege seine Würde als Mensch nicht verlieren.

3.9.2 Gefühle als Ressourcen

Altenpflegerinnen müssen offen sein, mit dem Kranken auf nonverbaler Ebene in Kontakt zu treten. Die Kranken sind sehr empfänglich für Anweisungen, welche durch Gefühlsäußerungen gemacht werden. Weil mentale Kräfte verloren gehen, reagieren sie sehr sensibel auf der Gefühlsebene. Sie spüren sofort, wenn Altenpflegerinnen beim pflegerischen Umgang unwirsch, ungeduldig und unfreundlich agieren. Ein eiliger, aufgeregter Tonfall und schroffe Körperbewegungen werden als Missbilligung und Ungeduld verstanden. Eine lächelnde und freundliche Zuwendung vermittelt eine Nachricht von Sicherheit und Wärme. Erst im Endstadium verlieren Demenzkranke die Fähigkeit Gefühlssignale wie

Lächeln, Streicheln, Blickkontakte, warmherzige Zuwendung und liebevolle Wortmelodien aufzunehmen. Wesenszüge der Persönlichkeit, z.B. der „Kavalier", die „vornehme Dame" und moralische Werthaltungen, z.B. Pflichtbewusstsein stehen lange noch zur Verfügung. Gewohnheitsgemäßige Tätigkeiten und soziale Umgangsformen, z.B. Begrüßungsrituale können ebenfalls für den Kranken im Umgang mit anderen Menschen von großer Bedeutung sein.
Weil die Pflege im fortgeschrittenen Demenzstadium für Pflegepersonen (wegen Einschränkung der sprachlichen Ausdrucksfähigkeit beim Kranken) recht schwierig wird, kann körperliches und seelisches Wohlbefinden an der entspannten Körperhaltung, an der Abnahme der psychomotorischen Unruhe, an einer mit Zufriedenheit ausgedrückten Gestik und Mimik abgelesen werden. Eine solche Sensibilität verhindert auch, dass die Kranken von ihren Betreuern zu mehr „Therapiestress" [27] gehetzt werden, der nur mehr Leiden produziert.

Durch die Erkrankung nicht beeinträchtigte bleibende Kompetenzen sind:

- Gefühle und Bedürfnisse (Freude, Trauer, Sexualität, Geborgenheit)
- charakteristische Eigenschaften der Persönlichkeit (z.B. Humor)
- Verständnis für nonverbale Kommunikation
- besonderes Gespür für Atmosphäre und Stimmungen

Altenpflegerinnen legen bei der Dementenpflege einen Schwerpunkt auf eine aktivierende Umgangsweise sowie auf das Pflegekonzept der basalen Stimulation.

3.9.3 Pflegeschwerpunkte in der Dementenpflege

3.9.3.1 Aktivierende Pflege

Für einen aktivierenden Umgang im Alltag sind feste Regeln im Tagesablauf wichtig, weil sie mithelfen, die langsam verlorenen Orientierungen aufrechtzuerhalten. Das Ziel der Aktivierung ist demnach die Tätigkeit.
Beim Umgang muss darauf geachtet werden, dass der Kranke in sinnvolle Alltagsfertigkeiten mit einbezogen wird, bedürfnisorientierend an seine Lebensrückschau (vgl. „Konzept der Erinnerungspflege" auf Seite 420).
Der Kranke braucht, um Selbstständigkeit zu erhalten oder wiederzuerlernen, Unterstützung und Anleitung. Die Voraussetzung dafür ist eine Atmosphäre der Ruhe, in der der Kranke nicht das Gefühl hat unter Zeitdruck zu stehen, ansonsten erhöht sich die Verwirrung.
Im lebenspraktischen Bereich werden geübt: An- und Ausziehen, Körperpflege, Toilettenbenutzung, einfache Haushaltstätigkeiten, Essen mit Besteck. Positive

---

27 Anm. zum „Therapiestress"; hier im Zusammenhang mit dem pflegerischen Umgang zu sehen; d.h. durch Verhaltensanweisungen, welche kognitiven Abbau verhindern bzw. hinauszögern sollen, wird Überforderung sowohl beim Kranken als auch bei Altenpflegerinnen erzeugt.

Erfolge werden mit täglich sich wiederholenden Handlungsabfolgen erzielt. Falls der Kranke die Worte nicht mehr versteht, sind Handlungskarten eine Hilfe. Auf diesen Karten werden dem Betroffenen die Alltagsaktivitäten z.B. waschen, rasieren, Brot streichen u.s.w. abgebildet. Damit können leichter Erinnerungen und Handlungsabfolgen an tägliche Verrichtungen geübt werden.

3.9.3.2 Basale Stimulation

Das Wahrnehmungstraining gehört zum mentalen Training und ist ein zentraler Therapieschwerpunkt, insbesondere bei der Betreuung von Demenzkranken im Spätstadium. Es hat das Ziel die basalen Sinne zu stimulieren. Bei einem bettlägerigen Dementen werden basale Stimulationen (vgl. „Basale Stimulation in der Körperpflege" auf Seite 439) gezielt eingesetzt. Bei der Stimulation durch Berührungsreize kommt es darauf an, durch immer wieder sich verschieden anfühlende Oberflächen (z.B. rauh, glatt, weich) über die Haut positive Reize zu setzen. Ein beruhigendes Element bei agitierten Kranken sind Berührungsreize durch gemeinsames Schaukeln im Sitzen. Dabei werden bekannte Lieder gesungen oder gesummt. Dieser Reiz erinnert an das Embryonalstadium im Mutterleib.
Das Wahrnehmungstraining fordert von der Pflegeperson Kreativität und Phantasie. Pflegende, welche im häuslichen Bereich Schwerstdemente versorgen, sollten bereit sein ihre Erfahrungen mit basaler Stimulation an die Angehörigen weiterzugeben. Diese Annahme erfordert auch von Seiten der Angehörigen ein Maß an Akzeptanz.

3.10 Umgang mit Verhaltensstörungen

Die Lebens- und Erlebniswelt von Demenzkranken erschließt sich für Außenstehende sehr schwer. Nur über einfühlsame Kontakte kann ein Zugang zu den Kranken gefunden werden. Demenzerkrankte scheinen sich im Labyrinth ihrer Gedanken- und Gefühlswelt zu verlieren und finden Sicherheit in Wiederholungsschleifen und starren Verhaltensweisen, die sich andererseits wieder in ein scheinbares Chaos auflösen können.

Nach Dr. J. Wojnar (2000) werden 60% aller Verhaltensstörungen bei Demenzerkrankten durch eine falsche Interaktion mit der Umgebung verursacht. Es geht darum, dass das Verhalten von Demenzkranken immer im Wechselspiel mit der Umgebung geschieht. Es ist abhängig von verschiedenen äußeren Faktoren:

- allgemeiner Gesundheitszustand
- Medikationen
- Über- oder Unterforderung (z.B. körperliche Aktivität, Beschäftigung)

- Umgebungsfaktoren (z.B. geeignete oder ungeeignete Räumlichkeiten)
- situative Faktoren (z.B. Beschallung, Zeitdruck)
- Kommunikation (z.B. keine Ansprache, nicht auf nonverbaler Ebene)
- subjektives Erleben der Demenz
- Persönlichkeitsfaktoren
- Lebensrückschau
- Rückkopplungsschleifen, d.h. das Verhalten der Kranken ruft Reaktionen der Umgebung, zwischen Altenpflegerinnen/Angehörigen und Mitpatienten hervor und umgekehrt

Aus der Interaktion mit der Umgebung entstehen aus der Sicht des Kranken kritische Situationen:

- nicht verstanden zu werden
- nicht gehen/weglaufen zu dürfen
- nicht wie gewohnt handeln zu dürfen
- nicht verstehen zu können
- keine Aufmerksamkeit zu bekommen
- nicht geschützt zu werden
- sich ausgeliefert zu fühlen

Daraus ergeben sich folgende häufig vorkommende Verhaltensstörungen:

- Aggressionen
- Schlaf/Wachumkehr
- Weglauftendenzen
- Sammeln und Horten (z.B. Essen sammeln), Koordinationsstörungen beim Essen

Merke!

Um psychisch Alterskranke besser verstehen zu können, sollten Altenpflegerinnen darauf verzichten, ihre Erfolglosigkeiten zusammenzureihen, sondern das Verhalten der Kranken auf ihre Handlungsintension (= Absicht) hin untersuchen, z.B. bei der Medikation, bei krankheitsbedingten körperlichen Besonderheiten, in der Lebensrückschau, der räumlichen, alltagsweltlichen, sozialen Umgebung sowie bei allgemein menschlichen Bedürfnissen und der psychischen Tagesform.

3.10.1 Verhaltensstörung: Aggressionen

Unter Aggression wird ein Angriffsverhalten verstanden, welches sich gegen Dinge, Menschen oder gegen die eigene Person (Autoaggression) richtet.

Aggressives Verhalten wird in den seltensten Fällen durch krankheitsbedingte Veränderungen im Gehirn verursacht. Zumeist handelt es sich um eine Reaktion des Kranken auf seine erschwerten Lebensbedingungen und seine ohnmächtige Angst.

3.10.1.1 Aggressionsauslösende Faktoren

- unangenehme äußere Reize: Dunkelheit, Gerüche, Hitze (Temperatur von 23-28° C), Laute, die nicht identifiziert werden können
- Angst und Erwartung
- Reizüberflutung oder -mangel
- Zwang
- Kommunikationsschwierigkeiten
- Diskrepanz zwischen Selbst- und Fremdwahrnehmung, z.B. der Kranke will den Schlafanzug nicht anziehen, weil er glaubt, gerade erst aufgestanden zu sein. Er fühlt sich ungerecht behandelt und setzt sich zur Wehr.
- situative Verkennung
- aggressives Verhalten anderer
- am Morgen, nach dem Wecken kann der Kranke besonders aggressiv werden; er ist verlangsamt und reagiert emotional
- aufgrund erhöhter Wahrnehmungsverluste in der Nacht, z.B. während des Vorlagenwechsels
- missverständliche Körpersprache anderer
- unsanfte Umlagerungen, z.B. bei Osteoporoseschmerzen
- so genannte „bedrohlich wirkende Pflegehandlungen", d.h. die Altenpflegerin führt ohne entsprechende Information/Vorbereitung Pflegehandlungen beim Kranken aus, z.B. die Intim-, Körper- oder Mundpflege. Dabei verletzt sie den persönlichen Schutzraum des Kranken und löst körperlichen und seelischen Stress aus. Die durchgeführte Pflegehandlung wird als Bedrohung empfunden; das dazu kommende Schamgefühl mit aggressivem Verhalten abgewehrt
- Unter- oder Überforderungen
- Wahn und Halluzinationen
- Alkoholintoxikationen

3.10.1.2 Pflegerische Interventionen zum Aggressionsabbau

Pflegeziele sind:
> bei der dementen Person das Gefühl der Kompetenz zu bewahren
> die Hilfeleistung höflich, im richtigen Moment taktvoll anzubieten

> für den Kranken eine Atmosphäre der Sicherheit zu gestalten, die ihn schützt, ohne einzuengen
> dem Kranken die Gewissheit vermitteln, ihn bis zu seinem Tod als Mensch in der Gemeinschaft zu sehen.

Die Kunst der Hilfeleistung liegt in der Diplomatie. Aggressives Verhalten kann die Altenpflegerin herabmindern, wenn das richtige Maß an Aufgabenübertragung an den Kranken weitergegeben wird. Eine ruhige Umgebung kann die Aggressionsbereitschaft entweder positiv oder negativ verstärken; bestenfalls verringern. Die Altenpflegerin muss lernen mit eigenen Aggressionen, welche im Umgang mit den Kranken auftreten, umzugehen. Sie muss daran denken, dass die Kranken mental eingeengt sind und ihre Umwelt nur begrenzt wahrnehmen. Die Bezugspflegekraft, die eine gute Beziehung zum Kranken aufgebaut hat, bemüht sich durch Zusprache zu beruhigen und gelassen zu reagieren. Eine Hilfe ist es, auf ausgesendete Aggressionen des Kranken nicht zu reagieren, sondern ablenkend zu intervenieren. Aggressionsabbauend ist Bewegung, z.B. ein Spaziergang zusammen zu tätigen. Will der Kranke plötzlich in einem agitierten Zustand die Wohnung verlassen, weil er unbedingt „etwas zu erledigen hat", so hilft das Pflegekonzept der Validation (vgl. „Das Konzept der Validation" auf Seite 426). Die Pflegeperson taucht in die Situation des Kranken mit ein und begleitet ihn auf der Gefühlsebene. Nach kurzer Zeit hat er schnell wieder vergessen, dass er ursprünglich etwas außerhalb der Wohnung erledigen wollte. Sein plötzliches Vorhaben darf nicht gleich abgewehrt werden, weil dadurch die Aggression nur gefördert wird. Wenn der Kranke im Alltag spürt, dass er noch Verantwortung übernehmen kann, wird er nicht so schnell aggressionsanfällig.

Anmerkungen zum Pflegebericht

Im Pflegebericht sind mögliche auslösende Situationen für Aggressionen zu beschreiben und nicht zu etikettieren, z.B.: „Frau X. ist aggressiv", sondern: „In der Situation A wirkt Frau X. aggressiv gestimmt" (kommunikative Ethik). Verhaltensauffälligkeiten von Demenzerkrankten müssen so eindeutig wie möglich beschrieben werden. Auf pauschale Begriffe wie etwa „erregt" oder „unruhig" sollten Altenpflegerinnen in der Dokumentation möglichst verzichten, da diese völlig unterschiedliche Verhaltensweisen bezeichnen können, wie z.B. Herumwandern, ständiges Fragen, übermäßige motorische Aktivität und Aggressivität. Ein fahrlässiger Gebrauch solcher Begriffe kann tiefgreifende Folgen für den Kranken haben: die Verlegung auf eine geschlossene gerontopsychiatrische Station, Sedierung und Fixierung. Eine präzise Beschreibung wäre deshalb hilfreich für alle Beteiligten und schützt vor Diskriminierung.

Merke!

Altenpflegerinnen sollten wissen, dass Ungeduld, Gereiztheit und aggressive Impulse des Demenzerkrankten nicht Ausdruck mangelnder Fähigkeit oder Zuneigung sind, sondern oft ernst zu nehmende Zeichen der Überforderung.

3.10.2 Verhaltensstörung: Schlaf/ Wachumkehr

Eine Pflegesituation aus der Praxis
Herr K. überraschte die Altenpflegerin eines Spätabends um 21 Uhr bei ihren Rundgängen damit, dass er nackt beim Öffnen der Türe mit seinem Rasierapparat in der Hand ihr entgegentrat. Er war schon seit längerem wieder aufgestanden, hatte seine Nachtkleidung ausgezogen und war auf der Suche nach seiner Tageskleidung. Dazu hatte er mehrere Kleidungsstücke aus dem Schrank genommen und im Zimmer umher verteilt; dabei schimpfte er laut vor sich hin.

Handlungsaufgaben:
1. Wie könnten Sie Herrn K. beschäftigen, ohne, dass die anderen Mitbewohner in der Wohngruppe in ihrer Nachtruhe gestört werden?
2. Welche schlaffördernden Methoden könnten Sie Herrn K. anbieten?

Bei den Demenzkranken kann die innere biologische „Uhr" in eine andere Richtung gehen. Die Kranken haben Schwierigkeiten beim Einschlafen, wachen mehrfach nachts und / oder in den frühen Morgenstunden auf. Es gelingt ihnen nicht, in den Schlaf zu finden. Kaum in das Bett begleitet, stehen sie erneut auf. Oder sie schlafen ein, erwachen bald wieder und können nicht erneut einschlafen. Sie ziehen die Schlafkleidung aus und die Tageskleidung an und stellen sich auf den Tag ein, der noch nicht beginnen will. Sie wandern ziellos in der Wohnung oder in der Pflegewohngruppe umher, wollen draußen spazieren gehen oder plötzlich ein Mittagessen kochen.
Die nächtlichen Aktivitäten von schlafgestörten Menschen mit einer Alzheimer Demenz kann zu erheblichen Gefahren führen; zudem zehren sie an den Kräften von Pflegekräften und Angehörigen. Angehörige haben die Möglichkeit das Entlastungsangebot der Nachtpflege in Anspruch zu nehmen (vgl. „Nachtpflegeversorgung" auf Seite 580).

Der holländische Demenzforscher Somere` hat in Studien festgestellt, dass der Schlaf, vor allem auch die Unruhe verbessert werden kann und die Aggressionsbereitschaft gesenkt wird, wenn die Kranken sich tagsüber in ausreichend hellen Räumen mit guter schattenfreier Beleuchtung (günstige Effekte mit täglich 500 Lux in Glühbirnen), nachts dagegen in Dunkelheit aufhalten.

Weitere pflegerische Interventionen zur Schlafförderung finden Sie auf Seite 157.

3.10.2.1 Hilfe durch Psychopharmakagabe?

Psychopharmaka müssen in der Regel dazu herhalten, einen völlig widernatürlichen Tagesablauf sicherzustellen, um den Kranken verträglich zu machen. Vor allem der Nachtschlaf wird medikamentös initiiert und künstlich verlängert. Der Aufenthalt des Kranken im Bett dauert dadurch oft ausschließlich zwölf Stunden und länger, obwohl das natürliche Schlafbedürfnis alter Menschen acht Stunden selten überschreitet.
Wer vor 18 Uhr ins Bett gebracht wird und dann kurz nach Mitternacht aufwacht, der hat in der Regel keine Schlafstörung, sondern wird um seine biologischen Bedürfnisse gebracht. Es wird ihm ein „Bedarf" nach Schlafmitteln unterstellt, den er nicht hat (vgl. „Medikamente mit hohem Abhängigkeitsrisiko" auf Seite 290). Die hohe Gabe von Sedativa (Die Halbwertzeit vieler Benzodiazepine beträgt ca. 72 Stunden) ist medizinischer Unsinn und überdies rechtswidrig.

3.10.3 Verhaltensstörung: Weglaufen

Demenzerkrankte erkennen ihre eigene Umgebung nicht mehr- sie wollen dann plötzlich ihre Eltern besuchen oder mit einem früheren Arbeitskollegen einige Worte wechseln. Es besteht bei einigen Kranken ein permanenter Drang zum Weglaufen. Für Angehörige ist das oft auch ein Grund den Kranken in ein Pflegeheim zu geben.

Eine Pflegesituation aus der Nachtwache. Altenpfleger Bernd berichtet:
„Es geschah in einem meiner ersten Nachtdienste. Da stand Frau K. auf dem Wohngruppenflur mit Gepäck, im Wintermantel und ihrem Schirm unter dem Arm. Sie hatte den Hut auf und ihre Handtasche fest an sich gepresst. Und das mitten im Sommer! Es war ein heißer Sommertag gewesen und jetzt war es fast Mitternacht.
Ich fragte sie, wo sie denn um Himmelswillen hin wolle. Sie antwortete mir, dass sie in Eile sei. Sie müsse den Bus erreichen, denn sie wolle nach Hause zu ihrer Mutter. Ich habe ihr daraufhin gesagt, dass ihre Mutter schon lange nicht mehr lebe, dass sie mitten in der Nacht nicht so viel Lärm machen sollte, weil alle Menschen jetzt schlafen würden und warum sie sich denn mitten im Sommer so warm anziehen würde? „Sie sollten besser ins Bett gehen!", habe ich ungeduldig zu ihr gesagt. Na, das hätte ich bleiben lassen sollen. Ich war die ganze Nacht damit beschäftigt, sie zu beruhigen. In dieser Nacht hatte ich einen sehr unruhigen Nachtdienst."

Handlungsaufgabe:
1. Wie würden Sie pflegetherapeutisch auf Frau K. eingehen, wenn sie erneut zu ihrer Mutter will?

3.10.3.1 Warum laufen Demenzkranke weg?

Wandern ist für Demenzkranke eine Therapie, die innere Spannungszustände abbaut. Es ist eine der letzten Möglichkeiten einer willentlichen Handlung des Kranken. Wandern kann das letzte Stück Selbstwertgefühl erhalten.
Durch Umgebungsreize wie laute Musik, grelle Stimmen, durcheinander reden, ungewöhnliche Geräusche oder durch Verhaltensweisen, welche Pflegepersonen selber herbeiführen, wird Agitiertheit und die Tendenz zum Weglaufen oftmals initiiert oder aufrechterhalten. Ein großer Teil der Verhaltensstörungen und der daraus folgenden Belastungen für das soziale Umfeld und der Pflegenden entsteht (derzeit noch) durch falschen Umgang mit dem Demenzkranken.

Bei Weglauftendenzen sollten sich Altenpflegerinnen auch Fragen nach dem *Warum* des Weglaufens von Frau oder Herrn X. stellen.
z.B.:

- Ist eine Sinngebung/Aufgabe im Seniorenpflegeheim oder in der häuslichen Umgebung gegeben?
- Wie sieht die Wohnlichkeit/ Geborgenheit in der Wohngruppe aus?
- In welcher Realität lebt der Kranke zur Zeit?
- Welche Wünsche/Bedürfnisse hat er?
- Wo will der Kranke hin, wo will er ankommen?
- Kann der Kranke verstehen, dass er jetzt in einem Seniorenpflegeheim lebt?

3.10.3.2 Mögliche pflegerische Interventionen bei Weglauftendenzen

Kommen wir noch einmal auf das obige Beispiel zurück:
Frau K. sagt zum Altenpfleger Bernd: „Ich möchte nach Hause!" Der Pfleger sollte Frau K. in einer ruhigen - nicht kindlichen Art zu verstehen geben: „Dies ist das Haus, in dem sie jetzt wohnen, machen Sie sich keine Sorgen!"
Der Pfleger erzählt mit Frau K. über ihr zu Hause, über Vater oder Mutter. Während des Gesprächs kann die demenzkranke Frau nahe bei ihren Angehörigen sein und fühlt sich nach der Validationsmethode angenommen und verstanden.

Die Antwort: „Vater und Mutter sind heute nicht zu Hause, denn sie besuchen Onkel Max"; entspricht zwar nicht der Realität aber für die chronisch verwirrte Frau K. leben die Eltern noch. Für Frau K. ist die Vergangenheit existenziell.
Vertraute Gegenstände von Frau K. könnten ihr Sicherheit geben: Fotos von den Eltern, ein Spazierstock, der Hut oder vertraute Musik aus der Jugend oder Kindheit.
Altenpfleger Bernd könnte auf dem Wohngruppenflur mit Frau K. einen Spaziergang tätigen und es kann sein, dass über diese Tätigkeit Frau K. das Anliegen nach Hause zu wollen, vergisst.
Altenpfleger Bernd könnte Frau K. am Verlassen des Hauses hindern, indem er die Gegenstände, welche Frau K. immer beim Verlassen des Hauses benötigt, versteckt, z.B. ihren Hut, den Regenschirm, die Handtasche oder die vertrauten Schuhe. Das ist eine unbeliebte Maßnahme, aber manchmal ist diese evtl. nötig.
Zum Selbstschutz Frau K.`s erhält diese ein SOS-Kettchen mit allen wichtigen persönlichen Daten. Eine weitere Möglichkeit für weglaufgefährdete Demenzkranke ist eine Weglaufkartei mit ausführlicher Personenbeschreibung, Aufstellung besonderer Gewohnheiten und einem aktuellen Lichtbild der/des Betroffenen.

Bei einem ganzheitlichen Betreuungskonzept darf nicht vergessen werden, dass eine hohe Fluktuation von Altenpflegekräften ebenso Unruhe und Verwirrung bei Demenzkranken auslösen kann.

Eine beruhigende Umgebung kann das Umherirren vermindern. Die Ruhelosigkeit kann durch verantwortungsvolle Medikamentengabe vermindert werden. Zusammen mit dem Facharzt bedarf die Entscheidung zur medikamentösen Ruhigstellung immer einer gründlichen Überlegung.

Merke!

Wer im Weglaufen „Ich will nach Hause" die Botschaft „Ich fühle mich hier nicht zu Hause" entschlüsselt, kann neue Wege entwickeln, ein solches Verhalten verzichtbar zu machen.

3.10.4 Verhaltensstörungen: Essensammeln und unsauberes Essen

Hilfestellungen bei der Nahrungsaufnahme sowie bei der richtigen Zubereitung werden in jeder Krankheitsphase benötigt. Die Ernährung ist oft einseitig, weil der Kranke bereits im Frühstadium mit dem Einkauf der Nahrungsmittel überfordert ist. Oft werfen die Kranken Nahrungsmittel weg oder verstecken sie, um sie später im verdorbenen Zustand zu sich zu nehmen oder meinen das Essen sei vergiftet (letzteres z.B. bei Wahnentwicklungen).

Eine Pflegesituation aus der Praxis:
Frau M., eine an Demenz erkrankte Dame, versteckt wiederholt das Essen in ihrem Nachtschrank, im Kleiderschrank oder sogar in ihrem Pflegebett unter der Matratze. Die Bezugspflegekraft erklärt Frau M. mehrmals tagsüber, dass die Speisen verderben und entsorgt diese dann entschlossen. Bei Frau M. kommt die Erklärung nicht an. Sie sammelt weiterhin Essen.

Handlungsaufgaben:
1. Welche kreative Vorgehensweise schlagen Sie vor, um das „Essensammeln" für Frau M. und für das Pflegepersonal erträglicher zu gestalten?
2. Was muss Frau M. alles begreifen können, um vom Essensammeln abzulassen?

3.10.4.1 Warum sammelt Frau M. Essen?

In dem obigen Pflegebeispiel ist Frau M. Endverbaucherin. Sie ist am Handlungsprogramm: „einkaufen gehen", „essen zubereiten" nicht mehr beteiligt. Sie würde eventuell aufhören das Essen zu sammeln, wenn sie an der Zubereitung des Essens hin und wieder beteiligt wäre.
Frau M. lebt in einer anderen Realität. Es ist sehr schwer für sie zu begreifen, dass jetzt keine Kriegszeiten mehr herrschen, keine Hungerjahre mehr vorliegen und sie deswegen keinen Notvorrat mehr benötigt. Sie hat aber vielleicht den Wunsch, so wie sie es aus früheren Zeiten her gewohnt gewesen war, bei einem Besuch der Kinder diesen etwas zum Essen anzubieten.

Angebote des unerlaubten Essensammelns könnten sein:

- ein unverderblicher Notvorrat „für alle Fälle" im Nachtschrank
- Dosen zum Einpacken (vor allem Abendbrot) zur Sicherung für die Nacht; diese werden gesäubert und dürfen wieder gefüllt werden

3.10.4.2 Koordinationsstörungen beim Essen

Der Demenzerkrankte hat eine Störung in der Essabfolge; weil die innere Ordnung zerfällt, findet er den Weg nicht mehr zum Mund. Durch die Agnosie werden Gegenstände z.B. beim Essen die Gabel und deren Funktion nicht mehr erkannt. Die Apraxie hat zur Folge, dass der Kranke nicht sauber und eigenständig essen kann. Der Essvorgang wird, wie bei Kleinkindern, wieder zu einer komplizierten Handlung.

Eine Situation aus der Pflegepraxis:
Herr S. ist 74 Jahre alt und lebt seit einiger Zeit aufgrund seiner Alzheimer Demenz im Seniorenpflegeheim. Er sitzt mittags vor dem vollgeladenen Speise-

tablett und fängt an die Speisen übereinander zu stapeln. Er gießt Saft in den Essteller; fasst das Besteck am falschen Ende an und versucht damit das Essen in den Mund zu bekommen. Ein anderes Mal sitzt er vor dem Teller und ist nicht in der Lage eine zubereitete in kleine Stücke geschnittene Scheibe Brot zu essen. Er greift nicht zu und ist unfähig zu essen. Es kommt öfters vor, dass er bei einigen Mahlzeiten unsauber mit den Fingern isst.

Handlungsaufgaben:
1. Mit welchen pflegerischen Interventionen könnten Sie dem älteren Herrn Hilfestellung anbieten?
2. Was sollten Sie bei Herrn S. während der Mahlzeiten zulassen?

3.10.4.3 Hilfestellungen bei Koordinationsstörungen

Die Kranken können das Gefühl für das Essen verlieren und die Handhabung des Besteckes fällt ihnen schwer. Sie sitzen dann, unfähig zu essen, vor ihren Tellern und sind mit der Nahrungsaufnahme überfordert.
Hilfreich ist die Bewegungsanbahnung. Die Altenpflegerin führt mit ihrer Hand den Löffel zum Mund des Kranken. Bewegungsmuster sind in Gelenken, Sehnen und Muskeln als Automatismen gespeichert. Durch die Bewegungsanbahnung wird das Körpergedächtnis an bekannte Abläufe erinnert und der Kranke wird dann leichter verstehen was er zu tun hat und kann allein weiter essen. Abklärung bedarf es über Kau- und Schluckstörungen, Entzündungen im Mundbereich und über den Sitz der Zahnprothese.
Isst der Kranke unsauber, z.B. mit den Fingern, ist dies kein Anlass dafür, dem Kranken die Nahrung anzureichen. Für das Selbstwertgefühl ist es wichtig, dass er diese Tätigkeit so lange es geht eigenständig handhabt.
Unerwähnt bleiben darf aber nicht, dass einige Schwerstdemente sogar im Spätstadium noch mit Messer und Gabel umgehen können. Lernprozesse in der Kindheit gehen auch im Alter so schnell nicht mehr verloren.
Eine übersichtliche Essensgestaltung erleichtert den Essensablauf, d.h. die Speisenfolge wird nacheinander serviert. Wegen neuropsychologischer Störungen ist der Kranke mit einem vollen Speisetablett überfordert; er fängt an ziellos mit dem Essen zu „matschen" und es übereinander zu stapeln. Altenpflegerinnen sollten nicht schimpfen und Ermahnungen bei Tisch unterlassen, sondern für eine ruhige, entspannte Atmosphäre während der Essenszeiten sorgen. Zum Schutz für die Kleidung ist dem Kranken eine Serviette oder Essschürze umzulegen und kein „Lätzchen" wegen der Achtung und Würde des Demenzkranken.

Hilfestellungen zur Mahlzeiteneinnahme bei Demenzkranken sind demnach:

- Speisenfolge übersichtlich und hintereinander anbieten

- Durchführung der Bewegungsanbahnung
- ein Angebot an individuellen Esshilfen geben
- den Demenzkranken an Handlungsketten beteiligen, z.B. das Brot selbst streichen lassen, dabei ein unvollständiges Ergebnis würdigen
- eine entspannte Atmosphäre am Esstisch

Im fortgeschrittenen Krankheitsverlauf erleben es Pflegepersonen oft, dass die Kranken das Essen verweigern. Hier ist es schwierig nach ethischen Standpunkten zusammen mit Angehörigen und dem Hausarzt richtig zu entscheiden: „Soll der Demenzerkrankte zukünftig über eine PEG-Sonde ernährt werden?"

Merke!

Altenpflegerinnen sollten Demenzerkrankte soweit es möglich ist in Alltagshandlungen, welche sie aus ihrem früheren Leben kennen, einbeziehen. Die Kranken zeigen weniger Störungen bei der Nahrungseingabe, wenn sie z.B. den Tisch für die Mahlzeiten decken können. Sie bekommen mehr Sicherheit und mobilisieren Fähigkeiten, wenn sie geeignete Schlüsselreize erhalten. Altenpflegerinnen müssen wissen, dass diese Anforderungen eine ständige Gradwanderung zwischen Über- und Unterforderung sind.
Auf der einen Seite benötigen die Kranken einen Rahmen mit sicheren Versorgungsbedingungen. Auf der anderen Seite scheitern die Kranken an institutionellen Strukturen, weil bedeutsame Schlüsselreize für folgerichtige Handlungen nicht umsetzbar sind. Viele Verhaltensstörungen demenzerkrankter Menschen nehmen bei guter Pflegefachlichkeit nicht zu, sondern sie bessern sich sogar.

3.11 Pflegerische Interventionen der beeinträchtigten AEDL

Bei der senilen Demenz vom Alzheimer Typ sind im fortgeschrittenen Krankheitsverlauf meistens alle Lebensaktivitäten beeinträchtigt.

La: Kommunizieren

Gespräche mit dementen Menschen als Teil des Wertschätzens, der Annahme, dürfen von Pflegenden nicht unterschätzt werden. Es sollten Zeiträume dafür bei pflegerischen Handlungen mit eingeplant werden. Die Gesprächsinhalte künden von Einsamkeit, Tod, Sehnsucht nach der Kindheit, sie beschreiben den Herbst des Lebens oft in wehmutsvoller Resignation, Erinnerungen an den Krieg, die Flucht, den Verlust und den Tod von Kind und Ehepartner. Die Gedanken kreisen auch immer wieder um das/den Alleinsein, Rückzug, Schmerz und Gebrechen.

Kommunikationsstörungen bei der Demenz:

- Verminderung der Fähigkeit lange Sätze zu verstehen
- Verständnisschwierigkeiten bei Sprichwörtern, Abstraktionen und Humor
- Beeinträchtigung des Namensgedächtnisses

Regeln für eine patronisierende[28] **verbale** Kommunikation

Vokabular	kindliche Begriffe, z.B. bisschen, halt nur
Grammatik	einfache Satzkonstruktionen
Anrede	Kinderbeziehungen
Themensteuerung	unterbrechen, ignorieren

Bei der verbalen Kommunikation sollte die Altenpflegerin langsamer sprechen mit Pausen und Wiederholungen. Auf eine tiefere Stimmlage achten, dabei konkret bleiben, ohne Mehrdeutigkeit.

Regeln für eine patronisierende **nonverbale** Kommunikation

Negativ	**Positiv**
sich wegdrehen	Lächeln
Augenrollen	Kopfnicken
Grinsen	sich zu dem Kranken hinunterbeugen (Rollstuhl)
Hände in die Hüfte stemmen	sanfte Bewegungen
Arme verschränken	touching is talking

Grundsätzliche Prinzipien der Kommunikation:

- Kommunikationsbarrieren beachten (z.B. sensorische Defizite)
- auf vertraute Gesten und Rituale zurückgreifen
- Kommunikationsangebote auch über Sinne: tasten, riechen, schmecken
- nicht im Beisein des Kranken über seine Defizite sprechen

Wenn die Lebensrückschau des Kranken bekannt ist, kann vom Pflegepersonal eine Informationsübermittlung von Seiten des Kranken, auch bei Sprachstörungen und mnestischen Störungen verstanden werden. Kenntnisse über besondere Lebensereignisse mit hoher emotionaler Bedeutung helfen über kritische Situationen hinweg. Bei einem Demenzkranken im Seniorenpflegeheim in einer Konfrontation mit einem anderen Mitbewohner, kann die Altenpflegerin mit der geschulten Kommunikation den Kranken herausführen, ihn von dem Problem „wegreden". Mit dem Sprechen über angenehme Erinnerungen kann Gereiztheit, aber auch Weinerlichkeit oft deutlich gemindert werden. Sind die Gesprächsthemen mit Erinnerungen assoziiert, die mit negativen Emotionen

28 patronisieren = beschützen, begünstigen

belastet sind und lösen diese Gereiztheit, Trauer oder Aggessivität aus, sollten sie ausgeklammert werden.

Kurze prägnante Sätze, Vermeidung von Konjunktiven und abstrakten Begriffen sowie deutliches Sprechen fördern die Kommunikationsbereitschaft des Kranken. Hat ein Demenzkranker den Namen einer konstanten Bezugsperson vergessen, so sind ihm ihre Umgangsweisen vertraut. Selbst im Endstadium kann er seinen Partner emotional vermutlich noch verstehen, selbst wenn er dies nur indirekt, z.B. durch sein Verhalten ausdrücken kann. Vertraute Verhaltens- und Sprechweisen, Berührungen und Blickkontakte (Lächeln) erzeugen ein Gefühl der Geborgenheit und der Sicherheit und sind wichtige Orientierungshilfen. Verbote sollten vermieden werden.
Da der Kranke den Sinn der Worte im weiteren Krankheitsverlauf nicht mehr verstehen kann, sollte der Kranke nicht einfach gefragt werden, ob er z.B. Brot oder Brötchen, Marmelade oder Wurst essen möchte, sondern ihm sollten alle diese Speisen zur Auswahl gezeigt werden. Demenzkranke unter sich sind eher in der Lage „normale" und entspannte Gespräche zu führen, weil sie der Melodie der Sprache bzw. dem Klang der Worte folgen und instinktiv ähnlich antworten. Ein Gespräch zwischen Gesunden wird nur dann gelingen, wenn sich der Gesunde in die Stimmungslage des Kranken versetzt, seine Situation und Nöte erfasst.

Merke!

Kommunikation hat auch dann keine Chance, wenn im älteren Menschen nicht mehr der mündige Partner gesehen wird. Der demente Mensch ist viel sensibler als der gesunde, daher muss eine feinfühlige Kommunikation durch das Pflegepersonal erfolgen.
Altenpflegerinnen müssen lernen aus dem Gesagten des Kranken die Botschaft herauszuhören und nicht die Worte!
Um demente Menschen in ihrer Welt aufzuspüren, um das richtige Wort zur richtigen Zeit zu finden, sind genaue biografische Kenntnisse über Schlüsselwörter und Rituale nötig.

La: Sich bewegen

Gegen das Nachlassen der mentalen Kräfte ist körperliche Bewegung eine wirksame Therapie, weil die Sauerstoffversorgung des Gehirns verbessert wird. Die Bewegungstherapie ist insofern wichtig, weil mit dem geistigen Abbau die Immobilität einhergeht.
Das Auf- und Abgehen löst die inneren Spannungen auf und bewirkt die Freisetzung von Neurotransmitterstoffen, die über dem peripheren Nervensystem und dem limbischen System zur Veränderung der Stoffe, besonders Serotonin und Dopamin führen. Das Laufen der Kranken sollte daher auf keinen Fall

unterbunden werden, weil dieses zur Stimmungsaufhellung und zu einer Herabsetzung von Aggressionen führen kann.
Das Ziel der Bewegungstherapie ist, den Kranken vor dem Verlust seiner Unabhängigkeit zu bewahren. Hilfreich sind Übungen unter krankengymnastischer Anleitung.
Motiviert bewegen sich alte Menschen, wenn im Tagesablauf interessante Hilfsmittel mit einbezogen werden:
bunte Tücher, Luftballons, Bälle, Ringe, Musik, Humor und gemeinsames Singen. Je nach körperlicher und geistiger Verfassung ist es einfacher, wenn ein täglicher Spaziergang durchgeführt wird. Der bewegungseingeschränkte Kranke benutzt für die täglichen Gehübungen einen Rollator. Überbehütung, ständiges Aufpassen, eingrenzen der Bewegungsfreiheit führen eher zu Komplikationen und zur Verunsicherung; Mut dagegen zum „sinnvollen" Risiko und zur Stabilität.

La: Ruhen und schlafen

Wenn es üblich ist, dass der Kranke eine Mittagsruhe einhält, so sollte im weiteren Krankheitsverlauf versucht werden, ihn tagsüber durch interessante Beschäftigungen „wachzuhalten" um dem Pflegeproblem „sundowning" entgegenzuwirken.
Ein warmes Fußbad, Rosmarinbäder, Phytopharmaka wie z.B. Tees aus Melisse, Hopfen und Baldrian, heiße Milch mit Honig, eine Tasse Bohnenkaffee (1. paradoxe Wirkung, 2. medikamentöser Einfluss, wegen Blutdruckabfalles in der Nacht), ein Abendspaziergang, eine beruhigende Einreibung oder eine Fußreflexzonenmassage können schlaffördernd wirken. Der Tag sollte ruhig ausklingen und der Kranke täglich zur gewohnten Zeit Zubettgehen. Beruhigend wirkt vor dem Einschlafen die Anwendung bestimmter Rituale aus der Lebensrückschau (z.B. Kuscheltier, Glas Bier, Adendtee).
Bei Demenzerkrankten bringt eine leichte Geräuschkulisse (z.B. Ticken einer Uhr) bessere Nachtruhe. Sie fühlen sich dann geborgener und sicherer.
Schatten führen bei den Kranken zu Unruhezuständen und vermehrten Illusionen. Eine Dämmerleuchte hilft Menschen mit Angst in der Nacht und bei Problemen die Toilette aufzufinden.

La: Sich pflegen und kleiden

Auf die Hautpflege ist besonders zu achten. Wegen zunehmender Immobilität im Spätstadium ist die Prophylaxe von Dekubitalgeschwüren von Bedeutung.
Die Fingernägel sind kurz zu halten, weil bei erhöhter Unruhe Kratzverletzungen der Haut entstehen können.
Die Lebensaktivität „kleiden" wird erleichtert, wenn bereits in der frühen Krankheitsphase Kleidungsstücke ausgewählt und eingekauft werden, welche das Selbstständigkeitstraining (Anziehtraining) erhöhen. Zu achten sind auf: lockere Kleidung, Klettverschlüsse an Hosen und Schuhen, Röcke und Hosen mit elastischem Bund, große Knöpfe. Es sollte bei der Auswahl der Kleidung

nicht vergessen werden, dass damit die Persönlichkeit des Kranken unterstrichen wird. Auf die individuellen Bedürfnisse des Kranken ist einzugehen, z.B. die Pflegeperson zieht einer Demenzkranken eine Hose an, weil es für die Pflege praktisch ist, obwohl sie aber von der Lebensrückschau her weiß, dass die Kranke es früher gehasst hatte, Hosen zu tragen. Vorlieben und Abneigungen sind bei der Kleiderauswahl immer zu berücksichtigen.
Wird das abendliche Ausziehen durch massive Abwehr erschwert, bereitet das Umziehen aber dafür am Morgen keine Probleme, dann ist es sinnvoll, den Kranken am Abend mit seiner Tageskleidung Zubettgehen zu lassen und diese dann erst am Morgen zu wechseln. Beim Anziehtraining werden die Kleidungsstücke in der Reihenfolge des Anziehens nacheinander auf das Bett gelegt. Die Pflegeperson greift nur ein, wenn die Unordnung und Verwirrung zu groß wird.

La: Essen und trinken

Diese Lebensaktivität sollte der Kranke so lange wie es geht selbstständig durchführen, auch wenn der Kranke die Abläufe manchmal nicht mehr richtig ausführen kann. Die Kranken verhalten sich bei Tisch anders, wenn sie den Tisch decken können. Sie werden sicherer und mobilisieren mehr Fähigkeiten, wenn sie die geeigneten Schlüsselreize dazu erhalten. Essen mit den Händen ist kein Anlass dem Kranken gleich die Mahlzeit anzureichen. Zu frühe Hilfe und Unterstützung vermindern noch vorhandene Fähigkeiten und führen zu vermehrter Pflegebedürftigkeit. In Zusammenarbeit mit der Ergotherapie sollte versucht werden, systematisch durch Bewegungsanbahnung das Körpergedächtnis zu aktivieren. Beim Essen reicht schon eine kurze unterstützende Handbewegung durch die Altenpflegerin aus und die Kranken können sich wieder erinnern, was mit einem Löffel zu tun ist. Der Kranke vergisst aufgrund seines mangelnden Durstgefühls das Trinken. Angehörige und Altenpflegerinnen müssen die täglich aufgenommene Trinkmenge überwachen (Trinkplan). Zu der Abnahme des Durstgefühls kommt im weiteren Krankheitsverlauf die Abnahme des Appetits. Die Kranken glauben, bereits gegessen zu haben. Appetitverlust kann auch von Immobilität herrühren. Schluckstörungen mit Aspirationsgefahr treten im Endstadium der Demenz auf oder medikamentös durch Neuroleptika und Anticholinergika. Passierte Kost und eingedickte Getränke werden angeboten. Verweigert der Kranke Flüssigkeit oder Essen, kann das nach Abklärung anderer Ursachen, als die verbindliche Willensäußerung „ich will sterben" gedeutet werden. Pflege-Ethik verlangt hier Zuwendung und gute Mundpflege und keine Zwangsernährung durch z.B. eine PEG-Sonde (Körperverletzung!).

La: Ausscheiden

Durch Zunahme der Nervensystemstörungen kommt es zur Dranginkontinenz. Es handelt sich um eine vom Stirnhirn bedingte Inkontinenzform. Das zerebrale

Kontroll-Miktionszentrum mit Sitz in der Hirnrinde ist gestört.
Durch Atrophie der Großhirnrinde wird die Kontrollfunktion des Gehirns über die Harnblasenentleerung herabgesetzt, evtl. kann sie ganz verloren gehen. Der Kranke hat noch ein Gefühl für den Spannungszustand der Harnblase; bei Harndrang muss aber sofort die Möglichkeit zur Miktion gegeben sein. Für den Kranken ist jede Form der Inkontinenz äußerst unangenehm. Er fühlt sich dadurch beschämt und gedemütigt. Inkontinenz hat nicht immer körperliche Gründe. Sie kann auch bei einem Demenzkranken durch Gedächtnisstörungen, Desorientiertheit und Verständigungsschwierigkeiten bedingt sein.

Mit dem Problem der Inkontinenz sind die Angehörigen total überfordert, sie resignieren bei der Pflege. Sie brauchen von Seiten der Altenpflegerinnen Hilfe bei der Beratung über Inkontinenzhilfsmittel und über Toilettentraining, damit sie lernen, mit diesem Problem umzugehen. Angehörige schämen sich oft, wenn die Wohnung nach Urin riecht.
Die Isolation nimmt ihren Lauf, weil mit dem Inkontinenzproblem keine Freunde und Bekannte mehr eingeladen werden. Um den Demenzkranken richtig verstehen zu können wie er seine Bedürfnisse ausdrücken will, sind auf nonverbale Signale zu achten. Erhöhte Unruhe, z.B. eifriges hin und her laufen, suchende Körperhaltungen, herumnesteln an der Kleidung, herunterziehen von Kleidungsstücken, Entblößen des Körpers, können Signale dafür sein, dass der Kranke Urin oder Stuhl lassen muss.

Weil der Sinn der Worte im fortgeschrittenen Stadium nicht mehr verstanden wird, sind mehrere Sinne bei der Aufforderung zum Toilettengang anzusprechen, z.B. Blick in die Toilettenschüssel (visuell), Geruch auf dem WC (olfaktorisch). Große Knöpfe und Klettverschlüsse kann der Kranke leichter öffnen.
Sinnvoll ist es, den Toiletteneingang farbkräftig und lichtstark zu kennzeichnen, um damit die Aufmerksamkeit der Kranken anzuregen.

Ein Pflegebeispiel zum Toilettentraining
Es ist 11 Uhr vormittags. Altenpflegeschülerin Gunda möchte Frau F. zur Toilette bringen und sagt ihr ohne viel nachzudenken: „Frau F. wollen Sie mal zur Toilette gehen?" Frau F. schaut die Altenpflegeschülerin an, als käme sie vom Mond. Sie hört oder versteht nicht, was ihr da gerade gesagt wurde. Weil Frau F. nicht reagiert, nimmt jetzt Gunda Frau F. an den Arm und bringt sie bis zur Toilette. Sie öffnet die Tür, dass Frau F. gleichzeitig sehen kann, was sie in diesem Raum tun soll. Sie fängt an zu reagieren. Weil sie die Toilettenschüssel sieht und riecht und Gunda jetzt behutsam versucht ihr beim Öffnen der Kleidung zu helfen, versteht Frau F., was von ihr erwartet wird. (Höwler, 1999)

Pflegeplan z.B. bei Dranginkontinenz:

Pflegeproblem	**Pflegeziel**	**Pflegemaßnahme**	**Hinweis**
Dranginkontinenz	Pat. behält weitgehend die Kontrolle über seine Ausscheidung	Toilettentraining nach Aufstellung eines Miktionsplanes, individuelles Hilfsmittelangebot	intensives Toilettentraining nur im Anfangsstadium einer Demenz
Das Umfeld hindert den Pat. die Kontrolle über seine Kontinenz zu behalten	Pat. befindet sich im kontinenzfördernden Umfeld	Pat. hält sich tagsüber außerhalb des Bettes auf, bekommt eine Aufgabenübertragung, behindertengerechte Toilettengestaltung: angenehm und temperiert, leicht zu erreichen, leicht zu öffnende Kleidung (Knöpfe durch Klettverschlüsse ersetzen)	Versorgung von Haustieren oder andere Sozialkontakte fördert die Verantwortung für sich selbst
Pat. uriniert nachts in Blumenvasen, Papierkörben	Pat. ist nachts orientierter und findet den Weg zum WC	Dämmerleuchte aufstellen, Weg zum WC mit Symbolen markieren, Toilettenstuhl an das Bett, die Klingel in Reichweite	Flüssigkeitszufuhr 2-3 Std. vor der Nachtruhe einstellen, Nachtwache begleitet Pat. vor der Nachtruhe zum WC

Ein intensives Toilettentraining kann die Inkontinenzform im Anfangsstadium der Demenzerkrankung eindämmen. Demenzerkrankte behalten lange ihr Schamgefühl. Haben sie eingenässt, versuchen sie oft dies als unwahr abzutun. Beschimpfungen und Ermahnungen von Seiten der Pflegeperson beschämen und verunsichern nur. Verständnisvoller Umgang verringert Spannungen.

La: Sich beschäftigen

Bei allen Aktivierungen ist das richtige Maß an Forderung wichtig. Bei Unterforderung reagiert der Kranke durch nicht Auslastung seiner noch vorhandenen Kräfte mit Aggressionen. Der Betreuer wird dabei durch die ständige Abnahme seiner noch vorhandenen Kompetenzen zusätzlich belastet.

Bei Überforderung entwickelt der Kranke Versagergefühle, hier besteht auch die Reaktion der Aggression oder der Resignation. Als Pflegender wird man in der Erwartungshaltung enttäuscht und kann hierbei auch mit Aggressionen gegenüber dem Kranken reagieren. Die Über- und Unterforderung ist ein Störfaktor in der Beziehung zwischen Betreuern und Demenzerkrankten.

Besonders Fernseher und Radiogeräte sollten nicht den ganzen Tag über laufen. Außer zu therapeutischen Zwecken sind die Privatgespräche zwischen dem Pflegepersonal möglichst gering zu halten.

Wenn Demenzerkrankte sich auf etwas konzentrieren sollen, ist darauf zu achten, dass alle störenden, ablenkenden Gegenstände entfernt oder abge-

schirmt werden. Die milieutherapeutische Gestaltung (vgl. „Die Milieutherapie" auf Seite 463) entspricht möglichst den früheren Gewohnheiten der Kranken. Die Wohnräume sind mit Blumen, Gegenstände, schönen Gardinen und allen möglichen Utensilien ausgeschmückt, die mal hier oder dort herumstehen und liegen. Demenzkranke räumen sehr gerne auf, stapeln Gegenstände auf oder verstecken sie an allen möglichen Orten.
Musik ist das Element, mit dem die Kranken in jedem Krankheitsstadium sehr gut erreicht werden können. Bekannte Lieder, die immer wieder zu den gleichen Gelegenheiten gesungen werden, haben den Charakter von Ritualen und erleichtern die Orientierung im Tagesablauf. Besonders in Konfliktsituationen können sich Lieblingslieder bewähren, wenn Pflegende diese summen oder singen. Stimmungen lassen sich gut durch Meditationsmusik beeinflussen (vgl. „Musik als therapeutisches Element bei Alzheimer Demenz" auf Seite 454).
Positive Reize sind auch zu setzen durch Aktivierung von vernachlässigten Hobbys. Männer könnten z.B. kleine Reparaturarbeiten im Haus erledigen oder Spielzeug für Kindergärten in Stand setzen (Tätigkeiten immer an die Lebensrückschau anknüpfen).

La: Für eine sichere Umgebung sorgen
Durch den Hirnabbau geht die innere Selbstsicherheit nach und nach verloren. Für jeden Demenzkranken ist es wichtig, dass der Platz an dem er lebt ihm gefällt und ihm Sicherheit gibt. Er will sein eigenes Zuhause, um sich darin Daheim zu fühlen. Er wird aufgrund seines Krankheitsprozesses weniger als früher das Haus verlassen. Für pflegende Angehörige, die einen chronisch verwirrten Menschen zu Hause pflegen, werden einige Änderungen erforderlich sein. Evtl. müsste die Toilette, das Badezimmer oder die Treppen umgebaut werden. Vielleicht brauchen das Bett und die Stühle besondere Schutzvorrichtungen. Teile der Kücheneinrichtungen müssen so gesichert werden, dass Unfälle vermieden werden (Kindersicherungen an elektr. Geräten). Das Sturzrisiko wird durch rutschfeste Teppiche vermindert, ebenso durch eine Lichtquelle (Dämmerleuchte) in der Nacht auf dem Nachtschrank.
Als Folge von kognitiven Störungen sind die Kranken vielen Gefahren ausgesetzt, z.B. sich zu verbrühen, zu schneiden, zu stürzen, einen elektrischen Schlag zu bekommen, sich zu vergiften, einen Brand oder eine Gasexplosion zu verursachen. Daher sollten alle Gegenstände weggeschlossen sein, die gefährlich sein könnten. Verschlusssysteme befinden sich an Fenstern und Türen; Räume und Flure sind hell ausgeleuchtet.
Zu einem sicheren Umfeld gehören Möbelstücke und Gegenstände, welche dem Kranken schon immer vertraut waren, auch Familienphotos, welche in Augenhöhe anzusehen sind. Die Orientierung wird erleichtert, indem die Pflegeperson an Namen erinnert, dass sich die Bezugs- und Betreuungsperson erkenntlich macht durch Make-up und Parfüm (visueller und olfaktorischer Reiz).

Halt und Sicherheit wird durch einen einfachen und übersichtlichen Tagesablauf gegeben, in dem Leistungsdruck, Zwang, Hektik u.a. Störfaktoren vermieden werden (kann ansonsten zur vermehrten Verwirrung führen). Die zeitliche Orientierung wird vor allem durch das Aufstellen von Kalendern, Uhren, regelmäßige Essenszeiten, Ruhepausen und jahreszeitliche Dekorationen gegeben. Die Raumorientierung wird durch Bilder und Symbole verbessert.

La: Soziale Bereiche des Lebens sichern

Leider schrumpfen die sozialen Beziehungen des Demenzkranken zuletzt nur noch auf seine Kinder und auf einige Pflegepersonen.

Sozialkontakte in dem häuslichen und institutionellen Umfeld spielen aber eine große Rolle. Therapeutische Bedeutungen bekommen Familienfeiern, Besuche von Kindern und Enkelkindern, Einladungen mit Gesprächen und Ritualen. Falls der Demenzkranke sich nicht aktiv und kreativ an Gesprächen beteiligen kann, so ist es für ihn Therapie, dabei zu sein und nur zuschauen zu dürfen. Er bekommt dabei das Gefühl in der Gemeinschaft angenommen zu sein. Es hat gegenüber der Betreuungssituation zu Hause den großen Vorteil, dass in einem Seniorenpflegeheim oder in einer Tagespflegeeinrichtung die Kranken mit anderen Demenzkranken in Form von Gruppenereignissen und Gruppenaktivitäten zusammen kommen und Gruppenbeziehungen aufbauen können. In diesen Situationen beziehen sich die Kranken sehr aufeinander.

La: Mit existenziellen Erfahrungen des Lebens umgehen

Im Umgang mit den Gefühlen der Demenzerkrankten ist es notwendig, die ausgesandten Empfindungen aufzunehmen, sie jedoch nicht zu verstärken. Das gelingt durch validierendes Arbeiten (vgl. „Validation" auf Seite 426). Werden die Gefühle verstärkt, kann man davon ausgehen, dass diese zu einer weiteren Bedrohung des bereits labilen Ichs führen, welches keinen heilenden Effekt auf die ambivalente Emotionalität der Kranken hätte.

Ein Demenzkranker ist an keinem Tag gleich. Möchte er an einem Tag umhergehen, so sitzt er am darauffolgenden Tag apathisch in seinem Sessel. Besonders vor besonderen Festtagen sowie bei Unpässlichkeit der Altenpflegerinnen, kann ein Kranker eher mit Angst und Unsicherheit reagieren. Diese Befindlichkeit kann durch Aggressionen ausgedrückt werden. Medikamente, die bei Verhaltensstörungen verabreicht werden, müssen immer wieder neu angepasst werden. Haben Pflegende heute die Hoffnung, dass sich die mnestischen Funktionen bessern, wird diese Hoffnung am nächsten Tag schon wieder zerstört. Sich ständig neu auf den jeweiligen Zustand des Kranken einstellen zu müssen, zehrt an den Kräften der Pflegenden (vgl. „Eigene Psychohygiene als Entlastung im gerontopsychiatrischen Pflegealltag" auf Seite 586).

3.12 Fragen zur Suchhaltung im Umgang mit Demenzkranken

Die Art und Weise wie Altenpflegerinnen mit dem Demenzkranken umgehen, entscheidet darüber, ob er den Weg der geistigen, seelischen und körperlichen Besserung einschlägt oder ob er in eine infantilisierende Abhängigkeit manövriert wird.

1. Wo kann ich mich als angehende Altenpflegerin im Arbeitsfeld der gerontopsychiatrischen Pflege verwirklichen, wie kann das der Demenzerkrankte?
2. Kann ich Verwirrtheit als eine Lebensform, welche im Moment für den alten Menschen richtig ist, zulassen?
3. Was bedeutet für mich Verwirrtheit? Was ist mir bei dem pflegerischen Umgang wichtig?
4. Was kann ich ertragen? Wie reagiere ich auf Ängste des verwirrten alten Menschen?
5. Was für eine Interpretation der Lebenswirklichkeit des alten Menschen habe ich?
6. Welches Menschenbild bringe ich für die Pflege von Demenzerkrankten mit?
7. Habe ich mich mit eigenen Vorstellungen und Ängsten bezüglich meines Alters auseinander gesetzt?
8. Überprüfe ich eigene Normen und Werte im Hinblick auf „normales" und „krankhaftes" Altern?

3.13 Folgerungen

Nur mit einer guten Teamarbeit von Angehörigen, Pflegefachkräften, Fachärzten und anderen Fachdisziplinen, insbesondere Ergotherapeuten, Logopäden und Krankengymnasten, kann die große Herausforderung, welche die Alzheimer Erkrankung für alle Beteiligten mit sich bringt, gering gehalten werden. Die Demenz ist ein gutes Beispiel dafür, dass geriatrische Gesundheitsprobleme in heutiger Zeit nur auf multidimensionaler Ebene erfolgreich zur Handlung und Lösung kommen.

Informationen für Betroffene:
Deutsche Alzheimer Gesellschaft e.V.
Kantstraße 152
10623 Berlin Tel.: 030/ 31505733, Fax: 030/ 31505735

4 Die Pflege des Menschen mit vaskulärer Demenz

20% aller Demenzen im höheren Alter sind vaskulär bedingt. Es gibt Fälle mit einer Überschneidung von vaskulärer Demenz und SDAT. In der Regel sind Patienten mit vaskulärer Demenz jünger als der Durchschnitt der Alzheimerkranken. Von der vaskulären Demenz sind mehr Männer als Frauen betroffen.

4.1 Der Begriff „vaskuläre Demenz"

vaskulär = gefäß- oder durchblutungsbedingt
Unter einer vaskulären Demenz werden alle dementiellen Störungsbilder erfasst, die durch Hirndurchblutungsstörungen, z.B. TIA, PRIND oder seltener Apoplexie verursacht werden.
Überwiegend handelt es sich um arteriosklerotische Wandveränderungen der Hirngefäße bei ausgeprägtem chronischem Bluthochdruck. Es kommt infolge von Durchblutungsstörungen oder von embolisch oder thrombotischen Gefäßstenosen oder -verschlüssen im Bereich sehr kleiner Hirnarterien, zu einem Untergang von Nervengewebe im Gehirn. Makroskopisch finden sich kleine umschriebene Zell- und Gewebsuntergänge (Nekrosen). Es besteht eine Korrelation zwischen dem Grad der Demenz und der Größe der vaskulären Gewebedefekte.

Die Demenzform beginnt rasch oder schlagartig infolge eines Apoplex und verläuft stufenweise.

4.2 Krankheitsursachen

- Transitorische ischämische Attaken (TIA)

TIA sind vorübergehende Durchblutungsstörungen, die nicht länger als 24 Stunden andauern und deren Symptome sich in dieser Zeit vollständig zurückbilden. TIA können einem Hirninfarkt vorausgehen. Nach Grond (1985) ist die Gefahr für einen Hirninfarkt in den ersten 3-4 Monaten nach einer TIA am größten.

- Prolongierte Hirninsulte = prolonged reversible ischemic neurological deficit (PRIND)

Es handelt sich um eine Durchblutungsstörung, deren akute Symptomatik länger als 24 Stunden andauert, die sich aber innerhalb von 8 Tagen vollständig zurückbildet. Die Symptome sind dem des Hirninfarkts ähnlich.

- Progrediente Hirninfarkte

Es ist eine allmähliche oder schubweise Verstärkung der Symptomatik innerhalb von 1-2 Tagen zu beobachten.

- Komplette Hirninfarkte

Die Symptomatik entspricht der Ausprägung eines Apoplexes innerhalb von Sekunden oder Minuten.

Der große Schlaganfall führt selten zur Demenz. Ein Kranker mit vaskulärer Demenz zeigt die akuten Symptome eines Schlaganfalls nur vorübergehend und nicht so stark ausgeprägt.

4.2.1 Ursachen von TIA, PRIND und Hirninfarkt

- Behinderungen des arteriellen Zuflusses verursacht durch arteriosklerotische Gefäßveränderungen bedingt durch Diabetes mellitus, Rauchen, Adipositas
- Zusammenballungen von Thrombozyten und Gerinnungssubstanzen (Thrombozyten-Fibrinaggregationen), Thrombenbildung bei Gefäßwandveränderungen und/oder Veränderungen der Fließgeschwindigkeit des Blutes
- Hypotonie und hypertonische Krisen
- Aufhebung der Blut-Liquor-Schranke durch Entzündungen, Intoxikationen

4.3 Krankheitsverlauf

Die vaskuläre, auch arteriosklerotische oder Multiinfarktdemenz verläuft plateauhaft. Typisch sind in der Vorgeschichte der Patienten transitorisch- ischämische Attacken (TIA und PRIND).
Die Demenzform unterscheidet sich von der Demenz vom Alzheimer Typ darin, dass der Beginn eher plötzlich, der Demenzverlauf sprunghaft ist. Ein einzelner Hirninfarkt oder vorübergehende Durchblutungsstörungen verursacht zunächst eine akute Verschlechterung der Symptomatik, im Anschluss daran kann es wieder zu einer mehr oder minder werdenden Stabilisierung kommen. Ausgeprägte Schwankungen der Leistungsfähigkeit können innerhalb eines Tages beobachtet werden.

4.4 Akutes Krankheitsstadium

Es finden sich neurologische Herdsymptome, d.h. umschriebene, inselförmige Ausfälle. Diese verursachen plötzlich auftretende halbseitige Lähmungen, die meist mit Bewusstseinsstörungen einhergehen. Es treten Sprachstörungen auf, die Sprache ist langsam und schwerfällig, z.B. kann der Betreffende einzelne Worte nicht finden. An den Extremitäten tritt ein Tremor auf. Der Betroffene leidet unter Gleichgewichtsstörungen, kleinschrittigem Gang, Schluckstörungen (Erstickungsgefahr!), Reflexstörungen. Häufig treten Kopfschmerzen, Schwindelgefühle und Übelkeit auf. Vorübergehend kann es zur Schwerhörigkeit kommen. Der Mundwinkel kann herabhängen, die Pupillen geweitet sein. Der Kranke selbst kann sich oft an das akute Stadium nicht mehr so genau erinnern. In der Anamnese findet sich häufig eine Hypertonie.

Die neurologischen Symptome bilden sich in der Regel zurück. Nach einer Stabilisierungsphase kann eine weitere akute Phase auftreten.
Auf dem Boden des neurologischen Krankheitsbildes entsteht dann ein Demenzsyndrom.

4.5 Psychische Veränderungen des Kranken

Die Einsichts- und Urteilsfähigkeit sowie die Persönlichkeit des Kranken bleiben im Anfangsstadium relativ gut erhalten. Im weiteren Verlauf treten die Merkmale der Demenz stärker hervor: Merkfähigkeitsstörungen, Konzentrationsstörungen, Verlust der Urteilsfähigkeit und des abstrakten Denkens, Persönlichkeitsveränderungen und Affektlabilität. Es kommen besonders gehäuft starke nächtliche Verwirrtheit und Unruhe vor.

4.6 Therapeutische Maßnahmen

Die Akut-Behandlung von TIA und PRIND oder Infarkt ist Aufgabe des Arztes.
In der Akutphase werden Medikamente zur Verbesserung der Hirndurchblutung und Regulierung des Blutdrucks verabreicht; zur Stabilisierung der psychischen Verfassung Mittel zur Erregungsdämpfung.

Prävention im Alter
Vorbeugung ist auch im Alter sinnvoll und notwendig. Die Prävention erstreckt sich auf folgende Bereiche:

- Kontrolle und Regulation des Blutdrucks
- Überwachung der Serum-Lipiden und des Cholesterins
- Diät und ausreichende Bewegung
- Vermeidung von Blutdruckschwankungen (-krisen), z.B. durch zu schnelles Aufstehen, Pressen beim Stuhlgang oder durch Bücken mit dem Kopf nach unten
- Das Zusammenballen der Blutkörperchen kann durch die tägliche Gabe von ca. 100 mg Acetylsalicylsäure (ASS) gehemmt werden.

Merke!

Arterielle Durchblutungsstörungen führen zu einer Mangeldurchblutung des Gehirns, die als Ischämie bezeichnet wird. Die leichteste Form ist die transitorisch ischämische Attake (TIA) mit vorübergehenden neuropsychiatrischen Ausfällen. Zum Bild der vaskulären Demenz führen wiederholte Durchblutungsstörungen und kleine Hirninfarkte.
Treten die neuropsychiatrischen Ausfälle zunehmender auf, wird von einem progredienten Hirninsult gesprochen. Das plötzliche oder schlagartige Auftreten

von neuropsychiatrischen Ausfällen, mit Halbseitenlähmung mit oder ohne Bewusstseinsstörung, wird als Apoplexie (Hirninsult, Hirninfarkt) bezeichnet. (Hinweise zur „Psychischen Pflege des alten Menschen mit Apoplexie" siehe Seite 377).

4.7 Annäherung an den Menschen mit vaskulärer Demenz

Eine Pflegesituation aus der ambulanten Praxis
Frau K. (Jahrgang 1927) wird vom ambulanten Pflegedienst betreut. Ihr Ehemann starb vor zwei Jahren. In der Ehe wurde ein Sohn geboren, welcher im Ausland beruflich tätig ist. Sie hat einen Bruder und eine Schwester, zu denen sie nur wenig Kontakt pflegt. Frau K. wohnt allein im Erdgeschoss einer kleinstädtischen Altbauwohnung. Diese Wohnung ist bereits 45 Jahre ihr Zuhause.
Frau K. ist multimorbid. Sie leidet an einer vaskulären Demenz im Anfangsstadium, Herzinsuffizienz, Diabetes mellitus Typ II, Adipositas und an langjährigem Medikamentenmissbrauch.
Frau K. wirkt äußerlich sehr verfahren, agitiert und ungepflegt. Ihre Haare sind lange nicht geschnitten worden und machen einen verfilzten Eindruck. Es kommt vor, dass sie manchmal die Haare auch selber scheidet. An der Zahnprothese fehlt das Gebiss des Oberkiefers. Ihre körperliche Hygiene und Kleiderpflege vernachlässigt sie. Frau K. geht bis zu 10- mal täglich einkaufen. Das Einkaufsverhalten ist für sie immer ein wiederkehrendes Ritual. Sie kauft große Mengen an Kuchen, Puddingpulver, Dosenmilch, Reis, Obst und Süßigkeiten. Diese Lebensmittel stapelt Frau K. samt dem Verpackungsmaterial in ihrer Wohnung. Der Altenpflegerin widersetzt sie sich, die verdorbenen Lebensmittel in ihren Schränken zu entfernen und fängt an, einzelne Lebensmittel in ihren Schränken zu verstecken. Es kommt vor, dass sie von den verdorbenen Lebensmitteln auch isst. Im weiteren Krankheitsverlauf tritt eine zunehmende Vernachlässigung der Körper- und Wohnungshygiene ein. Aus ihrer Wohnung dringt bald ein unangenehmer Geruch nach verdorbenen Lebensmitteln. An bestimmten Stellen in der Wohnung, wo sie ihre Lebensmittel hortet sowie in den Schränken finden sich Schwärme von kleinen Obstfliegen. Es kommt vor, dass in den verdorbenen Lebensmitteln Maden und andere Schädlinge leben.
Gegenüber fremden Personen ist Frau K. misstrauisch. In aggressiven Phasen lehnt sie Unterstützungsangebote aus der Nachbarschaft zur Bewältigung ihrer Lebensführung ab; es kam vor, dass sie Nachbarn bereits aus der Wohnung geworfen hat. Ihre Sprache besteht aus Wortwiederholungen und Inhalten aus der Vergangenheit.

Handlungsaufgaben:
Die Altenpflegerin kann das Verhalten von Frau K. unter der Bezeichnung des „Vermüllungssyndrom" (vgl. auch Seite 324) einordnen.

1. Stellen Sie aus der Situationsbeschreibung die Aufgaben der Altenpflegerin vom ambulanten Pflegedienst heraus!
   Richten Sie Ihren Blickwinkel dabei auf:

a) notwendige Unterstützungen bei den Lebensaktivitäten
b) Strategien zur psycho-sozialen Problemlage von Frau K.
c) eine prozessorientierte Pflege

4.8 Der pflegerische Umgang

4.8.1 - bei akuten Durchblutungsstörungen des Gehirns

Regelmäßige Kontrollen von Blutdruck, Puls, Atmung, Temperatur, Ausscheidungen, Medikamenteneinnahme und Beobachtung der Bewusstseinslage sind erforderlich. Auf ausreichende Flüssigkeitszufuhr ist zu achten. Altenpflegerinnen führen eine fachgerechte Lagerung durch; die Beine dürfen zwecks Anstiegs des Blutdrucks im Gehirn **nicht** hochgelagert werden, weil ansonsten ein weiterer Hirninfarkt ausgelöst werden kann. Eine konsequente Pneumonieprophylaxe ist notwendig. Mit krankengymnastischer passiver Bewegungstherapie und, wenn möglich auch mit aktiven Bewegungsübungen sollte so früh wie möglich begonnen werden.
Der pflegerische Umgang muss ruhig und einfühlsam sein, um zusätzliche Aufregungen des Kranken zu vermeiden. Das Risiko ist besonders in der Akutphase groß, dass durch einen Blutdruckanstieg weitere Infarkte oder Durchblutungsstörungen ausgelöst werden können.

4.8.2 - bei einer manifesten vaskulären Demenz

Bei ausgeprägter vaskulärer Demenz ist eine breit ausgelegte aktivierende Pflege zu unterlassen. Besser ist es, wenn Altenpflegerinnen mit angepassten gerontopsychiatrischen Pflegekonzeptionen den alten Menschen begleiten. Der Kranke sollte immer wieder zu einfachen Aktivitäten und zur Eigenständigkeit angeregt werden. Die Pflegehandlungen sind der Geschwindigkeit des Kranken anzupassen. Es kommt darauf an, dass dieser selbst aktiv wird und nicht, ob übertragene Handlungen schnell und besonders gut bewältigt werden.
Altenpflegerinnen sollten sich bewusst darüber sein, dass ausgeprägte Stimmungsschwankungen leichter zu ertragen sind, wenn diese in Zusammenhang mit der körperlichen Störung gebracht werden. In schwierigen Pflegesituationen ist es notwendig Konfrontation zu vermeiden. Hier hilft ein „Hinausgehen" aus der Pflegesituation, um zu einem späteren Zeitpunkt einen viel besseren Kontakt

zum Kranken zu erreichen (allgemeine Hinweise zum pflegerischen Umgang mit Demenzerkrankten siehe „Die Pflege des Menschen mit Alzheimer Demenz" ab Seite 133).

4.9 Folgerungen

In der zukünftigen Altenarbeit werden aufgrund von demographischen Veränderungen Schwerpunkte auf die Betreuung von demenzerkrankten Menschen gelegt werden müssen.
Diese Pflege ist eine anspruchsvolle und herausfordernde Tätigkeit. Sie setzt pflegefachliche und persönliche Qualifikationen voraus; sie beinhaltet auch die Chance zur weiteren persönlichen Entwicklung.
Die Pflege in der eigenen Häuslichkeit bekommt bei dementen Betagten eine besondere Bedeutung. Die personale und räumliche Orientierung wird dadurch gestärkt. Die Pflege in einem sicheren Milieu ist momentan die wirkungsvollste Therapie für Demenzkranke. Ein problematischer Ortswechsel in die stationäre Altenpflege kann lange aufgeschoben bzw. vermieden werden, wenn ambulanten Pflegediensten gerontopsychiatrisch geschultes Personal den Angehörigen zur Unterstützung an die Hand gegeben wird (vgl. „Forderungen für psychisch Alterskranke in der ambulanten Pflege", Seite 562). Weil Demenzerkrankte im Spätstadium ihre ganzheitliche Befindlichkeit nicht mehr mit Worten zum Ausdruck bringen können, sondern nur noch auf nonverbaler Ebene, sind Pflegepersonen für sie die wichtigsten Orientierungsstützen und bedeutsame Kommunikationspartner. Ihre zuverlässige Anwesenheit beeinflusst im großen Maße die Gesundheit der Demenzkranken.

Wiederholungsfragen

1. Was verstehen Sie unter dem Begriff „Demenz"?

2. Wie werden die Demenzen eingeteilt?

3. Wie verläuft in der Regel eine senile Demenz vom Alzheimer Typ?

4. Nennen Sie die Krankheitssymptome bei der Alzheimerdemenz auf somatischer sowie auf der Verhaltensebene.

5. Im Anfangsstadium einer Alzheimerdemenz kennen wir typische nicht kognitive Symptome. Um welche handelt es sich?

6. Bei der Alzheimerdemenz finden sich durch die Erkrankung nicht beeinträchtigte bleibende Kompetenzen. Welche Kompetenzen weisen die Betroffenen bis zum Tod auf?

7. Wie heißen die Therapiesäulen bei der senilen Demenz vom Alzheimer Typ?

8. Was erzielen Sie mit der aktivierenden Pflege für demenzerkrankte Menschen? Was erzielen Sie für sich als Pflegeperson?

9. Verhaltensstörungen bei dementiellen Erkrankungen belasten häufig den Pflegealltag. Wann kommen z.B. Aggressionen bei den Betroffenen in der Pflege besonders vor? Nennen Sie Strategien zum Umgang mit Aggressionen, mit denen Sie demenzerkrankte Menschen in der Pflege takt- und würdevoll begegnen würden!

10. Wahrnehmungsgestörte (z.B. chron. verwirrte Menschen) benötigen eine besondere Hilfestellung während der Mahlzeiteneinnahme. Wie sieht Ihre pflegerische Vorgehensweise beim Servieren der Mahlzeiten aus?

11. Essen sammeln chronisch verwirrte alte Menschen häufig. Aus welchen Gründen tun sie dieses? Welche kreativen Lösungen könnten Sie dem alten Menschen anbieten, welche ihm und auch Ihnen als Pflegeperson entgegenkommen?

12. Wie sollten Sie konkret verbal und nonverbal mit Demenzerkrankten kommunizieren?

13. Was verstehen Sie unter Schlaf/Wachumkehr? Mit welchen Pflegemaßnahmen könnten Sie die Verhaltensstörung bei den Betroffenen abstellen, evtl. gering halten?

14. Welche Fragen stellen Sie sich als Altenpflegerin, wenn alte Menschen wiederholt im Seniorenpflegeheim Weglauftendenzen zeigen?

15. Warum leben Demenzerkrankte in der Vergangenheit?

16. Wie äußert sich psycho-motorische Unruhe bei Demenzerkrankten? Welche zusätzlichen Faktoren können die Unruhe verschlimmern?

17. Was verstehen Sie unter dem Begriff „vaskuläre Demenz"?

18. Welche psychischen Veränderungen finden sich bei der vaskulären Demenz?

19. Pflegerische Interventionen sind bei akuten Durchblutungsstörungen des Gehirns besonders unerlässlich. Welche regelmäßigen Kontrollen und Prophylaxen sind im akuten Krankheitsstadium durchzuführen? Worauf achten Sie besonders?

20. Welche Parameter gehören unbedingt zur Prävention einer vaskulären Demenz?

Körperlich nicht begründbare Erkrankungen ohne hirnorganische Veränderungen

5 Affektive Psychosen

Unter affektiven Störungen versteht man psychische Erkrankungen, bei denen krankhafte Veränderungen der Stimmung im Vordergrund stehen. Bei gesenkter Stimmung spricht man von Depression, bei gehobener Stimmung von Manie.

Zu den affektiven Psychosen im Alter gehören:

- Depressionen, manisch-depressive Erkrankung
- Gruppe der Schizophrenien
- Wahnhafte Störungen

Obwohl alle nach dem 60. Lebensjahrzehnt aufgetretenen Psychosen als Alterspsychosen bezeichnet werden, spielen auch viele Momente aus dem früheren Leben in Erkrankungen dieser Art hinein.

5.1 Die Pflege des Menschen mit Depressionen

Die Depression ist ein Gemütsleiden und gehört neben den dementiellen Erkrankungen zu den häufigsten psychiatrischen Erkrankungen im Alter. Depressionen sind oftmals mit Abhängigkeitserkrankungen vergesellschaftet. Eine Depression zählt zu den schwerwiegendsten seelischen Erkrankungen und bereitet dem Gesundheitssystem derzeit durch notwendige langandauernde Behandlung die meisten Kosten.

Handlungsaufgaben:
Bei den Depressionen handelt es sich um eine *Zeitkrankheit*, bei der auch immer mehr das Mitwirken des Betroffenen beobachtet wird. Was meinen Sie:

1. Woher kommt die Zunahme der Depressionen?
2. Sind die Kummererlebnisse zahlreicher geworden?
3. Nun gibt es heute sicher nicht mehr schwer nehmende Menschen als früher; man hat im Gegenteil den Eindruck, dass der heutige Mensch mehr als früher versucht, das Erlebnis an der Oberfläche seiner Psyche zu „erledigen".
   Jedes Erlebnis, das nicht verarbeitet wurde, wirkt beschwerend, auch wenn es Betroffene nicht schwer nehmen wollen. Wie kann sich ein beschwerendes Ereignis, das sich oberflächlich mit der Seele befasst hat, auf die seelische Gesundheit auswirken?

Epidemiologie

Das Ersterkrankungsalter der Depressionen liegt in der Regel um das 30. Lebensjahr. Spätdepressionen treten um das 60. Lebensjahr auf; diese haben einen längeren Verlauf und sind therapeutisch schwieriger zu behandeln. Schwere (so genannte major) Depressionen treten im höheren Alter nicht häufiger auf, als im Erwachsenenalter. Es leiden ca. 25% aller über 65- Jährigen unter depressiven Symptomen; in einem Pflegeheim beträgt der Anteil ca. 40-55%.

Nach Haller dominieren die Depressionen beim weiblichen Geschlecht in einem Verhältnis 2:1. Die Erkrankung ist in der sozialen Mittel- und Oberschicht häufiger vertreten.

Handlungsaufgabe:

Unser Wohlbefinden hängt entscheidend von unserer körperlichen, aber auch seelischen und psychosozialen Verfassung ab, bis hin zu Stimmungen und Launen. Mal sind wir fröhlich, aktiv und lebenslustig; ein anders Mal fühlen wir uns ohne Schwung, mutlos und niedergeschlagen. Solche Gefühlsschwankungen sind uns allen vertraut, denn sie gehören zum Leben. Wie ergeht es Ihnen, wenn Sie traurig verstimmt sind?

Schreiben Sie Ihre negativen Zustandsgefühle auf Karteikarten, die Sie auf einer Pinnwand nach körperlicher und psychischer Befindlichkeit ordnen können. Nehmen Sie anschließend in Ihrer Arbeitsgruppe Stellung dazu.

5.1.1 Der Begriff „Depression"

Der Begriff ist aus den lateinischen Worten „deprimere" bzw. „depressus" abgeleitet. Das bedeutet soviel wie „herunterdrücken" oder „unterdrücken".

Bei emotional gesunden Menschen folgen die Gefühle einem Rhythmus mit Höhen und Tiefen. Manchmal sind wir optimistisch, ein anderes Mal fühlen wir uns bedrückt. Sofern diese Stimmungsschwankungen nicht zu häufig und nicht zu stark sind, gelten sie als normal. Als Depression wird eine krankhafte Verflachung der Gefühle bezeichnet, weil in der Stimmung praktisch keine Schwankungen erkennbar sind. Depressive Menschen befinden sich unentwegt in dem Stimmungstief. Wenn es gewisse Schwankungen gibt, dann betreffen sie das Ausmaß der Bedrücktheit.

5.1.2 Depressions- Definition nach ICD-10

Unter Depression werden nach ICD-10 Erkrankungen des affektiven Erlebens (Gefühlslebens) bezeichnet.

Depressionen sind gekennzeichnet durch:

- Kernsymptome
  wie gedrückte oder traurige Stimmung, z.T. auch als vermehrte Reizbarkeit (Dysphorie), Interessensverlust oder Freudlosigkeit und verminderter Antrieb oder gesteigerte Ermüdbarkeit
- hinzutretende (akzessorische) Symptome
  wie Verlust des Selbstvertrauens bzw. Selbstwertgefühls, Selbstvorwürfe oder unangemessene Schuldgefühle, vermindertes Denk- oder Konzentrationsvermögen, psychomotorische Hemmung oder Unruhe, Schlafstörungen, veminderter Appetit mit Gewichtsänderung, Suizidgedanken oder Suizidhandlungen

Eine Dauer der Symptome von mindestens zwei Wochen wird zur Diagnose „Depression" verlangt.

Was unterscheidet Trauer von einer Depression?
Trauer ist eine natürliche Reaktion auf Verluste, Niederlagen, Enttäuschungen, Traumata oder Katastrophen. Der Trauernde erlebt dabei verschiedene Phasen (Wut, Verzweiflung) erst später Akzeptanz und Optimismus (vgl. „Trauerphasen" auf Seite 109).
Tränen und ein Sprechen über die Gefühle sind ein Zeichen dafür, dass der Betroffene seine Trauer verarbeitet hat. Bleibt diese aus oder macht er vor anderen gar „gute Miene" könnte das auf eine Depressionsentwicklung hindeuten.

5.1.3 Klassifikation

Nach ICD-10 wird zwischen dem einmaligen Auftreten einer Depression sowie wiederholten Krankheitsphasen unterschieden, z.B.:

- monopolare Verläufe mit ausschließlich depressiven Phasen (2/3 der Krankheitsfälle) = depressive Episoden
- bipolare Verläufe mit einem Wechsel von depressiven und manischen Phasen (1/3 der Krankheitsfälle) = bipolare affektive Störungen
- monopolare Verläufe mit ausschließlich manischen Phasen (selten) =anhaltende affektive Störungen

Die Verlaufstypen werden unterteilt nach ihrem Schweregrad in leichte, mittelgradige oder schwere depressive Episoden.
Von der Differentialdiagnose her lassen sich depressive Syndrome mit oder ohne somatisches Syndrom voneinander abgrenzen. Dem alten Begriff „endogene Depression" entsprechen depressive Episoden oder Störungen mit somatischem Syndrom. Bei allen Subtypen geht man davon aus, dass sich gesunde und

kranke Phasen deutlich voneinander abgrenzen lassen. Ein Wechsel zwischen gesunder und krankhafter Stimmungslage ist typisch für die rezidivierenden Störungen. Depressive Verstimmungen, die als Folge einer körperlichen Erkrankung auftreten, werden heute als organisch depressive sowie organisch bipolare Störung klassifiziert.

Da depressive Störungen noch einige Zeit neben der neuen Klassifikation nach ICD-10, auch nach der alten Klassifikation eingeteilt werden, sind die wichtigsten Depressionsformen für eine bessere Verständigung in der folgenden Übersicht dargestellt:

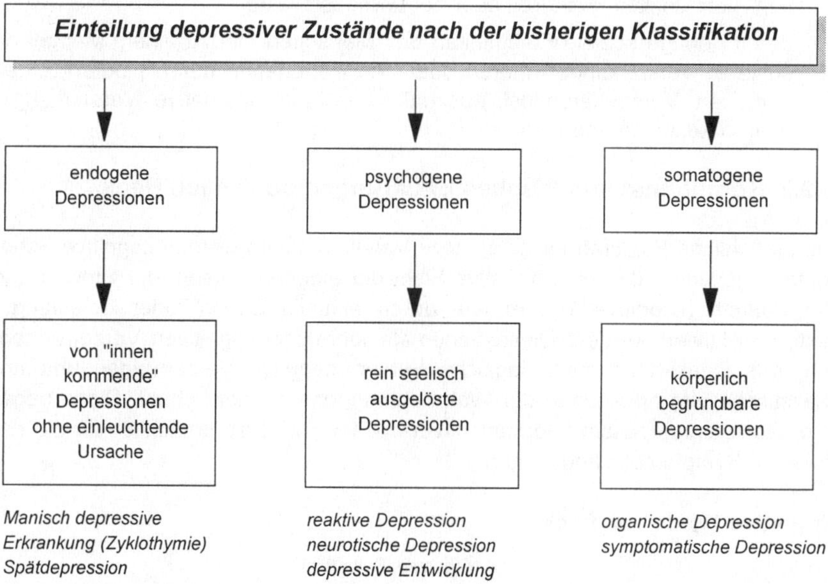

5.2 Entstehungsbedingungen im Alter

Das „Alter an sich" ist als auslösender Faktor nicht erwiesen, wohl aber eine zunehmende Disposition durch das Auftreten körperlicher Krankheiten und anderer Belastungen. Entstehungsbedingungen zur Depression haben oft eine multifaktorielle Genese. Im Rahmen der verhaltenstheoretischen Forschung haben einige Erklärungsmodelle eine besondere Bedeutung gewonnen, da sie für eine Vielzahl von depressiven Störungsbildern ein adäquates Erklärungsmodell liefern. Hierzu zählen:

5.2.1 Das Modell des Verstärkerverlustes nach Lewinsohn

Dieses Modell besagt, dass depressive Verstimmungen ausgelöst werden durch eine geringe Rate von verhaltenskontingenter positiver Verstärkung. Dieser Mangel an positiver Verstärkung kann durch drei verschiedene Faktoren verursacht sein:

- durch aktuelle Verlusterlebnisse oder Lebensveränderungen, die zu einem Verlust an Verstärkung führen
- durch einen geringen Umfang potentiell verstärkender Ereignisse aufgrund von Alter, sozialer Faktoren oder der Lerngeschichte
- durch geringe soziale Fertigkeiten des Menschen, die zu einem Mangel an sozialen Verstärkungen führen oder den Betroffenen daran hindern, einen erlittenen Verstärkerverlust auszugleichen und alternative Verstärkungsmöglichkeiten zu erlangen.

5.2.2 Kognitionstheoretisches Erklärungsmodell nach Beck

Als ursächliche Faktoren für depressive Verstimmungen werden kognitive Schemata angesehen, d.h. eine negative Sicht der eigenen Person, der Umwelt und der Zukunft (kognitive Triade), die durch aktuelle Stress- oder Belastungsfaktoren aktiviert werden. Diese Schemata führen zu kognitiven Verzerrungen, d.h. das Denken ist durch logische Fehler, negative Verzerrungen und unrealistische Interpretationen der Wahrnehmungen gekennzeichnet. Diese negative, realitätsangepasste Informationsverarbeitung wird als ursächlich für die depressive Symptomatik angesehen.

Kognitive Triade von Beck

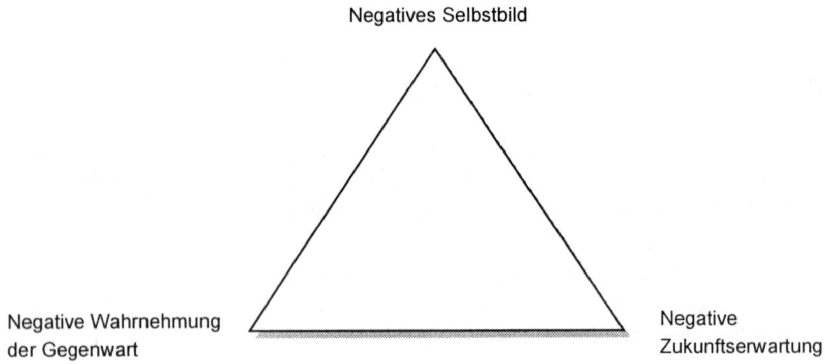

5.2.3 Biologisches Modell: Veränderungen im Gehirnstoffwechsel

Es wird davon ausgegangen, dass es einen Zusammenhang zwischen Depressionen und veränderten Neurotransmitterstoffwechsel gibt. Aus neurobiologischen Forschungsergebnissen ist bekannt, dass depressive Menschen einen niedrigen Serotonin- und Noradrenalinspiegel haben. Antidepressive Medikamente versuchen dieses Ungleichgewicht zu kompensieren (vgl. „Antidepressiva" auf Seite 507). Besonders bei älteren Menschen kann der Neurotransmitterstoffwechsel aufgrund von altersphysiologischen Prozessen vermindert sein. Das Modell unterstreicht das gehäufte Auftreten von Depressionen in der 3. Lebensphase.

Übersicht: Entstehungsbedingungen depressiver Störungen

Vererbte, biologische Faktoren:	Umwelt-faktoren:	Soziale Faktoren:	Körper-liche Faktoren:
Veränderungen im Hirnstoffwechsel	Verlust von Aufgaben u. Rollen	erlernte Hilflosigkeit	hirnorganische Krankheiten
	Verlust von Bezugsperso-nen	Verlust von Verstärkern	innere Krankheiten
	Medikamente	kognitive Triade von Beck	körperliche Behinderungen
		Familiendynamik	

Eine Reihe von psychischen Störungen kann für Depressionen vermehrt anfällig machen, z.B.:
> Angststörungen
> Abhängigkeitserkrankungen
> Schizophrenie
> Anfangsphase der Demenz

5.3 Beschwerdebild und typische Kennzeichen

Beginnt eine Depression früh im Leben, so erfährt die Krankheit im Alter einen Symptom- bzw. Verlaufswandel; d.h. die Krankheitsaktivität kann im fortgeschrittenen Alter geringer werden, es finden sich häufig Residualsymptome (Restsymptome als Folge einer Krankheit).

5.3.1 Veränderungen auf kognitiver und emotionaler Ebene

Depressive Menschen verfallen in ganz bestimmte Denkmuster. Sie bewerten nicht nur sich selbst, sondern die Umwelt und die Zukunft negativ. Sie überschätzen eigene Misserfolge. Ihre Gedanken kreisen ständig darum, sich schuldig gemacht oder versagt zu haben.

Das Denken verändert sich, z.B.

Aussagen	Interpretationen
„Es hat alles keinen Zweck mehr."	Generalisierte Gedanken
„Entweder du nimmst dir mehr Zeit, oder es ist aus!"	Entweder oder Denken herrscht vor
„Mit anderen geht sie freundlich um, aber mich möchte sie verletzen."	Wahrnehmungen werden auf sich bezogen
„Die anderen sind attraktiver, an mir ist sowieso nichts dran."	Selbstentwertungstendenzen
„Es wird nie mehr gut, ich muss mich trennen."	Negative Erwartungen erhalten Ewigkeitscharakter

Der Teufelskreislauf der Gefühle bei einer Depression

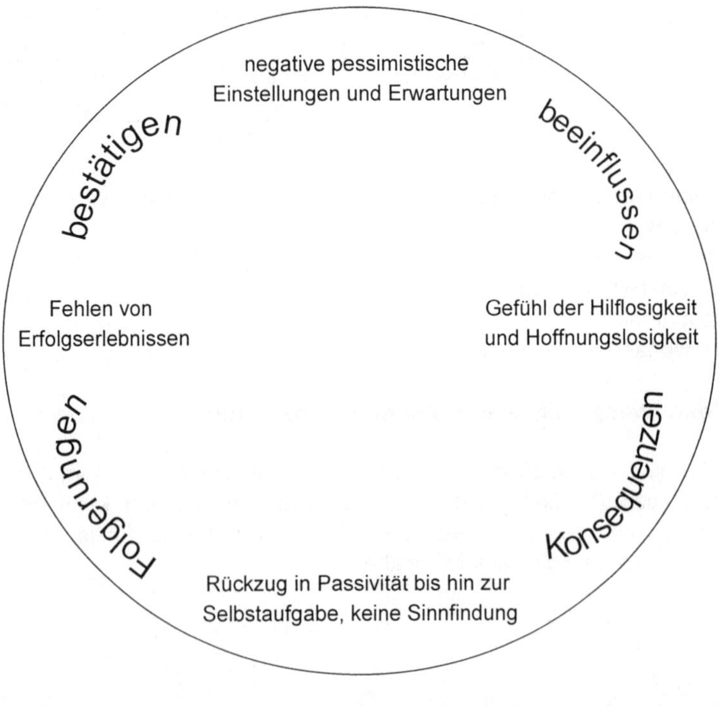
negative pessimistische Einstellungen und Erwartungen
beeinflussen
Gefühl der Hilflosigkeit und Hoffnungslosigkeit
Konsequenzen
Rückzug in Passivität bis hin zur Selbstaufgabe, keine Sinnfindung
Folgerungen
Fehlen von Erfolgserlebnissen
bestätigen

Das Fühlen verändert sich

Gefühle der Verlassenheit und Hoffnungslosigkeit sind in der Depression meist sehr stark.

z.B.

Aussagen	Interpretationen
„Meine Liebe ist gestorben."	Die Lebendigkeit eigener Gefühle nimmt ab
„Mein Herz wird schwer."	Körpergefühle verändern sich
„Alles wird wie Blei."	Energielosigkeit bei gleichzeitig bestehender Unruhe

Leistungsdefizite treten auf

Die Konzentration wird schlecht, man kann nicht mehr zuhören oder lesen, weil man immer „daran" denken muss. Müdigkeit und Abgeschlagenheit sind bei gleichzeitigen Schlafstörungen häufig; der Schlaf ist zerhackt und oberflächlich. Körperliche Anstrengungen fallen schwer. Aufmunternde Bemerkungen, es sei doch nicht so schlimm, man solle sich nur zusammennehmen, wirken depressionsverstärkend.

Psychosoziale Auswirkungen

Depressive können nur schwer Kontakte aushalten. Es kommt zum sozialen Rückzug und zum Rückgang befriedigender zwischenmenschlicher Kontakte.

5.3.2 Veränderungen auf seelischer und körperlicher Ebene

Seelische Ebene

In der Depression werden alle Erlebnisse, die inneren und die äußeren, schmerzlich. Der Kranke hat seiner Überzeugung nach alles verloren, was für ihn von Wert war. Dieses Gefühl steht zum auslösenden Ereignis in keinem Verhältnis mehr. Die Verstimmung ist dauerhaft, scheint sich sogar zu verstärken. Das so genannte Losigkeitssyndrom tritt auf, d.h. die Hauptsymptome enden mit dem Wort „losigkeit": Freudlosigkeit, Interesselosigkeit, Schwunglosigkeit, Antriebslosigkeit, sexuelle Gleichgültigkeit. Ausgeprägte Denk- und Konzentrationsstörungen bis hin zur „Leere im Gehirn". Seelisch - körperliche Hemmung bis zum Gefühl des „Eingemauertseins" oder auch im Gegenteil Erregungszustände. Es entstehen Minderwertigkeitsgefühle, hypochondrische Wahnideen, Verarmungswahn, Schuld- und Versündigungswahn.
Eine wichtige Stellung kommt der Angst zu. Der Kranke entwickelt Zukunftsängste, obwohl er weder körperlich krank noch alleinstehend ist. Das Verhältnis zur Realität zerbricht. Es kann zu Selbsttötungsabsichten kommen.

Körperliche Ebene
Biorhythmusstörungen (circadiane Störungen): Früherwachen mit quälendem Stimmungstief am Morgen (Morgentief), am Abend hellt sich die Stimmung meist wieder auf, Verlust von Frische, Spannkraft, Schwung und Wohlbehagen. Psychosomatisch erklärbare Krankheitszeichen: Kopfdruck, Kloß im Hals, Atemenge, Herzschmerzen oder vielfältige Missempfindungen am ganzen Körper. Charakteristisch sind Appetitlosigkeit mit Gewichtsverlust, Kreislaufstörungen, innere Unruhe bis hin zum Gefühl der Getriebenheit oder das Gegenteil, eine Antriebshemmung bis hin zur regelrechten „Versteinerung". Bei der körperlichen Untersuchung lässt sich meist kein krankhafter Befund erkennen.

Das äußere Erscheinungsbild
Der Gesichtsausdruck ist ernst; der Blick verrät vielfach ängstliche Beunruhigung, gleichzeitig eine eigentümliche Ferne und Unberührtheit von allem, was um den Kranken herum vorgeht. Auffällig ist die Bewegungsarmut, die oft mit einer nur unterdrückten inneren Unruhe gepaart ist. Mimik, Gestik, Sprache drücken Angespanntheit, Entschlusslosigkeit und Hoffnungslosigkeit aus. Stille, Zurückhaltung und Befangenheit fallen auf. Es liegt ein generelles Elendigkeitsgefühl ohne Ursache vor.
Depressive gehen meist mit einem nach vorn gekippten Kopf durchs Leben und zeigen damit die Abkehrung von der Welt. Ihr Blick ist zu Boden gerichtet und damit äußern sie ihre Schuldgefühle. Die Haltung zeigt Unterwürfigkeit und scheinbar Reue.

5.4 Die endogene Depression

In der Psychiatrie leitet sich der Begriff **„endogen"** von der Annahme ab, dass die Seele unabhängig vom Körper und unabhängig vom Erleben der Umwelt „von innen heraus" erkranken könne.

Handlungsaufgabe:
Haben Sie bei sich schon einmal folgenden Zustand erlebt:
Sie wachen morgens auf, der Kopf ist wie benommen, die Glieder sind schwer. Vor allem empfinden Sie in der Seele einen Schwerezustand. Sie sind deprimiert, wissen aber nicht, warum. Der Arbeitstag mit seinen Anforderungen steht wie ein Berg vor Ihnen. Sie trauen sich nicht zu, ihn zu bewältigen. Ihr schwach gewordener Wille scheut vor ihm zurück. Dann stehen Sie mit einiger Mühe auf und erleben, wie langsam Ihre Deprimiertheit und Willensschwäche weichen. In der gewohnten Weise können Sie Ihr Tagwerk leisten.

Diese kurze Verstimmung, die noch keine Krankheit darstellt, kann sich verstärken, oder sie kann plötzlich in starkem Ausmaß auftreten. Es wird dann eine endogene Depression diagnostiziert, eine depressive Erkrankung, die wie der Name sagt, aus dem Inneren des Körpers kommt. Dies ist z.B. bei erblicher Belastung der Fall. Im Allgemeinen ist keine einleuchtende Ursache festzustellen.

Im Zentrum dieser Erkrankung steht die Lähmung des Willens. Der Kranke kann sich nicht mehr zur kleinsten Handlung aufraffen. Die hoffnungslose Trauer, die das Gefühlsleben verdunkelt, geht aus dem leidvollen Erlebnis des eigenen Zustandes hervor. Aus der Schwermut, die jeden von uns als vorübergehende Missstimmung beschleichen kann, hat sich eine schwere seelische Erkrankung entwickelt.

5.4.1 Die manisch depressive Erkrankung

Unter Manie wird eine affektive Störung verstanden, welche gekennzeichnet ist durch übertriebene körperliche Aktivität und äußerste Hochstimmung, die in keinem Verhältnis zu dem vorangegangenen Ereignis steht. Manische und depressive Phasen wechseln sich bei der Erkrankung meist unregelmäßig ab.
Nach Hippokrates bedeutet Melancholie = melanos, griech. = schwarz, Cholos = Galle, d.h. Schwermut, Trübsinn.
Manie leitet sich von Mania ab und bedeutet = „Raserei", allerlei abnorme Geisteszustände, Phasen mit krankhafter Hochstimmung.

Vor und nach den einzelnen Phasen, die im Laufe des Lebens mehrfach auftreten, ist die Stimmungslage normal.
Für die phasisch verlaufenden affektiven Psychosen werden die Synonyme manisch-depressive Krankheit (nach Kraepelin, „manisch-depressives Irresein") und Zyklothymie (nach Kahlbaum,1828-1899) verwendet.

5.4.1.1 Krankheitsverlauf

Die endogene Depression entwickelt sich aus einem völligen Wohlbefinden heraus bis sie ihren Höhepunkt erreicht. Manchmal kann das Wochen oder Monate dauern, manchmal sogar Jahre. Die endogene Depressionsform tritt wiederholt auf (unipolare Form) oder im Wechsel mit manischen Anfällen (bipolare Form). Die Erkrankung kann wieder abklingen und der Mensch scheint sich wieder völlig erholt zu haben. Das schließt das Auftreten erneuter Krankheitsschübe nicht aus. Endogene Depressionen tendieren zu längerer Dauer; besonders bei älteren Menschen.

5.4.1.2 Hauptsymptome der Manie

Nach ICD-10 findet sich eine über mehre Tage gehobene Stimmung, Antriebssteigerung, stetige Ruhelosigkeit, Unermüdbarkeit, gesteigerte Geselligkeit,

Ideenflucht und Vertraulichkeit, gehobenes Selbstwertgefühl mit Größenideen, Kritiklosigkeit, Selbstüberschätzung und euphorische oder dysphorisch-gereizte Stimmungslage. Vermindert sind Schlafbedürfnis, Aufmerksamkeit und Konzentrationsfähigkeit. Größenideen treten auf und soziale Hemmungen werden fallen gelassen.

5.4.1.3 Verhaltensbeobachtung

Der Kranke weist einen beschleunigten Gedankenablauf auf. Er äußert immer wieder neue Ideen und hat einen schwer einzudämmenden Rededrang (Ideenflucht). Ihm geht die Fähigkeit zur kritischen Selbsteinschätzung verloren; er gibt z.B. das Geld unnötig aus. Der soziale Kontakt zu Mitmenschen ist durch Distanzlosigkeit eingeschränkt. Manche Maniker reagieren sehr gereizt und aggressiv, insbesondere wenn Pflegende sich ihnen widersetzen. Der Kranke isst übermäßig oder kann das Essen vergessen bis zur Malnutrition. Falsche Überzeugungen von Reichtum, Einfluss und Genialität führen dazu, dass sich die Kranken vorübergehend für eine großartige Persönlichkeit halten, machmal sogar glauben, ein König oder Gott zu sein. Weil der Kranke in einer manischen Phase keine Schmerzsignale verspürt, können ernsthafte Krankheiten übersehen werden. Antriebssteigerung, Größenideen und gehobene Stimmung führen oft zu einem Realitätsverlust des Kranken und unüberlegten Handlungen. In der manischen Phase sind daher Verschuldungen z.B. durch maßlose Einkäufe typisch. Die fehlende Realitätseinschätzung kann zu akuter Selbstgefährdung des Patienten führen. In der melancholischen Phase ist unter dem Einfluss der Stimmung der gesamte Gedankengang mühsam und langsam. Zu Handlungen kann der Kranke sich dann schwer entscheiden, und wenn er es fertig bringt, sich zu bewegen, so macht ihm das in der Regel große Mühe. Oft kann er nicht weinen und fühlt sich weniger traurig als leer und versteinert.

5.4.1.4 Gegenüberstellung der Symptome Melancholie und Manie

Die Tabelle zeigt zur groben Orientierung eine Gegenüberstellung der Hauptsymptome:

Melancholie	**Manie**
Traurige Verstimmung	Euphorische Verstimmung
Denkhemmung	Angeregtheit des Denkens
Antriebshemmung	Psychomotorische Erregung
Negative Leibgefühle (Vitalstörungen)	Gehobenes Vitalgefühl
Depressive Denkinhalte	Manische Denkstörungen
Körperlich-vegetative Störungen	Körperlich-vegetative Störungen

Manische Syndrome kommen in erster Linie als Teil einer bipolaren affektiven Psychose vor. Manische Zustände finden sich auch bei organischen Hirnschädigungen, Schizophrenien und bei Intoxikationen mit Psychostimulanzien.

5.4.1.5 Annäherung an den Menschen mit manischer Erkrankung

Eine Situation aus der teilstationären Pflegepraxis:
Herr G. besucht seit einem Jahr die gerontopsychiatrische Tagespflege. Erst seit einigen Wochen stellt er die teilstätionäre Einrichtung auf den Kopf und bringt das Pflegepersonal zur Verzweiflung. Er nimmt den weiblichen Besuchern die Ringe so geschickt von den Fingern, dass es besonders die Desorientierten nicht immer bemerken. Nach Suchaktionen vor allem in den Hosentaschen von Herrn G., finden sich die Ringe alle wieder. Auf die Frage, warum er den Schmuck der Damen an sich nimmt, sagt Herr G., dass alle Schmuckstücke ihm gehören; und dass er noch mehrere benötigt. Nach einem erklärenden Gespräch wird Herr G. wütend und sehr angriffslustig gegenüber seinem Tischnachbarn. Kurze Zeit später ist er dann in heiterer Stimmung und immer in Bewegung; eine begonnene Handlung jagt die nächste, keine wird von ihm zu Ende geführt. Er erzählt sehr viel; einen Gedanken nach dem anderen. Ein roter Faden lässt sich im Gesprächsverlauf nicht erkennen.

Handlungsaufgabe:
Welche Merkmale kennzeichnen in der obigen Pflegesituation die manisch - depressive Erkrankung (endogene Depression)?

5.5 Spätdepression (Involutionsdepression)

Psychologische Zusammenhänge zur Depressionsentwicklung im Alter

a) Der älter werdende Mensch sieht sich in unserer Gesellschaft zwangsweise einer Reihe von Veränderungen und Verlusten ausgesetzt, die im sozialen Vergleichsprozess überwiegend negativ bewertet werden. Es kommt meist zu einer Einschränkung des Lebensraumes; Handlungspläne werden dauerhaft durchbrochen.
b) Diese Veränderungen sind überwiegend kognitiver, sozialer, aber auch physiologischer Natur und zum größten Teil von dem Individuum nicht kontrollierbar.
c) In jedem Entwicklungsabschnitt muss ein Mensch mit Veränderungen fertig werden. In der Lebensphase ab dem 65. Lebensjahr treten jedoch zu bewältigende, kritische und negative Lebensereignisse gehäuft auf. Es gilt dabei vor allem mit Beschränkungen und Verlusten fertig zu werden.

d) Diese Veränderungen treffen auf Personen, die aufgrund ihrer Vorgeschichte (Lernerfahrung, Sozialisation, Berufserfahrung, Bildung) und ihren kognitiven Verarbeitungsweisen, damit unterschiedlich gut fertig werden.
e) Depressive Veränderungen treten mit großer Wahrscheinlichkeit unter diesen Bedingungen dann auf, wenn die ältere Person an alten Zielvorstellungen, die nun nicht länger realisierbar sind, festhält, das persönliche Anspruchsniveau weiterhin hoch ist bzw. sich den veränderten Gegebenheiten nicht entsprechend anpasst. Es fehlt zur Bewältigung der neuen Situation an Fertigkeiten, instrumentellen Verhaltensweisen, Problemlösestrategien und an sozialer Unterstützung. Dadurch wird die veränderte Umwelt noch weniger kontrolliert erlebt.

Durch den Prozess des Älterwerdens gehen eine ganze Reihe positiver Verstärker verloren, besonders dann, wenn früher nur eine Verstärkungsquelle dominierte (z.B. Arbeitstätigkeit, Ansehen, eigene Kräfte, soziale Aktivitäten), die nun nicht länger erreichbar ist. Dem Betroffenen fallen diese positiven Verstärker weg, an die Lücke treten negative Verstärker, wie z.B. Schmerzen, Kränkungen, Verlusterlebnisse. Das führt zu Selbstvorwürfen, Selbstbestrafung und im Sinne der Lerntheorien zur Einstellung aller Aktivitäten. Der depressiv gewordene Mensch wird jetzt von seiner Umwelt anteilnehmend bemitleidet. Er erhält durch die Erkrankung eine positive Verstärkung, was eine Aufrechterhaltung der Symptome bedingt.
Der somit eingeschränkte Lebensbereich wird zu einer gleichförmigen Stimulussituation, was zu einer Sättigung der verbliebenen Verstärker beiträgt und eine weitere Erhöhung der aversiven Lebenslage bedingt. Wurden in der Vergangenheit wiederholt Erfahrungen der Hilflosigkeit und des Ausgeliefertseins gemacht, dann trägt auch das zur Verschlimmerung der Lage bei.

Depressive Störungen treten demnach auf, wenn massive bzw. als massiv erlebte, unkontrollierbare bzw. als unkontrollierbar angenommene Bedingungen vorherrschen. Der ältere Mensch nimmt dieses subjektiv wahr; kennt kein Verhalten zur Bewältigung und Veränderung und schätzt sich selbst als unfähig ein.

Die Wahrscheinlichkeit, dass ein Mensch im Alter an Depressionen erkrankt nimmt zu, wenn folgende Voraussetzungen vorliegen:

- Der alte Mensch hat ein geringes Selbstwertgefühl
- Er hat eine negative Einstellung dem Alter gegenüber
- Es liegt eine Pflegebedürftigkeit mit Abhängigkeit von fremder Unterstützung vor, z.B. Aufnahme und Aufenthalt in einem Pflegeheim

Die Spätdepression beinhaltet in der Regel nur depressive Phasen. Nach Kipp und Jüngling (1994) treten Altersdepressionen einige Wochen bis Monate nach Verlusten auf, insbesondere dann, wenn nach dem Verlust nicht genügend getrauert wurde. Die Krankheitszeichen sind im Allgemeinen milder ausgeprägt und nicht so typisch wie bei den Depressionsformen im jüngeren Alter. Dafür ist der Verlauf umso langwieriger. Doch hängt dies weitgehend von der rechtzeitigen Diagnose und der gezielten Behandlung ab.

Untersuchungen zur Entstehung von Spätdepressionen
Bei 41,6% der Depressionen im Alter waren schwere körperliche Erkrankungen vorausgegangen. Verwitwung als Auslöser der Depression traten in 2/3 aller Fälle nach 6 Monaten nach dem Tod des Ehepartners auf. Nach Herzschrittmacherimplantationen traten Depressionen zu 25% postoperativ auf. Während einer 2-jährigen Studie an 105 Apoplexiepatienten fand Robinson et. al. bei 50% der Patienten depressive Syndrome.

Merke!

Die endogene Depression macht den größten Anteil der Gemütskrankheiten bei älteren Menschen aus. Diese Depressionsform bringt eine hohe Selbsttötungsgefahr mit. Etwa 15% der an endogenen Depressionen Erkrankten sterben durch Suizid. Im Zustand subjektiver Verlorenheit und Hoffnungslosigkeit wird der Wunsch, nicht mehr leben zu wollen übermächtig und führt, besonders wenn die Antriebshemmung gegen Ende der depressiven Phase nachlässt, durch eine Umkehr der Aggression gegen die eigene Person zur autoaggressiven Handlung.

5.6 Die psychogenen Depressionen

Dazu gehören Depressionen, die eine seelische Ursache haben; d.h. die Depressionen sind bis zu einem gewissen Grad nachvollziehbare Reaktionen auf akute oder langandauernde seelische Beeinträchtigungen, welche von „außen heraus" auf die Psyche eines Menschen einwirken.

Handlungsaufgabe:
Es gehört zum Wesen des gesunden Menschen, dass er auf traurige Erlebnisse mit seiner Psyche in einer bestimmten Weise reagiert. Das traurige Vorkommnis deprimiert ihn, er spürt, wie es einen Druck auf sein Gefühlsleben ausübt. Der Wille kann sich nicht mehr so regen wie früher, sein Denken wird durch das Erlebnis gebannt. In einem gesunden Menschen erwacht die Kraft, mit dem schweren Erlebnis fertig zu werden, es zu „verdauen". Gibt es auch bei Ihnen Kummererlebnisse, die Sie seelisch „verdaut" haben?

Psychogene Depressionen können nach ihren Ursachen eingeteilt werden. Es geht um äußere Ursachen, etwa um Ereignisse oder Erkrankungen, die das Leben verändern, schwere Schicksalsschläge und Enttäuschungen, den Verlust des Lebenspartners und sogar um Medikamentenmissbrauch. Zu dem Ereignis, die eine psychogene Depression auslösen kann, gehört sicher auch die Aufnahme in ein Seniorenpflegeheim.

Bei der Depressionsform werden vier Untergruppen unterschieden:

1. Reaktive Depression
Diese Form wird durch ein äußeres, schmerzliches Ereignis verursacht. Eine Trauerreaktion ist krankhaft entgleist (vgl. „Erfolgreiche und misslungene Trauerarbeit", Seite 112).
Ursachen: Liebesenttäuschungen
Todesfälle
Zurücksetzungen
Partnerkonflikte
materielle Probleme
Reaktive Depressionen können auch nach onkologischen Rehabilitationen auftreten.

2. Neurotische Depression
Bei dieser Form liegt eine gestörte Verarbeitung bestimmter Erlebnisse zu Grunde, die nicht selten schon aus der Zeit der frühen Kindheit stammen (lang nachwirkende gestörte Eltern-Kind-Beziehung).
Entscheidend ist in diesem Zusammenhang das Zusammenspiel einer neurotischen Persönlichkeitsstruktur mit entsprechend belastenden Umweltbedingungen. Durch ein akutes Ereignis z.B.:
Heirat, Klimakterium, Senium, Trennungserlebnis, wird der vergessene Konflikt wieder aktiviert und löst die Depression aus.

Der Betreffende zeigt Schuldgefühle, Ängstlichkeit, und körperliche Symptome, z.B. Magen- Darmstörungen, Kopfschmerzen, Schlafstörungen. Die Patienten werden erst sehr spät auffällig, weil sie mit großer Kraft ihr soziales Umfeld aufrechterhalten möchten.

3. Depressive Entwicklung
Diese entsteht unter dem Druck einer gefühlsmäßigen Dauerbelastung, ohne Aussicht auf Entlastung.
Beispiele: langjährige zermürbende Ehekonflikte
andauernde berufliche Überforderung
soziale Entwurzelung (Exil, Ausiedlung)

Will man diese Art von Depression noch konkreter beschreiben, benennt man sie nach der jeweiligen Ursache, z.B. „Erschöpfungsdepression" oder „Entwurzelungsdepression".

4. Larvierte Depression
Unter einer larvierten oder maskierten Depression versteht man depressive Zustände, bei denen die psychosomatischen Gegebenheiten derart ausgeprägt sind, dass es schwierig ist, die eigentlichen psychopathologischen Symptome zu erkennen. Die larvierte Depression ist für Ärzte nicht immer leicht diagnostizierbar.

Bei dieser Depressionsform stehen im Alter nicht so sehr die affektiven Störungen im Vordergrund, sondern eine ausgeprägte Gereiztheit, eine auffällige Sorge um den eigenen Gesundheitszustand, ferner Müdigkeit, Erschöpfung, kaum lokalisierte Schmerzen im Kopf, Hals, Bauch und Herz. Die Kranken nehmen an, dass sie schwer körperlich erkrankt sind und drängen bei jeder Gelegenheit um ärztliche Hilfe.
Die Kranken können nach außen fröhlich guter Dinge sein. Sie haben ihre Depression irgendwann nicht wahrhaben wollen und haben dagegen angekämpft. Sie haben die Erkrankung sozusagen in den Körper geschoben, wo diese dann als akuter oder chronischer Schmerz sichtbar wird.

Vorkommen:

- bei Herzkranken
- bei Krebskranken
- Erkrankungen, die von chronischen Schmerzsymptomen begleitet sind.

Bei der larvierten Depression wird das Kranksein „körpernah" erlebt, dass bedeutet, dass eine seelische Hintergrundsymptomatik oberflächlich nicht sichtbar wird, um so mehr kann sich der körperliche Schmerz auflösen.
Viele Menschen mit larvierten Depressionen tragen einen unverarbeiteten Todesfall in ihrem Herzen. Eine Trauerarbeit hat niemals wirklich stattgefunden. Ihre Lebenseinstellung lautet nach dem Motto: „Ich habe alles gut verkraftet."
Es handelt sich in der Regel um Menschen, die alles mit einer vorgespielten Lebenstüchtigkeit überdecken, sie verbergen sich hinter viel Arbeit, sie „meistern" alles und sind doch im tiefsten Innern todunglücklich. Die Depression wird nicht als depesssiver Zustand erlebt, sondern sie äußert sich z.B. über Angina-pectoris-Anfälle, über chronische Rückenschmerzen, über Bauchkrämpfe und viele Krankheitsbilder mehr. Der körperliche Schmerz ist sozusagen Ersatz für einen tiefsitzenden seelischen Schmerz.

Dekubitus als Hauptsymptom einer larvierten Depression

Ein Dekubitus kann das Hauptsymptom einer larvierten Depression sein: Hinter der Maske des Dekubitus kann sich eine Depression verbergen. Altenpflegerinnen müssen aus diesem Grund auch daran denken, dass ein Dekubitus als psycho-soziale Auswirkung einer Depression im Alter entstehen kann (Grond 1997).

Merke!

Bei einer larvierten Depression können die somatischen Beschwerden so sehr im Vordergrund stehen, dass die dahinter liegende Depression selbst nicht erkannt wird.

5.7 Die somatogenen Depressionen

Somatogene Depressionen stehen in ursächlichem Zusammenhang mit einer körperlichen Krankheit oder Funktionsstörung und werden in zwei große Gruppen eingeteilt.

1. organische Depressionen

Sie sind unmittelbare Folgen von Hirnerkrankungen oder Hirnschädigungen. Zu Grunde liegende Krankheitsbilder können Hirnarteriosklerose, Demenzerkrankungen, Multiple Sklerose, Morbus Parkinson, Apoplexie oder auch Hirntumore sein.

2. symptomatische Depressionen

Sie sind Folge von allgemeinen körperlichen Schädigungen mit indirektem Einfluss auf die Hirnfunktion. Beispiele hierfür sind: Infektionen, Kreislauferkrankungen, missbräuchliche Einnahme von Arzneimitteln.

Übersicht über die symptomatische Depression:

Entstehungsbedingungen durch innere Krankheiten, z.B.:	**Entstehungsbedingungen durch Medikamente, z.B.:**
Herzkrankheiten	ß-Blocker, Clonidin, Reserpin
Hormonveränderungen (Klimakterium)	Gestagene, L-Dopa
Vitaminmangel (B-12)	Tagamet, Vinblastin
Infektionen	Antibiotika:Tetracycline, Sulfonamide
Rheumatismus	Cortison, Indometacin
Strahlentherapie nach Tumorleiden	Neuroleptika, Benzodiazepine

5.8 Altersspezifische Besonderheiten

Depressionen im Alter werden häufig übersehen oder auch falsch diagnostisch zugeordnet.
Folgende Besonderheiten sind im Vergleich zu depressiven Störungen in früheren Lebensabschnitten deutlicher ausgeprägt bzw. kommen häufiger vor:

- Tendenz zur ausgeprägten Somatisierung, so dass körperliche Symptome im Vordergrund stehen können. Die Gedanken kreisen um das Thema Kranksein, auch in Form hypochondrischer Klagen. Da körperliche Krankheiten im Alter auch so schon häufiger vorkommen, wird u.U. der Charakter der Beschwerden verkannt. Normale Alterungsprozesse, ein oftmals schleichender Beginn, mit einem langsam fortschreitenden Verlauf fördern die Fehleinschätzung.
- Regressives Verhalten z.B. Verweigerung der Nahrungsaufnahme, Kotschmieren, Festhalten am Thema Stuhlgang.
- Regressives Verhalten im Umgang mit der Mobilität, z.B. theatralische Stürze.
- Häufiges Auftreten von Gefühlen der Hilflosigkeit und Schwäche.
- Häufiges Auftreten von Reizbarkeit und Aggressivität durch lautes Schreien, Schlagen und Treten, Blutigkratzen der Haut, besonders nachts.
- Schuldgefühle werden in sinnbildlicher Form als Verschuldungs-/Verarmungswahn ausgedrückt.

Schwere Depressionen im Alter können zu ausgeprägten Verhaltensstörungen führen, besonders dann, wenn die Kranken in ihren Lebensaktivitäten stark von Pflegepersonen abhängig sind. Bestehen dazu noch depressiv bedingte Konzentrationsstörungen und Denkhemmungen wird die Depression des alten Menschen fälschlicherweise als „Demenz" diagnostiziert. Die Unterscheidungen depressiver Symptome von den Verhaltensstörungen bei Demenz ist sehr schwierig und erfordert eine längere Verhaltensbeobachtung des Kranken.

5.9 Differenzierung von Demenz und depressiver Pseudodemenz

Insbesondere bei älteren Menschen kann durch den erheblichen Verlust an Antrieb und Aktivität bei weitgehender Regression fälschlicherweise der Eindruck entstehen, der Betroffene sei völlig dement. Der alte Mensch mit einer Depression befindet sich ja auch in einem Zustand völliger Hilflosigkeit. Wenn Altenpflegerinnen die Kranken genauer beobachten, können sie feststellen, dass sie sich in einem Zustand der so genannten „Pseudodemenz" befinden.

Für eine Depression spricht:	**Für eine Demenz spricht:**
Rascher Beginn	Schleichender Beginn
Schnelles Voranschreiten des Krankheitsbildes	Langsames Voranschreiten des Krankheitsbildes
Der Patient ist sich des Verlustes seiner Gedächtnisleistung schmerzlich bewusst und reagiert darauf resigniert	Der Patient ist sich des Verlustes von Gedächtnis, Merkfähigkeit, Auffassungs- und Urteilsvermögen nicht bewusst
Der Patient klagt sich selbst an und übertreibt seine Fehler	Der Patient fühlt sich keinesfalls schuldig
Der Patient macht einen ratlosen Eindruck, findet sich aber in seiner Umgebung zurecht	Der Patient kann sich auch in vertrauter Umgebung zunehmend schlechter orientieren
Der Patient zieht sich verunsichert zurück	Der Patient verharmlost und beschönigt seine kognitiven Einbußen

Geht die Depression mit Wahnvorstellungen oder schweren Beeinträchtigungen des Körpererlebens einher, so besteht die erhöhte Gefahr von Suizidhandlungen (Selbsttötungen).
An den Folgen eines Suizids sterben ca. 15% der Kranken, wenn eine schwere Depression nicht ausreichend behandelt wird.

Faktoren, die eine Depression im Alter günstig beeinflussen

- stützende soziale Kontakte
- hohe soziale Kompetenz (Sinnstiftung)
- guter körperlicher Gesundheitszustand
- keine depressiven Vorerkrankungen

5.10 Therapieansätze bei Depressionen im Alter

Eine Depression kann in der Regel ambulant behandelt werden. Manchmal ist die Einweisung in die gerontopsychiatrische Klinik allerdings angebracht, insbesondere wenn ein alter Mensch einen Suizidversuch unternommen hat, durch Gewichtsabnahme sehr geschwächt ist oder die Gefahr von Herzproblemen aufgrund großer Erregung besteht.

Vor jeder Therapie sollten folgende Fragen geklärt werden:
Was für eine besondere Form der Depression liegt vor?
Welchen Allgemeinzustand hat der alte Mensch, der seelisch krank wurde?
Steht im Vordergrund die Reaktion auf ein bestimmtes seelisches Erlebnis?
Was hat in der Vergangenheit zu der Depression geführt?

Nach der vorliegenden Depressionsform werden unterschiedliche Krankheitsursachen behandelt. Bei den somatogenen Depressionen wird das zu Grunde liegende Krankheitsbild internistisch therapiert. Bei der endogenen Depression steht eine medikamentöse Therapie mit Antidepressiva im Vordergrund und bei einer psychogenen Depression wird auf die Verhaltenstherapie zurückgegriffen.

Die Therapie von Depressionen im Alter kann erschwert sein durch verschiedene Faktoren:

- Multimorbidität
- Einschränkungen der Mobilität
- Einschränkungen der Sinnesorgane
- soziale Isolation
- fehlende Sinnstiftung
- durch eine über längeren Zeitraum stattfindende psychiatrische stationäre Behandlung und den daraus resultierenden Hospitalisierungseffekt

Die verbleibenden Therapiemöglichkeiten können oft nicht voll ausgeschöpft werden. Ältere Menschen gehen nachweislich weniger zum Arzt, die Compliance ist geringer, als bei jüngeren Menschen.
Weil die Depressionsentstehung eine multifaktorielle Ursache hat, muss die Therapie mehrdimensional erfolgen.

Therapieziele

- Kriseninterventionen
- unmittelbare Unterstützung
- Problemlösung
- Motivierung
- Aufklärung, Planung und Versorgung mit psychosozialer Hilfe in Einzel- und Gruppentherapien innerhalb oder außerhalb von Institutionen.

Die Therapie von Depressionen stützt sich auf:

1. Somatische Therapie

- Internistische Basistherapie
- Medikamentöse Behandlung mit Antidepressiva (vgl. Seite 507), besonders in der Akutphase (antidepressiver Wirkungseintritt ca. nach 3-4 Wochen), danach meist als Dauermedikation, Lithiumsalze oder Antidepressiva zur Phasenprophylaxe rezidivierender Depressionen
- Wachtherapie (vgl.Seite 498)
- Lichttherapie (vgl.Seite 498)

- Physiotherapeutische Methoden: Bäder, Bewegungstherapie, Massagen

2. Pflegetherapeutische Maßnahmen

- Atemgymnastik, atemstimulierende Einreibung (ASE), Aromatherapie
- Basale Stimulation
- Musiktherapie, Tanztherapie
- Realitätsorientierungstraining, Milieutherapie

3. Psychotherapeutische Verfahren

Eine Psychotherapie in Form von Einzeltherapie oder Familientherapie kann den Behandlungserfolg der Antidepressiva nachdrücklich verbessern. Während einer kognitiven verhaltensorientierten Psychotherapie wird versucht die Rate positiv verstärkender Aktivitäten, die dem Kranken Freude bereiten zu erhöhen. Bei der Therapie kommt es darauf an, nicht im Hier und Jetzt des Klagens und Anklagens zu bleiben, sondern die Vergangenheit anzusprechen. Gleichzeitig wird an fehlenden oder ungünstigen Bewältigungsstrategien gearbeitet. Es wird eine hohe Anspruchshaltung, gedankliche Verzerrungen und Fehleinschätzungen bei der Wahrnehmung und Verarbeitung von Erfahrungen, absolutistische und negative selbstbezogene Überzeugungen bearbeitet. Defizite bei den Sozialkontakten können durch Kommunikationstraining behoben werden. Unverarbeitete Trauerprozesse werden während der Therapie angestoßen. Voraussetzungen für eine Psychotherapie ist die Zugänglichkeit und Interaktionsfähigkeit des alten Menschen.

4. Soziotherapie

Die Soziotherapie (vgl. „Soziotherapie" auf Seite 496) bei depressiven Störungen die mittels Aktivitäten Ablenkung fördert, Erlebnisfähigkeit aktiviert und Kontakt herstellt, ist therapeutisch wirksam.

5. Einbeziehung von Angehörigen

Im Umgang mit Angehörigen empfindet der Kranke nur noch Überdruss, was um so schmerzlicher ist, als seine Zuneigung für sie nicht nachgelassen hat. Wenn der Kranke erklärt, er habe an nichts mehr Freude und liebe seine Familie nicht mehr, so muss man wissen, dass er sehr wohl noch an den Dingen und an den Menschen hängt; an diesen nur keine Freude mehr abzugewinnen vermag.

Die Angehörigen sind bereits bei der Pflegeanamneseerhebung von entscheidender Bedeutung. Ihre weiteren Beobachtungen sind für die Verlaufsbeurteilung und für die Compliance wichtig.

Die Familien der Patienten haben ein berechtigtes Informationsbedürfnis und müssen über die Natur der Erkrankung aufgeklärt werden. Dabei muss der Unterschied zwischen einer depressiven Episode und einer Demenz ebenso erläutert werden, wie die Äußerungen depressiver Patienten, ihre Hoffnungs-

losigkeit, ihr aufmerksamkeitsheischendes oder abweisendes Verhalten, welche die Angehörigen entmutigen und kränken oder bei ihnen Schuldgefühle hervorrufen können.
Eine Beratung über familientherapeutische Maßnahmen (vgl. „Familientherapie" auf Seite 495) kann zu einer Abnahme des Fehlverhaltens der Patienten führen, das oft unwissentlich durch die Angehörigen verstärkt wird.

Was Angehörige bei einer Depression nicht tun sollten:

- den Kranken auffordern, sich zusammenzureißen und aktiv zu sein
- einreden, in fröhliche Gesellschaft zu gehen
- auf eine Reise oder in einen Kuraufenthalt schicken
- lebenswichtige Entscheidungen treffen lassen
- Suizidimpulse tabuisieren
- behaupten, es gehe schon besser

Merke!

Umfangreichere familientherapeutische Interventionen werden immer dann notwendig, wenn eine Depression durch familiäre Konflikte verursacht ist oder unterhalten wird. Die Aufdeckung von depressiven Kommunikationsmustern ist anzustreben.

5.10.1 Therapie Zuhause oder in der Gerontopsychiatrie?

Bei jeder schweren depressiven Erkrankung hat der behandelnde Arzt zu entscheiden, ob der Kranke Zuhause behandelt werden soll und kann. Die oben geschilderte Therapie ist in der Klinik wesentlich intensiver möglich als Zuhause. Schwere, schon länger sich hinziehende depressive Erkankungen bedürfen meist immer klinischer Beobachtung und Therapie. Ältere, die leichter depressiv erkrankt sind, sind besser Zuhause oder im Seniorenpflegeheim zu behandeln. Bei allen Depressionen mit stärkerer Suizidgefahr ist die Einweisung in eine gerontopsychiatrische Klinik notwendig. Der Drang zum Suizid kann bei den Kranken so stark werden, dass er nicht mehr verantwortlich ist für das, was er tut, sodass Altenpflegerinnen und Angehörige ihn vor sich selber schützen müssen (vgl. auch „Behandlung eines Suizidgefährdeten in der Gerontopsychiatrie", Seite 317).

Indikationen für eine stationäre Pflege
Eine stationäre pflegerische Versorgung wird notwendig, wenn der Kranke:

- die Nahrung verweigert
- mit Suizid droht
- sich isoliert
- von Angstanfällen überwältigt wird

- von den Angehörigen nicht mehr ertragen werden kann

5.11 Annäherung an den Menschen mit depressiver Erkrankung

Eine Pflegesituation aus der stationären Altenpflege:
Frau D. ist körperlich mobil. Sie hat vor einem halben Jahr ihren Ehemann an einer Krebserkrankung verloren. Seitdem befindet sie sich im Seniorenpflegeheim. Mit ihrem Ehemann leitete sie 35 Jahre ein großes Blumengeschäft mit Gärtnerei. In der wenigen Freizeit, die sie zu Berufszeiten hatte, spielte sie gerne Klavier. Die Bezugspflegekraft erfuhr von einer Freundin, dass Frau D. gerne Eierpfannkuchen mit Kompott isst. In den vergangenen Wochen entwickelte Frau D. eine herabgesetzte Stimmungslage. Es gibt Tage, da will sie ihr Zimmer nicht verlassen. Tagsüber möchte sie dann am liebsten im Bett bleiben. Auch die grundpflegerische Versorgung lehnt sie verstärkt ab. Frau D. fühlt sich appetitlos, freudlos und versteinert. Kaum spricht sie noch etwas und kann trotz ihrer Traurigkeit nicht weinen. Heute hat sie keinerlei Interessse daran, an dem bevorstehenden Sommerfest teilzunehmen. Weil sie stündlich zur Toilette geführt werden möchte, schellt sie nach dem Pflegepersonal. Zu der Altenpflegerin sagt Frau D. jedesmal in einem beklagenden, jammernden Tonfall: „Es hat alles keinen Sinn mehr, ich hab` ja niemanden mehr!"

Handlungsaufgabe:
1. Welche Merkmale verdeutlichen in der Pflegesituation das Krankheitsbild der Depression?
2. Auf welchem Wege könnten Sie Frau D. pflegerisch begleiten, damit sie mehr Lebensqualität bekommt?
3. Sollte Frau D. von der Altenpflegerin überredet werden zum bevorstehenden Sommerfest zu gehen? Begründen Sie Ihre Aussage!
4. Erstellen Sie für Frau D. zu den beeinträchtigten AEDL einen Pflegeplan.

5.12 Der pflegerische Umgang mit Depressiven

5.12.1 Anforderungen an Altenpflegerinnen

Im Umgang mit depressiven alten Menschen fühlen sich Altenpflegerinnen verpflichtet Trost zu spenden oder zu begütigen. Dieses Verhalten verstärkt aber die depressive Kognition, d.h. beim Kranken verstärken sich die depressiven Symptome. Altenpflegerinnen wiederum erleben Ohnmachtsgefühle, Wut und Aggessivität. Der Kranke wird sich als Versager fühlen, wenn Altenpflegerinnen ihm alle Aufgaben abnehmen. Er bekommt durch das Verhalten die Bestätigung, dass er unfähig und überflüssig ist. Sein Selbstwertgefühl nimmt weiter ab und der alte Mensch verlernt sehr schnell die Selbstständigkeit in seinen

Lebensaktivitäten. Jeder in der Pflege Tätige sollte an Wechselbeziehungen zwischen Depressiven und Helfenden denken.

Die Pflege depressiver Menschen im Alter stellt hohe Anforderungen an Altenpflegerinnen:

- Sie fühlen sich überfordert gegenüber den täglichen Klagen des Kranken.
- Sie können hilflos, aggressiv oder ablehnend gegenüber den Kranken reagieren.
- Die Kommunikation mit dem Kranken ist erschwert, weil fehlender Blickkontakt und Inaktivität des Kranken vorliegen.

5.12.2 Grundhaltung der Pflegebeziehung

Für Altenpflegerinnen ist es manchmal schwer, sich in an Depressionen erkrankte Menschen hineinzuversetzen. „Er lässt sich doch nur hängen" oder „Frau D. muss nur wollen" - sind oftmals zu hörende Vorwürfe. Sich richtig zu verhalten, ist nicht immer leicht.

Die Grundhaltung der Pflegebeziehung zum Depressiven sollte wie folgt gestaltet sein: (nach Dörner /Plog, 1992)

> Die Trostlosigkeit sollte ich beim Kranken nicht durch Trost vertiefen; denn einen Trostlosen zu trösten heißt, ihn zu verspotten. Vielmehr sollte ich den Grund der Trostlosigkeit hinterfragen.

> Seine Hilflosigkeit darf ich nicht unterstützen; denn niemand kann dem Kranken besser helfen außer er sich selbst.

> Hinter dem geringen Selbstwertgefühl des Kranken steckt oft Angst. Als Pflegende muss ich den Kranken so akzeptieren, wie er ist.

> Ich sollte wissen, dass der Mitleidsappell des Kranken mich wütend machen kann und versuche ihn nicht zu kränken durch Wut und Gewalttätigkeit, die einen Problemlösungsweg zur Sackgasse macht.

> Der Kranke ist sehr anstrengend in seinem pflegerischen Umgang; er zeigt mir auch immer wieder sein Bemühen um Selbsthilfe. Dafür achte ich ihn und gebe Anerkennung.

Merke!

Bei jeder Form von depressiver Erkrankung sollten sich Altenpflegerinnen bewusst sein, dass sie einen kranken Menschen vor sich haben, der sich nicht „anstellt". Ganz besonders der an einer endogenen Depression Erkrankte hat bestimmt keinen schlechten Willen, er kann nur seinen Willen nicht betätigen.
Keinesfalls ist die so genannte „Kopf-hoch-Therapie" anzuwenden, d.h. dem Kranken mitzuteilen, wie schön doch das Leben sei. Sinnvoller für den pflege-

rischen Umgang ist eine Haltung, die von Akzeptanz, Verständnis und Empathie geprägt ist.

5.12.3 Voraussetzungen für den pflegerischen Umgang

Depressive alte Menschen brauchen ein therapeutisches Milieu,

- das dazu beiträgt, dass der Kranke nicht überfordert, aber auch nicht unterfordert wird
- in dem er sich Zuhause, d.h. sicher und geborgen fühlen kann
- mit Handlungen und Aktivitäten, welche zum Ziel „Hilfe zur Selbsthilfe" haben
- mit einer freundlichen Atmosphäre, d.h. Pflegende pflegen mit einem positiven Gesichtsausdruck.

5.12.4 Pflegeziele

Pflegende müssen auf die Bedürfnisse depressiver Menschen eingehen können, um formulierte Pflegeziele wie:

- Wiederherstellen von Beziehungsfähigkeit
- Stärken des Selbstwertgefühls
- Korrektur der depressiven Kognition erreichen zu können.

Zum Erreichen dieser Pflegeziele ist darauf zu achten, welche Anforderungen an die Kranken gestellt werden. Häufig bewerten Altenpflegerinnen Leistungsanforderungen, welche gesehen werden viel höher, z.B. den Küchendienst in der Wohngruppe, als die Selbsthilfeaktivitäten, die weniger ins Auge fallen. Wenn eine depressive alte Dame im Seniorenpflegeheim z.B. ihrer bettlägerigen Zimmernachbarin hilft und dafür Dank und Anerkennung bekommt, kann dies für die Frau eine bedeutsamere Leistung darstellen, als ein erfolgreich durchgeführter Küchendienst.
Spontane Aktivitäten von Depressiven sollten unterstützt werden; weil solche Leistungsanforderungen weniger die Gefahr bergen, Überforderung zu verursachen und Versagensängste hervorrufen.

Merke!

Qualitätsmerkmale in der Pflege von an Depressionen erkrankten Menschen ist das Herstellen eines gleichbleibenden, zuverlässigen Kontaktes zur betroffenen Person, die Bereitschaft, den depressiven oder manischen Zustand gemeinsam durchzutragen, und das Bewahren der stellvertretenden Hoffnung. Depressive brauchen als Therapie keine Übung, sondern Erfolge. Ein geeignetes Motto für Altenpflegerinnen wäre: fördern durch fordern. Darüber hinaus sollten Altenpflegerinnen die Aufgabe übernehmen, sich bei den behandelnden Ärzten für eine ergänzende medikamentöse Therapie der Depressionen einzusetzen.

5.12.5 Anmerkungen zum Pflegeprozess

Fragen zur Erstellung einer Problemanalyse
Kann der depressive alte Mensch seine Bedürfnisse wahrnehmen und äußern?
Ist er antriebslos?
Fühlt er sich wertlos; hat er eine Aufgabe?
Kann sich der alte Mensch zu einer Lösung entscheiden?
Ist er sozial isoliert?
Verweigert er wiederholt die Nahrung?
Leidet er unter verstärkten Angstgefühlen?
Wird der alte Mensch von unzähligen Ideen angetrieben, die er alle in die Tat umsetzen will?

Ein individuelles Pflegekonzept für die Pflege von Depressiven ergibt sich zudem aus der Berücksichtigung von:

- vorliegenden Behinderungen und Schwierigkeiten
- den Fähigkeiten, Kompetenzen, Ressourcen und dem sozialen Umfeld.

Was einem Kranken erfreut oder ihm missfällt, wird im Rahmen der Pflegeanamnese eingeholt.

5.13 Pflegerische Interventionen der beeinträchtigten AEDL

La: Kommunizieren
Pflegende sollten aktiv zuhören; eine angemessene Kommunikation wäre: „Ich bemühe mich, Sie zu verstehen!" „Diese Aufgabe schaffen Sie!" „Sie haben bisher viel erreicht!" Für die Interaktion ist es wichtig, nicht das depressive Verhalten durch Aufmerksamkeit und Zuwendung zu verstärken, sondern nicht depressive Verhaltensweisen, z.B. das Erreichen eines Zieles, positiv zu unterstützen. Falls es die Nähe zum Patienten erlaubt, kann eine Berührung den Kontakt positiv verstärken. Wohlfühlsignale müssen vom Patienten selbst kommen, ansonsten gerät er unter Druck, wenn Pflegende ihm sagen, dass es wohl „wieder aufwärts gehe". Besser ist es, wenn der Kranke gefragt wird, wie er sich fühlt und durch Fragen zu motivieren, auch die verbesserte Stimmungslage wahrzunehmen.

La: Sich bewegen
Statt einen älteren Menschen zu fragen, ob er spazieren gehen möchte, ist es effektiver zu sagen: „Wir gehen jetzt spazieren" und dies dann auch zu tun.

Da sich Depressive gerne im Bett aufhalten und sich im Zimmer zurückziehen, ist es immer wieder notwendig sie zur Bewegung zu motivieren.

La: Vitale Funktionen des Lebens aufrechterhalten
Wegen der hohen Ermüdbarkeit ermöglichen Atemübungen dem Betroffenen sich wieder selbst zu spüren. Ein Kreislauftraining hilft ebenfalls, sich lebendiger zu fühlen. Durch die Anwendung der atemstimulierenden Einreibung kann eine Stimmungsaufhellung über eine bewusst unterstützte Atmung hervorgerufen werden.

La: Sich pflegen und kleiden
Bei manchen Depressiven wird die Körperpflege vernachlässigt. Dies ist zum Teil auf die Antriebsarmut zurückzuführen. Neben der Antriebsarmut kann die Vernachlässigung auch auf einer negativistischen Einstellung beruhen: „Es lohnt sich nicht; es hat alles keinen Sinn mehr". Bei Depressiven im Alter kommt dies bei der verstärkten Regressionstendenz häufiger vor. Alle Gefühle, z.B. Angst werden beim depressiven Menschen sehr heftig erlebt, so dass sie andere Gefühle völlig verdrängen, besonders das Gefühl für den eigenen Körper. Weil die Wahrnehmung auf das Angsterleben fixiert ist, kann die Aufmerksamkeit für ausreichende Körperhygiene ganz in den Hintergrund treten. Dem Depressiven ist es unwichtig, ob er fettige Haare hat, nach Schweiß oder nach Urin riecht oder ob die Kleidung befleckt ist. Dazu kommt die ausgeprägte Antriebsstörung. Diese Menschen liegen losgelöst von ihren Körperempfindungen still leidend im Bett und beginnen zu verwahrlosen, wenn Pflege nicht eingreifen würde.

Wie sollte sich die Altenpflegerin bei vernachlässigter Körperpflege auf keinen Fall verhalten?

- Sie sollte nicht darüber hinweggehen, da sonst die Betroffenen wegen der beginnenden Verwahrlosung von Mitmenschen gemieden werden. Die Selbstachtung korreliert häufig mit dem Äußeren.
- Sie sollte sich auch nicht in die Funktion einer sorgenden Mutter begeben, die ihr wasserscheues Kind waschen muss, da sich die Kranken dadurch kleingemacht fühlen.
- Sie sollte nicht taktlos Schmutz und Geruch ansprechen, da sich sonst die Kränkung vertieft.

Pflegende schaffen körperbezogene positive Reize durch hübsche Frisur, Vorlieben für Kleidung, Düfte und beachten, dass der Kranke ein positives äußeres Erscheinungsbild hat. Eigenständigkeiten im Bereich der Lebensaktivität sollten vermehrt gefördert werden unter Berücksichtigung von individuellen Wasch- und Bekleidungsritualen. Da Depressive häufig frieren, ist auf eine warme Bekleidung zu achten. Die Sensibilität der Haut von Depressiven ist besonders herabgesetzt, aus diesem Grund spüren die Betroffenen nicht mehr, ob sie auf einer Wäschefalte oder auf einer zu harten Unterlage liegen. Die Gefahr besteht, dass der Erkrankte schneller einen Dekubitus bekommen kann. Durch die Antriebsarmut werden die nächtlichen eigenen Umdrehungen geringer. Ein großes Augenmerk muss auf eine sorgfältige Hautpflege und auf Dekubitusprophylaxe gelegt werden.

Die Körperberührung - als therapeutische Pflege

Verluste, insbesondere im Alter, sind häufig mit einer Reduktion der Möglichkeiten körperlicher Zuwendung verbunden. Zahlreiche ältere depressive Menschen, die früher zärtliche Beziehungen unterhalten hatten, sind vor Auftreten der Krankheit oft seit Jahren nicht mehr körperlich berührt worden. Auch wenn noch Partner vorhanden sind, kann die depressive Erkrankung dazu führen, dass keine Zärtlichkeiten mehr ausgetauscht werden. Manchmal hat man den Eindruck, dass die Kranken die zahllosen körperlichen Beschwerden brauchen, um Berührungen durch Hausärzte und des Pflegepersonals anlässlich der körperlichen Untersuchungen zu erhalten. Der Mangel an liebevoller Berührung trägt zur Verstärkung des depressiven Erlebens bei. Das Gefühl „niemand liebt mich" kann sich in der negativistischen Sicht in die Aussage wandeln „ich bin nicht liebenswert".

Was kann Pflege hier leisten?

Die Verordnung „dreimal täglich fünf Minuten streicheln" ist in unserem gerontopsychiatrischen System nicht möglich, obwohl dies vielleicht die adäquate Botschaft wäre.

Das dreimal tägliche Einreiben des Nackens mit Rheumasalbe ist vom physiologischen Gesichtspunkt gegen Nackenverspannungen oder Kopfschmerzen nicht sehr wirksam. Doch wiederholtes Einreiben lässt im Körper endogene Opioide, die Endorphine (z.B. Enkephaline) ansteigen, welche für einige Minuten wohlige Gefühle auslösen. Die körpereigenen Substanzen bringen eine Reihe positiver Eigenschaften mit: lindern Schmerzen, heben die Stimmungslage, reduzieren Angst und Aggressionen, verbessern die Gedächtnisleistung, stärken das Immunsystem, bauen Stresshormone ab und senken Blutdruck und Puls.

Während Altenpflegerinnen in der zärtlichen Berührung sich selbst einbringen müssen, ermöglichen verordnete Körperkontakte, dass sie vielleicht etwas gedankenlos, d.h. emotional nicht so sehr gebunden, diese Verordnungen umsetzen können. Schwierig ist es jedoch, wenn sie deutlich machen, dass sie die Berührung stört, der Schweiß widerlich ist usw. und sie zur Einreibung Gummihandschuhe anziehen. Dann ist die erwünschte Wirkung weit geringer. In solchen Fällen kommt es darauf an, die verordneten Berührungen z.B. durch eine vorherige Ganzkörperwäsche möglich zu machen.

Merke!

Depressive ältere Menschen stehen zuwendungsintensiven Pflegemaßnahmen meist sehr aufgeschlossen gegenüber. Wichtig ist bei allen Pflegemaßnahmen, dass der depressive Mensch motiviert ist und sein Beschwerdebild sowie seine körperliche und geistige Leistungsfähigkeit der pflegetherapeutischen Intervention entsprechen. Körperliche Berührungen in Form von medizinischen Verordnungen (Kneipp`schen Anwendungen, Massagen) sowie körperbezogene Pflegekonzepte (z.B. eine atemstimulierende Einreibung, siehe Seite 443) wirken sich positiv auf die Beziehungen mit depressiven Menschen aus und lindern ihr depressives Selbsterleben.

La: Essen und trinken

Die Lebensaktivität ist beeinträchtigt durch Appetitlosigkeit und Nahrungsverweigerung. Angehörige und Pflegepersonen versuchen häufig, den Kranken zu drängen, zu essen oder mehr zu essen. Eine solche „Fütterung" wird dem Kranken nicht helfen; sie wird vielmehr zu einer weiteren Belastung und zu größerem Stress führen. Sehr viel besser ist es zu versuchen, jede Mahlzeit zu einem angenehmen Ereignis für den Kranken werden zu lassen. Die Kranken bekommen vorübergehend Speisen zu verschiedenen Tageszeiten und von verschiedenen Pflegekräften serviert um auszuschließen, dass die Verweigerung durch falsche Gerichte, ungünstige Situationen oder unsympatische Bedienung verursacht wird. Als letzte therapeutische Möglichkeit steht die Versorgung mit einer PEG-Sonde zur Diskussion. Sie kann bei abgeklärter Indikation nach einigen Tagen zu einer Besserung des Allgemeinzustandes und des Antriebes führen.

La: Ausscheiden

Abhilfe bei Obstipation wird geschaffen mit Bewegung, z.B. Spaziergängen, Gymnastik, Seniorentanz sowie der Sorge für körperliche Bedürfnisse, wie regelmäßiges Trinken und Berücksichtigung von spezifischen Essgewohnheiten.

La: Ruhen und schlafen

Den Kranken quälen innere Unruhe, Durchschlafstörungen und ein Morgentief. Maßnahmen zur Verbesserung des Schlafes sind: ein Aufenthalt in einer ruhigen Umgebung, das Hören von Entspannungsmusik, eine basal beruhigende Körperwäsche am Abend, der Aufenthalt des Kranken tagsüber in hellen Räumen (mind. 500 Lux), entspannende Maßnahmen wie Bäder mit ätherischen Ölen (z.B. Zitronenmelisse), pflanzliche Schlafmittel sowie Schlafrituale, z.B. kann am Abend Erlebnisrückschau geübt werden, wobei der Kranke systematisch danach suchen sollte, was ihm am vergangenen Tag noch am ehesten etwas Eindruck gemacht und Freude gebracht hat. Da Depressive unter circadianen Störungen leiden, d.h. erst gegen Abend eine verbesserte Stimmung verspüren und aktiver werden, wollen sie später schlafen gehen. Das Angebot des Nachtcafes kommt den Bedürfnissen des depressiven Menschen sehr entgegen.

La: Sich beschäftigen

Interesse- und Freudlosigkeit lässt den Depressiven inaktiv werden. Die Kranken können nur unter großer Anspannung und für kurze Zeiträume äußeren Anforderungen gerecht werden. In der akuten Phase wird der Kranke entlastet. Um am Leben wieder Interesse und Freude zu finden, hilft es dem Kranken ihm eine sinnvolle Beschäftigung, angeknüpft an die Lebensrückschau, zu übertragen. Erfolgserlebnisse geben Sinn, machen Freude und heben das Selbstbewusstsein. Zu den Aktivitäten darf die Altenpflegerin den Kranken nie drängen oder ihm befehlen, dieses oder jenes zu tun. Das Entscheidende ist hier die liebevolle Autorität, wobei die Betonung auf „liebevoll" liegen sollte. Einer Antriebshemmung wird mit einem strukturierten Tages- und Wochenplan entgegengewirkt. Erheiterung kann erreicht werden durch eine freundliche Umgebung (Milieutherapie). Schuldgefühle können vermindert werden durch regelmäßige Besuche. Pflegende sollten ermutigen zu kurzfristigen Zielen und kleinen Aufgaben, z.B. Trägerrock mit schwarzem Kaffee ausbürsten lassen. Aktivitäten sollten mit Lob positiv verstärkt werden.

La: Sich als Mann oder Frau fühlen und verhalten

Der eigene Wert einer Person kann durch das Wiedererleben und erspüren der eigenen Identität als Frau oder Mann unterstützt werden. Dazu zählt, sich zu pflegen, sich hübsch zu kleiden, sich zu schmücken oder „sich auch gut riechen zu können."

La: Für eine sichere Umgebung sorgen

Eine freundliche und helle Atmosphäre unter milieutherapeutischen Gesichtspunkten verringern Angst und Wahngedanken (vgl. „Milieutherapeutische Aspekte und ihre Wirksamkeit bei gerontopsychiatrischen Störungen" auf Seite 470).

La: Mit existenziellen Erfahrungen des Lebens umgehen

Da sich der Kranke bildhaft ausgedrückt in einem seelischen Gefängnis befindet, aus dem er andere emotional nicht mehr erreichen kann, ist es für Altenpflegerinnen sehr schwer eine warme Gefühlsbindung zu ihm aufzubauen. Auch durch Zuwendung können die traurigen Gedanken nicht überwunden werden. Wichtig für den Kranken ist, dass Pflegende religiöse Bedürfnisse beachten. Den negativen und pessimistischen Gedanken gilt es, positive Lebensabschnitte entgegenzusetzen. In Gesprächen sollten diese vermehrt thematisiert werden, ebenso wie Hobbys oder Vorlieben. Ein großes pflegerisches Problem ist die Suizidgefahr. Besonders gefährlich ist die Zeit, wenn Antidepressiva schon zu einer Antriebssteigerung, aber noch nicht zu einer Stimmungsaufhellung geführt haben. Die Medikamenteneinnahme hat immer unter Aufsicht zu erfolgen. Altenpflegerinnen müssen Komplikationen, vor allem Suizidgefahr und Medikamentenabhängigkeit rechtzeitig erkennen und an den behandelnden Arzt weitergeben. Bei stark ausgeprägten Depressionen im Alter kann es zum Auftreten von Wahngedanken kommen. Diese stehen im direkten Erleben mit dem Krankheitsbild der Depression. Meistens handelt es sich um ausgeprägte Schuld- und Versündigungsgedanken oder um die wahnhafte Überzeugung, an einer unheilbaren, schweren körperlichen Krankheit erkrankt zu sein. Die Bezugspflegekraft verliert bei den ständig wiederholenden quälenden Klagen der Kranken nicht die Geduld und steht dem Kranken als Ansprechpartner zur Verfügung. Sie versucht Ängste und Wahngedanken zu entkräften, auch wenn diese hundertmalig geäußert werden (vgl. „Der pflegerische Umgang mit Wahnkranken" auf Seite 220).

Merke!

Im täglichen pflegerischen Umgang mit depressiven alten Menschen werden Stimmungslage, Antrieb, Bewusstsein, körperliche Beschwerden, Schlaf, Nebenwirkungen von Medikamenten (Antidepressiva, Benzodiazepine) sowie Suizidäußerungen beobachtet. Diese Faktoren werden im Pflegebericht dokumentiert und an den behandelnden Arzt sowie an das multidimensionale Team weitergegeben.

Wiederholungsfragen

1. Definieren Sie „Depression".
2. Welche Unterscheidungsmerkmale liegen zwischen einer „Trauerreaktion" und einer „Depression"?
3. Beschreiben Sie die Symptomatik einer Depression auf seelischer und körperlicher Ebene.
4. Welche Grundhaltung sollten Sie als Altenpflegerin beim pflegerischen Umgang mit einem depressiven alten Menschen mitbringen?
5. Depressive Menschen benötigen ein therapeutisches Milieu. Nennen Sie die Faktoren, die ein therapeutisches Milieu ausmachen können.
6. Welche drei Pflegeziele wollen Sie bei einer depressiven Erkrankung durch einen angemessenen Umgang erreichen?
7. Welche Besonderheiten weisen Depressionen im Alter auf?
8. Was müssen Sie bei der Medikamentenvergabe bei depressiven Menschen beachten?
9. Durch welche Faktoren wird die Prognose einer depressiven Erkrankung im Alter günstig beeinflusst?
10. Depressive Menschen vernachlässigen oft die Körperpflege. Worauf kann dieses Phänomen zurückgeführt werden? Wie gehen Sie auf den Betroffenen pflegerisch ein, wenn er sich nicht waschen und sauber kleiden möchte?
11. Bei welchen körperlichen Erkrankungen treten insbesondere symptomatische Depressionen auf?
12. Sie wollen eine an Depression erkrankte alte Dame aktivierend pflegen. Welche Interaktionen sollten Sie dabei berücksichtigen?
13. Wann sollten Ihrer Meinung nach depressive alte Menschen in ein Seniorenpflegeheim eingewiesen werden?

14. Aus welchen Gründen ist es notwendig pflegende Angehörige von Menschen mit depressiven Erkrankungen in ein therapeutisches Konzept mit einzubeziehen?

15. Welche psychosozialen Auswirkungen aufgrund einer Depression entstehen für alte Menschen?

16. Welche Beobachtungen und Wahrnehmungen müssen Sie bei der Pflege von einem depressiven Menschen besonders an den behandelnden Arzt und an das multidimensionale Team weitergeben?

17. Welches ist das herausragende Problem der Depression?

6 Die Pflege des alten Menschen mit Schizophrenie

Das große und das kleine Kopfleuchten
Es spricht die kupferne Venus
durch die jungfräuliche,
weiß schimmernde Birke,
die schwach wurzelt und viel Licht trinkt:
Oh Mensch, Bilder an Deiner Seele!
In Zartheit liebend, schönend
die Schönheit dieser Welt.
Das große Kopfleuchten ist ein Geist - und eine Seele.
Es führe den Menschen
im Leben zu Zielen,
im Handeln zum Rechten,
im Fühlen zum Frieden.
Und gibt ihm Vertrauen auf göttliches Walten in allem was ist:
ilm Weltenall - im Seelengrund.

(Gedicht eines an Schizophrenie erkrankten älteren Mannes, ZDF Film „Kopfleuchten", 1999)

Handlungsaufgaben:
Wie wirken die Worte des Dichters auf Sie? Was fällt Ihnen an Besonderheiten der Sprache auf? Welche Eigenschaften finden Sie vermutlich bei diesem Menschen?

Die genaue Beobachtung ergibt rasch, dass der Schizophrene nicht gedankenarm ist, sondern er über eine erstaunliche Fülle von Begriffen verfügt und denkerisch tätig ist. Jedoch sind die Begriffsbildungen und Gedankenverbindungen für den Gesunden ungewohnt und sonderbar. Diese Menschen haben etwas Bizarres und Fremdes an sich. Es ist als hätten die eingeschliffenen Denkweisen des gewöhnlichen Alltags an Festigkeit verloren.

6.1 Der Begriff „Schizophrenie"

Der Begriff „Schizophrenie" wurde von dem Züricher Psychiater Prof. E. Bleuler (1857-1939) 1911 geprägt und bedeutet (griech. schizo = ich spalte; phren = Geist) gespaltenes Bewusstsein.
Als psychopathologische Besonderheit strich Bleuler die „Spaltung der verschiedensten psychischen Funktionen" heraus. Da das Erscheinungsbild der schizophrenen Geistesstörung vielgestaltig ist, ist die Typologie oft schwierig. In vielen Fällen bleibt es offen, zu welcher Untergruppe von endogenen Psychosen eine Störung gehört. Aus diesem Grunde spricht man auch nicht von der

Schizophrenie, sondern der Gruppe der Schizophrenien oder von Krankheiten aus dem schizophrenen Formenkreis.

Eine Schizophrenie liegt vor, wenn ein Mensch

- ohne erkennbare Hirnkrankheit
- ohne Trübung des Bewusstseins und
- ohne Einwirkung psychotroper Substanzen, Störungen der Persönlichkeit (des Ichs und des Selbsterlebens), der Realitätsauffassung, der Wahrnehmung und der Affektivität aufweist.

Schizophrenien sind weltweit zu beobachten; sie sind nicht zivilisationsbedingt. Die Ersterkrankung liegt zwischen dem 20. und dem 30. Lebensjahr.

6.1.1 Schizophrenie-Definition nach ICD-10

Bei der Schizophrenie finden sich nach ICD-10 folgende Symptome:

1. Gedankenlautwerden, Gedankeneingebung oder Gedankenentzug, Gedankenausbreitung
2. Kontrollwahn, Beeinflussungswahn, Gefühl von Körperbewegungen oder Empfindungen,
3. Kommentierende oder dialogische Stimmen
4. Anhaltender, kulturell unangemessener Wahn und völlig unrealistischer Wahn
5. Anhaltende Halluzination jeder Sinnesmodalität
6. Gedankenabreißen oder Einschiebungen in den Gedankenfluss
7. Katatone Bewegungsmuster (Katalepsie = Verharren des Patienten in unnatürlichen Stellungen) d.h. eine extreme Form seltsamen Verhaltens. Dabei nehmen die Kranken eine starre Position ein und widersetzen sich dem Versuch, sich zu bewegen (Halterungsstereotypien) oder sind im Gegenteil ständig ohne Anlass und Ziel in Bewegung (psychomotorischer Erregungszustand)
8. Apathie mit Sprachverarmung bis hin zur seelisch bedingten Stummheit (Mutismus)

Bewusstsein, Intelligenz, Orientierung und Gedächtnis sind in der Regel nicht beeinträchtigt.
Bleuler unterscheidet Grundsymptome und akzessorische Symptome.
Grundsymptome sind die Störungen des Denkens, der Affektivität und des Antriebes, in erster Linie Zerfahrenheit, Ambivalenz und Autismus.
Akzessorische Symtome sind Wahn, Halluzinationen und katatone Bewegungsmuster.

Die Symptome müssen fast ständig während eines Monats oder länger deutlich vorhanden gewesen sein, um von einer schizophrenen Störung sprechen zu können.

6.1.2 Krankheitsverlauf und Ursache

Während im Erwachsenenalter häufig klar abgrenzbare Phasen akuter schizophrener Schübe mit stark hervortretender Symptomatik angegeben werden können, ist bei der Erkrankung im Alter häufig ein symptomarmer Verlauf zu sehen. Dieser Verlauf ist hauptsächlich gekennzeichnet durch einen sozialen Rückzug, Verschrobenheit, Denkverflachung, Antriebslosigkeit und Gefühlslosigkeit. Dieser Residualzustand trägt dazu bei, dass eine Schizophrenie und wahnhafte Störung im Alter nur schwer voneinander zu unterscheiden sind. Akute Erkrankungsschübe können einige Wochen, bis Monate andauern. Sie können einmalig bleiben oder treten in der Mehrzahl der Fälle wiederholt auf.
Nach dem Verschwinden der Akutsymptomatik kann es nicht mehr zur vollen psychischen Wiederherstellung kommen. Die Kranken bleiben weniger belastbar, sind schneller erschöpft und leiden unter starken Konzentrationsstörungen (Residualsyndrom).

Ursachen der Schizophrenie
Diese sind bis heute noch nicht ganz geklärt. Es wird aber von einer multifaktoriellen Genese ausgegangen:

- Neben einer genetischen Komponente werden perinatale Schädigungen im Sinne einer „minimal cerebral dysfunction" (MCD), diskutiert.
- Psychosoziale Theorie: Pathologische Kommunikationsmuster in der Familie, belastende Lebensereignisse, psychosoziale Überstimulation und Unterstimulation. Der Nachweis von psychosozialen Krankheitsursachen ist bis heute nicht sicher gelungen. Abgesichert ist aber, dass diese Faktoren erheblich den Krankheitsverlauf mit beinflussen können.
- Neurobiochemische Faktoren: Störung der Dopamin- und Noradrenalinwirkung im Bereich des limbischen Systems (Katecholaminhypothese), d.h. man vermutet, dass die Veränderungen zu einer Störung der Informationsverarbeitung (Filterstörung) führen kann. Der Kranke kann Wichtiges von Unwichtigem nicht mehr trennen.
- Vulnerabilitäts-Stress-Modell: Unter Vulnerabilität (lat.: vulnerare = verwunden, verletzen), wird eine Disposition, d.h. hier Neigung zu einer psychotischen Reaktion verstanden.
  Der Kranke reagiert leicht auf psychische Verletzungen oder körperliche Belastungen. Dadurch kann der Hirnstoffwechsel beeinflusst werden; die Disposition zur Entwicklung einer Schizophrenie ist gegeben.

Ob bei Schizophrenen senile Demenzen häufiger bzw. stärker ausgeprägt vorkommen, ist zur Zeit noch ungeklärt.

6.2 Die Psychose als Rettungsversuch nach einer Beziehungskatastrophe

6.2.1 Akute Reaktionen

Einige von uns kennen die Reaktion, wenn man sich gekränkt und verlassen fühlt, dass man sich plötzlich zurückzieht, dass man innerlich zu erstarren beginnt, teils aus der Angst, wütend zu explodieren, aufhört zu sprechen und wie man allmählich neben sich tritt und alle weiteren Beziehungsangebote missversteht.
Offensichtlich tritt diese Reaktion im Rahmen von Psychosen sehr viel stärker auf. Der Körper wird starr, die Sprache hört auf, das Leben wird wie auf einen Punkt im Körper zusammengezogen. Das *Ich* kann in eine völlige Unabhängigkeit abschweben. Gleichzeitig geht alles unter, das *Ich*, die Welt. Dabei fehlt die Steuerung, was extrem beängstigend ist. Bei Patienten, die solche Extremreaktionen haben, muss die Angst bekämpft werden. Vertraute Beziehungsangebote, die nicht konfliktbeladen sind und die Wärme vermitteln, ermöglichen die Rückkehr. Oft ist es sinnvoll, auf vertraute z.B. pflegende Beziehungsangebote der früheren Kindheit zurückzugreifen.

Bei Kränkungen und Demütigungen treten Schamgefühle auf. Wenn es nicht gelingt, sich adäquat zu wehren, zieht man sich in seine Gedankenwelt zurück, in der man mit dem Kränkenden oder im Falle der Scham mit sich selbst redet und ihn bzw. sich selbst mit „gedachten" Worten und Handlungen klein macht, ja bestraft und vernichtet. Sind wir in dieser inneren Auseinandersetzung, so sinken dabei unsere kognitiven Fähigkeiten. Wir können nicht mehr zuhören, sind unkonzentriert, wissen aber immer noch, dass unser gewonnener Kampf mit dem Kränkenden in einer Tagtraumwelt und nicht in der Realität stattgefunden hat. Diese Reaktionsweise unterliegt häufig nicht der willentlichen Steuerung. Diese Reaktion geht offenbar in der Psychose weiter:

Die Rede wird nicht gedacht, sondern die Gedanken werden laut und kommen als Stimmen wie von außen.

Nicht nur der Inhalt, sondern auch das Tempo des schizophrenen Denkens überrascht durch ungewöhnliche Wendungen. Auffällig sind besonders die so genannte „Sperrungen": der Gedankengang bricht plötzlich ohne leicht erkennbaren Grund ab, so dass der Kranke mitten im Gespräch, ja mitten im Satz oder Wort stecken bleibt. Er nimmt den gleichen Faden des Gedankens nicht wieder auf.

Die Verantwortung für die „Welt" schlechthin wächst. Das Gute ist innen, das Böse wird nach außen verlagert und dadurch vom Guten abgespalten oder auch umgekehrt.

Wenn Patienten eine solche Extremreaktion nicht mehr steuern können, sind therapeutische Hilfen notwendig. Da dieser Zustand großer psychischer Energie bedarf, helfen Psychopharmaka dabei den Zwang zum psychotischen Erleben zu mindern (Tranquilizer, Neuroleptika).
Die paranoid-halluzinatorische Psychose ist vorstellbar als Extremreaktion mit narzisstischem Rückzug in die eigene Welt.

6.2.2 Chronische Reaktionen

Gefühle von Enttäuschungen und des Hintergehens können schon bei kleinen Konflikten auftreten, verbunden mit Unsicherheit und Angst. Dann ändert sich das eigene Denken. Misstrauisch und ganz genau wird das Gegenüber und alles was gesagt und getan wird betrachtet: Ist derjenige gegen mich?
Der natürliche, lockere Kontakt bricht ab, das Gegenüber fühlt sich eigenartig behandelt, vielleicht beobachtet, und findet den Kontakt merkwürdig. Stolpersteine werden aufgebaut, um zu sehen, ob der andere es gut meint, bis schließlich der positive Kontakt abbricht oder evtl. durch einen feindseligen ersetzt wird.
Diese Reaktionsweise geht in der Psychose offensichtlich weiter. In der Psychose werden häufig schon Blicke oder missverstandene Worte als feindliche Angriffe gewertet. Beim Zusammenleben mit Schizophrenen gelingt es, hinter dem scheinbaren Unsinn ihres zerfahrenen Denkens einen Sinngehalt zu finden. Die außerordentlichen Begriffsbildungen (vgl. Gedicht „Kopfleuchten" auf Seite 205) sind oft Symbole von Wünschen, Hoffnungen und Ängsten der Kranken. Das zerfahrene Denken wird als Auseinandersetzung mit innerer Problematik und innerer Tragik einfühlbar.

6.2.3 Einfühlung in das psychotische Geschehen

Vieles, was in der Psychose abläuft, ist in mehr oder minder extremer Form auch im gesunden Zustand zu erleben: im Alleinsein, bei Kränkungen, in Konfliktsituationen, unter Drogen.
Der Traum bringt eine Realität, in der gehandelt und gesprochen wird. Gefühle wechselnder Intensität treten auf, und die gesamte Erlebniswelt ist gänzlich unabhängig von der Wahrnehmung der äußeren Realität. Der Traum ist nach Freud Wunscherfüllung und hat außerdem häufig Selbstheilungscharakter. In gewisser Weise erlebt jeder von uns im Traum Halluzinationen und logische Verknüpfungen, die sich bei völligem Bewusstsein nicht bestätigen. Der Traum schwindet schnell in unserem Wachbewusstsein, der psychotische Wahn geht nach der Psychose ebenfalls zurück. Durch Drogen können solche halluzinatorischen Erlebnisse auch in wachem Zustand hervorgerufen werden. Jedoch kann es leichte Wahrnehmungsveränderungen auch schon dann geben, wenn man allein ist und sich z.B. gekränkt und traurig fühlt. Die Welt verliert ihren

Realitätscharakter; war schon mal da, wurde schon mal in gleicher Weise erlebt, manchmal auch in der Weise, dass man neben sich steht, sich selbst ansehen kann und es nicht mehr klar ist, was gehört zu mir und was nicht. Alle diese Erlebnisse machen, wenn sie nur kurzfristig auftreten, keine Psychose aus.

Merke!

Psychosenahe Bewusstseins- und Gefühlsvorgänge machen noch keine Psychose aus. Der Rückgriff auf eigene Erlebnisweisen ermöglicht eine bessere Einfühlung im Umgang mit Patienten; auch eine bessere Differenzierung, welche der Vorgänge als psychotisch anzusehen sind.

6.3 Schizophreniesymptome bei älteren Menschen

Die Schizophrenie ist eine Erkrankung der Person insgesamt. Der Kranke hat nicht schizophrene Störungen, sondern er *ist* schizophren. Daneben aber besteht Gesundes. Gerade dieses Nebeneinander kennzeichnet die endogene Psychose. Bei einem älteren Schizophrenen finden sich:

- verfestigte Wahnsysteme, die über Jahre nicht ausreichend zugänglich waren
- Veränderung in der Persönlichkeitsstruktur durch den chronischen Krankheitsweg
- erhebliche Antriebsstörungen
- Verflachung der Gefühlsäußerung
- Beeinträchtigung des Kritik- und Urteilsvermögens
- Vernachlässigung der Körperpflege
- eigenartige Bewegungsstereotypien, z.B. tickartige Auffälligkeiten der Mimik im Bereich des Mundes und der Zunge

Kognitive Veränderungen

Es gehört zur Eigenart der Erkrankungen des schizophrenen Formenkreises, dass der Erkrankte seiner Umgebung zunächst oft durch eine allgemeine Wesensänderung, durch für ihn bis dahin untypisches Verhalten auffällt. Im Verlauf einer schizophrenen Psychose ist häufig so etwas wie ein Knick in der Lebenslinie des Betroffenen erkennbar.

Die Kranken sind sehr Ich-bezogen und kapseln sich emotional von der Umwelt ab (Autismus = Zurückgezogenheit auf sich selbst, Ato`s = selbst). Auffällig ist eine Ambivalenz, d.h. ihr Erleben ist widersprüchlich und gegensätzlich. Sie weinen und lachen fast im selben Moment und sind hin und her gerissen zwischen zwei Wünschen. Ihre Welt ist aufgespalten in Gut und Böse und wird stark beeinflusst von Engeln und Teufeln.

Beim schizophrenen Alterskranken tritt eine formale Denkstörung in den Vordergrund. Es treten Veränderungen von Wortbildungen, Satzbau sowie logischem Zusammenhang des Gesprochenen, wie inhaltliche Denkstörungen im Sinne von Wahnbildungen z.B. Verfolgungswahn auf. Zu den auffälligsten Symptomen gehören die Wahrnehmungsstörungen, d.h. die akustischen Halluzinationen (vgl. „Wahrnehmungsstörungen" auf Seite 66). Diese Halluzinationen äußern sich als flüsternde, kommentierende und kritische Stimmen. Die Wahrnehmungen können sich steigern zu Angst vor Vergiftung oder Verfolgung.

Der Betroffene hat das Gefühl nicht mehr Herr seines eigenen Willens zu sein; er fühlt sich fremdbestimmt, lebt mit dem Eindruck, dass alle Menschen in seiner Umgebung in der Lage sind, seine Gedanken lesen zu können (Störungen des Ich-Erlebens).

Beim schizophrenen Alterskranken kann es oft zu Angst-, vereinzelt zu Erregungszuständen kommen. Die chronisch Kranken leben sehr isoliert und wollen nicht so gerne Kontakt zu Mitmenschen, z.B. in ihrer Wohngruppe im Seniorenpflegeheim.

Merke!

Schizophrene Alterskranke sind nicht beeinträchtigt in der Intelligenz. Sie sind im Gegensatz zu verwirrten Patienten nicht desorientiert und leiden nicht am Werkzeugverlust (Sprache, Verstand). Das schizophrene Residuum (Symptome einer Schizophrenie im Alter), ist durch Antriebs-, Konzentrations- und Affektstörungen charakterisiert. So genannte negative Symptome beherrschen das klinische Bild: psychomotorische Verlangsamung, verminderte Aktivität, Affektverflachung, Passivität und Initiativemangel, Gesprächsverarmung, geringe nonverbale Kommunikation durch Mimik, Blickkontakt und Stimmmodulation.
Schizophrene Residualsymptome führen zu Vernachlässigungen der Körperpflege und Einbuße der sozialen Leistungsfähigkeit.

6.4 Annäherung an den Menschen mit Altersschizophrenie

Eine Situation aus der stationären Pflegepraxis:

Frau M. sitzt mit mehreren Senioren des Pflegeheimes und einer Altenpflegerin im Tagesraum beim morgendlichen Gedächtnistraining. Frau M. will sich an der Morgenrunde beteiligen, merkt aber plötzlich, dass Herr. G., der ihr gegenübersitzt und sie schon des Öfteren „aufdringlich" angeschaut habe, etwas sagt, was Frau M. augenblicklich gedacht hat und sagen wollte. Frau M. steht unvermittelt auf und verlässt fluchtartig den Tagesraum aus Angst, „der andere" verfüge über magische Kräfte, mit denen er in ihren Körper eindringen und ihr ihre Gedanken entreißen könnte. Frau M. ist sehr agitiert, und ist davon überzeugt, man würde sie unentwegt durch das Schlüsselloch ihres Zimmers beobachten und stopft dieses mit ihrem Taschentuch zu. Sie fühlt sich überwältigt, ausgehorcht und als Marionette missbraucht. In den kommenden Tagen lehnt sie jegliches Kontaktangebot ab, verweigert die Nahrung, zieht sich ganz in ihrem Zimmer zurück und fühlt sich akut bedroht.

Handlungsaufgaben:
1. Welche Merkmale verdeutlichen des Krankheitsbild der Schizophrenie bei Frau. M?
2. Erstellen Sie für Frau M. zu den beeinträchtigten AEDL einen Pflegeplan.

6.5 Der pflegerische Umgang mit Altersschizophrenen

6.5.1 Pflegeziele

Folgende Pflegeziele sollten angestrebt werden:

- Festigung einer therapeutischen Beziehung
- Verbesserung kognitiver Defizite
- Verbesserung der sozialen Fertigkeiten
- Förderung der Realitätsanpassung (Wahnkorrektur)
- Reduktion der Vulnerabilität
- Stärkung der Ich-Funktion
- Stärkung der Identitätsdiffusion
- Stabilisierung der Persönlichkeit
- Verständnis der Angehörigen für den Erkrankten

Zusammenfassend soll das Ziel also die weitgehende Freiheit von Symptomen und die Fähigkeit zur selbstbestimmten Lebensführung sein. Die Betroffenen gewinnen um so rascher eine gesunde Identität wieder, je weniger sie sich in ihrer Umwelt als krank erfahren. Die Pflegeziele lassen sich leichter mit pflegetherapeutischen Richtlinien (siehe Seite 214) erreichen.

6.6 Therapie bei Altersschizophrenie

6.6.1 Antipsychotische Basistherapie

Die Gabe von Neuroleptika ist notwendig, damit sich der Kranke von seiner Wahnidee distanzieren kann und ihm die quälenden Halluzinationen genommen werden. Neuroleptika werden in der Regel als Depotpräparate gegeben, d.h. das notwendige Medikament wird als Depot intramuskulär injiziert, womit die regelmäßige Wirkstoffversorgung über einen 2-4 wöchigen Zeitraum gewährleistet ist. Da Antipsychotika in vielen Fällen über Jahre verabreicht werden müssen, sind Richtlinien für begleitende Routineuntersuchungen zu beachten, z.B. Blutbild, Herztätigkeit, Leber- und Nierenwerte (weitere Hinweise zu der Medikamentengruppe „Neuroleptika", siehe Seite 510).

6.6.2 Familientherapeutische Ansätze

In dem therapeutischen Behandlungsplan sind die Angehörigen der Kranken mit einzubeziehen. Dies ist dann wichtig, wenn der älterwerdende an Schizophrenie Erkrankte nach einem Aufenthalt in der gerontopsychiatrischen Klinik wieder in seine Familie zurückkehren wird oder die Lebensform in einer betreuten Wohngruppe wählt. Das Ziel der Angehörigenarbeit ist Verständnis für den Erkrankten zu wecken. Durch die Beeinflussung der Familiendynamik schizophrener Erkrankter werden die besten Therapieerfolge erzielt.

Ein psychotherapeutisches Familienprogramm gliedert sich in 4 Phasen.
Phase1:
Kontaktaufnahme und Motivation der Familie, Strategien zu erlernen, um sich und dem Patienten zu helfen.
Phase 2:
Information der Familie; diese erhält Infos über die Erkrankung und über Techniken, besser mit dem Patienten umzugehen, z.B. Vermeidung von Überstimulation.
Phase 3:
Bearbeitung von gestörten Interaktionsmustern zwischen einzelnen Familienmitgliedern, Gefahr der Über- bzw. Unterversorgung.
Phase 4:
Langsames sich zurücknehmen des Therapeuten und/oder der Altenpflegerin.

Falls ein alter Mensch aus der gerontopsychiatrischen Klinik entlassen wird, so muss eine Nachbetreuung durch den sozialpsychiatrischen Dienst sichergestellt sein. Mitarbeiter sorgen sich um die psycho-soziale Begleitung der Kranken im häuslichen Bereich oder in einer therapeutischen Wohngemeinschaft. Eingeübt werden soziale Fertigkeiten, z.B. Umgang mit Medikamenten, Selbstversorgung und persönliche Hygiene, Zubereitung von Mahlzeiten, Umgang mit Behörden, Nutzung von Freizeitangeboten.

6.6.3 Richtlinien für pflegetherapeutische Maßnahmen

Allgemein gilt:
> Eine pflegerische Intervention sollte auf Informationsvereinfachung hinzielen, d.h. auf einen transparenten, reizarmen Lebensrahmen.
> Alle an der Pflege Beteiligten sollen einheitlich über die Art der Erkrankung, Therapie und Prognosen informiert werden.
> Der Kommunikationsstil muss klar und eindeutig sein. Vermeidung von widersprüchlichen und affektiven Umgangsformen.
> In der personellen Betreuung und bzgl. des Behandlungskonzeptes muss eine Kontinuität vorhanden sein.
> Über- wie auch Unterstimulation ist zu vermeiden.
> Training von sozialen Fähigkeiten muss individuell festgelegt werden unter Berücksichtigung der Lebensrückschau, Ausbildung, Bindungsfähigkeit und sozialer Anpassung.

6.6.4 Pflegerische Interventionen der beeinträchtigten AEDL

La: Kommunizieren
Bei allen Gesprächen mit den Kranken müssen diese das Empfinden vermitteln, dass man sie und ihre Angelegenheiten ernst nimmt.
Gerade für Menschen mit überschäumenden Gefühlen ist es wichtig, dass sie die Wirklichkeit im Auge behalten. Das nennt man Realitätskontrolle. Sie bewahrt einerseits davor, dass der Kranke nicht alles durch die gefährliche rosarote Brille sieht. Zum anderen werden die für den Kranken empfundenen unangenehmen Dinge nicht schlimmer, als sie für ihn erscheinen.
Ebenso muss man jedoch andere nonverbale Signale der Schizophrenie erkennen und zu deuten wissen:
So kann z.B. eine offene Zimmertür Geprächsbereitschaft signalisieren. Geschlossene Türen können Zeichen des Gegenteils sein.
Ständiges Nachfragen und Nachbohren ist bei Erkrankten oft ein falsches Verhalten. Der Betroffene kann sich dadurch bedroht oder bedrängt fühlen. Bei Gesprächen mit Erkrankten ist ein natürlicher Umgang besonders wichtig, da sie den Unterschied zwischen gekünsteltem und aufrichtigem Interesse sehr gut erkennen können. Schon Tuscheln in der Nähe des Betroffenen kann zu Misstrauen führen, da er dieses auf sich beziehen könnte.

La: Sich pflegen und kleiden
Kranke, die an Halluzinationen leiden, vernachlässigen häufig die Körperpflege und legen keinen großen Wert auf eine korrekte Kleidung. Altenpflegerinnen müssen hier den Kranken unterstützen und anleiten.

La: Sich beschäftigen

Bei der Lebensaktivität stehen Rückzugsverhalten, Interessensverluste und mangelnder Antrieb im Vordergrund.

Durch eine drängende Vorgehensweise, dass der Kranke an gemeinschaftliche Veranstaltungen teilnehmen soll, wird oft das Gegenteil erreicht. Diese Art der Intervention stellt für den Kranken eine erhebliche Stresssituation dar. Die Bezugspflegekraft macht aber immer wieder Versuche den Kranken zu motivieren, sie stellt Kontakte zum Kranken her, z.B. zum Senioren- heim-Besuchsdienst und aktiviert ihn vorsichtig. Der Kranke ist je nach seinen Fähigkeiten zu Handreichungen und Tätigkeiten wie z.B. Bettenmachen, Blumen- oder Zimmerpflege, Tischdecken mit heranzuziehen. Diese Tätigkeiten sollen vom Kranken anfänglich z.B. bei einem Heimeinzug zusammen mit der Bezugspflegekraft erledigt werden.

Da beim Krankheitsbild der Schizophrenie schnell eine Reizüberflutung eintritt, ist durch eine milieutherapeutische Tagesstrukturierung eine reizarme Atmosphäre zu schaffen. Diese sollte möglichst angstfrei und entspannt sein, akustisch und optisch Ruhe ausstrahlen (vgl. „Milieutherapeutische Aspekte und ihre Wirksamkeit bei gerontopsychiatrischen Störungen" auf Seite 470f).

La: Für eine sichere Umgebung sorgen

Leidet der Kranke an einem starken Sammeltrieb, der Spuren im Wohnbereich hinterlässt, dann hat das Pflegepersonal mit viel Geschick und Empathie dieses Fehlverhalten zu korrigieren. Bei krankheitsuneinsichtigen Patienten muss die Gabe von Neuroleptika gewissenhaft erfolgen. Altenpflegerinnen müssen sich vergewissern, dass der Kranke die Medikamente auch einnimmt.

La: Soziale Bereiche des Lebens sichern

Es hat sich gezeigt, dass gemeinsam verbrachte Urlaubswochen außerhalb des Seniorenpflegeheimes für die Kranken kontaktfördernde Wirkung haben und von ihnen gern angenommen werden. Biografiebezogene beschäftigungs- therapeutische Angebote bringen ebenso den verschlossenen Kranken dazu, wieder soziales Verhalten aufzubauen und mit anderen Menschen Kontakte knüpfen zu können.

La: Mit existenziellen Erfahrungen des Lebens umgehen

Hilflosigkeit und Passivität des Kranken darf nicht zur Überversorgung verleiten. Deprivationsschäden und deren Folgezustände z.B. Hospitalismus sind zu vermeiden. Für den Kranken sind z.B. Verfolgung, Beeinflussung, Vergiftung real. Dies macht es für Altenpflegerinnen so schwierig, ihn zu verstehen. Der Erkrankte fühlt sich bedroht. Außenstehende sind nicht in der Lage, ihn vom Gegenteil zu überzeugen. Die Stimmen sind für ihn existent. Dies bedingt, dass die pflegerische Haltung von viel Geduld und Fingerspitzengefühl geprägt sein sollte. So muss man akzeptieren, dass einige schizophrene Menschen eine gewisse Distanz zu ihren Mitmenschen benötigen, z.B. sollten ungebetene Berührungen unterlassen werden. Der Kontakt zu Mitmenschen ist zu fördern, damit sich ein Vertrauensverhältnis bei den verschlossenen Kranken aufbauen kann. Die Patienten können bei nicht ausreichender Medikation fremd- oder eigengefährdet sein. Bei Erregungszuständen kann es sich oft positiv auswirken, wenn die Bezugspflegekraft Ruhe bewahrt und beruhigend auf den Kranken eingeht. Falls es erforderlich sein sollte, kann durch den behandelnden Arzt eine Bedarfsmedikation verabreicht werden. Aufgrund der sensiblen Wahrnehmung des Betroffenen geschieht es häufig, dass andere Menschen, z.B. auch Altenpflegerinnen, in „Gut und Böse" eingeteilt werden. Wichtig ist es, dieses herauszufinden. Bezugspflegepersonen sollten versuchen, einen persönlichen Kontakt herzustellen. Gerade eine solche engere Beziehung ist in Problemsituationen äußerst wichtig, z.B. bei Medikamentenverweigerung, zur Gewährleistung der Grundpflege u.Ä. Ungünstig ist es, dieses Vertrauensverhältnis zu belasten.

7 Die Pflege des alten Menschen mit wahnhafter Störung

Zu den klassischen aber selten vorkommenden Wahnerkrankungen im Alter gehören Paranoia, auch Kontaktmangelparanoid und Paraphrenie.

Frauen sind häufiger von wahnhaften Störungen betroffen als Männer. Durch den Wahn wird der alte Mensch in seiner Lebensweise erheblich beeinträchtigt und eingeschränkt. Die Erkrankung tritt in der Regel erstmals im mittleren oder hohen Lebensalter auf.

7.1 Der Begriff „Wahn"

Der Münchener Psychiater E. Kraepelin (1856-1926) definierte Wahn im wörtlichen Sinne als „Verrücktheit". Doch handelt es sich weniger um eine Verrückung des Denkens, als um eine Ver - rückung des Standpunktes oder der personalen Existenz.

7.1.1 Wahn - Definition nach ICD-10

Unter einer wahnhaften Störung verstehen wir laut ICD-10 eine inhaltliche Denkstörung mit Verlust des Bezugs zur allgemeinen Realität. Der Betroffene ist von seinem Denkinhalt überzeugt und lässt sich in der Regel nicht von anderen korrigieren. Der langanhaltene Wahn (mindestens einen Monat) ist das einzige oder das auffälligste klinische Charakteristikum, der aber nicht als organisch, schizophren oder affektiv erklärt werden kann.

7.1.2 Wahnmerkmale

Beim Wahn stehen Realitätsbezugsstörungen und realitätsgerechte Verhaltensweisen im Alltag nebeneinander. Diese Doppelgleisigkeit von Gesundem und Krankem kennzeichnen den Wahn.
Die Erlebniswelt des Kranken wird von der Wahnthematik geprägt. Er spricht von Faschisten, Juden, Kommunisten, Radargeräten, Strahlungen und Fernsehkameras. Der Wahnkranke hat keine Einsicht in das Krankhafte seines Erlebens; es fehlt ihm das Krankheitsbewusstsein. Es gehört zum Wesen des Wahns, dass der Kranke sich die Urteile der Gesunden nicht zu eigen machen kann; er ist unfähig zur Korrektur. Die Realitätsbezugsstörungen können sich in Personenverkennungen äußern. Der Kranke sieht z.B. in der Altenpflegerin oder in einer Besucherin seine Mutter. Das kann sich bis zum Doppelgängerwahn steigern. Wahnphänomene können starke Furcht auslösen und sogar zu aggressiven Verhaltensweisen führen. Der Kranke sieht sich einer Situation gegenüber, die er nicht versteht und die er nicht beherrschen kann.

Alte Menschen mit einer wahnhaften Störung leiden unter Wahnideen und Wahnvorstellungen. Sie zeigen aber ansonsten nicht die typischen Symptome der Schizophrenie.

7.2 Vorkommen von Wahn

Wahn kann bei folgenden gerontopsychiatrischen Erkrankungen vorkommen z.B.:

- am häufigsten bei schizophrenen Psychosen
- bei akuten organischen Psychosen, z.B. im Delir
- bei chronischen Psychosen (Demenzen)
- bei organischen Hirnschädigungen (Hirntumore)
- bei affektiven Psychosen (Depressionen)
- bei Krankheiten, die im Wahnerleben allein bestehen, d.h. dauerhafte reine Wahnerkrankungen sind, wie z.B. Paranoia, Paraphrenie.

Häufige Formen der Verkennung

- Der alte Mensch ist z.B. unbeirrbar davon überzeugt, dass Angehörige ständig seine Sachen verlegen oder stehlen. Er traut diesen kaum noch.
- Überzeugungen, dass die Verwandten oder Bezugspersonen verkleidete Fremde seien oder, dass sich Besucher im Hause aufhalten.
- Das eigene Spiegelbild wird nicht mehr erkannt oder der Anblick wird für eine andere Person gehalten.
- Personen im Fernsehen werden für wirklich anwesend gehalten.

Bisher ist es noch unbekannt, warum Menschen einen Wahn entwickeln.
Wir wissen aber heute, dass lebensgeschichtliche Ereignisse zu dessen Ausprägung beitragen.

7.3 Symptomatik Paranoia und Paraphrenie

Paranoia
wird nach dem Psychiater Kraepelin charakterisiert als eine schleichende Entwicklung eines dauernden unerschütterlichen Wahnsystems bei erhaltener Klarheit und Ordnung im Denken, Wollen und Handeln.
Bei der Paranoia zeigt der alte Mensch ein starkes Misstrauen und weist die Neigung auf seine Umgebung mit Verdächtigungen und Wahnideen zu belasten. Die Wahnideen bleiben häufig auf das Wohnumfeld beschränkt. Der alte Mensch vermutet, dass der Nachbar oder auch die Familienangehörigen ihn aus der Wohnung vertreiben wollen. Er nimmt falsche Gerüchte mit abfälligen Bemerkungen wahr. Er fühlt sich beobachtet und glaubt, dass die Menschen um ihn herum schlecht von ihm sprechen, und ihn bei der Polizei oder den Behörden anzeigen wollen.

Paraphrenie
Darunter wird eine paranoide Symptomatik mit hinzukommenden Halluzinationen verstanden. Der Betroffene hat akustische und olfaktorische Halluzinationen. Er erlebt körperliche Beeinflussungen.

7.4 Vorkommen von Paranoia und Paraphrenie

bei alten Menschen

- mit Einschränkungen der sensorischen Funktionen (Schwerhörigkeit)
- mit sensorischer Deprivation (z.B. Einsamkeit, wenig Kommunikationsmöglichkeiten)
- mit Störungen der Gedächtnisfunktion

7.5 Wahnthemen

Die Wahnvorstellungen beziehen sich auf Situationen, die durchaus im realen Leben auftreten könnten, z.B. wie die Vorstellung verfolgt zu werden, sich zu vergiften, aus der Entfernung geliebt oder vom Partner betrogen zu werden. Die Themen zeigen transkulturelle Schwankungen und sind abhängig von Überzeugungen, Traditionen, Mythologien und religiösen Inhalten der Umgebung in der der Kranke sozialisiert worden ist. Die Schulbildung hat ebenfalls einen bedeutenden Einfluss. Schwerhörigkeit im Alter kann das Entstehen eines Wahns erheblich begünstigen.

Verfolgungswahn
Der Betreffende lebt in der Gewissheit, dass andere Menschen über ihn sprechen, ihn beobachten und ihm nachspionieren. Er lebt in einer ihn einengenden und isolierenden Wirklichkeit. Der Wahn kann den Betreffenden zu fremd- und autoaggressiven Verhaltensweisen treiben. Diese Form des Wahns ist diagnoseunspezifisch; er kann bei allen psychiatrischen Erkrankungen auftreten.

Vergiftungswahn
Die Kranken sind der Überzeugung, man wolle sie durch vergiftetes Essen und trinken, durch giftige Gase oder durch gefährliche Bakterien schädigen.

Schuld- und Versündigungswahn
Die Form tritt auf bei schwerer Depression unterschiedlicher Genese. Die Kranken glauben, sie hätten unverzeihbare Sünden begannen, die oft im sexuellen Bereich thematisiert werden. Sie leben mit dem Gedanken „Gott straft mich für meine Verfehlungen". Eine vermeidliche Versündigung, die auch Jahre bis Jahrzehnte zurückliegen kann, wird als Grund für die momentane Erkrankung interpretiert.

Verarmungswahn
Die Form des Wahns kommt besonders bei organisch bedingten psychischen Störungen vor. Die Kranken sind der Überzeugung, dass sie entweder bereits verarmt oder in kürzester Zeit verarmen werden. Sie leben in der Annahme, dass ihnen ein bitteres Ende bevorsteht.

Bestehlungswahn
Der Kranke lebt in der Überzeugung, dass man ihn bestohlen hat. Der Bestehlungswahn kommt besonders bei Demenzen und bei Depressionen vor.

Eifersuchtswahn
Der Kranke lebt in der Vorstellung, von seinem Partner betrogen zu werden. Wahnhafte Vorstellungen der Untreue kommen bei schizophrenen Störungen, bei dementiellen Erkrankungen und besonders im Zusammenhang mit Alkoholabhängigkeit vor. Bei Abhängigkeitserkrankungen sind besonders Personen betroffen, die bereits vor der Erkrankung misstrauische oder unsichere Persönlichkeiten waren. Die Partner von den Abhängigkeitskranken erleiden in der Regel oft nicht endende Phasen von Gewalttaten und Demütigungen.

Größenwahn
Die Kranken glauben sie seien eine wichtige Person, z.B. ein Kaiser, Erfinder oder ein Prophet. Sehr häufig liegt dem Wahn eine Ich-Identitätsstörung zu

Grunde. Sie kommt besonders bei der manischen Depression und bei der Schizophrenie vor.

Dermatozoenwahn (körperbezogener Wahn)
Die Wahnform ist sehr selten und kann bei Schizophrenie sowie sensorischer Deprivation vorkommen. Die Kranken glauben, von Kleinlebewesen befallen zu sein. Sie klagen über Hautjucken und Hautläsionen, die sie aber durch eigene durchgeführte übertriebene Reinigungs- bzw. Vernichtungsprozeduren verursachen. Dem Haus- oder Hautarzt werden dann Hautschuppen aber auch Lebensmittelreste als vermeintliche Dermatozoen vorgezeigt.

Wahnentwicklung bei Schwerhörigen
Durch seine Hörbehinderung fühlt sich der Betroffene im Gespräch übergangen oder von der Kommunikation ausgeschlossen. Schwerhörige missdeuten halbgehörte Äußerungen und wittern abfällige Bemerkungen und Spott in ihrem Umfeld. Diese Menschen können sehr misstrauisch sein.

7.6 Wahn und seine Funktionen

Wahn kann zahlreiche Funktionen der Selbstheilung übernehmen. Der Bestehlungswahn hilft zur Stabilisierung des Selbstbewusstseins, wenn eine Demenz eingetreten ist. Findet sich ein Gegenstand nicht mehr auf, so steht entweder das Eingeständnis an, dass der Betreffende vergesslich geworden ist oder aber, dass der andere schuld ist ihn bestohlen zu haben. Solche Vorwürfe belasten die Beziehung zu Pflegenden, da diese mit Diebstahlsvorwürfen besonders konfrontiert werden. In diesem Zusammenhang kann auch von einer narzisstischen (selbstwertorientierten) Stabilisierung auf Kosten von Beziehungen gesprochen werden.

7.7 Der pflegerische Umgang mit Wahnkranken

7.7.1 Pflegeziele

Wahnverläufe sollten von der Altenpflegerin soweit beeinflusst werden, dass der Kranke lernt, trotz bestehender Symptomatik Anteil an der Realität zu nehmen.
Es kann ihm also der Wahn zwar nicht genommen, jedoch der Umgang mit dem Wahnerleben und damit auch mit seiner Umgebung erleichtert werden.

Der Umgang mit Wahnkranken stellt Altenpflegerinnen vor eine schwierige Aufgabe. Meist steckt hinter einem Wahn eine massive, zum Teil existenzielle Lebensangst, die es zu begreifen gibt. Fast immer wird man darin bestätigt, dass dem Wahn eine Störung der mitmenschlichen Begegnung, ein Glaubens- und Vertrauensverlust zu Grunde liegt.

Patienten mit ausgeprägten Wahngebäuden sind selbst- oder auch fremdgefährdet.
Zwei Hauptfehler können Altenpflegerinnen im Umgang mit Wahnkranken begehen:
1. Die Bestätigung der Wahnidee. Folgen → Verstärkung der Wahnsymptomatik
2. Negierung. Folgen → Abbruch der therapeutischen Beziehung

Die Altenpflegerin sollte *nicht* aus einem falsch verstandenem Helfenwollen das wahnhafte Denken des Kranken unterstützen, indem sie dieses Denken mitspielt und dem Kranken sagt, dass jemand kommt und besonders gut auf ihn aufpasst. Sie unterstreicht den Wahnheitscharakter der Wahngedanken damit zusätzlich. Der Kranke braucht von der Bezugspflegekraft den Hinweis, dass man selbst diese Gedanken für krankheitsbedingt und nicht für real hält. Der Kranke muss das Gespür für Aufrichtigkeit bekommen; er benötigt eine Unterstützung bei der mangelnden Realitätskontrolle.

7.8 Pflegerische Interventionen der beeinträchtigten AEDL

La: Kommunizieren
Hilfreich sind immer stützende Gespräche. Gespräche, in denen der an Wahn erkrankte Mensch seine Wahnvorstellung als Wirklichkeit darstellt, sind vom Pflegepersonal auf ein neutrales Thema zu lenken, d.h. die gesunden Anteile des Kranken werden erreicht, wenn Gespräche über Themen geführt werden, die nicht mit dem Wahn verknüpft sind. Dies gilt auch, wenn der Patient sich auf Mitmenschen oder eine Altenpflegerin fixiert und sich durch Blicke beeinträchtigt fühlt. Diese Vorgehensweise erfordert viel Geschick und genaue Kenntnisse über den Patienten. Während des ruhigen Sprechens mit dem Kranken, kann es ihm gut tun, wenn Altenpflegerinnen dabei sanfte Berührungen ausführen. Wahnkranken ihre Verkennung der Realität, ihre Selbstvorwürfe und Schuldgefühle ausreden zu wollen, ist schädlich und nutzlos.
Die Altenpflegerin sollte ernsthaft zuhören können; Verständnis zeigen für die Sicht des Erkrankten und sagen: „Ich versuche zu verstehen, wie Sie es sehen, aber ich sehe es anders!"

La: Für eine sichere Umgebung sorgen
Dem Kranken sollte die Sicherheit gegeben werden, dass alles in Ordnung und unter Kontrolle ist. Es ist sinnlos dem Kranken die Sinnestäuschung ausreden zu wollen, denn er ist ja fest davon überzeugt, dass das, was er sieht, hört und fühlt tatsächlich existiert. Eine Möglichkeit besteht darin dem Kranken zu erklären, dass man nicht dasselbe hören oder sehen kann wie er, dass man aber den Kranken verstehen kann, wie ihm zumute ist. Zum schädlichen Mitspielen des Wahnkranken gehört es letzten Endes auch, als Altenpflegerin den Wahn mitzuspielen oder dem sich verfolgt fühlenden Kranken alle möglichen Beweise

zu erbringen, weswegen er sich getäuscht haben müsse. Dem Kranken deutlich machen: „Bei mir sind sie sicher!"
Altenpflegerinnen sollten versuchen die Ursache des Wahns herauszufinden, und aus der Umgebung des Kranken, z.B. Spiegel, Schatten, Tierfiguren, Bilder, die zur Sinnestäuschung geführt haben könnten zu entfernen.

La: Mit existenziellen Erfahrungen des Lebens umgehen
Durch Beziehungspflege (vgl. „Bezugspflege", Seite 419) wird durch eine einfühlsame Führung eine vertrauensvolle Patienten - Pflegekraftbeziehung aufgebaut.
Nichtwahnhafte Gedanken und Handlungen zu fördern und zu verstärken, ist häufig die beste Hilfe. Für den Kranken sind Vertrauen, Geborgenheit und das Gefühl der Zusammengehörigkeit wichtig. Körperlicher Zwang sollte vermieden werden. Medikamente z.B. Psychopharmaka (niedrigdosierte Antipsychotika) können zwar zu einer Verringerung der Ängste führen, aber nur selten den Wahn auflösen. Bei schwerer Depression mit Wahnsymtomatik, verschwindet der Wahn zumeist nach Aufhellung der Stimmung unter einer so genannten Zweiflügeltherapie: Antidepressiva und Antipsychotika.

Merke!

Bei der Pflege von Wahnkranken gibt es keine einfachen Lösungen und Patentrezepte. Der pflegerische Umgang mit ihnen ist eine ständige Herausforderung an den Verstand, an Interpretationsmöglichkeiten und an das Einfühlungsvermögen von Altenpflegerinnen.

Wiederholungsfragen

1. Nach Bleuler unterscheiden wir bei der Schizophrenie Grundsymptome und akzessorische Symptome. Benennen Sie diese.

2. Es gibt für den pflegerischen Umgang mit an Schizophrenie erkrankten Menschen pflegetherapeutische Richtlinien. Nennen Sie mindestens fünf dieser Richtlinien.

3. Stellen Sie Pflegemaßnahmen bei einem Menschen mit Altersschizophrenie zur Lebensaktivität „mit existenziellen Erfahrungen des Lebens umgehen" auf!

4. Welches Pflegeziel wollen Sie bei einem Wahnkranken weitgehend erreichen?

5. Was verstehen Sie unter dem Begriff „Wahn"?

6. Welche zwei Hauptfehler dürfen Sie auf keinen Fall im Umgang mit Wahnkranken begehen?

7. Wie gehen Sie auf folgende Pflegesituation ein: Eine alte Dame äußert Ihnen gegenüber starke Angst, weil sich angeblich unter ihrem Bett ein Krokodil befindet?

8. Welche Wahnthemen kennen Sie?

9. Beschreiben Sie, welche Funktion der Bestehlungswahn bei einem Demenzerkrankten haben kann.

10. Welche gerontopsychiatrischen Erkrankungen können mit Wahn vergesellschaftet sein?

Abnorme Spielarten seelischen Wesens

8 Persönlichkeitsstörungen im Alter

8.1 Die Begrifflichkeiten „Persönlichkeit" und „Charakter"

Unter Persönlichkeit verstehen wir (nach Phares, 1988):
„Ein Muster von charakteristischen Gedanken, Gefühlen und Verhaltensweisen, die eine Person von einer anderen unterscheiden und die über Zeit und Situationen fortdauern."

Nach E. Bleuler entwickelt sich die Persönlichkeit auf Grund vererbter Entfaltung und Reaktionsbereitschaften im engeren Zusammenhang sowohl mit der körperlichen Entwicklung wie mit dem Erleben der Umwelt und der Lebenserfahrung.

Der Einfluss der Kindheit auf die Persönlichkeit
Wir leben dass, was wir in der frühen Kindheit erlebt haben, was wir erfahren haben durch unsere Eltern, durch die Umwelt, durch den Kontakt mit den wesentlichen Bezugspersonen, wie z.B. Vater und Mutter. Wenn Kinder z.B. die Gewalt erlebt haben, leben sie diese später und geben sie weiter. Wenn sie sehr viel Güte erfahren haben, verinnerlichen sie das und geben es weiter. Menschen sind abhängig von diesen sehr frühen Einflüssen und daraus bildet sich dann die Persönlichkeitsstruktur. Diese frühkindlichen Erfahrungen, die wir machen, sind demnach ganz wichtig und nicht auslöschbar. Alles was wir einmal im Leben erfahren haben, an guten und an schlechten Erfahrungen, alles das ist in uns, das begleitet uns ein Leben lang.

Fast alle Veränderungen im ZNS können sich auf die Persönlichkeit eines Menschen auswirken:

- Bewegungsunfähigkeit
- Sprachstörungen
- Wahrnehmungsstörungen
- Gedächtnisschwäche beeinflussen in jedem Fall das Verhalten eines Individuums

Der Begriff „Charakter" (nach Peters, 1990)
Charakter vereint das Gesamtgefüge aller im Laufe des Lebens gleichbleibenden Grundzüge von Haltungen, Strebungen, Gesinnungen und Handlungsweisen, die das Besondere des Individuums grundlegend bestimmen.
Im „Charakter" sind mehr die erworbenen Eigenschaften eines Individuums eingeschlossen.

Nicht immer ist es einfach ausgeprägte Charakterzüge von der Persönlichkeit abzugrenzen.

8.2 Veränderungen der Persönlichkeit im Alter

Schaut man sich Untersuchungen an, so ändern sich im Alter kaum charakteristische Persönlichkeitsmerkmale. Individuelle Charaktereigenschaften können sich dagegen im Alter mehr oder weniger verstärken. So kann ein sehr sparsamer Mensch im Alter z.B. geizig werden oder ein Mensch der niemals großen Wert auf ein gepflegtes Äußeres legte, kann im Alter durch nachlassende Wahrnehmungsprozesse leichter körperlich verwahrlosen. Es ist erwiesen, dass Menschen im Alter ein mehr abschirmendes, zögerndes Verhalten = Introversion zeigen. Ein offenes, entgegenkommendes Verhalten = Extroversion nimmt dagegen ab.

Persönlichkeitsstörungen nehmen eine Mittelstellung zwischen psychiatrischer Erkrankung und Normalität ein, denn bei den Störungen findet man deutliche Abweichungen gegenüber der Mehrheit der betreffenden Bevölkerung im Wahrnehmen, Denken, Fühlen und in Beziehungen zu anderen.

Persönlichkeitsstörungen sind nach heutigen Kenntnissen multikonditional bedingt und beruhen auf genetischen, hirnorganisch-neurobiologischen und psychologischen Faktoren. Nach verschiedenen Untersuchungen und je nach definitorischem Rahmen des Begriffes leiden 5-10% der deutschen Bevölkerung an Persönlichkeitsstörungen. Bei psychisch kranken Personen liegt dieser Anteil bei 50%.

8.3 Definition der Persönlichkeitsstörung nach ICD-10

Von einer Persönlichkeitsstörung sprechen wir, wenn folgende Merkmale vorhanden sind:

1. Deutliche Unausgeglichenheit in den Einstellungen und im Verhalten in mehreren Funktionsbereichen wie Affektivität, Antrieb, Impulskontrolle, Wahrnehmen und Denken sowie in den Beziehungen zu anderen.
2. Das auffällige Verhaltensmuster ist andauernd und gleichförmig und nicht auf Episoden psychischer Krankheiten begrenzt.
3. Das auffällige Verhaltensmuster ist tiefgreifend und in vielen persönlichen und sozialen Situationen eindeutig unpassend.
4. Die Störungen beginnen immer in der Kindheit oder Jugend und manifestieren sich auf Dauer im Erwachsenenalter.
5. Die Störung führt zu deutlichem subjektivem Leiden, manchmal jedoch erst im späteren Verlauf.

6. Die Störung ist meistens mit deutlichen Einschränkungen der beruflichen und sozialen Leistungsfähigkeit verbunden.

Viele Persönlichkeitsstörungen lassen sich vor dem Hintergrund einer genetischen Anlage auf eine gestörte frühkindliche Entwicklung zurückführen. Im Jugend- und Erwachsenenalter lassen sich die Störungen bereits erkennen, sie zeigen sich in der Regel über die ganze Lebensspanne und verstärken sich besonders im Alter. Persönlichkeitsstörungen kommen am meisten bei Frauen vor.

8.4 Persönlichkeitstypologien

Persönlichkeitsstörungen werden nach ICD-10 in 3 Hauptgruppen eingeteilt:

Zu Gruppe A gehören:
paranoide, schizoide und schizotypische Persönlichkeitsstörung.
Die Personen werden häufig als sonderbar oder exzentrisch bezeichnet. Sie legen ein gleichgültiges und kühles Verhalten an den Tag, hinter dem sich eine große Sensibilität und Verletzlichkeit versteckt = affektive Ambivalenz. Diese Menschen haben Kontaktstörungen, leiden aber unter der daraus resultierenden Isolation.

Zu Gruppe B gehören:
histrionische[29], narzisstische, antisoziale und Borderline- Persönlichkeitsstörungen. Die Personen weisen ein dramatisches, emotionales oder launisches Verhalten auf.
Einige zeichnen sich durch ständige Streitsucht aus. Sie können fanatisch, unbelehrbar, geltungs- und erlebnissüchtig sein und wollen um jeden Preis z.B. durch demonstratives Leiden, dramatisches Erzählen von Ereignissen oft im Mittelpunkt des Alltagsgeschehens stehen.

Zu Gruppe C gehören:
selbstunsichere, abhängige, zwanghafte und passiv-aggressive Persönlichkeitsstörungen. Die Menschen zeichnen sich oft durch eine pessimistische und ängstliche Lebenseinstellung aus. Sie ziehen sich gerne zurück und sehen für sich keine positive Perspektive mehr. Die mehr zwanghaften Persönlichkeiten fallen dadurch auf, dass sie in ihren Lebensbereichen eine pedantische Ordnung halten. Diese beengt jede Spontanität, welche sich besonders negativ auf die zwischenmenschlichen Beziehungen auswirkt.

---

[29] Histrione (lat.) = altrömischer Schauspieler

Die Charaktere erscheinen, wenn man sie mit Normalen und Neurotikern vergleicht, insgesamt emotional wenig ansprechbar, impulsiv, uneinsichtig und selbstbezogen. Es handelt sich aber um Charaktereigenschaften, die jeder gesunde Mensch von sich kennt und die nur durch ihre andauernde und die gesamte Persönlichkeit prägende Symptomatik überhaupt eine Abgrenzung gegenüber Normalen erlaubt.

8.4.1 Borderline - Persönlichkeitsstörung

Borderline = engl. Grenze, Grenzlinie, Grenzfall

Diese Form der Persönlichkeitsstörung wurde erstmals 1980 als eigenständige Erkrankung in das Klassifikationssystem nach ICD-10 aufgenommen.
Die Störung liegt im Grenzbereich zwischen einer Neurose, schweren Charakterstörungen und einer Psychose. Die Betroffenen sind impulsiv, weisen instabile, aber intensive zwischenmenschliche Beziehungen auf. Weitere Merkmale sind unzureichende Affektkontrollen, eine ausgeprägte Identitätsunsicherheit. Den Menschen mit der Störung fehlt empathisches Einfühlungsvermögen. Typisch ist ein Wechsel zwischen neurotischen Symptomen und intensiven Gefühlsausbrüchen.

8.4.2 Aggressive Persönlichkeitsstörung (Störung der Impulskontrolle)

Bei dieser Persönlichkeitsstörung besteht ein Kontrollverlust über die Aggressionssteuerung (aggressive Impulse). Nach Prof. Dörner reagieren 90% der psychisch Kranken aus Angst aggressiv. Eine Altenpflegerin sollte demnach nicht nach dem **Warum** der Aggressivität fragen, sondern auch **Wozu** wird der Patient aggressiv?
Durch wissenschaftliche Studien ist erwiesen worden, dass kontaktarme Menschen aggressiver reagieren, als Menschen, welche sich immer wieder mit Mitmenschen im Alltag auseinander setzen müssen.
Aggressive Persönlichkeitsstörungen kommen vor:
psychisch bei Angstzuständen, Apoplexie, Epilepsie, Halluzinationen und Wahn sowie bei Alkoholabhängigkeit.

8.5 Persönlichkeitsveränderungen

Von den Persönlichkeitsstörungen sind die Persönlichkeitsveränderungen, auch Wesensveränderungen genannt, abzugrenzen.

Der Begriff „Persönlichkeitsveränderung"

Von einer Persönlichkeitsveränderung wird dann gesprochen, wenn im Leben eines älteren Menschen ein deutlicher Wandel, der den Lebenssinn unterbrochen hat, eingetreten ist. Es ist eine Störung der Verhaltensweisen, Wertmaßstäbe und Zukunftsperspektiven des Betroffenen eingetreten, was eine Regression von psychischen Funktionen zur Folge hat.

8.5.1 Auslöser im Alter

8.5.1.1 Hirnorganische Erkrankungen

Das Krankheitsbild wird von vorbestehenden persönlichkeitseigenen Einflüssen und von hirnorganischen Schädigungen bestimmt.
Alzheimer Demenz, Hirntumore und Arteriosklerose der Hirngefäße verursachen häufig Persönlichkeitsveränderungen, welche sich am geänderten Verhalten zeigen.
Der Kranke fällt dadurch auf, dass er gleichgültig, verlangsamt, leicht reizbar oder verstimmt reagiert. Er zeigt einen Verlust von Rücksichtnahme und eine Abstumpfung von seelischen Schwingungen. Charakteristische Persönlichkeitseigenschaften können sich zuspitzen, z.B. der Misstrauische wird paranoid, der Sparsame plötzlich geizig, der Redselige geschwätzig. Organische Persönlichkeitsveränderungen können zwischenmenschliche Beziehungen beeinträchtigen, zu einer mangelnden Belastbarkeit und reduzierter Impulskontrolle führen.
Typische Erstsymptome beim alten Menschen sind Vernachlässigung der Körperpflege, der Wohnung (Vermüllungssyndrom) und Stehlen.

8.5.1.2 Lebensereignisse

Nach Solomon (1981) können folgende Ereignisse zu Persönlichkeitsveränderungen führen:

> Berentung
  Die Berentung kann besonders bei Männern zu einem Rollen- und damit zum Selbstwertverlust führen. Die dritte Lebensphase bringt zudem Umstellungsprozesse bezüglich engerer Einbindung in das familiäre Gefüge mit sich.

> Tod des Ehepartners
  Nach einer langen gemeinsamen Lebensphase ist solch ein Verlust ein gravierender Einschnitt in den eigenen Lebenszyklus. Der Verlust führt bei vorliegender Vulnerabilität zu schweren emotionalen Krisen mit Selbstwertverlust, sozialer Isolation und Apathie. Der Überlebende kann dadurch soweit überfordert werden, dass er zusätzliche anfallende Alltagspflichten wie z.B. finanzielle Angelegenheiten oder Haushaltsarbeiten nicht mehr bewältigen kann.

Aufgrund der oben aufgeführten Lebensereignisse entwickeln oder verstärken sich vor allem Persönlichkeitsstörungen bei Menschen, die der Persönlichkeitstypologie der selbstunsicheren und abhängigen Gruppe C zugeordnet werden können.

8.5.1.3 Chronische körperliche Erkrankungen

Im Alter können chronische Leiden, mit Schmerzzuständen zu Einschränkungen der psychischen und physischen Leistungsfähigkeit führen und das Selbstwertgefühl des älteren Menschen beeinträchtigen. Betroffene können öfters ärgerlich, gereizt und depressiv reagieren oder neigen zu hypochondrischen Selbstbeobachtungen.

8.6 Therapeutische Interventionen

Die Therapie ist schwierig und langwierig. Meist gelingt es nicht die Persönlichkeitsstruktur des älteren Patienten wesentlich zu ändern.

Folgende drei therapeutische Maßnahmen stehen zur Verfügung:

a) Pharmakotherapie
Anxiolytika und Antidepressiva sind besonders indiziert bei:
affektiven Störungen
Angstzuständen
Aggressivität
Anzumerken ist, dass die medikamentöse Therapie kurzfristig Symptome von Persönlichkeitsstörungen verringern können, jedoch keinen Einfluss auf die Persönlichkeitsveränderungen haben.

b) psychodynamisch orientierte Psychotherapie
In der ersten Stufe wird die Persönlichkeitsstörung durch eine Krisenintervention behandelt, indem mit dem Psychotherapeuten der Faktor aufgearbeitet wird, der zur Störung geführt haben könnte. Weil ältere Menschen leicht die Konzentration verlieren, empfiehlt sich eine Verkürzung der einzelnen Therapiestunde von 50 auf 30 Minuten.

c) verhaltenstherapeutisch orientierte Therapie
Die kognitive Verhaltenstherapie geht davon aus, dass annormale Verhaltensweisen, verzerrte Denk- und Bewertungsmuster und depressive emotionale Reaktionen nach sich ziehen oder aufrechterhalten. Die Verhaltenstherapie macht kognitive Veränderungen durch Rollenspiele und soziales Kompetenztraining wieder erfahrbar.

8.7 Annäherung an den persönlichkeitsgestörten Menschen

Eine Situation aus der Pflegepraxis:
Frau G., 74 Jahre alt, bewohnt seit einem Jahr ein Einzelzimmer in der Wohngruppe im Seniorenpflegeheim. Sie zog freiwillig ins Heim, weil sie es zuhause seit dem Tod ihrer Schwester nicht mehr aushielt. Seit ihrem 35. Lebensjahr leidet Frau G. an einer chronischen Polyarthritis. Schon bei der Heimaufnahme wollte sie nach einigen Tagen in ein anderes Zimmer verlegt werden, weil ihr das damalige nicht zusagte. Die Gründe des Nichtgefallens konnte sie nicht benennen. Im Speisesaal beschwert sie sich des öfteren bei dem Hauswirtschaftspersonal über die Tischnachbarin, weil diese durch ihren Rollstuhl sehr viel Platz beansprucht und beim Essen immer sehr langsam isst. In der Wohngruppe hat es das Pflegepersonal nicht leicht mit Frau G.; besonders bei der morgendlichen Grundpflege und beim wöchentlichen Reinigungsbad kann man ihr die Pflegehandlungen nicht immer recht machen. Nach dem Besuch der Angehörigen nörgelt Frau G. auch an ihren Verwandten herum. Viele Aktivitäten im Tagesablauf der Wohngruppe kommentiert sie besserwisserisch und spielt öfters Pfleger/Innen gegen deren Kollegen aus.

Handlungsaufgaben:

1. Hatten Sie bereits im Pflegealltag Kontakt zu einem Menschen, der eine auffällige Persönlichkeit hatte? Beschreiben Sie dessen markante Persönlichkeitsmerkmale.
2. Um welche Persönlichkeitsstörung könnte es sich bei Frau G. handeln?
3. Wie könnte das Pflegepersonal im Umgang mit Frau G. intervenieren, damit sich die Situation entspannt?

8.8 Pflegerische Interventionen mit Persönlichkeitsgestörten

Menschen reagieren auf schwierige Situationen in der Regel gleich, aber wenn ihre erste Reaktion keine Lösung bringt, versuchen es die meisten auf eine andere Art. Menschen mit Persönlichkeitsstörungen sind so unflexibel, dass sie sich nur schwer an die Realität anpassen können und nicht in der Lage sind, sich angemessen zu verhalten. Im obigen Beispiel ist sich Frau G. nicht bewusst, dass ihr Verhalten und ihre Denkweise nicht angemessen ist; ganz im Gegenteil meint sie, sich normal und richtig zu verhalten.
Wenn Menschen mit Persönlichkeitsstörungen von sich aus Hilfe suchen, meist aufgrund ständiger Enttäuschungen, neigen sie zu der Ansicht, ihre Probleme beruhten auf dem Verhalten anderer Menschen oder auf einer besonders schwierigen Situation.

8.8.1 Pflegeziele zum Umgang

Altenpflegerinnen sollten dem persönlichkeitsgestörten Menschen Unterstützung anbieten, indem sie:
> mit ihm zusammen akute Krisen bewältigen,
> seine Identität stärken,
> Harmoniebedürfnis nach innen und außen und mögliche Partnerschaftlichkeit immer wieder anstreben.

Diese Pflegeziele können durch nachfolgende Pflegemaßnahmen erreicht werden:

- so oft wie möglich Bezugspflegekraft einsetzen
- die pflegerische Grundhaltung sollte klar und durchschaubar sein
- Vertrauen und Verständnis durch Gespräche einholen
- der tägliche Umgang sollte mit Ruhe und Gelassenheit erfolgen
- dramatisierendes Verhalten wird am besten durch „Nichtbeachtung" gelöscht
- einen angemessenen Umgang mit Nähe und Distanz wahren. Durch genaue Absprachen untereinander wird vermieden, dass der alte Mensch die einzelnen Mitarbeiter gegeneinander ausspielt
- im Alltag werden die oft eingeschränkten sozialen Kompetenzen bewusst trainiert und der Patient wird oft gelobt, wenn er ganz neue Verhaltensweisen eingeübt hat
- ausgleichende Atmosphäre schaffen durch ein Angebot von Sinnstiftung
- auf die regelmäßig eingenommene verordnete Medikation achten
- durch Gespräche Verständnis bei Mitbewohnern in der Pflegewohngruppe einholen
- Angehörige über das Krankheitsbild informieren und in die Pflege mit einbeziehen

Wiederholungsfragen

1. Welche Einwirkungen / Veränderungen im Körper können sich auf das ZNS auswirken, so dass es zu Persönlichkeitsstörungen kommen kann?

2. Persönlichkeitsstörungen werden in 3 Hauptgruppen eingeteilt. Benennen Sie die Typologien, die zur Gruppe A gehören. Wodurch zeichnen sich diese Menschen besonders aus?

3. Welche Ursachen im Alter können dazu beitragen, dass sich eine Wesensveränderung entwickelt?

4. Wie sollte ein angemessener pflegerischer Umgang bei einem alten Menschen mit einer Persönlichkeitsstörung aussehen?

9 Die Pflege des alten Menschen mit neurotischen Störungen

Ältere Menschen mit neurotischen Störungen (Angst und Zwang) fallen oft durch die Maschen unseres Gesundheitssystems. Die Menschen neigen zu Verheimlichung und die behandelnden Ärzte zum Nichtwahrnehmen dieser Störungen. Eine Überweisung zum Facharzt oder in die gerontopsychiatrische Klinik findet selten statt.
In der Primärversorgung werden Neuerkrankungen mit steigendem Alter zwar seltener, doch es findet besonders in den Seniorenpflegeheimen eine fortlaufende Anhäufung chronisch neuroseerkrankter alter Menschen statt.
Durch den Bundesausschuss der Ärzte und Krankenkassen wurden erst 1967 Neurosen als Krankheiten anerkannt.

9.1 Der Begriff „Neurose"

Der Begriff „Neurose" wurde 1776 von dem schottischen Arzt William Cullen geprägt. Er verstand Nervenkrankheiten darunter.
Definition nach Wolpe (1952): neurotisches Verhalten ist eine dauerhafte, unangepasste Verhaltensgewohnheit eines psychologisch normalen Organismus, erworben durch einen Lernvorgang.

Mit der Hysterienforschung wurde der Begriff auch von Charcot benutzt und schließlich auch von Sigmund Freud angewendet, um bestimmte psychische Störungen, wie z.B. Angstneurose, Zwangsneurose und Hysterie zu bezeichnen.
Seit Freud versteht man unter Neurosen psychisch bedingte Gesundheitsstörungen, d.h. die nicht auf Erkrankungen des Nervensystems beruhen, sondern deren Symptome unmittelbare Folge bzw. symbolischer Ausdruck krankmachender seelischer Konflikte sind, die unbewusst bleiben.
Diese Konflikte sind in der Kindheitsentwicklung verwurzelt. Freud nahm bereits seinerzeit an, dass die Symptome in der Regel Kompromissbildungen zwischen infantilen Triebwünschen und ihrer Abwehr sind.
Die klinisch beobachtbare Symptomatik stellt eine Kompromissbildung zwischen Triebwunsch und Abwehr, Ersatz- oder Reaktionsbildung dar.
Abweichend von dieser spezifischen psychoanalytischen Definition werden heute die Neurosen nach ICD-10 wie folgt interpretiert:

9.1.1 Neurose - Definition nach ICD-10

Es handelt sich um eine entwicklungsbedingte Erkrankung, die zu Störungen im psychischen, somatischen oder charakterlichen Bereich führt.

Die ICD-10 gliedert neurotische Störungen in Angst- und Zwangsstörungen.

Diese Störungsbilder stehen in historischer Beziehung zum Neurosekonzept. Dieses Konzept wird nach der heutigen ICD-10 Einteilung nicht mehr als Organisationsstruktur verwendet. Statt dessen werden die Störungen gemäß ihrer beschreibenden Ähnlichkeit und ihrer Hauptthematik, z.B. in Angst- und Zwangsstörungen, zusammengefasst. Der häufig verwendete Begriff „psychosomatisch" erscheint in der ICD-10 nicht als diagnostische Kategorie, da er in verschiedenen psychiatrischen Schulen und in verschiedenen Sprachen Unterschiedliches bedeutet.

9.1.2 Neuroseverlauf

Neurosen können im günstigsten Fall spontan ausheilen oder einen chronisch intermittierenden Verlauf annehmen. In schweren Fällen gehen sie in einen nur bedingt beeinflussbaren Dauerzustand über.

9.2 Die Pflege des alten Menschen mit Angststörung

9.2.1 Der Begriff „Angst"

Unter „Angst" wird ein emotionaler Erregungszustand bezeichnet, der keinen eindeutigen Ursprung hat.

Angst ist abzugrenzen von Furcht.

Unter „Furcht" wird eine Gefühls- und Verhaltensreaktion des Körpers auf eine Bedrohung von außen, z.B. körperliche Gewalt, Einbruch, das Auto gerät bei erhöhter Geschwindigkeit aus der Kontrolle, verstanden.

Angst und Furcht gehen in der Regel mit Veränderungen der Körperfunktionen und des Verhaltens einher (vgl. „Angstreaktionen" Seite 236).
Wegen dieser Ähnlichkeiten werden diese beiden Begriffe meistens nicht differenziert.

Merke!

Angst ist mit Einschränkung in tieferen Schichten des menschlichen Seins zu finden. Angst bedroht den Menschen existenziell, während Furcht weniger bedrohend wirkt.

„Erst wenn man weiß, was Angst bedeutet, bekommt man Mut."

Handlungsaufgaben:
1. Nehmen Sie Stellung zu der obigen Aussage.
2. Wann empfinden Sie selbst Furcht oder Angst?

Angst ist ein Leitsymptom vieler seelischer Störungen:

- Depressionen
- Schizophrenien
- Wahnkrankheiten
- Demenzerkrankungen
- Entzugsdelir bei Abhängigkeitserkrankungen
- Neurosen

Aus körperlichen Gründen entsteht Angst im Alter bei Erschwernis der Sauerstoffversorgung der Gewebe, z.B. bei Krankheiten des Herzens, der Respirationsorgane und des Blutes. Zu den chemischen Verbindungen, die Angstzustände verursachen können, gehören: Alkohol, Koffein, Drogen und viele verschreibungspflichtige Medikamente.

Bei Angsterkrankungen wird die Angst zum zentralen Symptom. Man unterscheidet generalisierte Angststörungen, Panikattacken und Phobien.

9.2.2 Angst als mentales Schutzschild

Angstfrei kommt niemand durchs Leben. Die Angst ist angeboren, sie gehört zu unserem genetischen Programm wie Lidschlag und Atemreflex. Angst ist ein ganz natürliches Gefühl, wie Freude, Trauer oder Zorn. Es ist ein wichtiges Signal und schützt uns vor unüberlegten Handlungen, warnt vor Gefahren und macht vorsichtig. Angst ist also überlebenswichtig.

Das Angstsignal löst in Notsituationen eine Stressreaktion aus, die den ganzen Körper in erhöhte Alarmbereitschaft setzt und die letzten Kraftreserven mobilisiert. Unsere Augen, Ohren und anderen Sinne erkennen eine Gefahr. Uralte Instinkte veranlassen, dass der Körper kampf- oder fluchtbereit ist. Gleichzeitig sucht das Gehirn fieberhaft nach Auswegen aus der Bedrohung.

Wissenschaftler sind sich einig, dass bestimmte Angstreaktionen angeboren sind. Deshalb haben bereits Babys Angst vor Dunkelheit und Gewitter. Angst begleitet uns also von früher Kindheit an (regressive Ur-Angst).

9.2.3 Angstreaktionen

Die Angst macht sich in körperlichen Reaktionen, in Gedanken, Gefühlen und im Verhalten bemerkbar.

- körperlich: Stresshormonausschüttung bewirkt eine erhöhte Herzschlagfrequenz, ferner Gefäßveränderungen, Kälte- und Hitzeempfindungen, Zittern, feuchte Hände, Übelkeit und im Extremfall Verlust der Schließmuskelkontrolle.
- kognitiv/emotional: rasche Wahrnehmung der Bedrohung, Beurteilung und Suche nach Bewältigungsmöglichkeiten, Gefühle der Bedrohung, des Fliehenwollens oder der Aggression.
- im Verhalten: Orientierung, Vorbereitung und Ausführung von Kampf- oder Fluchtverhalten.

9.3 Die Entwicklung von Angstkrankheiten

Auslöser für die zunehmenden Ängste, gerade bei alten Menschen ist Überforderung.
Sie müssen immer besser funktionieren, um etwa in der heutigen schnelllebigen Zeit mithalten zu können. Immer neue technische Entwicklungen verunsichern sie. Das Eingeständnis von Kummer und Sorgen ist nicht gefragt. Wer Schwäche zeigt, gilt als Verlierer.
Ein weiterer Angst-Faktor ist Verdrängung. Viele Menschen kehren ihre Probleme unter den Teppich. Doch unterdrückte Gefühle sind wesentliche Angstquellen. Als weitere Ursachen nennen Psychologen typische Persönlichkeitsmerkmale, wie mangelndes Durchsetzungsvermögen, unver- arbeitete Aggressionen und Furcht vor Kritik.
Immer mehr Menschen leiden auch unter unrealistischen Befürchtungen. Der Betroffene sorgt sich um alles, ständige Katastrophenvorstellungen beherrschen seine Gedanken.

9.3.1 Angstauslösende Faktoren

- Lebensweise, z.B. häufig plötzliche oder langandauernde Belastungen, Isolation
- körperliche Erkrankungen
- Traumatisierungen, z.B. sexuelle Übergriffe, Trennungen der Eltern in der Kindheit
- Erwartungsängste (Angst vor der Angst) mit Katastrophengedanken, Hilflosigkeitsgefühle
- Orientierungslosigkeit

Bei den genannten Auslösefaktoren kommt es zunächst zum ersten intensiven

Angsterlebnis. Ängste, die zunächst an bestimmte besondere Ursprungssituationen gekoppelt sind, können sich rasch auch auf andere, ähnliche Situationen ausbreiten, was auch als Generalisierung bezeichnet wird. Allgemeiner Stress und Alltagsreaktionen können sich auf die Entstehung von Ängsten auswirken.

Merke!

Angststörungen können belastend sein und das Leben so stark beeinträchtigen, dass sie zu Depressionen führen. Einige Menschen leiden gleichzeitig unter Angstzuständen und Depressionen, andere haben zuerst eine Depression und entwickeln im späteren Krankheitsverlauf Ängste.

9.3.2 Die Angstspirale

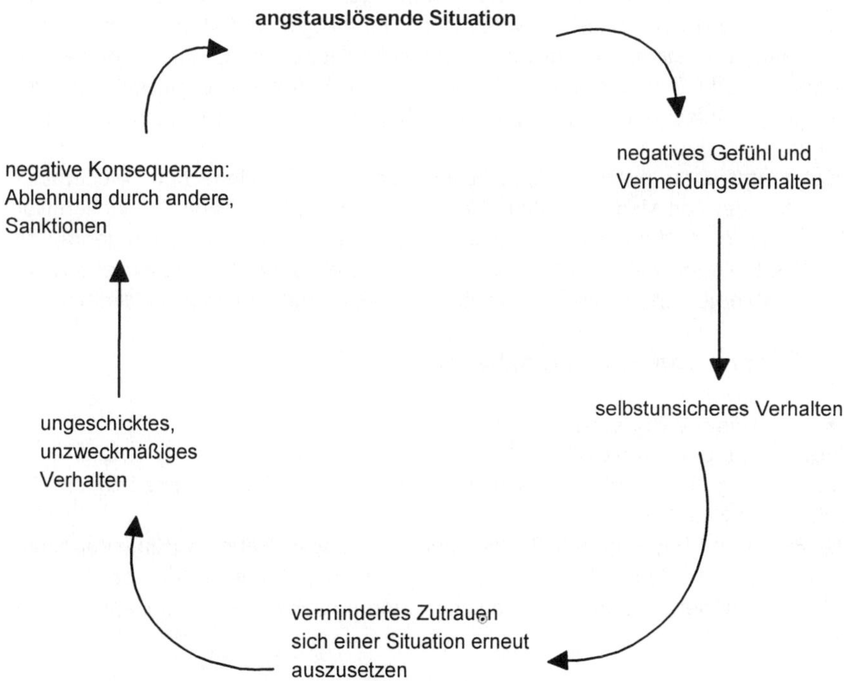

Angst kann in einem Teufelskreislauf enden: die Angst vor der Angst.

Die Angstsymptomatik zu erkennen ist nicht einfach, besonders wenn diese sich hinter somatischen Symptomen, wie Tachykardie, Übelkeit, Erbrechen oder Mundtrockenheit, verbirgt.

Durch die Angst vor der Angst, die misstrauische Beobachtung der Angsterscheinungen und die Erwartungen neuer Ängste steigt das allgemeine Anspannungsniveau (die körperliche Erregung). Je öfter der Mensch Angstanfälle erleidet, die nicht gut bewältigt werden, um so größer wird die Sorge, dass die Angst wieder auftreten könnte. Der eigene Körper wird misstrauischer beobachtet.

9.3.3 Die Rolle der Vermeidung

Menschen lernen sehr schnell wie sie sich unangenehmen Situationen entziehen können. Bei Ängsten gibt es einerseits die Flucht, andererseits die vorbeugende Vermeidung. Durch das Vermeiden angstauslösender Situationen wird zunächst verhindert, dass Ängste auftreten. Der Betroffene erlebt dies als kurzfristig positiv. Langfristig steigt jedoch die Erwartungsangst, denn der Betroffene hat ja nicht erfahren, dass er die Angstsituation bewältigen kann. Auf diesem Wege entstehen andere nachteilige Auswirkungen. Das Leben wird immer komplizierter, viele Alltagssituationen gestalten sich als sehr anstrengend, Gefühle des Eingeengtseins und Depressionen nehmen zu. Der Betroffene entwickelt eine zunehmend schlechtere Meinung über sich und leidet an geringem Selbstvertrauen.
Häufig entstehen auch Abhängigkeiten von anderen Menschen, Sicherheitsbrücken oder von Medikamenten. Die Beziehungen von anderen Menschen werden immer mehr durch Erwartungsängste und Vermeidungsverhalten geprägt. In der Regel liegen neben der Angst noch weitere zahlreiche seelische und soziale Probleme vor, die die Gesamtsituation des Angstkranken verschlimmern.

9.4 Formen von Angstkrankheiten

- **spezifische Phobien**

Phobie = lat. phebos = Gott des Grauens
Bezeichnung für anhaltende irrationale, extreme Ängste vor bestimmten Objekten oder Situationen.
Der Betroffene hat Ängste, z.B. vor Höhen, vor engen Räumen (Klaustrophobie) oder vor Tieren (Zoophobie), z.B.: Spinnen (Spinnenphobie zu 90% bei Frauen), Mäusen, Hunden, Schlangen. Phobische Störungen gehen oft mit Depressionen einher.

- **Herzphobie**

Hierbei richten sich die Ängste stark auf das Organ Herz, z.B. Angst vor Herzversagen oder Herzinfarkt. Gründliche Untersuchungen des Herzens können den Betroffenen nicht vor dieser Angst schützen.

- **soziale Ängste**

Es treten schwere Ängste im Miteinander mit anderen Menschen auf, z.B. vor anderen zu reden oder zu essen, vor anderen im Mittelpunkt der Aufmerksamkeit zu stehen.

- **Agoraphobie** (Platzfurcht, Agora = Marktplatz)

Der Betroffene hat starke Angst vor Plätzen, Menschenmassen, Verkehrsmittel, Fahrstühlen, Angst in Warteschlangen oder in Kaufhäusern zusammenzubrechen.

- **generalisierte Angst**

Eine generalisierte Angststörung sind übertriebene, fast täglich auftretende Ängste und Sorgen (über einen Zeitraum von mehr als 6 Monaten) in Bezug auf eine Vielzahl von Aktivitäten und Ereignissen, z.B. Gesundheit, Geld, Sicherheit, Hausarbeit. Die Kranken weisen verschiedenartige körperliche Symptome bis hin zur Erschöpfung auf.

- **Panikattacke**n

Die Panikattacken (episodisch, paroxysmal auftretende Angst) sind rezidivierende Anfälle schwerer Angstzustände mit körperlichen Symptomen. Panikstörungen beginnen meist bei älteren Jugendlichen oder jungen Erwachsenen und treten gehäuft bei Frauen auf. Weil einige Frauen es nicht gelernt haben, Wut und Aggressionen abzuladen, kann sich die nicht gelernte Abwehr in Panikattacken äußern.

Klinisches Erscheinungsbild

Die Betroffene leidet an wiederkehrenden, spontanen und schweren Angstattacken. Diese treten ohne Vorwarnung und nicht auf eine spezifische Situation gekoppelt auf. Die Attacke beginnt plötzlich mit Herzklopfen, Atemnot, Thoraxschmerzen und Schwindelgefühlen. Die Patientin leidet kognitiv häufig unter der Angst die Kontrolle zu verlieren, wahnsinnig zu werden oder zu sterben. Die Angstattacken verschwinden dann meistens innerhalb von Minuten, ohne besondere Spuren zu hinterlassen, außer der Furcht vor einer weiteren Attacke. Bei den meisten Patientinnen treten die Angstzustände 2-4-mal in der Woche auf.

Da Panikattacken oft unerwartet und ohne ersichtlichen Anlass auftreten, sehen Betroffene, die häufiger unter Panik leiden, der nächsten Attacke mit Schrecken entgegen. Das bezeichnet man als Antizipationsangst; d.h. die Betroffenen meiden die Orte, an denen sie zuvor in Panik geraten sind.

Merke!

Die beschriebenen Ängste treten gemischt auf. Jeder Mensch reagiert individuell verschieden auf Angstsituationen, Gedanken und Gefühlen. Wesentliche Kennzeichen einer Panikstörung sind wiederkehrende schwere Angstattacken, die sich nicht auf eine spezifische Situation beschränken und deshalb nicht vorhersehbar sind. Sind die Angstreaktionen so stark, dass der Betroffene seine Lebensqualität verliert, so sollte eine stationäre Behandlung erfolgen.

Folgesymptome von Angstkrankheiten (nach Wiedemann):
- Phobisches Vermeidungsverhalten (95%)
- Sekundäre Depression (ca. 50%)
- Abhängigkeit von Alkohol und/oder Tranquilizern (ca. 5-10%)
- Partnerschaftsprobleme
- Sozialer Rückzug (Apathie)

9.5 Angst im Alter

Angsterkrankungen sind neben Abhängigkeitserkrankungen die häufigsten psychischen Störungen in der Gesamtbevölkerung: ca. 8 Millionen Deutsche sind in der Angstspirale gefangen.
Bis vor kurzer Zeit wurden die Patienten über einen Zeitraum von 4-10 Jahren nach Erkrankungsbeginn nicht ausreichend diagnostiziert und behandelt (Marks 1987). Daher nahmen sie häufiger einen chronifizierten Verlauf und sind oft im Alter noch vorhanden. Insgesamt sind Angststörungen in der zweiten Lebenshälfte häufig anzutreffen.

Alter ist eine Lebensphase, in der es unter Umständen nach längerer Konstanz zu Veränderungen vertrauter Beziehungen kommt, etwa durch Krankheit oder Tod des Lebenspartners sowie Wegzug der Kinder. Angst vor dem Alleinsein ist häufig zugleich verbunden mit der Angst, unter Menschen zu sein, zu denen keine persönliche Beziehung besteht und von denen keine Hilfe und kein Schutz erwartet wird. Angst schränkt den eigenen Handlungsspielraum dann oft entscheidend ein.

Menschen im Alter haben oft Angst,
- den Verstand zu verlieren
- vor dem Alleinsein
- pflegebedürftig zu werden
- vor Überforderung
- vor dem Sterbevorgang.

Das Verständnis für Angstkrankheiten bei alten Menschen muss individuell erarbeitet werden. Durch die Persönlichkeit und die Biografie des Betroffenen werden die Voraussetzungen für die Angstentwicklung verständlich.

Die solitäre Angstkrankheit

Bei manchen Menschen reagiert das „Alarmsystem Angst" übersensibel. Die verschiedenen Reaktionen erfolgen sehr schnell, überschießend und möglicherweise schon bei geringfügigen Anlässen. Unter bestimmten Umständen entwickelt sich eine solitäre Angsterkrankung. Menschen mit einer solchen Störung erleben die Angsterscheinungen sehr intensiv und bedrohlich.

Eine Weitergabe der Angstbeobachtung bei alten Menschen wird von Altenpflegerinnen und Angehörigen an den Facharzt notwendig, wenn:

- die Angstreaktion zu stark ist
- die Angst zu häufig und zu lange auftritt
- der alte Mensch die Selbstkontrolle verliert
- durch Vermeidung von Angstsituationen sich viele Einschränkungen der Lebensaktivitäten ergeben
- der alte Mensch unter der Angstsymptomatik stark leidet
- alte Menschen Angstgefühle erleiden und sie daraus verstärkt aggressiv reagieren

9.6 Annäherung an den angstkranken Menschen

Eine Pflegesituation aus der stationären Altenpflege:

Frau E. kommt am Abend öfters mit einem geschnürten Bündel ganz aufgelöst aus ihrem Zimmer und ruft laut auf dem Wohngruppenflur aus: „Es ist Fliegeralarm!"

Sie zittert am ganzen Körper und kann sich nur schwer beruhigen. Altenpflegeschüler Klaus geht zu ihr und erklärt, dass wir jetzt nicht mehr 1944 haben und der Krieg schon lange vorbei sei. Frau E. schaut ihn verdutzt an; sie schreit weiter lautstark um Hilfe. (Höwler, 1999)

Handlungsaufgaben:

1. Welche Informationen benötigt Altenpflegeschüler Klaus für seine pflegerischen Interventionen?
2. Mit welchen Pflegekonzeptionen könnte er Frau E. erreichen, um bei ihr die Angstgefühle zu verringern?

Wer während des Krieges häufig Luftangriffe mit all ihren Schrecken erlebt hat, wird auch heute noch beim Heulen einer Sirene oder ähnlichen Geräuschen jene Gefühle von damals empfinden: Angst! Der Sirenenton ist zu einem „bedingten" Reiz für die Reaktion Angst geworden.

Der Behaviorismus nimmt an, dass physiologische Vorgänge am Menschen und die damit verbundenen Gefühle sehr stark durch Lernvorgänge dieser Art geprägt werden, dass wir bestimmte Verhaltensweisen durch „Konditionierung" gelernt haben (vgl. „Verhaltenstherapie" Seite 485).

Altenpflegerin Ute erinnert sich:
„Ich habe eine alte Frau im Seniorenpflegeheim gepflegt, die urplötzlich unter Angstzuständen litt. Sie halluzinierte an manchen Tagen am Abend von fremden Männern, die nachts an ihr Bett kamen. Ein anderes Mal, war es so schlimm, dass sie eines Abends völlig aufgeregt von greulichen Tieren erzählte, die dann nachts in ihr Bett kamen. Die Angstzustände haben sich an mehreren Abenden wiederholt. Die Hausärztin verordnete der Frau daraufhin ein Psychopharmakon. Die alte Frau fühlte sich von der Ärztin in ihrem Nichtverstehen alleingelassen. Durch Erforschungen ihrer Biografie habe ich heraus bekommen, dass die Frau gegen Ende des Krieges von amerikanischen Soldaten vergewaltigt worden war. Die Mitbewohnerin ihres Zimmers bekam öfters Besuch von ihrem Bruder, der lange Jahre in Amerika gelebt hatte und besser Englisch, als Deutsch sprach. Dieser unterhielt sich mit der alten Frau auf Englisch. Es ist sicherlich so gewesen, dass bei der alten Frau durch die englische Sprache auf einmal Erinnerungen und verschüttete Ängste wach wurden. Ich habe mit unserem Team besprochen, dass wir die Frau auf ein anderes Zimmer verlegen, so dass sie keinen Kontakt mehr mit dem „amerikanischen" Bruder hatte. Nach kurzer Zeit hatte die Frau keine Halluzinationen und Angstzustände mehr. Das unnötig angeordnete Psychopharmakon konnte wieder ausgeschlichen werden. Die Angstzustände blieben für immer aus."

Dieses Beispiel macht deutlich, dass es nötig ist, zum besseren Verständnis von Angststörungen bei alten Menschen die Zusammenhänge zwischen Ursache/ Auslöser der Angst und den Gegenwartsbezug der Äußerung zu hinterfragen.
Nicht immer gelingt es in einem Seniorenpflegeheim eine ausreichende Ursachenforschung zur Angstauslösung zu betreiben; besonders erschwert ist das, wenn auskunftgebende Angehörige nicht mehr vorhanden sind.

9.7 Therapieziele

Der Kranke soll Bewältigungsmöglichkeiten lernen, wie er mit den angstauslösenden Situationen umgehen kann, zum anderen soll er auf der Grundlage der Verhaltenstherapie krankhafte Angstreaktionen wieder verlernen. Der Kranke versucht den Anforderungen des täglichen Lebens gerecht zu werden.

9.8 Möglichkeiten zur Angstbewältigung (Angstreduzierung)

Bei alten Menschen mit akuter erheblicher Einschränkung der Lebensqualität kann eine stationäre oder ambulante gerontopsychosomatische bzw. alterspsychotherapeutische Behandlung von großem Nutzen sein. Wenn ein alter Mensch frühzeitig eine kommunikative Therapie erhalten würde, könnte oftmals eine chronische Erkrankung verhindert werden. Die Anbindung an eine Selbsthilfegruppe kann einen therapeutischen Erfolg stabilisieren.

Es werden verschiedene kommunikative Therapien unterschieden:

a) Verhaltenstherapie (Konfrontationstherapie)
Die Konfrontationstherapie ist die härteste, wissenschaftlich gut begründete und erfolgreichste Therapie bei Angststörungen. Die Erfolgsquote liegt bei ca. 80%.
Bei der so genannten Angstbewältigungstherapie geht der Betroffene zunächst mit dem Therapeuten gemeinsam in die angstauslösende Situation hinein und lernt dann schrittweise die bedrohliche Situation allein auszuhalten. Um Angst zu entwickeln benötigt der Körper verschiedene Hormone, wie z.B. Adrenalin. Auch der so genannte „Nervenkitzel" hat etwas mit dem Adrenalinstoß zu tun. Bei der Angst ist es so, dass das körperliche Angstprogramm während einer angstauslösenden Situation im Körper in vollem Umfang abgerufen wird. Irgendwann ist der Körper leer; es sind keine Hormone mehr da. Hinzu kommt, dass die Hormonausschüttung vom Gehirn gesteuert wird, d.h. wenn das Gehirn merkt, die Befürchtungen die vorher da waren, treten nicht ein, reguliert das Gehirn entgegen, so dass die angstauslösende Hormonausschüttung gestoppt wird. Es handelt sich auf der einen Seite um einen automatischen körperlichen Prozess, zum anderen aber auch auf einen vom Gehirn regulierten.
Durch die Angstanfälle entwickelt sich ein so genanntes Angstgedächtnis, welches auch bei erfolgreicher Therapie lebenslang bestehen bleiben kann.

b) Psychoanalytisch orientierte Therapie
Angstkrankheiten können psychische Konflikte zu Grunde liegen. Diese Konflikte hängen oft mit Unsicherheit und einer selbstkritischen Haltung zusammen, die den Zustand verschlimmern. Die Lebensrückschau des Betroffenen wird mit einem Psychotherapeuten aufgearbeitet, d.h. Angstmomente im Leben von der Kindheit und Jugend bis zur Jetztzeit untersucht.

Ist ein alter Mensch aufgrund seines kognitiven Abbauprozesses nicht mehr in der Lage, sich kognitiv neu mit einer angstauslösenden Situation auseinander zu setzen, bleibt ihm die Medikamententherapie.

Die Medikamententherapie
Medikamente können Ängste lindern, aber nicht heilen. Sie sollten in Verbindung mit den oben beschriebenen Maßnahmen eingesetzt werden.
Zur Angstbewältigung kommen zur Anwendung:
> über einen *kurzen* Zeitraum Benzodiazepine (Valium oder Tavor mit anxiolytischer Wirkung)
> mittelfristig Antidepressiva (Aponal, Saroten)
Die Medikamente setzen die Erwartungsangst und das allgemeine Erregungsniveau herab; d.h. die Schwelle für das Ausbrechen von Angstanfällen wird erhöht.

9.9 Anmerkungen zum Pflegeprozess

Angst bei einem alten Menschen muss im Pflegeprozess beachtet werden. Wichtig ist eine Dokumentation der beobachteten Angst mit Analyse der auslösenden Situation.
Altenpflegerinnen stellen sich bei Angstkranken folgende Fragen:
- In welchen Situationen tritt die Angst auf?
- Mit welchen Pflegemaßnahmen kann Angst gering gehalten werden?

Nur auf geklärte Fragen kann eine prozessorientierte Pflege aufgebaut werden.

9.10 Pflegerische Interventionen der beeinträchtigten AEDL

La: Kommunizieren
Altenpflegerinnen sollten offen mit dem Angstkranken über seine Ängste sprechen. Die angstauslösenden Aspekte werden kurz in Form der Spiegeltechnik dem Betroffenen wiedergegeben. Dabei wird dem Kranken deutlich, dass sich jemand für seine Schwierigkeiten interessiert. Altenpflegerinnen gehen beim kommunikativen Austausch auf warmen Blickkontakt und suchen die gleiche Ebene des Kranken; der Blick sollte nicht aufdringlich sein. Die Stimmmodulation ist leise, fürsorglich und tief. Sie klingt echt und kongruent. Wichtig ist Ruhe zu signalisieren. In der Angstsituation wird dem alten Menschen mitgeteilt, dass das empfundene Angstgefühl nicht zur Katastrophe wird, sondern allein wieder abnimmt und auch aktiv bewältigt werden kann. Hierzu ist es allerdings notwendig, das Vermeidungsverhalten nach und nach abzubauen. Die Angstkranken brauchen klare, eindeutige Informationen, um ihnen bei Entscheidungen zu helfen und Unsicherheiten abzubauen. Sie sollten angeregt werden, sich an dem Behandlungsplan zu beteiligen, und es sollte ihnen regelmäßig Möglichkeiten eingeräumt werden, eine Wahl im Alltagsleben zu treffen (z.B. Speisen, Kleidung).

La: Sich bewegen

Der angstkranke Mensch bekommt wieder Zutrauen zu sich, wenn er in der problematischen Situation seine Körperhaltung mit Hilfe des Kinästhetik- oder Bobath-Konzepts verändert oder die innere körperliche Anspannung in Bewegung, z.B. einen Spaziergang, umsetzt. Zusätzlich kann der Betroffene in angstfreien Situationen sich nach der Feldenkraismethode entspannen.

La: Vitale Funktionen des Lebens aufrechterhalten

Um die gesteigerte körperliche Erregbarkeit und die Erwartungsangst abzubauen, können Entspannungsverfahren, z.B. Atemtherapie, Atemübungen (Betonung der Ausatmung und der Atempausen) eingesetzt werden.

La: Sich pflegen und kleiden

Der alte Mensch muss langsam eine vertrauensvolle Beziehung zum eigenen Körper entwickeln und die eigenen Fähigkeiten wieder entdecken. Das kann mit körperbezogenen Pflegekonzepten erreicht werden, z.B. mit basaler Stimulation (atemstimulierende Einreibung), Wickel und Auflagen oder mit Aromatherapie.

La: Für eine sichere Umgebung sorgen

Viele angstkranke Menschen brauchen Zuwendung, Sicherheit und Berührung. Hierbei ist darauf zu achten, dass mit einer Initialberührung begonnen wird. Altenpflegerinnen sollten aber niemanden berühren, die es nicht möchten. Die Umgebung sollte so gestaltet sein, dass sie Vertrautheit ausstrahlt und überschaubar ist. Angstmachende Faktoren, wie z.B. fremde Personen, plötzlich unvorhergesehene Ereignisse, eine schattenbringende Umgebung sollten weitgehenst vermieden werden.

La: Mit existenziellen Erfahrungen des Lebens umgehen

Vertrauen zum Kranken kann durch Anwesenheit, Verständnis und Hilfsbereitschaft aufgebaut werden. Eine Änderung des Selbstwertgefühles wird durch Verwendung von positiven Gedanken und Formeln erreicht. Wenn der Betroffene eine problematische Situation gut gemeistert hat, wird sein Verhalten durch Lob positiv unterstützt.

Merke!

„Normale" Angst ist ein Phänomen, dass natürlicherweise zum Menschen gehört und das jeder zulassen sollte. Unterdrückte Angst schränkt kognitive und emotionale Beweglichkeit ein. Ständig unterdrückte Angstgefühle können Ausgangspunkte für psychosomatische Erkrankungen werden. Entscheidend ist nicht, dass der alte Mensch Angst hat, sondern wie er mit seiner Angst umgeht. Wenn alte Menschen Angstgefühle erleiden, können sie aggressiv reagieren. Ein angstkranker Mensch, der keinen Weg aus seiner Ratlosigkeit findet, verfällt in

Resignation und geht am Dauerstress[30] zu Grunde. Die Folge ist Apathie oder bleibende Depressionen.

10 Die Pflege des alten Menschen mit Zwangsstörungen

10.1 Der Begriff „Zwang"

Als Zwänge bezeichnet man immer wieder sich aufdrängende, willentlich nicht kontrollierbare und nicht unterdrückbare Ängste, die vom Kranken als irrational erkannt werden. Bei dem Versuch die quälenden Zwänge zu unterdrücken kommt es zu unerträglichen Spannungszuständen und Angstreaktionen.

Zwänge kommen als Leitsymptome bei Depressionen und Schizophrenien vor.

Handlungsaufgaben:

1. Zwangsvorstellungen leichterer Art haben schon die meisten Gesunden. Man stellt sich zwanghaft vor, man müsse durch irgend eine belanglose Maßnahme ein Unglück verhindern, z.B. indem man die Zahl 13 vermeidet oder indem man zuerst mit dem rechten Fuß aufsteht und nicht mit dem linken. Kennen Sie aus eigener Erfahrung die folgende Situation? Vor der Fahrt in den Urlaub werden wiederholt Küchenherd oder die Türschlösser kontrolliert!
2. Es ergibt sich die Frage, ob eine Zwangs-Neurose eine Krankheit ist, für die der Arzt zuständig ist oder eine sozialbedingte Störung, die nichts mit Krankheit oder Abnormität zu tun hat. Bitte diskutieren Sie diesen Standpunkt in Ihrer Arbeitsgruppe!

10.2 Einteilung der Zwangsstörungen

Die Zwangsneurose manifestiert sich durch Zwangsgedanken, Zwangsbefürchtungen und Zwangshandlungen. Zwangsgedanken drängen sich spontan auf und sind dann nicht mehr vermeidbar.

Zu den Hauptgruppen der Zwangshandlungen zählen:

- Ordnungszwänge und Zählzwänge als harmlose Formen
- Kontrollzwänge; der Betroffene muss sehr häufig kontrollieren, z.B. ob der Herd ausgeschaltet, die Handbremse angezogen oder die Wohnung verschlossen ist

[30] Neurobiologische Untersuchungen an Laborratten der letzten Jahre brachten zutage, dass Dauerstress im Gehirn die Trennung von Nervenverbindungen (Denkmuster von Angstlösung) und die Zerstörung von Zellen bewirken kann.

- Waschzwänge (mit versteckter Bakteriophobie) führen zu ständigem Waschen und desinfizieren der Hände, wodurch schwere Hautdefekte verursacht werden

Die Bessesenheit dreht sich fast immer um Gefahren, Risiken und körperliche Schäden. Häufige Zwangsvorstellungen sind Sorge vor Ansteckung, Zweifel, Verlust und Aggressivität. Gewöhnlich fühlen sich die Betroffenen genötigt, bestimmte Rituale (Zwangshandlungen) einzuhalten, als wiederholte, zielgerichtete, absichtliche Handlungen. Zu diesen Ritualen, mit denen Zwangsvorstellungen kontrolliert werden sollen, zählen z.B. Waschen und Putzen, um Ansteckungen zu vermeiden, ständiges Kontrollieren, als Schutz vor Verlusten.

Weil die Kranken fürchten, sich lächerlich zu machen oder bloß gestellt zu werden, führen sie ihre Rituale oft heimlich aus und können dafür mehrere Stunden pro Tag beanspruchen.
Den meisten Zwangskranken ist klar, dass ihre Besessenheit nichts mit realen Gefahren zu tun hat. Sie wissen, dass ihr Verhalten und ihre Einstellung unverhältnismäßig oder gar befremdlich sind. Zwangsstörungen unterscheiden sich daher von Psychosen, bei denen der Betreffende den Bezug zur Realität verliert.

Stark ausgeprägte zwangsneurotische Symptome, die sich in Zwangsritualen äußern, führen zu massiven Beeinträchtigungen der Lebensqualität und zu sozialer Isolation.

10.3 Bedingungsmodelle zur Entstehung von Zwangsstörungen

10.3.1 Zwei-Faktoren-Modell

Dieses Modell besagt, dass in einem Prozess der klassischen Konditionierung ursprünglich neutrale Situationen zu angstauslösenden Stimuli werden. In einem zweiten Prozess des instrumentellen Konditionierens werden diejenigen Verhaltensweisen stabilisiert, die als Vermeidungsverhalten erfolgreich sind. Nach diesem Modell werden Zwangshandlungen als instrumentelles Vermeidungsverhalten gesehen, das auf ursprünglich traumatischen Situationen zurückgeht und sich als erfolgreich in der Reduktion von Erwartungsangst erwiesen hat. Kontrollzwänge und Waschzwänge stellen in diesem Sinne Vermeidungsverhalten dar, durch das die befürchtete Konsequenz, einen Fehler zu machen oder sich zu infizieren, vermieden wird. Die Zwangshandlung wird durch das Nichteintreten der befürchteten Konsequenz und damit die Reduktion der Erwartungsangst operant aufrechterhalten. Umgekehrt hält das Vermeidungsverhalten die Erwartungsangst dadurch aufrecht, dass der Patient niemals die

gegenläufige Erfahrung machen kann, dass die befürchtete Konsequenz gar nicht eintritt.
Dieses Zwei-Faktoren-Modell stellt die Grundlage für die erfolgversprechenste Behandlungsmethode der Zwangsstörungen dar: die Exposition mit Reaktionsverhinderung (vgl. auch „Symptomorientierte Verhaltenstherapie" auf Seite 250).

10.3.2 Kognitive Erklärungsmodelle

Bei der Erklärung von Zwangsgedanken spielen vor allem kognitive Modelle eine Rolle. Nach diesem Modell stellen Gedanken, auch aufdringliche Gedanken, ein völlig normales Ereignis dar, das erst durch die Bewertung als „negativ" zu Unruhe und negativer Befindlichkeit führt. Gleichzeitig erhöht die Bewertung als „negativ" die Bedeutung und Wichtigkeit des Gedankens, wodurch dieser noch aufdringlicher wird. Als weiterer stabilisierender Faktor für die Zwangsgedanken spielt der Versuch des Kranken, diesen Gedanken durch verdeckte (Zwangsgedanken) oder beobachtbare (Zwangshandlungen) Rituale zu neutralisieren, eine Rolle. Durch diesen Prozess des Neutralisierens wird die Bedeutsamkeit der Gedanken noch größer, wodurch ihre Häufigkeit noch weiter steigt. Die Erfahrung, dass der Prozess des Neutralisierens nicht gelingt, führt wiederum zu einer Erhöhung der Angst und inneren Anspannung.

10.3.3 Anthropologisches Erklärungsmodell

Es fällt auf, dass mindestens 55-60% aller Zwangskranken Auseinandersetzungen meiden, die sie nicht zu bewältigen vermögen. Diese Menschen verharren im Erkunden und Entdecken. Der größte Teil der Konflikte ereignet sich in Binden und Lösen, d.h. ist verbunden mit Trennung/Verlust und Tod. Oder es handelt sich um berufliche/partnerschaftliche/generalisierte Konflikte, die jedoch nur selten den Charakter realer Auseinandersetzungen aufweisen, vielmehr passiv erlebt und nicht „durchgetragen" werden. Diese anthropologische Beobachtung stimmt mit zahlreichen Analogen verschiedenster Autoren unterschiedlichen Ursprungs überein. Damit bietet die Zwangskrankheit wiederum die Chance, Auseinandersetzung und Bewältigung zu erlernen, neue Kommunikationsmöglichkeiten zu erschließen - wenn nicht diese durch ungünstigen Verlauf der Erkrankung, auftretende chronische Schmerzen, Hinfälligkeit der gesamten Stimmung und Vitalität von vornherein beim alten Menschen unmöglich gemacht werden.

Als gesichert in der Entwicklung einer Zwangsstörung gelten heute der Einfluss erblicher Faktoren und Störungen im Neurotransmittersystem.

10.4 Bewusste Krankheitsbewältigung (Coping)

Die Bewältigung einer Zwangskrankheit bei älteren Menschen hängt ab:

- von der vital regenerativen Konstitution, d.h. von der Bereitschaft zur Introspektion; eine „Erstarrung" und „Rigidität" der Persönlichkeit sind wesentlich für eine ungünstige Prognose.
- von der Lebenssituation, d.h. der alte Mensch muss noch Möglichkeiten der Entwicklung oder Veränderung haben, z.B. partnerschaftliche Bindungen; er sollte noch hoffen können, offene Horizonte haben.
- von der Bereitschaft sich mit einem Therapeuten auseinanderzusetzen.
- davon, dass der, als gescheiterte oder als scheiternd beeindruckende alte Mensch noch ein Therapieangebot bekommt. Er vermag im Verlaufe einer Therapie in die „heilsame Krise" geraten und neue Horizonte der Lebensbewältigung erschließen, so dass selbst ungünstige, schlechte Prognosen zu relativieren sind; irreversible hirnorganische Erkrankungen ausgenommen.

10.5 Therapieziele

Oberstes Therapieziel ist, dem zwangskranken Patienten Fähigkeiten zu vermitteln, die es ihm ermöglichen, auch eigenständig Probleme zu erkennen. Er soll in der Lage sein, Veränderungsziele aufzustellen und weitgehend eigenständig Verhaltensänderungen durchzuführen, als Hilfe zur Selbsthilfe.
Weitere Ziele sind:

- Reduktion der Zwangshandlungen und/oder der Zwangsgedanken
- Aufbau alternativer Bewältigungsstrategien für die Probleme, die nach dem Wegfall der Zwänge in den Vordergrund treten

10.6 Therapie von Zwangsstörungen

Eine fachgerechte Therapie kann in einer psychosomatischen Klinik oder in der Gerontopsychiatrie durchgeführt werden. Altenpflegerinnen arbeiten hier in der Rolle des CO-Therapeuten, d.h. sie sehen sich auch selbst als integralen Bestandteil im gesamten therapeutischen Konzept. Sie fungieren als Mediatoren zwischen Patient und dem Therapeuten.

Aufgaben von Altenpflegerinnen in der Begleitung von Zwangskranken:

- Die wichtigste Aufgabe von Altenpflegerinnen in einer gerontopsychiatrischen Klinik ist, den Kranken zur personalen Bewältigung seines Lebens und seiner Existenz helfend zur Seite zu stehen.

- Aufstellung einer Pflegeplanung gemeinsam mit dem Patienten und dem Psychotherapeuten; diese gibt Sicherheit und gewährleistet, dass sich der Patient und seine Probleme in der Pflegeplanung wiederfindet.
- Der Kranke wird zu den Therapieorten begleitet; er wird außerhalb der Therapiestunden angehalten, eigenständig seine Übungen zu Verhaltensänderungen durchzuführen.

Die Durchführung des individuellen Behandlungskonzeptes kann eine Dauer von 6-8 Wochen in Anspruch nehmen. Je nach Ausmaß und Schwere der Zwangsstörung und in Abhängigkeit von den Therapiefortschritten kann die Dauer der Behandlung individuell verlängert werden; bis zu ca. 3 Monaten.
Stets wird eine integrative Therapie erstrebt: Eine Kooperation mit dem einweisenden Arzt, insbesondere mit dem Internisten oder dem Gerontopsychiater. Je nach der Zwangsstörung werden Kombinationsformen von Gesprächs- und Gruppentherapien angewandt. Es kommen tiefenpsychologische Einzelbehandlungen, auch Gestalt- und Tanztherapien, letztere insbesondere, wenn die Beziehung zum Körper sich als primär gestört erweist, zum Einsatz.

10.6.1 Die symptomorientierte Verhaltenstherapie

Bei der Methode der Exposition in vivo mit Reaktionsverhinderung, auch Reizkonfrontation genannt, geht es darum, dass der alte Mensch sich den spezifischen Reizen oder der Situation, die für ihn mit negativer Befindlichkeit, wie z.B. Angst, Anspannung, Ekel, Unbehagen, verbunden sind und die die Zwänge auslösen, direkt aussetzt.
Reaktionsverhinderung bedeutet die Unterlassung bisheriger zwanghafter Rituale, wie z.B. die Zwangshandlung sich ständig die Hände zu waschen oder ständig die Türen zu kontrollieren, ob diese verschlossen sind. Dazu gehören auch angstreduzierte Zwangsgedanken, wie z.B. Gedankenketten oder Beschwörungsformeln. Durch die Zulassung und das Aushalten der dabei auftretenden negativen Gefühle und innerlichen Unruhe, welche sich in Ekel, Angst oder Unbehagen äußert, oder der physiologischen Erregung mit katastrophisierender Gedanken „es wird etwas Schreckliches passieren!", kann der Patient die Erfahrung machen, dass das Aushalten der Situation nicht zu der erwarteten „Katastrophe" führt. Im Laufe der Zeit tritt eine Reduktion der Angst und der inneren Unruhe ein. Der Patient führt seine normalen Lebensaktivitäten ohne die Zwangsrituale aus. Dadurch wird eine Habituation (Gewöhnung) erzielt, eine kognitive Neubewertung eingeleitet und alternative Bewältigungsstrategien für angstauslösende Situationen erlernt, wodurch eine Reduktion der Zwänge erzielt wird.

10.6.2 Soziotherapie

Im Rahmen der familiären Belastungserprobungen können neu erlernte Verhaltensweisen und Einstellungen mit Angehörigen unter realitätsähnlichen Stressbedingungen, erprobt und gestärkt werden.

10.6.3 Medikamentöse Therapie

Je nach Schweregrad, Dauer und Chronifizierung der Zwangsstörung sowie auf Ansprechbarkeit der psychotherapeutischen Maßnahmen werden trizyklische Antidepressiva, z.B. Anafranil, Tranquilizer oder niedrig dosierte Neuroleptika, gegeben.

Eine Kombination aus Medikamenten und Verhaltenstherapie ist die beste Behandlung.

Therapiebeendigung
Die Therapie in der Gerontopsychiatrie ist dann beendet, wenn der Patient die erarbeiteten Ziele erreicht hat. Ein älterer Patient kann auch dann entlassen werden, wenn er in der Lage ist, weitgehend selbstständig oder mit ambulanter Unterstützung (sozial-psychiatrischer Dienst, ambulanter Pflegedienst) die Veränderungsziele weiter zu verfolgen. Wird eine Aufnahme ins Seniorenpflegeheim aktuell, benötigen die Patienten dann weiterhin eine Betreuung durch Gerontopsychiatrie-Fachärzte.

10.7 Annäherung an den Menschen mit Zwangshandlung

Eine Situation aus der stationären Pflegepraxis:
Frau S. wäscht sich wiederholt am Tag in ihrem Zimmer am Waschbecken die Hände. Es kommt sogar vor, dass sie, wenn sie nicht die Möglichkeit bekommt in ihrem Zimmer sich die Hände zu waschen, diese in der Toilettenschüssel wäscht. Die Haut an ihren Händen ist sehr stark geschädigt, sie ist gerötet und weist öfters tiefe, blutige Risse auf.

Handlungsaufgabe:
Überlegen Sie, wie das Pflegepersonal Frau S. pflegerisch entgegen kommen könnte, damit diese von ihrer Zwangshandlung ablässt?

Ein Beispiel aus der ambulanten Pflegepraxis:
Die Tochter von Frau H. berichtet in der Angehörigengruppe:
„Meine Mutter ist häufig depressiv verstimmt, leidet unter Schlafstörungen und zunehmend unter Grübel- und Kontrollzwängen. Sie muss jede Nacht unters Bett

schauen, „Ob da jemand drin ist". Es gibt Wochen, da muss ich sie jeden Tag auf den Friedhof zum Grab des vor vier Jahren verstorbenen Ehemannes begleiten. Selbst bei stürmendem Regen müsse sie da hin. Wenn sie einmal nicht hingehen würde, habe sie furchtbare Schuldgefühle und müsse die ganze Nacht grübeln. Mutter ist nicht mehr die, die sie früher gewesen war. Sie selber fühlt sich seit langer Zeit sich selbst entfremdet und seit dem Tod ihres Ehemannes sehr einsam. Wenn sie bei einem Spaziergang Ehepaare auf der Straße sieht, dann erzählt sie mir immer, dass sie jetzt ganz alleine da steht. Mutter wohnt seit dem Tod von ihrem Ehemann alleine in einer 3 Zimmer- Wohnung."

Handlungsaufgaben:
1. Denken Sie darüber nach auf welchem Wege Frau H. und der pflegenden Angehörigen in diesen Situationen geholfen werden könnte? Bauen Sie Ihre Pflegemaßnahmen/Interventionen auf das Neurose - Behandlungskonzept auf.
2. Welche Voraussetzungen müssten geschaffen werden, um Ihr Pflegewissen in die Pflegepraxis umsetzen zu können?

10.8 Pflegerische Interventionen der beeinträchtigten AEDL

La: Kommunizieren
Gelingt es dem Kranken vorübergehend seinen Zwang zu unterdrücken, sollte diese Leistung wahrgenommen und positiv verstärkt werden.

La: Sich bewegen
Es geht um die Vermittlung der progressiven Muskelrelaxation nach Jacobson, mit der die Körperwahrnehmung durch Anspannung und Entspannung einzelner Muskelgruppen heraufgesetzt wird. Mit dem Entspannungstraining soll eine unspezifische Bewältigungsstrategie erlernt werden, die vor allem in depressionsauslösenden Situationen zur Reduzierung von Anspannung und innerlicher Unruhe eingesetzt werden kann.

La: Sich pflegen und kleiden
Durch Wahrnehmungstraining (z.B. basal stimulierende Einreibungen) geht es darum, dass die Betroffenen bestehende Kontaktängste reduzieren. Durch den Aspekt der positiven Verstärkung wird mit der physikalischen Therapie die Körperwahrnehmung verbessert. Nicht ausschließlich auf organmedizinischer Indikation werden Massagen, Entspannungsbäder und Moorpackungen verordnet.

La: Sich beschäftigen

Im Bereich der Ergotherapie gibt es verschiedene Gruppen in denen der Zwangskranke, je nach gesundheitlicher Befindlichkeit seine individuellen Therapieziele verfolgen kann. In den Materialgruppen geht es um den Aufbau selbstwertverstärkender Aktivitäten und die Vermittlung von Erfolgserlebnissen. Es besteht die Möglichkeit mit verschiedenen Materialien z.B. Ton, Holz, Speckstein u. Ä. zu arbeiten und eigene Vorstellungen kreativ damit zum Ausdruck zu bringen. In dem Kreativbereich geht es vor allem um die Interaktion mit anderen Menschen, die Förderung adäquater Kommunikations- und Interaktionsfertigkeiten. Es sollten regelmäßig Seniorengymnastik, Spiel- und Singkreise, Gesprächs- und Lesegruppen stattfinden sowie Hobbykochgruppen, Malkurse und Kinoveranstaltungen. Im Mittelpunkt steht das Geben und Annehmen von Rückmeldungen, der Vergleich von Selbst- und Fremdwahrnehmung. Der alte Mensch arbeitet gemeinsam mit anderen zu zweit oder in etwas größeren Gruppen an einem Thema. Die Teilnehmer tauschen ihre Erfahrungen aus und geben sich gegenseitig Rückmeldungen.

La: Soziale Bereiche des Lebens sichern

In einer Gruppe, die überwiegend aus gleichaltrigen Teilnehmern besteht, soll der Zwangskranke wieder lernen, soziale Fertigkeiten in den Bereichen: Kontakte knüpfen, Wünsche und Forderungen stellen, Nein-sagen-können, positive und negative Gefühle äußern sowie Kritik geben und annehmen, aufzubauen und zu verbessern. In Form von Rollenspielen werden kritische Situationen von den Zwangskranken durchgespielt. Der Kranke erhält anschließend von der Gruppe und dem Therapeuten/CO-Therapeuten positive Verstärkung für sein Verhalten sowie Veränderungsvorschläge.

La: Mit existenziellen Erfahrungen des Lebens umgehen

Altenpflegerinnen versuchen im Umgang mit Zwangskranken sachlich zu bleiben; den Kranken dabei aber ernst zu nehmen. Sie achten darauf, dass die Mitmenschen der Kranken durch die Zwangshandlungen nicht zu stark beeinträchtigt werden. Es ist schädlich für den Kranken ihn an seinen Zwangshandlungen zu hindern. Weil er seinen Zwangsimpulsen nicht ausweichen kann, kann es zu vermehrter innerer Anspannung, Angst und Agitation kommen. Eine Weitergabe des beobachteten Verhaltens an den behandelnden Facharzt ist dann rechtzeitig erforderlich.

Wiederholungsfragen

1. Erläutern Sie den Unterschied zwischen den Begriffen „Angst" und „Furcht".
2. Definieren Sie den Begriff „Neurose" nach ICD-10.
3. Angst äußert sich auf drei Ebenen, körperlich, kognitiv/emotional und im Verhalten. Beschreiben Sie die Angstreaktionen auf diesen Ebenen.
4. Wovor haben Menschen im Alter besonders Angst?
5. Wenn ein alter Mensch keinen Weg aus seiner Angst findet, können Folgesymptome auftreten. Benennen Sie diese.
6. Bei der Angstbeobachtung sollten Sie welche wahrgenommenen Merkmale an den behandelnden Facharzt weitergeben?
7. Was verstehen Sie unter einer Panikstörung? Beschreiben Sie das klinische Erscheinungsbild.
8. Welche Therapieziele bei Angstkranken sind anzustreben?
9. Welche pflegerischen Maßnahmen zur Lebensaktivität „mit existenziellen Erfahrungen des Lebens umgehen", können Sie bei Angstkranken anwenden?
10. Wie werden Zwangshandlungen eingeteilt?
11. Was sagt das Zwei-Faktoren-Modell zur Entstehung von Zwangsstörungen aus?
12. Von welchen Faktoren hängt die Bewältigung einer Zwangskrankheit bei älteren Menschen ab?
13. Eine fachgerechte Therapie von Zwangsneurosen im Alter kann z.Zt. nur in einer psychosomatischen Klinik durchgeführt werden. In welcher Rolle arbeiten hier Altenpflegerinnen? Welche Aufgabenbereiche kommen ihnen in der Begleitung bei zwangskranken Menschen zu?

11 Die Pflege des alten Menschen mit Alkoholabhängigkeit

Handlungsaufgabe:
Alkohol als Stimmungsmacher, Alkohol als Freund; und wenn es etwas zu feiern gibt, lässt man die Korken knallen und wenn nicht, dann knallen sie auch. Ein Grund zum Trinken findet sich fast immer. Geselligkeit, Lebensfreude und rauschende Feste - ohne Alkohol undenkbar!? Doch viel zu trinken ist verpönt.
Welche Erfahrungen haben Sie bei sich selbst, bei Angehörigen oder im Freundeskreis mit Alkoholkonsum gemacht?

In der heutigen Zeit gehört es offensichtlich zum guten Ton, Alkohol zu jeder Zeit und Gelegenheit in vielfältiger Form anzubieten und zu sich zu nehmen. Früher wurden Wein, Bier oder andere Spirituosen nur zu bestimmten Gelegenheiten gereicht oder auch in der Medizin verwendet. Im Zeitalter der Medien wird uns dagegen suggeriert, dass Alkohol zu konsumieren die natürlichste Sache der Welt sei.
Insgesamt ist in den letzten Jahren eine leichte Zunahme von alkoholkranken älteren Menschen zu verzeichnen. Ursache dessen ist u.a. ein Anstieg des demographischen Anteils der älteren Menschen und ein stetiger Anstieg des Konsums alkoholischer Getränke seit dem zweiten Weltkrieg. Deutschland liegt mit seinem Alkoholkonsum inzwischen mit an der Spitze aller Länder, was in Zukunft zu gesundheitspolitischen Konsequenzen führen wird.
Es wird davon ausgegangen, dass ca. 20% der älteren Männer und ca. 2% der älteren Frauen starke Trinker sind. Diese Zahlen entstanden aus Feldstudien. Sie können schwanken, da die Untersuchungsverfahren anfällig für Verleumdungen und Verharmlosungen des Alkoholmissbrauchs sind.[31] Alkoholabhängige Frauen stoßen in unserer Gesellschaft viel schneller an Toleranzgrenzen als Männer in vergleichbarer Situation.

Der Alkoholismus im Alter stellt für Altenpflegerinnen ein wichtiges Problem dar, weil in ambulanten und stationären Versorgungsbereichen ein vermehrter Anteil von alkoholkranken älteren Menschen angetroffen wird, welche pflegefachlich versorgt werden müssen.

Unsicherheiten im Umgang mit dem Klientel sowie eine Fehlhaltung gegenüber Behandlungsmöglichkeiten und -chancen erschweren ein erfolgreiches Therapiekonzept. Die Heilungsquote bei älteren Menschen liegt mit 70% höher als bei jüngeren Menschen.

---

[31] zwischen 2,8 und 15% der Bewohner/innen von Seniorenpflegeheimen sollen alkoholabhängig oder zumindest alkoholgefährdet sein (Jendrich, 1998, Schäufele, 1998)

11.1 Die Begriffe „Sucht, Alkoholmissbrauch/ Alkoholabhängigkeit"

Symologisch ist der **Begriff „Sucht"** auf das Wort „siech" = krank zurückzuführen.
Sucht meint somit zum einen Krankheit, zum anderen auffälliges Verhalten.
Aus psychiatrischer Sicht bezeichnet Sucht grundsätzlich pathologische Verhaltensweisen, die einer „süchtigen Fehlhaltung" entspringen.

Da der Begriff „Sucht" (Addiction) nur schwer definierbar ist und eine körperliche Abhängigkeit bei anderen Süchten nicht bestehen muss, entschloss sich die WHO 1964 zur Einführung des Terminus „Abhängigkeit" (Dependence). Die Entscheidung berücksichtigt mehr die Entwicklung der psychischen Abhängigkeit.

Alkoholmissbrauch wird gekennzeichnet durch folgende Kriterien:

A) Bedürfnisse nach täglicher Alkoholzufuhr, um ausreichend Leistung zu erbringen.
Unfähigkeit das Trinken zu reduzieren oder damit aufzuhören.
Trinktouren z.B. tagsüber oder mindestens über zwei Tage anhaltende Intoxikation.
Amnesieerlebnisse während der Intoxikation (so genannter „Blackout").
Trinken von nicht zum Genuss geeignetem Alkohol.

B) Nachlassen der sozialen oder beruflichen Anpassung durch Alkoholkonsum, z.B. Gewalttätigkeit im Rausch, Fernbleiben der Arbeit, Verlust des Arbeitsplatzes, strafrechtliche Probleme, z.B. Haft wegen Trunkenheit nach Verkehrsunfällen, Streit und Schwierigkeiten in der Familie wegen exzessiven Alkoholkonsums.

C) Dauer der Beeinträchtigung mindestens einen Monat.

Nach den Richtlinien der WHO wird bei Frauen eine Reinalkoholmenge von mehr als 20 g/Tag und bei Männern von mehr als 40 g/Tag als schädlicher Missbrauch definiert.[32]

Der Begriff der Alkoholabhängigkeit wird durch folgende Kriterien präzisiert:

A) Merkmale pathologischen Alkoholkonsums und/oder Nachlassen der sozialen und beruflichen Leistungen durch Alkoholkonsum entsprechen den diagnostischen Kriterien A und B des Alkoholmissbrauchs.
B) Toleranzentwicklung oder Entzugssyndrom.

32 Anm.: 40 g Reinalkohol entsprechen etwa einem Liter Bier oder einem halben Liter Wein.

Toleranz: Bedürfnis nach deutlich zunehmenden Alkoholmengen, um die erwünschte Wirkung zu erzielen oder deutlich verminderte Wirkung bei regelmäßigem Trinken derselben Menge.
Alkoholiker zeigen eine deutliche Toleranz gegenüber Alkohol und sind in der Lage, Blutalkoholwerte zu ertragen, welche Nichtalkoholiker beeinträchtigen würden. Die meisten Menschen bekommen Koordinationsstörungen, wenn die Werte bei 1 Promille und darüber liegen. Der Abhängigkeitskranke lernt, Körperbewegungen und Reaktionszeit auf die durch Alkohol verursachte psychomotorische Verlangsamung einzustellen.
Entzug: Tritt nach Absetzen oder Reduktion der Alkoholzufuhr auf. Es entwickelt sich das Alkoholentzugssyndroms mit Symptomen wie morgendliches Zittern und Unwohlsein, die durch Alkohol behoben werden.

Die Alkoholabhängigkeit beschreibt eine Entwicklung, die in körperliche Abhängigkeit (mit Toleranzsteigerung und/oder Entzugserscheinungen) einmündet. Verhaltensweisen eines Abhängigkeitskranken sind charakterisiert durch den Drang, ständig oder periodisch Alkohol zu sich zu nehmen, um dessen psychischen Effekt zu erleben. Manchmal soll damit das Missbehagen bei fehlendem Alkoholgenuss vermieden werden, eine Toleranz kann, muss aber nicht vorliegen.

11.2 Der Abhängigkeitsprozess

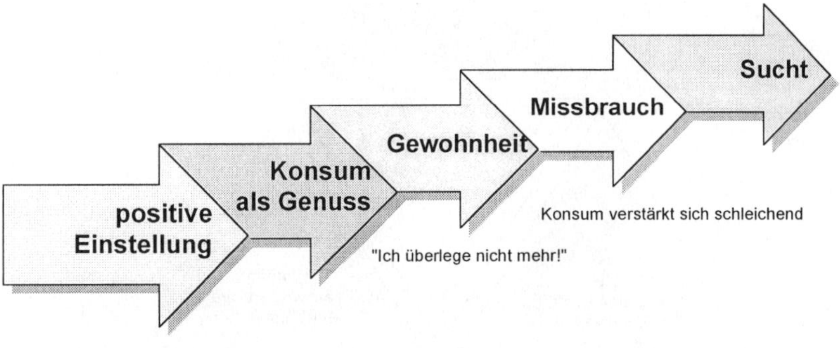

> **Handlungsaufgaben**
> 1. Fragestellung zum Schaubild: Welcher Stressbewältigungsfaktor (Coping) wird bei einem Abhängigkeitsverhalten eingesetzt?
> 2. Welche eigenen Süchte oder Suchthaltungen können Sie an sich selbst beobachten?

Solange sich der Alkoholkonsum im überschaubaren Rahmen bewegt, ist dagegen nichts einzuwenden. Kritisch wird es, wenn die Menge Alkohol nicht mehr steuerbar ist und der Alkohol zum Angstlöser, Stressbewältiger oder Seelentröster in der Einsamkeit wird. Der Weg in die Abhängigkeit ist eine ganz schmale Gradwanderung.

Merke!

Alkoholabhängig bzw. alkoholkrank sind Menschen, die typische Symptome, wie z.B. Toleranzentwicklung, Entzugserscheinungen und Kontrollverlust, aufweisen. Gleichzeitig besteht die Unfähigkeit zu dauerhafter Abstinenz.[33]

Klinisch betrachtet bewegen sich die Patienten immer zwischen Alkoholabusus und Alkoholabhängigkeit hin und her.

11.2.1 Das Abhängigkeitsdreieck

Abhängigkeit von einer Substanz geschieht in der Regel aus Zwang, um mit Lebensereignissen zurechtzukommen.

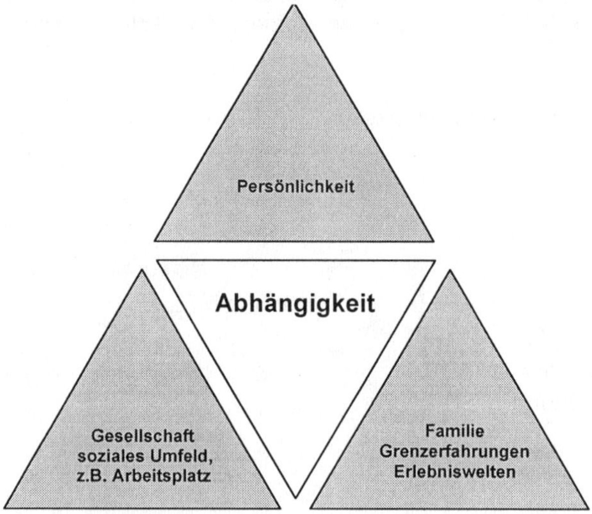

Erklärung des bio-psycho-sozialen Krankheitsmodells zur Entstehung der Abhängigkeit:
Zur Entstehung der Abhängigkeitserkrankung geht man von multifaktoriellen Ursachen aus. Komplex wirken körperliche, seelische, soziale und kulturelle Faktoren zusammen.

[33] vgl. : Mann, Mundle, in „Lehrbuch der Gerontopsychiatrie", Enke-Verlag Stuttgart 1997, S. 345

Die Entstehung der Abhängigkeit von Alkohol muss vor allem **personenbezogen** gesehen werden. In unserer heutigen Leistungsgesellschaft leiden viele Menschen unter den Grenzen ihrer Fähigkeiten und an den Normen und Werten der Gesellschaft. Sie erkranken an ihrer beeinträchtigten Erlebnisverarbeitung. Ein Alkoholabusus ist jedoch nicht nur auf Realitätsflucht und Wunsch nach Stimmungsaufhellung zurückzuführen. Das Trinkverhalten eines kulturellen oder sozialen Umfeldes wird häufig imitiert, ohne dass der Einzelne eine eigene Entscheidung darüber fällt. Betroffen sind vor allem alkoholnahe Berufe, z.B. Gastgewerbe, Weinbau, Brauereibeschäftigte, Baugewerbe. Alkoholkonsum wird häufig verbunden mit freudigen Erlebnissen; er gilt symbolisch als eine Substanz mit der sich Probleme lösen lassen. Auch wird ein stimulierender Einfluss von den Medien aus auf die Gesellschaft ausgeübt.

Eine charakteristische „Alkoholikerpersönlichkeit" konnte bislang nicht aufgedeckt werden. Es ist sehr schwierig eine Persönlichkeitsentwicklung von Beginn der Abhängigkeit an zu beobachten. Abhängigkeitskranke können sehr unterschiedliche Persönlichkeitsbilder haben.

Es ist aber hervorzuheben, dass Alkoholkranke vermehrt besondere Persönlichkeitsmerkmale aufweisen, wie z.B. Depressionen, Frustrationen und Angst.

Psychoanalytische Faktoren beleuchten das Phänomen, dass der Abhängigkeitsentwicklung eine gestörte Mutter-Kind-Beziehung mit oralen Frustrationen vorausgeht. Eine besondere Bedeutung dieser sich entwickelnden prämorbiden Persönlichkeitsstruktur lässt sich darin sehen, dass unerfüllte Bedürfnisse nach Liebe und Wärme durch suchtdisponierende Stoffe, z.B. Alkoholzustände von Verwöhnung und Versagung kompensieren sollen. Das Merkmal der Selbsttötung lässt sich hier hervorheben: Alkoholabhängigkeit kann als eine Form der Selbstbestrafung, eine langsame und chronische Selbstzerstörung gesehen werden.

Eine hohe **familiäre Belastung** durch Alkohol erfolgt bereits in der Primärfamilie. Hier kann Alkoholkonsum in der Kindheit am Beispiel eines trinkenden Familienangehörigen erlernt worden sein.

Die **biologischen Faktoren** zur Abhängigkeitsentstehung sind vielfältig und zum Teil noch nicht wissenschaftlich ausreichend erforscht. So weiß man aber, dass Alkohol Endorphine (schmerzstillende körpereigene Stoffe) freisetzen können, die den Körper durch ihre schmerzstillende und berauschende Wirkung für den Alkoholkonsum „belohnen".

Soziologische Faktoren untersuchen das Rollenverhalten von Männern und Frauen in Bezug auf Alkoholkonsum, immer im Zusammenhang mit gesellschaftlichen und politischen Normen. So wird bei männlichen Alkoholikern das Bedürfnis nach Macht als Hauptmotiv für den Alkoholkonsum gesehen. Frauen lösen meistens unbewusste Konflikte ihrer Rollenidentifikation mit Alkoholkonsum.

11.3 Typologie nach Jellinek

Woran erkennt man einen Alkoholabhängigen?

Gibt es Spiegeltrinker, Quartalssäufer und Problemtrinker? Die Einteilung von Alkoholgefährdeten in Trinktypen geschieht nicht nur aus Ordnungsliebe der Systematiker. Jeder Typ hat seine eigenen Probleme und Wege in die Abhängigkeit und auch wieder heraus. Und jeder erfindet seine ganz eigenen Ausreden und Gründe, warum er trinkt.

Will man einem Menschen mit Alkoholabhängigkeit helfen, sollte man sich deshalb mit der Typologie nach Jellinek beschäftigen. Sie ist verständlich und orientiert sich an der Praxis. Jellinek entwickelte dabei eine Verknüpfung zwischen Abhängigkeitsart und Entwicklung (Phase) des Alkoholismus.

Alpha-Typ

Zeitweilige psychische Abhängigkeit ohne Kontrollverlust mit der Fähigkeit zur Abstinenz. Der Betroffene trinkt bei Konflikten, zur Erleichterung oder zur Betäubung. Die Gefahr von familiären oder sozialen Komplikationen besteht.

Beta-Typ

Typ des Wochenend- und Gelegenheitstrinkers mit nicht regelmäßigem, aber übermäßigem Alkoholkonsum. Der Typ weist unsichere Zeichen von psychischer oder somatischer Alkoholabhängigkeit auf. Körperliche Komplikationen, z.B. Gastritis oder Polyneuropathie, sind möglich.

Gamma-Typ[34]

Ein süchtiger Trinker mit psychischer und physischer Abhängigkeit, Toleranzsteigerung, Abstinenzsyndromen und Kontrollverlust. Im weiteren Verlauf kommt es zur Wesensveränderung, sozialen und somatischen Schäden.

Delta-Typ

Soziokulturelle Faktoren spielen zur Entstehung eine Rolle. Betroffen sind z.B. Weinbauern oder Menschen aus mediterranen Ländern. Dieser Typ zeigt keinen Kontrollverlust, dafür aber Unfähigkeit zur Abstinenz.

Epsilon-Typ

Der so genannte „Quartalssäufer", welcher einen unwiderstehlichen Drang nach Alkohol entwickelt. Unter Kontrollverlust kommt es zu mehrtägigen Alkoholexzessen, oft bis an den Rand der physischen Belastbarkeit. Vor der Trinkphase kommt es oft zu einer phasischen depressiven Verstimmung.

---

[34] In Deutschland erfolgte mit Entscheidung des Bundessozialgerichtes vom 18.06.1968 ein Grundsatzurteil (3RK 63/66), dass Alkoholiker vom Gamma- und Delta-Typ (nach Jellinek) als Kranke anerkannt werden.

Merke!

Der Gamma- und der Delta-Typ sind als Alkoholabhängige im eigentlichen Sinne aufzufassen; der Alpha- und der Beta-Typ sind als Vorstufe für die Alkoholabhängigkeit anzusehen. Die einzelnen Typen sind oft nicht ausreichend voneinander abgrenzbar, so dass Misch-Typen nicht selten sind. Typische Verlaufsformen der Alkoholabhängigkeit können hier fehlen.

11.4 Phasenhafte Entwicklung der Alkoholabhängigkeit

(nach Jellinek)

Die voralkoholische Phase

Anfänglich werden unauffällige oder mäßige Alkoholmengen getrunken. Das Trinken ist besonders sozial motiviert und soll Spannungen beseitigen. Innerhalb von zwei Jahren kann sich eine leichte Zunahme der Alkoholtoleranz einstellen. Immer mehr dient Alkohol dazu, eine verminderte Frustration zur Toleranz zu kompensieren. Depressive Stimmungsschwankungen werden mit Alkohol selbst behandelt. Zunehmend regelmäßiger oder täglich wird Alkohol konsumiert, intoxikative Zustände sind die Ausnahme.

Die Prodromalphase

Jellinek nennt sieben Symptome zur Entwicklung dieser Phase:

1. Alkoholische Palimpseste. Damit sind alkoholintoxikative Zustände gemeint, die Erinnerungslücken, so genannte „Blackouts" oder Filmrisse hervorrufen.
2. Heimliches Trinken, in der Absicht, dass andere es nicht merken. Bevorzugt werden Spirituosen, die schnell gekippt werden.
3. Dauerndes Denken an Alkohol, das „inhaltliche" Denken ist eingeengt, besonders ob genügend Alkohol vorhanden ist oder die konsumierte Trinkmenge ausreicht.
4. Gieriges Trinken der ersten Gläser.
5. Schuldgefühle.
6. Vermeidung von Anspielungen auf Alkohol, um Schuldgefühle zu umgehen.
7. Zunahme der Palimpseste.

Die Prodromalphase entwickelt sich in ca. 6 Monaten bis 5 Jahren. Durch erhöhte Alkoholtoleranz können die Rauschzustände fehlen, ein Kontrollverlust ist noch nicht eingetreten.

Die kritische Phase

8. Verlust der Kontrolle über die Trinkmenge nach Beginn des Trinkens.
9. Schaffung von Alibis, weshalb getrunken wurde.
10. Widerstand gegen Vorhaltungen.
11. Großspuriges Benehmen, d.h.alkoholbedingte Zunahme des „Größenselbst".

12. Auffallend aggressives Benehmen.
13. Dauernde Zerknirschung.
14. Kürzere Perioden mit geplanter Abstinenz als Beweis den Alkohol „im Griff zu haben".
15. Änderung des Trinksystems, d.h. Alkoholkonsum bleibt nicht nur auf bestimmte Tageszeiten beschränkt.
16. Freunde werden fallengelassen, z.B. Abstinente oder wohlwollende Mahner.
17. Verlust des Arbeitsplatzes; d.h. arbeitsbedingte Belastungen und Verunsicherungen werden weniger ertragen, vermeintliche Kränkungen werden überbewertet.
18. Das ganze Verhalten bezieht sich nur auf Alkohol.
19. Verlust an außerhäuslichen Interessen, Verlust zur Realität.
20. Auffallendes Selbstmitleid.
21. Ungünstige Änderungen im Familienleben (z.B. Scheidung vom Ehepartner).
22. Fehlen von Motivation und dysphorisches Vermeidungsverhalten.
23. Ein täglicher Alkoholvorrat wird gesichert.
24. Eine gesunde, angemessene Ernährung wird vernachlässigt.
25. Erste Einweisung ins Akut-Krankenhaus wegen körperlicher alkoholbedingter Schäden, welche vom Betroffenen oftmals bagatellisiert und/oder verdrängt und missgedeutet werden.
26. Abnahme der Libido.
27. Auftreten von alkoholischer Eifersucht (Eifersuchtswahn, vgl. „Wahnthemen" auf Seite 219).
28. Regelmäßiges morgendliches Trinken, um zunehmende Entzugszeichen wegen der nächtlichen Trinkpausen zu kompensieren.

Der Übergang in die chronische Phase ist erreicht.

Der Kontrollverlust

Jellinek hat als wichtiges Kriterium in der beginnenden chronischen Krankheitsphase den Begriff des Kontrollverlustes eingeführt. Werden Alkoholkranke darauf angesprochen inwieweit sie sich und ihr Trinken im Griff haben, dann antworten sie beschwichtigend und verharmlosend nach dem Motto: „Wenn ich will, kann ich jederzeit mit dem Trinken aufhören." Solche Erklärungsversuche und Selbsttäuschungen deuten in Richtung eines schon vorhandenen Kontrollverlustes. Der Zusammenhang zwischen Ursache und Wirkung wird umgedreht und passend gemacht. Eine Abstinenzpause wird häufig als Niederlage erlebt. Dazu gehört üblicherweise ein mit Schuldgefühlen besetztes Erleben. Die sich häufenden Niederlagen zehren zunehmend an der Vorstellung der Selbstkontrolle. Die andauernde Zerknirschung weist auf wachsende Zweifel und Ängste hin, dass der Alkoholkonsum nicht mehr beherrschbar wird.

In der nächtlichen Schlafphase kommt es zu einem Abfall des Alkoholwirkspiegels, der Kranke verspürt einen starken Drang, regelmäßig sofort nach dem Aufwachen Alkohol gierig zu trinken, um Entzugserscheinungen zu dämpfen. Um einen ausreichenden Alkoholwirkspiegel während der Schlafperiode zu haben, trinkt der Kranke vor dem Schlafengehen eine hohe Menge Alkohol. In der voralkoholischen Phase und in der Prodromalphase versucht der Kranke Schlafprobleme mit Alkoholkonsum zu beheben, besonders, wenn ihm quälendes Grübeln beim Einschlafen behindert. Weil in der Nacht der Blutalkoholwirkspiegel abfällt, können sich Durchschlafschwierigkeiten einstellen.
Der Schlaf wird in zwei oder auch mehren kürzeren Schlafperioden eingeteilt, um einen Abfall des Alkoholwirkspiegels und Entzugssymptome zu vermeiden. Daraus resultiert häufig, dass Alkoholkranke ihr Schlafverhalten ändern; sie streben einen Teil des Schlafes als „Mittagsschlaf" oder Tagesschlaf an.

Merke!

In der kritischen Phase erfährt der Stoffwechsel des Alkoholkranken den entscheidenden Grad der Adaptation, der als physische Abhängigkeit bezeichnet wird. Der Alkohol wird bei der Regulation einer großen Zahl von biochemischen Mechanismen wirksam. Bei Fehlen von dieser Substanz kommt es zu vegetativen und anderen körperlichen Entzugszeichen. Der Kranke versucht, einen ausreichenden Alkoholwirkspiegel aufrechtzuhalten, um Symptome wie z.B. Schweißausbrüche und Übelkeit gering zu halten.

Die chronische Phase

Diese Phase kennzeichnet folgende Symptomatik:

29. Verlängerte, tagelange Alkoholräusche.
30. Moralischer und ethischer Abbau.
31. Denkbeeinträchtigungen.
32. Passagen von alkoholischen Psychosen (Alkoholhalluzinosen).
33. Trinken mit anderen Personen.
34. Zugriff auf nicht zum Verzehr geeigneten Alkohol (z.B. Haarwasser, Einreibemittel, Brennspiritus).
35. Verlust der Alkoholtoleranz.
36. Angstzustände.
37. Zittern.
38. Psychomotorische Hemmung.
39. Der Alkoholkonsum nimmt den Charakter der Besessenheit an.
40. Das Erklärungssystem versagt; der Kranke wird leichter der Entwöhnungsbehandlung zugänglich.

In der chronischen Phase reichen die vielfältigen Abwehrmechanismen wie Bagatellisierung, Verdrängung oder Verleugnung nicht mehr aus. Die Kritikfähigkeit wird reduziert. Der Kranke isoliert sich im sozialen und seelischen Bereich. Körperliche Folgeerkrankungen treten auf (siehe nachfolgender Text). Die früher erhöhte Alkoholtoleranz geht verloren. Das hat zur Folge, dass die Alkoholmengen noch schwieriger zu dosieren sind. Extreme Rauschzustände mehren sich. Weil finanzielle Mittel erschöpft sind, wird Alkohol gestohlen. Nach Jellinek wird gesagt, dass der Alkoholkranke leichter der Behandlung zugänglich wird, wenn sein Erklärungssystem versagt. Das 40. Symptom Jellineks ist so zu interpretieren, dass der Alkoholkranke durchaus Chancen hat, wenn er die ganze phasenhafte Entwicklung durchlaufen hat. Sein Erklärungssystem bietet ihm keine Abwehrmechanismen mehr, die seinen Leidensdruck behindern könnten. Der Leidensdruck wäre in diesem Fall die entscheidende Motivation zur Behandlung.

Oft durchlaufen Patienten die phasenhafte Entwicklung nicht regelhaft, Symptome können fehlen oder in anderen Phasen auftreten. Den Endpunkt der phasenhaften Entwicklung des Alkoholismus mit Versagen des Erklärungssystems erreicht nur ein kleiner Teil von Patienten. Der überwiegende Anteil der Patienten, die alkoholkrank sind, werden schon früher mit unterschiedlichen Symptomen in eine Klinik eingeliefert.
Die phasenhafte Entwicklung nach Jellinek ist eine brauchbare Beschreibung. Das Aufdecken dieser Gesetzmäßigkeit der Alkoholproblematik überfordert aber den Patienten leicht und sollte nur von einem professionellen therapeutischen Team zeitlich angemessen und behutsam durchgeführt werden. Dabei müssen eine spezifische Psychodynamik mit ihren Abwehrmechanismen und individuelle Abweichungen von der phasenhaften Entwicklung zur Alkoholabhängigkeit berücksichtigt werden.

11.5 Folgeschäden durch langfristige Alkoholabhängigkeit

11.5.1 Körperliche Symptomatik

Alkohol ist in reiner Form ein Zellgift. Die Blutgefäße weiten sich unter Alkoholeinfluss; die Gesichtshaut ist rötlich-blau verfärbt und aufgeschwemmt. Die menschliche Leber ist in der Lage, täglich eine gewisse Menge Alkohol abzubauen. Bei einem längerfristigen höheren Alkoholkonsum kommt es im Verlauf der Erkrankung zu Organschäden, wobei fast alle Organe in Mitleidenschaft gezogen werden. Besonders die Leber erleidet einen Schaden am Parenchym, der schließlich in eine alkoholtoxische Leberzirrhose enden kann. Weiterhin kommt es zu Gastritiden, zu einer Entzündung des Pankreas, wobei auch hier der Gewebeuntergang mit einer anschließenden Verdauungsinsuffizienz möglich ist. Somatische Entzugssymptome äußern sich in Zittern, Schwitzen, Erbrechen und vegetative Übererregbarkeit.

11.5.2 Neurologische Symptomatik

Wenn Alkohol verstoffwechselt wird, entstehen beim Abbau Fettsäureverbindungen, welche sich auf die Oberflächen der Neuronen legen. Diese Abbauprodukte blockieren die Sprache, Bewegungsabläufe und die Erinnerung. Bei fortbestehender Nervenzellschädigung kommt es zur alkoholtoxischen Polyneuropathie, welche sich vorerst in einem der Beine äußert. Diese kann sich aber auch in anderen Bereichen der Extremitäten bemerkbar machen. Es kommt zu einem Abschwächen bzw. zum Erlöschen der Muskelreflexe, zu Störungen der Sensibilität und zu Kribbel-Missempfindungen. Die Polyneuropathie kann soweit gehen, dass der Patient gehunsicher ist. Im zentralen Nervensystem verursacht die toxische Wirkung des Alkohols eine Atrophie des Kleinhirns. Diese macht sich durch erhebliche Gehstörungen und Koordinationsstörungen bemerkbar. Das Großhirn kann ebenfalls unter forciertem Alkoholeinfluss atrophieren.

11.5.3 Alkoholentzugssyndrom

Bei fortgesetztem Alkoholkonsum, der über die Menge hinausgeht, die der Körper entgiften kann, kommt es im Laufe der Zeit zu einem Einbau des Alkohols in den Stoffwechsel.
Wird dem Körper dann nicht mehr die tolerierte Menge an Substanz geboten (z.B. 80 - 120 g Alkohol tgl.), kommt es zu Entzugserscheinungen, welche sich durch Schlafstörungen und Unruhe ankündigen. Der Betroffene leidet unter vermehrter Schweißneigung, Händezittern, Tachykardie, erhöhtem Blutdruck, Übelkeit, Schlafstörungen, akuten Angstanfällen, Reizbarkeit oder depressiven Stimmungen. Im Rahmen eines Entzuges reagiert das Gehirn mit generalisierten Krampfanfällen (Grand-mal-Anfälle). Im Alter sind Entzugssymptome häufig schwerwiegender und länger andauernd. Die Verläufe können 1-2 Wochen andauern. Dazu kommen kognitive Defizite. Aufgrund veränderter physiologischer Prozesse im Alter treten die Entzugssymptome häufig schon bei niedrigen Trinkmengen und einer geringen Trinkdauer ein. Ältere Menschen weisen bei der Zufuhr der gleichen Alkoholmenge höhere Blutalkoholspiegel, als jüngere Menschen auf. Man nimmt an, dass dieses Phänomen an einer verminderten Aktivität der Alkoholdehydrogenase im Magen und an einem verminderten Wasserverteilungsvolumen im Körper liegt.

11.5.4 Alkoholhalluzinose

Diese ist bei älteren Menschen selten beschrieben. Der Vollständigkeit halber werden die wichtigsten Symptome zur Abgrenzung eines Delirium tremens beschrieben.
Die Alkoholhalluzinose ähnelt stark der schizophrenen Psychose.

Der Betroffene kann während der Entzugsphase kurze, optische, taktile und vorwiegend akustische Halluzinationen haben. Bei den akustischen Halluzinationen überwiegen beschimpfende und bedrohende Inhalte, welche in ein Wahnsystem eingearbeitet werden können. Die Halluzinationen beginnen typischerweise ein oder zwei Tage nach dem Alkoholentzug. Sie dauern normalerweise nur wenige Stunden oder Tage an.

11.5.5 Delirium tremens

Die schwerste Form des Entzugssyndroms ist das Delirium tremens (Alkoholentzugsdelir).
Es handelt sich um eine akute exogene Psychose. Es kann eine Woche nach Herabsetzung der Menge oder nach völligem sofortigem Alkoholentzug einsetzen. Etwa die Hälfte aller Delirien beginnen mit einem zerebralen Krampfanfall. Die Patienten sind zeitlich, örtlich und manchmal auch zur Person desorientiert. Eine Beeinträchtigung des Bewusstseins kann hinzu- kommen. Fast immer leidet der Patient unter starkem Tremor. Die Halluzinationen sind meist vorwiegend optischer Art; z.B. sieht der Patient Insekten oder kleine Tiere oder winzige Menschlein. Die Halluzinationen können aber auch akustischer oder taktiler Art sein. Phasenhafte Verläufe von Fieber sind häufig. Der delirante Patient ist eine Gefahr für sich und andere. Wegen seiner Unruhe, seines Bewegungsdranges und seiner Panik besteht die Gefahr, dass er aus dem Bett fällt oder sich infolge unkontrollierter Gehversuche Frakturen zuzieht. In seinem verwirrten Zustand ist er unberechenbar und kann ohne Warnung andere angreifen, sich aus dem Fenster stürzen oder unvorhersehbare und gewalttätige Handlungen begehen. Der Betroffene handelt in der Vorstellung so, als seien seine Halluzinationen und Wahnvorstellungen reale Gefahren für ihn. Um sich von seinen halluzinatorischen Wahrnehmungen zu befreien, nestelt der Patient am Körper oder an der Bettdecke herum. Jedes voll ausgebildete Delir ist vital bedrohlich. Ein unbehandeltes Delirium tremens hat eine hohe Sterblichkeitsrate, häufig aufgrund anderer internistischer Erkrankungen. Das Delir klingt nach 3-7 Tagen spontan ab. Ein Delirium tremens kann aber auch in ein Korsakow-Syndrom oder in eine Dementia alcoholica überleiten.

Merke!

Psychische Entzugssymptome bestehen vor allem in Verlangen nach Alkohol, ferner in Unruhe, Nervosität, in schweren Fällen auch in Bewusstseinstrübung, Verwirrtheit, Halluzinationen und Delir.
Das Alkoholentzugssyndrom und das Delirium tremens mit optischen und akustischen Halluzinationen sind für den Patienten lebensgefährlich und müssen in einem Akut-Krankenhaus intensivmedizinisch überwacht und medikamentös behandelt werden.

11.5.6 Wernicke-Enzephalopathie

Es handelt sich um ein seltenes, aber akut einsetzendes Syndrom bei Alkoholabhängigen. Das Syndrom beruht auf einen Thiaminmangel, wie er oft bei Alkoholkranken anzutreffen ist. Leitsymptome sind:
Bewusstseinstrübung, Ataxie, Pupillenstörung, Augenmuskellähmung und Nystagmen.
Bei einem Wernicke-Syndrom ist sofort Vitamin B1 parenteral zu verabreichen und in einer Klinik weiterzubehandeln. Diese akute Phase des chronischen Alkoholismus leitet in der Regel die chronische Phase der neurologischen Folgeerkrankung: das Korsakow-Syndrom ein.

11.5.7 Korsakow-Syndrom

Das Korsakow-Syndrom ist nach dem russischen Psychiater Sergej Sergejewitsch Korsakow benannt. Er hat dieses Krankheitsbild als erster 1890 in deutsch beschrieben.
Es handelt sich um eine irreversible neurologische Folgeerkrankung, mit hirnorganischen Leistungsfunktionsstörungen. Vornehmlich besteht eine hochgradige Störung des Kurzzeitgedächtnisses. Als Ursache wird eine metabolische Störung durch einen Vitamin-B-1-Mangel (Thiamin) angenommen. Thiamin wird im Nervengewebe für die Nervenerregbarkeit benötigt. Bei Alkoholkranken besteht ein besonders hoher Vitamin-B-Bedarf. Zum einen, da infolge des Alkoholkonsums weniger Vitamine durch die Mangelernährung aufgenommen werden können und zum anderen, da Alkoholabhängige mehr B-Vitamine benötigen, um den Alkohol zu verstoffwechseln. Wenn das Gehirn ungenügend mit Vitamin B1 versorgt wird, werden Teile davon geschädigt, und die Folge ist das Korsakow-Syndrom. Der Patient weist Verluste des Kurzzeit- und Ultrakurzzeitgedächtnisses auf. Das Langzeitgedächtnis kann ebenfalls sehr stark beeinträchtigt sein. Der Patient lebt weitgehend in der Vergangenheit und erinnert sich häufig nicht an Begebenheiten, die nur sehr kurze Zeit zurückliegen. Bei einem Teil der Kranken besteht die Tendenz, Wissensdefekte durch Konfabulation zu überdecken.
Konfabulieren stammt von dem lateinischen Wort „fabula" = Geschichte und bedeutet „Märchen erzählen" oder „Geschichten erfinden" (Pseudoerinnerungen).
Altenpflegerinnen bekommen immer wieder Geschichten zu hören, die eindeutig falsch sind. Der Kranke lügt jedoch nicht, sondern er füllt die Lücken in seinem Gedächtnis mit erfundenen Geschichten auf und will damit nur eine peinliche Situation vermeiden.

Auffällig beim Patienten ist eine Gefühlsverflachung, Kritikminderung sowie Krankheitsuneinsichtigkeit; ferner eine delirante Unruhe und Antriebsstörungen. Vielfach finden sich Bewusstseinsstörungen, Gang- und Standunsicherheit.

Manchmal fühlt sich ein Patient mit Korsakow-Syndrom wegen seiner Entfremdung so bedroht, dass er nicht apathisch, sondern aggressiv reagiert. Dennoch ist der Patient durchaus zugänglich, wenn man freundlich, aber bestimmt mit ihm umgeht.
Bei alten Patienten kann die Abgrenzung zwischen einem Korsakow-Syndrom und einer Alzheimer-Demenz gelegentlich Schwierigkeiten bereiten. Die zerebralen Schäden sind immer schwer.
Häufig muss der Patient für den Rest seines Lebens in einer Pflegeeinrichtung versorgt werden. Die Bewohner sind sich ihrer Gedächtnisstörungen und Orientierungsprobleme nicht bewusst und fragen sich oft, was sie in einem Pflegeheim zu suchen haben - es ist doch „alles in Ordnung". Es ist daher zu verstehen, dass sie wenig motiviert sind, was eine aktivierende Pflege angeht. Sie halten diese Pflegekonzepte für nicht angebracht. Die Prognose des Korsakow-Syndroms ist insgesamt schlecht.

11.5.8 Dementia alcoholica

Die Sensitivität des Gehirns gegenüber Alkohol ist im Alter erhöht. Abhängige höheren Alters weisen bei sinkenden Trinkmengen höhere Schäden am zentralen Nervensystem auf. Chronischer Alkoholabusus führt zu hirnorganischen Beeinträchtigungen und verursacht im Alter intellektuelle Leistungseinbußen. Das Alter der Betroffenen, die Dauer der Abhängigkeit und die zentralnervösen Schädigungen bestimmen das Ausmaß der intellektuellen Leistungseinbußen.
Das Hauptmerkmal der „Demenz bei Alkoholismus" sind die kognitiven Verluste von wenigstens drei Wochen Dauer, nach dem Ende des chronischen Alkoholkonsums. Alle anderen Ursachen müssen dabei ausgeschlossen werden. Bei 50-60% der chronischen Alkoholkranken finden wir eine Hirnatrophie (Neuronenverluste) mit unterschiedlichem Schweregrad. Bei ausgedehnten Atrophien muss mit bleibenden hirnorganischen kognitiven Defiziten gerechnet werden. Die Defizite äußern sich in der Abstraktions- und Kombinationsfähigkeit, ferner in eine verminderte Merkfähigkeit.

Merke!

Die Vorstellung, dass ein Patient erst „ganz unten in der Gosse" gelegen haben muß, berücksichtigt nicht die Gefahr und Risiken der körperlichen Alkoholfolgeschäden. Diese sind z.T. nicht mehr vollständig rückbildungsfähig. Eindeutig muss auf zerebrale Folgeschäden durch Alkohol hingewiesen werden. Viele chronisch geschädigte Alkoholkranke weisen dauerhafte zerebrale Schäden, z.B. ein Korsakow-Syndrom auf und müssen meist in spezialisierten psychiatrischen Einrichtungen verbleiben.

11.5.9 Psychosoziale Folgeprobleme

- beruflicher Abstieg
- soziale Isolation
- gestörte Partnerbeziehung
- Verwahrlosungstendenzen
- Suizidgefährdung

Merke!

Unter Alkoholabhängigkeit kommt es zu vermehrten Suizidhandlungen, insbesondere bei gerade zusammengebrochenem sozialem Umfeld. Dies ist besonders bedingt durch die alkoholbedingte Enthemmung und die unter Alkoholeinfluss nicht mehr mögliche Abwehrreaktion von aufgestauten Gefühlen, wie Wut und Hass. Eine Situation mit allerhöchstem Suizidrisiko stellt das so genannte „heulende Elend" des Kranken dar. Bei diesem Zustand potenzieren sich im Rausch schwere depressive Verstimmungen mit Gefühlen der Hoffnungs- und Ausweglosigkeit. Es kommt zu einer Kumulation von bisher verdrängten Schuldgefühlen. Der Suizid scheint der einzige Ausweg zu sein.

11.6 Altersspezifität der Alkoholabhängigkeit

Ursachen von Abhängigkeit im Alter:

> Isolation,
> Einsamkeit,
> Sinndefizite,
> das Gefühl nicht mehr gebraucht zu werden,
> persönlichkeitsbezogene Ursachen sind depressive Syndrome, Selbstwertprobleme und Suizidtendenz.

Abhängigkeitserkrankungen im Alter werden häufig übersehen, weil es sich hier um ein Tabuthema handelt. Die Erkrankten neigen dazu, ihre Abhängigkeit vor sich selbst und vor anderen zu verharmlosen oder zu verheimlichen. Das soziale Umfeld neigt ebenfalls dazu „wegzuschauen"; die Erkrankung wird somit lange Zeit nicht wahrgenommen. Auffällige Verhaltensweisen von alten Menschen werden vom Pflegepersonal, Ärzten oder anderen klinischen Mitarbeitern nicht immer in Verbindung mit einer Abhängigkeitsproblematik gebracht.
In das Bild einer stillen und im verborgenen stattfindenden Erkrankung passt auch die unzureichende Forschungssituation über Alkoholabhängigkeit im Alter. Es finden sich wenige Veröffentlichungen und viele Fragen sind in Fachkreisen noch wissenschaftlich unbeantwortet. Die Probleme der Abhängigkeit im Alter müssen aber in Zukunft stärker als bisher Beachtung finden, da immer mehr ältere Menschen betroffen sind. Es werden jetzt die Generationen alt, die

Alkoholkonsum in größeren Mengen häufiger gewohnt waren als die vorhergehenden Jahrgänge.
Was allgemein gilt, gilt auch für den älteren alkoholkranken Menschen:
Es gibt nicht den typischen Alkoholiker. Das Krankheitsbild wird von der individuellen Disposition geprägt. In den vergangenen Jahren hat sich eine Alterstypologie herausgebildet, welche die gängigen Alkoholismustypen nach Jellinek sinnvoll ergänzt. Diese Einteilung sollte mit einbezogen werden, wenn über gezielte pflegerische und therapeutische Maßnahmen nachgedacht werden muss.

Ältere Alkoholabhängige werden eingeteilt in drei Gruppen:

1. Die überlebenden und alt gewordenen Abhängigen
Darunter fallen die Spätzustände mit großen somatischen und psychischen Schädigungen. Diese Gruppe wird von den langjährigen, aber sozial angepassten Genuss- und Gewohnheitstrinkern gebildet, die ihren Konsum im Alter nicht reduziert haben und infolge der Toleranzminderung zu Abhängigen geworden sind.

2. Die reaktiven oder Problemtrinker
Betroffene sind erst nach dem 60. Lebensjahr abhängig geworden, infolge von sozialen Rollenverlusten oder von psychischem und/oder körperlichem Leidensdruck.

3. Die intermittierenden Trinker
Die Menschen waren bereits in jüngeren Alter alkoholabhängig und sind danach abstinent geworden. Durch altersspezifische Verlusterfahrungen und Wegfall von sozialen Kontrollen, z.B. Angehörige, sind sie wieder rückfällig geworden.
Besonders bei älteren Menschen muss berücksichtigt werden, dass sich der Alkoholstoffwechsel verändert. Bei Konsum der gleichen Alkoholmenge weisen ältere Menschen einen höheren Blutalkoholspiegel auf als jüngere. Gleichzeitig nimmt die Toxizität auf verschiedene Organe zu.

Darüber hinaus interagiert Alkohol mit einer großen Zahl häufig verordneter Medikamente.

Dies sollte besonders berücksichtigt werden, da im Alter aufgrund einer Multimorbidität oft eine Multimedikation erfolgt. Bei alten Menschen findet der Alkoholmissbrauch eher unauffällig statt und wird von Außenstehenden nicht als solcher erkannt. Soziale Kriterien wie der Erhalt der Arbeitsfähigkeit oder alkoholbedingte Straftaten, die bei jüngeren Menschen häufig eine Behandlung einleiten, verlieren in diesem Lebensabschnitt an Bedeutung.

Langzeitalkoholabhängige sind in der Regel mit der starren Regel des Abstinenzgebotes überfordert. Diejenigen, die es im Laufe von Jahrzehnten aus verschiedenen Gründen nicht geschafft haben, auf Dauer abstinent zu leben, ist mit der Sicherung einer halbwegs gesunden Lebensweise mit stabilen Lebensverhältnissen besser geholfen.

Ein Heimeintritt muss nicht unbedingt ein Bedingungsfaktor zur Entstehung von Alkoholabhängigkeit sein. Vielmehr ist es so, dass starker Alkoholmissbrauch vorwiegend bei Männern zum Heimeintritt geführt hat; meistens aufgrund von Alkoholismusfolgeerkrankungen und typischen psychosozialen Begleitumständen. Frauen werden erst relativ spät alkoholabhängig, besonders wenn sie allein leben.
Die Sterblichkeitsrate in Verbindung mit Alkoholmissbrauch ist im Alter allgemein höher als bei jüngeren Menschen.

Handlungsaufgabe:
Welche Probleme ergeben sich bei der Betreuung von Alkoholabhängigen in stationären Seniorenpflegeeinrichtungen?

Zusammenfassung

- Mehr Alkoholabhängigkeit im Alter: 20% der älteren Männer, 2% der älteren Frauen (die Dunkelziffer liegt wahrscheinlich höher).
- Die Erfolgsquote zur Abstinenz im Alter liegt bei 70%.
- Von Außenstehenden wird unauffälliger Alkoholmissbrauch nicht bzw. zu spät erkannt oder bagatellisiert.
- Die Sensibilität des Gehirns gegenüber Alkohol ist im Alter erhöht.
- Alkoholstoffwechselveränderungen durch Multimorbidität und Medikamente.
- Es treten verstärkt Alkoholentzugserscheinungen auf.
- Es sind weniger Alkoholhalluzinosen vorhanden.
- Bei alkoholabhängigen Männern erfolgt der Heimeintritt aufgrund von bio-psycho-sozialen Folgen.
- Frauen werden relativ spät alkoholabhängig, wenn sie allein leben.
- Im Alter liegt die Sterblichkeitsrate bei Alkoholabhängigkeit höher.
- Es gibt zu wenige Therapieeinrichtungen für ältere Abhängigkeitskranke mit Konzepten zur sozialen Reintegration.

11.7 Therapeutische Interventionen

11.7.1 Problemanalysen zu Therapieangeboten

Ältere Menschen mit Alkoholproblemen haben mit besonderen Schwierigkeiten zu kämpfen; in vielen Suchtfachkliniken liegt die Altersbegrenzung bei 60 bis 65 Jahren; d.h. spezielle Therapieangebote für diese Altersgruppe sind selten. Bei Alkoholikern mit jahrzehntelangen Krankheitserfahrungen und chronischen Mehrfachschädigungen kann es in erster Linie wenig um Abstinenz gehen. Da viele eine Reihe erfolgloser Abstinenzversuche hinter sich haben, sind sie entsprechend unmotiviert. Dazu kommt, dass Multimorbidität mit einer durch den Alkoholismus bedingten Voralterung miteinander korrespondieren. Psychische und somatische Schäden sind jetzt nicht mehr aufzuarbeiten, sondern nur noch zu lindern. Es kostet diese Menschen eine große Überwindung längerfristig ihre Umgebung zu verlassen und weiter entfernt eine Therapie durchzuführen.
Aus diesen Gründen heraus werden Therapiekonzepte mit einer individuellen Planung benötigt. Einem alten Menschen kämen gemeindenahe Therapieangebote gelegen.
Ist ein älterer Mensch nicht mehr in der Lage, diese Angebote wegen mangelnder Mobilität oder Multimorbidität zu nutzen, so könnte über den sozialpsychiatrischen Dienst der Gesundheitsämter eine Therapie im häuslichen Bereich ermöglicht werden.

11.7.2 Altersgerechte Therapieziele

Verbreitete Vorurteile von negativen Heilprognosen gegenüber älteren Alkoholikern sind nicht berechtigt. Es können mehr positive Erfahrungen bei der Behandlung von Älteren, als bei Jüngeren gemacht werden, wenn das therapeutische Program altersgerecht aufgebaut wird. Besonders Ältere, die erst spät zu Alkoholabhängigen geworden sind, sind in der Regel Menschen mit intakten „Ich-Funktionen", die in vielerlei Hinsicht ein erfolgreiches und zufriedenes Leben geführt haben. Deshalb kann bei therapeutischer Behandlung stärker als bei Jüngeren auf diese Sichtweise aufgebaut werden. Viele Fähigkeiten sind bei Älteren vorhanden, die bei jüngeren Patienten erst im Sinne eines Nachreifungsprozesses aufgebaut werden müssen.

Anzustrebende Therapieziele sind:
1. Erhöhung der Lebensqualität
2. Erhöhung der Alltagskompetenz
3. Wiederaufnahme von sozialen Kontakten
4. Besserung des Gesundheitszustandes
5. Förderung der Selbstständigkeit
6. Sinnstiftende Angebote, um die Lücke zu füllen, die die Abstinenz hinterlässt.

Realistische Ziele, welche sich an individuelle Möglichkeiten des Einzelnen orientieren sollten, wären:

1. Reduzierung der täglichen Alkohol -Trinkmenge
2. Verbesserung des gesundheitlichen Status
3. Anstrebung einer alkoholfreien Phase
4. Erreichen einer dauerhaften Abstinenz
5. Vermeidung einer Verlagerung in Ess-, Nikotin- oder Medikamentensucht.

Merke!

Schon beim reduzierten Trinken und/oder zeitweiligen Alkoholabstinenz können Erfolge beobachtet werden. Alle Bemühungen, die lebensverlängernd sind und zu ein wenig mehr Nüchternheit und Klarheit führen, verringern das Leid und erhöhen die Lebenszufriedenheit. Diese Einstellung eröffnen Betroffene die letzte Chance auf einen würdevollen Lebensabend.

11.7.3 Die soziale Reintegration

1. Stufe = Entgiftungsphase

Der Versuch einer sozialen Reintegration ist in der ersten Stufe ein langwieriger Prozess, der zunächst über ein Jahr angelegt werden muss. Im Vordergrund steht die Unterbringung in eine beschützende Wohngruppe, da in einer offenen Abteilung die Möglichkeit besteht, an Alkohol zu gelangen und ein Rückfall vorprogrammiert ist. Es geht hier vor allem um die Motivation des alten Menschen und den Angstabbau vor der Einrichtung; der Betroffene muss einen Sinn in der Therapie sehen. Während dieses Zeitraumes ist eine Betreuung in Form von Ergotherapie, Krankengymnastik und verhaltenstherapeutischen Konzepten notwendig. Besonders zu Beginn der Gesprächstherapie, die sich sehr lang hinziehen kann, ist emotionale Zuwendung nötig. Im Vordergrund stehen die tagesstrukturierenden Maßnahmen, da die Betroffenen im Verlaufe ihrer Alkoholkrankheit es verlernt haben, einen geregelten Tagesablauf zu strukturieren und diesen einzuhalten.

Unter Abstinenz besteht durchaus, auch beim chronischen Alkoholiker, die Möglichkeit, dass sich die organischen und psychischen Schäden langfristig bessern.

Ziel der Entgiftungstherapie ist die Abstinenzforderung:

„Mein Leben lang nie wieder Alkohol!"

Gelingt es aber nicht, die völlige Abstinenz einzuhalten, so wird der süchtige Prozess wieder in Gang gesetzt und schreitet systematisch fort.

2. Stufe = Bewährungsphase

Diese Stufe der sozialen Reintegration sollte eine sechsmonatige Dauer haben. Der Betroffene befindet sich jetzt in einer offenen Abteilung in derselben Einrichtung. Die zweite Phase dient besonders dem Aufbau von Selbstvertrauen: „Dabei auch Grenzen setzen und/oder akzeptieren."

Die tagesstrukturierenden Maßnahmen sind weiterhin strikt einzuhalten. Die Freiräume werden größer gehalten, z.B. durch Gruppenausgang und andere außerhäusliche Aktivitäten. Die Therapiestunden sollten gerade bei einem älteren Menschen nicht länger als 60 Minuten dauern.

Im Falle eines Alkoholrückfalles muss die Rückverlegung in die beschützende Wohngruppe erfolgen. Ein erneuter Zeitraum von sechs Monaten wäre erforderlich.

3. Stufe = Die eigentliche soziale Reintegration

Diese erfolgt über sechs bis neun Monate in Form eines betreuten Wohnens oder in einer Wohngemeinschaft. Kommt es in der 3. Stufe zu einem Rückfall, so ist eine Rückverlegung in die beschützende Wohngruppe notwendig. Eine optimale soziale Reintegration für den alten Menschen wäre letztendlich, dass er in einer Wohnung alleine lebt, wobei eine Anbindung an die stationäre Einrichtung in loser Form wünschenswert wäre, damit der alte Mensch bei der Bewältigung seiner Alkoholkrankheit im Zweifelsfall einen Ansprechpartner hat.

In allen Stufen ist eine regelmäßige psychosoziale Betreuung erforderlich, selbst dann, wenn die Betroffenen weitgehend „selbstständig" wieder ihre Lebensaktivitäten leben und für diese Verantwortung übernehmen. In allen Stufen gehört die Kontaktaufnahme zu einer ambulanten Selbsthilfegruppe.

11.7.4 Die Ziele der sozialen Reintegration

In der sozialen Reintegration soll der Patient in der ihm zur Verfügung stehenden Zeit lernen einen Sinn zu sehen - „er soll sein Leben wieder genießen können." Das Ziel des Kontaktes zu einer Selbsthilfegruppe ist das Ziel einer „zufriedenen Nüchternheit", wobei auch das „Wohlfühl-Gefühl" des Betroffenen in einer Gruppe eine entscheidende Rolle spielt.

11.7.5 Das Sieben-Stufen-Training

Das Sieben-Stufen-Training findet in einer stationären Entwöhnungsklinik statt.

Der alte Mensch beginnt bei dem Stufentraining erst dann mit dem nächsten Schritt, wenn er den vorangehenden Schritt erfolgreich abgeschlossen hat. Das Stufentraining kann in den normalen strukturierten Tagesablauf eingebaut werden. Eine Grundvoraussetzung für die Umsetzung des Stufenprogramms ist, dass die Wohngruppe ein festes Team, feste Regeln, feste Zeiten und wiederkehrende Aktivitäten hat sowie der Einsatz eines multiprofessionellen Teams. Notwendig sind: Gerontopsychiater/Psychiater, geschulte Altenpflegerinnen mit gerontopsychiatrischer Fachweiterbildung, therapeutisch, psychologisch sozialpädagogisch und soziologisch ausgebildetes Fachpersonal.

Stufe 1: Geben Sie dem alten Menschen Zeit, sich mit der neuen Umgebung vertraut zu machen und sich darin wie zu Hause zu fühlen. Begleiten Sie ihn nur an Orte wie Toilette, Schlafzimmer oder Tagesraum. Gehen Sie auf ihn mit viel Geduld und Einfühlungsvermögen ein. Vermeiden Sie für die Betroffenen die so genannten bedrohlich wirkenden Pflegehandlungen; Alkoholkranke haben ein großes Aggressionspotential.
Stufe 2: Helfen Sie ihm bei der Orientierung, z.B. indem Sie ihm Hinweisschilder erklären und ihn an neue Räumlichkeiten heranführen.
Stufe 3: Begleiten Sie ihn bei dem aufgestellten Tagesplan. Zeigen Sie Handlungsabläufe in kleinen Schritten, z.B.: Um 8 Uhr aufstehen, anschließend Körperpflege.
Stufe 4: Machen Sie ihn mit schriftlichen Gedächtnisstützen vertraut, z.B. Notizbuch oder Zettel.
Stufe 5: Führen Sie ihn konstant aber behutsam in die Hausregeln, Therapieabsprachen, Aufgaben und Verantwortlichkeiten für den Betroffenen selbst und für die Gruppe ein.
Stufe 6: Trainieren Sie sein Gedächtnis mit spielerischen Gedächtnisübungen.
Stufe 7: Wiederholen Sie das Eingeübte bei außerhäuslichen Aktivitäten, z.B. beim gemeinsamen Einkauf, Spazierengehen etc.

Die Altenpflegerinnen brauchen bei dem Stufen-Training viel Geduld. Sie bekommen immer wieder die gleichen Fragen gestellt und müssen ständig die gleichen Pflegeanweisungen geben. Diese sollten knapp, präzise sein und immer wiederholt werden. Wenn der alte Mensch etwas gut gemacht hat, sollte er gelobt werden. Je mehr er Anerkennung und Lob bekommt, desto mehr gewinnt er sein verloren gegangenes Selbstvertrauen zurück. Altenpflegerinnen dürfen nicht zu viel von dem Patienten erwarten, denn der Patient mit Korsakow-Syndrom lernt sehr langsam und kann nicht mehrere Handlungsabläufe gleichzeitig tun.

Merke!

Wenn bei einem älteren Menschen eine Entwöhnungsbehandlung nötig wird, kommt es darauf an, bei ihm nicht etwa die Biografie aufzuarbeiten, sondern darauf hinzuarbeiten, wie das Leben im Hier und Jetzt gestaltet werden kann. Dazu gehören eine Strukturierung der verfügbaren Zeit, der Aufbau neuer Kontakte sowie die Auseinandersetzung mit altersbedingten Begrenzungen.

11.7.6 Kostenübernahme im Alter

Die Möglichkeit alkoholkranke ältere Patienten in eine geschlossene Einrichtung „wegzusperren", ist mit dem Grundsatz der Sozialpsychiatrie bzw. mit sozialer Verantwortung nicht zu vereinbaren. Ältere chronisch Alkoholkranke gehören zu der Gruppe von Alkoholkranken, die trotz mehrfacher Entwöhnungsbehandlungen abstinenzunfähig sind. Bei diesem Klientel kommt es zu einem deutlichen sozialen Abstieg, zu organischen Schäden sowie hirnorganischen Wesensänderung bzw. zu einem Korsakow-Syndrom. Eine Zuständigkeit der gesetzlichen Krankenversicherung oder des Rentenversicherungsträgers ist sicherlich nicht mehr gegeben.
Da es sich weder um eine Krankenhausbehandlung zu Lasten der gesetzlichen Krankenversicherung, noch um eine Entwöhnungsbehandlung zur Wiederherstellung der Erwerbsfähigkeit handelt, ist die Zuständigkeit des Sozialhilfeträgers, falls der Patient kein eigenes Vermögen hat, gemäß § 39/40 BSHG (soziale Wiedereingliederung) gegeben.

11.8 Annäherung an den alkoholkranken Menschen

Eine Situation zur Abhängigkeitsentwicklung:
Herr G. wächst in einem unauffälligen Elternhaus auf. Er besucht die Hauptschule mit Abschluss und schließt eine Handwerkerlehre erfolgreich ab. In dem Betrieb wird er übernommen. Der erste Kontakt mit Alkohol erfolgt auf seiner Konfirmation mit 14 Jahren.
Im Laufe seiner jugendlichen Entwicklung kommt es zu Spannungen innerhalb der beruflichen Situation. Herr G. merkt, dass nach einem Alkoholgenuss die Spannungen vermindert und sein Selbstwertgefühl gesteigert wird. In der kommenden Zeit entwickelt sich bei ihm ein „Spannungs-Erleichterungs-Trinken".
Im weiteren Suchtverlauf trinkt Herr G. reichlich Alkohol am Wochenende. Es sind zunächst keine Auffälligkeiten an der Arbeitsstelle und im familiären Bereich festzustellen. Der Alkoholkonsum steigert sich aber weiter. Herr G. fängt nun an auch in der Woche am Abend zu trinken. Er leidet unter Ein- und Durchschlafstörungen, wogegen Herr G. wiederum Alkohol einsetzt. Wegen des schädlichen Alkoholkonsums ergeben sich Fehlzeiten an der Arbeitsstelle, welche dort aber zunächst nicht auf den Alkoholkonsum zurückgeführt werden. Im weiteren Verlauf der körperlichen Abhängigkeit leidet Herr G. unter morgendlichen Entzugserscheinungen, so dass er bereits am Morgen Alkohol zu sich nehmen muss, um die Entzugserscheinungen zu beheben. Weil Herr G. öfters alkoholisiert am Arbeitsplatz erscheint, bekommt er Abmahnungen. Die Alkoholkrankheit wird jetzt für das soziale Umfeld deutlich sichtbar.
Auf einen äußeren Druck von seiner Familie und seinem Arbeitgeber absolviert Herr G. eine ambulante Entwöhnungsbehandlung, bei deren Durchführung sich eine Abstinenzunfähigkeit erweist und es sich herausstellt, dass eine stationäre

Entwöhnungsbehandlung notwendig ist. Nach der stationären Behandlung besucht Herr G. monatelang eine Selbsthilfegruppe.
Herr G. ist davon überzeugt, dass er die Krankheit überwunden hat; der Besuch der Selbsthilfegruppe wird weniger. Herr G. trinkt aus seiner Selbstüberschätzung heraus hin und wieder mal ein Glas Bier. So kommt es zu einem Rückfall in die Alkoholkrankheit mit massiver körperlicher Abhängigkeit, Abstinenzunfähigkeit und Kontrollverlust. Herr G. bekommt wegen Auffälligkeiten am Arbeitsplatz seine Kündigung. Er vollzieht eine zweite Entwöhnungsbehandlung. Hiernach ist er nur kurze Zeit „trocken". Die Alkoholmenge steigert sich, es kommt zu körperlichen Schäden. Psychisch wirkt Herr G. kritikvermindert; eine Krankheitseinsicht ist nur oberflächig verbal vorhanden. Er kann nicht mehr gut für sich selbst sorgen und muss sich in seinem Alkoholrausch öfters von seinen Angehörigen helfen lassen. Die Ehefrau reicht die Scheidung ein, zieht mit den zwei Kindern in eine andere Stadt. Sie haben genug von ihm; weisen ihn ab und besuchen ihn nicht mehr. Er verschmutzt und magert ab. Herr G. leidet sehr unter sozialer Isolation und steigert weiter seinen Alkoholkonsum um überhaupt „aktionsfähig" zu sein. Es folgen mehrere Zwangseinweisungen in ein Landeskrankenhaus, in dem eine Entgiftung durchgeführt wird. Dort kommt es anfangs zu generalisierten Krampfanfällen und zu mehreren Delirien.
Durch einen psychologischen Test lässt sich eine hirnorganische Wesensveränderung, u.a. deutliche Kritikminderung, vermehrte Reizbarkeit, Krankheitsuneinsichtigkeit, Störungen des Kurzzeitgedächtnisses feststellen. Aufgrund der Alkoholkrankheit und der daraus resultierenden hirnorganischen Leistungsfunktionsstörungen wird bei Herrn G. eine Betreuung im Rechtssinn mit dem Wirkungskreis Aufenthaltsbestimmungsrecht und Vermögensrecht eingerichtet. Der Betreuer beantragt die Erwerbsunfähigkeitsrente, weil keine Aussichten bestehen durch eine erneute Langzeitentwöhnungsbehandlung die Erwerbsfähigkeit wieder herzustellen. Inzwischen ist Herr G. 65 Jahre alt geworden. Er ist heute sozial völlig desintegriert und hat außer seinen „Saufkumpanen" keinen Freundes- und Bekanntenkreis mehr. Der Kontakt zu seinem Betreuer ist nur selten vorhanden.
Herr G. ist „verbal einsichtig" indem er beteuert, alkoholkrank zu sein und schon morgen aufhören könne zu trinken. Dieser „Vorsatz" wird jedoch aufgrund der Abstinenzunfähigkeit nicht ausgeführt, es kommt immer wieder zu massiven Trinkrezidiven und zu wiederholten Einweisungen in ein Landeskrankenhaus. Herr G. weist im weiteren Krankheitsverlauf schlimme körperliche Schäden auf. Aufgrund der fortschreitenden Alkoholkrankheit und der seelischen und körperlichen Folgeschäden erwirkt der Betreuer beim zuständigen Amtsgericht einen Unterbringungsbeschluss für eine geschlossene Einrichtung für „depravierte Alkoholiker".

Hier könnte die Krankheitsgeschichte von Herrn G. enden. Er ist nun in einer geschlossenen Einrichtung untergebracht. Er kann sich keinen Alkohol mehr verschaffen; bekommt Essen und trinken und kann der Gesellschaft nicht mehr zur „Last fallen", außer den Kosten für die Unterbringung, von dem ein Teil von seiner Rente beglichen wird.

Handlungsaufgaben

1. Zu welchen sozialen Folgeschäden kommt es unter Alkoholabhängigkeit?
2. Es erhebt sich die gesellschaftspolitische Frage, ob es nur die eine Möglichkeit gibt, Herrn G. „wegzusperren" oder ob der Versuch einer sozialen Integration mit einem Therapiekonzept erfolgreicher für Herrn G. greifen könnte? Bitte diskutieren Sie diesen Gedanken in Ihrer Arbeitsgruppe!
3. Die Frage, ob ältere Patienten in spezifischen Einrichtungen für diese Altersgruppe oder gemischt mit jüngeren Patienten behandelt werden sollen, ist z.Zt. ungeklärt. Nehmen Sie auch hierzu Stellung!
4. Arbeiten Sie aus der Situationsbeschreibung von Herrn G. den phasenhaften Verlauf der Alkoholkrankheit heraus.
5. Welche Alkoholismustypisierungen finden Sie in der Situationsbeschreibung von Herrn G.?

11.9 Anforderungen an den pflegerischen Umgang

Die Rolle des Co-Abhängigen

Unter Co-Abhängigkeit, auch Komplizenverhalten, wird ein unbewusstes, krankheitsunterstützendes Verhalten verstanden.

Besonders nahe Angehörige, z.B. Ehefrauen, übernehmen häufig die Rolle des Co-Abhängigen. Sie helfen peinliche Situationen und Schwächen zu überspielen, indem z.B. die Ehefrau versucht, den volltrunkenen Ehemann möglichst geräuschlos an den Nachbarn vorbei in die Wohnung zu befördern oder ihn am Arbeitsplatz zu entschuldigen. Co-Abhängige versuchen häufig die Kranken zu kontrollieren, indem sie Alkoholika verstecken oder die Medikamente in den Abfall werfen. Dies ist eine Art des „Mitspielens", indem der Co-Abhängige die Verantwortung für den Abhängigen übernimmt. Diese Kontrolle führt niemals zu einer Abstinenz. Der Co-Abhängige braucht die Krankheit seines Partners zur eigenen Stabilisierung, genauso wie der Abhängige den Alkohol braucht. Bei zeitweiliger Abstinenz kann der Co-Abhängige an die Stelle der Abhängigkeitssubstanz treten. In diesen Phasen befriedigt der „Co" alle Bedürfnisse des Kranken umfassend und ist immer für ihn da. Der „Co" wird zur Droge und der Abhängige bleibt abhängig durch den „Stoff" der allzu großen Überfürsorge. Oft bricht der Co-Abhängige zeitlich gesehen vor dem Kranken zusammen und kann diese Unterstützung nicht mehr gewähren; denn er wird regelrecht als „Mit-

spieler" ausgesaugt. Es dauert nicht lange, dann kommt es bei dem Kranken zu einer erneuten Krise und Rückfälligkeit.
Zum Co-Abhängigen wird man immer dann, wenn man sich eine Rolle nach den Wünschen des Abhängigkeitskranken zuschieben lässt.

Altenpflegerinnen in der Rolle von Co-Abhängigkeit
Auch Altenpflegerinnen können sich an einer Abhängigkeitsentwicklung beteiligen. Sie haben die Wahl die Erkrankung und ihre Symptome bewusst oder unbewusst zu übersehen. In ihrer Berufsrolle sind sie sogar verpflichtet dem Kranken, z.B. nach Erbrechen, wegen übermäßigem Alkoholgenuss oder Stürzen unter Alkohol oder Medikamenteneinnahme zu helfen. Durch den Versuch der Kontrolle des Alkoholkonsums im Seniorenpflegeheim werden sie zum Mitverantwortlichen, zum „Mitspieler". Sie können frei zugängliche Medikamente, die auf ärztlicher Verordnung bei „Bedarf" angeordnet wurden, mehr oder weniger „großzügig" verteilen.

Wie Co-Abhängigkeit in der pflegerischen Beziehung zum Kranken vermieden wird:
Es gilt die eigene Wahrnehmung für alle Versuche des Abhängigkeitsverhaltens zu schärfen und alle Abhängigkeiten zu vermeiden. Das kann gelingen, wenn Altenpflegerinnen klare Grenzen setzen. Sie müssen bestimmte klar strukturierte Angebote machen. Eine pflegerische Hilfeleistung darf nicht als Belohnung für „gutes" Verhalten gewährt oder zur „Strafe" entzogen werden. Dem Kranken hilft eine förderliche Haltung, mit der bestimmte Versorgungsleistungen, wie z.B. saubere Leib- oder Bettwäsche angeboten wird, aber um alle anderen Tätigkeiten muss sich der Kranke dann selbst sorgen, besonders um seine persönliche Hygiene. Wichtig ist, dass nicht nur für den Abhängigkeitskranken, sondern dem gesamten Team alle Hilfsangebote und Grenzen klar und verbindlich vorgegeben sind. Entsteht bei Pflegenden der Eindruck, dass sie ausgenutzt werden, in eine dienende Funktion geraten oder von den Wünschen des Kranken überfordert werden, ist dies ein Anlass zu einer Überprüfung der Pflegebeziehung, z.B. durch Supervision (vgl. „Hilfe durch Supervision" Seite 606). Möglicherweise haben sich im Laufe der Zeit zwischenmenschliche Abhängigkeitsverhältnisse eingeschlichen. Wünschenswert wäre eine Haltung innerhalb klarer Grenzen, die geprägt ist von professioneller Distanz und Nähe zum Abhängigkeitskranken.

Handlungsaufgaben:

1. Tauschen Sie in Ihrer Arbeitsgruppe die Erfahrungen aus, welche Sie im berufspraktischen Einsatz im Umgang mit alkoholkranken älteren Menschen gemacht haben. Richten Sie dabei Ihren Blickwinkel auf: Mitarbeiter, Angehörige und Hausärzte.
2. Wie erging es Ihnen selber beim pflegerischen/betreuerischen Umgang? Konnten Sie bei sich Co-Abhängigkeit beobachten?

11.9.1 Allgemeine Grundsätze zum Umgang mit Abhängigkeitskranken

Abhängigkeitskranken im Umgang mit ihrer Krankheit zu helfen, erfordert nicht nur ein hohes Maß an Motivation, sondern auch fundierte Kenntnisse und gefestigte Persönlichkeitsanteile.

1. Ent-Tabuisierung
Abhängigkeitsprobleme sind keine Schande. Sie sind wie andere Erkrankungen durch innere und äußere Einflüsse mitbedingt.

2. Hilfe vor Strafe
Abhängigkeit ist eine Krankheit, deshalb werden nicht Schuldige gesucht, sondern Problemlösungen.

3. Ent-Dramatisierung
Wer abhängig ist, ist nicht in einer ausweglosen Lage. Es gibt verschiedene Wege aus der Abhängigkeit bis hin zu einer abhängigkeitsfreien und erfüllenden Lebensweise.

4. Mit-Verantwortung statt Mitleid
Die Befangenheit, Angst und Unwissenheit der Angehörigen sollen abgebaut, Co-Abhängigkeit muss offen angesprochen werden. Eine Übernahme von Verantwortung mit entspechendem Handeln wird gefördert.

11.9.2 Herausforderung an die Pflege - das Korsakow-Syndrom

Wenn alte Menschen mit einem Korsakow-Syndrom oft aus psycho-sozialen Gründen in einem Seniorenpflegeheim betreut werden müssen, wird an Altenpflegerinnen eine große pflegefachliche Anforderung gestellt. Es ist notwendig auf dieses Klientel besonders geschult einzugehen.

Anforderungen an die Kommunikation bei Menschen mit Korsakow-Syndrom

Pflegende sollten bei der Kommunikation die 4-K `s anwenden.

Das K	Was ist zu tun?
Kurz	Der Patient kann nur kleine Informationshäppchen behalten und dies nur für kurze Zeit. Formulieren Sie daher Aufträge kurz, sachlich und deutlich, z.B. „Guten Morgen Herr K. Bitte aufstehen." Geben Sie nur eine Anweisung auf einmal. Erst wenn Herr K. neben dem Bett steht, sagen Sie also, dass er sich waschen soll. Stellen Sie nur geschlossene Fragen, damit der Patient die Wahl zwischen zwei Möglichkeiten hat. Also nicht: „Möchten Sie etwas trinken?", sondern: „Kaffee oder Tee, Herr K.?" Achten Sie auf ihren Tonfall. Kurze Aufträge hören sich leicht wie Befehle an. Diesem können Sie durch eine freundliche Stimme mit einer freundlichen Mimik vorbeugen.
Konkret	Dem alten Menschen mit Korsakow-Syndrom fällt es schwer, sich etwas vorzustellen oder im Voraus zu planen. Geben Sie ihm klare und einfache Anweisungen in der konkreten Situation, z.B. beim Tischdecken, Bettenmachen oder Abwaschen. In der konkreten Situation kann er mit seinen Sinnen arbeiten, d.h. sehen, hören, fühlen und riechen, was er zu tun hat.
Konsequent	Geben Sie immer die gleiche Information auf die gleiche Weise und in der gleichen Situation. Der alte Mensch mit Korsakow-Syndrom lernt sehr langsam und erst nach endlosen Wiederholungen. Übermitteln Sie daher Pflegeanweisungen jeden Tag auf die gleiche Weise, z.B. verbal, durch eine Notiz oder nonverbal durch eine Geste. Einigkeit im therapeutischen Team ist dazu nötig.
Kontinuierlich	Die Vergesslichkeit verfolgt den Patienten mit Korsakow-Syndrom den ganzen Tag, daher benötigt er eine rundum Betreuung. Eine Hilfe sind Anweisungen auf Handlungskarten, mit denen er die notwendigen Tätigkeiten stets vor Augen hat. Regelmäßigkeit gehört zur Kontinuität. Stellen Sie den Patienten an festen Tagen unter die Dusche und nicht wie es mal in ihren Pflegeplan passt.

11.9.3 Der Umgang mit aggressiven Alkoholabhängigen

Ein wichtiges Pflegeziel ist die Kanalisierung von selbstaggressiven und selbstdestruktiven Tendenzen.

Maßnahmen und Anknüpfungspunkte im Umgang mit aggressiven Alkoholabhängigkeitskranken sind:

- Die Neigung zur verstärkten Aggression kann auf zunehmende Angst hindeuten. Die empfundene Angst kann den alten Menschen zu aggressiven Handlungen treiben; er fühlt sich bedroht, weil er in vielen Situationen unsichere Gefühle hat. Die Bezugspflegekraft sollte auf Anzeichen von aggressiven Ausbrüchen achten, z.B. Gesichtsausdruck, Körperhaltungen, verbale Äußerungen.
- Die Altenpflegerin zeigt ihre eigene Angst dem alten Menschen; gerät aber nicht in Panik. „Herr M. wenn sie sich so aufführen, bekomme ich Angst vor ihnen!" Es ist gut, wenn die Altenpflegerin auf den Kranken weiter beruhigend einredet. Dadurch zeigt sie dem Kranken, dass sie die Angst und die Situation beherrscht. Oft beruhigt sich der Kranke, vor allem, wenn er aus Angst aggressiv wird.
- Bei ständigem aggressivem Verhalten wird es notwendig sein, dass der Facharzt dem Kranken ein angstlösendes, beruhigendes Medikament (Anxiolytika, z.B. Tavor) verordnet.
- Altenpflegerinnen sollten sich anders verhalten, wie es der Kranke von ihnen erwartet; denn wer droht oder aggressiv ist, erwartet, dass der andere sich vor ihm fürchtet, wegläuft, kämpft, verhandelt oder beschwichtigt (siehe Beispiel unten).
- Bei aggressiver Selbstverletzung ist die Hand - in - Hand - Betreuung hilfreich.

Ein Beispiel für eine gelungene pflegerische Intervention:
Herr M. bedroht einige Mitbewohner und einen Altenpfleger mit einem Küchenmesser. Eine zweite Altenpflegerin kommt hinzu und sagt zu Herrn M.: „Oh, wie schön, dass sie das Messer wiedergefunden haben. Das suchen wir schon die ganze Zeit!" Herr M. lässt sich verdutzt das Messer aus der Hand nehmen.

Handlungsaufgabe:
Führen Sie ein Rollenspiel auf, in dem aggressive Handlungen, die von alten Menschen ausgehen können, vorkommen. Stellen Sie zu den jeweiligen Situationen pflegerische Interventionen Ihrer Arbeitsgruppe vor.

Ein anzustrebendes Lernziel für den Umgang mit aggressiven Situationen:
Von der gefahrlosen Situation aus, sollte die Altenpflegerin aus eigenen Fehlern lernen, um sich in der Pflegepraxis auf eine echte Konfrontation vorzubereiten.

Merke!

Reagiert der Abhängigkeitskranke aggressiv, sollte die Altenpflegerin den Patienten ruhig und sachlich zurückweisen und zu sich sagen: „Der alte Mensch meint ja nicht mich, sondern sein eigenes Schicksal!"

11.9.4 Abhängigkeitstherapie im Seniorenpflegeheim

Von einer Abhängigkeitstherapie kann im Pflegeheim nicht gesprochen werden. Wird ein Abhängigkeitskranker ins Pflegeheim aufgenommen, so muss auf der anderen Seite die sinnvolle Perspektive eines unabhängigeren, erfüllteren Lebens stehen. Es stellt sich die Frage, ob Perspektiven in einem Pflegeheim immer anzufinden sind (vgl. auch „Die Frage nach dem Lebenssinn in einem Seniorenpflegeheim" auf Seite 548). Eine abhängigkeitsfreie Umgebung sowie qualifizierte Mitarbeiter sind weitere Voraussetzungen zur Umsetzung der Therapie, die im Pflegeheim nicht immer vorliegen.
Ein Seniorenpflegeheim als totale Institution ist aber geeignet den Abhängigkeitsprozess positiv zu beeinflussen. Wird das Heim gut geführt, können eine Vielzahl von Versorgungsleistungen mit professioneller Pflege den Wünschen eines Abhängigen sehr entgegenkommen. Ähnlich wie der Co-Abhängige und Ehepartner phasenweise an die Stelle der Abhängigkeitssubstanz treten können, kann das Pflegeheim eine solche Ersatzfunktion übernehmen. Ein so genanntes „Stützkorsett", das den Abhängigen von täglichen Pflichten entlastet, bietet der strukturierte Tagesablauf mit Essen und Schlafen und die Routine des Heimes. Bei einigen Abhängigen, die an stärkeren Unverträglichkeitsreaktionen im Alter leiden, gelingt es die tägliche Alkoholmenge zu reduzieren oder sogar eine vorübergehende Abstinenz herbeizuführen. Diese Vorgehensweise stellt aber keine professionelle Therapie für ältere Abhängige dar, sondern ist eher als eine stabilisierte Abhängigkeitsentwicklung anzusehen.

Zum Verständnis eine Situation aus der stationären Altenpflege
Die 64-jährige Frau T. kam in das Seniorenpflegeheim, nachdem sie bereits einen halbjährigen stationären Entzugsaufenthalt absolviert hatte. Im Heim zieht sie in einen Wohnbereich, in dem sich die Senioren weitgehend eigenständig versorgen. Sie ist gehfähig und vermittelte den Eindruck, mit entsprechender Hilfestellung durchaus ein Leben in Eigenständigkeit bewältigen zu können. Kurz nach dem Einzug berichtete die Altentherapeutin dem Pflegepersonal, dass Frau T. Scherry am Kiosk gekauft habe. Nach ca. 2 Wochen fand eine Altenpflegerin Frau T. in ihrem Zimmer volltrunken vor. Der behandelnde Hausarzt teilte Frau T. schonungslos mit, dass sie, wenn sie mit dem Trinken nicht aufhöre, keine lange Lebenserwartung mehr habe. Das machte Frau T. sehr nachdenklich. In Kooperation mit dem Hausarzt begann dann eine stabilisierte Abhängigkeitsentwicklung.

Das Betreuungsprogramm für die alkoholabhängige Frau T:
> Im Erstgespräch mit Frau T. wird ihr erklärt, dass ihr Alkoholproblem nur gemeinsam mit Hilfe des Hausarztes, dem Betreuer und den Pflegekräften gelöst werden kann.
> Frau T. bekommt zunächst kein Bargeld in die Hand.
> Einkäufe am Kiosk finden nur in Begleitung von Mitarbeitern statt.
> Sie darf keine Waren einkaufen, die in irgendeiner Form Alkohol enthalten (z.B. Süßigkeiten).
> es wird auf eine Bedürfnisbefriedigung durch aktive Teilnahme vielseitiger Beschäftigungsangebote geachtet (Stärkung des Selbstwertgefühls).

In der Zusammenfassung vergangener Pflegeberichte von Frau T. kann nachgelesen werden:
Bei Frau T. konnten in den vergangenen drei Monaten kleine Erfolgserlebnisse beobachtet werden. Sie ergänzte ihre Garderobe, nahm den Friseur im Hause in Anspruch und erinnerte sich an frühere kreative Tätigkeiten. Sie erfreut all jene, die sie gern mag, entweder mit gestrickten Socken oder gehäkelten Taschentüchern. Erstmals seit vielen Jahren gönnte sie sich einen kleinen Urlaub und fuhr mit der Seniorengruppe an die Ostseee. Durch vielseitige Beschäftigungsangebote erlebte sie einen inhaltsreichen Alltag und vermisste den Alkohol gänzlich. Entzugserscheinungen, wie z.B. Schweißausbrüche und Händezittern, verloren sich recht schnell. Im Laufe der Zeit wurde sie sicherer und belastbarer. Schrittweise bekam sie finanzielle Mittel zur eigenen Verfügung. Zur Zeit erhält sie einen wöchentlichen Barbetrag von 40,00 DM, welchen sie eigenständig verwalten kann.

Zuwendung, Kontinuität und sichere Begleitung durch eine interdisziplinäre und methodenübergreifende Kooperation von Pflegepersonal, einen vertrauensvollen Betreuer, Physiotherapie und Ärzte ermöglichten Frau T. im Seniorenpflegeheim ein Leben ohne Alkohol.

11.10 Folgerungen

Viele ältere Abhängigkeitskranke werden ohne ein ausreichendes Therapieangebot in der Gerontopsychiatrie untergebracht. In Deutschland gibt es zu wenige Fachkliniken mit einem Konzept der sozialen Reintegration.[35] Zu lange ist man der Ansicht gewesen, das lohne für diese Patientengruppe nicht.
Das Konzept der sozialen Reintegration erfordert erfahrungsgemäß mehr Fachpersonal, als wenn der alkoholkranke Mensch lediglich „aufbewahrt" oder „weggeschlossen" wird.

35 Fachkliniken für Senioren: Fachklinik Fredeburg, Wigbert-Klinik in Bad Hersfeld, Salus-Klinik in Friedrichsdorf, Soteria-Klinik in Leipzig

Es ist nicht legitim, Alkoholkranke als depravierte Bewohner in ein Seniorenpflegeheim „abzuschieben", sondern die Gesellschaft ist gefordert, auch dem alkoholkranken Menschen ein lebenswertes Leben und die Möglichkeit der Reintegration zu ermöglichen.
Pflegepersonen, deren Arbeitsethos durch selbstlose Fürsorge gekennzeichnet ist, können nicht die erforderliche Distanz zu Abhängigen aufbringen und ihre Abhängigkeit als Krankheit akzeptieren. Sie pflegen Abhängigkeitskranke mit der Einstellung: „Lassen wir Herrn M. doch seinen Schnaps trinken, er hat ja sonst nicht mehr viel von seinem Leben!"
Wer so denkt, setzt sich nicht mit den eigenen Selbstanteilen auseinander und geht Konflikten, welche mit übermäßigem Alkoholkonsum zusammenhängen, aus dem Weg. Er ist mitverantwortlich für die Abhängigkeit.

12 Die Pflege des alten Menschen mit Medikamentenabhängigkeit

Die Verordnung von Medikamenten nimmt allgemein aufgrund von Multimorbidität mit steigendem Alter zu. Eine Folge davon ist, dass ältere Menschen häufiger und zum Teil über lange Zeit oder dauernd eine Therapie mit psychotroper und/oder internistischer Medikation benötigen. Dies macht die Grenze zwischen indiziertem Gebrauch und schädlichem Missbrauch unscharf. Hier liegt die Ursache dafür, dass Medikamentenabhängigkeit im Alter häufig unerkannt bleibt.
Einige Medikamentengruppen bringen ein großes Abhängigkeitsrisiko mit. Insbesondere in der stationären Altenpflege sind das die Benzodiazepine, Analgetika und Psychopharmaka, wie z.B. Neuroleptika und Tranquillanzien.[36]

Handlungsaufgaben:
In wenigen Einrichtungen erhalten nahezu alle alte Menschen ein Psychopharmakon, in anderen Pflegeeinrichtungen ist es wiederum nur ein kleiner Teil.
1. Was motiviert die Altenpflegerinnen in diesen Einrichtungen, den Einsatz von Psychopharmaka weitgehend zu vermeiden?
2. Welche alternativen Behandlungsmethoden werden dort gewählt?
3. Kann man von diesen Pflegeheimen im Sinne von „Modelleinrichtungen" lernen?
4. Welche Wege gibt es, um eine angemessene Behandlung, z.B. mit Psychopharmaka sicherzustellen?

[36] Zum Gebrauch von Sedativa und Hypnotika liegen Untersuchungen von Weyer u. Zimber vor (1997). Demnach wurden in Pflegeeinrichtungen (Mannheim) mehr als 40% der Bewohner/innen mit Psychopharmaka behandelt; Tranquilizer und Hypnotika wurden mit ca. 25% am häufigsten verordnet.

12.1 Kontrollfunktionen der Medikamenteneinnahme

Der Konsum von Medikamenten wird überwiegend durch ärztliche Verschreibung ermöglicht. Nur die Verschreibung ist durch den Arzt kontrollierbar, die Anwendung hingegen allenfalls durch Kontrollieren des Wirkstoffspiegels mittels Blutabnahme oder durch eine gute Beobachtungsgabe bezüglich des Verhaltens oder der Nebenwirkungen von Seiten der Pflegeperson. Der Arzt hat dabei zu berücksichtigen, dass Gebrauch und Missbrauch eng miteinander verknüpft sind. Er beeinflusst unter Mithilfe von Altenpflegerinnen durch seine Verordnung und Beratung die „Nachfrageseite". Entsprechend können Ärzte und Pflegepersonal auf verschiedenen Ebenen des Medikamentenkonsums und Missbrauchs von Medikamenten präventiv wirken.

12.2 Das Bedingungsgefüge der Medikamentenabhängigkeit

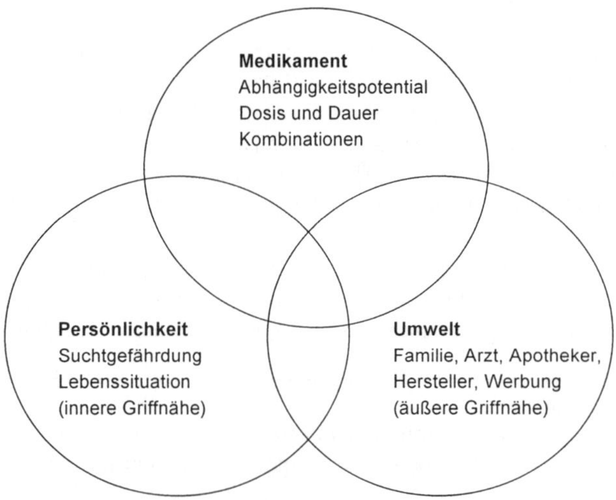

Das Bedingungsgefüge ist sehr komplex und umfasst im Wesentlichen drei sich überschneidende Bereiche, nämlich die psychosozialen und individuellen Faktoren sowie die pharmako-dynamischen Besonderheiten der einzelnen Stoffgruppen.

12.2.1 Psychosoziale und individuelle Faktoren

Unter diesen Faktoren fallen im Alter besonders die familiären Belastungen und Konflikte sowie Persönlichkeitsvariablen wie Selbstunsicherheit, geringe Belastbarkeit und emotionale Labilität. Die Biografie und Milieubedingungen im Umfeld des alten Menschen spielen weiterhin eine große Rolle. Die Frage nach der

Beeinträchtigung des Wohlbefindens, wie z.B. nach psychosomatischen Beschwerden, Schmerz- und Angstzuständen, Schlafstörungen, depressiven Verstimmungen, Antriebs- und Konzentrationsstörungen, muss gestellt werden.
Sind erlernte Mechanismen bei dem alten Menschen bekannt: Erlebt er eine Angst- und Spannungsreaktion durch Medikamente? Liegt ein „zustandsabhängiges Lernen" (die Erfahrung, ein unter Mittelwirkung erworbenes Verhalten nur unter denselben Bedingungen reproduzieren zu können, d.h. Gewöhnung) vor? Hat der Betroffene Medikamente immer aus „Vorbeugung" eingenommen? Hat er erwartete oder befürchtete Beschwerden und Probleme durch Medikamente bekämpft? Liegen kritische Lebensereignisse vor, z.B. Verlust des Partners durch Tod?

12.2.2 Iatrogene Ursachen

Hierunter fallen eine mangelhafte Berücksichtigung der Persönlichkeit und Lebensrückschau des alten Menschen. Altenpflegerinnen und Ärzte beachten ungenügend psychotrope Substanzen in Mischpräparaten. Sie erkennen bei Betroffenen nicht eine Disposition zum Missbrauch. Der Hausarzt verschreibt auf Wunsch dem Patienten ein Medikament, weil dieses ihm „nur noch hilft". Es liegen oftmals Verschreibungen ohne genügende Kontrolle und ohne persönlichen Kontakt zum Patienten vor, z.B. vordatiertes Verschreiben für den Urlaub, Blankorezepte bei der Arzthelferin. Eine äußere Griffnähe zum Missbrauch ist bei einigen Medikamenten durch fehlende Verschreibungspflicht, durch Bevorratung, zu große Packungen sowie durch Weitergabe, Empfehlungen und Selbstmedikation gegeben.

12.2.3 Bindekraft des Medikamentes

Es handelt sich um die Fähigkeit eines Medikamentes, den Konsumenten auf sich zu fixieren. Die Bindekraft ist in erster Linie charakterisiert durch die Erlebnisseite der prägenden psychotropen Wirkungen der Substanz und durch die dadurch erzeugenden sozialen Vorteile, welche die Substanz anfänglich vermittelt. Mitbeeinflussend ist die von der Gesellschaft entgegengebrachte Toleranz, die Haltung der Familie; die Akzeptanz des sozialen Umfeldes.
Die Bindekraft eines Medikamentes ist um so stärker, je erwünschter der psychische Effekt für den Einzelnen ist, je leichter das Mittel zu beschaffen ist, und je risikoärmer im gesundheitlichen, sozialen und rechtlichen Sinne der Konsum dieser Substanz ist. Die Prognose ist dann als schlecht zu beurteilen.

12.2.4 Pharmakologische Bedingungen der Abhängigkeitsentwicklung

Individuell-dispositionelle Faktoren sowie die Verfügbarkeit von Medikamenten (Selbstmedikation oder Verordnung) sind Voraussetzungen für die Entstehung der Medikamentenabhängigkeit. Die Inzidenz des Verhaltens wird dadurch jedoch nicht erklärt. Die Inzidenz wird durch die pharmakologische Wirkung auf biologische Vorgänge bestimmt. Dabei spielen psychische und soziologische Faktoren keine Rolle. Mit Medikamentenabhängigkeit ist immer dann zu rechnen, wenn aufgrund von Toleranzentwicklung und Entzugssyndromen die Fortsetzung der Medikamenteneinnahme entwickelt wird. Sie tritt auch auf, wenn aufgrund von Gewöhnung beim Absetzen des Mittels Symptome provoziert werden, gegen die das Medikament ursprünglich eingesetzt wurde. Dieser Mechanismus ist einem alten Menschen mit Medikamentenabhängigkeit nicht bewusst und konditioniert den Dauergebrauch. Nicht immer ist die Abhängigkeit in einem Zwang zur Dosissteigerung zu sehen.

Handlungsaufgabe:
Erstellen Sie anhand der oben aufgeführten Faktoren zum Bedingungsgefüge einen Fragebogen zur Einschätzung der Medikamentenabhängigkeit eines alten Menschen. Der in der Pflegedokumentation abgeheftete und ausgefüllte Fragebogen könnte eine Einschätzung darüber geben, wie hoch das Risiko eines alten Menschen zur Medikamentenabhängigkeit ist.

Zum Beispiel:
Psychosoziale und individuelle Faktoren
Welche Persönlichkeitsvariablen liegen beim Patienten vor?
Aus welchem Milieu kommt der Patient?
Welche chronischen Erkrankungen liegen vor?
Iatrogene Faktoren
Nimmt der Patient psychotrope Substanzen in Mischpräparaten ein?
Bindekraft des Medikamentes
Wie sieht die von den Angehörigen mitgebrachte Haltung gegenüber dem Medikament aus?
etc. ....

12.3 Missbrauchsentwicklung im Alter

Bei Dauereinnahmen besteht ein erhöhtes Risiko des Abgleitens in einen unkontrollierten Gebrauch. So kann der alte Mensch in Konflikt- oder in akuten Belastungssituationen das erlernte Fluchtverhalten oder eine Scheinlösung (die Erfahrung der Wirkungsqualität psychoaktiver Substanzen) zu unkontrollierter

Einnahme von Medikamenten anwenden.

Zu den Medikamenten, welche Ältere häufig einnehmen, gehören:

1. **Sedativa**, (lat. sedativus = beruhigend) so genannte Beruhigungsmittel gehören zu der Gruppe der Psychopharmaka und weisen eine dämpfende Wirkung auf die Funktionen des Zentralnervensystems auf. Sie sind häufig verabreichte Mittel bei alten Menschen und verlieren in der Regel bei Dauereinnahme innerhalb von ca. 2 Wochen ihre Wirkung. Durch Gewöhnung muss der alte Mensch beim Absetzen des Mittels mit einer Entzugsschlaflosigkeit rechnen. Diese wird nicht mit der Einnahme des Sedativums in Verbindung gebracht, sondern fälschlicherweise als Wiederauftreten des ursprünglichen Schlafproblems.
2. **Tranquilizer** (lat. tranquilitas = Meeresruhe; Wirkungsweise, vgl. Seite 516) vom Benzodiazepintyp gehören in Deutschland zu den meistverkauften Medikamenten überhaupt. Sie sind in zahlreichen Kombinationspräparaten enthalten und weisen unterschiedliche schnelle Gewöhnungstendenzen in ihren Wirkungsqualitäten auf, z.B. anxiolytisch, antikonvulsiv und sedierend. Wird das Medikament plötzlich abgesetzt, kann es zu Entzugssymtomen kommen, wie Schlaflosigkeit, Agitiertheit und Angst. (Rebound-Effekt). Diese Symptome werden irrtümlich als Krankheitszeichen gedeutet, wogegen ursprünglich das Medikament eingesetzt wurde. Die Symptome konditionieren die Toleranzentwicklung und Entzugszeichen. Das Medikament wird somit dauerhaft missbraucht.
3. **Analgetika** (engl. analgetics = schmerzstillende Pharmaka) finden in der Altenpflege berechtigt ihre Anwendung, denn im Alter sind chronische Schmerzzustände häufig anzutreffen. Abhängigkeit von analgetisch wirksamen Monosubstanzen, z.B. Paracetamol ist selten. Problematischer sind Kombinationspräparate, wenn diese Substanzen enthalten, die keine Schmerzen stillen, wie z.B. Coffein. Diese können zu einer raschen körperlichen Abhängigkeit führen.
4. **Laxanzien** (lat.: laxare = lockern) sind natürliche oder synthetische Stoffe, die der pathologischen Eindickung des Stuhls im Dickdarm entgegenwirken. Der Stuhl wird weicher und die Darmperistaltik angeregt. Diese erfolgt durch unterschiedliche Wirkprinzipien (siehe Klassifikation der Laxanzien). Die Mittel werden von alten Menschen oft zur Selbstbehandlung chronischer Obstipation eingenommen. Die längerfristige Einnahme von Laxanzien birgt jedoch (mit Ausnahme von Quellstoffen und Macrogol 3350 plus Elektrolyten) die Gefahr der Gewöhnung und der Elektrolytstoffwechselstörungen, besonders Kaliumverlust, der wiederum die Obstipation verstärkt. Dadurch kann ein Teufelskreislauf entstehen, indem die Betroffenen durch die verstärkte Obstipation erneut zum Laxans greifen. Laxanzien sind nicht für eine langfristige Anwendung geeignet.

12.3.1 Medikamente mit hohem Abhängigkeitsrisiko

Analgetika

Von den zentral wirksamen Analgetika sind die meisten der Betäubungsmittel-Verschreibungsverordnung (BtMVV) unterstellt. Diese Verordnung schützt zwar vor Verbreitung des Missbrauchs, jedoch nicht immer vor Missbrauch durch medizinisches Personal.

Es sollte aber darauf geachtet werden, dass gerade bei der Therapie von chronischen Schmerzzuständen bei alten Menschen eine adäquate Dosierung angestrebt werden muss, damit vermeidbares Leiden verhindert werden kann.

Neben den klassischen Analgetika wie Morphin und seinen Abkömmlingen (z.B. Dilaudid®, Dicodid®, Temgesic®), gehören hierzu auch die Pethidin-Gruppe (Dolantin®, Valoron N®). Sie haben alle ein hohes Abhängigkeitspotential. Bereits nach kurzfristiger Einnahme kann sich Abhängigkeit einstellen. Diese Medikamente haben eine starke Bindekraft, ein besonderes schädigendes psychosoziales Muster und bedingen enorme körperliche Folgeschäden.

Schwach bis mittelstarke Analgetika sind vorwiegend im Handel als Mischpräparate. Sie bestehen vorwiegend aus Acetylsalicylsäure, Paracetamol, Propyphenazon und Coffein.

Leider nehmen viele alte Menschen Kopfschmerzmittel ein, welche zu 80% aus Kombinationspräparaten bestehen. Die Entstehung einer so genannten „Analgetikaniere" ist dem exzessiven Gebrauch von Mischpräparaten zuzuschreiben. Der oft beschriebene Coffein-Entzugskopfschmerz wird verursacht nach dem Absetzen einer regelmäßigen Coffein-Zufuhr. Die oft erneute Einnahme des entsprechenden Analgetikums ist dann der Anfang eines Analgetikamissbrauchs.

Antitussiva

Antitussiva enthalten vorwiegend Codein. Diese Substanz unterliegt dem BtMG (Anlage 2). Nicht unterstellt sind diesem Gesetz Zubereitungen, welche in einer niedrigen Dosierung vorliegen. Die Hustenmittel z.B. Codicompren® retard oder Codeinum phosphoricum® forte, werden häufig missbräuchlich verwendet. Hustenmittel sind oftmals mit Codein und Alkohol oder anderen Dämpfungsmitteln versetzt zur Steigerung der Wirkung. Man sollte bei der Verabreichung bedenken, dass Codein im Organismus zu 5-20% in Morphin umgewandelt wird. Niedrige Dosierungen von Codein und anderen dosisbegrenzten Einzelstoffen bewegen den Patienten dazu große Mengen einzunehmen, wodurch die einzelnen Bestandteile toxisch wirken können.

Seit Juli 1989 sind Schmerzmittelkombinationen mit Codein verschreibungspflichtig, wenn die analgetisch wirksamen Stoffe in der Einzeldosis über 0,5 g oder deren Gesamtmenge pro Packung 10,0 g übersteigt.

Sedativa und andere Hypnotika

Sedativa, (z.B. Stilnox®) bewirken bei längerem Gebrauch, dass die Stimmung aktiviert und aufgehellt wird. Einnahmen von großen Mengen verursachen rauschartige Zustände. Vom Patienten wird das wohlige Dahindämmern, die leichte Euphorie, verbunden mit einer Müdigkeit, angestrebt. Gefährlich wird die Einnahme mit Alkohol, d.h. die zentral dämpfende Wirkung und die euphorische Stimmungslage wird verstärkt. Distraneurin® (Clomethiazol), welches im höheren Alter bei Schlafstörungen verordnet wird, ist kein Medikament zur Behandlung der Alkoholabhängigkeit. Es kann aber die Alkoholentzugserscheinungen des Abhängigen sehr wirksam dämpfen. Da dieses Medikament ein besonders hohes Abhängigkeitspotential hat, sollte es nur unter klinischer Beobachtung verabreicht werden. Bei gleichzeitiger Zufuhr von Alkohol kann es zu einer tödlichen Atemdepression kommen. Entzugs- syndrome von Distraneurin® sind besonders bedrohlich und schwer zu behandeln. Für die stationäre Behandlung des Delirium tremens ist es dagegen sehr gut geeignet. Sedativagaben erhöhen das Sturzrisiko bei alten Menschen.

Tranquillanzien

Früher hat man das Missbrauchspotential von Benzodiazepinen (z.B. Valium®, Lexotanil®, Rohypnol®, Adumbran®, Tranxilium®, Tavor®) stark unterschätzt. Heute zählen diese Mittel zu den am meisten missbrauchten Stoffen; nicht nur bei alten Menschen. Die regelmäßige Einnahme kann innerhalb sechs bis acht Wochen, auch in therapeutischer Dosierung, selbst bei schrittweisem Ausschleichen aus der Therapie zu Entzugserscheinungen führen. Bei dem Patienten kommt es zu Wahrnehmungsstörungen und psychotischen Symptomen. Diese Symptome sind beim abrupten Absetzen stärker; es kommt zu Rebound-Phänomenen mit Angst, Schlaflosigkeit, Muskelzuckungen, Übelkeit, Erbrechen und zu Bewusstseinstrübungen. Auch bei der Langzeiteinnahme solcher Präparate kann es darüber hinaus zu unerwünschten Nebenwirkungen, wie Gedächtnisstörungen, Beeinträchtigungen der Motorik und Koordination führen. Es stellt sich bei diesen Mitteln die Frage, ob Verordnungshäufigkeit, Rezeptoraffinität oder ein modischer Trend des Konsumverhaltens dafür verantwortlich sind, dass diese Medikamente so oft eingenommen werden.[37]

Alkoholhaltige Arzneimittelzubereitungen

In vielen Arzneimittelzubereitungen findet man Alkohol in unterschiedlichen Konzentrationen zu 80%, z.B. in Klosterfrau Melissengeist®. Unter der Rechtfertigung, etwas für die Gesundheit zu tun, können diese Mittel von alten Menschen missbraucht werden. Bei einer bestehenden Alkoholabhängigkeit drohen Suchtverlagerung und Rückfall. Eine große Gefahr besteht, wenn unter Distraneurinbehandlung alkoholhaltige Zubereitungen eingenommen werden.

---

[37] Diese Mittel u.a. Psychopharmaka werden in der Regel überwiegend von den Hausärzten, seltener von Fachärzten, wie Psychiatern und Neurologen, verschrieben.

12.3.2 Auslöser der Medikamentenabhängigkeit im Alter

Bei alten Menschen führen häufig persistierende Schmerzen als Verletzungsfolgen (Unfall, Operationen), chronische Krankheiten (degenerative Gelenkerkrankungen, Migräne), vegetative Störungen und psychische Beschwerden (z.B. Angst, Unruhe, Konzentrationsstörung, Verstimmung), welche das Befinden beeinträchtigen, zur Medikamentenabhängigkeit.
Bei einer Heimaufnahme des alten Menschen kann der anfängliche funktionelle Ausdruck einer Anpassungsstörung in die Medikamentenabhängigkeit übergehen. Ehemals alkoholabhängige Menschen können eine Suchtverlagerung zu Medikamenten entwickeln.

12.4 Folgesymptomatik

Eine schwere Medikamentenabhängigkeit liegt vor, wenn infolge einer chronischen Intoxikation körperliche, psychische und soziale Beeinträchtigungen auftreten. Ein Patient, der den Weg zum Arzt wählt und um Verordnung „seines" Medikamentes bittet, ist in der Regel abhängig.

12.4.1 Entzugssymptome

Ein körperliches Entzugssyndrom weisen solche Medikamente auf, die den WHO-Gruppen „Abhängigkeit vom Morphin-Typ" und vom Barbiturat-/Alkohol-Typ" zuzuordnen sind.
Das Gehirn eines alten Menschen reagiert besonders auf psychotrope Substanzen mit unerwünschten Nebenwirkungen. Als Ursache ist eine erhöhte Empfindlichkeit des zentralen Nervensystems gegenüber diesen Substanzen zu nennen.
Rebound-Phänomene[38] zeigen die Benzodiazepin-Derivate. Kopfschmerzen treten nach Coffein-Entzug und Analgetikamissbrauch auf, die den Missbrauch aufrechterhalten. Sedativa/Hypnotika dürfen nach längerem Gebrauch in höherer Dosierung nur „ausgeschlichen" werden, weil die Gefahr zerebraler Krampfanfälle bestehen kann. Bei Tranquillanzien, Beruhigungsmittel und Anxiolytika sind die Absetzsymptome Angst und Schlaflosigkeit anzufinden, welche oft zu einer Fortsetzung des Missbrauchs führen, weil sie als wiederkehrende Grundsymptomatik missverstanden werden.

[38] Rebound-Phänomen: (engl.) Rückstoß, pharmakologisch gesehen eine überschießende, der Wirkung entgegengesetzte Reaktion, nach plötzlichem Absetzen von Medikamenten nach länger dauernder Therapie.

12.4.2 Neurologische und psychosoziale Schäden

Bei der Medikamentenabhängigkeit besteht eine Unfähigkeit zu längerer Abstinenz, Kontrollverlust, psychische Verhaltensauffälligkeiten sowie neurologische Störungen. Anders als bei Alkoholkranken können körperliche Schäden von untergeordneter Bedeutung sein oder sogar fehlen. Da die abhängig machenden Medikamente legal verordnet werden und in genügenden Mengen verfügbar sind, können sich die Abhängigen sozial angepasst verhalten. Eine Frühdiagnostik bzw. Frühtherapie kann dann versäumt werden. Der Kranke befindet sich in einem Zustand der dekompensierten Medikamentenabhängigkeit mit einer pathologischen Bindung an das Suchtmittel. Er schränkt seine Interessen ein, isoliert sich und wird zunehmend inaktiv. Es herrschen Verheimlichungstendenzen und Beschaffungszwänge vor. Der Abhängige ist stimmungslabil, mürrisch, wehleidig und hat schwindende Selbstwertgefühle. Im Versuch eines wiederholten Selbstentzugs ist er gleichgültig, ambivalent, urteilslos, sediert oder überaktiv, wie unter „Strom". Bekommt er das Mittel in der benötigten Dosierung nicht, wirkt er gereizt, hektisch, depressiv-ängstlich verstimmt oder hilflos unterwürfig; er neigt zu Selbstmitleid oder zu erpresserischer Verleugnung. Depressionen sind bei Medikamentenabhängigen häufig. Entzugsdepressionen können mit Suizidimpulsen eskalieren. Der Kranke leidet unter Schlafstörungen. Bei Abhängigkeit von Barbituraten können Psychosen mit paranoid- halluzinatorischer Prägung und Verwirrtheit sowie chronische schizophrenie- ähnliche Psychosen und eine Entzugs-Psychose (akutes Delirium tremens = „trockenes Delir") vorkommen. Werden Benzodiazepine abrupt abgesetzt, treten in der Regel in der zweiten Abstinenzwoche so genannte Entzugspsychosen, welche sich in Angstzuständen, Wahrnehmungsstörungen und Schlaflosigkeit äußern, auf. Der Kranke verändert sich unter Medikamentenabhängigkeit in seiner Persönlichkeitsstruktur. Er verliert Bindungen im zwischenmenschlichen Bereich und leugnet seine Abhängigkeitsproblematik (Deprivation).
Zerebrale Krampfanfälle können bei Entzug von allen Sedativa, Benzodiazepinen und bei Distraneurin® auftreten.

Pflegeziele bei Medikamentenabhängigkeit
Altenpflegerinnen erkennen Anzeichen einer drohenden Medikamentenabhängigkeit und können adäquat darauf reagieren. Der alte Mensch kennt die Maßnahmen zur primären, sekundären und tertiären Prophylaxe und ist in der Lage, diese umzusetzen.

12.5 Therapie und Präventionsmaßnahmen

Die Therapie der Medikamentenabhängigkeit lässt sich in folgende Phasen einteilen:

- Kontaktphase
- Motivationsphase
- Entgiftungsphase
- Entwöhnungsphase
- Nachsorgephase

Je nach Schwere der Abhängigkeit wird die Behandlung ambulant oder stationär durchgeführt.
Über die Behandlungsform entscheiden der alte Mensch, Angehöriger/Berater und Arzt gemeinsam.

Merke!

Nach einer Entgiftung ist darauf unbedingt zu achten, dass eine Einnahme von Schlaf- und Beruhigungsmitteln zu unterbleiben hat.

12.5.1 Ambulante Entwöhnungsbehandlung

Zuständig sind hier Ärzte und die Suchtberatungsstellen. Diese bieten Beratung und therapeutische Interventionen an. Das gemeinsame Gespräch und ein stetiger Beziehungsaufbau öffnen für abhängige alte Menschen Möglichkeiten der Lebensbewältigung. Die Motivationsphase, d.h. Erreichen und Aufrechterhalten einer Krankheitseinsicht beansprucht viel Zeit für alle Beteiligten. Der Aufbau einer tragfähigen Beziehung steht dabei im Mittelpunkt. Da die Behandlung von Medikamentenabhängigen viel Zeit in Anspruch nimmt (z.B. bei 1-jähriger Schlafmitteleinnahme ca. ein halbes Jahr), muss der Arzt entscheiden, ob er diese Zeit erbringen kann. Er sollte ansonsten rechtzeitig den Betroffenen an eine dafür spezialisierte Institution überweisen. Medikamentenabstinenz muss von dem sozialen Umfeld des Betroffenen aktiv und konsequent mit unterstützt werden. Psychosoziale Beratungsstellen der Gesundheitsämter können Bindeglieder sein. Diese Stellen stellen den Kontakt zu Selbsthilfegruppen her. In diesen Gruppen finden sich primär Menschen zusammen, die interessiert und bestrebt sind, ihren Lebenshorizont zu erweitern, mehr über sich selbst zu erfahren, vielleicht neue Wege für sich selbst zu suchen, für bestimmte Probleme eine Lösung zu finden und mehr darüber zu erfahren, warum Menschen das tun, was sie tun. Die Arbeit in den Gruppen kann zu einer Persönlichkeits- und Verhaltensänderung beitragen. In einer multidisziplinär orientierten Therapie sollte vor allem die Funktion der Abhängigkeitssubstanz deutlich gemacht werden.

12.5.2 Stationäre Entwöhnungsbehandlung

Fallen geeignete Bedingungen, z.B. die Kontrollfunktion, durch ein soziales Umfeld für den alten Menschen weg, so wird es notwendig sein, die Entwöhnungsbehandlung stationär durchzuführen. Dies kann im kompetenten Allgemeinkrankenhaus, im psychiatrischen Krankenhaus oder in einer Fachklinik geschehen. In der stationären Behandlung geht es um die persönlichen Konfliktfelder, das Erlernen bzw. das Wiedererlernen sozialer Beziehungen, Veränderung von Verhalten, die Entwicklung einer kritischen Einstellung gegenüber Medikamenten und das Einüben von Konfliktlösungsstrategien. Die angestrebte Abstinenz von psychotropen Substanzen ist dabei eine Grundlage zur persönlichen Weiterentwicklung und sollte nicht als ein „Endziel" der Therapie zu sehen sein. In der stationären Behandlung kommen verhaltenstherapeutische Verfahren (Einzel- und Gruppengespräche) sowie das Einüben von entspannenden Therapieformen (progressive Muskelrelaxation nach Jacobsen, autogenes Training) zum Einsatz. Von besonderer Wichtigkeit bei der psychotherapeutischen Arbeit ist, dass diese in einer von Halt, Geborgenheit und Wärme vermittelnden Umgebung geschieht. Wie in der ambulanten Therapie ist auch bei der stationären Entwöhnung die Einbeziehung der Angehörigen bzw. der nächsten Bezugspersonen (Altenpflegerinnen, Betreuer) unbedingt erforderlich. Der zuständige Therapeut führt mit ihnen gemeinsame Gespräche, bezieht sie in Gruppenaktivitäten ein. Familienangehörige fungieren oftmals als „Symptomverstärker". Es besteht die Möglichkeit, dass Angehörige an „Angehörigenseminaren" teilnehmen können. Nach der Entlassung ist es anzustreben, dass der Betroffene sich einer Selbsthilfegruppe anschließt.

12.5.3 Prognose der Medikamentenabhängigkeit im Alter

Früherkennung ist eine wichtige Voraussetzung für eine gute Prognose.
Die Therapiechancen bei einem älteren Menschen sinken, wenn sich Mechanismen einschleichen, welche die Abhängigkeit aufrechterhalten. Sie ist günstig, wenn die Sozialbezüge des Kranken zum Zeitpunkt des Behandlungsbeginns noch erhalten sind (Familie, Freunde, Interessensgebiete). Gelingt es die mitverursachenden Lebenssituationen zu lösen bzw. den Kranken zu ihrer Verarbeitung und Tolerierung zu veranlassen, so liegt ebenso eine gute Prognose vor.

Handlungsaufgabe:
Medikamentenabhängigkeit bei alten Menschen im Seniorenpflegeheim kann iatrogene Gründe haben, d.h. das Pflegepersonal befürwortet gegenüber dem Arzt Medikamentengaben, um damit ein therapeutisches Befassen mit dem alten Menschen zu umgehen.
Für einen Anteil von rd. 60% aller Psychopharmaka für ältere Menschen gibt es wenig Begründung. Dieser Anteil deutet auf eine Umgangsform der Medizin mit älteren Menschen hin, die sich vor allem über die verstärkte Gabe von Sedativa und Tranquilizer der psychischen und sozialen Probleme von älteren Menschen in Pflegeheimen entledigen will.
Nehmen Sie zu dieser Tatsache in Ihrer Arbeitsgruppe Stellung!

Damit sich keine Medikamentenabhängigkeit manifestieren kann sind verschiedene Bereiche von Präventionen notwendig.

12.5.4 Primäre Prävention

Die Prävention soll ein Krankheitsgeschehen im Vorfeld verhindern. Also ist es für eine wirkliche Prävention bereits zu spät, wenn schon Defizite zu verzeichnen sind.
Bevor ein Verschreibungsmechanismus einsetzt, sollte der Hausarzt zusammen mit Pflegefachkräften/Angehörigen nach Alternativen zu einem abhängigkeitsauslösenden Medikament suchen.
Muss ein psychotropes Medikament einmal verschrieben werden, so sollte diese erste Verschreibung den pharmakologischen Mechanismus zur Toleranzentwicklung sowie psychosoziale Faktoren des Betroffenen besonders beachtet werden.
Benötigt der alte Mensch ein Schlafmittel, ist die Alternative mit dem geringsten Missbrauchspotential vorzuziehen. Auf Barbitursäurederivate und Kombinationspräparate ist zu verzichten.
Arzt und Apotheker müssen jede Gelegenheit nutzen an die Eigenverantwortlichkeit des alten Menschen im Umgang mit Medikamenten zu appelieren und über deren Wirkung zu informieren. Unter der primären Prävention fällt, dass ein Arzneimittelvorrat in Hausapotheken weitgehenst vermieden wird. Die an der Pflege von alten Menschen Beteiligten sollten bedenken, dass die Beipackzettel der Medikamente unverständlich und auch missverständlich sind und daher ein Missbrauchspotential unzureichend darstellen. Eine verstärkte Aufklärung ist hier notwendig. Der alte Mensch sollte ebenso gegenüber werbewirksamen Begriffen (z.B. Tagestranquilizer) eine kritische Haltung beziehen. Diese können einen missbräuchlichen Konsum begünstigen.

12.5.5 Sekundäre Prävention

Die Stufe der Prävention umfasst den Bereich der Früherkennung und gegebenfalls die Frühbehandlung des missbräuchlichen Konsums von Medikamenten. Eine Gefährdung des Missbrauchs ist oft nur zu vermuten. Die Diagnose kann jedoch schwierig sein, weil Exzesse, wie bei der Alkoholabhängigkeit oft fehlen. Die Abhängigkeit von Medikamenten kann über Jahre maskiert sein und sich in fehlenden Auffälligkeiten zeigen.

Dazu ein Beispiel aus einem Pflegeheim:
Frau M. benötigt ständig ein Medikament, um einschlafen zu können und um schmerzfrei zu sein. Sie rechtfertigt sich gegenüber dem Pflegepersonal mit der Aussage: „der Arzt hat es mir verschrieben… für meine Gesundheit". Das Schlafmittel, verlangt sie nun jeden Abend und nach dem Gebrauch von 2-4 Wochen tritt bei ihr die Gewöhnung an das Medikament ein („stabile" Toleranz ohne Dosissteigerung). Bei dem Fortlassen des Medikamentes verspürt Frau M. Absetzerscheinungen; d.h. sie klagt verstärkt über Schlaflosigkeit (Rebound-Phänomen) und teilt sich auf diesem Wege dem Pflegepersonal mit: „Ohne mein Schlafmittel kann ich nicht mehr einschlafen!"

Hausarzt und Altenpflegerinnen sollten erkennen, welche Bedeutung das Medikament für Frau M. hat und dass mit dem Mittel oft nur tiefer liegende Störungen überdeckt werden. Die Beliebtheit des Sedativums ist für Frau M. recht hoch, und individuell ein wichtiges Kriterium für ihr Missbrauchspotential. Der Arzt sollte die Indikationsstellung zur Schlaflosigkeit spätestens nach 2-4 Wochen überprüfen und das Mittel nach Möglichkeit wieder ausschleichen.
Durch Gespräche mit dem Pflegepersonal und dem Arzt wird Frau M. verdeutlicht, dass das Sedativum kritisch zu handhaben ist. Sie müssen Frau M. die Gefahr einer Abhängigkeit bewusst machen. Ansonsten wird Frau M. durch eine Low-dose-dependence[39] bei der Dauereinnahme auf das Entzugsvermeidungsverhalten konditioniert. Zur Behebung des Schlafproblems müssen recht früh alternative Angebote für Frau M. gefunden werden, z.B. ein warmes Bad mit Melissenöl oder ein Einschlaftee mit Hopfen, Melisse oder Passionsblume. Falls Frau M. ein Schlafmittel benötigen sollte, dürfen nur Medikamente verabreicht werden, welche nicht zur Kumulation führen und somit eine kürzere Halbwertzeit haben (Phenobarbital und Diazepam haben eine lange Halbwertzeit und begünstigen die Toleranzentwicklung).
Die Routinefrage: „Was wünschen Sie zum Einschlafen", sollte von Altenpflegerinnen unterlassen bleiben. Eine kritische Einstellung dazu muss mehr verbreitet werden.

[39] Anm.: Bei der low-dose-dependence (niedrige Dosis der Abhängigkeit) sind die Betroffenen bei relativ niedriger Dosis und oft ohne Dosissteigerung nicht in der Lage, ohne das Medikament auszukommen (psycho-soziale Folgeschäden).

12.5.6 Tertiäre Prävention

Sie bedeutet im weitesten Sinne Rückfallprophylaxe und Verhütung von Spätfolgen. Das bei Alkoholabhängigen angestrebte Ziel der vollständigen Abstinenz ist beim alten medikamentenabhängigen Patienten schon allein aufgrund der bestehenden Multimorbidität nur bedingt erreichbar. Pflegepersonen sollten zusammen mit dem Hausarzt das hohe Risiko eines Rückfalles bei der Verschreibung von Medikamenten mit Missbrauchspotential kennen. Besonders in Konfliktsituationen besteht die Gefahr, verstärkt medikamentöse Hilfe in Anspruch zu nehmen. Die „innere Griffnähe" zu dem Medikament ist dann besonders groß.
Bei ehemals alkoholkranken alten Menschen sollten nur bei strenger Indikation und unter strenger ärztlicher Kontrolle Medikamente mit großem Missbrauchspotential verschrieben werden (z.B. Benzodiazepine). Bei diesem Klientel muss an eine Suchtverlagerung gedacht werden. Zur ambulanten Entwöhnungstherapie bei Alkoholabhängigen ist Distraneurin® (Clomethiazol) kontraindiziert.

12.5.7 Wege zur Verbesserung der Pflegequalität bei Abhängigkeitskranken

Zur Verbesserung der Pflegequalität sind notwendig:

- Qualifizierung der betreuenden Hausärzte und Altenpflegerinnen für die Erkennung von Störungen infolge von Alkohol- und Medikamentenabhängigkeit. Der Hausarzt stellt den ersten Ansprechpartner für den Kranken dar und sollte von Altenpflegerinnen angesprochen werden.
- Pflege auf der Grundlage des Pflegeprozesses mit geeigneten Pflegekonzep tionen.
- Einbeziehung der Angehörigen bei der Planung und Durchführung von Therapie und Pflege sowie Überlegungen zur weiteren Prävention; sie müssen motiviert werden den Kranken zu unterstützen.
- Eine gute Kooperation der Pflegeheime mit allen Einrichtungen oder Diensten aus dem Suchthilfebereich (Selbsthilfegruppen, z.B. Guttemplern, Anonyme Alkoholiker, Beratungsstellen etc.). Psychosoziale Hilfsangebote wie Suchtberatungsstellen sind vor allem älteren Menschen fremd.
- Spezifische altersgerechte Therapieangebote, z.B. Rehabilitationskliniken, gemeindenahe Selbsthilfegruppen und Beratungsstellen.
- Aus psychosozialer Sicht ist es wichtig, dass sich Altenpflegerinnen Zeit für den Kranken nehmen. Sie sollten ihm aktiv zuhören, in dem sie in Gesprächen herausspüren, welche Probleme er hat und welche Hilfsangebote für ihn vorrangig sind.
- Bei der Pflege stehen aktivierende motivationsfördernde Handlungen im Vordergrund. Der Kranke benötigt dabei Ruhe, Regelmäßigkeit und Struktur.

Bei psychischen Symptomen, wie z.B. Angstgefühlen, muss dem Betroffenen vermittelt werden, dass er nicht allein gelassen wird und alles Mögliche für ihn getan wird.

- Der Kranke wird begleitet; die Verantwortung für seine Gesundung darf ihm aber nicht abgenommen werden. Altenpflegerinnen vermitteln die Bereitschaft an der Lösung des Problems mitzuarbeiten.
- Alle an der Pflege Beteiligten zeigen Empathievermögen; ältere Abhängigkeitskranke werden nicht konfrontiert mit falsch verstandener Toleranz: „Da hilft ja doch nichts mehr" oder mit Mitleid: „Was hat er denn sonst noch vom Leben?"

12.6 Folgerungen

Für alle Bereiche der Prävention in der Altenhilfe gilt, dass das Fehlen einer kritischen Einstellung gegenüber psychotroper Substanzen von Altenpflegerinnen und Ärzten einen Medikamentenmissbrauch bei alten Menschen begünstigen kann. Alle an der Pflege von alten Menschen Beteiligten sollten sich daher die Frage nach der Mitbetroffenheit stellen, d.h. wie gehe ich mit der Anwendung von Medikamenten bei mir selber um? Je nach dem wie die Frage ausfällt, wenden Mitbetroffene Arzneimittel kritisch und distanziert bei alten Menschen an. Es ist kein Zufall, dass im Umfeld von „betroffenen Ärzten und Pflegepersonal" vermehrt Abhängige anzutreffen und Therapieerfolge stärker gefährdet sind.

12.7 Pflegerische Interventionen der beeinträchtigten AEDL bei Alkohol- und Medikamentenabhängigkeit

Für einen effektiven pflegerischen Umgang mit Abhängigkeitskranken und deren Störungen ist ein bedürfnisorientierter, biografiegeleiteter erarbeiteter Pflegeplan mit realistischen Pflegezielen erforderlich.

La: Kommunizieren
Die Kranken brauchen klare, verständliche, verbal und nonverbal eindeutige Anweisungen, welche keinen Widerspruch zulassen. Pflegende fühlen sich in Situationen, welche sie nicht immer verstehen empathisch und wertschätzend ein und bemühen sich um Hilfe zur Selbsthilfe.

La: Sich bewegen
Abhängigkeitskranke neigen leicht zu einem Rückzug in das Bett; daher sollten Pflegende sie zur Bewegung anleiten. Diese wird bei älteren gehunsicheren Patienten durch Gehhilfen (Rollator) gefördert. Ein Angebot an Sitzgymnastik oder Tanz mit musikalischer Begleitung kann die Freude an Bewegung erhöhen.

Aufgestaute oder verdrängte Aggressionen können somit leichter abgebaut werden; ein autonomes Körpergefühl wird geschaffen.

La: Vitale Funktionen des Lebens aufrechterhalten
Pflegende sollten Betroffene anleiten zu Übungen zur Selbstwahrnehmung, z.B. Atemgymnastik, Bewegungsübungen zum Kreislauftraining, um den Körper wieder ganzheitlich zu spüren. Im Delir werden Vitalzeichenkontrollen durchgeführt und der Arzt wird verständigt.
Mit ärztlicher Absprache bleibt die Medikation mit Distraneurin nur auf die Delirbehandlung beschränkt. Unter dem Entzug wird die Haut bei starker Hyperhydrosis sorgfältig gepflegt; bei Schüttelfrost warmen Tee anbieten. Überhaupt sind während dieser kritischen Zeit alle notwendigen pflegerischen Prophylaxen durchzuführen.

La: Sich pflegen und kleiden
Der Betroffene wird zu einer eigenständigen Körperpflege angeleitet; persönliche Waschrituale sind dabei zu berücksichtigen. Eine kontinuierliche Pflege ist notwendig, weil alkoholkranke Patienten lange die Körperhygiene vernachlässigt haben und diese im Zusammenhang mit einem positiven Körpergefühl wieder neu erlernen müssen. Die Pflege der Füße kann mit einer Fußreflexzonenmassage angenehm unterstützt werden.
Auf alkoholhaltige Einreibemittel muss verzichtet werden, da diese suchtartig missbraucht werden können. Abhängigkeitskranke neigen leicht zu Verwahrlosungstendenzen, daher muss auf einen regelmäßigen Wäsche- und Kleiderwechsel geachtet werden. Mit einer individuellen Mode wird ein positives Selbstbild geschaffen.

La: Essen und trinken
Ein abhängigkeitskranker Patient sollte seine Mahlzeiten selbstständig zubereiten, um aus seiner passiven Verwöhnhaltung herauszukommen. Es wird darauf geachtet, dass Nahrungsmittel keine versteckten Alkoholika enthalten (auch keine alkoholischen Geschmacksstoffe) und Getränke alkoholfrei sind. Eine ausreichende tägliche Flüssigkeitszufuhr wird dokumentiert.
Ehemals Abhängigkeitskranke neigen dazu das Essen hastig hinunter zu schlingen; es besteht die Gefahr des Erstickens und einer Aspirationspneumonie. Altenpflegerinnen müssen den Patienten bei der Nahrungseinnahme öfters beobachten, ihm kleine mundgerechte Portionen anbieten. Da eine Suchtverlagerung zum Essen bestehen kann, wird in regelmäßigen Abständen das Körpergewicht kontrolliert.

La: Ausscheiden
Pflegende sorgen mit einem Angebot von gesunder ballaststoffreicher Ernährung für eine regelmäßige Stuhlausscheidung. Ein Laxanzienabusus wird schleichend

abgesetzt. Bei bestehender Inkontinenz wird ein individuelles Toilettentraining durchgeführt und der Betroffene behutsam mit geeigneten Hilfsmitteln versorgt.

La: Ruhen und schlafen

Benzodiazepinhaltige Schlafmittel werden unter ärztlicher Kontrolle ausgeschlichen. Eine gute Krankenbeobachtung ist dabei notwendig (Gefahr eines Delirs!). Dem Betroffenen werden alternative Schlafmittel (z.B. schlaffördernde Tees, atemstimulierende Einreibung, abendliche entspannende Bäder mit Lavendel- bzw. Melissezusätzen, beruhigende Gespräche) angeboten.
Mit einem Dämmerlicht wird der nächtlichen Angst vor Entzugssymptomen vorgebeugt. Sinnvolle tagesstrukturelle Angebote lassen den Betroffenen ermüden.

La: Sich beschäftigen

Eine gut durchdachte Tagesstruktur mit sinnvoller Beschäftigung und Anteilen von Entspannungssequenzen lenken Abhängigkeitskranke von einem zwanghaften Denken an das Suchtmittel ab. Bei den Betroffenen werden andere Interessen gefördert; sie erleben durch Sinnfindungen andere Arten von Bedürfnisbefriedigung: Freude, Gebrauchtwerden und Erfolgserlebnisse.

La: Sich als Mann oder Frau fühlen und verhalten

Das gestörte Selbstwertgefühl wird wieder aufgebaut, wenn z.B. bei der Körperpflege Schamgefühle beachtet werden und mit dem Patienten würdevoll umgegangen wird. Pflegende sollten Forderungen nach Anhänglichkeit und vermehrter Zuwendung vom Kranken aus nur bedingt nachgehen, da Abhängigkeitskranke ihre Grenzen hier oft nicht kennen und eine Verlagerung ihrer Sucht auf diesen Bereich legen können.

La: Für eine sichere Umgebung sorgen

Abhängigkeitsfördernde Substanzen müssen sicher aufbewahrt werden. Pflegende dokumentieren jedes abhängigkeitsmäßige Verhalten. Sie beugen einer Selbstmedikation präventiv vor, indem sie ärztlich verordnete Medikamente unter Beobachtung verabreichen und mit dem behandelnden Arzt gut kooperieren. Es ist der Frage nachzugehen ob Angehörige dem Kranken gegen Bezahlung Abhängigkeitssubstanzen besorgen. Placebos alternativ zu verabreichen ist als Betrug zu bezeichnen. Die Wohnung eines Abhängigkeitskranken sollte unfallgefahrenfrei ausgerüstet sein (Sicherung von Fenstern, Balkonen, elektrischen Geräten, Ausschaltung von Sturzquellen). Bei Fremd- oder Selbstgefährdung durch unkontrollierte aggressive Ausbrüche wird die Notwendigkeit einer Betreuung geklärt, um den Betroffenen freiheitsentziehend unterbringen zu können.

Altenpflegerinnen sollten in ihrem täglichen Kontakt mit den Pflegebedürftigen auf mögliche Anzeichen für Alkoholmissbrauch oder -abhängigkeit sowie Medikamentenabhängigkeit achten und bei begründetem Verdacht eine Untersuchung bzw. eine Behandlung durch den Arzt einleiten.

La: Soziale Bereiche des Lebens sichern
Im häuslichen oder im stationären Altenpflegebereich steht die Bezugspflege im Vordergrund, weil dadurch ein konstanter Umgang mit gleichsetzenden Grenzen gegenüber den Kranken gewährleistet wird. Pflegende geben Betroffenen und Angehörigen Auskunft über Suchtberatungsstellen und über Selbsthilfegruppen. Das therapeutische Team spricht sich ab, welche Bedürfnisse des Kranken erfüllt und welche konsequent abgewiesen werden sollten. Diese Absprachen sind schriftlich in der Pflegeplanung festzuhalten und von Zeit zu Zeit zu überprüfen.

La: Mit existenziellen Erfahrungen des Lebens umgehen
Pflegende sprechen mit Betroffenen über die Existenz gefährdeter Erfahrungen, z.B. über Verlusterfahrungen, Krisen, traumatische Erlebnisse, Zeiten von Isolationen. Sie geben zusammen in Kooperation mit z.B. dem Seelsorger in einem verstehenden und vergebenden Gespräch Trost und suchen mit dem Betroffenen nach dem Sinn des Lebens, der Sucht und dem Leid. Lebensgeschichtliche Erfahrungen werden angesprochen, das Selbstwertgefühl wird dabei durch positives Erleben in Bezug auf Vergangenes gefördert.

Wiederholungsfragen

1. Welche Kriterien gehören zu einer Alkoholabhängigkeit?
2. Erklären Sie den Abhängigkeitsprozess.
3. Welcher Stressbewältigungsfaktor wird bei einem Abhängigkeitsverhalten angewendet?
4. In der kritischen Phase der Alkoholabhängigkeit kommt es zur so genannten Adaptation, die auch als psychische Abhängigkeit bezeichnet wird. Erklären Sie diesen Mechanismus!
5. Alkoholabusus verursacht somatische, psychische und soziale Folgeschäden. Geben Sie zu jedem Bereich jeweils ein Beispiel!
6. Das Korsakow-Syndrom ist eine Spätfolge von chronischem Alkoholkonsum. Welche psychischen und kognitiven Auffälligkeiten können Sie beim Betroffenen finden?
7. Welche Typisierung haben Alkoholabhängige im Alter?
8. Welche 4-K`s wenden Sie bei der Kommunikation mit an Korsakow erkrankten Menschen an? Geben Sie bitte zu jedem *K* ein Beispiel!
9. Nennen Sie allgemeine Grundsätze im Umgang mit Alkoholabhängigen. Geben Sie zu den Grundsätzen jeweils ein Beispiel!
10. Welche altersgerechten Therapieziele kennen Sie?
11. Welchen Pflegeethos sollten Altenpflegerinnen bei der Pflege von Abhängigkeitskranken nicht anwenden?
12. Die soziale Reintegration wird in drei Stufen eingeteilt. Benennen Sie diese und beschreiben Sie die Phasen kurz.
13. Welches Ziel liegt der sozialen Reintegration zu Grunde?
14. Welche Faktoren berücksichtigen Sie bei der Lebensaktivität „sich pflegen" und „kleiden" bei abhängigkeitskranken alten Menschen?

15. Welche drei Faktoren werden für den Medikamentenmissbrauch verantwortlich gemacht? Geben Sie zu jedem Faktor eine nähere Erläuterung.

16. Welche Medikamentengruppen werden im Alter oft missbraucht?

17. Erklären Sie den Rebound-Effekt bei Tranquilizern!

18. Zu welchen psycho-sozialen Folgeschäden kommt es unter Medikamentenabhängigkeit?

19. Welche schlaffördernden Alternativen könnten Sie einer alten Dame anbieten, die wiederholt von Ihnen ein starkes Sedativum zum Einschlafen verlangt?

20. Was verstehen Sie unter sekundärer Prävention bei Medikamentenabhängigkeit? Geben Sie ein Beispiel aus der Altenpflegepraxis!

21. Welche Einstellung sollten Sie gegenüber psychotropen Medikamenten haben, wenn Sie alte Menschen pflegen?

13 Der suizidale Alterspatient

13.1 Die Begrifflichkeiten „Suizid / Suizidversuch"

Der Begriff „Suizid" kommt aus dem Lateinischen:
sua manu cadere = von eigener Hand fallen, gleichsam sich selber fällen.
Im volkstümlichen Sprachgebrauch wird Suizid als „Selbstmord" bezeichnet, obgleich kein Mord im eigentlichen Sinne vorliegt. Deshalb sollte man besser von Selbsttötung sprechen.
Im medizinischen Sprachgebrauch wird unter „Suizid" eine gegen das eigene Leben gerichtete Handlung mit tödlichem Ausgang verstanden, unabhängig davon, ob der Tod intendiert wurde oder nicht.

Der „Suizidversuch" ist eine absichtliche Selbstschädigung, die mit mehr oder minder klarer Tötungstendenz durchgeführt wird, aber keinen letalen Ausgang genommen hat.

13.2 Die Selbsttötung als perfekte Problemlösung

„Der Selbstmord ist eine grausame Tat. Selbstmord ist eine ernste Angelegenheit, weil er so vollkommen ist, so endgültig."

(Zitat von R. Diekstra Cary Mc Enery)

Die Selbsttötung ist aus naturwissenschaftlicher Sicht die perfekte Lösung, die den Menschen mit einem Schlag von allen Problemen und Sorgen befreit. Nur, dass diese Lösung alles aus dem Weg räumt, nicht nur die Probleme, sondern auch die schönen Erlebnisse, die vielleicht noch gelebt werden könnten. Jeder Selbstmörder beendet die Beziehung zu anderen Menschen abrupt und gewollt.

S. Freud sagt: „Kein Mensch bringt sich selbst um, der nicht im Grunde einen anderen meint, also eigentlich diesen töten will. Die tötliche Aggression wird gegen sich gewendet."
Eine Handlung, die einen Suizid zu beabsichtigen scheint, jedoch nicht zum Tode, aber zu einer Verletzung oder vorübergehenden Bewusstlosigkeit führt, ist als Suizidversuch zu bewerten. Ob es dabei um einen Suizidversuch oder Suizid handelt, kann immer erst im nach hinein festgestellt werden, von der Tatsache aus, ob das Ergebnis der Tod ist oder nicht. Es lassen sich natürlich auch Schlüsse auf die Absicht des Suizidenten, aus den angewendeten Mitteln, z.B. Tablettendosis, Ort, Uhrzeit, ziehen. Die Frage, ob der Betroffene tatsächlich sterben wollte oder nur eine Änderung der für ihn unerträglichen Situation erreichen wollte ist, wenn überhaupt, erst nach erfolgter Tat feststellbar.
Oft ist der Suizidversuch ein Appell an die Mitwelt, endlich Hilfe, in Form von Zuwendung, Sicherheit und Akzeptanz zu leisten und zu gewähren. Dieser

Appell sollte von niemanden ignoriert werden, denn Untersuchungen haben ergeben, dass 5% der Menschen, die einen Suizidversuch begangen haben, innerhalb von 5 Jahren diese Handlung erneut vollzogen und dann war es ein gelungener Suizid (Sporken, 1991).

Merke!

80% aller Suizidhandlungen werden vorher angekündigt. Die Hilferufe werden oft nicht gehört. Ein Selbstmordversuch ist immer ein Schrei um Hilfe - und zugleich der Wunsch zu sterben. Und beides ist echt.

13.3 Geschlechts- und Altersverteilung

Männer begehen dreimal so oft Suizid wie Frauen. Diese Zahl gilt für alle Altersgruppen. Bei Frauen dagegen kommt der versuchte Suizid dreimal so häufig vor. Bei Frauen treten die meisten vollendeten Suizide nach dem 55. Lebensjahr auf. Bei Männern über 65 finden sich Raten von 40 pro 100.000 der Bevölkerung. Ältere Menschen begehen seltener Suizidversuche als jüngere, sind jedoch häufiger erfolgreich. Auf sie fallen 25% aller Suizide. Bei älteren Männern steht der Suizid als Todesursache an dritter Stelle hinter Unfällen und Krebs.
Nach übereinstimmenden Untersuchungen stellen Menschen mit einem Suizidversuch in der Vorgeschichte eine besondere Risikogruppe dar. Eine gefährliche Periode stellt nicht die Zeit unmittelbar nach der selbstaggressiven Handlung dar, sondern die nach einem halben Jahr.

13.4 Suizidmethoden

Männer suizidieren sich oft durch:
Erhängen, Erschießen, Springen (vor den Zug), Ertränken.
Frauen wählen den Suizid durch Gas (z.B. Kohlenmonoxid), Gift (Medikamente, besonders Schlaftabletten) sowie durch Schnitte (Pulsadern) oder Stiche.

13.5 Der psychologische Erklärungsansatz für Suizidalität im Alter

Handlungsaufgabe:
Immer mehr alte Menschen werden, in den Großstädten mehr als auf dem Lande, in die Isolation getrieben. In der Großstadt ist die Nachbarschaft häufig nicht so intakt, wie in den ländlichen Gebieten. Die Familienmitglieder leben in den Städten nicht mehr so nah beieinander.
Überlegen Sie bitte, welche weiteren individuellen Vorraussetzungen im Alter suizidfördernd wirken können?

Psychiater und Tiefenpsychologen haben aus der praktischen Erfahrung herausgefunden, dass der Suizid in der überwiegenden Mehrzahl aller Fälle in einer seelisch krankhaften Verfassung begangen wird.
Um die Ursache nach dem suizidalen Verhalten zu erforschen, geht man nach einem bestimmten Modell vor. Das bekannteste Erklärungsmodell für das suizidale Geschehen ist das präsuizidale Modell nach Erwin Ringel.

13.5.1 Das präsuizidale Syndrom

Der bekannteste psychologische Suizidforscher E. Ringel stellte im Jahr 1949 auf Grund von Untersuchungsergebnissen von 745 geretteten Suizidenten fest, dass vor ihrer Tat, verschiedene psychische Störungen vorlagen, die zu einem bestimmten Krankheitsbild ausgewertet werden konnten. Die verschiedenen zusammenkommenden psychischen Störungselemente ergaben ein Krankheitsbild. Die gemeinsamen Faktoren bildeten ein Syndrom: präsuizidales Syndrom genannt.

Das Syndrom wird weltweit als Gradmesser bei der Beurteilung der Suizidgefahr herangezogen.
Zum präsuizidalen Syndrom gehören:

- Situative Einengung (Sinn- und Ausweglosigkeit)
- Dynamische Einengung (Einengung der Gefühlswelt)
- Einengung der Wertwelt
- Einengung der zwischenmenschlichen Beziehung (Gefühl der Vereinsamung)
- Ohnmächtige (hilflose) Aggressionen und Vorwürfe gegen andere, schmerzliche Resignation
- Flucht in die Phantasie, die zunehmend von der Selbsttötungsabsicht und der den anderen entstehenden Leiden besetzt ist

13.5.1.1 Die situative Einengung

Eine situative Einengung besteht bei einem Menschen, wenn er sich von seiner Mitwelt bedrängt und in der Entfaltung seiner persönlichen Möglichkeiten behindert fühlt.
Im Alter kann diese Behinderung durch objektive Außenfaktoren (z.B. bevorstehender Heimeinzug) oder durch die subjektive Wahrnehmung der Mitwelt verursacht sein. Die Umstände werden als bedrohlich, unveränderbar, unüberwindbar, als übermäßig erfahren. Der alte Mensch fühlt sich selbst sehr hilflos, ausgeliefert und bedroht. Er hat den Eindruck, dass ihm immer weniger Handlungsspielräume zur Verfügung stehen. In seiner Einengung findet er keine

Möglichkeit, diesen Zwängen zu entfliehen. Er sieht nur noch einen Ausweg: den Suizid.

Prozesse, die zu einer situativen Einengung beim alten Menschen führen:
1. Todesfälle in der Familie, unheilbare Krankheit → als unbewältigtes Unglück
2. Folge eines eigenen eingeengten Fehlverhaltens → als unlösbares Resultat
3. Körperliche Behinderungen, besonders des Bewegungsapparates und der Sinnesorgane, die zur Isolation führen.[40]
4. Persönliche Einbildung über eine Krankheit → als hoffnungslose Bewertung

Ist aber die Einengung der Möglichkeiten Resultat der eigenen Verhaltensweisen oder eine persönliche Einbildung, spricht beides dafür, dass die Persönlichkeit des alten Menschen gestört ist. Die Wahrscheinlichkeit wird größer, dass eine solche Persönlichkeit auf die tatsächliche oder eingebildete kritische Lebenssituation mit einem Zusammenbruch reagiert. Dieser Zusammenbruch äußert sich gewöhlich als dynamische Einengung. Diese kommt als weitere Einengung zum Kernstück des präsuizidalen Syndroms als äußere Situation hinzu.

13.5.1.2 Die dynamische Einengung

Die dynamische Einengung kommt bei einem alten Menschen vor, der über eine einseitige gefühlsmäßige Persönlichkeit verfügt. Der Antrieb und das Interesse an der Welt gehen verloren. Aktives Handeln wird unmöglich, spontane Reaktionen hören auf. Alle Ereignisse werden skeptisch, misstrauisch und nur negativ gesehen und bewertet. Der betroffene alte Mensch verfällt in ein zwanghaftes Grübeln, das sich ständig wiederholt; dies wird für den Betroffenen unerträglich. Eine Depression kann sich einstellen. Angstgefühle oder auch unheimliche Ruhe können auftreten. Die Persönlichkeit entwickelt sich ab jetzt in eine Richtung - zum Suizid. Vor dem Suizid erreicht die dynamische Einengung ihren Höhepunkt. Die Stärke der dynamischen Einengung hängt sehr mit dem herabgesetzten Selbstwertgefühl des alten Menschen zusammen. Dieses nimmt großen Schaden durch eine unglückliche zwischenmenschliche Beziehung aus der Vergangenheit und einer aktuellen Situation aus der jetzigen Umwelt.
Dazu ein Bespiel: Ein alter Mensch befasst sich mit einer Aufgabe, die er für sich als sinnvoll ansieht und die er auch gut körperlich und psychisch bewältigen kann. Seine Mitwelt aber wertet sein Tun ab. Das erzeugt in dem Betroffenen schmerzliche Abwertung und Kränkung des Selbstwertgefühls.

---

[40] Nur 44,8% aller über 65-jährigen Großstadtbewohner haben die Möglichkeit einen Fahrstuhl zu benutzen. So ist die Isolation der restlichen 55,2% alter Menschen vorprogrammiert.

13.5.1.3 Die Einengung der Wertwelt

Die wertmäßige Einengung ist ein wechselseitiger Prozess von innerer und äußerer Entwertung. Soziale Beziehungen zu Personen und Vorgängen, Werte die früher besonders wichtig und für den Betroffenen interessant erschienen, werden jetzt als wertlos empfunden. Damit verbunden entsteht eine Wertminderung des eigenen Lebens, und damit unweigerlich auch das Interesse am Leben. Indirekt wird das präsuizidale Syndrom bei alten Menschen durch die Gesellschaft noch gefördert. Viele alte Menschen finden in der Gesellschaft keinen Platz mehr, an dem sie gebraucht werden. In unserer bequemen luxuriösen Gesellschaft kommunizieren kaum noch junge Menschen untereinander. Es stellt sich hier die Frage: inwieweit wird das Leben alter Menschen von der Allgemeinheit noch gewünscht?

13.5.1.4 Die Einengung der zwischenmenschlichen Beziehungen

Diese Form der Einengung ist die bedeutsamste Ursache für das Verhalten aller suizidgefährdeten Menschen. Der alte Mensch ist einsam, isoliert, er fühlt sich verlassen und unverstanden. Gründe für das Fehlen persönlicher Beziehungen gibt es im Alter viele:
Tod von Partnern, Freunden, Entwertung bestehender Kontakte. Der alte Mensch hat das Gefühl nicht mehr dazuzugehören. Er klammert sich, um nicht allein zu sein, an eine für ihn wichtige Bezugsperson. Dieses Anklammern kann aber auch dazu führen, dass die Bezugsperson sich zurückzieht, weil sie sich eingeengt fühlt. Werden nun die in sie gesetzten Erwartungen von der letzten Bezugsperson nicht erfüllt, fühlt sich der präsuizidale alte Mensch abgewiesen. Er befindet sich in einer Sackgasse völliger Isolierung. Dieser Bezogenheitsverlust wird hier zum Existenzverlust. Da alte Menschen oftmals nur eine Beziehung zu Gleichaltrigen pflegen, ist auch der Trennungs- und Verlustschmerz durch den Tod groß. Durch das Sterben gleichaltriger Bezugspersonen nehmen die zwischenmenschlichen Beziehungen und Beziehungsmöglichkeiten von alten Menschen kontinuierlich ab. Dem Menschen fällt es im Alter schwerer neue Kontakte zu knüpfen.

13.5.2 Ohnmächtige Aggressionen und Vorwürfe gegen andere

Jeder Suizid stellt eine enorme aggressive Haltung dar. Wenn sich auch die Aggression gegen die eigene Person richtet, so ist im Grunde doch ein anderer Mensch oder die Gesellschaft gemeint. Das Ziel des Suizidenten ist es, den anderen für alle Zeiten vorwurfsvoll zu belasten. Der Aggressionsdruck bei dem Betroffenen ist so groß, dass er keine Möglichkeit findet, die Aggression nach außen abzureagieren.

Faktoren für die Hemmung der Aggression:

- Kränkungen und Enttäuschungen durch eine starke Bindung an eine einzige Bezugsperson
- spezifische psychische Persönlichkeitsstrukturen mit einem starken Über-Ich (hemmt Motorik und Psyche)
- gestörte zwischenmenschliche Kommunikation auf der Selbstoffenbarungs- und Beziehungsebene

Der alte Mensch gerät durch die fehlenden interpersonalen Kontakte und zwischenmenschlichen Beziehungen in die Isolation. Er beginnt sich intensiver mit dem eigenen Körper zu beschäftigen, was in hypochondrischen Befürchtungen zum Ausdruck kommt. Der Körper wird zum Ersatzobjekt und zum Austragungsort intrapsychischer Konflikte. Mit dem Suizid wird der eigene Körper anstelle eines anderen getötet.

13.5.3 Flucht in die Suizidphantasie

Die Suizidphantasie ist die gedankliche Beschäftigung mit dem Tod und gehört in Zusammenhang mit den negativen, düsteren und pessimistischen Gedanken zum präsuizidalen Syndrom. Der gelegentliche Gedanke „tot" zu sein, wird noch nicht als krankhaft bewertet. Grundsätzlich sollte jedem Menschen Hilfe angeboten werden, der sich intensiv mit Suizidgedanken befasst.

Die Suizidphantasie wird in 3 Stufen eingeteilt.

1. Stufe: Die Vorstellung „tot" zu sein
Der Suizid selbst wird hier noch nicht phantasiert, sondern nur sein Resultat, das Totsein. Die Realität, das Endgültige wird in dieser Phantasie übersprungen. Die Vorstellung dient der Entlastung. Aus dieser oder jener Situation meint der Betroffene sich notfalls immer noch durch Suizid lösen oder befreien zu können. Er denkt nicht an den realen Tod, sondern eigentlich an eine Form des Weiterlebens.

2. Stufe: Überlegungen sich selbst das Leben zu nehmen
Hier herrscht die konkrete Vorstellung vor, sich das Leben zu nehmen; es ist aber noch nicht zu konkreten Plänen über die Durchführung des Selbstmordes gekommen.

3. Stufe: Konkretisierung des Suizidversuches
In dieser Alarmstufe steht eine bestimmte Methode der Durchführung des Suizides fest. Der Betroffene legt alle kleinen Einzelheiten fest.
Das präsuizidale Syndrom kann manchmal sehr rasch verlaufen, dass dem Betroffenen keine Zeit bleibt detaillierte Einzelheiten vorzuplanen. Besonders

kritisch wird es, wenn sich aus den aktiven und als befreiend erlebten Phantasien Zwangsgedanken entwickeln, die passiv aufgezwungen erlebt werden und den Betroffenen ganz beherrschen.
Bei alten Menschen gibt es Suizidphantasien von unterschiedlicher Qualität. Bei vielen herrscht die Vorstellung von tot und von allen Leiden erlöst zu sein vor. Diese Phantasie ermöglicht es dem alten Menschen seine Suizidhandlung über längere Zeit sorgsam vorzubereiten. Bei der Planung der Suiziddurchführung wird manchmal ein Abschiedsbrief verfasst. Oftmals geht aus dem Brief nicht das Motiv hervor, sondern die Schuldzuweisung und das Rachegefühl gegenüber den Angehörigen. Der alte Mensch hat dabei den Wunsch noch nach dem Tod in guter Erinnerung zu bleiben und noch weiter geliebt zu werden.

13.6 Suizidursachen im Alter

Folgende Faktoren verstärken die Suizidproblematik:

- sensorische Deprivation (z.B. Nachlassen der Sinneswahrnehmung)
- soziale Desintegration (z.B. Partnerverlust, besonders gefährdet sind Männer ab dem 75. Lebensalter, nach dem Verlust der Lebenspartnerin,[41] Wohnungswechsel, materielle Not, sozialer Rollenverlust)
- narzisstische Kränkung (z.B. körperliches Altern, sozialer Abstieg, negative Bewertung der Lebensrückschau)

Suizid-Ursache: soziale Isolation
Soziale Isolierung und Einsamkeit nach zunehmenden Verlusterlebnissen wirken sich vor allem dann suizidfördernd aus, wenn trotz quantitativ ausreichender Kontakte keine qualitativ befriedigenden Beziehungen mehr bestehen. Als besonders wichtig ist zu beleuchten, ob der alte Mensch aufgrund belastender Umstände zum Rückzug gezwungen wurde oder ob der soziale Rückzug freiwillig erfolgte.
Die Angst vor der Zukunft und die Verdrossenheit über die Gegenwart führt zu einer einseitigen Vergangenheitsbezogenheit, welche den Kontakt mit der Realität immer behindert. Das Gefühl der Entfremdung gegenüber der Welt, das heute viele alte Menschen beherrscht, macht für den Suizid anfällig. Die Suizidgefährdung wird besonders begünstigt durch folgende Situationen, die zusammen kommen: Verlust des Ehepartners, Verlust der vertrauten Wohnung, Einweisung in das Seniorenpflegeheim und die Angst vor der neuen Situation.

[41] Anm.: bis zu 80 Suizide auf 100.000; als Vergleich: in der Durchschnittsbevölkerung 20 Suizide auf 100.000.

Suizid-Ursache: negative Selbstachtung

negative Selbstachtung
▼
negative Wahrnehmung der Gegenwart
▼
negative Zukunftserwartung

Mit Selbstachtung sind die positiven Gefühle, die Achtung und Wertschätzung gemeint, die eine Person für sich selbst empfindet. So ist eine geringe Selbstachtung dadurch charakterisiert, dass eine Person z.B. fühlt und denkt:

- „Ich hätte mehr Achtung vor mir selbst
- des Öfteren fühle ich mich wirklich nutzlos
- ich mag mich selbst nicht leiden
- ich habe öfters Angst, dass ich mich nicht richtig verhalten könnte"

Eine starke Selbstachtung ist durch folgende Erlebnisaussagen charakterisiert: „Ich kann mich selbst gut leiden - ich fühle mich sicher in meinen Beziehungen zu anderen - ich fühle, dass ich eine Anzahl guter Eigenschaften habe".
Diese Selbstachtung wird entscheidend dadurch geprägt, inwieweit ein Mensch von anderen mit Achtung, Wertschätzung und emotionaler Wärme behandelt bzw. so akzeptiert wird, wie er ist.
Es hat sich gezeigt, dass diese Selbstachtung ganz entscheidend für eine konstruktive Persönlichkeitsentwicklung und für das soziale, gefühlsmäßige und intellektuelle Verhalten eines Menschen ist. Es stellt sich heraus, dass häufige pessimistische Selbstäußerungen, z.B.: „Mir gelingt doch nichts!" bei Menschen mit verschiedenen psychischen Störungen zusammenhingen, wie z.B. Depression, Gehemmtheit und Selbstaggression.

Suizid- Ursache: chronische Krankheit
Gesundheit und Krankheit sind für alte Menschen zentrale Probleme. Der gesunde alte Mensch erlebt auch sein Älterwerden positiv. Der chronisch kranke alte Mensch erlebt durch seine körperliche und geistige Minderung seine gesamte Lebenssituation mehr oder minder negativ. Dem alten Menschen wird der Körper durch das Nachlassen seiner Funktionen, verbunden mit einer Fülle von Beschwerden und Behinderungen zum Bewusstsein, dass er zu Auseinandersetzungen mit seiner köperlichen Existenz gezwungen wird. Das führt zum Gefühl des Selbstwertverlustes. Es entsteht die Angst um die eigene Selbstständigkeit und vor der Abhängigkeit von anderen Personen.
Körperliche Erkrankungen und Leistungseinschränkungen werden suizidwirksam, wenn gleichzeitig eheliche und fämiliäre Konflikte mit der Situation der

Einsamkeit zusammenkommen und eine Basis von depressiv-hypochondrischer Grundstimmung als irreversibel erlebt wird.
Als häufigste mit Suizidverhalten verbundene Krankheit gilt die Depression, vor allem die manisch-depressive Erkrankung, vgl. ab Seite 181.

13.7 Appellierende Hilferufe des Suizidenten

Die Suizidhandlungen älterer Menschen, die an einer endogenen Depression erkrankt sind, enthalten in der überwiegenden Mehrzahl der Fälle appellierende Hilferufe.
Aus seinem Gleichgewicht gebracht, fühlt sich der depressive alte Mensch zurückgeworfen, in sich verloren und von sich selbst verlassen. Dieser Patient gehört zu den am meisten gefährdetsten Menschen, die durch Suizid versterben.

Im so genannten Ambivalenzstadium der Erkrankung bringt der Patient sein inneres Erleben nach außen hin zum Ausdruck. Die kommunikativen Andeutungen sind teilweise verschlüsselt, indirekt, aber noch wahrnehmbar:

„Ich möchte endlich einmal abschalten; manchmal denke ich, es hat doch keinen Sinn; ich glaube ich schaffe es nicht mehr; ich habe genug davon so zu leben; ich will so nicht länger mehr weiterleben!"

Diese Äußerungen lassen sich sehr wohl als Hinweis einer zunehmenden Suizidalität verstehen, in der der alte Mensch seine Hilfsbedürftigkeit signalisiert. Der depressive alte Mensch wird hier selbst zum Sender einer Botschaft.

Der suizidale alte Mensch vermittelt in seinem gesamten Ausdrucksverhalten Informationen über sein eigenes Selbstbild, über die Beziehung zwischen sich und den anderen. Gleichzeitig schwingen dabei Appelle mit, d.h. indirekt ausgedrückte Wünsche und Bedürfnisse an den anderen. Dieser andere, der Helfer, wird umgekehrt sowohl im verbalen als auch auf der nonverbalen Kommunikationsebene Inhalte vermitteln, die der alte Mensch mit seinem krisenhaften bedingten feinen „Empfangssystem" aufnimmt und entsprechend verarbeitet. Das kann sein: ein flüchtiger Blick, eine Veränderung der Stimmlage, eine veränderte Körperhaltung, eine Sprechpause, eine Stimmmodulation, ein Zögern, ein rasches Abwenden und vieles andere mehr.
Dies fällt auf den Boden eines brüchigen Selbstwertgefühls und hinterlässt Spuren von Verletzungen, wodurch verstärkter Rückzug, Kränkung, Verunsicherung und Ängstigung ausgelöst werden können. Der depressive suizidale alte Mensch ist wie eine bis vor dem Zerreißen angespannte Saite, bei der bereits Anzeichen von Unsicherheiten und Ängstlichkeiten des anderen, deutliche Schwingungen, d.h. Verstärkungen der depressiven Symptomatik der Selbsttötungstendenzen auszulösen vermögen.

Warnsignale für einen drohenden Suizid

> Antriebssteigerung durch Antidepressiva bei weiterbestehender depressiver Stimmungslage
> Niederschreiben eines Testamentes
> Verschenken von liebgewonnen Gegenständen
> Sammeln von Medikamenten
> Verbalisierung von ausgeprägten Schuldgefühlen oder Schuldwahn
> Aussagen über Sinnlosigkeit des Lebens
> Sprechen über den Suizid, besonders bei konkreter Vorstellung und Angabe der Suizidpläne
> Angabe von befehlenden Stimmen, die den Suizid befehlen

Merke!

Nach den Erfahrungen von K. Joos-Körtje (Verein für Suizidprävention in Hildesheim, 1999) wollen 90% aller Suizidpatienten nicht sterben, sondern in der Regel eine gravierende Veränderung ihres Lebens erreichen. Die Motivation zum Suizid sind vielfältig, reichen von Überforderung, Suche nach Nähe, Kurzschlussreaktion, Trauerreaktion bis hin zu psychischen Erkrankungen.
Jede Ankündigung eines Suizides und jeder Suizidversuch muss ernst genommen werden. Mehr als die Hälfte aller gelungenen Suizide werden von psychisch Kranken ausgeübt.

13.8 Annäherung an den Menschen mit Suizidgefährdung

Eine Gesprächssituation aus der stationären Altenpflege:
Altenpflegerin Frau F., 34 Jahre alt, verheiratet, zwei Kinder, trifft nach Dienstschluss auf dem Wohngruppenflur Frau R. Diese ist 78 Jahre alt und wohnt seit einem Jahr im Seniorenpflegeheim. Sie ist pensionierte Berufsschullehrerin, verwitwet und leidet an einer endogenen Depression sowie an Arthrose in beiden Knien. Die Angehörigen von Frau R. wohnen weit entfernt.

Altenpflegerin: *Guten Tag Frau R., wie geht es Ihnen denn heute?*
Frau R.: *Danke, so leidlich. Sagen Sie, was muss ich tun, wenn ich das Essen nicht mehr im Speisesaal einnehmen möchte?*
Altenpflegerin: *Dann rufen Sie kurz im Empfang an, dort wird alles für Sie geregelt.*
Frau R.: *Wissen Sie, bei meiner Tischnachbarin lässt es aber auch nach. Ständig erzählt Sie die Geschichte von ihrer Tochter, die doch bereits seit vier Jahren tot ist.*
Altenpflegerin: *Ja, Frau R. das ist eben die Verkalkung des Gehirns, da lässt sich nicht mehr viel machen.*
Frau R.: *Das ist ja schlimm - (Pause). Hauptsache, man bleibt da oben klar.*

Obwohl (zögernd), vielleicht ist es manchmal besser, wenn man gar nicht mehr so viel mitbekommt.

Altenpflegerin: *Hm. (Pause)*

Frau R.: *Wenn ich so am Morgen aufwache, dann möchte ich am liebsten gar nicht mehr aufstehen; mit meinen Beinen geht es immer schlechter.*

Altenpflegerin: *Mir geht das öfters auch so; jeden Tag lange im Dienst sein, da bin ich am Abend ganz schön geschafft. Mit einem warmen Fußbad ist mir dann schon geholfen.*

Frau R.: *Ja, ja (Pause). Manchmal möchte ich nicht mehr leben, morgens nicht mehr aufwachen, mit 78 wirds Zeit, dass man abtritt.*

Altenpflegerin: *Sie dürfen jetzt nicht den Kopf hängen lassen Frau R. Denken Sie einfach an etwas Schönes. Dort zum Beispiel die wunderschönen Rosenbäumchen im Innengarten (Pause). Es wird schon wieder werden Frau R.!*

Frau R.: *Ja, aber mein Hausarzt hat gesagt, dass ihm meine Arthrose in den Knien gar nicht gefällt. Wollen Sie nicht einmal bei mir vorbeikommen, nicht dienstlich, einfach mal auf eine Tasse Kaffee.*

Altenpflegerin: *Ich weiß jetzt im Moment nicht, wann es bei mir in den nächsten Tagen geht. Rufen Sie mich doch einmal an. Jetzt habe ich aber keine Zeit mehr. Aufwiedersehn und alles Gute!*

Frau R.: *Danke und vergessen Sie`s nicht, mal bei mir vorbeizuschauen. Aufwiedersehen.*

Handlungsaufgaben:
1. Worüber möchte Frau R. mit der Altenpflegerin sprechen?
2. Wie begegnet die Altenpflegerin Frau R.?
3. Welche Gefühle bleiben nach Beendigung des Gesprächs bei den beiden Frauen zurück?
4. Was spricht für eine Suizidgefährdung von Frau R.?
5. Welche Interventionen hätte die Altenpflegerin nach dem Gespräch, trotz Dienstschluss, noch vornehmen müssen?

13.9 Der pflegerische Umgang mit suizidalen alten Menschen

Suizidprophylaxe ist sehr wichtig, besonders beim Vorliegen einer Altersdepression. Neben einer medikamentösen Therapie kommt eine psychotherapeutische Behandlung in Betracht.

Da sich das psychische Verhalten des alten Menschen in den verschiedenen Stadien des präsuizidalen Syndroms nur langsam entwickelt, sollten Altenpflegerinnen die Situation des durch Suizid gefährdeten Menschen rechtzeitig erkennen, bevor die Symptome ein bedrohliches Ausmaß erreicht haben.

Durch die Kumulation der psychosozialen Problematik in der suizidalen Krise des alten Menschen zeigen sich Altenpflegerinnen vielfach hilflos und überfordert. Die Hilflosigkeit der Pflegenden steht meist im Vordergrund, nicht das Nichthelfenwollen.
Diese Hilflosigkeit bei Altenpflegerinnen drückt sich in Form von aggressiven Reaktionen, Abwehr und Rückzug gegenüber den Suizidenten aus.
Diese aggressive Einstellung der Altenpflegerinnen kann sich unter Umständen in Handlungen ausdrücken, die sie zu Fehlreaktionen verleiten lassen. Es entsteht der Eindruck, dass Altenpflegerinnen mit diesem unsensiblen Verhalten eine Art Beihilfe zum Suizid leisten. Fehlhandlungen und der Rückzug zum suizidalen alten Menschen kommen schnell zustande, weil in der heutigen Gesellschaft Themen wie Sterben und Tod häufig tabuisiert werden.

13.9.1 Voraussetzungen für eine direkte Hilfestellung

Die Einschätzung der Suizidalität gehört zu den schwierigsten Aufgaben von Ärzten und Pflegepersonal. Bei Unerfahrenheit mit der Thematik besteht in der Regel die falsche Scheu Menschen mit Suizidabsichten nach Selbsttötungsgedanken zu fragen.

Altenpflegerinnen benötigen für eine gelungene therapeutische Intervention:

- eine eigene Annahme um reale Hilfestellung leisten zu können; um mit den Problemen des anderen mit seiner Hoffnungslosigkeit, seiner Angst, seiner Lebensmüdigkeit klar zu kommen
- ein suizidologisches Wissen

Direkte Hilfestellungen
Hilfe kann angeboten werden in Form von Verständnis, Zeit zum Zuhören, Hilfe bei notwendigen Veränderungen.

Konkrete Hilfestellungen könnten sein:

- eine Befragung des Suizidenten, ob bereits ein Plan vorliegt, wann und wo der Suizid erfolgen soll und welche Methode ins Auge gefasst wird.
- suizidale Äußerungen des Betroffenen ernst nehmen und an das Pflegeteam weitergeben.
- das Angebot, dass der alte Mensch aggressive und bösartige Gedanken verbalisieren darf. Das kann besser sein als eine hohe Gabe von Anxiolytika.
- dem alten Menschen mit suizidaler Absicht aktiv zuhören und ihn nach seinen Gründen für sein Vorhaben fragen. Signalisiert der Betroffene Bestätigung, genauer nachfragen, ob die Gedanken evtl. einen festen Plan enthalten, die Art dieses Plans, den Zeitpunkt und welche Mittel dafür erreichbar erscheinen.

- nach einer suizidalen Äußerung den alten Menschen 24 Stunden engmaschig beobachten.
- eine Weiterleitung bei akuter Suizidgefahr des Gefährdeten in ein Krankenhaus mit fachgerechter Krisenintervention durch Psychotherapeut und Facharzt.

Merke!

Das Thema „Suizid" darf nicht als ein Tabu gemieden werden, sondern sollte bei allen pflegerischen Kontakten angesprochen werden. Spitzt sich eine krisenhafte Situation zu, so ist es erforderlich, dass der alte Mensch engmaschig bebachtet wird und eine 24-stündige therapeutisch-pflegerische Intervention bekommt. Falls die pflegerische Beobachtung und Betreuung nicht gewährleistet werden kann, so ist ein Aufenthalt in einer geschlossenen Abteilung der Gerontopsychiatrie für den Kranken sicherer.
Altenpflegerinnen müssen wissen, dass es keine einzige Methode gibt, einen chronisch suizidgefährdeten und fest entschlossenen Menschen davon abhalten zu können, sein Leben zu beenden. Altenpflegerinnen dürfen nicht die Probleme eines suizidgefährdeten alten Menschen herunterspielen, eine Bewertung dessen vornehmen oder mit rationalen Argumenten gegen die Suizidgedanken anreden. Insbesondere ist davor zu warnen, eigene Möglichkeiten als Helfer zu überschätzen, sondern lieber rechtzeitig professionelle Hilfe einzuholen, als selbst allein das Problem lösen zu wollen.

13.9.2 Die Behandlung eines Suizidgefährdeten in der Gerontopsychiatrie

Bestätigt sich der Verdacht auf erhebliche Selbsttötungsgefährdung, so ist die Einweisung des Betroffenen in eine geschlossene Abteilung einer gerontopsychiatrischen Klinik eine wichtige therapeutische Maßnahme. Die vorliegende Gefahr für das eigene Leben ist eine der wenigen eindeutigen Indikationen zur Zwangseinweisung. Diese Maßnahme bedeutet das Eingeständnis, dass die ärztlichen und pflegerischen Fähigkeiten sowie die Bereitschaft der Familie, die den suizidgefährdeten Patienten betreuen, einen erfolgreichen Suizidversuch zu verhindern.
Bei der Aufnahme in eine gerontopsychiatrische Klinik setzen Patient, Familie und die Öffentlichkeit voraus, dass der Gefährdete in ein System Eingang gefunden hat, das Erfahrung in der Behandlung hochgefährdeter Patienten hat. Wenn die Klinik mit speziell ausgebildeten Mitarbeitern besetzt ist, welche die Betreuung und Beaufsichtigung von Suizidfällen kennen, bietet das System psychisch und physisch heute den/die beste/n Schutz und Unterstützung.

Therapiemaßnahmen bei einem akut Suizidgefährdeten:

1. Gabe von Antidepressiva
Wenn das Antidepressivum zu wirken beginnt (nach ca. 2-3 Wochen), ist die Gefahr des Suizids am größten. Das Medikament lindert während der Phase der schlechten Stimmung die Hemmung des Handelns. Falls die Stimmung wieder heraufgesetzt wird und der Patient aktiver wird, kann er eher zur Tat schreiten und einen Suizid begehen.

2. Psychotherapeutische Interventionen
In Betracht kommen therapeutische Einzelgespräche, Gruppengespräche und familientherapeutische Angebote.

3. Therapeutisches Milieu
Wenn ein Patient in eine kustodiale Umgebung, wie eine geschlossene gerontopsychiatrische Station sie darstellt, aufgenommen wird, weil andere Menschen außerhalb mit ihm nicht fertig werden, dann wird besonders das menschliche Umfeld, zum bedeutsamsten Faktor für einen Behandlungserfolg.
Zum therapeutischen Milieu gehört auch die Qualifikation der Ärzte und des Pflegepersonals.

4. Aktiver Schutz vor selbstzerstörerischen Tendenzen
Durch die Kontrollen fühlen sich die gefährdeten Patienten von Pflegekräften und Mitpatienten vor ihren eigenen selbstzerstörerischen Tendenzen geschützt. Das trifft besonders zu, wenn sie gerade neu auf der Station aufgenommen worden sind. Die Kontrollen sehen sie als Beweis der Fürsorge an, was sie bei den ihnen nahestehenden Menschen im Leben oft vermissen.

Merke!

Obwohl die akut gefährdeten Patienten eine gute Prognose haben, sind chronisch suizidgefährdete Patienten schwer zu behandeln. Ständige Beaufsichtigungen, Fixierungen und Beschränkungen können auf lange Sicht einen fest geplanten Suizid, auch in der stationären Gerontopsychiatrie, nicht verhindern.

13.9.2.1 Suizidprävention in der Gerontopsychiatrie

Hilfe bieten so genannte Organisationspläne für Suizidgefahr. Die meisten existierenden Pläne sind nicht umfassend genug. Ob vorhandene Pläne wirklich einsatzfähig sind oder nur zum Zwecke der Zulassung aufgestellt wurden, lässt sich nur durch regelmäßige Kontrollen vor Ort feststellen. Diese Kontrollen liegen

in der gemeinsamen Verantwortung des leitenden Arztes und des Verwaltungsleiters.
Der Organisationsplan wird von einem Ausschuss der Klinik erarbeitet. Er setzt sich zusammen aus: gerontopsychiatrischen/psychiatrischen Pflegefachkräften, der Pflegedienstleitung, dem leitenden Stationsarzt, einem Mitarbeiter vom technischen Dienst und der Verwaltung und einem Vertreter vom sozial-psychiatrischen Dienst des Gesundheitsamtes.

Dieser Ausschuss hat die Aufgabe den Plan in regelmäßigen Abständen zu aktualisieren und die Ausführung zu kontrollieren.

Ein Programm zur Betreuung bei Suizidgefahr kann folgendermaßen aussehen (nach Resnik, 1979):

1. Die Erarbeitung von drei Suizidbeobachtungskategorien (SBK), d.h. hohe, mittlere und geringe Gefährdung. In jeder Kategorie gibt es entsprechende Pflege- und Behandlungskriterien.
   Besteht eine hohe Suizidgefahr, so greift SBK 1,
   bei mittlerer Gefahr SBK 2, bei geringer Gefahr SBK 3

   SBK 1 = Sitzwache mit direkter Beobachtung des Gefährdeten; Beschränkung auf einen Raum. Gefährliche Gegenstände und Kleidungsstücke (Gürtel, Krawatten, Schnürsenkel) werden entfernt. Beim Toilettengang erfolgt eine Kontrolle alle drei Minuten.
   SBK 2 = Ständige direkte Beobachtung ohne Beschränkung auf einen Raum. Der Gefährdete darf mit Überwachung an Gruppenaktivitäten teilnehmen. Die Vorschrift zur Kontrolle der Toilette alle drei Minuten ist hier ebenfalls notwendig.
   SBK 3 = Der Gefährdete muss in Sichtweite bleiben. Er darf an Aktivitäten außerhalb der Station teilnehmen; meldet sich aber alle 15-30 Minuten beim Pflegepersonal. In der Nacht finden unregelmäßige Kontrollen statt.

   Der Erfolg eines Suizidbeobachtungskategorie-Systems wird mit der konsequenten Durchführung des Pflegepersonals erreicht. Dieses hat 24 Stunden am Tag mit dem Patienten Kontakt. Die dabei sich entwickelnden menschlichen Beziehungen zwischen Bezugspflegekraft und Suizidenten sind das entscheidende Kriterium für einen Erfolg.

2. Unangekündigte, halbjährliche Überprüfung der geschlossenen Station durch den Ausschuss des Organisationsplanes.

3. Sofortige Untersuchung im Falle eines Suizidversuchs durch eine so genannte psychologische Autopsie. Hierbei ist das gesamte Pflegepersonal aus allen

Schichten in einer Konferenz anwesend. Es wird untersucht unter welchen Umständen der Suizid gelingen konnte. Dieses Verfahren fördert beim Personal das Bewusstsein für suizidales Verhalten und gibt Gelegenheit, den Einfluss für Schichtwechsel, der Stimmung im Team und von Einzelpersonen mit ihren Einstellungen und ihrem Verhalten zu beurteilen. Für das Team wird die Teilnahme an Supervision oder Balintgruppen ermöglicht.

4. Innerbetriebliche Weiterbildung über den Umgang mit suizidgefährdeten Patienten. Als Ziel erhalten Absolventen ein SBK-Pflegezertifikat.

5. Erstellung eines Fragebogens zur Suizidgefährdung (vgl. „Suizidales Risiko" auf Seite 90).
   Jeder Patient mit der Diagnose: Alkoholabhängigkeit, endogene Depression, schizoaffektive Störungen, wird mit Hilfe eines Fragebogens hinsichtlich seiner Suizidgedanken befragt. Diese Antworten werden in der Pflegedokumentation abgelegt, damit sie den Bezugspflegekräften zugänglich sind.

6. Richtlinien für bauliche Maßnahmen
   a) Gerontopsychiatrische Institutionen sollten nicht höher als zwei Stockwerke sein; psychiatrische Stationen im Allgemeinkrankenhaus nicht oberhalb der 1. Etage liegen.
   b) Da im Badezimmer die meisten Suizide durch Erhängen passieren, müssen alle Gardinen und Duschvorhängestangen so konstruiert sein, dass sie bei einem Gewicht von 25kg abbrechen. Duschköpfe sind in der Wand oder Decke zu versenken und dürfen nicht hervorstehen. Badezimmertüren können so gestaltet sein, dass sie eine Beobachtung der Füße gestatten.
   c) Fenster werden mit undurchdringlichem Fliegendraht ausgespannt, der sich nur mit Hilfe von speziellen Schlüssel entfernen lässt. Bruchsicheres Glas und Gitter ergibt einen antitherapeutischen Effekt.
   d) Lampen und elektrische Geräte stehen immer in Nähe der Steckdosen. Elektrische Leitungen werden auf Mindestlänge gekürzt.
   e) Das Isolierzimmer hat gepolsterte Wände, um Verletzungen durch das Gegenschlagen des Kopfes gegen die Wand zu verhindern.
   f) Obwohl die Durchsuchung von Patienten nach ihren Ausgängen eine Verletzung der Persönlichkeitsrechte des Patienten darstellen, wird aber gewährleistet, dass evtl. eingeschmuggelte todbringende Gegenstände, wie z.B. Medikamente, Rasierklingen oder Waffen, rechtzeitig sichergestellt werden.

7. Zu verschärften Sicherheitsmaßnahmen gehören:
   Gefährliche Gegenstände, z.B. Streichhölzer und Rasierklingen werden eingezogen. Pflegekräfte stellen Maßnahmen auf, dass Medikamente und giftige Substanzen nicht gehortet oder unerlaubt entwendet werden können.

Alle Türen müssen verschlossen sein. Pflegekräfte müssen wissen, dass Suizide oft in der Nähe der Stationen und nicht in den Stationen selbst verübt werden. Um sich viel gerichtlichen und persönlichen Ärger und Leid zu ersparen, sind Treppenhäuser, Pflegearbeitsräume, Küchen und Büros in die Sicherheitsvorkehrungen mit einzubeziehen. Die Umgebungsgestaltung ist besonders wichtig bei offenen Stationen.

8. Einbeziehung anderer Patienten in die Vorbeugemaßnahmen für suizidgefährdete Patienten. Werden Patienten für die Bedürfnisse anderer Patienten sensibilisiert, so kann das zur gegenseitigen Umsorgung führen. Dieser glückliche Umstand dient oft einer positiven Persönlichkeitsentwicklung. Ein erstrebenswertes Ziel für die Absicherung einer Station vor Suizid liegt in der Sensibilität der Mitpatienten, so dass diese die Verantwortung mittragen, damit sich in „ihrer" Station keiner umbringen kann.

13.10 Therapieangebote für Suizidgefährdete

Die aufgeführten Maßnahmen sind eine Hilfe nach der Entlassung aus der Gerontopsychiatrie.

- Krisentelefone stellen den Versuch dar, etwas zu tun und die Isolation, Zurückgezogenheit und Einsamkeit zu durchbrechen. Hochgefährdete Menschen stellen weniger als 10% der Anrufer dar. Doch gibt es Fälle, in denen Dank der Krisentelefone suizidgefährdete Menschen in Krankenhausbehandlung gebracht werden konnten. Es gibt keine immer richtige oder ideale Reaktion auf jeden Patienten.
- Psychotherapeutische Einzeltherapie oder Gruppentherapie.
- Besuch von Selbsthilfegruppen.

Merke!

Da Suizid die häufigste Todesursache bei psychisch Kranken ist, zeigt jeder gelungene Suizid die Grenzen des therapeutischen Könnens auf.
Als Berufsanfänger in der Pflege lernt man frühzeitig, was bereits erfahrene Altenpflegerinnen akzeptiert haben: Es ist nicht möglich, über lange Zeit den Suizid eines Menschen zu verhindern, wenn dieser sein Leben unbedingt beenden will. Die verschiedenartigsten Umgangs- und Behandlungsstrategien erlauben immer nur eine zeitweilige Unterbrechung des suizidalen Verhaltens. Trotz hoher Medikamentendosen, ständiger Beobachtung und einer evtl. Elektroschocktherapie, haben sich immer wieder Patienten nach dem Behandlungsende suizidiert.

13.11 Nach dem Suizid: Das Schicksal der Angehörigen

Suizide alter Menschen geschehen häufig in sozialer Isolation. Meistens gibt es keine Angehörigen mehr oder der Kontakt zu ihnen ist abgebrochen. Was werden für Gefühle ausgelöst, wenn der Lebenspartner, ein guter Freund, der Nachbar, der Vater oder die Mutter Suizid begehen?
Die Menschen, die sich umbringen, bürden den Angehörigen eine schwere Last auf. Dies kann leider auch die Absicht des Suizidenten gewesen sein.
Die Hinterbliebenen können oft die abrupte Beendigung der zwischenmenschlichen Beziehung nicht verstehen. Sie reagieren sprachlos. Sie haben Hemmnisse über das Geschehen zu sprechen und verfallen in Isolation. Nach außen wird der Suizid verleugnet. Sie suchen nach Gründen oder Erklärungen, um den Suizid zu verheimlichen. Plötzlich war es ein Unfall, eine schwere Krankheit, ein schnell einsetzender Herzinfarkt oder der Betroffene hatte das Alter zum Sterben. Meistens findet die Beerdigung im engsten Familienkreis statt. Die Angehörigen können jede Verbindung nach außen abbrechen. In der Phase des Trauerns treten quälende Fragen auf:
Warum hat er das getan? Warum hat sie mich verlassen? Warum gab er mir nicht die Gelegenheit, sich von mir zu verabschieden? An wem soll ich mein Leben jetzt orientieren?

Die Schuldgefühle der Angehörigen, durch den Suizid ausgelöst, sind besonders intensiv und langandauernd:
Warum habe ich mich nicht mehr um ihn gekümmert?
Hätte ich mich doch nicht so heftig mit ihm gestritten!
Hätte ich ihn doch nicht in ein Seniorenpflegeheim gegeben!
Wenn ich das nicht getan hätte ..., er würde noch am Leben sein!
Selbstanklage, Verzweiflung, verbunden mit dem Rückzug aus sozialen Beziehungen schwächen das Selbstwertgefühl. Die Angehörigen versuchen immer wieder sich in den Suizidenten hineinzuversetzen, seine Motive der Gefühle für die Verzweiflungstat nachzuvollziehen. Quälende Gedanken an gemeinsame Erlebnisse lassen die Bilder aus der Zeit vor dem Suizid noch einmal zurückverfolgen. Angehörige, die den Verlust nicht verarbeiten können, verharren in der Trauer. Sie können an Depressionen erkranken oder psychosomatische Symptome entwickeln, z.B. Appetitlosigkeit, Schlafstörungen oder Angstzustände. Ohne ausreichende psychotherapeutische Hilfestellung kann sich eine suizidale Krise aufbauen, die dann in den Suizid enden kann.
Hilfsangebote für Angehörige von Suizidenten kann eine psychotherapeutische Behandlung sein sowie Gespräche in einer Selbsthilfegruppe.
Gesprächsangebote wirken gegen das Verschweigen und Geheimhalten. Gespräche stellen den Weg zurück zu anderen Menschen her und führen heraus aus der überwältigenden Erfahrung der gewaltsamen Trennung.

13.12 Suizidprävention im Alter

Damit alten Menschen mit suizidaler Handlung geholfen werden kann, muss auch die jüngere Generation die eigene Einstellung zum Alter und Leid, Tod und Sterben genügend reflektieren. Nur wenn die gesamte Lebenssituation des alten Menschen berücksichtigt wird, kann in angemessener Weise auf das suizidale Verhalten eingegangen werden. Der alte Mensch wünscht sich nicht nur in Würde zu Leben und mit Dankbarkeit und Anerkennung durch seine Mitmenschen bedacht zu werden, sondern er möchte ohne seelisches Leiden, ohne allzu große körperliche Einschränkungen ein Leben ohne Einsamkeit führen. Alte Menschen möchten weder überflüssig und wertlos sein, noch wünschen sie sich Konflikte mit der Umwelt. Alten Menschen steht die Zuwendung der jüngeren Generation zu. Wenn dies bedacht wird, kann ein alter Mensch seine letzten Jahre als lebenswert ansehen.

Wiederholungsfragen

1. Definieren Sie die Begriffe „Suizid" und „Suizidversuch".
2. Wie wird das präsuizidale Syndrom nach E. Ringel eingeteilt?
3. Die situative Einengung ist eine Stufe beim präsuizidalen Syndrom nach Ringel. Welche Prozesse im Alter können die situative Einengung auslösen?
4. Das Suizidrisiko steigt deutlich mit zunehmendem Alter. Welche Faktoren tragen zur Verstärkung der Problematik im Alter bei?
5. Welche direkten pflegerischen Interventionen wenden Sie an, wenn ein alter Mensch ihnen gegenüber äußert, dass er sein Leben beenden möchte?
6. Welche Therapieangebote könnten Sie einem suizidgefährdeten alten Menschen empfehlen?
7. Isolation, als eine Ursache von Suizid im Alter ist die Wirklichkeit vieler älterer Menschen. Ältere Menschen werden oftmals als Last für die Gesellschaft empfunden. Auf welchem Wege könnten Sie für sich selber Suizidprävention im Alter treffen?

14 Die Verwahrlosung (Vermüllungssyndrom)- psychische Erkrankung oder Ausdruck von Individualität?

14.1 Der Begriff „Verwahrlosung"

Der Begriff „Verwahrlosung" wurde erstmals 1984 in der psychiatrischen Literatur vom Hamburger Psychiater Dettmering geprägt.

Nach Hewer (Mannheim, 1997) ist Verwahrlosung gekennzeichnet durch unhygienische Wohnungsverhältnisse bei extremer Selbstvernachlässigung, die sich in körperlicher Verschmutzung, zunehmender Fehlernährung und Verschlimmerung behandelbarer Erkrankungen ausdrückt. Dieses Syndrom ist oftmals vergesellschaftet mit Sammelleidenschaft und ein sonderbares, eigentümliches Verhalten dem sozialen Umfeld gegenüber.

Handlungsaufgabe:
Goethe ist ein Beispiel für viele Sammler: Er häufte im Laufe seines Lebens über 26500 Sammelstücke an, die heute in Weimarer Museen zu sehen sind: Gips- und Gemmenabgüsse, Münzen, Grafiken, Handzeichnungen, Plastiken, Steine, Skelette u.a. naturwissenschaftliche Objekte.
Sammeln hat mit Leidenschaft zu tun. Es hat aber auch zu tun mit der Fähigkeit, sich entscheiden zu können. Wer das nicht kann, trennt sich ungern von etwas.
Auch ist das sicher bekannt: Dinge, die wir nicht mehr benutzen, wandern auf Dachkammern, weil man ja nie weiß, ob man sie nicht doch noch gebrauchen könnte. Und wahrhaftig, kaum haben wir uns von einem Gegenstand getrennt, könnten wir ihn doch noch gebrauchen. Unser Denkvermögen erlaubt uns, nicht mehr Benutztes von richtigem Abfall zu unterscheiden.
Wo sehen Sie die Grenze zwischen Sammelleidenschaft und Verwahrlosung (Vermüllungssyndrom)?

14.2 Psychische Verhaltensfaktoren

In der Altenpflege begegnen Altenpflegerinnen häufig Menschen, deren Verhalten und Aussehen sehr eigentümlich ist. Für die tägliche Arbeit in der gerontopsychiatrischen Pflege ist es wichtig unterscheiden zu lernen ob dieses seltsame, ungewöhnliche und wunderliche Verhalten ein individueller Lebensausdruck ist oder ob dies eher Symptome einer seelischen Erkrankung im Alter sein könnte.

Das äußere Erscheinungsbild

Das äußere Erscheinungsbild von einem verwahrlosten Menschen kann bereits eine Manifestation einer psychischen Erkrankung bedeuten. Die Vermüllung bezieht sich nicht nur auf die Umgebung dieser Menschen, sondern auch auf ihr Äußeres. Die äußere Unordnung spiegelt das innere Chaos, und das äußere Chaos kann allein durch Strukturierung und Klärung des inneren Chaos bewältigt werden.

Das Äußere ist bei diesen Menschen nicht immer mutwillige Vernachlässigung der eigenen Person, sondern Ausdruck einer großen emotionalen Distanz zu sich selbst und in den Beziehungen zur Umwelt. Diese Menschen nehmen ihr eigenes Erscheinungsbild selbst nicht wahr. Sie sind sich ihrer Wirkung auf andere Mitmenschen nicht bewusst. Ablehnung und aggressive Übergriffe von der Umwelt spüren diese Menschen dagegen sehr deutlich. Sie können aber nicht bewusst dieses in einen ursächlichen Zusammenhang mit ihrem Verhalten bringen. Menschen mit Verwahrlosung fallen dadurch auf, dass sie unangepasst sind und den Kontakt zu Mitmenschen vermeiden. Ein ungepflegtes, abschreckendes Äußere lässt automatisch andere Abstand einhalten.
Unangenehm zu riechen ist eine der wirksamsten Methoden, um sich Mitmenschen vom Leibe zu halten. Diese Methode erfolgt nicht auf der bewussten Ebene.

Verwahrlosung - Prozess jahrelanger psychischer Not

Gelingt es Altenpflegerinnen oder anderen Gruppen aus den Gesundheitsberufen einen engeren Kontakt zu verwahrlosten Menschen herzustellen, weil sie aufgrund starker Verhaltensauffälligkeiten institutionalisiert oder gar zwangspsychiatriert werden, wird die tiefe seelische Störung sichtbar.
Ein innerer Mechanismus von Abspaltung als missglückter Lösungsweg von unaushaltbaren Konflikten, die sich im Laufe des Lebens ereignet haben, haben in der Fortentwicklung der Verwahrlosung zu einem größer werdenden Abstand zu den eigenen Emotionen geführt.

Menschen in der Verwahrlosung empfinden kaum noch körperliche Schmerzen. Bei einer körperlichen Untersuchung finden sich oftmals chronische Wunden, Hautkrankheiten, Parasiten sowie Folgen von Malnutrition. Diesem körperlichen defizitären Zustand geht ein jahrelanger Prozess von psychischer Not voraus.
Verwahrloste Menschen sind in der Seele zutiefst verletzt. Sie schützen ihr instabiles Ich durch Andersartigkeit, die sie das Leben besser ertragen lässt.

Verwahrloste Menschen finden wir nicht nur im häuslichen Bereich (hier werden sie so schnell nicht von jedem wahrgenommen), zu diesen Personen gehören auch Obdachlose, die der Gesellschaft mehr präsent sind. Diese Menschen fallen besonders durch das Netz psychiatrischer / gerontopsychiatrischer Hilfen.

Verwahrlosung kann als Symptom von folgenden psychischen Störungen auftreten:

- Schizophrenie
- Depressionen
- Hirnleistungsstörungen
- Persönlichkeitsstörungen
- Abhängigkeitserkrankungen

14.3 Annäherung an den Menschen mit Verwahrlosung

Eine Pflegesituation aus der ambulanten Altenhilfe:
Altenpflegerin Sabine hat heute auf ihrer Tagesroute Frau W. als neu aufgenommene Patientin stehen. Bei der Frau liegt eine Behandlungspflege über eine Wundversorgung am Unterschenkel nach § 37.2 SGB 5 Krankenpflegeversicherungsgesetz vor.
Auf dem Grundstück des alten Fachwerkhauses bietet sich Altenpflegerin Sabine folgendes Bild: Unzählige blaue Müllsäcke, Sperrmüll und allerlei anderer Unrat verbauen den Weg zum Eingang des Hauses.
Frau W. öffnet misstrauisch und leise vor sich hin schimpfend die Haustüre; Altenpflegerin Sabine nimmt im Haus einen modrigen, fauligen Geruch wahr, der in ihr gleich Würgegefühle aufkommen lässt.
Frau W. ist eine große, abgemagerte Frau, sie trägt Oberbekleidung, die bereits vor Schmutz steif geworden ist und einen unangenehmen Geruch ausströmt. Ihre lang gewordenen, strähnig aussehenden Haare sind verfilzt, die Fingernägel weisen dunkle Ränder auf. Im Hausflur muss Sabine erst über Unmengen von gebündelten Zeitungen, Kästen von leeren Flaschen, Konservendosen und vollgestopften Plastiktüten steigen, um in das Wohnzimmer zu gelangen. Die Wohnung macht einen unordentlichen, schmutzigen Eindruck. Frau W. hat fünf dicke Katzen, die sie sehr verhätschelt. Als sich Altenpflegerin Sabine nach der Wunde am Unterschenkel erkundigt, bekommt sie eine nicht abgedeckte, große eitrige Wunde zu sehen.
Auf die Frage, ob sie denn hin und wieder Besuch oder Hilfe zum Einkaufen bekommt, antwortet Frau W., dass sie im Haus schon seit vielen Jahren allein wohnt und überhaupt keinen Menschen gerne sieht und lieber für sich mit ihren Katzen sei.

Handlungsaufgaben:

1. Wofür hebt Frau W. die gebündelten Zeitungen und anderen Gegenstände auf? Fertigen Sie dazu ein Brainstorming- Protokoll an.
2. Wie kann sich Altenpflegerin Sabine der Frau W. annähern und wenigstens Verständnis für sie im Sinne einer Kompromissbereitschaft entwickeln?
3. Ist es notwendig, dass der ambulante Pflegedienst den sozial-psychiatrischen Dienst des Gesundheitsamtes wegen der Verwahrlosung von Frau W. einschaltet?
4. Ihre Meinung ist gefragt: Wäre Frau W. nicht besser in einem Seniorenpflegeheim aufgehoben oder sollte man sie in ihrer Wohnung belassen. Welche Hilfen müssten hier dann greifen?

In dem obigen Beispiel ist die Rede von so genannten verwahrlosten Menschen. Diese Menschen haben bereits die Grenze zum Ungepflegtsein überschritten. Wenn wir ihnen begegnen, suchen wir schnell Abstand, weil die Menschen bei uns Gefühle des Ekels und der Abscheu erwecken. Pflegende in allen Bereichen der Altenhilfe, besonders in der ambulanten Pflege müssen sich diesem Klientel immer wieder stellen.

14.4 Voraussetzungen für den pflegerischen Umgang

Bevor Altenpflegerinnen in eine pflegerische Beziehung zu verwahrlosten Menschen treten, sollten sie sich zu einer professionellen Pflegehaltung Gedanken machen.

1. Zur eigenen Suchhaltung als Bezugspflegekraft

- Was löst der verwahrloste Mensch in mir aus?
- Welches Menschenbild verinnerliche ich (Aussagen über das Wesen des Menschen, Sinn seines Lebens, Beziehungen zum Mitmenschen, zur Welt, zu religiösen Überzeugungen)?

2. Kann ich tolerant handeln?
d.h. habe ich Zivilcourage gegen Ausgrenzung, Diskriminierung und rassistische Übergriffe?

3. Ist meine Grundhaltung geprägt von Achtung, Respekt und Würde?
Übe ich diese auch immer wieder neu ein?

4. Kommen bei mir schnell Ekel und Gefühle des Unbehagens im Kontakt mit ungepflegten Menschen hervor?
Diese Gefühle lassen sich nicht immer so einfach unterdrücken. Ich sollte aber einen individuellen Weg des menschlichen Umgangs mit einer bewussten, inne-

ren Haltung finden, der mich gegenüber Hilfebedürftigen handlungsfähig bleiben lässt.

Ziele des pflegenden Umgangs

- Zurückgewinnung einer verbesserten Wahrnehmung für körperliche Bedürfnisse
- Erhöhung und Erweiterung des Selbstausdrucks
- Das Erleben in Gruppen anbieten, um soziale Netze zu stützen. Dabei sind die Werte des Individuums im Blick zu halten

14.5 Allgemeine pflegerische Interventionen

Über körperbezogene Pflegekonzepte, z.B. basale Stimulationen, Einreibungen, Aromatherapie, Verhaltenstherapie, angeknüpft an die Biografie, kann der Betroffene wieder ein positives Körperbewusstsein bekommen. Hilfreich dabei ist eine soziale Unterstützung durch Kontakte und die Anbindung an eine Selbsthilfegruppe.

14.6 Folgerungen

Nach Art.11 GG haben Menschen in Deutschland das Recht auf Freizügigkeit. Dieses Recht darf nur in besonderen Fällen von rechtlicher Seite gebrochen werden. Problemstellungen bei Menschen mit Verwahrlosung ergeben sich oftmals daraus, dass diese in vielen Fällen unsere Hilfen ablehnen.
Unter Berücksichtigung der rechtlichen Bestimmungen ist dann zu prüfen, ob Maßnahmen zur Veränderung der Lebensaktivitäten eingeleitet werden dürfen.
Wenn es zu akuten und bedrohlichen körperlichen Problemen kommt, wie z.B. Exsikkose, Infektionen usw., so ist ein notfallmäßiges Eingreifen durch eine einstweilige Anordnung einer Betreuung möglich, eine sofortige Klinikeinweisung des Betroffenen zu veranlassen.

Wiederholungsfragen

1. Was verstehen Sie unter dem Begriff „Verwahrlosung"?
2. Begründen Sie, warum Menschen im Laufe ihres Lebens verwahrlosen können? Warum halten die Menschen zu ihren Mitmenschen eine große Distanz ein?
3. Beschreiben Sie psychische Verhaltensfaktoren von verwahrlosten Menschen.
4. Bevor Sie als Altenpflegerin in eine therapeutische Beziehung zu verwahrlosten Menschen treten können, sollten Sie sich, was eine professionelle Pflegehaltung betrifft, zu vier Fragen bezüglich der Suchhaltung Gedanken machen. Um welche Fragen handelt es sich?
5. Mit welchem Pflegekonzept können Sie verwahrlosten Menschen wieder ein positives Körperbewusstsein zurückgeben?
6. In welchen Situationen dürfen Sie bei verwahrlosten Menschen durch eine einstweilige Anordnung im Rahmen einer Betreuung notfallmäßig eingreifen?

7. Kapitel
Psychosomatik im Alter

Die Psychosomatik des alternden Menschen unterscheidet sich in einigen Punkten von den bei Jüngeren stattfindenden Entwicklungen. Psychische Vorgänge werden im Alter verstärkt als körperliches Symptom ausgedrückt; man spricht hier von der Tendenz zur Somatisierung im Alter. Einige körperliche geriatrische Erkrankungen, z.B. Apoplexie, können Spuren in der Psyche beim Versuch der Krankheitsbewältigung hinterlassen (siehe auch „Die psychische Pflege des Menschen mit Apoplexie" Seite 377).

„Wir behandeln kranke Menschen mit ihrer persönlichen Geschichte, mit ihren sozialen Erfahrungen und ihren aktuellen persönlichen und sozialen Schwierigkeiten und nicht allein „Krankheiten". (Ludolf von Krehl)

Handlungsaufgaben:
1. Interpretieren Sie die Aussage von L. Krehl.
2. Welchen Stellenwert nimmt Ihrer Meinung nach die psychosomatische Medizin heute in der Geriatrie ein?

1 Der Begriff „Psychosomatik"

Unter der Psychosomatik wird die Wechselwirkung von Körper und Seele verstanden. Die psychosomatisch ausgerichtete Medizin und Pflege ist die Begleitung von psychosomatisch Erkrankten, bei denen körperlich in Erscheinung tretende psychische Störungen im Mittelpunkt stehen, welche sich in funktionellen, d.h. Organstörungen, die durch frühere oder gegenwärtige emotionale Konflikte ausgelöst oder mitbedingt sind, äußern.

1.1 Entstehung der psychosomatischen Medizin

Der Begriff „Psychosomatik" wurde 1818 von dem deutschen Psychiater J.C. Heinroth geprägt. F. Deutsch, ein Schüler von Freud verwandte den Begriff systematisch zur Beschreibung von Krankheitsbildern, die vorwiegend körperliche Symptome aufwiesen, aber psychischen Ursprungs waren.
F. Alexander, ebenfalls ein Schüler von Freud, behauptet:

„Wechselbeziehungen zwischen Körper und Seele beginnen bei der Organwahl, diese sind zurückzuführen auf eine unbewusste Konfliktdynamik. Daraus resultieren anhaltende und periodisch wiederkehrende emotionale Spannungszustände." (Alexander, 1949)

Aus der naturwissenschaftlich orientierten Medizin, die auch heute noch bestimmend ist, entstanden durch Bergmann und Weizsäcker in den 20er bis 40er-Jahren die ersten Ansätze einer anthropologisch-psychosomatischen Richtung der Medizin.
Ludolf von Krehl (Jenaer Schule) war eine der herausragenden Persönlichkeiten, Anfang des letzten Jahrhunderts, der diese Entwicklung in Deutschland kritisch begleitete.
Er stellte seinerzeit der rein somatischen Sichtweise zur Entstehung von Krankheiten die psychische Seite entgegen. Sein Grundsatz zur Forschungs- und Behandlungsrichtung lautete: „Wir behandeln kranke Menschen, nicht Krankheiten."

Siebeck entwickelte diese personale Richtung weiter und bezog die biografische Anamnese des Patienten in seine Diagnostik mit ein. Es ging bei ihm darum, „den Menschen richtig verstehen zu können, der eine Krankheit erlitten hat".
Weizsäcker beschrieb differenziert die ersten psychosomatischen und psychosozialen Probleme bei Patienten in der inneren Medizin und stellte dazu Behandlungspläne auf. In Deutschland war er der erste Vertreter der universitären psychosomatischen Medizin und stellte eine psychoanalytische Denk- und Behandlungsrichtung zur inneren Medizin her.

1.2 Der Grundgedanke der psychosomatischen Medizin und Pflege

In zahlreichen Redewendungen taucht der Zusammenhang zwischen Körper und Seele auf; z.B.: *„Uns geht etwas an die Nieren", „es schlägt uns etwas auf den Magen", „es wird uns schwer ums Herz", „es geht uns etwas unter die Haut"*, etc.
Psychosomatosen umfassen nicht nur den Geist oder Soma, sondern beides zusammen und zeigen daher ihre Auswirkungen und Symptome auf beiden Gebieten.
Der Grundgedanke der Psychosomatik versteht den Patienten als ganzen Menschen, der nicht nur eine Krankheit „hat", vielmehr in dem Krankheit „ist". Wer Krankheit hat, also die Krankheit sozusagen als sein ganz persönliches Eigentum betrachtet, den „hat" die Krankheit. Daher leitet sich auch die Einstellung ab: „Ich habe eine Krankheit und der Arzt braucht sie mir nur zu nehmen."
Dass diese Einstellung nicht zum gewünschten Erfolg führt, haben viele Patienten begreifen müssen. Wenn aber in mir „Krankheit ist", dann ist das ganze System gestört, dann funktioniert das Räderwerk der eigenen Natur nicht mehr. Folglich ist man aufgefordert, sich das ganze System anzuschauen und nicht nur die Symptome.
Wenn der Arzt fragt: „Was fehlt Ihnen denn?", dann mag das eine Frage sein, die er fünfzigmal am Tag stellt. Eine Fragebeantwortung verlangt nachdenken, und

zwar darüber, was wirklich fehlt: Liebe, Geborgenheit, Sicherheit, ein gutes Einkommen, ein Partner, die Kinder. Die Frage ist wörtlich gemeint: „Was *fehlt* Ihnen?" Es sollte uns bewusst werden, das ein Arzt ein *Sprech*zimmer hat! Kranke Menschen sollten nicht nur sagen, dass sie z.B. Magenschmerzen haben, sondern sich jemanden suchen, bei dem sie sich aussprechen können. Psychosomatik ist „Erinnerungsmedizin".
Aber wenn der Mund schweigt, redet der Körper. Er spricht eine deutliche Sprache, auf die es zu hören gilt.

1.3 Psychologische Verhaltensfaktoren

Soma und Geist beeinflussen sich gegenseitig. Psychische Faktoren können zum Ausbruch oder zur Verschlechterung einer Vielzahl von körperlichen Krankheiten beitragen. Umgekehrt wirken sich körperliche Erkrankungen auch auf die Psyche und Stimmung aus. Menschen mit schubweise auftretenden, chronischen oder lebensbedrohlichen Krankheiten werden oft depressiv. Die Depression kann die Auswirkungen der körperlichen Krankheit verschlimmern und das Leid des Betroffenen vergrößern. Ein ängstlicher oder deprimierender Patient ist um seine körperliche Verfassung besorgt. Dieses Phänomen ist besonders bei Patienten zu beobachten, die an Depressionen erkrankt sind. Sie können in der Regel nicht akzeptieren, dass ihre Symptome psychischen Ursprungs sind. Eine Depression kann zu Schlafstörungen, Appetitlosigkeit, Gewichtsabnahme und Müdigkeit führen. Statt zu sagen: „Ich bin so deprimiert", konzentrieren sich die Patienten auf ihre Symptome im Glauben daran, dass sie durch eine körperliche Krankheit verursacht werden (vgl. „Larvierte Depression" Seite 187). Manche Patienten geben zu, dass sie an Depressionen erkrankt sind, versuchen ihren Seelenzustand aber auf eine körperliche Erkrankung zu schieben.

Merkmale einer psychosomatischen Krankheit

Bei einer psychosomatischen Krankheit dominieren Funktionsveränderungen der Organe gegenüber den Veränderungen der Organstrukturen.
Psychosomatische Patienten leiden darunter, dass sie zwar fühlen, was der Körper spricht, es aber nicht verstehen.

1. Anstatt der Organstruktur ist die Organfunktion gestört, obwohl strukturelle Veränderungen im Laufe der Erkrankung auftreten können.
2. Das Leiden wird durch einen unangemessenen Erregungsfaktor ausgelöst.
3. Die Reaktion entspricht nicht dem Erregungsfaktor.
4. Die Körperreaktion beruht auf einem früheren, gewöhnlich schmerzhaften, nicht bewältigten Ereignis.
5. Die Körperreaktion beruht auf fixierte Assoziationen, ein gewisser Erregungsfaktor wird fast immer eine unveränderliche Reaktion auslösen.

6. Beim Kranken besteht ein Mangel an Bewusstsein des Hier und Jetzt; die Reaktionen des Kranken scheinen die Gegenwartssituation zu Gunsten einer früher erlebten zu übergehen oder zu ignorieren.

Bei einem psychosomatischen Leiden kann die betroffene Person auf den ersten Blick gesund auf andere wirken. Sie verhält sich aber krankhaft. Es kann keinen guten Grund für ein solches Verhalten gefunden werden. Später, wenn der Betroffene einige Zeit krank gewesen ist, können Veränderungen eintreten, die sich medizinisch feststellen lassen. Krankheiten scheinen aus Problemsituationen und durch Worte zu entstehen, anstatt durch wirkliche Verletzungen oder durch Infektionen. Der Kranke verhält sich oft nicht so, wie man es von ihm erwartet, er neigt mehr dazu, sich wie ein Kind zu benehmen. Es kann durch psychotherapeutische Gespräche herausgefunden werden, dass der Kranke in der Vergangenheit eine ähnliche Krankheit hatte, während der er sich so verhielt wie jetzt. Auch kann festgestellt werden, dass das Verhalten des Kranken fixiert und unveränderlich ist. Wenn er zornig wird, hat der Kranke z.B. immer Kopfschmerzen; wenn er unglücklich ist, überisst er sich immer. Schließlich verhält sich der Kranke so, als ob es ihn nicht kümmert, was um ihn vorgeht. Er ist viel zu sehr mit seinen Ideen und Gedanken beschäftigt, als mit seinen Gefühlen des Hier und Jetzt.

Viele psychosomatische Krankheiten neigen zur Chronifizierung, bei der intensive psychosomatische Behandlungsmaßnahmen das Krankheitsbild oder einzelne Schübe positiv zu beeinflussen vermögen, den langfristigen Verlauf der Erkrankung aber nicht immer in ausreichender Weise bessern. Hier ist es wichtig, dass die Pflegekraft-Patienten-Beziehung sowie die Arzt-Patienten-Beziehung auch über lange Zeit „gepflegt" werden sollte.

1.4 Therapie psychosomatischer Erkrankungen

Systemische Gesichtspunkte für Medizin und Pflege
Symptome, Regulations- und Funktionsstörungen werden immer in einem größeren Zusammenhang erfasst und machen eine gezielte Behandlung der Störungen möglich. Die Dynamik der Beeinflussung der verschiedenen Systeme im zeitlichen Verlauf und die Einbeziehung der Kommunikationsaspekte zwischen somatischer und psychischer Seite spielt eine große Rolle bei der Erfassung der diagnostischen und therapeutischen Phänomene in der Praxis.

Die nachfolgend beschriebenen fünf Systeme beruhen auf dem bio-psycho-sozialen Krankheitsmodell nach Engel (Deter, 1997) und sind von Bedeutung bei den Überlegungen zur psychosomatischen Diagnostik und Behandlung sowie beim pflegerischen Umgang.

1. Das naturwissenschaftlich-technische System

Der psychosomatisch Kranke wird in der Klinik einer Apparatemedizin ausgesetzt. Hier werden morphologisch fassbare Befunde, histologische Gewebeentnahmen oder röntgenologische Befunde ausgewertet. Die therapeutische Behandlung erfolgt konservativ, medikamentös oder chirurgisch eingreifend, genau bezogen auf den krankmachenden Faktor.

2. Das Übersetzungssystem

Während einer psychosomatischen Therapie werden von dem therapeutischen Team (Psychotherapeut, Altenpflegerinnen als CO-Therapeuten) kommunikative Kompetenzen erwartet. Das Team muss dem Patienten vermitteln, was diagnostisch und therapeutisch mit ihm gemacht wird oder gemacht werden muss. Auf der Basis einer vertrauensvollen Beziehung wird der Patient während der Behandlung angeleitet, dabei wird immer der soziale Hintergrund seiner Lebenswelt mit einbezogen.

3. Das innerpsychische Regulationssystem

Die Beachtung dieses Systems ist bei der Behandlung von psychosomatischen Krankheitsbildern von großer Bedeutung. Es bezieht die psychischen Vorgänge des Patienten, besonders seine Krankheitsverarbeitung mit in die Therapie ein. Psychologen, Gerontopsychiater und Psychotherapeuten versuchen durch systemorientierte, persönlichkeits- oder verhaltensändernde, durch kognitive oder emotionale Therapiestrategien gesunde Effekte zu erzielen. Bei diesem System wird die Persönlichkeit, die Lebensrückschau und das persönliche Schicksal erfasst und bewertet und in Beziehung zur Krankheitsverarbeitung, zur momentanen Lebenssituation und zur Genese gesetzt.

4. Das psychosoziale Kommunikationssystem

Das kommunikative Bedingungsgefüge der engeren sozialen Außenwelt ist für die psychosomatische Krankheitsentstehung und ihren Verlauf bedeutungsvoll. Der Kranke steht mit seinen wichtigsten Bezugspersonen in einem intensiven belastenden Austausch. Das sozialkommunikative Verhalten und Erleben in der Familie kann diagnostisch erfasst und verhaltenstherapeutisch beeinflusst werden.

5. Das System der weiteren sozialen Umwelt

Nicht nur das psychische, das körperliche und das psychosoziale Kommunikationssystem spielen bei der Behandlung von psychosomatischen Erkrankungen eine Rolle, sondern auch Faktoren der weiteren sozialen Umwelt, wie z.B. Freizeitbetätigungen und Sinn der Selbstverwirklichung.

Merke!

Bei allen psychosomatischen Erkrankungen muss immer zuerst abgeklärt werden, inwieweit organische Ursachen den Beschwerden zu Grunde liegen.
Der Schwerpunkt der Diagnostik, Therapie und Pflege liegt meistens auf den psychologischen Phänomenen. Beim pflegerischen Umgang bestimmt dieser Faktor die Auswahl der Pflegeprobleme für die Erstellung einer Pflegeplanung. Die formulierten Pflegeziele und Pflegemaßnahmen sollten, besonders bei psychosomatischen Erkrankungen immer Körper und Psyche mit einbeziehen.

Therapieformen

Die ambulante und die stationäre Psychotherapie haben sich als hochwirksam erwiesen. Die Behandlungszeiten liegen je nach Krankheit zwischen fünf Wochen und drei Monaten. In der stationären Psychotherapie werden ca. 60 - 75% der behandelten Patienten in ihrer Symptomatik deutlich gebessert. Alter und Schwere der körperlichen und psychischen Erkrankung, Schwere der fämiliären und sozialen Belastung, Krankheitsdauer sowie Therapiemotivation haben einen großen Einfluss auf die Genese.

Merke!

Die Chronifizierung eines psychosomatischen Krankheitsbildes lässt sich durch Psychotherapie umso günstiger beeinflussen, je eher durch eine umfassende Persönlichkeitsdiagnostik des älteren Menschen psychosomatische Risikofaktoren aufgespürt werden. Es ist aber nicht gerechtfertigt, deswegen den alten Menschen dadurch als „psychisch krank" zu stigmatisieren. Es handelt sich bei den verdrängten Konflikten oder Lebensproblemen nach denen gesucht werden muss, um solche, die potentiell nichts mit „Verrücktsein" zu tun haben. Dem alten Menschen sollte von Anfang an erklärt werden, dass „Psychosomatik" etwas völlig anderes ist als „Psychiatrie".
Der alte Mensch sollte von seinem Hausarzt, dem Pflegepersonal und von Angehörigen vertrauensvoll auf eine psychosomatische Untersuchung vorbereitet werden. Das beeinflusst die Offenheit des alten Menschen gegenüber allen Beteiligten beträchtlich.

Wir kennen einige Krankheiten mit psychologischen Faktoren, wie z.B. Hauterkrankungen (Allergien), Asthma, Geschwüre der Verdauungsorgane (Colitis mucosa), Hypertonie, Obstipation, auf die hier nicht näher eingegangen werden soll, die alle - entweder einen deutlichen Anteil psychischer Verursachung oder mit „geistigen" und emotionellen Störungen verbunden sein können.

An der Essstörung Adipositas, als ein exemplarisches Beispiel für ein psychosomatisches Leiden in unserer Gesellschaft, werden die Zusammenhänge der Psychosomatik noch einmal aufgegriffen.
Wie es im Alter dazu kommen kann, wird im nachfolgenden aufgezeigt.

2 Die Pflege des alten Menschen mit Adipositas

2.1 Der Begriff: „Adipositas"

Die Adipositas (negativ besetzter Begriff: Fettsucht) ist eine psychische Erkrankung, deren Folge die falschen Ernährungsgewohnheiten und damit eine übersteigerte Gewichtszunahme sind.
Es liegt eine über das normale Maß einhergehende Ansammlung von Fettgewebe (mehr als 15% bei Männern und 20% bei Frauen) im Vergleich zur fettfreien Körpermasse vor. Den Ausprägungsgrad von Adipositas kann ermittelt werden mit dem Body-mass-index = BMI (vgl. „Diagnostik bei Adipositas, Seite 91).

Adipositas ist eine ernst zu nehmende Erkrankung, wenn auch die Betroffenen sich häufig gar nicht als krank empfinden. Mehr als die Hälfte der über 40-jährigen Bevölkerung in Deutschland sind übergewichtig (Deutsches Institut für Ernährungsmedizin und Diätetik, 5/2000).
Adipositas kommt eher in niedrigen sozialen Schichten und bei Frauen vor.

Bei der Störung finden sich deutlich psychosomatische Zusammenhänge.

Psychologie des Essverhaltens
Während der frühesten Lebensjahre spielt die Nahrungsaufnahme eine zentrale Rolle im Gefühlshaushalt des Menschen. Der Säugling erlebt die Linderung körperlichen Unbehagens durch das Stillen oder eine andere Form der Nahrungszufuhr, z.B. Flasche. Er lernt, dass die Befriedigung des Hungers mit dem Gefühl von Wohlbefinden und Sicherheit verbunden ist. Darüber hinaus ist die Nahrungsaufnahme gleichbedeutend mit Geliebtwerden. Hunger und Essen hat auch etwas mit Besitzstreben zu tun. Für das Kleinkind bedeutet Besitzen gleichzeitig körperliches Einverleiben; es steckt alles was es haben will, essbar oder nicht, in den Mund. Angesichts dieser Sachverhalte ist es nicht schwer zu begreifen, dass der Appetit des Menschen eng mit seinem Gefühlsleben verknüpft ist und durch seelische Vorgänge massiv beeinflusst werden kann. Wer z.B. Seelenkummer hat, tröstet sich häufig durch viel Kuchen und Süßigkeiten. Das Fett, das er oder sie dann ansetzt, nennen wir „Kummerspeck".

2.2 Bedingungsfaktoren zur Adipositasentwicklung

Die Ursache von Adipositas ist wahrscheinlich multifaktoriell.
Genetische (Obersity-Gen) und soziale Faktoren spielen dabei eine große Rolle. Das gestörte Essverhalten drückt sich durch eine erhöhte Nahrungszufuhr, die entweder durch kontinuierliches Mehressen oder zeitweilige Heißhungeranfälle bedingt ist, aus.

Auslöser im Alter können vielfältige psychische Probleme sein:
Bei Störung des Essverhaltens im Alter können schon länger vorausgegangene individuell unterschiedliche Bedingungsfaktoren eine Rolle spielen:

- Wissensdefizite in Bezug auf gesunde Ernährung im Alter (hyperkalorische Nahrung)
- der Verlust eines nahestehenden Menschen
- erhöhte Außenreizabhängigkeit
- unangemessene Stressbewältigung
- individuelle soziale Faktoren, z.B. Bewegungsmangel
- Essen wegen unbewältigter emotionaler Probleme, z.B. mangelnde Zuwendung und Sinnfindung, Enttäuschung, Angst, Ärger, Trennungen von wichtigen Bezugspersonen, Selbstwertprobleme, Heimeinzug
- selten liegt der Störung eine endokrine Störung zu Grunde

Handlungsaufgabe:
Überessen kann eine Folge gesellschaftlicher Rituale sein: Essen ist ein Zeichen für Reichtum, Luxus und gute Zeiten. Viel Essen bei Einladungen oder bei aufgetafelten Buffets, mindestens drei gute Mahlzeiten am Tag einnehmen, den Teller immer leer essen müssen, Nachtisch gibt es erst, wenn der Hauptgang zu Ende ist u.s.w.
Wichtig ist es zu wissen, dass die Umwelt sehr stark auf unser Essverhalten und unsere Essensgestaltung Einfluss nimmt: z.B. durch Nahrungsmittelüberfluss, durch ständige Verfügbarkeit der Nahrung, ständige Appetitstimulierung durch die Werbung, durch fortwährende Essenssituationen auf der Pflegestation, etc., durch immer größer werdende Vereinsamung.
Diskutieren Sie diesen Fokus mit Ihrer Arbeitsgruppe.

Jede Art einer frustrierenden Situation kann bei entsprechend prädisponierten Personen zur Steigerung des Appetits und damit zur stetigen Gewichtszunahme führen. Zeitweilig sind solche Phasen auch mit vermehrtem Alkoholgenuss und entsprechender, erhöhter Kalorienzufuhr vergesellschaftet.

Weder die Einnahme von Appetitzüglern noch Diäten richten auf die Dauer etwas aus. Der psychogen Fettsüchtige isst triebhaft, und er kann dieses Bedürfnis nicht unterdrücken.
Bei der Kompliziertheit unserer seelischen Struktur ist es nicht einfach, diese Triebhaftigkeit in ein starres Ursachenschema zu pressen. In der Regel handelt es sich bei der übermäßigen Nahrungsaufnahme um eine „Ersatzbefriedigung". Ersatz für ein langweiliges, unausgefülltes Dasein, Ersatz für Enttäuschungen, vor allem aber Ersatz für mangelnde Liebe und Zuwendung.

Ein übermäßiges Essverhalten führt langfristig zu chronischen Krankheiten und zur Einschränkung der Lebenserwartung.

2.3 Adipositas als Risikofaktor

Adipositas belastet die Gesundheit und ist besonders im Alter ein Risikofaktor für:

- erhöhte Dekubitusgefahr
- rasche Ermüdbarkeit
- Belastung von Herz- und Kreislauf
- Schlaganfall
- kardiovaskuläre Erkrankungen (KHK, Bluthochdruck)
- Stoffwechselerkrankungen, z.B. Diabetes mellitus Typ II, Hyperlipidämie, Hyperurikämie und Steinbildungen (z.B. Gallensteine)
- Wirbelsäulenschäden und Gelenkleiden (Arthrosen)
- Atemnot, Schlafapnoesyndrom
- nässende Ekzeme zwischen Fettwülsten (Intertrigo)
- erhöhte Sterblichkeitsrate

Übergewichtige leiden nicht nur an den körperlichen, sondern auch an den seelischen Folgen der Fettanhäufungen.

Psychische Folgeerscheinungen können sein:

- soziale Isolation
- Ängste
- Depressionen
- zwanghaftes Kontrollieren
- Gefühle von Versagen sowie geringes Selbstwertgefühl
- Vernachlässigung der Körperpflege und Kleidung („niemand mag mich, ich bin anderen zu dick, niemand will sich mit mir sehen lassen")

Prognose
Die Prognose der Adipositas ist bei unbehandelten sowie bei behandelten Krankheitsbildern schlecht. Die Langzeiterfolge zur dauerhaften Gewichtssenkung werden mit einer großen Streubreite angegeben; diese liegen zwischen 5 und 40% und werden nur durch aktive Behandlungsprogramme erreicht.

2.4 Annäherung an den Menschen mit Adipositas

Eine Situation aus dem Seniorenpflegeheim:
Frau L., 78 Jahre alt, ist vor einem Jahr aufgrund einer Gehbehinderung in das Seniorenpflegeheim gekommen. Sie hat in dem einen Jahr 30 kg an Gewicht zugenommen; bei einer Größe von 1,68 m wiegt sie jetzt 91 Kilogramm. Frau L. ist noch in der Lage, sich selbstständig mit ihrem Rollstuhl durch das Pflegeheim zu bewegen. Je nach Befindlichkeit lässt sie sich hin und wieder von den Pflegekräften schieben. Früher interessierte sie sich für Handarbeiten und klassische Musik. Bei den Mahlzeiten isst sie gerne die Reste von ihrer Tischnachbarin mit auf. Es kommt auch vor, dass Frau L. sich etwas Essbares am Tisch einpackt und mit auf ihr Zimmer nimmt. Die Freundin von Frau L. kommt des Öfteren zu Besuch und schenkt Frau L. Pralinen und Kekse, die Frau L. innerhalb kurzer Zeit aufisst. Es gibt Tage, da bittet Frau L. die Pflegerinnen ihr Süßigkeiten aus dem Supermarkt mitzubringen. Auf den Hinweis der Altenpflegerinnen, dass sie die Süßigkeiten wegen ihrer Gewichtsprobleme nicht essen darf, sagt Frau L., dass sie diese verschenken würde, was aber nicht zutrifft. Die Kleider von Frau L. sind bereits sehr eng geworden. Sie ist in letzter Zeit kurzatmiger und schwitzt vermehrt. Über wunde, schmerzhafte Hautreaktionen u. a. unter den Brüsten klagt sie zunehmend.

Handlungsaufgaben:
1. Arbeiten Sie aus der Situationsbeschreibung die Faktoren heraus, die zur Entstehung von Adipositas bei Frau L. geführt haben.
2. Erstellen Sie für Frau L. einen Pflegeplan, indem Sie besonders Ihre beeinträchtigten AEDL berücksichtigen und Ressourcen mit einbeziehen.
3. Berechnen Sie für Frau L. den Body-mass-index (BMI). Die Formel für die Berechnung finden Sie auf Seite 91.

2.5 Verhaltensauffälligkeiten bei Adipösen

Stichproben von Adipösen zeigen eine erhöhte Depressivität, vermehrte Ängste und Züge von Impulsivität, sozialer Integration und Gefühle von Unzufriedenheit mit sich selbst und ihrem Körper. Darüber hinaus haben diese Menschen eine gestörte Wahrnehmung von Hunger und Sättigung.

Das Essverhalten von Adipösen ist gelernt. Die Gedanken, die zum Mehressen veranlassen, laufen unbewusst und automatisch ab. Essen ist für Übergewichtige eine Art Problemlösung geworden: Essen wird immer dann verwendet, um seelische Konflikte und deren unangenehme Emotionen besser ertragen zu können. Essen wird verwendet, um mit Enttäuschungen, Angst, Ärger oder Langeweile besser umgehen zu können. Essen ist das Mittel der Wahl, um sich kurzfristig zu belohnen. Essen dient aus psychologischer Sicht dazu, einerseits Unangenehmes von sich fernzuhalten und andererseits kurzfristige angenehme Gefühlserlebnisse zu haben.

Bei Adipösen ließ sich bisher kein einheitlicher Persönlichkeitstyp finden. Extrovertierte sowie auch antriebsarme Persönlichkeiten werden beschrieben, wobei das Angewiesensein auf Nähe und symbiotische Beziehungen immer wieder hervorgehoben wird.
Befunde von verhaltenstherapeutischer Seite, wie z.B. depressive Verstimmungen und Selbstunzufriedenheit, vergesellschaftet mit situativen Stimulis, spielen als Auslöser für einzelne Fressattacken, aber auch für das permanente Essen, eine große Rolle. In manchen Fällen kann übermäßiges Essen als Mittel zur Selbstzerstörung bzw. als Zeichen unterdrückter Aggression eingesetzt werden. Unabhängig von der Persönlichkeitsentwicklung lassen sich immer wieder auslösende Bedingungen finden, die bei einer bereits bestehenden Adipositas zum Aufrechterhalten der psychogenen Essstörung beitragen.

Befunde von Seiten der Krankheitsverarbeitung
Die Krankheitsverarbeitung bei Adipösen spielt für die Aufrechterhaltung oder Verstärkung der Essstörung eine entscheidende Rolle. Durch Adipositas kommt es bei dem Betreffenden zu pathologischen Körperveränderungen. Das verändert die Wahrnehmung der sozialen Akzeptanz und das Selbstwertgefühl. Da sich auch das sozial positive Bild vom „freundlichen Dicken" deutlich negativ verändert hat, kommt es zu noch größeren Problemen: die Veränderungen des eigenen Körpers psychisch zu akzeptieren und anderen eigenen positiven Fähigkeiten gegenüberzustellen. Eine soziale Frustration verstärkt den schon zuvor übermäßig vorhandenen Wunsch nach oraler Befriedigung und führt zu einem übermäßigen Essverhalten.

2.6 Das therapeutische Behandlungskonzept

Verhaltenstherapeutische Maßnahmen sind bei diesem Krankheitsbild von erheblicher Bedeutung. Diese können unter ärztlicher und pflegefachlicher Anleitung in einem Seniorenpflegeheim oder im ambulanten Bereich durchgeführt werden.

Bei Menschen, die übermäßig und zu viel essen, sollte zu Beginn der Therapie geprüft werden, *wann* sie zu viel essen, z.B.
> bei Gefühlen von Depressionen
> bei Ängstlichkeit
> bei Ärgerlichkeit
> bei dem Gefühl abgelehnt zu werden
> bei Einsamkeit, bei Langeweile
> bei Traurigkeit
> bei Angespannt- oder Aufgeregtsein
> bei Kummer
> bei Stress oder Streit mit wichtigen Bezugspersonen

Bei der Behandlung von Menschen mit psychosomatischen Krankheitsbildern sind keine Fertigkeiten zu vermitteln, sondern beim Kranken ist ein Prozess in Gang zu bringen, der ihn bewegt seine aktuelle Situation und sein Körperempfinden nachzuspüren.

2.6.1 Therapieziele

- Aufdeckung individueller Bedingungsfaktoren zur Adipositasentstehung
- Schrittweise Veränderung des erlernten Essverhaltens durch Selbstkontrollstrategien
- Informationsvermittlung über gesunde Ernährung
- Aufbau alternativer Bewältigungsstrategien für den Umgang mit emotionalen Problemen
- Gewichtsreduktion durch veränderte Energiebilanz

Eine Selbstkontrolle, welche sich auf Esssituationen, Essverhalten und Sozialverhalten erstreckt, ist anzustreben; ebenso die Klärung der psychischen Situation in einer interdisziplinären Zusammenarbeit von Diätassistenten, Pflegekräften, Ärzten und Psychologen.

Bei der langfristigen Ernährungsumstellung ist eine psychologische Begleitung immer notwendig. Hierbei ist ein besonderer Wert auf die Wahrnehmung des Essverhaltens und seiner auslösenden Bedingungen zu legen. Dazu haben sich Esstagebücher und das regelmäßige Selbstwiegen mit der psychischen Unterstützung durch Altenpflegerinnen und den Arzt als sinnvoll erwiesen.

Bei der Pflege und Behandlung mit dem ädipösen alten Menschen besteht heute immer noch die Tendenz, den Erfolg an einer Gewichtsreduktion festzumachen.

2.6.2 Problembereiche therapeutischer Zielsetzungen

Therapeutische Zielsetzungen sind aus folgenden Gründen als problematisch anzusehen:

> Nach den Ergebnissen neuerer Untersuchungen spielen auch genetische Faktoren (Obersity-Gen) bei der Entwicklung von Adipositas eine bedeutende Rolle. Der Gewichtsreduktion werden biologische Grenzen gesetzt.

> Auch der Auseinandersetzung mit ätiologischen Faktoren wird eine zu geringe Bedeutung beigemessen, so dass diese sich nach einer erfolgreichen Gewichtsreduktion etwa hinsichtlich der Entstehung von Folgeerkrankungen- und störungen negativ auswirken können.

Nachfolgend werden Problembereiche von adipösen Menschen und daraus resultierende therapeutische Zielsetzungen genannt, die für eine langfristig erfolgreiche Behandlung, neben der im Vordergrund stehenden Gewichtsreduktion zu beachten sind:

Verzerrtes Ernährungswissen, Fehl- und Mangelernährung, Diätmissbrauch
Bei einem großen Teil der adipösen Menschen ist in der Anamnese ein Diätmissbrauch festzustellen. Dieser beruht oft auf einen Mangel an Kenntnissen über psychophysiologische Konsequenzen von Fehl- und Mangelernährung auf der Basis von Regulationsmechanismen des Organismus (Stoffwechsel, Hunger, Sättigungsgefühl).

Störung des Hunger- und Sättigungserlebens
Aufgund der bei Übergewichtigen häufig bestehenden Störung der Hunger-und Sättigungswahrnehmung stellt sich als weiteres Therapieziel eine Förderung der Sensitivität gegenüber Hunger- und Sättigungsempfinden dar.

Störung der Körperwahrnehmung/Verlust der Körperakzeptanz
Adipöse Menschen empfinden häufig gegenüber ihrem Körper eine massive Ablehnung. Diese wirkt sich negativ auf kognitive und emotionale Verhaltensbereiche aus. Ein wichtiges Ziel ist daher, die Verbesserung der Körperwahrnehmung und die Akzeptanz des Körpers.

Negative Auswirkungen gesellschaftlicher Schlankheitsnormen
Adipöse erstreben häufig ein an gesellschaftlichen Schlankheitsnormen orientiertes Gewicht, was sich störungsstabilisierend auswirkt. Von Bedeutung ist deshalb die Erarbeitung eines sinnvollen „Wohlfühl-Gewichtes", welches den körperlichen Eigenschaften und Bedürfnissen stärker entgegenkommt. Überge-

wichtige sind häufig negativer gesellschaftlicher Bewertung ausgesetzt und fühlen sich durch starke soziale Hemmungen wegen ihres Äußeren belastet. Diese erlebten Kränkungen und Hemmungen haben eine Verstärkung der Symptomatik zur Folge.

Körperliche Inaktivität
Im Alter resultiert aufgrund von körperlicher Immobilität, dass körperliche Aktivitäten zurückgehen und eine adipöse Symptomatik durch Herabsetzung des Energieumsatzes verstärkt wird.

Geringes Aktivitätsniveau/Verstärkerverlust
Im Alter gehen befriedigende Beziehungen und Beschäftigungsangebote besonders nach einer Heimaufnahme verloren. Aufgrund der bestehenden Defizite sind bei den Therapiezielen besonders ein/e Aufbau und Förderung von angenehmen Aktivitäten anzustreben.

Emotionale Defizite
Der alte Mensch hat Verluste im emotionalen Bereich hinzunehmen. Vor dem Hintergrund emotionaler Defizite können alte einsame Mensch auf Ersatzhandlungen wie Essen zurückgreifen. Ein Ziel wäre die Verbesserung der Wahrnehmung von Befürfnissen und Artikulation von Emotionen sowie eine Erarbeitung von Problembewältigungsstrategien.

Rückfallrisiko
Ein hohes Rückfallrisiko basiert u.a. darauf, dass Übergewichtige dazu neigen, Rückfälle eigener Willensschwäche zuzuschreiben, mit Scham und Schuldgefühlen reagieren und durch geringe Selbsteffizienzerwartung weiteren Kontrollverlust hervorrufen. Ein weiteres Ziel in der Pflege sollte daher die Erarbeitung einer Rückfallprophylaxe sein.

Komorbidität
Da bei Adipösen häufig eine Komorbidität, wie z.B. Depressionen oder Angst besteht, muss diese mit speziellen therapeutischen Zielsetzungen verbunden werden.

2.6.3 Verhaltenstherapeutische Maßnahmen zur Gewichtsreduktion

Grundlagen zur Verhaltenstherapie sind ab Seite 485 zu finden.

a) Reizkontrollmechanismen

In der ambulanten Pflege achten Altenpflegerinnen auf ein kontrolliertes Einkaufsverhalten des Betroffenen durch folgende Hilfestellungen:

- Einkaufsliste anfertigen
- nach dem Essen einkaufen gehen
- nicht mehr Geld als für geplante Lebensmittel mitnehmen

In der stationären Pflege eignen sich für Esskontrollen angefertigte Esspläne.
Der Adipöse sollte:

- die gegessenen Nahrungsmittel aufschreiben
- nur zu festgelegten Zeiten Mahlzeiten zu sich nehmen
- kein Essen annehmen, das von anderen angeboten wird

Aktivitäten in Zusammenhang von Essen sind:

- Lebensmittel aus der Sichtweite entfernen
- Essplatz angenehm gestalten, an dem nur gegessen wird
- nach dem Essen sofort vom Tisch aufstehen, keine Essensreste mitnehmen
- bei Einladungen weniger Alkohol trinken, vorher eine Kleinigkeit essen

b) Essverhalten

- vor dem Schlucken sorgfältig kauen
- beim Essen nichts anderes tun (z.B. lesen, fernsehen, Radio hören)
- immer nur Essen für eine Mahlzeit zubereiten

c) Belohnung für erfolgte Gewichtsreduktion

- Protokollbögen mit Gewichtskurve in Sichtweite des alten Menschen hinterlegen
- bestimmte Belohnungen für bestimmte erreichte Ziele festlegen (z.B. ein neues Kleid, eine neue Hose)
- Angehörige bitten, durch Lob zu unterstützen

d) Dokumentation des Essverhaltens

- in der Pflegeplanung werden Zeit und Ort des Essens, Art und Menge des Essens (Essplan), besondere Gefühle und Empfindungen im Zusammenhang mit Essen berücksichtigt

e) Ernährungsinformation

- Joulewerte und Zusammensetzung von Lebensmitteln festlegen (wenig Fett, balaststoffreiche Kost)

f) Körperliche Aktivität

- tägliche Aktivität erhöhen (z.B. aktivierende Pflege, Sitzgymnastik, Spaziergänge, Beschäftigungsangebote)

g) Kognitives Umstrukturieren

- einen Pflegeplan, gemeinsam mit dem alten Menschen erstellen, dabei realistische Pflegeziele festlegen
- bei der Kommunikation sollten Altenpflegerinnen und der alte Mensch Imperative, wie z.B. „immer" und „nie", vermeiden
- sich an kleine Erfolge orientieren
- negativen Gedanken rationale Gedanken entgegensetzen

Der Besuch von **Selbsthilfegruppen** bieten die Möglichkeit Menschen zu begegnen, die nicht bevormunden, die nicht das Verhalten interpretieren, die nicht sofort wissen, was richtig oder falsch ist, sondern zuhören, fragen und zu verstehen versuchen.

Problembewältigung bei Adipositas
Von Problembewältigung oder Symptomfreiheit kann gesprochen werden, wenn ein esssüchtiger alter Mensch nicht mehr mit ängstlichen Gedanken um sein Gewicht und um seine Figur kreist. Das Gewicht sollte ohne besondere Anstrengung selbst reguliert werden, d.h. sich auf einem der Konstitution entsprechendes Niveau einpendeln. Dieses erreichte Gewicht kann durchaus vom geltenden Normalgewicht abweichen. Bedeutsam ist, dass sich ehemals Adipöse in ihrem Körper wohlfühlen und dies nach außen, z.B. durch eine äußere Veränderung in Kleidung, Körperpflege, Frisur usw. zeigen.

2.7 Folgerungen

Psychosomatische Erkrankungen, wie z.B. Adipositas können auch bei einem alten Menschen erfolgreich therapiert werden. Das heißt jedoch nicht, dass die Verhaltenstherapie immer erfolgreich ist. So ist es nicht. Besonders in Stresssituationen muss immer wieder mit „Fehlverhalten” gerechnet werden.
Über die Funktionsweise der menschlichen Geist-Körper-Einheit muss noch viel gelernt werden. Wir wissen über psychosomatische Krankheiten noch nicht alles, was man wissen müsste, um Menschen in ihrem Verhalten zu verstehen. Solange dies noch nicht der Fall ist, werden wir sowohl Misserfolge wie Erfolge haben.

Wiederholungsfragen

1. Definieren Sie den Begriff „psychosomatische Pflege”.
2. Welches sind die Merkmale einer psychosomatischen Erkrankung?
3. Welche Bedingungsfaktoren zur Adipositasentwicklung sind bekannt?
4. Führen Sie die wesentlichen Therapieziele des Behandlungskonzeptes bei Adipositas auf.
5. Welche Reizkontrollmechanismen bei Adipositas können Sie in der ambulanten Pflege besonders gut anwenden?
6. Welches Essverhalten bei adipösen Menschen sollten Sie zur Gewichtsreduzierung positiv unterstützen?

8. Kapitel
Pflege von Patienten mit neurologischen Erkrankungen im Alter

1 Die Pflege des Menschen mit apallischem Syndrom

1.1 Der Begriff „apallisches Syndrom"

Unter einem apallischen Syndrom (pallium = Mantel, hier „Hirnrinde"), auch Enthirnungsstarre, wird ein Funktionsausfall der Großhirnrinde infolge Anoxie (Fehlen von Sauerstoff) des Gehirns verstanden. Der Hirnmantel wird funktionell von den übrigen Zentren des Gehirns abgetrennt. Die Betreffenden sind komatös liegen regungslos mit geöffneten Augen im Bett, ohne irgendwelche Zeichen einer bewussten Kommunikation mit der Umwelt erkennen zu lassen.

3000 Menschen fallen jedes Jahr nach einem Unfall (Schädelhirntraumen), nach einer Gehirnblutung oder wegen eines Sauerstoffmangels in ein Koma. Darunter viele, die nur Dank der modernen Unfallmedizin am Leben erhalten werden konnten. Für sie gibt es heute in Deutschland etwa 700 Therapieplätze in neurologischen Rehabilitationskliniken. Vor 10 Jahren waren es gerade 25 Plätze.

Handlungsaufgabe:
In der Schweiz wird eine ausführliche Rehabilitation den Menschen mit schweren Hirnschädigungen angeboten. Diese führt zu großen Erfolgen.
Warum ist Ihrer Meinung nach eine Rehabilitation von Menschen mit apallischem Syndrom in Deutschland so erschwert?

1.2 Krankheitssymptome

1.2.1 Akutphase

Die Erstversorgung erfolgt im Akut-Krankenhaus auf einer Intensivpflegestation. Die Betroffenen liegen im Koma oder befinden sich in einem schlafähnlichen Zustand mit offenen Augen (daher auch die Bezeichnung Schlaf-Wach-Koma), der „Blick geht ins Leere". Der Betroffene ist in der Akutphase nicht zu einer nonverbalen und verbalen Kontaktaufnahme zu seiner Umgebung in der Lage. Das Schlafbedürfnis ist nicht an der Tageszeit orientiert. Es ist besonders nach großen Anstrengungen, wie z.B. nach einer Ganzkörperwäsche oder Lagerung größer. Sinnvolle Reaktionen auf die Umwelt finden sich keine.
Die Vitalfunktionen sind gestört oder störanfällig, besonders die Atmung, die Kreislauf- und Temperaturregulation.

Fremdreflexe (Cornea- und Hustenreflex), Eigenreflexe (Patellarsehnenreflex) sind je nach Schwere der Gehirnschädigung erloschen. Es besteht ein Kontrollverlust über Harn- und Stuhlausscheidung.

1.2.2 Rehabilitationsphase

Zuallererst erholen sich motorische Funktionen: Greifen, Saugen mit dem Mund, ziellose Spontanbewegungen, Rigor und Hypertonie der Muskulatur, es können Streckkrämpfe vorkommen. Es folgen langsame Reaktionen auf Geräusche, Lichteinfall und Sprache.
Die Augen öffnen sich, der „Blick geht ins Leere".
Nach Aufforderung Händedrücken, nach Berührungen Augen öffnen und Bewegungen der Extremitäten, gelegentlich kurzfristiges Ansehen der Kommunikationspartner.
Die Patienten müssen durch eine perkutane endoskopische Gastrostomie (PEG) ernährt werden.

1.3 Prognose

Das apallische Syndrom kann letal ausgehen oder über Jahre bestehen bleiben bevor die Betreffenden an Sekundärerkrankungen sterben.
Bei einer kontinuierlichen Rehabilitation kann es zu einer langsamen Besserung der Reaktionsfähigkeit kommen. Gute Verläufe beobachtet man besonders bei jüngeren Patienten.

1.4 Annäherung an den Menschen mit apallischem Syndrom

Eine Situation aus dem Seniorenpflegeheim:
Frau K., 77 Jahre alt, lebt seit zwei Jahren im Seniorenpflegeheim. Sie erleidet einen Schlaganfall und wird in das nächste Akutkrankenhaus eingewiesen. Die Ärzte haben eine schwere Himblutung festgestellt. In der ersten Woche schläft sie nur. Nach einigen neurologischen Untersuchungen und erfolgloser Rehabilitations- phase wird Frau K. dann in der 5. Woche mit der Diagnose „apallisches Syndrom" ins Pflegeheim zurückverlegt. Frau K. trägt jetzt einen Dauerkatheter und eine PEG-Sonde. Der Sohn besucht Frau K. jetzt nur noch sporadisch, weil er es nicht mit ansehen kann, wie seine Mutter nur noch „dahinvegetiert". Bei Gesprächen mit den Angehörigen kommt heraus, dass sie es Frau K. wünschen, bald in Frieden sterben zu können. Altenpflegerin Sabine, Bezugspflegekraft von Frau K. meldet nach einem Frühdienst dem Team während des Übergabegesprächs zurück: „Heute morgen hat Frau K. geweint, während ihr Lieblingslied im Radio lief; ihre Hände haben sich dabei aktiv auf der Bettdecke bewegt."

Handlungsaufgaben:

1. Wie kann sich Frau L. mit dem apallischen Syndrom zwar bewegungs- und sprachlos, als ein lebendiges Individuum seiner Umwelt wieder wahrnehmen?
2. Welche Prophylaxen sind für Frau K. nach der veränderten Lebenssituation besonders notwendig?
3. Diskutieren Sie in der Arbeitsgruppe, warum die Angehörigen so hoffnungslos über den Zustand Frau K.`s denken! Was für ein Handlungsbedarf besteht für die pflegenden Angehörigen?

1.5 Der pflegerische Umgang mit Apallikern

Die Menschen mit apallischem Syndrom leben in besonders extremer Weise isoliert, da ihnen augenscheinlich Ausdrucksmöglichkeiten verloren gegangen sind. Ausdrucksmöglichkeiten sind häufig anhand von Pulserhöhung und Atemveränderungen sichtbar und auch nutzbar. Diese Menschen sind fremdbestimmt und vollkommen auf Hilfe angewiesen. Es hat den Anschein, der Patient müsse das Bewusstsein seiner selbst in einem langwierigen Prozess erst wieder neu erfahren.

Da der Zustand eines apallischen Syndroms über Monate andauern kann werden an die Altenpflegerinnen anspruchsvolle Pflegeprobleme gestellt. Die Angehörigen sind einer besonders enormen Belastung ausgesetzt. Sie benötigen viel Zuspruch und Beistand.

1.5.1 Pflege in der Rehabilitationsphase

Auf Altenpflegerinnen kommen umfangreiche Pflegeaufgaben zu. Über alle Beobachtungen ist gewissenhaft ein Pflegebericht zu führen. Von jeder Veränderung oder Verschlechterung des Allgemeinzustandes ist sofort der Arzt zu unterrichten.
Nach erfolglosen Rehabilitationsversuchen sind die Patienten intensiv pflegebedürftig. Vom Hausarzt wird in der Regel nur noch die entsprechende Behandlungspflege angeordnet, z.B.:

- Pflege der PEG- Sonde und Überwachung der Sondenkostverabreichung
- Pflege und Überwachung bei suprapubischem Blasenkatheter
- Absaugen einer Trachealkanüle
- Medikamentenverabreichung je nach Grunderkrankung
- physiotherapeutische Maßnahmen

Pflegeprobleme bei Menschen mit apallischem Syndrom

1. Störungen der Kontaktaufnahme:
   schweres psychisches Trauma, Sprechunfähigkeit, mimische Starre, Immobilität
2. Vigilanzstörungen:
   Störungen des Schlaf-Wach-Rhythmus
3. Störungen der Körpermotorik:
   Muskelspannung, Kontrakturen
4. vegetative Funktionsstörungen:
   vermehrtes Schwitzen, Fieberschübe, Atemstörungen, Kreislaufstörungen

Handlungsaufgabe:
Formulieren Sie zu den oben genannten Pflegeproblemen bei Patienten mit apallischem Syndrom die entsprechenden Pflegeziele und erstellen Sie dazu geeignete Pflegemaßnahmen (Hilfestellungen finden Sie unter „Pflegerische Interventionen der beeinträchtigten AEDL" auf Seite 351).
z.B.:

Pflegeproblem	**Pflegeziel**	**Pflegemaßnahme**
Störungen der Kontaktaufnahme: Sprechunfähigkeit	Wiederherstellung von nonverbalen Ausdrucksmöglichkeiten	Entwickeln von nonverbalen Kommunikationsmustern, die vom Patienten ausgehen z.B. durch Musiktherapie, dabei wird die Atmung, der Lidschlag und Blickkontakt des Patienten beobachtet
Störungen des Schlaf-Wach-Rhythmus	...	...
Veränderung des Körperschemas	...	...

Ziele des pflegenden Umgangs
Bei dem pflegerischen Umgang ist eine Form der Begegnung und Begleitung zu finden, die für die besondere Situation und Lebensform der Kranken angemessen ist. Es wird versucht, alle Sinne zu stimulieren und zu trainieren und jede Ressource des Kranken zu sehen und als Ausgangspunkt zu therapeutischem Handeln zu nutzen.

1.5.1.1 Im Mittelpunkt: Aktivierung der Wahrnehmung

Während der Remissionsphase benötigt der Patient eine stetige Bezugspflegekraft und viel Ansprache. Die Altenpflegerin braucht sehr viel Motivation und Ausdauer, um die Passivität des Patienten zu durchbrechen. Es hängt von ihrer Aufgeschlossenheit und ihrem persönlichen Einsatz ab, ob die Entwicklungsschritte des Patienten in dem Stadium der Rehabilitation Fortschritte macht, denn:

Nur das wovon Altenpflegerinnen selbst überzeugt sind und wofür sie sich selbst verantwortlich fühlen, hat Aussicht auf Realisierung.

Menschen mit apallischem Syndrom erleiden einen Verlust des Körperschemas. Deshalb brauchen die Kranken Hilfe und Unterstützung zur gezielten Aktivierung der herabgesetzten Körperwahrnehmung. Zunächst muss die Körpergrenze, d.h. die Abgrenzung nach außen, erfahrbar gemacht werden, was auch für die Ich-Entwicklung von großer Bedeutung ist. Durch das Pflegekonzept der basalen Stimulation (vgl. „Basale Stimulation in der Körperpflege" Seite 439) regen Altenpflegerinnen die Sinne an, um verschüttete Erinnerungen an ein früheres Leben wachzurufen. Je früher diese Hilfen einsetzen, desto größer ist die Chance den Weg zurückzufinden.
Durch Berühren, Streicheln, Massieren, Beklopfen, Bürsten, Wärme- und Kältereize wird die Körperoberfläche wahrnehmbar. Gleichzeitig bekommt der betroffene Mensch Zuwendung und erlebt die Möglichkeit der nonverbalen Kommunikation.
Informationen über Kopf, Rumpf und Gliedmaßen werden vermittelt, indem Pflegende der physiologischen Entwicklung folgend, vom Zentrum (Kopf und Rumpf) zur Peripherie (Gliedmaßen) hin arbeiten. Wenn möglich sollten beim Erkunden des Körpers die eigenen Hände des wahrnehmungsbeeinträchtigten Menschen mit eingesetzt werden. Dies ist die erste Anleitung die Hände zur Informationsbeschaffung, zum „Handeln", zu benutzen.

1.6 Pflegerische Interventionen der beeinträchtigten AEDL

La: Kommunizieren
Auch wenn der Patient auf verbalem Wege nicht mehr kommunizieren kann und die Augen oft geschlossen hält, ist es unerlässlich sich mit dem Patienten auf nonverbalem Weg, z.B. durch Berührungen, aber auch verbal auszutauschen. Besonders über die Sinneskanäle wird er verstärkt angesprochen.

LA: Sich bewegen
Durch die Immobilität sind gezielte Prophylaxen notwendig, z.B. Spitzfuß-, Kontraktur-, Dekubitus- und Thromboseprophylaxe. Der Patient wird jeden Tag

durchbewegt sowie nach einem Lagerungsplan umgelagert. Der Hausarzt verordnet in regelmäßigen Abständen physiotherapeutische Betreuung. Innere und äußere Bewegung, Selbst- und Femdwahrnehmung werden aktiviert und erweitert.

La: Vitale Funktionen des Lebens aufrechterhalten
Täglich wird die Atmung und Temperaturregulation beobachtet. Bei verstärkter Schleimabsonderung in den Atemwegen wird auf eine sorgfältige Bronchialtoilette geachtet. Falls notwendig ist der Kranke abzusaugen. Die Entwicklung der Bewusstseinslage und der Schluckreflex sind ständig zu überprüfen.

La: Sich pflegen und kleiden
Zur Ganzkörperwäsche mit spezieller Pflege von Mund, Nase, Augen, Haut werden basale Stimulationen unter Einbezug von biografischem Wissen durchgeführt.

LA: Essen und trinken
Die Ernährung erfolgt mittels PEG-Sonde nach einem Bilanzierungsplan. Auf ausreichende Eiweißzufuhr ist zu achten. Regelmäßige Gewichtskontrollen sind durchzuführen.

LA: Ausscheiden
Die Pflege des Dauerkatheters mit Zystitisprophylaxe, die Bilanzierung der Harnausscheidung und eine geregelte Stuhlausscheidung sind zu beachten.

La: Ruhen und schlafen
Der Bewusstseinszustand wird ständig kontrolliert und bei Veränderungen dokumentiert. Zur Anregung desTag/Nachtrhythmus werden dem Betreffenden, z.B. durch Offenlassen der Zimmertüre, Außenreize angeboten.

La: Sich beschäftigen
Anhand der Biografiearbeit können dem Patienten z.B. mit oder ohne Kopfhörer bekannte Musikstücke angeboten werden. Die Atmung und der Kreislauf werden dadurch angeregt. Die Sinnesorgane werden aktiviert, Gefühle, Erinnerungen und Interesse werden geweckt. Bettlägerige kommen zu bestimmten Tageszeiten aus dem Bett. Sie halten sich in einem Mobilisationsstuhl auf und können am Tagesgeschehen akustisch teilnehmen. Über die Haut (Hände) werden vertraute Gegenstände angeboten, z.B. weiches, waschbares Kuscheltier. Hier ist die Kreativität sowie das Engagement der Pflegepersonen oder auch der Angehörigen gefragt, die die kranken Menschen auf ihrem Weg begleiten.

La: Für eine sichere Umgebung sorgen
Um zusätzliche Belastungen von Infektionen zu vermeiden sind die hygienischen Vorschriften streng einzuhalten.

La: Mit existenziellen Erfahrungen des Lebens umgehen
Da das Gehör noch sehr sensibel auf Außenreize reagiert, nimmt der Patient seine Umwelt über diesen Sinneskanal wahr. In welchem Maß diese Wahrnehmung über den Gehörsinn ganz erfolgen kann, können wir nicht sagen. Aus diesem Grund ist es für Altenpflegerinnen eine Pflicht den Betreffenden als einen äußerst empfindlich gewordenen Menschen zu begegnen. Es stellt sich für seelisch belastende Angehörige und Pflegepersonen im Laufe der Krankheit öfters die Frage, ob dieses Dasein sinnerfüllend sein kann. Wo keine Bewegung, Mitteilung und emotionale Kontaktfähigkeit ist, ist die Zeit geprägt von Ungewissheit und Hoffnungslosigkeit. Wie lange diese Zeit andauert, kann nicht vorausgesagt werden. Es kann helfen am Krankenbett auf der Grundlage der Erinnerungspflege Gebete, Texte und Lieder zu sprechen und zu singen. Alle Beteiligten können dadurch in schwierigen Stunden Trost und Hoffnung erfahren. Angehörigen wird das Gefühl „ich kann noch viel tun" vermittelt, wenn sie mit den ihren zur Verfügung stehenden physischen und psychischen Mitteln in die Pflege einbezogen werden.

Merke!

Altenpflegerinnen und Angehörige sowie Personen aus anderen Gesundheitsberufen dürfen sich nicht so verhalten, als würde der Mensch mit apallischem Syndrom nichts wahrnehmen. Einerseits wissen wir das nicht genau, auf der anderen Seite verbietet es unser pflegerisches Handeln mit diesen Patienten anders umzugehen. Altenpflegerinnen wissen mitlerweile, dass diesen Patienten eine angenehme Atmosphäre und eine liebevolle Zuwendung und Berührung bei allen Pflegehandlungen guttun. Durch einfache basale Stimulationen können die geschädigten neuralen Verbindungen aufrechterhalten oder verbessert werden.

1.7 Folgerungen

Jeder Schwerkranke braucht soziale Unterstützung und das Gefühl, dass für ihn gesorgt und dass er geliebt wird. Soziale Unterstützung kann den Krankheitsverlauf erheblich beeinflussen. Getragen von emotionalem Vertrauen, von Empathie und Zuneigung, baut sich Wohlbefinden wieder auf. Statt negativer „er wird wohl bald sterben", können beim Krankheitsbild des apallischen Syndroms positive Erwartungshaltungen den Krankheitsverlauf günstig beeinflussen. Diese optimistische Grundhaltung dem Kranken und der Krankheit gegenüber kann und soll Bestandteil der alltäglichen pflegerischen Interaktion sein.

Eine negative Erwartungshaltung belastet besonders die Angehörigen und macht diese auch krank. Häufig ist es so, dass Angehörige den schwer Erkrankten schon tot sehen, dass sie geistig das Todesurteil längst gefällt haben und dem Erkrankten nicht die Chance einer möglichen Besserung oder Genesung geben. Die Anbindung an eine Selbsthilfegruppe von betroffenen Angehörigen kann psychische Entlastung bringen.

Wiederholungsfragen

1. Was verstehen Sie unter einem apallischem Syndrom?
2. Bei welchen Prozessen kann ein apallisches Syndrom auftreten?
3. In der Rehabilitationsphase erholen sich wesentliche Körperfunktionen. Welche Reaktionen können Sie bei dem Patienten beobachten?
4. Ein Patient mit apallischem Syndrom bedarf einer umfassenden Pflege. Welche Pflegeprobleme könnten sich ergeben, die sie im Pflegeprozess berücksichtigen sollten?
5. Mit welchem Pflegekonzept ist ein Patient mit apallischem Syndrom besonders gut zu reaktivieren? Geben Sie konkrete Beispiele aus der Pflegepraxis?
6. Wie kommunizieren Sie angemessen mit einem Patienten mit apallischem Syndrom?
7. Welcher Problematik sind Angehörige von Patienten mit einem apallischem Syndrom ausgesetzt? Welche Hilfen könnten Sie ihnen in Ihrer Rolle als Altenpflegerin anbieten?

2 Die Pflege des alten Menschen mit Aphasie

2.1 Der Begriff „Aphasie"

Das Wort „Aphasie" kommt aus dem Griechischen und heißt „ohne Sprechen". Der in der zweiten Hälfte des letzten Jahrhunderts eingeführte Begriff ist nicht ganz korrekt. Die Patienten können neben dem Sprachverlust, auch Verluste des Sprachverständnisses, des Schreibens und des Lesens aufweisen.

Unter dem Begriff „Aphasie" werden Sprachstörungen bezeichnet, die als Folge einer umschriebenen Erkrankung des zentralen Nervensystems auftreten.
Betroffen ist das Sprachzentrum. Bei ca. 90% der Menschen befindet sich dieses in der Mitte der linken Großhirnrinde. Als häufigste Ursache kommen beim älteren Menschen Schlaganfälle in Betracht. Bei Aphasie sind die Sprechwerkzeuge völlig in Ordnung.

Die Aphasie gehört nicht in den Bereich der psychischen Erkrankungen; ihr fehlen alle entsprechenden Symptome, z.B. Desorientierung, Verminderung der kognitiven Fähigkeiten sowie Persönlichkeitsveränderungen. Aphasie betrifft allein den Bereich der Sprache. Die plötzliche Unfähigkeit sich als Mensch nicht mehr sprachlich mitzuteilen und auszusprechen, gehört zu den quälendsten Krankheitserlebnissen überhaupt. Dieses kann den Betroffenen körperlich und seelisch aus dem Gleichgewicht bringen. Der Verlust von Sprache kostet Geist, Seele und Körper zusammen. Wer seine Sprache verliert, verliert seine Umgebung, seine Sicherheit und verliert sich selbst.
Altenpflegerinnen können durch einen unsachgemäßen Umgang aphasische alte Menschen tiefer in die bereits bestehende Isolation treiben.

Aphasie betrifft:

- alle Teile des abstrakten Sprachsystems (das Sprachprogramm)
- alle Sprachmodalitäten (Sprechen, Sprachverständnis, Lesen, Schreiben, Gestik)
- die Zusammenarbeit dieser Modalitäten

2.1.1 Häufigkeit von Aphasien

Berücksichtigt man neben dem Schlaganfall auch Verletzungen, Tumoren und Entzündungen des Gehirns, dann sind in Deutschland ca. 80 000 Menschen von einer Aphasie betroffen. Diese Zahl liegt erheblich höher, wenn auch zerebrale Abbauerkrankungen des Gehirns im Alter als Ursache hinzugenommen werden (vgl. Bundesarbeitsgemeinschaft, Hilfe für Behinderte, Band 240 S. 14).

2.2 Medizinische Ursachen

Durch Aphasie wird das in der Kindheit erworbene Sprachwissen zerstört. Je nach Schwere der Zerstörung gehen Teile davon für immer verloren. Für einen Aphasiker ist das Wiedererlernen der Sprache, so wie ein Kind die Sprache lernt, nicht mehr möglich.

Die Ursache für eine Aphasie ist nicht eine diffuse Erkrankung des gesamten Gehirns, sondern eine fokale, d.h. auf bestimmte Hirnregionen begrenzte Schädigung der dominanten Hemisphäre.
In der Regel ist die linke, nicht die rechte Großhirnhälfte sprachdominant. Aus diesem Grunde führen vor allem linkshirnige Hirnschädigungen zu einer Aphasie.

Häufige Hirnschädigungen sind:

- Durchblutungsstörungen des Gehirn, z.B. Infarkt, Apoplex
- Enzephalitis
- Hirnoperationen
- Hirntumor
- Schädel-Hirn-Trauma

Hirnleistungsstörungen, wie z.B. die Demenz vom Alzheimer Typ oder die vaskuläre Demenz sind oft mit Sprachstörungen vergesellschaftet. Es ist zu beachten, dass dabei die zu Grunde liegende Ursache nicht ein gestörtes Sprachsystem ist sondern, tiefer liegend, eine gestörte Persönlichkeit oder ein gestörter Intellekt. Ein gestörtes Denken, eine veränderte Wahrnehmung sowie eine zerstörte Bewusstseinsebene drücken sich in der Sprache aus.
Diese Sprachstörungen müssen von der Aphasie unterschieden werden. Sie erfordern auch andere therapeutische Behandlungen.

2.2.1 Umschriebene und generalisierte Hirnschädigung

Tab.: Unterschiede zwischen umschriebener und generalisierter Hirnschädigung (nach L. Lutz 1997)

Umschriebene Hirnschädigung	**Generalisierte Hirnschädigung**
Verletzung bestimmter arterieller Versorgungsbereiche der dominanten Hemisphäre	Vergiftungen, Degenerationsprozesse (z.B. Demenzen), Infektionen,
Intellekt und Persönlichkeit bleiben erhalten	Intellekt und Persönlichkeit sind gestört
Wahrnehmung und Denkfähigkeit bleiben erhalten ⇓	Wahrnehmung, Denkfähigkeit und Bewusstsein sind gestört ⇓
Aphasie	**kognitive Störungen drücken sich in der Sprache aus**

Einmal zu Grunde gegangenes Zellgewebe des Gehirns ist nicht vollständig regenerierbar. Benachbarte Teile der betroffenen Gehirnregion können ausgefallene Funktionen z.T. übernehmen. Bei der Aphasie liegen die Gewebedefekte direkt in der Sprachregion der Großhirnrinde oder in den darunter liegenden, benachbarten Gebieten. Lage und Ausmaß der Defekte werden durch Computertomographie (CT) oder Magnetresonanztomographie (MRT) ermittelt.

Merke!

Die Aphasie ist eine Sprachstörung, keine Denkstörung!
Der Aphasiker hat die Fähigkeit verloren, Gedanken sprachlich zu formulieren und gehörte und geschriebene Informationen schnell und richtig zu verstehen.
Die Betroffenen können mit den verbliebenen sprachlichen Mitteln, besonders durch die nonverbale Körpersprache noch immer ihre Wünsche und Bedürfnisse äußern. Sie denken folgerichtig, bringen ihre Lebenserfahrung mit, sie erkennen Situationen des täglichen Lebens und verhalten sich sozial angepasst. Obwohl die Betroffenen Alltagsgegenstände nur schlecht benennen und beschreiben können, so ist das Wissen über die Eigenschaften und deren Gebrauch noch erhalten.

2.3 Aphasiesymptome und -syndrome

In der akuten Phase des Krankheitsgeschehens, unmittelbar nach der Hirnschädigung ist das Sprechen nicht möglich (Mutismus). In der Phase der Rehabilitation ändern sich die Störungen rasch. Es treten dann verschiedene Aphasiesyndrome in Erscheinung.

Mehrere Bereiche des Sprachwissens sind von der Störung betroffen: Wortschatz, Satzbau, Bildung von Lautstrukturen. Die Defizite wirken sich auf alle Modalitäten des sprachlichen Verarbeitens aus, auf Sprechen, Verstehen, Lesen, Schreiben.
Es ergeben sich eine Menge von sprachlichen Störungsmerkmalen, die aphasischen Symptome.
Hierzu gehören sprachsystematische Fehler der Wortfindung und der Wortwahl, der Satzbildungen und der Grammatik. Es kann zu Wortwiederholungen und Sprachautomatismen kommen. Einzelne sprachliche Modalitäten, z.B. Nachsprechen, auditives Sprachverstehen, Lesen und Schreiben können entweder stark gestört oder gut erhalten sein.

Die aphasischen Störungen lassen sich als vier Standardsyndrome beschreiben:

- die globale Aphasie (schwere Form)
- Wernicke- Aphasie[42]
- Broca- Aphasie[43]
- amnestische Aphasie (leichte Form)

2.3.1 Die globale Aphasie

Es handelt sich um eine schwere Form der Aphasie, wobei alle sprachlichen Fähigkeiten schwer gestört sind. Diese Form tritt auf, wenn in der linken Hemisphäre der Hauptstamm der mittleren Hirnarterie (Arteria cerebri media) verschlossen ist. Dadurch ist die Hirnregion betroffen, die den größten Teil aller sprachlichen Prozesse regelt.

Der alte Mensch kann sich nicht mehr äußern oder nur weitgehend unverständlich, z.B. durch Sprachautomatismen oder Sprachstereotypien, d.h. durch mühsam hervorgebrachte Einzelwörter aus Silben oder Lautfolgen, deren Sinn nicht erkennbar ist. Das Sprachverständnis ist in der Anfangszeit schwer beeinträchtigt und bessert sich nur langsam. Schwer gestört ist ebenso die Schreib- und Lesefähigkeit.

2.3.2 Die Broca- Aphasie

Diese Aphasie-Form tritt auf, wenn der Versorgungsbereich der Arteria praerolandica (ein Ast der Arteria cerebri media) in der linken Hemisphäre betroffen ist. Bei dieser Aphasieform bleibt das Sprachverständnis weitgehend erhalten. Die Muskeln der Zunge, der Lippen und des Kehlkopfes sind gesund, lassen sich aber nicht mehr steuern und koordinieren. Die Sprachstörung äußert sich aufgrund dessen in eine verlangsamte, unflüssige und agrammatische, telegrammartige Sprache. Der Betroffene spricht in kurzen Sätzen, in denen Funktionswörter wie Artikel, Konjunktionen, Präpositionen fehlen. Die Substantive werden nicht dekliniert und die Verben nicht konjugiert. Die Kranken verstehen die an sie gerichteten Fragen und Anweisungen, können sich aber sprachlich kaum verständlich machen. Der Betroffene spricht mit großen Pausen und mit großer Anstrengung, aufgrund der angestrengten Suche nach Wörtern. Wenn der Aphasiker ein Wort durch ein anderes ersetzt, steht es häufig mit dem gesuchten Wort in Beziehung, z.B. „Mantel" für „Jacke". Die Lautproduktion wird nicht richtig gesteuert, d.h. Laute werden ausgelassen oder an der falschen Stelle produziert, z.B. „Bulme" statt „Blume". Durch die Dysarthrie (vgl. Seite 362) wird die Lautsprache noch mehr entstellt; die Laute klingen verwaschen, undeutlich und

[42] Das „sensorische Sprachzentrum" wurde 1874 von dem deutschen Psychiater Wernicke entdeckt.

[43] Der französische Chirurg Broca beschrieb 1861 das „motorische Sprachzentrum" im linken Stirnhirn.

manche können nicht gebildet werden. Broca-Aphasiker haben große Mühe das Gesagte schnell genug aufzunehmen; sie verlieren leicht den roten Faden, weil sie an einzelnen Wörtern hängenbleiben. Die schriftsprachlichen Fähigkeiten sind in gleicher Weise gestört wie die mündlichen: Beim Lesen werden die Funktionswörter übersprungen und der Text wird aufgrund der sinntragenden Wörter erraten. Das Lesen kann viel besser gelingen als das Zuhören, weil die Betroffenen nicht unter Zeitdruck stehen. Unter Umständen kann sich eine Broca-Aphasie so weit bessern, dass sie in eine amnestische Aphasie übergeht und sich dem normalen Sprachverhalten anpasst.

2.3.3 Die Wernicke- Aphasie

Das Syndrom tritt auf, wenn der Versorgungsbereich der Arteria temporalis posterior betroffen ist. Diese Region versorgt den hinteren Abschnitt der linken Schläfenwindung. Bei dieser Form geht das Wortverständnis verloren, so dass der Kranke nicht mehr den Sinn der an ihn gerichteten Aufforderungen und Fragen erfasst. Der Betroffene weist eine flüssige, überschießende Sprache mit vielen falsch benutzten sowie lautlich entstellten Wörtern auf.
Es besteht die Tendenz zum Ineinanderschachteln von Wörtern, Satzteilen und Sätzen. Da die unverständlichen endlosen Wortfolgen überschießend und hektisch, aber mit natürlicher Intonation hervorgebracht werden, kommt es vor, dass die Betroffenen von unerfahrenen Gesprächspartnern für Ausländer gehalten werden. Wernicke-Aphasiker in der Anfangsphase ihrer Störung bemerken häufig nicht, dass sie unverständlich sprechen. Sie hören sich zwar selbst, können aber nicht hören, was sie wirklich sagen, sondern hören das, was sie sagen wollen. Sie glauben, dass sie folgerichtig sprechen und können sich nicht erklären, warum die Gesprächspartner sie nicht verstehen. Aus diesem Grund geraten sie leicht in die Gefahr, für psychisch krank gehalten zu werden. Das verstärkt sich besonders unter dem Aspekt der bei Wernicke-Aphasikern häufig fehlenden Hemiplegie, das äußere Zeichen einer körperlichen Behinderung. Da den Betroffenen pausenlos Satzfetzen durch den Kopf schwirren, die sie nicht unterdrücken und aussprechen können, ist ihr Redefluss nicht zu bremsen. Dieser Redefluss wird als „Logorrhoe" bezeichnet. Wer pausenlos selber redet, kann sich schlecht auf andere Gesprächspartner einstellen. Das ist ein wichtiger Grund, warum der Wernicke-Aphasiker Gesprächen nicht folgen kann und nicht versteht, um welche Gesprächsinhalte es geht. Aufgrund der Verstehensprobleme haben die Betroffenen es besonders schwer mit ihrem Umfeld. In Kommunikationsabläufen können sie nur verstehen, dass sie zu irgend etwas aufgefordert werden, verstehen aber nicht, was verlangt wird. Das weckt beim Kommunikationspartner Aggressionen. Die Schriftsprache ist entsprechend gestört. Die Betroffenen erfassen den Sinn des Gelesenen nicht. Beim Schreiben neigen sie dazu, besonders die sinntragenden Wörter zu verdrehen, zu vertauschen, wegzulassen oder ineinander zu verschieben. Sätze

und Satzteile werden häufig auch ineinander geschoben. Die Schriftsprache lässt sich aber besser anbahnen, als die mündliche Sprache, daher wird der Therapie-Einstieg über das Lesen und Schreiben versucht. Auch bei einem alten Menschen mit Wernicke-Aphasie kann sich unter günstigen psycho-sozialen Umständen eine amnestische Aphasie entwickeln und diese kann sich der normalen Sprache angleichen.

2.3.4 Die amnestische Aphasie

Diese Aphasie-Form tritt auf bei temporoparietalen Läsionen. Spontansprechen und Wortverständnis sind oft nur wenig beeinträchtigt. Charakteristisch ist die Unfähigkeit des Kranken vorgezeigte Gegenstände, z.B. den Bleistift, die Tasse, den Apfel richtig benennen zu können. Bei dieser so genannten Wortfindungsstörung, als Hauptstörung der amnestischen Aphasie, besteht das Problem, dass die sinntragenden Wörter (Substantive, Adjektive, Verben), auf die es ankommt, nicht abgerufen werden können.

Wenn sie etwas Bestimmtes sagen wollen, stocken die Betroffenen im Redefluss. Sie gebrauchen Wörter, welche nicht das beabsichtigen, was ausgedrückt werden sollte; z.B. „für „Bleistift" „Buntstift". Die Betroffenen weichen auf Redefloskeln aus, z.B.: „das Ding da", „na, wie heißt das gleich?" Oft werden einzelne Wörter des Gesprächspartners oder die eigenen wiederholt. Sie unterbrechen Sätze oder setzen neu an. Die Sprache dieser Aphasie-Form ist nicht so stark gestört: Die Sprachmelodie ist normal, ebenso der Rhythmus, die Geschwindigkeit ist flüssig und der Ausdruck gut artikuliert. Durch die vielen Satzbrüche wirkt die Sprache aber umständlich, ungenau, unsicher, strukturlos und gequält. Beim Schreiben zeigen sich die gleichen Wortfindungsstörungen und die Tendenz Ersatzstrategien anzuwenden. Beim Schreiben steht dem Betroffenen mehr Zeit zur Verfügung, er hat hier die Möglichkeit die bestehende Wortfindungsstörung zu kompensieren.

Lesen und Verstehen sind bei dieser Aphasie-Form im Allgemeinen kaum gestört.

Die vier Aphasie-Formen sind gut zu erkennen:

1. globale Aphasie = alle Sprachmodalitäten sind schwer gestört
2. Broca-Aphasie = unflüssige, telegrammartige Sprache
3. Wernicke-Apasie = hektisch, überschießende Sprache
4. amnestische Aphasie = reine Wortfindungsstörung

Zusammenfassung der vier Standardsyndrome

Globale Aphasie

- Leitsymptom: Sprachautomatismen
- Sprachfluss: stark eingeschränkt, oft dysarthrisch

- Kommunikation: sehr schwer bis schwer gestört

Wernicke - Aphasie

- Leitsymptom: Paragrammatismus, Paraphasien, Jargon
- Sprachfluss: unauffällig, teilweise überschießend (Logorrhoe)
- Kommunikation: bei Jargon sehr schwer gestört, sonst schwer bis mittelgradig

Broca - Aphasie

- Leitsymptom: Agrammatismus, Sprechapraxie
- Sprachfluss: eingeschränkt, oft dysarthrisch
- Kommunikation: schwer bis mittelgradig gestört

amnestische - Aphasie

- Leitsymptom: Wortfindungsstörungen
- Sprachfluss: unauffällig, aber häufig Suchverhalten und Satzabbrüche
- Kommunikation: mittelgradig bis leicht gestört

2.4 Verlauf der Aphasien

2.4.1 Die akute Phase

In dieser Phase sind die Ausfälle zunächst meist sehr schwer. Bei der Mehrzahl der Aphasiker beobachtet man in den ersten vier Wochen nach Auftreten der Aphasie, rasche und teilweise starke Besserungen. Anfangs bessert sich die Sprache merklich Tag für Tag. Manchmal bildet sich in dieser Zeit die Sprachstörung ganz zurück. Eine große Unterstützung der Sprachverbesserung wird durch das Pflegepersonal, den Angehörigen und Sprachtherapeuten (Logopäde) gegeben.

Nach der Erstversorgung im Akutkrankenhaus sollte eine frühzeitige Verlegung in eine Reha-Klinik angestrebt werden. Dort ist eine optimale Versorgung durch die fachübergreifende Zusammenarbeit von Ärzten, Pflegekräften, Krankengymnasten, Ergotherapeuten, Logopäden, Psychologen und Sozialarbeitern gewährleistet.
Es passiert oft, dass die Kapazität einer Reha-Einrichtung beschränkt ist. So müssen längere Wartezeiten nach dem Akut-Krankenhausaufenthalt überbrückt werden, bis eine Rehamaßnahme angetreten werden kann. Dann ist es besonders wichtig, dass Betroffene an ambulante Sprachtherapien teilnehmen mit der bereits erhebliche Fortschritte erzielt werden können.

2.4.2 Die Phase der Stabilisierung

In der stabilen Phase des Krankheitsverlaufes muss versucht werden, sprachliche Lernvorgänge anzuregen, die zur Substitution, Kompensation und Reorganisation im Netzwerk der Sprachfunktionen führen.

2.4.3 Die chronische Phase

Spätestens nach 12 Monaten tritt ein chronischer Zustand ein. Eine weitere Besserung erfolgt nicht mehr spontan. Selbst auch beim intensiven Lernen und Üben sind die Sprachfortschritte häufig begrenzt (vgl. Willmes u. Poeck, 1984).

2.5 Nichtsprachliche Begleitstörungen

Im nachfolgenden werden die wichtigsten Störungen, die häufig im Zusammenhang mit Aphasie auftreten, beschrieben:

2.5.1 Dysarthrie (Störungen der Artikulation)

Bei der Dysarthrie ist die Beweglichkeit der Sprechwerkzeuge wie Zunge, Lippen, Unterkiefer, Gaumensegel, Stimmlippen als Folge der Erkrankung des ZNS in vielfacher Weise eingeschränkt.
Zu den so genannten Dysarthriesyndromen gehören:

- die gestörte Funktion der Sprechmuskulatur
- die gestörte Regelung der Atmung beim Sprechen
- die gestörte Stimmgebung (Phonation)
- die gestörten Artikulationsbewegungen

Die Dysarthrie wirkt sich auf den Sprechrhythmus, die Sprachmelodie und die Qualität der Stimme aus. Die Verständlichkeit des Sprechens wird dadurch herabgesetzt. Die Patienten sprechen verwaschen. Einzelne Laute, Silben oder Wörter sind oft nur erkennbar, wenn man die Patienten bittet, sie mehrfach zu wiederholen. Der Stimmklang klingt rauh, zu leise und nasal. Die Sprechgeschwindigkeit ist verlangsamt. Die Sprachmelodie ist monoton, denn die Betonungen von Wörtern und die Tonhöhenverläufe von Redephasen sind abgeflacht. Die Störungen der Sprechmuskulatur führen oft zu nicht sprachlichen Störungen der Mundmotorik, wie z. B. zu Speichelfluss und Schluckstörungen.

2.5.2 Apraxie

Trotz erhaltener Beweglichkeit von Hand, Arm oder Bein haben die Patienten Schwierigkeiten Bewegungsabfolgen und Handlungen korrekt zu planen und durchzuführen. Nicht gestört ist das Wissen über die Funktionen von Alltags-

gegenständen. Die Patienten wissen z.B. wozu Besteck, ein Bleistift oder die Zahnbürste benutzt werden. Sie sind aber unfähig oder unsicher, diese Objekte korrekt anzufassen und funktionsgerecht damit umzugehen.
Apraxien erstrecken sich auf unterschiedliche Körperbereiche; auch nichtsprachliche Bereiche sind betroffen:

> Sprechapraxie
Es treten Störungen in den Sprechbewegungen auf. Einzelne Laute werden nicht in richtiger Weise und nicht im richtigen Moment geplant. Dadurch werden falsche Laute produziert, die nicht an richtiger Stelle in der Lautkette stehen, z.B. „Tepara" für „Therapie"

> Buccofaziale Apraxie
Die Bewegungsabfolgen der Mund- und Gesichtsmuskulatur sind gestört. Mund-Lippen und Zungenbewegungen können nicht willentlich in der richtigen Abfolge bewegt werden.

> Gliedmaßenapraxie
Häufig ist die von der Lähmung nicht betroffene Hand beeinträchtigt. Das Ausführen von täglichen Handlungen, wie z.B. das Ergreifen von Essbesteck oder das Einschenken von Kaffee, können auffällig ungeschickt durchgeführt werden, sogar misslingen.

Die Formen der Apraxie treten häufig gleichzeitig auf. Kommt zu diesem Störungsbild noch eine Dysarthrie, dann sind die einzelnen Störungen schwer voneinander abgrenzbar und sollten jeweils einer speziellen ergotherapeutischen, mit unterstützender logopädischer Therapie zugeführt werden.

2.5.3 Perseveration

Unter diesem Begriff wird eine unbeabsichtigte Wiederholung eines Wortes oder einer Äußerung verstanden. Der Betroffene bleibt an einem Wort oder einer Äußerung kleben. Gegen seinen Willen produziert er das störende Wort weiter, weil bestimmte neurale Hemmprozesse versagen.

2.5.4 Lähmung und Gesichtsfeldausfall

Es besteht häufig eine Hemiplegie der rechten Körperseite und eine Hemianopsie (rechtsseitiger Gesichtsfeldausfall). Der Betroffene kann nicht mehr alles sehen, was sich rechts von ihm befindet.

2.5.5 Neuropsychologische Ausfälle

In der Akutphase der Erkrankung können generell Leistungseinschränkungen auftreten. Dazu gehört neben der oben genannten Konzentrationsstörung, Verlangsamung des Handelns und Denkens, verringerter Antrieb sowie Veränderungen des Gefühlslebens. Die Patienten sind nicht belastbar, wirken oft apathisch, motivationslos, lassen sich leicht ablenken. Sie werden gelegentlich ohne aus eindeutigem Anlass aggressiv oder fangen schnell an zu weinen (Affektinkontinenz). Wegen der Symptome besteht die Gefahr, besonders einen älteren Menschen leicht als hirnleistungsgestört einzustufen.

2.6 Psychosoziale Veränderungen als Folge von Aphasie

Aphasie als soziale Behinderung

In erster Linie ist Aphasie eine soziale Behinderung, da durch die Beeinträchtigung der Kommunikation mit anderen die Aufrechterhaltung sozialer Kontakte sowie der Aufbau neuer Sozialkontakte erschwert wird.

2.6.1 Veränderungen auf emotionaler Ebene

Ein Sprachverlust greift in tiefe emotionale und kognitive Ebenen des Menschen ein:

- Sprache ist biologisch begründet, Sprachprozesse spielen sich im Gehirn ab. Muskeln und Sinnesorgane sind Zwischenstationen, über die Sprache vom Sprecher zum Hörer, vom Schreiber zum Leser gelangt.
- Die Sprache steht mit emotionalen Prozessen in einer Wechselbeziehung. Viele Gefühle transportieren wir über unsere Sprache an unsere Umwelt. Unsere Gefühle werden beeinflusst durch die sprachliche Aufnahme von hören und lesen.
- Zwischen Sprache und Denken besteht eine Wechselbeziehung, d.h. Sprache wird häufig mit Denken gleichgesetzt. Es folgt daraus, dass eine gestörte Sprache auch häufig mit gestörtem Denken gleichzusetzen ist. Es gibt psychische Erkrankungen, in denen ein gestörtes Denken zu abweichender Sprache führt, z.B. bei Schizophrenie oder Demenz vom Alzheimer Typ.

Störungen im kognitiven, emotionalen und organischen Bereich können Sprachstörungen nach sich ziehen. Aphasie ist so eine Sprachstörung, die ausgelöst wird durch Störungen innerhalb der biologischen Komponente der Sprache. Dieses wirkt sich auf den emotionalen Bereich aus, während der kognitive Bereich weitgehend erhalten bleibt.

Schock, Verwirrung, Einsamkeit, Hilflosigkeit und ein völliges Unverständnis gegenüber der neuen Situation kennzeichnen die psychische Verfassung besonders zu Beginn der Erkrankung.
Psychische Veränderungen, wie z.B. verminderte Belastbarkeit, schnelle Ermüdbarkeit, geringe Konzentrationsfähigkeit, verminderte Leistung des Kurzzeitgedächtnisses und verlangsamte Reaktion, sind Ausdruck einer auftretenden allgemeinen Hirnleistungsschwäche. Diese Symptome dürfen jedoch nicht verwechselt werden mit geistigen Defiziten im Sinne einer verminderten Intelligenz.
Räumliche und zeitliche Desorientiertheit sind Veränderungen, die nur manchmal, besonders zu Beginn der Erkrankung auftreten können. Nur in wenigen Fällen bleiben diese Symptome bestehen.
Viele Aphasiker neigen verstärkt zu depressiven Verstimmungen mit Gefühlen der Trauer, der Hilf- und Hoffnungslosigkeit und der Resignation. Durch den Werkzeugverlust der Sprache wird die Resignation verstärkt. Hinzu kommt, dass die im Laufe der rehabilitativen Bemühungen wiedergewonnenen Fähigkeiten gerade bei älteren Patienten nicht wahrgenommen werden. Das Selbstbewusstsein der Betroffenen ist aufgrund der sozialen Isolation stark beeinträchtigt. Sie leiden besonders in den ersten Monaten nach Beginn der Erkrankung unter geringer Motivation, sie haben weniger Interesse an ihren Mitmenschen und sind nur schwer zu Aktivitäten oder zu therapeutischen Übungen zu bewegen. Die Betroffenen sind leichter reizbar und haben eine geringere Frustrationstoleranz. Sie sind gegen sich selbst und den Angehörigen gegenüber oft aggressiv und ungeduldig. Dazu gesellen sich Ängste den Anforderungen des Alltags nicht mehr gerecht zu werden. Insbesondere zu Beginn der Erkrankung liegt eine Affektinkontinenz vor. Persönlichkeitsveränderungen können beobachtet werden. Ein in sich gekehrter Mensch kann nach der Erkrankung möglicherweise noch ruhiger und bedächtiger werden, als er vorher war. Auch andere vorher nicht oder nur in geringem Maße vorhandene Persönlichkeitsmerkmale wie Misstrauen oder Eifersucht können auftreten.

2.6.2 Veränderungen auf familiärer Ebene

Die durch eine Aphasie veränderte Familiensituation ist vor allem gekennzeichnet durch einen Rollenwechsel, der die Angehörigen zwingt, frühere Aufgabenbereiche des Betroffenen teilweise oder ganz mit zu übernehmen. Dem Angehörigen, der einen Aphasiker pflegt oder betreut, bleibt nicht mehr viel Zeit, weil dieser zu den therapeutischen Anwendungen begleitet werden muss. Durch diese zusätzlichen Aufgaben wird der gesunde Partner oftmals bis an die Belastungsgrenze und darüber hinaus beansprucht. Da der gesunde Partner auch einen Ansprechpartner für die eigenen Probleme verliert, leiden Angehörige in dieser Situation häufig unter depressiven Verstimmungen mit Gefühlen von Trauer sowie Angst, Einsamkeit, Aggressionen und Überlastung. Durch die falsch verstandene Hilfsbereitschaft der Angehörigen werden die noch vorhandenen Ressourcen des Betroffenen nicht gesehen, ihm nichts mehr zugetraut; viele noch zu bewältigende Lebensaktivitäten werden ihm abgenommen. Eine solche Überfürsorge drängt den Betroffenen, ob mit seinem Willen oder gegen seinen Willen, in noch weitere Passivität und Isolation und führt zur Infantilisierung[44]. Es muss aber darauf hingewiesen werden, dass nicht in jeder Familie psychosoziale Probleme, wie z.B. Verlust der Partnerschaft, Spannungen und Konflikte oder Aggressionen innerhalb des Familienzusammenhangs gegenüber des Patienten und seiner Behinderung zwangsläufig auftreten müssen (vgl. Untersuchungen von Herrmann 1987, zu psychosozialen Veränderungen bei chronischer schwerer Aphasie).

2.7 Grundlagen der Aphasie-Therapie

Eine wichtige Voraussetzung für den Therapieerfolg ist eine intensive, möglichst häufige und auf die sprachlichen Störungen gerichtete Behandlung.
Bevor eine störungsspezifische Behandlung stattfinden kann, muss eine Sprachuntersuchung zur Diagnosefindung der sprachlichen Ausfälle durchgeführt werden. Dazu wird der so genannte Aachener-Aphasie-Test verwendet. In diesem Test werden Sprechen und Verstehen sowie Lesen und Schreiben nach sprachwissenschaftlichen Gesichtspunkten untersucht. Der Sprachtherapeut kann sich anhand der Ergebnisse ein Bild über die Schwierigkeiten eines Patienten machen (vgl. „Aphasiediagnostik" Seite 92).

2.7.1 Therapieziele

In einer Reha-Klinik und in der ambulanten Nachsorge sollen folgende therapeutische Ziele erreicht werden:

- Reduzierung von Angst und Unsicherheiten durch Vermittlung von Wissen über das Krankheitsgeschehen
- optimale Nutzung sprachlicher Ressourcen
- Akzeptanz und Auseinandersetzung mit der Behinderung
- Abbau sozialer Isolation
- Stabilisierung des seelischen Zustandes (z.B. depressive Verstimmungen, Angst, Selbstwertgefühl, Affektinkontinenz)

---

44 Infantil = (lat. infantilis, kindlich, kindisch), der alte Mensch wird wie ein Kind behandelt, bevormundet und unselbstständig gemacht.

2.7.2 Therapie in der Akutphase

Die sprachliche Aktivierung sollte bereits am Krankenbett im Akutkrankenhaus einsetzen und möglichst täglich 20-30 Minuten in Anspruch nehmen. In der Akutphase wird vor allem versucht, die noch verbliebenen, aber vorübergehend beeinträchtigten Sprachfunktionen des Gehirns zu reaktivieren. Der Patient wird in dieser Phase zu emotionalen Äußerungen angeregt. Bei einigen Patienten kann das Sprechen über rhythmisches Klopfen und Singen eingeübt werden. Nach der Entlassung aus dem Akutkrankenhaus ca. nach 4-6 Wochen, muss die ambulante logopädische Behandlung, 3 mal in der Woche, jeweils 45-60 Minuten lang fortgesetzt werden.
Falls das nicht möglich ist, weil neben der Aphasie schwere Begleitsymptome vorliegen, ist eine Anschlussheilbehandlung (AHB) in einem für Sprachtherapie spezialisierten Rehabilitationszentrum notwendig.

2.7.3 Therapie in der Stabilisierungsphase

Diese Therapie wird auch die Phase des störungsspezifischen Übens genannt. Die sprachlichen Symptome sind stabil, d.h. sie verändern sich nicht mehr von Tag zu Tag. Das aphasische Syndrom ist deutlich erkennbar. Spätestens jetzt ist eine neurolinguistische und neuropsychologische Diagnostik notwendig. In der logopädischen Behandlung kommt es darauf an, diese durch störungsspezifisches Stimulieren und durch Üben zu unterstützen. Mit schwer gestörten Patienten muss spätestens jetzt mit einem systematischen Aufbau von sehr einfachen sprachlichen Fähigkeiten begonnen werden.

2.7.4 Therapie in der chronischen Phase

Die Sprachstörungen haben spätestens nach einem Jahr ein chronisches Stadium erreicht. Spontane Rückbildungen finden jetzt nicht mehr statt. Lern- und Übungserfolge, die noch erreicht werden, sind ausschließlich auf Neuerlernen und Reorganisation der verbliebenen sprachrelevanten Funktionen des Gehirns zurückzuführen. Im chronischen Stadium ist eine Wiederaufnahme von störungsspezifischen Übungen dann sinnvoll, wenn Übungs- und Lerneffekte durch standardisierte Untersuchungsverfahren nachweisbar sind. Therapieziel ist, das Vorhandene auszubauen und die effektive Anwendung in der Kommunikation zu üben. Bei der Globalaphasie ist oft schon in der Phase der spontanen Remission absehbar, dass keine wesentlichen Änderungen erreicht werden können. Daher ist es zweckmäßig, schon recht früh alternative Kommunikationstechniken aufzubauen, deren Anwendung dann auch in der chronischen Phase weiter geübt werden kann. Zu diesen alternativen Mitteln gehören u.a. Gestikulationen und Zeichnen. In diesem Stadium ist eine Anbindung an Selbsthilfegruppen äußerst wichtig.

2.7.5 Spätrehabilitation

Auch nach Abschluss der sprachlichen Rehabilitation bleibt in vielen Fällen eine soziale Behinderung bestehen. Bisher gibt es noch kaum Konzepte und Einrichtungen für die Spätrehabilitation bei Aphasie.
Wichtige Aufgaben dieser Einrichtungen könnten sein:

- familienbezogene psychotherapeutische Angebote, praktische Hilfestellungen für Angehörige von chronisch Sprachbehinderten unter Einbeziehung der Betroffenen selbst (Aufstellung von Strategien zur Akzeptanz der Sprachbehinderung)
- gezieltes Selbsthilfetraining für die Lebensaktivitäten von chronisch Sprachbehinderten
- präventive Sprachtherapie zur Vermeidung von Kommunikationsängsten, ungünstiger sprachlicher Ersatzstrategien und sozialer Isolation

Patienten- und Angehörigenberatung
Zu der Aphasie-Therapie gehört in jeder Phase die psycho-soziale Betreuung des Aphasikers und seiner Angehörigen. Die Beeinträchtigungen, die durch die sprachlichen Funktionseinschränkungen entstanden sind, können gering gehalten werden, dadurch, dass der Aphasiker und seine Angehörigen aktiv zusammenarbeiten.

Begleitung durch Selbsthilfegruppen
Neben vielfältigen praktischen Hilfestellungen erfahren die betroffenen Menschen im geselligen Zusammensein unter Mitbetroffenen, dass sie trotz reduzierter sprachlicher Ausdrücksmöglichkeiten Handlungs- und Gesprächssituationen erfolgreich bewältigen können.

Feststellung des Therapieerfolgs
Nach jedem längeren stationären Aufenthalt in einer Rehabilitationsklinik sowie nach ca. 6 Monaten, spätestens nach 12 Monaten Dauer der Aphasie, sollte der bisherige Verlauf der Sprachstörungen und der Therapie in einer neurolinguistischen und neuropsychologischen Kontrolluntersuchung überprüft werden.
Mit der Kontrolluntersuchung wird überprüft:

- ob die logopädische Behandlung reduziert oder beendet werden kann,
- ob bei bestehenden Störungen weitere Besserungen zu erwarten sind,
- ob nach einer Pause die Fortsetzung des störungsspezifischen Übens notwendig ist,
- ob die Störungen so schwer sind, sodass Übungen zur Kompensation, so genannte Umwegleistungen notwendig werden, wie z.B. Zeichnen, Zeigen und Schreiben, anstatt Sprechen.

Merke!

Die Besonderheiten des Spracherlernens bei Aphasie sind bisher noch wenig erforscht. Sprachliches Lernen bei Aphasie ist mühsam, dauert lange und führt nur bei einem Teil der Patienten zu einer vollständigen Rehabilitation, z.B. kann das Üben von den zwei Worten „Ich kann" ca. 2 Stunden dauern.

2.8 Annäherung an den Menschen mit Aphasie

Eine Pflegesituation aus der Praxis:
Im Pflegeteam wird besprochen, dass Frau G., eine Dame mit einer globalen Aphasie ein Reinigungsbad bekommen soll. Altenpflegerin Sabine geht in das Zimmer von Frau G. und sagt zu ihr: „Guten Tag Frau G.! „Möchten Sie heute gern baden? Morgen ist Donnerstag, da kommt ihre Tochter zu Besuch." Frau G. antwortet nicht. Altenpflegerin Sabine stellt noch einmal ihre Frage: „Ich denke, Sie wollen sich schön machen für Ihre Tochter, die morgen zu Besuch kommt? Ich komme wieder, wenn Sie bereit sind. Sind Sie einverstanden, wenn ich Sie gegen 9 Uhr bade? Frau G. antwortet unverständlich einige Worte, die Altenpflegerin Sabine nicht verstehen kann. Sabine versucht den Sinn der Worte zu verstehen und wiederholt ihren Vorschlag. „Einverstanden Frau G. ich komme dann um 9 Uhr, damit Sie sich nach dem Bad nicht wegen des Mittagessens beeilen müssen". Frau G. scheint einverstanden. Altenpflegerin Sabine stellt die kleine Kaminuhr vor Frau G. auf den Tisch, obwohl sie nicht weiß, ob Frau G. die Uhr noch lesen kann. (Höwler, 1999)

Handlungsaufgaben:
1. Welche Vorgehensweise hat Altenpflegerin Sabine angewendet, damit die Kommunikation mit Frau G. trotz gestörter Sprache möglich ist?
2. Welche Tätigkeiten sollten Frau G., obwohl sie eine aphasische Störung hat überlassen werden?
3. Welche Kenntnisse/Fähigkeiten benötigt die Altenpflegerin, um mit Menschen umzugehen, die an Aphasie erkrankt sind?

2.9 Der pflegerische Umgang mit Aphasikern

2.9.1 Pflegeziele zum sprachlichen Umgang

Der Aphasiker soll erleben, dass Kommunikation trotz gestörter Sprache möglich ist; die Altenpflegerin sollte Kommunikation fördern und erhalten sowie zu einem Weg mit verständnisvollem, behutsamem Zuhören finden.

2.9.2 Voraussetzungen zur Umsetzung einer angemessenen Kommunikation

- Die Altenpflegerin besitzt ein angepasstes Gesprächsverhalten, das dem Aphasiker gerecht wird.
- Sie lässt sich auf neue Reaktionen zum sprachlichen Verhalten beim Sprechen und Verstehen ein.
- Sie hat Erkenntnisse darüber, wann und wie ihre Gefühle durch die Aphasie belastet werden.
- Sie kann Maßnahmen anwenden, um sich gegen die Belastungen zu schützen.

2.10 Pflegerische Interventionen der beeinträchtigten AEDL

La: Kommunizieren
Gesprächsregeln mit Aphasikern (nach L. Lutz)

1. Regel: Den Aphasiker als gleichwertigen Gesprächspartner behandeln!
Leider ist es so, dass die Kommunikation mit den Betroffenen über Dritte abläuft. Die Altenpflegerin spricht im Beisein des Kranken mit der Ehefrau: „Wann soll ich ihren Mann beim Friseur anmelden?"
Der betroffene Herr fühlt sich wie ein lebloses Anhängsel und bleibt außen vor der Situation. Durch eine direkte Ansprache geschieht sehr viel in uns: Wir werden körperlich und geistig angeregt. Dabei wird unser Selbstwertgefühl bestätigt. Der Aphasiker sollte daher immer in der Gesprächssituation selbst zu Wort kommen.

2. Regel: Das aphasische Zeitmuster beachten!
Der Gesprächsrhythmus ist bei einer Aphasie gestört. Die Betroffenen sprechen entweder zu langsam, machen lange Pausen oder sie sprechen zu schnell. Altenpflegerinnen und Angehörige müssen sich mit ihren Reaktionen und Gefühlen bewusst auf das neue aphasische Zeitmuster einstellen.
Bei langsam sprechenden Aphasikern bedeutet Zuhören warten, d.h. Pflegende müssen lernen, lange Sprechpausen stumm durchzustehen. Die Umstellung auf einen langsamen Gesprächsrhythmus erfordert Selbstbeherrschung. Bei zu schnell sprechenden Aphasikern, die oft nicht ihren Redefluss stoppen können, gilt: **Mit Augen und Hand bremsen**. Dem Aphasiker wird freundlich durch Handbewegungen oder mit den Augen signalisiert, dass Pflegekräfte etwas sagen möchten. Das darf nicht als unhöflich und rücksichtslos empfunden werden, denn der Aphasiker kann seine Sprachprozesse nicht stoppen, wie es die Gesprächssituation erfordert. Es trifft keinen die Schuld, wenn das Gespräch anders verläuft, als wir es gewohnt sind. Altenpflegerinnen müssen versuchen

ihre eigenen Gefühle zu durchschauen, um zu keiner Schuldzuweisung zu kommen.

3. Regel: Unpassende Gesprächsfloskeln akzeptieren!
Es kommt vor, dass ein Aphasiker, der „Guten Morgen" sagen will, „Danke schön" sagt, oder dass er „Frohe Ostern" wünscht, obwohl er „Ein schönes Wochenende" wünschen möchte. Da wir sensibel auf Floskeln reagieren und sie unbewusst zum „Guten Ton" zählen, sind wir betroffen oder peinlich berührt, wenn sie falsch verwendet werden. Bei Aphasie sollten wir aber hinter dem falschen Wortlaut die richtige kommunikative Absicht, z.B. „begrüßen", „danken", „wünschen" erkennen und auf sie angemessen reagieren. Der Aphasiker kann in bestimmten Gesprächsabschnitten Floskeln lautsprachlich nicht einbinden; er drückt dieses dann durch ein Lächeln, Nicken oder mit den Augen aus.

4. Regel: Sich nicht auf Hörersignale verlassen!
Im Allgemeinen können selbst schwer betroffene Aphasiker noch richtige Hörersignale, wie z.B. „Ja, Ja", „Soso", „Wirklich" sagen. Aber wir dürfen uns nicht darauf verlassen, dass die Betroffenen uns verstanden haben. Sie drücken vielmehr aus: „Ich höre dir zu" und nicht: „Ich habe Sie verstanden!"

5. Regel: Den Inhalt bestätigen, die Form überhören!
Unsere Sprache dient dazu eine „Botschaft" zu vermitteln. Das Überbringen einer Botschaft gelingt beim Aphasiker nicht mehr, weil er mit seinen unvollständigen Äußerungen nicht die richtigen Signale geben kann. Daher müssen wir alle Aufmerksamkeit, Verstand, Gedächtnis und Kombinationsgabe verstärkt einsetzen, um die überbringende „Botschaft" des Aphasikers herauszuhören. Altenpflegerinnen müssen lernen, dass der Aphasiker etwas ausdrücken möchte, was für ihn sehr wichtig ist. Er möchte mit dem, was er uns zu sagen hat, sehr ernst genommen werden. Es wird daher besonders auf den Inhalt seiner Äußerungen geachtet, dieser wird bestätigt und darauf reagiert. Auf den Wortlaut der Äußerung sollte nicht geachtet werden. Für einen Aphasiker ist es verletzend und deprimierend, wenn seine Worte verbessert und auf den Inhalt nicht eingegangen wird. Es ist für die erschwerte Kommunikation auch nicht förderlich, wenn der Aphasiker zum Nachsprechen einzelner Worte aufgefordert wird. Wenn der Betroffene z.B. bei Tisch signalisiert, dass er die Milch haben möchte, dann sollte die Altenpflegerin auf seine Botschaft entsprechend reagieren; auch wenn er die Worte falsch gewählt hat. Dem Betroffenen hilft es nicht, wenn ihm die Worte vorgesprochen werden: „Herr T. es muss heißen: „Kann ich bitte die Milch haben?" Er würde die Worte beim nächsten Mal wieder nicht richtig abrufen können.

6. Regel: Sprechen steckt an!

Die so genannte Hörererwartung verleitet Altenpflegerinnen bei Aphasie immer wieder, den Betroffenen „hilfreich" zu unterbrechen und ihm die Wörter vorzusagen, die er unserer Meinung nach gerade sagen möchte. Mit diesem Verhalten wird er aber aus der Bahn gebracht. Das vorgeschlagene Wort ist häufig nicht das, was der Aphasiker gesucht hat. Durch seinen verlangsamten Verstehensprozess nimmt er es mühevoll auf und baut es unwillkürlich in seinen bereits begonnenen Satz ein und sagt schließlich etwas ganz anderes, als er ursprünglich sagen wollte. Die Altenpflegerin fragt: „Herr T. möchten sie Kaffee oder Tee?" Herr T. sagt: „Tee". Herr T. wollte eigentlich Kaffee haben, doch das zuletzt gehörte Wort ist noch in seinem Sprachverständnis vorhanden. Altenpflegerinnen können nur durch Verständnis und Mitdenken des Aphasikers helfen; sie müssen geduldig herausfinden, wieweit der Wortlaut mit dem übereinstimmt, was der Aphasiker sagen möchte.

7. Regel: Eselsbrücken benutzen!

Es passiert häufig, dass für ein beabsichtigtes Wort ein Wort gesagt wird, dass mit ihm in Beziehung steht, z.B. heiß für kalt oder Jacke für Mantel. Altenpflegerinnen sollten diese unpassenden Wörter nicht gleich ablehnen, sondern sie als so genannte, „Eselsbrücken" ansehen und darüber nachdenken, welche passenden Begriffe gemeint waren.

8. Regel: Die Dinge sprechen lassen!

Viele rätselhafte aphasische Äußerungen lassen sich aufklären, wenn Altenpflegerinnen genau die Situation beobachten und sich in den Aphasiker hineinversetzen. Wenn wir uns bei unseren Gesprächen beobachten, werden wir feststellen, dass wir Wahrnehmungen aus der Umgebung aufgreifen: Wir nehmen etwas wahr und wechseln das Thema, um gleich darüber zu sprechen. Der Aphasiker kann einen Themenwechsel nicht mit Worten ankündigen. Aus diesem Grund müssen Altenpflegerinnen im Umgang mit Aphasikern ihre Beobachtungsgabe schulen und versuchen, hinter dem Verhalten des Betroffenen eine Deutung zu finden, d.h. „die Dinge (mit) sprechen zu lassen".
Dazu ein Beispiel:
Herr T. sitzt aufgrund einer linksseitigen Hemiplegie im Rollstuhl. Er klopft öfters am Morgen mit seinem Glas laut auf den Tisch und ruft dabei aus: „da,da,da".... Von seinem Verhalten lässt er sich nicht abbringen.

Handlungsaufgabe:
Welche kommunikative Mitteilung möchte Herr T. evtl. seiner Umgebung machen?

9. Regel: Durch die Sprache hindurchhören!

Eine normal verlaufende Kommunikation kann bereits viele Missverständnisse verursachen. Hier helfen manchmal unbewusst eingesetzte Taktiken, wie z.B. ein fragender Augenaufschlag oder Hörersignale, wie z.B. „wie bitte?", „noch einmal", „wie meinst du das?" Diese Hörersignale veranlassen den Sprecher zu neuen Erklärungen. Der Aphasiker kann sich durch diese Taktik nicht helfen Gesprochenes besser zu verstehen. Das aphasische Problem besteht darin, dass die passenden Worte entweder gar nicht gefunden oder nicht auf die richtige Weise artikuliert werden können. Eine direkte Frage des Hörers würde den aphasischen Sprecher nicht dazu bringen, sich verständlicher auszudrücken. Auf die Sprache hindurchhören heißt, sich in die individuelle Ausdrucksweise des Betroffenen hineinzuhören, den Sinn der Worte zu erschließen und die dabei nonverbal ausgesendeten Signale mit zu deuten. Altenpflegerinnen sollten auf diese Weise dem Aphasiker zuhören und häufiger das Gesagte mit den Hörersignalen „Ja", „Hm" bestätigen. Die Signale sollten ausdrücken: „Sprechen Sie weiter, ich versuche, Sie zu verstehen".

Dazu ein Beispiel:

Frau M. besucht die Tagesstätte. Sie teilt der Altentherapeutin schriftlich mit: „Wegen meiner Sprachbehinderung spreche ich sehr schnell und sage viele, teilweise fremdartig klingende Worte, die ich nicht sagen will bzw. anders meine. Ich verstehe manchmal etwas anderes als das, was gemeint ist, bin aber nicht schwerhörig. Manchmal hilft es mir beim Verstehen, wenn Sie mir einige wichtige Worte aufschreiben."

10. Regel: Bei Perseveration ablenken!

Perseveration kann sehr hartnäckig wie ein Schluckauf sein. Altenpflegerinnen können helfen, wenn sie den Aphasiker dann mit anderen Dingen ablenken. Durch die Konzentration auf etwas anderes, kann diese Störung vorübergend verschwinden.

11. Regel: Ruhe bewahren!

Aphasiker können Nebengeräusche, Gespräche im Hintergrund, Radio, Fernsehen und Verkehrslärm nicht ausreichend ignorieren. Die Gespräche sollten daher immer in ruhiger Atmosphäre stattfinden.

In einer großen Gesprächsrunde hat der Betroffene Probleme sich jeweils auf die einzelnen Sprecher einzustellen. Er versteht dann weniger gut, ermüdet schneller und erscheint leichter gereizt, als in einem Zweiergespräch. Altenpflegerinnen sollten daher ruhig, langsam und natürlich, d.h. mit normaler Intonation sprechen. Es ist nicht nötig die Lautstärke zu erhöhen.

Dazu ein Beispiel:

Herr F. sagt einige Wochen nach seiner Erkrankung zu Altenpflegerin Sabine: „Obwohl mir oft noch die richtigen Worte fehlen, verstehe ich aber fast immer, was andere sagen. Das geht aber am besten, wenn nicht mehrere Personen gleichzeitig reden und wenn langsam und deutlich gesprochen wird. Sie können jetzt aber in ganzen Sätzen sprechen und die wichtigsten Worte ein bisschen stärker betonen."

12. Regel: nonverbale Signale verstärkt einsetzen!
Was wir sagen wollen, drücken wir nicht nur mit Worten, sondern mit dem ganzen Körper aus. Aphasiker können, da bei ihnen nur die verbale Wahrnehmung betroffen ist, die Körpersprache und den Tonfall besser verstehen als gesprochene Worte. Altenpflegerinnen sollten diese Mittel verstärkt einsetzen und mit den Betroffenen Blickkontakt halten.

La: Sich bewegen
Im Rahmen der Besuche von Selbsthilfegruppen kann die Ausnutzung der verbliebenen Fähigkeiten auch gefördert werden durch das Erlernen von Entspannungstechniken und Bewegungsübungen, wie z.B. Sitzgymnastik oder Sitztänze. Das Erlernen von Entspannungstechniken hat neben einer allgemeinen Lösung von Verspannungen und damit einhergehenden Entlastung den Vorteil, dass in stresshaften Situationen durch gezielte Entspannung die Möglichkeit der sprachlichen Verständigung weniger leicht blockiert. Beliebte Freizeitaktivitäten von Selbsthilfegruppen sind z.B. Omnibusausflüge, Museumsbesuche, Besuche von öffentlichen Veranstaltungen (z.B.Theater), Grillfeste, bis hin zum Seniorenurlaub mit Angehörigen.

La: Sich pflegen und kleiden
Angehörige sollten überfürsorgliches Verhalten gegenüber Aphasikern vermeiden. Selbstständiges und eigenverantwortliches Verhalten des Betroffenen müssen bestärkt und gefördert werden. Die Übernahme bestimmter Aufgabenbereiche z.B. sich waschen und ankleiden kann in Form eines gemeinsamen Experimentes geschehen, indem ausprobiert wird, ob bestimmte Tätigkeiten schon wieder übernommen werden können. Es sollte dabei beachtet werden, dass die einzelnen Situationen in langsam aufsteigendem Schwierigkeitsgrad angegangen werden.

La: Sich beschäftigen
Da der Aphasiker mit Einschränkungen leben muss, ist es wichtig die verbliebenen Fähigkeiten des Betroffenen zu fördern. Neben den früheren sozialen Aktivitäten, ist es notwendig andere wieder aufzunehmen, die der Betroffene mit besonderem Interesse durchgeführt hat, z.B. Gartenarbeit (Hochbeet), Musizieren, Betreuung der Enkelkinder oder Malerei. Das Ziel aller Beschäftigungsangebote sollte die Sinnfindung im Leben sein.
Durch das Wiederentdecken von Tätigkeiten, die dem Kranken Freude bereiten, wird nicht nur das Bewusstsein gestärkt, doch noch etwas zu können. Durch die

Aktivitätssteigerung ist auch zu erwarten, dass sich die Neigung zu Stimmungsschwankungen und depressiven Verstimmungen reduziert.
Es sollte gewährleistet sein, dass die entsprechenden Tätigkeiten nicht als „Beschäftigungstherapie" und auch ohne Druck durchgeführt werden, sondern, dass Aktivitäten gefunden werden, die dem Aphasiker wirklich Freude bereiten. Angehörige geben Anregungen bei der Suche und ermuntern, auch einmal etwas Neues auszuprobieren.

La: Mit existenziellen Erfahrungen des Lebens umgehen
Die Rehabilitation von Aphasikern kann erhebliche Fortschritte machen, doch müssen sich viele Betroffene damit auseinander setzen, dass sie wahrscheinlich niemals mehr das Sprachniveau vor der Erkrankung erreichen werden. Dieser Lernprozess kann Jahre, manchmal sogar bis zum Lebensende des Betroffenen dauern. Durch eine aktive Krankheitsbewältigung kann der Betroffene lernen, sein Leben neu in die Hand zu nehmen, und seine Einschränkungen zu akzeptieren. Pflegende und Angehörige können zu diesem Prozess beitragen, indem sie sozialen Rückhalt und emotionale Zuwendung geben. Der Vergleich mit anderen Betroffenen in Selbsthilfegruppen kann beim einzelnen Aphasiker zur Akzeptanz seiner Beeinträchtigung beitragen. Der Kranke stellt mit Erleichterung fest, dass er nicht als einziger mit dem Schicksal der Sprachbehinderung konfrontiert ist. Ebenso kann sich die Neigung zu Ängsten, depressiven Verstimmungen und Aggressionen durch die Auseinandersetzung mit Gleichgesinnten vermindern.

Merke!

Dem Betroffenen wird es helfen, wenn die Aphasie nicht so sehr als ein Defizit des Betroffenen verstanden wird, sondern als eine Behinderung der Kommunikation angesehen wird, die zwischen dem Aphasiker und den Pflegekräften steht. Mit den zur Verfügung stehenden Mitteln müssen beide das Sprachdefizit überwinden, um zu einem kommunikativen Austausch zu kommen.

Wiederholungsfragen

1. Was verstehen sie unter dem Begriff „Aphasie"?

2. Welche medizinischen Ursachen können eine Aphasie hervorrufen?

3. In welchen Phasen verläuft eine Aphasie?

4. Welche Aufgabenkreise könnte eine Einrichtung zur Spätrehabilitation von Aphasikern den Betroffenen anbieten?

5. Welche Aphasieformen sind bekannt?

6. Beschreiben Sie Leitsymptom, Sprachfluss und Kommunikation bei der Broca-Aphasie.

7. Wie äußert sich eine Dysarthrie als Störung der Artikulation beim Aphasiker?

8. Welche Voraussetzungen müssen gegeben sein, bevor ein Sprachtherapeut mit der gezielten Aphasie-Therapie anfangen kann?

9. Bei einem Aphasiker können psychische Veränderungen beobachtet werden. Erläutern Sie die wesentlichsten Veränderungen.

10. Benennen Sie die Ziele zum sprachlichen Umgang mit einem Aphasiker.

11. Erklären Sie die Gesprächsregel „das aphasische Zeitmuster beachten" sowie „die Dinge sprechen lassen" näher.

3 Die psychische Pflege des alten Menschen mit Apoplexie

Der Apoplex (Schlaganfall) ist in Deutschland der häufigste Grund für Pflegebedürftigkeit. Pro Jahr erleiden ca. 500.000 Deutsche einen Schlaganfall.

3.1 Der Begriff „Apoplex"

Apoplexia = eine Lähmung durch Schlag.
Eine Lähmung verändert im wahrsten Sinne des Wortes „schlagartig" alle Empfindungen und Wahrnehmungen des Betroffenen. Viele empfinden das Geschehen als tödliche Bedrohung, spüren die Angst. Der Apoplex ist ein Ereignis, das alle bisherigen Lebensperspektiven in Frage stellt.

3.2 Die psychische Situation des Menschen mit Apoplexie

Die Erkrankung hat nicht nur Einfluss auf den Körper, sondern insbesondere auf die Psyche des Betroffenen. Während Bewegungsstörungen beim Apoplex, z.B. beim An- und Ausziehen recht schnell sichtbar werden, sind Wahrnehmungsstörungen, z.B. Gesichtsfeldeinschränkungen oder Störungen des Temperaturempfindens, durch Nachfragen und psychische Veränderungen durch Beobachtung von Stimmung und Verhalten zu erheben.

Der Kranke muss sich mit Belastungen auseinandersetzen, die großen Einfluss auf seine Stimmung und das Verhalten haben.

Er erlebt:

- einen Kompetenzverlust,
- einen Verlust der Lebens- und Zukunftsperspektive,
- das Gefühl, den Angehörigen zur Last zu fallen,
- das Gefühl der Isolation,
- Gefühle der Ausweglosigkeit aus der Situation,
- körperliche Schmerzen,
- Abhängigkeitsgefühle in Bezug auf Hilfe von außen.

Das alles führt dazu, dass der alte Mensch nach einem Apoplex wesensverändert ist und Beeinträchtigungen seiner kognitiven und intellektuellen Leistungsfähigkeit (Konzentrationsstörungen, nachlassende Aufmerksamkeit, rasche Ermüdung, Empfindlichkeit gegenüber Reizüberflutung) aufweist.
Als Ressourcen sind Teile der kognitiven Fähigkeiten erhalten, z.B. die Einsichts- und die Urteilsfähigkeit.

Der Kranke ist Ich-bezogen, weist paranoide Haltungen auf und ist schnell gereizt.
Die Angst zu fallen, das Bett oder den Rollstuhl zu verlassen, ist das größte Problem. Dazu kommen die Ängste vor einem erneuten Apoplex und dem Tod. In Zusammenhang mit kognitiven Beeinträchtigungen treten neurologische Herdzeichen auf. Zu nennen wären: Fazialisparese, Aphasien, Paresen, Gangstörungen, Hirndruckzeichen. Bei einigen Apoplektikern kann nach dem akuten Geschehen ein relativer Rückgang der Herdzeichen beobachtet werden.

Apoplexkranke leiden an Depressionen
Bei etwa 20-30% der Patienten kommt es als Reaktion auf eine schwierige Lebenssituation zu organischen Depressionen. Nach Beck (1986) trifft das besonders auf Patienten mit linkshirnigen Schädigungen zu. Die krankheitsbedingte Einschränkung der körperlichen Beweglichkeit kann zu anhaltender Niedergeschlagenheit, zu Regression und Passivität führen. Das Krankheitsproblem bleibt unbewältigt, die psychische Reaktion besteht in einer „Anpassung nach innen". Der Kranke beschäftigt sich zunehmend evtl. in Verbitterung und Hadern mit dem eigenen Schicksal mit sich selbst. Depressive Verhaltensmuster sind oft mit Wunschdenken verbunden. Psychosomatische Beschwerden können sich einstellen.

3.3 Die Krankheitsbewältigung

Wichtig für die Aufrechterhatung der psychischen Gesundheit bei einem Apoplektiker ist die Krankheitsbewältigung. Beim Patienten bilden sich im Laufe der Zeit vier Formen der chronifizierten Auseinandersetzung (Bewältigungsstile) mit dem Apoplex heraus (nach Kruse, 1987 b).

3.3.1 Der leistungsbezogene Typ

Der leistungsbezogene Typ zielt auf eine Veränderung „im Außen" hin. Der Kranke bewältigt aktiv seine Situation und greift die ihm gebotenen Chancen auf. Er probiert verschiedene therapeutische Möglichkeiten aus und zeigt aber auch Reaktionsweisen zur Verleugnung, zum „nicht wahrhaben wollen". Der Betroffene ringt um die eigene Existenz, er möchte sich wieder „kompetent" erleben, pflegt Interessen und soziale Kontakte. Er hat zahlreiche Lebenspläne; zur Zukunft einen eher differenzierten Bezug.

3.3.2 Der akzeptierende Typ

Der Betroffene zielt auf eine Veränderung „im Innen" hin. Er akzeptiert seine Situation, denkt über sich selbst nach, identifiziert sich mit den Zielen und Schicksalen anderer Kranker. Er freut sich an kleinen Dingen, die das

Alltagsgeschehen bietet und möchte seine Situation als „in geringem Maße veränderbar" erleben. Der Betroffene hat eher wenige Zukunftspläne.

3.3.3 Der resignative Typ

Der Kranke weist einen resignativen Bewältigungsstil auf, welcher gekennzeichnet ist durch ein geringes inneres Engagement und Niedergeschlagenheit. Er wird von der Erwartung der Unveränderbarkeit geprägt. Sein tägliches Leben wird bestimmt von körperlichen Problemen und Einschränkungen. Therapeutische Handlungen an ihn erlebt dieser Mensch als wenig lohnenswert. Die Zukunft wird negativ und als gering gestaltbar gesehen.

3.3.4 Der verbitterte Typ

Der Betroffene hadert mit seinem Schicksal; das tägliche Dasein wird bestimmt durch Verbitterung, Einschränkungen und Enttäuschungen. Andere Menschen werden abgewertet, gegen therapeutische Handlungen leistet er aktiven Widerstand. Er erlebt seine Umwelt als „abgewandt" und bewertet angebotene Hilfe als wenig lohnenswert. Die Zukunft ist negativ getönt; der Betroffene zeigt kein Engagement.

Merke!

Resignative und depressive Bewältigungsstile kommen vor allem dann vor, wenn eine Lebenssituation als nicht kontrollierbar und unveränderbar eingeschätzt wird.

3.4 Charakterstruktur und Copingverhalten

Die Art und Weise, wie Menschen mit einer chronischen Krankheit leben, hängt mit der Charakterstruktur und angelegten Eigenschaften eng zusammen. Ein Extrovertierter wird seine Krankheit anders verarbeiten als ein Introvertierter. Ein depressiver Mensch anders als ein lebensbejahender. Ein Choleriker wird auf körperliches Versagen anders reagieren als ein Melancholiker, ein Sanguiniker oder ein Phlegmatiker, ein religiöser Mensch anders als ein Atheist, ein disziplinierter Mensch anders als ein undisziplinierter. Die Erkrankung kann eine Verstärkung bereits vorhandener Wesenszüge (vgl. „Persönlichkeitsveränderungen" auf Seite 227) bewirken.

Coping-Prozesse spielen in der Reaktion auf Erkrankungen aller Art immer eine große Rolle. Insbesondere bei psychischen Erkrankungen im Alter ist allerdings nicht leicht zu unterscheiden, welche Verhaltensweisen des Betroffenen Teil des

Krankheitsbildes selbst sind, bzw. welche eine Reaktion auf die Erkrankung darstellen.
Apoplektiker können aus verschiedenen Gründen nach der akuten Krankheitsphase in soziale Isolation fallen, die einen Bewältigungsprozess negativ beeinflussen. Eine Regression kann z.B. wegen der erlebten Funktionseinbußen erfolgen. Die Kranken schämen sich ihrer Defizite und haben Angst vor Ablehnung. Angehörige erleben die Konfrontation mit den Schwächen des Betroffenen als Belastung und reagieren ebenfalls mit einem Rückzug. Dieses Phänomen kann sich bei zunehmender Krankheitsdauer verstärken, besonders, wenn die eigene Situation vom Kranken als unveränderbar erlebt wird.

Pflegende sollten nicht vergessen, dass der Apoplektiker erst durch seine körperliche Misere in seelische Beeinträchtigungen geraten ist.

3.5 Fragenkatalog zur Krankheitsbewältigung

- Auf welche Art und Weise ist der Betroffene in seiner Lebensrückschau verankert?
- Wie erlebt der Kranke seine eigene Kompetenz in der aktuellen Situation, d.h. bewältigt er die täglichen Lebensaufgaben; hat er das Gefühl noch „gebraucht" zu werden?
- Wie schätzt er seine Zukunftsperspektiven ein?
- Welches Ausmaß nimmt seine soziale Integration ein?
- Erlebt er die therapeutischen Bemühungen um gesundheitlichen Fortschritt als „sinnvoll" ?

Werden diese Fragen mehr positiv beantwortet, ist der Kranke auf dem besten Weg seine Erkrankung zu bewältigen.

Merke!

Krankheitsannahme ist kein einmaliger Prozess, sondern eher eine Bereitschaft, mit den immer neu auftauchenden Schwierigkeiten leben zu wollen. Beide Einstellungen, die Ablehnung und die Annahme können sich sowohl positiv wie auch negativ auswirken. Es kommt letztlich darauf an, ob das gesunde Denken beim Apoplektiker vorherrscht und sein Leben bestimmt.

Soweit ein „großer" Schlaganfall mit längerdauernden Lähmungen und Sprachstörungen vorliegt, sind selbstverständlich alle aus der Schlaganfalltherapie bekannten Rehabilitationsmaßnahmen nach dem Bobath-Konzept anzuwenden. Da dieses Thema in der pflegerischen Literatur bereits abgehandelt wird, wird auf das Konzept an dieser Stelle nicht eingegangen.

Ziele des pflegenden Umgangs

Der Apoplexiekranke soll lernen seine körperlichen Einschränkungen anzunehmen; er soll im Rahmen seiner Möglichkeiten ermutigt werden zur Selbstständigkeit, z.B. Entscheidungen in den Aktivitäten des täglichen Lebens zu treffen (fördern).

3.6 Annäherung an den Menschen mit Apoplexie

Eine Pflegesituation aus der Praxis:

Frau U. leidet unter neurologischen Störungen auf Grund eines Apoplexes. Die Folge ist eine Tetraparese rechts mit globaler Aphasie. Frau U. kann einzelne Handlungen vorwiegend mit der linken Hand selbst durchführen. Aufgrund ihrer depressiven Stimmungslage, kommt es vor, dass sie teilnahmslos über längere Stunden am Tag unbeweglich in ihrem Bett liegt. Mit verschlossenen Augen erweckt sie den Eindruck, dass sie ihre Umgebung nicht mehr wahrnimmt. Es war an der Zeit ihre Lebensqualität ein wenig zu erhöhen. Um Informationen aus ihrer Biografie zu erfahren, spricht die Bezugspflegekraft mit einem ihrer Söhne. „Mutter war immer sehr religiös, ging gerne zum Gottesdienst und sang leidenschaftlich im Kirchenchor", waren bedeutsame Rückmeldungen für das Pflegeteam.

Pflegeplanaufstellung für Frau U.:

Probleme und Ressourcen	**Pflegeziele**	**Pflegemaßnahmen**
La: Kommunizieren globale Aphasie, Frau U. ist orientiert und aufnahmefähig, aber wenig kooperativ	Frau U. ist kooperativ, kennt eigene Möglichkeiten und Grenzen der Belastbarkeit, Akzeptanz der Sprachstörung	Frau. U. in Gespräche einbeziehen, motivieren und oft loben, Logopäden einschalten, kurze Sätze bilden, die mit ja oder nein zu beantworten sind, auf nonverbale Körpersprache achten, Handlungskarten verwenden (Bilder, Symbole)
La: Sich pflegen und kleiden Frau U. kann sich nicht allein waschen und kleiden	Frau. U. fühlt sich wohl, erfährt Berücksichtigung ihrer bisherigen Gewohnheiten	GKW und Baden durch Bezugspflegekraft, zur Mithilfe ermutigen und Trainieren von Zähneputzen, Gesicht eincremen, vorwiegend mit der linken Hand
La: Sich bewegen kann im Rollstuhl sitzen, aber nicht allein fahren, selbstständiger Transfer nicht möglich	Kontakt zur Außenwelt ermöglichen	Transfer im Rollstuhl durch Pflegepersonal, mehrmals täglich, bzw. auf Wunsch spazieren fahren, mittwochs zur Andacht, sonntags zum Gottesdienst

La: Essen und trinken selbstständige Nahrungsaufnahme zur Zeit schwer möglich	selbstständige Nahrungsaufnahme stabilisieren und weiterentwickeln	Nahrung mundgerecht zubereiten, Esshilfen bereitstellen, Nahrungsaufnahme unterstützen, Esstraining mit der linken Hand einüben
La: Mit existenziellen Erfahrungen des Lebens umgehen Frau U. ist durch die depressive Stimmungslage nur schwer zu motivieren	ausgeglichene verbesserte Stimmungslage	Facharzt zum Besuch einbestellen zwecks Abklärung einer organischen Depression, validierende Gesprächshaltung, Verständnis für momentane Reaktion zeigen, zur Mitarbeit ermutigen

3.7 Pflegerische Interventionen psychisch beeinträchtigter AEDL

La: Kommunizieren

Der pflegerische Umgang wird durch die Einstellung des Kranken mitbedingt. Manche Patienten arbeiten gerne mit, andere wieder wollen jeder Anstrengung aus dem Weg gehen. Der Kranke sollte jeden Tag den Appell hören: „Trainiere und baue deine verbliebenen Fähigkeiten aus!" Sich nicht mehr äußern zu können oder nicht mehr verstanden zu werden, ist die einschneidenste Folge eines Apoplexes. Daher muss jeder Aphasiker so bald wie möglich einer logopädischen Behandlung zugeführt werden. Sprachbehinderten Apoplexiekranken kann durch interessiertes und bejahendes Eingehen auf ihre manchmal völlig unverständlichen Äußerungen das Gefühl gegeben werden, sich normal unterhalten zu können und von Pflegekräften ernst genommen zu werden. Selbst verstummten Patienten kann wieder eine Stimme gegeben werden, indem Altenpflegerinnen während der Pflegearbeit an den nonverbalen Reaktionen der Kranken versuchen die Fragen von ihnen abzulesen und dann darauf zu antworten, in etwa im Sinne des Gefragten.

La: Sich bewegen

Da sich der Aktionsradius des Kranken durch die Lähmungen erheblich verkleinert, sollte der Kranke pflegerische Unterstützung bekommen, z.B. durch geeignete Hilfsmittel zur Wiedergewinnung seiner Selbstständigkeit. Positives Verhalten ist durch Lob und Anerkennung zu verstärken. Bewegung, auch im Rollstuhl wirkt sich positiv auf eine depressive Stimmungslage aus.

La: Sich pflegen

Entscheidend beim pflegerischen Umgang mit dem Kranken ist, dass dieser eine unterstützende ressourcenorientierte Pflege und an seine Krankheit angepasste Umwelt erfährt. Die vorhandenen Defizite sollten nicht verleugnet werden, sondern dem Betroffenen bewusst gemacht werden, damit er seine verloren gegangene Körperseite wieder als etwas zu ihm Gehörendes erfährt. Die Körperwahrnehmung wird besonders mit der basalen Stimulation und dem Bobath-Konzept verbessert. Der Kranke sollte zu selbstständiger Körperpflege motiviert werden. Erfolge und auch Misserfolge werden behutsam rückgemeldet.

LA: Essen und trinken

Essen und trinken, einschließlich der dazugehörigen sozialen Aspekte gehören zum häufigsten und schönsten Zeitvertreib des Menschen. Beides ist auf das engste mit dem gustatorischen = Geschmackssinn und dem olfaktorischen = Geruchssinn verknüpft. Personen mit einem Apoplex klagen häufig darüber, dass ihr Essen fad schmeckt und riecht. Unter Verwendung von Küchenkräutern können die Mahlzeiten schmackhafter gewürzt werden.

La: Ausscheiden

Der Kranke verliert Interesse an der Kontrolle über seine Ausscheidung. Er muss wieder Zutrauen erfahren. Möglichkeiten Geselligkeit in Anspruch zu nehmen fördert auch die Kontinenz, z.B. die Teilnahme an Seniorengymnastik. Bezugspflege baut die Hemmschwelle ab, über Inkontinenz zu sprechen. Der Zeitpunkt der Ausscheidung wird besser erfasst mit der Aufstellung eines Miktionsplanes und anschließendem Toilettentraining.

La: Mit existenziellen Erfahrungen des Lebens umgehen

Die Art und Weise des pflegerischen Umgangs des Kranken mit seiner Erkrankung haben wesentliche Auswirkungen auf die Ausprägung der Symptomatik. So ist es ein Unterschied, ob der Apoplexiekranke auf die Verminderung seiner körperlichen Fähigkeiten mit Rückzug und Depression reagiert oder ob er durch vermehrte Anstrengung oder auch Aggressivität die bestehenden Ausfälle zu kompensieren versucht. Ein Wissen um psychische Anpassungsprozesse an die Erkrankung könnte zu einem besseren Verständnis des Apoplexiekranken führen.

Wiederholungsfragen

1. Mit welchen Verlusten/Belastungen muss sich ein Apoplexiekranker auseinandersetzen?

2. Welche psychische Erkrankung kann nach einem Apoplex auftreten und bedarf eines besonderen pflegerischen Umgangs sowie therapeutische Behandlung?

3. Benennen Sie die vier Krankheitsbewältigungsstile bei Apoplexie und nennen Sie ihre herausragensten Verhaltensweisen zur Krankheitsbewältigung.

4. Erläutern Sie den Zusammenhang zwischen Krankheitsbewältigung und Charakterstruktur eines Apoplexiekranken.

4 Die Pflege des Menschen mit Morbus Parkinson

Das Parkinson-Syndrom, nach dem Arzt James Parkinson (1817) genannt, zählt zu den häufigsten Störungen des extrapyramidalen Systems.
Von der neurologischen Erkrankung sind mehr Männer als Frauen betroffen.

4.1 Der Begriff „Parkinson - Syndrom"

Das Parkinson-Syndrom, auch „Schüttelkrankheit" oder Paralysis agitans oder Dopaminmangelsyndrom genannt, wird durch die Degeneration von melaninhaltigen Nervenzellen der Substantia nigra[45] (schwarze Substanz, Hirnareal mit pigmentierten, dopaminergen Zellen) im Mittelhirn hervorgerufen.

Patho-Physiologie
Es kommt zu einem Verlust dopaminproduzierender Neuronen und damit zu einem Mangel des Neurotransmitterstoffes Dopamin. Von der Substantia nigra aus gehen Nervenfasern zu einer höher gelegenen Region des Gehirns, dem Corpus striatum = gestreifter Hirnstammkern, als Teil des extrapyramidalen Basalganglions, wo alle körperlichen Bewegungen gesteuert werden. Es bedarf Dopamin[46], um eine ordnungsgemäße Kommunikation zwischen diesen beiden Hirnregionen zu sichern.
Dopamin fungiert als chemischer Bote, indem es Signale an die Nervenzellen des Corpus striatum überträgt. Werden die dopaminproduzierenden Zellen der Substantia nigra geschädigt oder können diese aus einem anderen Grund kein Dopamin bilden, so kommt es zum Dopaminmangel im Corpus striatum. Bei einem ausgeprägtem Mangel (bei ca. 80% der funktionsuntüchtigen Zellen) treten dann die ersten klinischen Symptome des Parkinsonismus auf. Betroffen ist dabei der gesamte Organismus, nicht nur Arme und Beine, sondern auch Rumpf, Kopf, Sprechorgane, Darm und vieles mehr.

4.2 Parkinson-Formen

Bei der Parkinson Erkrankung werden verschiedene Formen unterschieden:

a) idiopathische Form (zu 2/3 bei Patienten anzutreffen)
Die Ursache zu einem ausgeprägten Neuronenuntergang in der Substantia nigra

---

[45] Substantia nigra = lat. schwarze Substanz, bezeichnend für das schwarz pigmentierte Gebiet im oberen Hirnstamm, das mit bloßem Auge an histologischen Gewebeschnitten von Menschen zu erkennen ist. Die Zellen der Substantia nigra enthalten Pigmentkörnchen wie auch große Mengen an Dopamin.

[46] Dopamin = Aus Dopa in bestimmten Nervenzellen gebildete Substanz. Dopamin wirkt im Nervensystem als chemischer Bote, der Impulse von einer Nervenzelle auf die andere überträgt. Bei der Parkinson Krankheit fehlt Dopamin.

ist noch weitgehend ungeklärt. Bei 5-15% ist Erblichkeit nachweisbar und/oder ein verstärkter Alterungsprozess. Die idiopathische Form tritt in der Regel zwischen dem 50. und 60. Lebensjahr auf.

b) symptomatische Form
Bei dieser Form, welche zu 1/3 vorkommt, liegen seltenere Ursachen zu Grunde, sie tritt z.B. nach Enzephalitiden, Traumata, Tumore, toxische (z.B. Mangan, CO-Vergiftungen) und metabolische Läsionen auf.

c) medikamentös bedingter Parkinson
Nach ICD-10 spricht man von einem sekundären Parkinsonismus durch andere äußere Substanzen.
Die bei der Behandlung gerontopsychiatrischer Patienten verwendeten stark wirkenden Neuroleptika blockieren die Wirkung des Dopamins im Gehirn. Diese Medikamente haben den großen Vorteil, dass sie eine „Ruhigstellung" der Patienten bewirken ohne eine Müdigkeit zu verursachen. Psychopharmaka verursachen leider auch parkinsonartige Zustände. Die Suche nach einem wirksamen Neuroleptikum, das keine parkinsonähnlichen Nebenwirkungen besitzt, ist bis heute fehlgeschlagen. Haloperidol (Haldol) ist eines der stärksten Neuroleptika. Wird es intravenös injiziert, kann das Medikament innerhalb von zehn Minuten zu einem parkinsonähnlichen Zustand führen.
Ein medikamentös verursachter parkinsonähnlicher Zustand bildet sich zurück, wenn das Medikament abgesetzt oder die Dosis verringert wird. Es dauert evtl. 1-2 Wochen, jedoch höchstens einen Monat, bis der Parkinsonismus abgeklungen ist.

4.3 Krankheitsverlauf

Das Parkinson-Syndrom ist eine chronische Krankheit. Das Fortschreiten der Krankheit lässt sich wirksam mit Medikamenten behandeln, aber nicht heilen. Eine erfolgreiche Behandlung kann die Symptome viele Jahre unter Kontrolle halten und dem Patienten ermöglichen, ein aktives und unabhängiges Leben zu führen.
Unbehandelt würde etwa die Hälfte aller Patienten nach ca. 10 Jahren stark behindert oder verstorben sein.
Der Krankheitsbeginn verläuft über Jahre schleichend, häufig einseitig. Die Betroffenen bemerken eine gewisse Steifigkeit der Muskeln und rheumatisch anmutende ziehende Schmerzen.
Bei einem Teil der Patienten gelingt es, den Verlauf therapeutisch über viele Jahre hinweg in einem relativen Gleichgewicht zu halten. Die Patienten bleiben arbeitsfähig und können sich zu Hause selbstständig versorgen. Bei einem anderen Teil der Kranken nehmen die Symptome ständig innerhalb weniger

Jahre zu und lassen sich dann auch therapeutisch nicht mehr ausreichend kompensieren.
Im Endstadium bewegen sich die Kranken immer weniger, die Gelenke versteifen. Sprachlich sind sie kaum in der Lage zu sprechen und zu verstehen.
Der Verlauf wird immer dann negativ beeinflusst, wenn zum Parkinson-Syndrom im Alter noch andere Gesundheitsstörungen dazukommen.

4.4 Krankheitssymptome

Krankheitssymptome treten erst zu Tage, wenn ca. 70% der dopaminproduzierenden Neurone der Substantia nigra zu Grunde gegangen sind und einen latenten Dopaminmangel hevorgerufen haben.

Das Parkinson-Syndrom ist durch vier körperliche Kardinalsymptome gekennzeichnet:

1. Akinese oder Bradykinese = (griech. a = fehlend und kinesis = Bewegung) **d.h. Mangel an Bewegung**
Zu diesem sehr komplexen Phänomen gehören der verzögerte Beginn einer neuen Bewegung oder Aktivität, Langsamkeit bei deren Ausführung und schnelle Ermüdung. Der Begriff „Akinese" umfasst auch einen Mangel an Spontanität und eine verminderte Leistung bei automatischen Bewegungen, die uns nicht bewusst sind. Die Akinese äußert sich in: kleinschrittigem schlurfendem Gang, vornübergebeugte Körperhaltung, fehlendes Mitschwingen der Arme beim Gehen, Propulsion, d.h. der Kranke fällt leicht nach vorn und Retropulsion, d.h. nach hinten fallen. Verarmung der Mimik (Maskengesicht) und Gestikulation. Ferner kann eine Mikrographie (kleines Schriftbild) sowie eine monotone Sprache, welche schwierig zu verstehen ist, vorliegen.
Im fortgeschrittenen Krankheitsstadium können die Kranken das Bett nicht mehr verlassen.

2. Rigor = Erhöhung des Muskeltonus
Gegenüber der Spastik handelt es sich beim Rigor um einen zähen, wächsernen Widerstand bei passiver Bewegung der Gliedmaßenabschnitte, der im gesamten Bewegungsablauf gleichbleibt und durch ruckartige kurze Hemmungen, das Zahnradphänomen unterbrochen wird. Die antagonistischen Muskeln scheinen unfähig zu sein, sich zu entspannen und befinden sich sogar bei Ruhe in einem Zustand der Kontraktion. Der Gang wird dadurch steif.
Akinese und Rigor, die wesentliche behindernde Symptomatik beim Morbus Parkinson, hängen mit dem Untergang dopaminerger Nigraneurone zusammen. Diese Neurone projizieren in die Stammganglien. Bei Ausfall von mehr als 50% der Nigraneurone wird der Dopaminmangel klinisch manifest und Störungen der extrapyramidalen Motorik treten auf.

3. Ruhetremor = Zittern in Ruheposition

Das Zittern, ein unwillkürliches gleichmäßiges Hin- und Herbewegen von kleiner Amplitude, äußert sich am Kopf als Nicken, an den Händen als so genanntes „Pillendrehen"; manchmal befällt es Lippen, Zunge, Kiefer, Unterleib und Brust. Das Zittern lässt im Schlaf nach oder wenn gezielte Bewegungen ausgeführt werden. Eine vermehrte Zunahme des Zitterns kann beobachtet werden, wenn der Patient sich freut, Stresssituationen erlebt oder Angst hat.
Da die dopaminergen Nervenzellen betroffen sind, kommt es auch in anderen Transmittersystemen, insbesondere im noradrenergen, im serotoninergen und im cholinergen Nervensystem zu Transmitterdefiziten. Damit wird deutlich, dass die Neuronensysteme untereinander vernetzt sind.

4. Haltungsinstabilität

Als Folge der gestörten Standreflexe kommt es bei den Kranken häufig zu Stürzen. Vor allem bei schnellen Richtungsänderungen oder nur beim Drehen des Kopfes fallen sie hin. Dabei fallen viele Kranke immer in die gleiche Richtung, z.B. nach links oder nach hinten.

Begleitstörungen

> vegetative Störungen: Seborrhoe = eine erhöhte Talgproduktion mit Schuppenbildung der Haut, fettig glänzender Gesichtshaut (Salbengesicht) und leicht fettenden Haaren.
  Weitere vegetative Störungen sind: ein vermehrter Speichelfluss, Schluckstörungen sowie abnormes Schwitzen, Obstipation und Harnverhaltung.

> Störungen bei der Lebensaktivität „sich bewegen": Der Kranke benötigt Hilfe bei manchen kritischen Belangen, z.B. Sich-ins-Bett-Legen oder beim Aufstehen vom Stuhl und braucht bei diesen Handlungen eine sehr lange Anlaufzeit.

4.4.1 Krankheitsstadien

Stadium	Symptome
1	Symptomatik nur einseitig; geringe funktionelle Beeinträchtigungen
2	Symptomatik beidseitig; keine Gleichgewichtsstörungen
3	Unsicherheit beim Umdrehen; der Patient verliert das Gleichgewicht, wenn er bei geschlossenen Augen stehend angestoßen wird; er ist funktionell eingeschränkt, aber evtl. noch arbeitsfähig; Leben allein noch möglich
4	Vollentwickelte, stark beeinträchtigte Symptomatik; kann noch gehen und stehen, ist aber stark behindert; hilfsbedürftig
5	Ohne Hilfe an den Rollstuhl gefesselt oder bettlägerig; pflegebedürftig

4.5 Psychische Veränderungen

Parkinson stellte 1817 fest, dass die Sinne und die Geisteskraft der Erkrankten nicht beeinträchtigt sind. Heute steht aber fest, dass fast alle Patienten an kognitiven Störungen leiden, die mit neuropsychologischen Methoden psychometrisch nachgewiesen werden können (Ebmaier et.al. 1991).

Kognitive Störungen bei Morbus Parkinson
Häufigste kognitive Teilleistungsstörungen sind:

- neuropsychologische „frontale" Auffälligkeiten, z.B. Störungen der Wortflüssigkeit, der kognitiven Umstellungsfähigkeit, der kognitiven Planung
- Gedächtnisstörungen
- visuell-räumliche Störungen
- Bradyphrenie

Unter Bradyphrenie versteht man eine Verlangsamung und Dehnung sämtlicher Denkvorgänge, die allerdings nicht mit einer dementiellen Entwicklung gleichgesetzt werden dürfen. Als typische Symptome gelten: Verlangsamung der Gedankenabläufe, Konzentrations- und Aufmerksamkeitsstörungen, ohne dass Urteils- und Vorstellungsvermögen gestört werden. Die Kranken fallen durch ein herabgesetztes Reaktionsvermögen und durch sprachliche Verlangsamung auf, so dass zusammen mit der motorischen Verlangsamung für die Umgebung das falsche Bild einer intellektuellen Beeinträchtigung entsteht.

Demenz bei Morbus Parkinson
Bei jedem vierten Erkankten entwickelt sich ein Parkinson-Demenz-Komplex, der dann auch mit Zeichen einer ausgedehnteren Hirnatrophie korreliert.

Depressionen bei Morbus Pakinson
Bereits Parkinson beschrieb, dass zu ca. 50% bei den Kranken Depressionen auftreten:

- Störungen der Affektivität: Affektverflachung, Affektlabilität, Reizbarkeit, Teilnahmslosigkeit
- Psycho-soziale Probleme der Krankheitsbewältigung, soziale und körperliche Verlusterfahrungen

Zu Beginn der Erkrankung werden bei der Parkinson Krankheit depressive Verstimmungszustände und Antriebsstörungen beobachtet. Häufig verlieren sie jede/s Interesse und Spontanität. Auch darin zeigen sich deutlich depressive Züge. Sie ziehen sich immer mehr innerlich zurück, verlieren ihr Selbstvertrauen und werden von Ängsten geplagt. Das sind alles Symptome, die bei Depressionen auch zu finden sind.

Parkinsonkranke haben auch ohne Depressionen Schlafstörungen und vegetative Symptome. Diese Symptome können aber auch ausgelöst werden durch die Levodopa Therapie. Es besteht verminderter Appetit und Gewichtsverlust. Die Kranken klagen über chronische Müdigkeit und Abgeschlagenheit.

Merke!

Altenpflegerinnen sollten daran denken, dass der Tremor, das maskenhafte Gesicht und die schlecht verständliche Sprache zu Problemen mit dem sozialen Umfeld führen können. An Parkinson erkrankte Menschen werden von Laien manchmal für alkoholisiert oder dement gehalten. Diese schmerzhafte Erfahrung kann dazu führen, dass der Betroffene sich in die Isolation zurückzieht. Eine einfühlsame, pflegerische Begleitung hilft den Kranken solche Erlebnisse zu verarbeiten. Altenpflegerinnen sollten auch wissen, dass nicht alle Erkrankten zwangsläufig an einer Demenz erkrankt sind.

4.6 Therapie

Bei einem chronischen Leiden wie der Parkinson Krankheit ist die Kontinuität der ärztlichen Betreuung mit regelmäßigen Besuchen und gründlichen periodischen Untersuchungen sehr wichtig.

An erster Stelle der Therapie steht die notwendige lebenslange L-Dopa-Substitution.
Es ist aber anzumerken, dass die medikamentöse Therapie keine Heilung des Neuronenschwundes in der Substantia nigra bezweckt. Der Krankheitsprozess schreitet weiter fort. Es besteht die Hoffnung, dass die medizinische Forschung in naher Zukunft es möglich machen wird, im weiteren Leben des Kranken die Symptome durch eine geeignete medikamentöse Therapie gering zu halten.

4.6.1 Medikamentöse Maßnahmen

Man kann von einer Substitutionstherapie sprechen, weil die im Körper fehlende, aber für den Stoffwechsel unerlässliche Substanz Dopamin ersetzt wird.
Die ca. verbliebenen 30% der Dopaminrezeptoren werden medikamentös stimuliert oder der Dopaminmangel wird durch Dopaminzufuhr ausgeglichen.
Es werden so genannte Antiparkinson Mittel als Levodopa-Substitutionen (eine Vorstufe des Überträgerstoffes Dopamin mit anticholinergem Wirkprofil), als Dau-

ermedikation verabreicht, z.B. so genannte Levodopa mit Decarboxylasehemmer[47] wie z.B. Nacom (Carbidopa/Levodopa).
Da Dopamin selbst die Blut-Hirn-Schranke nicht passieren kann, wird die biologische Vorstufe Levodopa[48] oral verabfolgt.
Nur ein kleiner Prozentsatz der oralen Levodopa - Dosis, wahrscheinlich weniger als 1%, gelangt ins Gehirn. Dort wird die Substanz selektiv von den Dopamin-Nervenzellen der Substantia nigra und möglicherweise auch von anderen Zellen aufgenommen und dann zu Dopamin umgewandelt. Auf diese Weise werden die Dopaminspeicher im Gehirn teilweise wieder aufgefüllt.
Zu Beginn der Behandlung mit Levodopa fühlt der Patient eine allmähliche Besserung innerhalb mehrerer Tage. Eine weitergehende Besserung stellt sich erst im Laufe einer kontinuierlichen zwei bis dreimonatigen Behandlung ein. Die meisten Patienten werden sich der Wirkung der jeweiligen Einzeldosis nicht bewusst. Sie bemerken auch keine durchgreifende Veränderung, wenn sie eine Dosis auslassen. Falls eine Einnahme vergessen wird, besteht kein Anlass, die fehlende Dosis bei der nächsten Einnahme ergänzen zu wollen, indem der Patient mehr Tabletten schluckt.
Das Dopamin, das aus dem vom Patienten eingenommenen Levodopa gebildet wird, akkumuliert nicht nur im Streifenkörper, sondern auch in anderen Gehirnregionen. Das kann zu verschiedenen Nebenwirkungen führen, wie z.B. Appetitlosigkeit, Erbrechen, Blutdrucksenkung, unwillkürliche Bewegungen, motorische Unruhe, lebhafte Träume, Verwirrtheit und Halluzinationen.

Pflegerische Hinweise zur Medikamenteneinnahme
Antiparkinsonmedikamente vermindern die Bewegungsarmut; es ist daher notwendig, die morgendliche Dosis L-Dopa ½ Stunde vor dem Aufstehen zu verabreichen; alle weiteren Gaben sollten dann bis zum Mittag gegeben worden sein, weil die durch das Medikament evtl. auslösende Verwirrtheit zum Abend hin reduziert wird.

Ein begleitendes depressives Syndrom bedarf der zusätzlichen Behandlung mit einem trizyklischen Antidepressivum.
Im Einzelfall kann eine kurzfristige Psychotherapie sinnvoll sein, wenn der Kranke Schwierigkeiten hat, die Krankheit anzunehmen und mit den Symptomen zu leben.

---

47 Man benötigt große Mengen von L-Dopa, weil die Substanz schon vor Übertritt ins Gehirn abgebaut wird. Decarboxylasehemmer kombiniert mit L-Dopa verhindern einen vorzeitigen Abbau von L-Dopa.

48 Levodopa = internationale Bezeichnung für das Medikament L-Dopa, das L steht als Abkürzung für laevus, lat. = links, der vollständige Name lautet: L-3,4- Dihydroxyphenylalanin.

4.6.1.1 Pharmakotoxische Psychosen

Bei Patienten unter einer medikamentösen Langzeitbehandlung kann eine Dosissteigerung mit dem Ziel, die Symptome besser unter Kontrolle zu bekommen, eine Kette von psychischen Nebenerscheinungen auslösen. Lebhafte Träume und Alpträume führen zu hartnäckiger Schlaflosigkeit, welche durch Sedativa kaum zu beheben sind. Am Tage treten motorische Unruhe und Verwirrtheit auf. Visuelle Halluzinationen von oft traumartiger Qualität kommen dazu. Dieser Zustand wird als „Dopa-Psychose" bezeichnet.
Um diese zu beseitigen, muss die Levodopa-Dosis herabgesetzt werden. In schweren Fällen ist eine Einweisung in eine Klinik zur Therapie der Psychose und zur erneuten Levodopa-Einstellung erforderlich.

Stadieneinteilung der pharmakotoxischen „dopaminergen" Psychose
(nach Moskovitz et.al.1978)

Stadium	**Symptome**
1. präpsychotisches Stadium	Unruhe, Schlaflosigkeit, lebhafte farbige Träume, tagsüber Müdigkeit,
2. Stadium der Halluzinose	optische szenenhafte Halluzinationen oft ohne wahnhafte Verarbeitung
3. Verwirrtheitszustand, Delir	Desorientiertheit, motorische Unruhe

Merke!

Neuroleptika blockieren die Wirkung des Dopamins im Gehirn und können folglich zu Parkinsonismus führen. Deshalb sollten sie Parkinsonkranken nicht verabreicht werden. Barbiturate z.B. Flurazepam (Dalmadorm) können die Akinese verschlimmern und überdies bei dem Kranken zu Gewöhnung führen.
Lebensbedrohlich ist die akinetische Krise mit plötzlicher Verschlechterung der Motorik, hochgradiger Akinese, Schluckstörungen, Aphonie. Diese Krise bedarf einer intensiv-neurologischen Therapie in einem Akut-Krankenhaus.

4.6.2 Physiotherapeutische Maßnahmen

Zu den Maßnahmen gehören Schwimmen, Krankengymnastik, Wärmeanwendungen und Massagen.
Viele krankengymnastische Übungen[49] setzen sich zusammen aus Gangschulungen und Einübung von Feinbewegungen, z.B. Umdrehen im Bett, das Aufstehen aus sitzender Position, das Treppensteigen. Ein Umtrainieren von

[49] Die Firma Hoffmann-La Roche, 79630 Grenzach - Wyhlen gibt eine „Parkinson Fibel" und eine „Gymnastik Fibel" für Parkinson-Kranke heraus, die hilfreiche Tipps und Übungen beschreiben.

falsch erlernten Gangmustern kann vor dem Spiegel besser kontrolliert werden. Übungen zur Haltungsverbesserung sind sehr hilfreich. Sie müssen aber regelmäßig durchgeführt werden, wenn man einen Erfolg erzielen will. Aus diesem Grund müssen die von der Krankengymnastik erlernten Übungen im häuslichen Bereich oder im Seniorenpflegeheim mehrmals über den Tag verteilt, unter der Anleitung von Angehörigen oder Pflegekräften weitergeführt werden. Die Beweglichkeit kann durch akustische Reize, wie z.B rhythmisches Klatschen nach Musik, angeregt und gefördert werden.
Ergotherapeutische und logopädische Übungen ergänzen das Therapieprogramm.

4.7 Annäherung an den Menschen mit Parkinson-Syndrom

Eine Pflegesituation aus der Praxis:
Herr J. 78 Jahre, 13 Jahre an Morbus Parkinson erkrankt, von Beruf Postangestellter, bettlägerig, wird zu Hause von seiner Ehefrau gepflegt.
Herr J. war von Kindheit an bescheiden und ängstlich es allen recht zu machen. Nach der Erkrankung an Parkinson lehnte er zunächst jede Hilfe ab, weil er niemanden belasten wollte. „Danke, es geht schon", war seine ständige Antwort. Als er in der Wohnung nicht mehr gehen konnte und ein Rollstuhl beschafft werden sollte, lehnte er auch diesen ab mit der Begründung: „Das macht nur Umstände. Ich bleibe vorübergehend im Bett, der vorhandene Nachtstuhl genügt mir."
Durch Inaktivität wurde das vorübergehende Im-Bett-Bleiben zum Dauerzustand. Weil sich die Ehefrau seinetwegen keine Mühe machen sollte, wollte er auch nicht die verordnete Krankengymnastik in Anspruch nehmen. Besuche, Blumen - wozu? Es sei doch alles nicht nötig. Er bat nie um eine Hilfeleistung, aß und trank, was man ihm brachte. An seinen Extremitäten zeigten sich bald Kontrakturen. Er litt unter Obstipation. An seinem Gesäß ist die Haut an einer Stelle gerötet. Das Kopfhaar und die Haut fetten sehr schnell nach. Körperlich hat er weit unter dem, was er sich hätte erhalten können, abgebaut. Seine eigene, übertriebene Rücksichtnahme motivierte auch die Ehefrau ihm gegenüber zur Inaktivität. Weil die körperliche Pflege mittlerweile für die Ehefrau sehr belastend wird, übernimmt ein ambulanter Pflegedienst bei Herrn J. die morgendliche Grundpflege.

Handlungsaufgaben:
1. Erstellen Sie für Herrn J. zu den beeinträchtigten AEDL einen Pflegeplan.
2. Wie hat Herr J. seine Krankheit bewältigt? Was hätte er zur Aufrechterhaltung seiner Selbstständigkeit tun können, bzw. könnte jetzt noch mit Unterstützung des ambulanten Pflegedienstes getan werden?
3. Welche Hilfen könnten Sie der überlasteten Ehefrau anbieten?

4.8 Pflegeziele

Oberstes Ziel aller Pflegemaßnahmen ist es, die ängstliche Haltung der Patienten zu überwinden und über eine erfolgreiche Tätigkeit zu mehr Selbstsicherheit und damit auch Aktivität zu gelangen.

Bedeutsame Ziele sind:

- längstmögliche Erhaltung der Selbstständigkeit und Mobilität
- eigenständige Durchführung der Körperpflege
- selbstständige Zubereitung und Aufnahme der Nahrung
- Kommunikation und Selbstwertgefühl aufrechterhalten
- Komplikationen verhindern

4.9 Der Pflegeprozess bei der Parkinson Krankheit

Folgende Pflegeprobleme können beim Krankheitsbild auftreten:

- Rückgang des Selbstwertgefühls und depressive Verstimmungen
- Unselbstständigkeit und Immobilität durch die Bewegungsarmut
- Einschränkungen bei der Körperpflege
- eigenständige Zubereitung des Essens und die Nahrungsaufnahme sind erschwert
- eingeschränkte Kommunikation
- sekundär Erkrankungen, ausgelöst durch die Bettlägerigkeit: Dekubitus, Aspirations- oder hypostatische Pneumonie, Thrombose, Parotitis, Soor, Obstipation, Kontrakturen
- Nebenwirkungen der Antiparkinson-Medikamente

Die einzelnen Pflegemaßnahmen werden genau festgelegt, um das Pflegeziel zu erreichen. Somit sind sie von Bezugspflegekräften genau überprüfbar. Die Pflegeplanung sollte vom ganzen Team aufgestellt werden, um sich auf eine gemeinsame Vorgehensweise zu einigen.
Wenn möglich sollte das Team auch den Parkinsonkranken in die Pflegekonzepte mit einbeziehen. Der Pflegeverlauf wird regelmäßig dokumentiert. Der Pflegebericht muss Auskunft darüber geben, wie sich die Pflegemaßnahmen beim Kranken auswirken. Durch das dokumentierte Pflegeziel ist der Erfolg einer therapeutischen Pflege zu beurteilen und zu überprüfen. Es zeigt sich auch, inwieweit die festgelegten Ziele beim Parkinsonkranken erreicht wurden. Falls ein Ziel nicht zu erreichen ist, so ist eine Korrektur anzustreben. Die Auswertung aller Pflegehandlungen müssen immer im Team besprochen werden.

Krankenbeobachtung
Stimmung und Verhalten, Hautzustand sowie Funktionen der Ausscheidungen (Harn, Stuhl, Schweiß) müssen beobachtet, dokumentiert und an den behandelnden Arzt weitergegeben werden.

4.10 Die richtige Auswahl eines Seniorenpflegeheimes

Zu den Dingen, die bei der Wahl eines Pflegeheimes berücksichtigt werden müssen, gehört die Möglichkeit einer guten Physiotherapie.

Betroffene und Angehörige sollten sich folgende Fragen stellen:
Verfügt das Heim über die erforderliche Physiotherapie?
Sind Fachtherapeuten (Krankengymnasten) angestellt?
Kann notfalls die Behandlung am Krankenbett stattfinden?

Auch wenn die Erkrankung noch so fortgeschritten und der Patient an Bett und Rollstuhl gefesselt ist, kann die physikalische Therapie viele Unannehmlichkeiten erleichtern und bei besonderen, störenden Symptomen hilfreich sein.

4.11 Pflegerische Interventionen der beeinträchtigten AEDL

La: Kommunizieren
Die Kontaktaufnahme zu den Kranken kann sich mühsam gestalten, weil sie mit einer monotonen, leisen Stimme kaum zu verstehen sind. Mit Geduld muss die Altenpflegerin den Parkinsonkranken begleiten; sie drängelt auf der einen Seite nicht, andererseits ist auf die Einhaltung der Kommunikationsregeln bei alten Menschen zu achten.

La: Sich bewegen
Parkinsonkranke neigen durch Bewegungseinschränkung und -verlangsamung zur Unselbstständigkeit und bleiben von daher oft einfach sitzen oder liegen. Sie erscheinen durch die Symptome hilfloser als sie sind. Um den Start, besonders am Morgen zu erleichern, sollte die morgendliche Medikamentendosis auf dem Nachttisch bereitliegen. Nach einer halben Stunde kann der Kranke sich im Bett mit Hilfe einer Strickleiter hochziehen. Altenpflegerinnen achten darauf, dass die Kranken möglichst wenig im Bett liegen und sich - soweit das möglich ist - allein waschen, an- und ausziehen. Die Bewegungsverlangsamung bewirkt, dass sich der Kranke in der Nacht nicht so häufig umlagert. Parkinsonkranke im fortgeschrittenen Stadium müssen daher in der Nacht zwei- bis dreistündlich umgelagert werden, um einem Dekubitus der Haut vorzubeugen.
Die Kranken haben Schwierigkeiten vom Stuhl aufzustehen oder aus dem Auto zu steigen. Höhere Sitze und Betten wirken sich günstig aus. Haltegriffe sind in der Toilette anzubringen. Übungen zur Anregung der Bewegungsabläufe sind

daher jeden Tag Pflicht. Dabei ist auf große Schritte und gute Mitbewegungen der Arme zu achten. Die Motivation zur Bewegung wird angeregt durch tägliche Laufziele, z.B. Zeitung holen oder den Hund ausführen. Die Teilnahme am Seniorentanz und Seniorengymnastik bringt den Kranken mehr Freude an der Bewegung. Aktive und passive Bewegungsübungen der Extremitäten, das Erlernen einen Rollstuhl richtig zu benutzen, sowie Spaziergänge evtl. mit Gehhilfen, können wesentlich zur Bequemlichkeit und zum allgemeinen Wohlbefinden in einem späten Krankheitsstadium beitragen.
Die Füße schwellen oft bei Patienten mit beträchtlicher Akinese an. Das Ödem verschwindet wieder mit der gezielten Behandlung des Parkinsonismus und sobald der Patient gelenkiger wird und die Beine häufiger bewegt. Als zusätzliche Maßnahme verordnet der Arzt ein Diuretikum.

La: Sich pflegen und kleiden
Bei übermäßiger Produktion des öligen Sekretes der Talgdrüsen (Seborrhoe) von Haut und Kopfhaar können dermatologische Detergenzien und lindernde Lotionen angewendet werden. Der Kranke wird damit häufiger geduscht und anschließend gut abfrottiert. Übermäßige Schweißabsonderungen können durch Waschungen/Bäder mit Salbeitee oder Eichenrinde-Abkochung beeinflusst werden. Die reduzierte Häufigkeit des Lidschlages kann zu dem unangenehmen Symptom des Augenbrennens oder -stechens führen. Der physiologische Säuberungsmechanismus durch den Lidschlag bleibt aus, daher kommt es beim Kranken leicht zur Konjunktivitis und verklebten Augenlidern. Durch Spülen der Augen mit künstlicher Tränenflüssigkeit können die Symptome behoben werden. Nach den Mahlzeiten ist auf eine gründliche Mundpflege zur Vermeidung einer Soorinfektion oder einer Parotitis zu achten.
An- und Ausziehen wird erleichtert, wenn die Kleidungsstücke mit Reißverschlüssen, Klettverschlüssen und Schlaufen, statt Knöpfen versehen sind. Anstelle vorn geknöpfter Hemden kann der Kranke Polohemden oder T-Shirts tragen. Schnürsenkel können durch elastische Bänder ersetzt werden, die weder geschnürt noch gebunden werden müssen.

La: Essen und trinken
Weil die Schluckfrequenz beim Kranken vermindert ist, kann der Essvorgang sich verlangsamen und auch mühsam aussehen. Der Kranke muss warten, bis der letzte Bissen hinuntergeglitten ist, bevor er versucht, den nächsten Bissen zu schlucken. Flüssige und feste Speisen sind gleich schwer zu schlucken. Eine Hilfe ist, dem Kranken weiche Kost anzubieten. Der Versuch sich beim Essenanreichen zu beeilen, verstärkt die Schluckprobleme. Es geht besser, wenn der Kranke eine geduldige Pflegeperson und Zeit für die Essenseingabe bekommt. Damit die Speise nicht kalt und unappetitlich wird, ist ein Warmhalteteller zu benutzen. Der normale unwillkürliche Akt des Speichelschluckens verlangsamt sich. Speichel sammelt sich verstärkt in Mund- und Rachenraum an und fließt

zwischen den Lippen heraus. Zum verstärkten Speichelfluss kommt es also nur, wenn der Patient nicht normal häufig schluckt. Abhilfe können die regelmäßig eingenommenen Antiparkinsonmedikamente schaffen oder der Patient wird angehalten öfters zu schlucken. Weil der Gebrauch des Trinkgefäßes wegen des Tremors erschwert sein kann, können Strohhalme als Trinkhilfen eine Hilfe bei der Flüssigkeitszufuhr sein. Essbesteck und Küchengeräte weisen große Griffe aus rutschfestem Material auf (Schaumgummi, Moosgummi, Stoff), glatte Keramikplatten auf Kochflächen, auf denen Pfannen und Töpfe nicht angehoben werden müssen, erleichtern den Tremor-Patienten die Küchenarbeit. Unter dem Essgeschirr werden rutschfeste Unterlagen gebracht, Saugnäpfe unter Bretter und Geschirr, Greifzange zum Herunterholen von Gegenständen, einen Schürzenreif aus Polyform bezweckt, dass die Schürze nur umgelegt werden muss.Teller sollten einen erhöhten Rand haben, damit die Speisen bei ungeschickten Bewegungen leichter auf Gabel oder Löffel kommen und nicht über den Tellerrand fallen.

La: Ausscheiden

Nächtliches Einnässen aufgrund von Bewegungseinschränkung kann behoben werden, wenn der Kranke mit geeigneten Inkontinenzhilfsmitteln (Vorlagen, Toilettenstuhl am Bett) versorgt wird. Beim Parkinsonismus sind die Bewegungen des Darmes ebenso verlangsamt, wie die der Extremitäten, daher kommt es zur Obstipation. Der Kranke sollte eine ballaststoffreiche Ernährung zu sich nehmen und viel Flüssigkeit trinken. Ebenso ist die Ausscheidung zu überprüfen, so dass insgesamt eine ausreichende Flüssigkeitsbilanz besteht. Trink- und Ausfuhrkontrollen erleichtern die Überprüfung. Ein Flüssigkeitsmangel kann zu einer Verschlechterung der Parkinson-Symptome führen.

La: Für eine sichere Umgebung sorgen

Lässt sich ein Krankenhausaufenthalt zwecks medikamentöser Einstellung nicht vermeiden, ist es hilfreich, dem Kranken möglichst viele vertraute Gegenstände mitzugeben. Diese könnten Fotos von Angehörigen sein, eigene Handtücher bis hin zur bekannten Bettwäsche.

La: Mit existenziellen Erfahrungen des Lebens umgehen

Körperliche und seelische Aktivitäten tragen dazu bei, eine depressive Grundstimmung zu überwinden und die Eigenständigkeit und das Selbstwertgefühl zu steigern. Eine Reihe von Schmerzen und Missempfindungen treten auf, die im Extremfall für den Kranken ziemlich bedrückend sein können. Ein ausgeprägter Muskelrigor kann von ständigen nagenden Muskelschmerzen begleitet sein. Altenpflegerinnen sollten sich bemühen, dass der Kranke wegen seiner Schmerzempfindung ernst genommen wird und vom Arzt eine geeignete Schmerztherapie verordnet bekommt.

Wiederholungsfragen

1. Durch welchen Mechanismus wird der Parkinsonismus hervorgerufen?
2. Führen Sie die verschiedenen Formen von Parkinsonismus auf.
3. Welche vier körperlichen Kardinalsymptome kennzeichnen das Parkinson-Syndrom?
4. Beschreiben Sie die psychischen Veränderungen bei einem Parkinsonkranken.
5. Warum spricht man bei der medikamentösen Therapie mit Antiparkinsonmittel von einer Substitutionstherapie?
6. Aus welchem Grund sollte die L-Dopa-Dosis bis zum Mittag verabreicht sein?
7. Welches Pflegeziel sollten Sie bei Pflege und Umgang mit einem Parkinsonkranken möglichst erreichen?
8. Was verstehen Sie unter einem medikamentös bedingten Parkinsonismus; welches Medikament kann insbesondere diesen auslösen?
9. Beschreiben Sie die psychischen Symptome eines Patienten mit „Dopa-Psychose".
10. Welche gezielten krankengymnastischen Übungen sollten von Pflegekräften und Angehörigen bei einem Parkinsonkranken mehrmals über den Tag verteilt im häuslichen Bereich oder im Seniorenpflegeheim durchgeführt werden?
11. Welche Pflegeprobleme können beim Krankheitsbild auftreten?
12. Welche Faktoren zur Krankenbeobachtung müssen Sie dokumentieren und an den behandelnden Arzt weitergeben?
13. Erläutern Sie Ihre pflegerische Vorgehensweise bei einem Parkinsonkranken, bei dem Sie einen verlangsamten Schluckvorgang bei der Mahlzeiteneinnahme beobachten.

5 Die Pflege des Menschen mit Multipler Sklerose

Die multiple Sklerose (MS) gehört zu den am häufigsten vorkommenden organischen Nervenleiden in Mitteleuropa. Die MS ist eine organische, multifaktorielle Erkrankung und keine psychische Erkrankung.
Es erkranken mehr Personen im jüngeren und mittleren Erwachsenenalter; Frauen sind häufiger betroffen als Männer.
Der Beginn der Erkrankung liegt zwischen dem 20. und 40. Lebensjahr. Selten tritt die Erkrankung im Kindesalter sowie nach dem 55. Lebensjahr auf.

5.1 Der Begriff „Multiple Sklerose"

Die multiple Sklerose (MS, Encephalomyelitis disseminata) ist eine autoimmunologisch bedingte entzündliche Erkrankung des zentralen Nervensystems (Gehirn und/oder Rückenmark), die zu herdförmigen Auflösungen an verschiedenen Stellen (multiple = vielfach) der Markscheiden der Nerven (Entmarkungsherde) führt.
Nach dem Abklingen dieser Entzündungsherde können narbenartige Verhärtungen (skleros = hart) zurückbleiben.

Bei der MS hinterlässt das Myelin, (weißes Lipid, das die Nerven isolieren und ummanteln) zahlreiche Spuren, wo möglicherweise Immunzellen irrtümlich normale Zellen angreifen, die das Myelin herstellen. Je nachdem, für welche Funktionen die betroffenen Nerven zuständig sind, stellen sich in der Folge entsprechende Funktionsausfälle bei den erkrankten Menschen ein; d.h. es entsteht Narbengewebe, das nicht in der Lage ist Nervensignale fortzuleiten.

5.2 Erkrankungsursache

Diese ist bis heute nicht geklärt. Ein krankheitsspezifischer Erreger ist nicht nachweisbar. Autoimmunologische Prozesse, eine Beziehung mit dem Masernvirus[50] (Myxoviren) und der Slow-Virus-Mechanismus werden diskutiert.

5.3 Krankheitsverlauf

An MS erkrankte Menschen müssen mit einer Lebensunsicherheit zurechtkommen, die ausgelöst wird, durch die Wechselhaftigkeit und einer ständigen

---

50 Bei MS-Kranken lassen sich erhöhte Masernantikörper nachweisen. Die Virustheorie und neuroimmunologische Therapie führen zu der These, dass es auf dem Boden einer möglicherweise genetisch bedingten Abwehrschwäche nach einer Masernvirusinfektion zu einer persistierenden Infektion kommt, welche einen autoimmunologischen Prozess in Gang setzt, der sich im gesamten ZNS ansiedelt. Vgl. D. Soyka, Lehrbuch der Neurologie, Schattauer, Stuttgart, 1991 S. 233f.

Unvorhergesehenheit des Krankheitsverlaufs.
Bei zwei Drittel der Patienten verläuft die Erkrankung schubweise; wobei die klinischen Symptome jeweils innerhalb von Stunden oder Tagen auftreten und dann nach Tagen oder Wochen vollständig oder teilweise wieder abklingen.

Je nach Krankheitsverlauf wird unterschieden:
1. die fortschreitende = primär chronische Form
2. die schubförmige Form
3. die später chronisch - sekundäre Form

Bei den schubförmigen Verlaufsformen können die Beschwerden ganz oder teilweise wieder verschwinden = Remission.
Bei ca. 30-40% der Patienten wird ein günstiger Verlauf beobachtet. Individuelle Vorhersagen sind damit leider nicht möglich. Viele alte Menschen waren nach Ausbruch der Erkrankung noch lange Zeit berufstätig.

Auslösende Faktoren für einen Krankheitsschub können sein:

- Narkose
- Operationen
- Fieberschübe
- Spinalanästhesien
- Entzündungen der oberen Luftwege
- Trauma (Unfälle), Stress

Die noch nicht heilbare Krankheit wird von den Patienten als lebensfeindlich erfahren, denn die Krankheit betrifft nicht nur den Körper, sondern das ganze Leben der Betroffenen.

Lebenserwartung
Die Lebenserwartung der MS-Patienten ist heute doppelt so hoch wie vor 40-50 Jahren. Das ist darauf zurückzuführen, dass Komplikationen, insbesondere Harnweginfekte, Pneumonien, Sepsis, Niereninsuffizienz, Embolien erfolgreich bekämpft werden können. Hinzu kommt die wirksame Behandlung der Spastik und Bewegungsbehinderungen, die aktivere Lebensgestaltung, die bessere psychosoziale Betreuung und günstigere Bedingungen des täglichen Lebens.

5.4 Krankheitssymptome

5.4.1 Körperliche Symptomatik

Menschen die an MS erkrankt sind leiden häufig unter nicht äußerlich sichtbaren Behinderungen, z.B. einer eingeschränkten Belastbarkeit bei körperlichen Anstrengungen. Weitere Symptome sind:

> Sehnervenentzündung, welche sich durch ein Verschwommensehen und den Verlust an Sehschärfe bemerkbar macht. Durch Lähmungen der Augenmuskeln kann es zu Doppelbildern kommen, und zu unwillkürlichen Augenbewegungen (Nystagmus).
> Sensible Störungen beruhen auf einer gestörten Weiterleitung der Empfindungen in den zum Gehirn führenden Nervenbahnen. Die Patienten klagen früh über Missempfindungen in Form von Ameisenlaufen, Kribbeln, Kältegefühl und Taubheit in verschiedenen Körperteilen.
> Bei Befall des Hirnstamms kann es zur Trigeminusneuralgie und Gesichtslähmungen, Sprachstörungen (Störungen der Artikulation, Modulation und Dynamik) kommen.
> Durch Befall im Kleinhirn kommt es zu Koordinationsstörungen, zu einem unsicheren breitbeinigen Gang (Ataxie) und zu Gleichgewichtsstörungen. 40% der Kranken leiden am so genannten Intentionstremor.[51]
> Ist das Rückenmark betroffen, so können motorische Störungen und Sensibilitätsstörungen auftreten. Motorische Störungen äußern sich in Bewegungsunfähigkeiten der einzelnen Gliedmaße, es kommt zu spastischen Lähmungen vorwiegend der Beine, die ein- oder beidseitig auftreten. Zu den wichtigsten Störungen der Sensomotorik gehören das Zusammenspiel von Muskelgruppen und einzelnen Muskeln; die Muskelreflexe sind gesteigert, der Tonus ist erhöht.
> Vegetative Störungen äußern sich in Harnentleerungsschwierigkeiten und sind oft ein Frühsymptom, ebenso kommt Harninkontinenz besonders häufig vor. Störungen der Darmfunktion können Entmarkungsherde im unteren Rückenmark (Sakralsegmente 2-4), aber auch in höheren Arealen des ZNS auslösen. Der Betroffene verspürt kein Defäkationsgefühl mehr, Anästhesien der unteren Körperhälfte verschlimmern die Obstipation.
> Schmerzen bei MS-Kranken sind zu 2/3 nicht durch den Entmarkungsprozess bedingt. Schmerzen entstehen durch die Krankheitsfolgen, z.B. durch die vermehrte Muskelanspannung oder durch Missempfindungen, wie z.B. Brennen, Kälte, Schwellungs-Fremdkörpergefühl, Kontrakturen, Druckschmerz durch Lagerungs- und Positionsfehler oder schlecht passender Rollstuhl, Osteoporose sowie durch die Trigeminusneuralgie.
> Chronische Müdigkeit
Zunehmend wird erkannt, dass eine chronische Müdigkeit ein Symptom der MS sein kann und nicht nur psychischer Ausdruck der Krankheitsverarbeitung. Die Müdigkeit wird vermutlich verursacht durch ausgeprägte Schädigungen des Marklagers im Gehirn und des Balkens.

---

51 Intentionstremor = eine bekannte Tremorform bei MS in der Endphase der Erkrankung. Die Ausprägung reicht von feinschlägig, d.h. im täglichen Umgang kaum bemerkbares Zittern oder grobschlägig, bei dem der Patient z.B. eine Tasse nicht mehr zum Mund führen kann.

Diese Symptome können einzeln oder auch zusammen bzw. nacheinander auftreten. Die Intensität der Ausfallserscheinungen kann von Tag zu Tag schwanken.

5.4.2 Psychomentale Symptomatik

Der häufig schwankende Krankheitszustand und die schnelle Ermüdbarkeit werden von der Umwelt oft als psychogen angenommen, sie sind aber somatogen.
Die psychische Einstufung durch die Umwelt belastet den Kranken. In vielen medizinischen Lehrbüchern liest man noch, dass MS-Patienten häufig psychische Veränderungen aufweisen; z.B. Euphorie oder Depression. Für die Kranken sind die Bezeichnungen „euphorisch", „depressiv" und „psychisch verändert" ein Werturteil. Der Kranke leidet darunter. Der Mitwelt wird durch diese Klassifizierung der Zugang zum Verständnis des MS-Kranken erschwert.
Die von MS-Betroffenen müssen Jahr um Jahr mit der chronischen Krankheit und der ungewissen Prognose leben. Für die Patienten ist es gut, wenn sie sich mit einer ablenkenden Fröhlichkeit befreien. Eine krankhaft euphorische Stimmung ist bei den Patienten zu beobachten, die unter Einfluss von stimulierenden Medikamenten stehen.

Der depressive MS-Patient ist nicht so oft zu finden, wie in der Literatur angenommen wird. MS-Kranke befinden sich in einer tiefen Trauer um die verloren gegangene Gesundheit. Sie sind hilflos, verunsichert, ratlos, verzweifelt über die eingreifenden Veränderungen ihrer Lebenssituation. Sie sind auch traurig über die Funktionsstörungen ihres Körpers, die mit der Krankheit einhergehen. Diese körperlich verursachten psychischen Zustände dürfen nicht pauschal als Depressionen bezeichnet werden.
Trauer und Depressionen müssen hier besonders klar abgegrenzt werden. Nach Prof. Kielholz (Basel) ist „Trauer eine der Größe des Verlustes adäquate Gefühlsreaktion, die der Betroffene durch affektives Abreagieren und zweckmäßiges Handeln verarbeiten kann. Der Trauernde lässt sich ablenken, er kann hoffen und sich freuen. Trauerverarbeitung führt zu einem Lernprozess, der dazu verhilft, Situationen schneller und besser zu verarbeiten. Trauer als Lernprozess bedarf keiner Behandlung" (vgl. auch „Die Auseinandersetzung mit Trauer" auf Seite 108).
Je länger ein Mensch an MS erkrankt ist, umso weniger lässt er sich von der Trauer beherrschen. Der chronisch Kranke muss sich immer wieder mit einer erneuten Trauerverarbeitung auseinander setzen. Der Überlebenswille lässt den Betroffenen große Lernprozesse durchmachen, zu denen ein depressiver Mensch nicht in der Lage wäre.
Es gibt MS-Kranke, die bereits vor der Erkrankung eine depressive Prädisposition hatten oder Depressionen aufwiesen. Diese Menschen können

dann mit der Krankheit und den daraus resultierenden Behinderungen noch depressiver werden.
Einsamkeit, Alleinsein, Verlassensein sind drei Begriffe der menschlichen Isolation, verschieden in der Auswirkung und im Erleben mit der sich besonders ein MS-kranker Mensch auseinander setzen muss. Besonders die empfundene Angst vor Verschlechterung des Krankheitsbildes kann entweder zur völligen Blockierung und Erstarrung führen oder aber zu einer maßlosen Überforderung der Kräfte, denn Angst lähmt und macht den Betroffenen blind für das Notwendige und Mögliche.

Der an MS erkrankte Mensch ist gezwungen mit seinem veränderlichen Krankheitszustand zu leben; er muss sich immer wieder anpassen. Durch diesen Anpassungsprozess geschieht es, dass der Patient über seinen Zustand weint, dass er seine Aggressionen loswerden muss, seine kleinen Freuden findet, heiter ist und auch über seinen Zustand lacht.
Der MS-Kranke sollte das Recht haben, seinen Unmut, sein Unbehagen oder seine Angst auch durch Ironie oder „Theater" auszuleben.

Für Altenpflegerinnen bedeuten diese Erkenntnisse, dass das psychische Erscheinungsbild von MS-Kranken, welches von der gedachten Norm abweicht, nicht gleich als pathologisch oder als krankheitsspezifisch klassifiziert werden darf.

Folgen psychomentaler Störungen
sind Ehekrisen, Familienprobleme, sozialer Abstieg, gesellschaftliche Isolation.

Merke!

Hinsichtlich der mentalen Funktionen ist der MS-Kranke, sofern nicht besondere Umstände vorliegen, als geistig normal anzusehen. Seine psychomentale Belastbarkeit ist aber schon oft relativ früh im Krankheitsverlauf eingeengt. Der Kranke muss daher die Grenzen seiner Belastbarkeit sorgfältig kennen. Lebenssituationen, bei denen eine Überforderung vorauszusehen ist, sollten vermieden werden. Angehörige und Altenpflegerinnen müssen diesen Sachverhalt verständnisvoll respektieren.

5.5 Therapie

Da die Ursachen für die Krankheitsentstehung noch nicht endgültig erforscht sind, ist es nicht möglich, ein im Sinne einer Heilung erfolgversprechendes Behandlungs- und Therapieverfahren zu entwickeln.

5.5.1 Kausale Therapie

Die kausale Therapie umfasst den Versuch, die immunologischen Regulationsstörungen, den entzündlichen Prozess und die Entmarkung der weißen Substanz zu verhindern.
Die akute Schubbehandlung erfolgt mit hochdosierter intravenöser Cortisongabe z.B. Prednisolon. Zur Langzeitbehandlung der schubweise verlaufenden MS wird auf Immunsuppressiva z.B. Azathioprin oder Cyclophosphamid zurückgegriffen. Bei häufigen Schüben im Rahmen eines schubförmigen Verlaufs kann ß-Interferon eingesetzt werden. Bei chronisch-progredientem Verlauf kommen Zytostatika (Medikamente gegen Tumorerkrankungen), z.B. Methotrexat zum Einsatz.

5.5.2 Symptomatische Therapie

Die Behandlung umfasst, die Vermeidung von Komplikationen, Maßnahmen zur Beseitigung oder Linderung der prozessbedingten Störungen.
Dazu gehören: physikalische Therapiemaßnahmen, z.B. Krankengymnastik, Bewegung im Wasser, Eisbehandlung bei erhöhter Muskelanspannung (Spastik), Ergotherapie mit Übungen zur Verbesserung der Feinmotorik und Koordination, Selbsthilfetraining und Unterstützung beim Einsatz von Hilfsmitteln, gesunde Ernährung (Unterstützung der Darmtätigkeit durch ballaststoffreiche Kost), pflanzliche Heilmittel und Blasentraining. Nach Möglichkeit werden keine Analgetika verabreicht auf Grund der Nebenwirkungen.

5.5.3 Psychosoziale Maßnahmen

Die Maßnahmen sind notwendig für die Einstellung auf eine neue Lebenssituation und umfassen Methoden zur Bewältigung der Krankheitsfolgen.
Zur Entspannung finden autogenes Training, Yoga und Feldenkrais ihre Anwendung; zur Krankheitsbewältigung: Gesprächstherapie in Einzel- oder Gruppensitzungen sowie die Familientherapie.

5.6 Komplikationen der Erkrankung

Als Komplikationen kommen häufig Schmerzsyndrome vor, insbesondere die Trigeminusneuralgie, die vermutlich durch eine Entmarkung der Trigeminuswurzel am Hirnstamm entsteht.
Im fortgeschrittenen Stadium kann es zu Bettlägerigkeit kommen. Eine sorgfältige Prophylaxe gegen Zystitis, Obstipation, Thrombose, Pneumonien, Dekubitus und Kontrakturen ist durchzuführen.
Durch die Harnretention kann eine Harnweginfektion sowie eine Nierenbeckenentzündung entstehen. Die sich entwickelnde Nephritis kann das Nierengewebe

zerstören und eine Niereninsuffizienz mit tödlicher Sepsis verursachen. Diese schwerste Komplikation des Harnweginfektes ist die häufigste Ursache des vorzeitigen Todes bei der MS.

Die Krankheit bringt psychische Anpassungsreaktionen mit sich, die von professionellen Pflegekräften richtig eingeordnet werden müssen.

5.7 Krankheitsannahme

Störungen der Psyche und des Intellektes sind wichtige, aber auch umstrittene Krankheitserscheinungen. Die Störungen hängen weitgehend vom Ausmaß der organischen Läsionen, den Reaktionen auf die Funktionseinbußen, den Folgen auf die Lebenssituation und von der Krankheitsbewältigung des MS-Kranken ab.
La Rocca und Mitarbeiter teilen die Krankheitsannahme bei MS-Kranken in vier Phasen ein:

1. Phase des Schocks und der Angst
Nach der Mitteilung von der chronischen unheilbaren Erkrankung fallen die Betroffenen zunächst in einen Schockzustand. Sie bedrückt Angst vor der Ungewissheit des Krankheitsverlaufs und vor neuen Krankheitsschüben.

2. Phase der Annahme der Krankheit
Annahme der MS-Krankheit ist ein schmerzhafter, emotionaler Prozess, da er das Akzeptieren von Veränderungen und Erschwernissen mit sich bringt.

3. Phase der Adaptation
Es folgt eine lange Phase der Adaptation, die mit Nervosität, Verbitterung und reaktiver Depression einhergehen kann. Die Erkrankung ruft tiefer greifende Änderungen im sozialen Status, in gewohnten Tätigkeiten, dem Status innerhalb der Familie, Verlust von Freundschaften hervor. Enttäuschung und Trauer prägen oft die Grundeinstellung des Betroffenen.

4. Phase der Überwindung
Schließlich folgt ein Stadium der Überwindung. In dieser Phase treten Probleme in den Lebensaktivitäten in den Vordergrund. Als kontinuierlicher Prozess geht die Adaptation weiter.

Das Entscheidende ist letztlich das Lebensschicksal, welches die Krankheit dem Betroffenen bereitet und die Art, wie er damit fertig wird. Psycholabilität, depressive Verstimmung bis hin zur schweren Depression stellen in den meisten Fällen Adaptationsschwierigkeiten dar und nicht die organische Läsion.
Die psychischen Störungen sind reversibel und einer wirksamen Therapie zugänglich.

Merke!

Die psychischen Einschätzungen der MS-Kranken wie „depressiv", „euphorisch", „wesensverändert", von denen so vieles abhängt, sollten Altenpflegerinnen mit großer Vorsicht und Nachdenken begegnen. Beeinflussungen auf den pflegerischen und therapeutischen Umgang bleiben da nicht aus, z.B. Nichtbeachtung von Ressourcen oder falsche Indikationsstellung für eine Psychopharmakavergabe.

5.8 Der pflegerische Umgang mit dem chronisch Erkrankten

5.8.1 Annäherung an den Menschen mit Multipler Sklerose

Eine Pflegesituation aus der Praxis:
Frau U. 67 Jahre, 10 Jahre an multipler Sklerose erkrankt, Rollstuhl mit Hilfe, Blaseninkontinent, ruhig und vorausschauend, entschloss sich auf Grund der Verschlechterung ihres Zustandes in ein Seniorenpflegeheim zu gehen. Sie glaubte gut untergebracht zu sein, musste aber feststellen, dass sie mit der Routine des Heimes und ihrem eigenen Tagesrhythmus nicht zurechtkam. Sie konnte nicht zur gewohnten Zeit ihre Lebensaktivitäten und nachfolgenden Ruhepausen im gleichen Ablauf wie früher einhalten. Das Ergebnis war katastrophal. Sie war innerhalb kürzester Zeit nicht mehr in der Lage, sich selbst zu waschen und allein zu essen. Das Pflegepersonal meinte es zwar gut, hatte aber keinerlei Ahnung von MS-Patienten-Pflege. Frau U. durfte sich bei Ermüdung nicht hinlegen, um sich zu erholen. Sie wurde in den Garten gerollt und dort belassen. Durch andere zusätzliche Integrierungsabsichten wurde sie so geschwächt, dass sie beim ersten Besuch der Angehörigen praktisch nichts mehr selber tun konnte. Die Angehörigen waren verzweifelt und baten bei der Stationsleitung um Hilfe.

Handlungsaufgaben:

1. Welche pflegerischen Unterstützungsangebote hätte Frau U. benötigt?
2. Stellen Sie in Ihrer Arbeitsgruppe ein Beratungsgespräch zwischen den Angehörigen und der Stationsleitung in Form eines Rollenspiels auf.

5.8.2 Pflegeziele

Im Mittelpunkt allen pflegerischen Tuns geht es darum, dass der Kranke die Hilfestellungen bekommt, um seine Krankheit im täglichen Leben integrieren und akzeptieren zu können. Der Kranke muss lernen mit der Krankheit zu leben und sich verschiedene Bereiche erschließen, die sein Leben wieder lebenswert gestalten. Dieses ist besonders wichtig, damit der Betroffene trotz Krankheit, Wohlbefinden und Lebensqualität erlangen kann.

Die Pflegeziele können erreicht werden, wenn folgende Voraussetzungen vorliegen:

Voraussetzung von Seiten der MS-Kranken
Der Betreffende sollte die Möglichkeiten bekommen

- seine Selbstheilungskräfte freizusetzen
- seine Fähigkeiten und Bedürfnisse äußern zu lernen
- mit seiner Behinderung leben zu lernen.

Voraussetzungen von Seiten der Altenpflegerinnen
Die Altenpflegerin sollte für ihren pflegerischen Auftrag mitbringen:

- menschliche Qualitäten (Fähigkeit zum Begleiten und Fördern)
- Akzeptanz, d.h. nicht nur die Krankheit oder die Behinderung beim Umgang sehen, sondern den Menschen mit seiner Lebensrückschau
- eine personenzentrierte Pflege
- ein spezielles Fachwissen über die neurologische Erkrankung
- Kenntnisse über das Bobath-Konzept

In den Einrichtungen der stationären und ambulanten Altenhilfe treffen Altenpflegerinnen auf MS-Kranke, die noch sehr jung sein können und viel Lebensbejahung von pflegerischer Seite her benötigen. Dabei geht es aber nicht um Verhaltensanweisungen, sondern um Hilfen, wie der Kranke zu seinen eigenen Kräften finden und diese konstruktiv einsetzen kann. Die zunehmende Pflegebedürftigkeit wird vom Pflegepersonal durch eine mutmachende Einstellung und Anleitung zum selbstständigen Handeln entgegengewirkt. Auf Ängste und Befürchtungen der Kranken ist immer einzugehen.

5.8.3 Krankenbeobachtung

Eine gute Krankenbeobachtung ist in jedem Krankheitsstadium für folgende Bereiche notwendig:

- Beweglichkeit (Haltung, Gang, Gestik)
- Schmerzempfindung
- Stimmung und Verhalten
- Harnausscheidung
- Sehfähigkeit
- Sprache
- Nebenwirkungen von Kortikosteroiden

Die Krankenbeobachtung ist für den Pflegeprozess entscheidend; die aus der Beobachtung abgeleiteten Pflegepropleme sind in der Pflegedokumentation zu vermerken und an den behandelnden Arzt weiterzugeben.

Im fortgeschrittenen Krankheitsstadium ist die Beobachtung von sekundären Erkrankungen wichtig.

5.8.4 Problemstellung bei der Medikamentenvergabe

Große Selektion und Zurückhaltung ist bei der Indikationsstellung und Dosierung von Medikamenten gegeben. Der hauptsächliche Grund hierfür ist die erhebliche Beeinträchtigung der durch die Krankheit schon vorgeschädigten koordinativen Funktionen.
Diese Wirkung ist bei Neuroleptika, Tranquilizern, Hypnotika und Antidepressiva besonders ausgeprägt.
Die Behandlung mit Psychopharmaka und stärker wirkenden Antidepressiva gehört in die Hand eines Facharztes. Die Indikationsstellung hängt von der psychiatrischen Diagnose ab. In den meisten Fällen wird es sich bei depressiv verstimmten MS-Patienten um reaktive Störungen und nicht um endogene Depressionen handeln.
Bei mentalen Störungen mit dementiellen Abbau sind Psychopharmaka weitgehend wirkungslos. Bessere Erfolge werden erzielt mit mentaler Aktivierung und die Ausschöpfung der noch vorhandenen mentalen Ressourcen.

Merke!

Psychopharmaka sind keine Mittel der Wahl zur Behandlung des Entmarkungsprozesses bei der MS. Eine fachgerechte Psychotherapie ist nur bei einem geringen Teil der Patienten erforderlich. Sie darf daher nicht als Routinetherapie für jeden MS-Patienten angesehen werden.

5.9 Pflege im häuslichen Bereich

Der an multipler Sklerose erkrankte Patient darf nicht darauf bestehen, dass der Ehepartner oder ein bestimmtes Familienmitglied ihm Hilfe leistet oder ihn pflegt. Er muss sich damit auseinander setzen, dass die Konzentration der Pflegeleistung auf eine einzige Person eine Überforderung bedeutet. Der Partner oder Familienangehörige hat das Recht, für Stunden, auch Tage und für die Ferien durch eine andere Pflegeperson, z.B. von einem ambulanten Pflegedienst ersetzbar zu sein. Der gesunde Partner hat das Recht auf Freizeit. Er braucht nicht mit schlechtem Gewissen zum Stammtisch, zur Gymnastikstunde, zum Kegelausflug zu gehen. Er muss die ihn vertretende Pflegeperson ebenso voll annehmen. Nur dadurch, dass der gesunde Partner genügend Freiraum bekommt und auch fordert, erhält er sich seine körperliche und seelische Kraft zum Helfen und zugleich seine eigenständige Persönlichkeit (vgl. im Kapitel „Umgang mit pflegenden Angehörigen“, „Gerontopsychiatrische Entlastungsmöglichkeiten“ auf Seite 535).

5.10 Pflege im Seniorenpflegeheim

Der MS-Kranke ist oftmals noch jung, wenn er zu Hause nicht mehr zu pflegen ist. Gründe für die Heimaufnahme sind:

- Zunahme der neurologischen Symptomatik in Kombinationen mit medizinischen Problemen und/oder - sehr viel häufiger in Kombinationen mit
- psychosozialen Problemen.

Die Aussicht, den Rest des Lebens in einem Seniorenpflegeheim zu verbringen, ist für diese Menschen dann deprimierend. Heimangst brauchte nicht zu sein, wenn genügend Behindertenwohngemeinschaften zur Verfügung ständen sowie Pflegeheime behindertenfreundlicher gebaut, eingerichtet und geführt würden. Es gibt gut geführte Pflegeheime, die speziell auf die Pflege von jungen MS-Kranken ausgerichtet sind. Nur sie reichen bei weitem nicht aus. Der junge und auch der ältere MS-Kranke braucht ein Pflegeheim, welches geprägt ist von Wärme, Geborgenheit und aktiver Ansprache. MS-Kranke Menschen haben durch die Krankheit ihre geistige Regsamkeit nicht verloren. Sie alle bedürfen des anregenden menschlichen Kontaktes und der Achtung ihrer Persönlichkeit, um auch als Heimbewohner ein inhaltsreiches Leben führen zu können (siehe dazu „Die Frage nach dem Lebenssinn in einem Seniorenpflegeheim" Seite 548). Die Anhebung der Pflegeschlüssel im Schwerstpflegebereich stellt sich als vordringliche Aufgabe und sollte immer wieder mit Nachdruck eingefordert werden. Der Pflegeschlüssel liegt in der Regel in einem Pflegeheim bei 1:4. In allen Heimen sollten Fortbildungen zu den Themen: „rehabilitative Pflege von MS-Kranken" und „psychologische Anleitung MS-Kranker und deren Angehörigen" angeboten werden.

5.11 Pflegerische Interventionen der beeinträchtigten AEDL

La: Kommunizieren

In der praktischen Pflegearbeit mit MS-Kranken kommt der Lebensaktivität Kommunikation insofern eine große Bedeutung zu, indem Pflegepersonen auch die Schwächen und Unfähigkeiten der Betroffenen akzeptieren und konstruktiv umsetzen können. Um eine solche Aufrichtigkeit und Annahme zu erreichen, muss eine echte Zuwendung erfolgen, die ihrerseits durch ein einfühlendes Verstehen des anderen geprägt ist.

Bei Verminderung der Sehschärfe ist die Verordnung von Sehhilfen (Brillen, Lupenbrillen bis elektronisches Lesegerät) angezeigt. Bei schwersten Sehstörungen sind Tonbandkassetten über Blindenvereine zu beziehen. Zum Schreiben können Schreibgeräte mit Griffverstärkungen versehen werden. Telefonieren wird leichter mit einem Tastentelefon mit vergrößerten- und mit Speichertasten. Altenpflegerinnen bringen sich selbst offen und ehrlich ein, respektieren auch die Schwächen und Handikaps und sprechen mit Sensibiliät und Empathievermögen dieses an. Sie geben den Kranken behutsam zu verstehen, dass sie nur dort helfen, wo aufgrund körperlicher und psychisch-seelischer Schwierigkeiten Bedarf besteht.

La: SIch bewegen

Frühzeitig werden die Kranken angehalten aufzustehen und sich zu bewegen. Die Entwicklung der Spastizität wird dadurch gebremst, die medikamentös nur schwer zu beeinflussen ist. Überanstrengungen, besonders ruckartige Durchbewegungen und ein schnelles Dehnen der Muskulatur ist unbedingt zu vermeiden. Passives Durchbewegen und Krankengymnastik wirken einer Spastizität entgegen. Auf übermäßigen Alkoholgenuss sollte der Kranke verzichten, da sich die ohnehin vorliegenden Gleichgewichtsstörungen steigern.

Ein notwendig gewordener Rollstuhl sollte wie ein maßgeschneidertes Kleidungsstück passen. Eine durch einen falsch angepassten Rollstuhl aufgezwungene Fehlhaltung wirkt sich auch auf das seelische Befinden aus. Ein MS-Kranker, der bequem und aufrecht sitzt, fühlt sich bedeutend besser als ein in sich zusammengesunkener. Da die Ermüdungserscheinungen durch eine bessere Körperhaltung geringer sind, ist der Kranke körperlich und psychisch aktiver. Die Fußstützen dürfen nicht zu hoch eingestellt sein. Im häuslichen Bereich sollten diese so oft es möglich ist entfernt werden, damit die Bein- und Fußmuskulatur nicht inaktiver als nötig und die Durchblutung besser gefördert wird. Die Lähmungen erfordern eine Lagerung, die sich am Bobath-Konzept orientiert. Auf die Vermeidung von Kontrakturen und Druckstellen der Haut ist zu achten. Einer Thrombose wird durch ärztlich verordnete Antithrombosestrümpfe und Low-dose-Heparinisierung vorgebeugt.

La: Sich pflegen und kleiden

An- und Auskleiden, Körperpflege z.B. Baden sind Alltagsverrichtungen, die dem Kranken mit sensomotorischen Störungen große Schwierigkeiten bereiten können. Um im täglichen Leben weitgehend unabhängig zu sein, sollten Betroffene Kleidungsstücke auswählen, die für sie praktisch sind, z.B. BH mit Vorderverschluss, Unterhemden ein bis zwei Nummern größer, weite Kleider ohne Taille, um sie leichter überstreifen zu können. Mit einer weiten, lockeren Mode ist jede Bewegungsfreiheit gegeben, da nicht stramm oder gerade gezogen werden muss und das Hineinschlüpfen leicht fällt. Hosen mit Gummizug, statt mit Reißverschluss, verlängerter Schuhanzieher und Strumpfanzieher sind weitere Anziehhilfen. Die Patienten müssen lernen, sich beim Anziehen viel Zeit zu lassen. Treten Schwindelgefühle auf, so sollten sie sich im Liegen anziehen oder einen festen Stuhl vor das Bett stellen.

La.: Essen und trinken

Bei Störungen des Schluckens steht die Anleitung bzw. die Behandlung durch die Ergotherapie und Logopädie im Vordergrund. Bei starken, seltenen Schluckstörungen sind Ernährungssonden (PEG) erforderlich.

La: Ausscheiden

Ein großes Problem unter dem die Betroffenen leiden ist die Blaseninkontinenz. Durch einen verständnisvollen und einfühlsamen Umgang können Pflegepersonen Vertrauen und Offenheit gewinnen. Dies sind die Voraussetzungen, um auf die in diesem Zusammenhang mit der Blaseninkontinenz angeklungenen, sexuellen und familiären Probleme gerade bei jüngeren Patienten weiter einzugehen.

Erschwertes Wasserlassen, bedingt durch die neurogene Blasenstörung führt zu einer unvollständigen Entleerung der Harnblase und zu einer Anstauung des Urins. Die Anstauung kann in schweren Fällen extrem sein. Das Ergebnis ist dann eine „Überlaufblase" mit dauerndem Harnträufeln. Der in der Blase gestaute Harn ist ein idealer Nährboden für Bakterien und andere Erreger. Die Behandlung der Blasenstörung ist sehr wichtig, weil es ansonsten zu aufsteigenden Infektionen kommen kann, die schließlich zu Nierenversagen führen können. Allgemeine Maßnahmen zur Pflege der Blase sind: Der Kranke muss eine reichliche Flüssigkeitszufuhr von ca. 2-3 Liter über den Tag verteilt zu sich nehmen. Bei einer atonen Blase ist ein Blasentraining angezeigt. Der Kranke bekommt ¼ Liter Tee oder Fruchtsaft zu trinken und nimmt eine Tablette Doryl ein, diese ist vom Arzt zu verordnen. Nach ca. 15 Minuten Wartezeit in sitzender Stellung auf der Toilettenschüssel wird mit der Handfläche rhythmisch auf die Blasengegend im Bereich der Symphyse im Takt des Pulsschlages geklopft, solange bis es zum Urinabgang kommt. Wenn kein Urin mehr kommt, wird mit der Faust in die Blasengegend gedrückt (Bauchpresse), damit eine vollständige Harnblasenentleerung erzielt wird. Das Blasentraining sollte mehrmals täglich wiederholt werden, weil sich erst nach längerer Anwendung der gewünschte Erfolg einstellt. Ziel des Trainings ist, den Restharn zu vermeiden. Je höher die Restharnmenge ist, desto größer ist die Gefahr der Blasen- und Nierenentzündung.

(Beim Gesunden beträgt die Restharnmenge 0-50ml.)

Ist die Blasenstörung durch Gabe von Medikamente oder durch ein Blasentraining nicht zu beheben, so ist bei Harnverhalt das mehrmalige Katheterisieren mit Einmalkathetern notwendig.

Bei völliger Blasenlähmung ist eine subrapubische Drainage durch den urologischen Facharzt zu legen. Dauerkatheter sind kontraindiziert, da sie die Entstehung therapieresistenter Infektionen der ableitenden Harnwege begünstigen. (Praktisch kommt es zu einer Bakteriurie bei 100% aller Patienten mit Dauerkatheter!) Blasenstörungen sollten -soweit wie möglich- mit Inkontinenzhilfsmittel behandelt werden, so dass eine soziale Beeinträchtigung vermieden wird.

La: Ruhen und schlafen

Nach Bauer (1989) neigen über die Hälfte aller MS-Patienten (63%) nach relativ kurzer Aktivität zur vorzeitigen Ermüdung. Für sie ist es notwendig einen Tagesplan zu erstellen aus dem hervorgeht, wann die Betroffenen ihre Leistungsphasen und wann sie ihre Ermüdungsphasen haben. Psychische (zentrale) Ermüdung lässt sich schlagartig aufheben, wenn eine ermüdende Tätigkeit durch eine andere ersetzt und die Umgebung verändert wird. Es ist sinnvoll, wenn sich die Kranken Ruhe- und Erholungspausen gönnen. Sie sollten einen Mittagsschlaf halten und überhaupt für ausreichenden Nachtschlaf sorgen. Alkoholgenuss kann die Ermüdungserscheinungen stark erhöhen, aus diesem Grunde sollte auf Alkohol verzichtet werden.

La: Sich als Mann oder Frau fühlen und verhalten

In Wohn- und Seniorenpflegeheimen scheint Sexualität offiziell nicht existent. Wer es dennoch wagt, Sexualität trotz Behinderung als etwas Natürliches zu empfinden, gerät ernsthaft in Gefahr, diskriminiert und isoliert zu werden. Sexualberatung für behinderte Menschen ist dringend erforderlich. Altenpflegerinnen und Angehörige sollten sich klarmachen, dass mit der Behinderung „multipler Sklerose" durchaus nicht die Sexualität erlöschen muss. Hemmungen und Komplexe der Altenpflegerinnen müssen abgebaut werden. Konfliktreiche menschliche Situationen können dadurch verringert oder auch vermieden werden. Der Intimhygiene muss deshalb besondere Beachtung geschenkt werden. Sie fängt bei der allgemeinen Körperpflege an und verlangt peinlichste Sauberkeit bei Inkontinenz. Sie schließt auch die Bekleidung des Kranken ein. Ein bettlägeriger MS-Patient sollte nicht nur einen sauberen, sondern einen ästhetischen Eindruck machen. Kranke, die Unsauberkeit ausströmen, werden von der Umwelt gemieden und vereinsamen eventuell nur aus diesem Grund. Wenn üblicher Verkehr nicht möglich ist, sollte den Zärtlichkeiten, dem Entdecken erogener Zonen der Vorrang gegeben werden. Sexualität ist eine ganz persönliche und individuelle Empfindung, die ausgelebt werden muss, da sonst eine Frustration eintreten kann, die sich nachteilig auf den Kranken und den evtl. Partner auswirkt. Altenpflegerinnen sollten im Umgang mit dem Thema Sexualität besonders bei Menschen, die im Heim versorgt werden müssen, Offenheit und Toleranz einüben.

La: Soziale Bereiche des Lebens sichern

Mit dem Besuch einer Selbsthilfegruppe bekommt der Einzelne durch die Gemeinschaft mit Gleichbetroffenen neue seelische Kräfte. Die Gruppenmitglieder erhalten Anregungen und Impulse durch andere, erfahren Freude durch gemeinsame Aktivitäten. Sie können in einem geschützten Rahmen sich im Umgang mit anderen Menschen versuchen, erleben und erfahren eine Erleichterung mit der unberechenbaren Bedrohung der Erkrankung. Sie kommen zusammen, um vor allem persönliche Schwierigkeiten durch gemeinsame Gespräche zu bearbeiten. Diese Gruppe ist als ein großes Übungsfeld für den Alltag anzusehen, wo zum Tragen kommt, dass der Mensch eben nicht nur ein Individuum, sondern auch Mitglied der menschlichen Gemeinschaft ist, der soziale Bedürfnisse empfindet und ausleben kann.

La: Mit existenziellen Erfahrungen des Lebens umgehen
Depressionen können bei der MS durch die sozial- und leistungsbeeinträchtigten Symptome oder durch die Nebenwirkungen einiger Medikamente, z.B. Cortison, auftreten. Diese können mit vorsichtig dosierten Antidepressiva und mit psychotherapeutischen Gesprächen behandelt werden. Es geht darum, den Menschen zu helfen, mit ihrer Lebenssituation psychisch/seelisch fertig zu werden. Dazu gehört, über Gefühle sprechen zu lernen und den Zugang zu sich selbst zu finden, die persönlichen Bewältigungswege zu entdecken und diese dann in den Lebensaktivitäten umzusetzen.
Indem der MS-Kranke von der Bezugspflegekraft akzeptiert und wertgeschätzt wird, kann der Kranke seine eigene Wertschätzung erlangen. Durch viel Akzeptanz, Wärme und Lob, kann auch beim Schwerstbehinderten MS-Kranken eine Verbesserung des Selbstwertgefühls, der Aktivierung von Antriebskräften psychisch-seelischer sowie körperlicher Art zu Stande kommen. Auch der bettlägerige Kranke hat seiner Situation entsprechend Bedürfnisse, Ansprüche und Wünsche. Er braucht in seiner desolaten Lage immer wieder Momente, in denen er Freude empfinden kann. Entsprechende Möglichkeiten zu erspüren und sie den MS-Kranken zu verschaffen ist Aufgabe von Pflegekräften.
Die Kranken werden häufig, wenn der neue Rollstuhl gebracht wird oder der Umgang mit Inkontinenzhilfen eingeübt wird, sehr depressiv. Hier gilt es, durch geeignete Unterstützung den Kranken Mut zum Weitermachen und zum Engagement in ihrer Krankheit zu geben.

Wiederholungsfragen

1. Was verstehen Sie unter der Erkrankung „Multiple Sklerose" (MS)?
2. Wie verläuft in der Regel die neurologische Erkrankung Multiple Sklerose?
3. Welche Faktoren können einen Krankheitsschub bei MS auslösen?
4. Welche körperlichen und psychomentalen Symptome kennzeichen die MS?
5. Welche Prophylaxen sollten Sie bei der Pflege von MS-Patienten besonders durchführen, um im Spätstadium der Erkrankung Komplikationen auszuschließen?
6. Auf welchem Pflegekonzept sollte die Pflege von MS-Kranken erfolgen?
7. Benennen Sie die vier Phasen der Krankheitsannahme bei MS und erklären Sie diese.
8. Welche Folgen könnten sich für den Erkrankten ergeben, wenn Sie körperlich verursachte psychische Zustände pauschal als „depressiv", „euphorisch" oder „wesensverändert" einordnen?
9. Welches Pflegeziel streben Sie bei der Pflege von MS-Kranken an?
10. Welche Voraussetzungen müssen Sie für Ihren pflegerischen Auftrag mitbringen, wenn Sie das in Frage 9 erfragte Pflegeziel erreichen wollen?
11. Eine gute Krankenbeobachtung ist in jedem Krankheitsstadium der MS unerlässlich und für den Pflegeprozess wichtig. Welche Bereiche müssen Sie besonders sorgfältig beobachten, in der Pflegeplanung berücksichtigen und an den behandelnden Arzt weitergeben?
12. Aus welchem Grund sollten Psychopharmaka bei einem MS-Kranken nach Möglichkeit nicht verabreicht werden?
13. Führen Sie pflegerische Interventionen zum Pflegeproblem „Harnentleerungsstörung bei atoner Blase" auf.
14. Welche Pflegeprobleme treten in der Lebensaktivität „ruhen und schlafen" bei einem MS-Kranken auf? Formulieren Sie dazu angemessene Pflegemaßnahmen.

Leitlinien zum pflegerischen Umgang mit Patienten mit gerontopsychiatrischen und neurologischen Erkrankungen

Im Umgang mit gerontopsychiatrisch sowie neurologisch erkrankten Menschen sind folgende Leitsätze von Altenpflegerinnen zu berücksichtigen:

Die Würde, die Rechte und die Bedürfnisse des älteren Menschen müssen bei allen angebotenen Hilfen respektiert werden.
Folgende Verhaltensregeln helfen dabei:

- sich offen und ehrlich verhalten
- Probleme des Betroffenen in den Lebensaktivitäten wahrnehmen
- den alten Menschen nicht so ansprechen, dass er gedemütigt wird
- Defizite in Handlungsabläufen nonverbal ausgleichen
- notwendige Entscheidungen auf eine Weise treffen, die dem älteren Menschen das Gefühl vermittelt, selbst entschieden zu haben und durch die Altenpflegerin beraten worden zu sein.

Aufbau einer Beziehung zu dem alten Menschen (mit dem Wissen um Grenzen der Hilfsmöglichkeiten), in der der alte Mensch sich vertrauensvoll auf Hilfe einlassen kann.
Hilfreich ist:

- sich dem alten Menschen bei den pflegerischen Kontakten zuwenden, ihn spüren zu lassen, dass man ihn, so wie er ist, akzeptiert
- seine Sorgen, Nöte und Gefühle aufnehmen, sie tolerieren und auf sie eingehen mit dem Konzept der Validation
- lernen, den Hintergrund seiner Aussagen zu verstehen, denn sie benennen oft seine Bedürfnisse, Sehnsüchte und Ängste
- das Mitteilungsbedürfnis des alten Menschen nicht blockieren
- mit konkreten Hilfestellungen zu seinem Wohlbefinden beitragen
- versuchen mit der Lebensrückschau des Menschen wichtige Lebensereignisse zu kennen, um so Anknüpfungspunkte zu haben um Verhalten / Verhaltensauffälligkeiten besser verstehen zu können.

Sich auf einen mühsamen Prozess einlassen, bis der psychisch und neurologisch erkrankte Mensch sich anvertrauen und Hilfe annehmen kann; beachten, dass er sich oft deswegen zurückgezogen hat, weil er in der Begegnung mit anderen Menschen an die Schwächen seines Körpers und Geistes erinnert wird.
Das heißt u.a.:

- schrittweise Umsetzung der Hilfe in Zusammenarbeit mit dem psychisch und/oder neurologisch Alterskranken, zu viele Anforderungen und Neuerungen auf einmal fördern die Hilflosigkeit / Verwirrtheit

- akzeptieren, dass die Pflegeperson immer wieder zurückgeworfen werden kann und ihrer Hilfestellungen Grenzen gesetzt sind
- auf die momentanen Bedürfnisse des alten Menschen eingehen und aus der Situation heraus handeln
- beobachtbare Veränderungen des Kranken mit dem Facharzt, Pflegeteam und mit den Angehörigen besprechen

Hilfestellung immer ausgleichend anbieten und den alten Menschen mit einbeziehen.

Dazu gehört u.a.:

- angemessene situative Orientierungshilfen geben (ROT, Milieugestaltung)
- Hilfe zur Selbsthilfe anbieten, um die Eigenständigkeit zu erhalten
- sein Selbstwertgefühl zu stärken

9. Kapitel
Pflegekonzeptionen der gerontopsychiatrischen Pflege

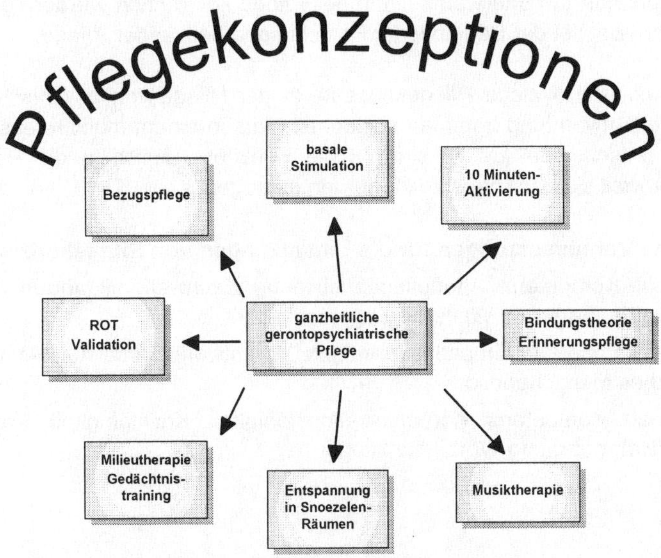

Ziele für psychisch Alterskranke:
Erhaltung der Lebenskontinuität
Bedürfnisbefriedigung
Individualisierung

Um Therapieziele zu erreichen, bedarf es Pflegekonzeptionen[52] für den pflegerischen Umgang mit psychisch Alterskranken.

Pflegekonzeptionen sind derzeit nur wenig wissenschaftlich erforscht. Das rührt daher, dass psychisch Alterskranke, insbesondere Kranke mit einer fortgeschrittenen Demenz überwiegend nicht geschäftsfähig und/oder einwilligungsfähig sind, und Forschungen mit diesem Klientel erhebliche ethische und rechtliche Probleme nach sich ziehen. Diese Problematik wird derzeit von der Deutschen Gesellschaft für Gerontopsychiatrie und -psychotherapie e.V. diskutiert (vgl. auch „Demenzforschung als Chance zur schnelleren Diagnosefindung" auf Seite 81).

52 Bruns-Waigand/Kämme definieren 1998 den Begriff „Pflegekonzept" folgendermaßen: Auf welcher Grundlage, mit welchen Mitteln wird die pflegerisch-begleitende Dienstleistung für einen bestimmten Personenkreis (...) durchgeführt.

Pflegeforschung[53] und Bildung in der gerontopsychiatrischen Pflege brauchen neugierige Altenpflegerinnen, die die Fähigkeit besitzen das Ungewöhnliche zu sehen und den Willen haben, alle Tätigkeiten in Frage zu stellen. All das was Altenpflegerinnen tun und womit sie in der Pflege konfrontiert werden, gilt es zu hinterfragen. Das ist der Beginn jeder Forschungsarbeit in der Pflege.

Die Entscheidung, welche Pflegekonzepte in der Pflege von psychisch Alterskranken zur Anwendung kommen sollten, ist stets in einem multiprofessionellen Team zu entscheiden. Es ist sinnvoll die Konzepte täglich in die Pflege zu integrieren, weil sie zur Tagesstrukturierung beitragen.

Allgemeine Voraussetzungen für die Umsetzungen von Pflegekonzepten

- fachliche Kompetenz: Altenpflegeausbildung, Fachweiterbildung in Gerontopsychiatrie, Fort- und Weiterbildungsmotivation
- soziale Kompetenz: Empathievermögen, Verantwortungsbewusstsein, humanistisches Menschenbild
- personale Kompetenz: Kommunikationsfähigkeit, Kritikfähigkeit, Kreativität, Selbstwahrnehmung, Vorbildfunktion.

Merke!

Mit Pflegekonzepten wird versucht mentale Abbauerscheinungen (Desintegrationsprozesse, d.h. ein Auseinanderfallen der Persönlichkeit, Realitätsverlust) zu reduzieren, das Selbstwertgefühl und die soziale Beziehungsfähigkeit der Kranken wiederherzustellen oder zu erhalten sowie die Alltagskompetenz zu erhöhen. Ein weiteres Ziel ist der Regression, d.h. einen Verlust des menschlichen Ich entgegenzuwirken.

---

53 Anm.: **Pflegeforschung** ist notwendig, um das Pflegewissen in der Gerontologie einer empirischen Analyse und einer intersubjektiven Überprüfbarkeit zu unterziehen. Theoretische Grundlagen und Einordnungen sollen dazu verhelfen, pflegerische Phänomene zu beschreiben, zu erklären und Prognosen zu stellen. Für die professionelle Pflege kranker, alter und behinderter Menschen liegen durch Wissenschaft und Forschung gestützte Modelle und Methoden vor. Diese werden seit vielen Jahren vorrangig in Großbritannien, USA, Niederlanden und Skandinavien entwickelt und praktiziert. In Deutschland orientieren sich die professionell Pflegenden noch stark an handwerklich orientiertem Erfahrungswissen. Die technische Verrichtung steht stärker im Vordergrund, als die Interaktions- und Kommunikationskomponente der Pflege.

1 Die Bezugspflege

1.1 Der Begriff „Bezugspflege" („Primary Nursing")

Eine Altenpflegerin, als Bezugspflegerin ist für bestimmte alte Menschen zuständig, angefangen von der Heimaufnahme über das Verrichten aller Pflegehandlungen, das Erstellen der Dokumentation und die Begleitung des ärztlichen Hausbesuches. Dadurch ist sie in der Lage, die Ressourcen des alten Menschen fundiert zu beurteilen.

1.2 Konzeptziele

Die Altenpflegerin hat die Aufgabe mit ihrem Personsein eine erwünschte Verhaltensänderung positiv zu verstärken; sie kann dem Kranken die verloren gegangene Sicherheit zurückgeben.

1.3 Die Bedeutung des Konzeptes für die gerontopsychiatrische Pflege

Psychiatrische Erkrankungen werden durch die Art der Beziehungen, welche der Kranke erlebt, beeinflusst. Therapeutisch ungünstige Beziehungen können eine Erkrankung aufrechterhalten oder verschlimmern, im ungünstigsten Fall sogar hervorrufen. Altenpflegerinnen müssen demnach eine bezugszentrierte Pflege leisten können, weil diese ein wesentlicher Beitrag zur Bewältigung oder Heilung gerontopsychiatrischer Krankheitsbilder ist. Bei z.B. dementiellen Erkrankungen ist die Bezugspflegekraft die hilfreichste Orientierungshilfe in der „verwirrten" Welt des Kranken.

Die Bezugspflegekraft gewährleistet, dass der Kranke von der selben Bezugsperson gepflegt wird. Pflege ist ein prozesshaftes und ein kommunikatives Handeln, in dem es darum geht, eine professionelle Beziehung zum psychisch Alterskranken aufzubauen, um ein gemeinsames Pflegeziel zu erreichen. Diese Beziehung sollte zwischen dem Kranken und der Altenpflegerin kongruent sein. Ohne eine vertrauensvolle Beziehung fehlt die Ausgangsbasis für eine ganzheitliche Pflege. Das notwendige Vertrauen kann leichter auf der Basis von professioneller Beziehung und Empathie wachsen.
Die Altenpflegerin befasst sich nicht mit einzelnen Problemen, sondern bezieht die *physische- psychische und soziale Ebene* des Menschen mit ein.

Ergebnisse einer guten Bezugspflege sind:

- zusätzliche Informationen des psychisch Alterskranken für das therapeutische Team
- Entwicklung eines geänderten Berufsverständnisses bei Altenpflegerinnen

- verbesserte Pflegequalität
- Heraufsetzung der Arbeitszufriedenheit
- Zufriedenheit bei Patienten

Bezugspflege kann bei einigen Kranken, die im Umgang nicht einfach zu „händeln" sind, Altenpflegerinnen auch sehr belasten. Hier ist eine fortlaufende Supervision erforderlich (vgl. „Hilfe durch Supervision" Seite 606).

Merkmale einer erschwerten pflegetherapeutischen Beziehung, ausgehend vom Kranken:

- misstrauisches Verhalten
- distanziertes Verhalten
- anhängliches Verhalten

Merkmale einer erschwerten pflegetherapeutischen Beziehung, ausgehend von Altenpflegerinnen:

- infantilisierendes Verhalten
- zuviel Distanz oder Nähe zum Kranken
- Übertragung / Gegenübertragungsreaktionen

2 Konzept der Erinnerungspflege (Lebensrückschau, biografisches Arbeiten [54], reminicence therapy)

Erinnern ist mehr als in der Vergangenheit zu leben. Sich erinnern (können) heißt: durch die Vergangenheit leben. Denn nur wer sich erinnern kann, weiß, wer er ist; kann sich seiner Identität vollkommen sicher sein.

2.1 Der Begriff „Erinnerungspflege"

Die Erinnerungspflege orientiert sich an der Vergangenheit altgewordener Menschen. Über Gespräche oder Erinnerungsreize, z.B. bekannte Musikstücke, Fotos oder sensorische Reize (z.B. Gerüche) soll das Langzeitgedächtnis angesprochen werden.

---

[54] In das Konzept fließen Erkenntnisse der Biografieforschung, Psychoanalyse und der Sozialisationstheorie ein. Wenn wir den Begriff „Biografie" (Lebensbeschreibung) verwenden, machen wir den Lebenslauf zum Gegenstand von Überlegungen, Deutungen und Bewertungen, um ihm eine bestimmte Sinngestalt zu geben. Es geht nicht um das Gesamt oder die zeitlich „richtige" Abfolge von Lebensereignissen, sondern um ihre seelische Erlebnisfähigkeit und ihre Bedeutung für den Lebenslauf.

2.2 Konzeptziele

- Die im Langzeitgedächtnis gestützten individuellen Verhaltensmuster können aktiviert oder reaktiviert werden. Das führt zu Erfolgserlebnissen und damit zu einer Stimmungsverbesserung.
- Erinnerungspflege mobilisiert Kräfte im Menschen, weil er ermutigt wird, an vergangene Zeiten anzuknüpfen und schlechte Zeiten weitgehend zu akzeptieren.
- Sie fördert das Selbstwertgefühl des kranken und gesunden Menschen der sich in seiner Persönlichkeit angenommen fühlt.
- Sie verringert die Aggressionsbereitschaft, wenn Gewohnheiten so bleiben können, „wie es immer war".
- Sie bietet eine ergiebige Quelle für sinnvolle Beschäftigung.
- Sie führt zu Zufriedenheit und vermindert Störungen, insbesondere Unruhe.

Eine Fokussierung auf positive Erinnerungen soll einer Lebensqualitätsverbesserung dienen. Erinnerungspflege hat das Ziel in der Pflege erlebnisorientiert zu arbeiten und nicht ergebnisorientiert.

2.3 Die Bedeutung des Konzeptes für psychisch Alterskranke

Verhaltensweisen, Wertvorstellungen, Verhaltensstörungen und psychische Ausfälle sowie ihre Selbsteinschätzung werden erst verstehbar durch die Kenntnisse der Lebensgeschichte, des dahinter stehenden Menschen, z.B.: feste Gewohnheiten, wie z.B. frühes Aufstehen, spätes Zubettgehen, die Abfolge beim Waschen und Ankleiden. Bestimmte Vorlieben beim Essen, Familienregeln und -traditionen, (Kirchgang, Feste) helfen bei der Strukturierung der Zeit und der Gestaltung des Tagesablaufs. Sie werden besonders bei einem Heimeintritt zu „Sicherheitsgurten" für die jetzige Lebenssituation. Die Ermöglichung der Beibehaltung solcher Gewohnheiten, trägt zur Herabsetzung der Unruhe und Verwirrtheit bei und ist hilfreich bei psychisch Alterskranken mit Schlaf/ Wachumkehr.

2.4 Die Bedeutung des Konzeptes für Altenpflegerinnen

Erinnerungen bauen Brücken zwischen Menschen. Sie helfen uns Pflegende Handlungen und Wünsche alter Menschen besser zu verstehen; der Zugang zum Menschen kann sich auf diesem Weg verbessern.
Erinnerungspflege bedeutet für Altenpflegerinnen Verständnis für die Prägung eines Menschen zu haben durch:

- geschichtliche und kulturelle,
- politisch und soziale,
- fämiliär und persönliche Geschehnisse.

Handlungsaufgabe:
Welche Ereignisse Ihrer Meinung nach sollte eine Altenpflegekraft über die historischen Entwicklungen und Zusammenhänge in unserem Jahrhundert wissen, wenn sie einen zu betreuenden alten Menschen in seiner Individualität verstehen will?

Die biografische Orientierung erhält in der Altenpflege ein besonderes Gewicht dadurch, dass Altenpflegerinnen einen alten Menschen über lange Zeit nicht nur pflegen, sondern ebenso begleiten, oft bis in die Sterbephase. Altenpflegerinnen müssen auf das entwicklungspsychologische Konzept der Lebensspanne zurückgreifen, weil viele auffällige Verhaltensweisen nur in ihren lebensgeschichtlichen Zusammenhängen begriffen werden können, z.B. das Verhalten einer Frau mit Verarmungswahn, die Hungersnot und Vertreibung hinter sich hat.

Altenpflegerinnen können sich schlecht in die Werthaltungen und die überwiegend noch autoritär geprägten Denkmuster alter Menschen hineinversetzen, wenn sie nichts über Gesellschaftsordnungen, wie das Wilhelminische Kaiserreich und das Dritte Reich wissen. Sie können sich nicht vorstellen, wie jemand unsere moderne Wohlstands- und Überflussgesellschaft erlebt, der in seinem langen Leben stets zu Gehorsam, Ordnung und Sparsamkeit erzogen wurde und schlechte Zeiten durchgemacht hat.
Biografiekenntnisse sind eine Voraussetzung dafür, Menschen dort zu begegnen, wo sie sich befinden. Die biografischen Kenntnisse schaffen es zudem, den alten Menschen nicht nur als psychisch Alterskranken/Pflege- bedürftigen, sondern auch als gewordene Persönlichkeit zu sehen. Der Ansatz dient dazu, die im Verlauf einer psychiatrischen Krankheit immer weiter verblassende Erinnerung zu stützen und den Verlust der personalen Identität des alten Menschen zu verhindern.

Erinnerungspflege ist dazu da,

- um Lebensleistung anzuerkennen und nicht nur mit Defiziten umzugehen.
- um Respekt vor der Lebensbewältigung des alten Menschen zu schaffen.
- um einfühlsame Nähe und würdevolle Distanz herzustellen.
- um Wege aufzuzeigen, wie Konflikte, Widerstände, unverständliche Verhaltensweisen als „wunde Punkte" einzuordnen und aufzulösen sind.
- um Störungen der Lebensäußerungen, wie z.B. Nahrungsaufnahme, Ausscheidung, Schlafen und Wachen aufzufangen.
- um Aggressionen, Wut, Verzweiflung, Depressionen, Apathie und Resignation bei alten Menschen zu vermeiden, wenn sie in ihrer Lebensbiografie wahrgenommen und ernst genommen werden.

Das Konzept muss kombiniert werden mit aktivierender Pflege, mit Empathie, mit Realitätsorientierungstraining (ROT) und mit Validation.

2.5 Erinnerungspflege im Seniorenheim

Erinnerungspflege (Biografiearbeit) beginnt bei der Heimaufnahme des psychisch Alterskranken. Es werden Informationen, besonders der ersten 20-30 Lebensjahre von der Bezugspflegekraft erfragt. Der Biografiebogen wird im Laufe des Heimaufenthaltes gemeinsam mit dem alten Menschen (soweit es möglich ist) und mit seinen Angehörigen erweitert (vgl. „Angehörigenmithilfe bei der Biografiebogenerstellung" Seite 540).
Zu warnen ist jedoch davor Lebensfakten und Ereignisse wahllos zu dokumentieren, ohne Wissen und Einwilligung der Betroffenen oder der Angehörigen/Betreuer. Stigmatisierungsprozesse können sich bei den Mitarbeitern einschleichen, über die der Kranke im Pflegealltag keinerlei Kontrolle mehr ausüben kann.
Hier ist der Schutz der Persönlichkeitsrechte auch im Rahmen des notwendigen biografischen Arbeitens zu wahren. Die Lebensgeschichte eines alten psychisch kranken Menschen ist „persönliches Eigentum", über das Altenpflegerinnen nicht nach Belieben verfügen können.

Handlungsaufgabe:
Schreiben Sie Ihre persönliche Lebensgeschichte auf.
Durch die persönliche Betroffenheit gesättigt, können Sie eine objektive Auseinandersetzung mit der gesellschaftlichen Wirklichkeit herstellen.
Ziel dieser biografischen Übung ist eine Vertiefung des Verstehens der „eigenen Geschichte". Sie können Zusammenhänge aufspüren, nacherleben und mit neuen Deutungen versehen.

Merke!

Erinnerungspflege bei psychisch Alterskranken ist nicht als eine leicht zu handhabbare Technik misszuverstehen, sondern an erster Stelle als eine Haltung und Grundeinstellung von beruflich Handelnden in der gerontopsychiatrischen Pflege zu begreifen.
Durch die Kraft der Erinnerung und die Mitteilung der eigenen Lebensgeschichte wird ein alter Mensch auch für andere nach- und einfühlbar zum Individuum. Die Lebensgeschichte hervorzuholen und zu „pflegen" ist eine der sozial-pflegerischen Hauptaufgabe von Altenpflegerinnen.

2.6 Folgerungen

Um die Ziele der Erinnerungspflege für psychisch Alterskranke umsetzen zu können, müssen Rahmenbedingungen in der Altenhilfe hergestellt werden: ein ausreichender Pflegeschlüssel, der eine gute Pflegequalität zulässt, das entsprechende Zeitbudget und die gerontopsychiatrische Fachkompetenz, die nicht nur eine Berufsgruppe für sich beanspruchen sollte.

3 Das Konzept der Geborgenheit nach der Bindungstheorie von John Bowlby (Geborgenheitstherapie)

Das Bindungsverhalten nach Bowlby (1951) ist ein Primärtrieb, der als prägungsähnlicher Prozess verstanden wird und dessen Anpassungswert die Suche nach Schutz in der Nähe der Mutter ist. Nach Ainsworth wird Bindung als ein Verhaltenssystem bezeichnet, das dafür zuständig ist, dass die Bezugspflegeperson (z.B. Mutter) beim Kind oder Pflegebedürftigen bleibt und ihm dadurch Schutz und Sicherheit geben kann.

Der aus der Psychoanalyse abgeleitete theoretische Ansatz ist ein Konzept, um die Suche nach Sicherheit und Geborgenheit, insbesondere von Demenzkranken zu verstehen. Es soll der Leitfrage nachgegangen werden, warum Demenzerkrankte öfters nach Bezugspersonen (z.B. Mutter) rufen.

3.1 Die Grundlage der Bindungstheorie

John Bowlby, ein Kinderpsychiater aus England, ging davon aus, dass für jedes Kind und seine normale Entwicklung es mindestens eine Person geben muss, dem es seine ganze Liebe zuwenden kann. Die beruhigende Anwesenheit dieser Person(en) versetzt das Kind in die Lage, die Welt um sich herum zu erkunden. Wenn das Kind einen (oder beide) Elternteile nicht anwesend weiß, bekommt es Angst. Jedesmal, wenn das Kind mit einer fremden oder unerwarteten Situation (neue Umgebung, unbekannte Personen, fremde Geräusche) konfrontiert wird, zeigt es kein Neugierverhalten, sondern wendet sich der Bezugsperson zu. Das Kind fängt an zu weinen, ruft nach der Mutter oder dem Vater.
Erwachsene zeigen in Augenblicken großer Unsicherheiten und Gefahr ein ähnliches Verhalten, z.B. rufen Soldaten während großer Gefahr auf dem Schlachtfeld nach ihren Müttern.
Während des ganzen Lebens bleibt im Unterbewusstsein das Zuwenden auf enge Bezugspersonen bestehen.

3.2 Wo sind meine Eltern?

Ein ständiges Rufen des psychisch Alterskranken nach Bezugspersonen kann mit den Begriffen: Elternfixierung und Elternorientierung erklärt werden. Beide Begriffe stammen aus der Erziehungspsychologie.

Die Elternfixierung
Früher oder später nehmen demente Menschen an, dass ihre Eltern noch leben, obwohl das nicht mehr der Fall ist. Die Menschen fühlen sich heimatlos, haltlos und rufen nach der Mutter.

Die Elternorientierung
Menschen im Frühstadium einer Demenz denken oft an ihre Eltern, wissen aber, dass diese verstorben sind. Sie erzählen viel von den Eltern, dabei werden Erinnerungen an vergangene Zeiten wach und sie teilen mit, dass sie ihnen sehr fehlen. Manchmal fangen sie an zu weinen. Die Elternorientierung tritt besonders in problematischen Situationen auf, wenn sich der Kranke hilflos oder überfordert fühlt, z.B. bei Pflegehandlungen im Intimbereich, beim Legen eines Dauerkatheters, bei der Katheterpflege oder bei der Wundversorgung etc. Das alles kann an Verlusterfahrungen erinnern und Angst erwecken. Der Kranke sucht wieder nach Bezugspersonen. Er fängt an, z.B. nach der Mutter zu rufen, zu fragen oder gar zu suchen.

Auf die Frage: „Wo sind meine Eltern?" kann mit folgenden Zusammenhängen geantwortet werden:
Durch die senile Demenz bricht über das Gehirn des Kranken ein Chaos herein. Der kranke Mensch verliert durch den Werkzeugverlust den sicheren Boden unter den Füßen, das macht ihm Angst; er sucht nach Vertrautheit, Sicherheit und Geborgenheit. Wachsende Unruhe der Kranken lässt sich als Ausdruck ihrer Einsamkeitsgefühle und als Kontaktwunsch interpretieren. Der Ruf nach ihren Eltern wird verständlich, weil zu diesen Personen meist eine besonders enge Halt- und Sicherheit gebende Bindung bestand.
Demenzkranke laufen Altenpflegerinnen hinterher, klammern sich an Angehörige oder symbolischen Stützen, z.B. Hausschlüssel, Geldbörse, zerknüllte Taschentücher, Puppen, Kuscheltiere etc. Selbst das stundenlange Festhalten und Rumschleppen von Handtaschen macht als Form der „Haltsuche" plötzlich Sinn. Denn das, was verloren gegangen oder bedroht ist, halten Demenzerkrankte über Symbole fest.
Wenn der Kranke sich sicher aufgehoben weiß, er die Möglichkeit der Anlehnung und Hilfe bekommt, von einer Altenpflegerin, die ihm anbietet, so zu helfen, wie eine Mutter helfen könnte, wird seine innere Unruhe nachlassen. Dieses „Aufgehobensein" in problematischen Situationen kann von Altenpflegern/innen durch Gefühlsarbeit vermittelt werden.

Zum Verständnis eine Pflegesituation aus der Praxis:
Altenpfleger Klaus fährt Frau F., eine an Demenz erkrankte Dame, in einem Rollstuhl in die Kapelle des Seniorenpflegeheimes zum Gottesdienst. Um die Kapelle zu erreichen, muss der Pfleger einmal quer durch das Pflegeheim fahren. Frau F. weiß gar nicht so recht, wo es hingehen soll. Sie sieht sehr unglücklich aus und ruft: „Ach, Mutter!", immer wieder aus.
Altenpfleger Klaus weiß, dass dies als ein Nähe suchendes Verhalten eingeordnet werden kann. Er versteht, dass Frau F. Angst bekommt, weil ihr die Fahrt bis zur Kapelle sehr unbekannt erscheint. Altenpfleger Klaus legt ihr seine Hand auf ihre Schulter als ein Stück Sicherheitsvermittlung und sagt ihr oft, dass er hinter ihr gehe und dass beide jetzt zur Kapelle zum Gottesdienst eilen.

Handlungsaufgabe:
Versetzen Sie sich in die Situation von Frau F. und stellen Sie sich Folgendes vor: Sie sitzen im Rollstuhl und können Wahrnehmungen um sich herum nicht mehr ganz einordnen. Sie werden durch einen Raum bewegt ohne selbst zu steuern und ohne zu wissen, wohin Sie gehen und woher Sie kommen! Tauschen Sie Ihre Gefühle darüber in Ihrer Arbeitsgruppe aus.

Merke!

Elternfixierungs- und Elternorientierungsverhalten entstehen beim psychisch Alterskranken aus Hilflosigkeit und Unsicherheit heraus. Beide Formen sind als Bindungsverhalten zu verstehen, als eine Form Nähe suchendes Verhalten, das zum Ziel hat, die Nähe von Bezugspersonen zu erlangen bzw. zu erhalten. Es überrascht nicht, dass sich manche Demenzerkrankte wieder an den Tod der Eltern erinnern und die Suche nach ihnen einstellen, sobald sie die Nähe zu Bezugspersonen spüren. Wird dieses Nähe suchende Verhalten durch Gefühlsarbeit oder durch taktile Kommunikation von Bezugspflegepersonen berücksichtigt, fühlen sich die Kranken „versorgt", „beruhigt", „getröstet" und „gewärmt". Der Kranke bekommt Gefühle von Sicherheit und Geborgenheit vermittelt. Der pflegerische Umgang mit dem Kranken ist einfacher; Unruhe, ständiges Rufen und Suchen nach Personen lässt nach.

4 Das Konzept der Validation

Validation wurde von der Sozialarbeiterin und Schauspielerin Naomie Feil, 1990 von Cleveland, (USA) nach Europa getragen. Validation ist von Praktikern für Praktiker entwickelt worden. Bei dem Konzept handelt es sich um eine psychosoziale Interventionsmethode.

4.1 Der Begriff „Validation"

Validation = Wertschätzung, (von engl. „be of value" = „wertvoll sein"); auch Gültigkeitserklärung.
Validation ist eine Kommunikationstechnik, um mit verwirrten Menschen umzugehen und mit verwirrten Menschen in Einklang zu kommen und sei es nur für einen Augenblick. Validation kann auch als ein methodischer Schlüssel bezeichnet werden, um die für Altenpflegerinnen fremde Assoziations- und Gefühlswelt psychisch Alterskranker zu erreichen.

4.1.1 Zentraler Gedanke der Validation

Gefühle leiden weniger unter dem Abbau des Gedächtnisses. Ursache dessen ist, dass unsere Gefühle zeitlos und in vielen Informationen des Langzeitgedächtnisses gespeichert sind. Der chronisch verwirrte Mensch zieht sich folglich in die Vergangenheit zurück, weil er dort die Sicherheit findet. Mit Gefühlen wird im Kontakt mit einem dementen Älteren häufig mehr erreicht, als über den Verstand und nüchterne Tatsachen.

4.2 Konzeptziele

Mit dem Konzept der Validation wird dem alten verwirrten Menschen das geboten, wonach er in seiner Not das größte Bedürfnis hat: *Sicherheit und Vertrauen als Mittel gegen die Angst!*

4.3 Anwendungsbereiche

Validation kann gut eingesetzt werden:

- bei Menschen mit beeinträchtigten sensorischen Fähigkeiten
- im fortgeschrittenen Stadium der senilen Demenz vom Alzheimer Typ
- bei Menschen mit Angststörungen
- bei Menschen mit kognitiven Beeinträchtigungen (z.B. Korsakow-Syndrom)
- bei alten Menschen in der letzten Lebensphase die unverarbeitete Gefühlssituationen wachrufen und ausdrücken.

Altenpflegerinnen erkennen, dass treffende Worte oder Sinnesreize bei Demenzerkrankten „Türen" aufschließen können. Die Umsetzung des Konzeptes erfolgt daher vorwiegend in schwierigen Pflegesituationen, z.B. bei Weglauftendenzen, Aggressionen, Angstgefühlen, Rufen nach einer Bezugsperson. Das Konzept kann den Psychopharmakaverbrauch erheblich reduzieren.

4.4 Konzeptbeschreibung

Validation setzt sich aus den drei Elementen: Leitbild, Grundhaltung und Technik zusammen. Eines ohne die beiden anderen ist nicht Validation. Erst die Kombination aus allen drei Elementen macht das Konzept zu einer bemerkenswerten Methode in der Betreuung verwirrter Menschen.

Das Leitbild der Validation
umfasst die Gesamtheit ihrer psychologischen Prinzipien und theoretischen Begründungen, welche aus einzelnen Theoriebruchstücken, nicht aus *einer* stimmigen Theorie besteht. Zum Leitbild der Validation gehört auch die Annahme, dass der verwirrte (wie auch der gesunde) Mensch in der Endphase seines Lebens Frieden mit sich selber schließen möchte.

Die Technik des Validierens
Eine gute Beobachtungsgabe von Altenpflegekäften ist der erste Schritt zur Validationstechnik. Die Vorgehensweise ist immer abgestimmt auf die Phase der Verwirrtheit.
Die Validationstechnik beruht auf bestimmte Kommunikationsregeln:

- Dem verwirrten alten Menschen sollte nicht widersprochen werden; er lebt in einer anderen Realität.
- Beim Eingehen auf den verwirrten Menschen sollten sich Altenpflegerinnen von den Gefühlen leiten lassen, die aus den Äußerungen der verwirrten Menschen sprechen. Diese wahrgenommenen Gefühle sind die Schlüssel zur verborgenen Botschaft und sind zu bestätigen.
- Zu der nonverbalen Technik gehört das Widerspiegeln von Bewegungen des alten Menschen und das gegenseitige Berühren. Dabei legt der Validationsanwender große Konzentration auf Gefühle des alten Menschen, welche in Gestik, Mimik oder verbal zum Ausdruck kommen.
- Die verbale Kommunikation sollte ruhig, wertschätzend, klar, verständlich sowie eindeutig sein. Es sollten W- Fragen gestellt werden z.B.: Wer, Was, Wo, Wie, Wann. Fragen, die mit „Warum" beginnen und Fragen, die sich auf Ursachen oder Gründe beziehen, sind zu vermeiden (verlangen logisches Denken, welches bei Verwirrtheit verloren geht).
- Altenpflegerinnen suchen Erklärungen für „Schlüsselwörter", die oft aus Teilen anderer Wörter zusammengesetzt sind und für den Verwirrten eine besondere Bedeutung haben.
- Der Validationsanwender knüpft nach Möglichkeit an die Lebensrückschau an und geht auf „Lebensthemen" ein. Das kann das Verhältnis zu Eltern, Geschwistern, angenehme oder unangenehme Erlebnisse aus der Jugend, auf Ereignisse, die sein Leben veränderten, sein. Durch die Verbalisierung bedeutsamer Themen, kann der verwirrte Mensch die damit verbundenen Gefühle besser äußern.

- Altenpflegerinnen sollten die Sprache des verwirrten Menschen sprechen. Sie achten auf Worte, Ausdrücke und Redensarten. Sie können die letzten Worte des verwirrten Menschen wiederholen. Sie stimmen sich somit auf die Wellenlänge des alten Menschen ein und stellen einen positiven Kontakt her.

Ein Beispiel aus der Pflegepraxis zur validierenden Kommunikationsmethode:
Frau E. stopft in ihren Sessel sowie in ihre Handtasche Unmengen von Papiertaschentücher.
Altenpfleger: „ Frau E. Sie brauchen viele Tücher?"
Frau E. beachtet den Altenpfleger nicht, faltet und packt weitere Taschentücher ein.
Altenpfleger (streichelt die Wange von Frau E.): „Frau E. Sie machen das sehr gerne."
Frau E. sieht den Altenpfleger an und nickt. Sie faltet ihre Taschentücher sehr genau und stopft weiter.
Altenpfleger: „Frau E. Ihre Taschen müssen Sie voll machen. Die Tücher haben dort ihren Platz und Sie fühlen sich dann besser?"
Frau E.: „Ja, Ja, es ist besser."
Das Beispiel macht deutlich, dass der Altenpfleger eine Beziehung zu der alten Dame aufgebaut hat. Der psycho-soziale Stress von Frau E. lässt nach, weil sich die alte Frau verstanden und angenommen fühlt. Der Altenpfleger weiß aus der Lebensrückschau von Frau E., dass sie in ihrer Jugend als Sekretärin tätig gewesen ist und täglich viele Briefe kuvertiert hat.

Die Grundhaltung
Altenpflegerinnen, die validierend mit psychisch Alterskranken umgehen, wenden Empathievermögen an, um in die Erlebniswelt alter verwirrter Menschen vordringen zu können. Man kann auch sagen: die Altenpflegerin geht ein Stück „in den Schuhen des alten Menschen". Sie versucht, das hinter einer verwirrenden Äußerung oder Handlung liegende Gefühl, z.B. Angst, Trauer, Einsamkeit etc., zu erkennen. Dieses Gefühl wird zugelassen, angenommen und wertgeschätzt. In einem weiteren Schritt wird dieses Gefühl bestätigt.
Das schafft Vertrauen, Vertrauen schafft Sicherheit, Sicherheit schafft Stärke und Stärke stellt das Selbstwertgefühl wieder her.
Ein solch würdevoller Umgang erhöht auch die Zufriedenheit der Altenpflegerinnen und der Angehörigen.

Der Zugang zur Erinnerungs- und Gefühlswelt von Demenzerkrankten, besonders im fortgeschrittenen Stadium ist sehr schwierig. Die innere Realität verwirrter Menschen ist eine andere, als die der „Normalen". Viele verbale und nicht-verbale Äußerungen sind für Altenpflegerinnen und Angehörige verworren, aus dem Gegenwartsbezug gerissen und erscheinen daher unverständlich.

4.5 Voraussetzungen für die Konzeptumsetzung

Validation erfordert von Altenpflegerinnen:

- Selbstwahrnehmungsfähigkeit
- aktives Zuhören
- Aufnahme von Emotionen und Interpretation der nonverbal ausgesandten Signale
- aktive Suche nach den Gründen, warum der Betroffene sich gerade so verhält
- Kenntnis über die Lebensrückschau (Wissen um Bedeutung von Sprich- und Schlüsselwörter des Kranken)
- Empathievermögen, d.h. sich in die Situation des alten Menschen hineinversetzen und seine Gefühle in Worte fassen und bestätigen können

4.6 Validationsbeispiele aus der Pflegepraxis

Was heißt es validierend mit verwirrten Verhaltensweisen oder verwirrten Äußerungen umzugehen?
Altenpflegerinnen versuchen zunächst das hinter verwirrte Äußerungen oder Handlungen liegende Gefühl zu erkennen. Dieses erspürte Gefühl wird in einem ersten Schritt aufgenommen und wertgeschätzt. In einem zweiten Schritt wird das Gefühl bestätigt. Der verwirrte alte Mensch fühlt sich akzeptiert und angenommen. Verwirrte Handlungen werden nicht korrigiert. Der Betroffene wird nicht mit seinen kognitiven Ausfällen konfrontiert. Seine gezeigten Gefühle werden nicht abgeschwächt oder ihm weggenommen. Das aufgenommene Gefühl spiegelt die Altenpflegekraft dem verwirrten Menschen zurück.

Einige Beispiele:
Frau R. sagt zur Altenpflegerin: „Ich wünsche mir so sehr, dass es ein Junge wird. Ach, über ein Mädchen freue ich mich genauso, Hauptsache ist, dass das Kind gesund ist." Die Altenpflegerin antwortet: „Ich sehe Frau R, dass Sie sich auf die Geburt ihres Kindes sehr freuen. Sie strahlen ja so, wenn wir darüber sprechen." Frau R.: „Ja, ich bin noch nie so glücklich gewesen. Als ich meinen Mann geheiratet habe, sagte ich zu ihm: „Jetzt möchte ich ein Kind haben," und nun ist es ja bald so weit."

Eine an Demenz erkrankte Frau, bekommt Besuch von ihren zwei Kindern. Anschließend beklagt sich diese bei dem Altenpfleger, dass sie niemals ihre Kinder sieht. Der Altenpfleger erwähnt den kurz vorherigen Besuch nicht, sondern antwortet der alten Dame: *„Sie vermissen ihre Kinder wohl sehr? Sie haben sie recht gern?"*

Frau S. kennen alle in der Pflegewohngruppe als die Frau, die immer eine Puppe bei sich hat. Diese Puppe hält sie stets im Arm und sieht sie als ihr Kind an. Es kommt oft vor, dass sie mit der Puppe spricht und dabei einen Namen zu ihr sagt. Mehrmals am Tag sagt sie zu den Altenpflegerinnen, dass sie nach Hause müsse, um ihr Kind zu versorgen. Von der Biografie her weiß das Pflegepersonal, dass Frau S. ihr Kind im jugendlichen Alter infolge einer Lungenentzündung verloren hat. Die Altenpflegerinnen konfrontieren Frau S. nicht mit dem Tod ihres verstorbenen Kindes, sondern fordern Frau S. auf über die Kindheit ihrer Tochter zu sprechen, z.B. welches ihre Lieblingsspiele waren, was sie gerne gegessen hat, welche Kleider sie trug. Frau S. gibt ihre Versuche auf, das Pflegeheim zu verlassen, als sie spürt, dass jemand ihr zuhört und sie akzeptiert wird.

Chronisch verwirrte alte Menschen wissen nicht mehr, dass ihre Eltern oder Kinder verstorben sind; dass sie deswegen die Eltern oder Kinder nicht mehr sehen können.
Altenpflegerinnen sollten hier keine Konfrontation mit dem Tod, z.B. der Eltern gegenüber dem Kranken, ausüben. Eine zusätzliche Konfrontation wäre der direkte Hinweis auf das fehlende Gedächtnis des Kranken. Besser ist es, wenn die Altenpflegerin nach dem Konzept der Validation antwortet:

„Ihre Mutter ist ihnen, glaube ich sehr wichtig. Erzählen sie etwas von ihr!"
Weil der Kranke über die Mutter reden kann, hat er die Möglichkeit, ihr für kurze Zeit nahe zu sein.

Falls Einsamkeit der Grund ist; könnte so reagiert werden:
„Das ist aber nicht schön, dass ihre Mutter sie hier allein lässt. Ich bleibe den ganzen Morgen da."

Die Antworten können nicht immer ganz ehrlich sein - aber die Wirklichkeit der Kranken ist eine andere, so bleibt hiermit die Schwindelei draußen vor.
Der Kranke könnte auch so reagieren:
„Leider ist meine Mutter nicht mehr da. Wie wünsche ich mir, sie lebte noch."
Das Gedächtnis-Tagebuch, in dem steht, dass Mutter gestorben ist, ist wiedergefunden worden.

Bei Altenpflegekräften besteht oftmals die Überzeugung, dass der verwirrte Mensch sich am sichersten und am wohlsten fühlt, wenn diese in die Realität zurückgeführt werden und wenn sie ihn reorientieren in die reale Gegenwart.
Mit der Aussage: *„Ihre Mutter ist doch bereits viele Jahre tot!"* verwirren wir den alten Menschen noch mehr, auch wenn die Antwort wahr ist. Der verwirrte Mensch wird aggressiv oder traurig.

Eine 92-jährige Bäuerin lebt in der Familie ihrer Tochter in der Stadt. Vor dem Schlafengehen äußert sie immer die Bitte, die Tochter solle doch das Scheunentor schließen.

Die pflegende Tochter könnte der alten Dame nach der Validationsmethode antworten: *„Mutter, ich kümmere mich um das Scheunentor, du kannst jetzt ruhig schlafen".*

Durch diese Antwort würde die Bäuerin innerlich zur Ruhe kommen und beruhigt einschlafen können. Falls die Tochter die Sorge der alten Frau abwehrt, könnte das zu vermehrter Aufregung und aggressiven Verhalten führen.

Merke!

Das Vermitteln von Gefühlen ist wichtig, denn Worte reichen im Stadium einer schweren Demenz zur Verständigung allein nicht mehr aus. Hier bekommt die nonverbale Kommunikation einen großen Stellenwert. Körperkontakt, z.B. Streicheln oder den Arm um die Schulter legen, vermittelt Gefühle von Sicherheit und Geborgenheit.

Validation bei Zwangshandlungen

Altenpflegerinnen können z.B. beim Waschzwang dem alten Menschen mitteilen, dass sie sehen, dass die Situation für die Betroffenen schwierig ist und sie leiden.

Wenn der alte Mensch um Hilfe bei der Zwangshandlung bittet, könnten Altenpflegekräfte ihn zu verstehen geben, dass sie das nicht tun wollen und auch können. Die therapeutische Erklärung des Warum ist hier notwendig, da sich bei Mithilfe/Unterstützung nur die Zwangshandlungen verfestigen und sich auf diesem Wege nicht abbauen lassen.

Validation bei schizophrenen Alterspatienten

Altenpflegerinnen sprechen bei akustischer Halluzination oder Wahnideen hauptsächlich die Gefühle an, die der alte Mensch aufgrund der Symptome berichtet oder die vermutet werden, z.B. Angst, Besorgnis.

Kontraproduktiv wäre folgendes Verhalten: Überzeugung von der Unrichtigkeit seiner Annahme.

Der Wahn hat für den alten Menschen absolute Gewissheit, er bedeutet für ihn Realität. Negierung von Seiten der Altenpflegerinnen verstärkt die Abwehr. Der alte Mensch mit schizophrener Störung erhält keine Wertschätzung und kein einfühlendes Verstehen.

Handlungsaufgaben:
Eine verwirrte Dame sagt zu Ihnen:
„Ich muss nach Hause, meine Kinder kommen gleich aus der Schule. Es wird Zeit das Mittagessen zu kochen!"
„Heute habe ich mich zu beeilen, ich muss in die Schule!"
„Meine Mutter kommt heute zu Besuch!"
„Ich muss jetzt zu meinem Vater, er ist sehr streng und wenn ich nicht rechtzeitig komme, gibt es Ärger!" (Geht und will ihren Mantel anziehen)

1. Wie haben Sie bisher auf solche Aussagen alter Menschen reagiert?
2. Welche Reaktionen haben Sie zurückbekommen, als Sie den verwirrten Menschen in die Gegenwart zurückholten?
3. Wie könnten Sie nach der Validationsmethode auf die beschriebenen Aussagen reagieren und antworten?

4.7 Kritik an der Validationsmethode

Die Validation wird heute in der Fachwelt als wissenschaftliches Rehabilitationskonzept nicht anerkannt.
Dem Anspruch, dass Validation eine Entwicklungstheorie[55] auf der Basis des Entwicklungsphasenmodells nach Eriksons sein soll, wird das Konzept nicht gerecht.
Der Kernkonflikt der Validation liegt darin, dass mit der Methode Konflikte, die in das Alter hineingetragen worden sind, nicht gelöst werden können. Die wesentliche Kritik liegt auf der Unschärfe der Terminologie und der mangelhaften theoretischen Basis des Validationsansatzes. Das Konzept der Validation bietet aber für Altenpflegerinnen ein gutes Instrumentarium, um mit psychisch Alterskranken umzugehen. Es darf nicht vergessen werden, dass es für Altenpflegerinnen ein hoher Anspruch ist, über Einfühlung und enorme Gefühlsarbeit, z.B. bei alten verwirrten Menschen vergangene emotionale Erfahrungen zu wecken und zu ermöglichen, damit sie in Frieden mit sich und ihrer Vergangenheit sterben können.

Der Erfolg der Validation ist darin zu sehen, dass das Konzept eine Perspektive besonders für den pflegerischen Umgang mit Demenzkranken aufzeigt. Der Kranke wird in seinem Anderssein akzeptiert und emotional angesprochen.

---

55 N. Feil beruft sich in ihrer Entwicklungstheorie auf Grundprinzipien der behavioristischen, analytischen und humanistischen Psychologie, ohne diese genauer zu beschreiben. Dieses Konglomerat von Bruchstücken aus den einzelnen Theorien wird verkürzt und aneinandergereiht. Von einer in sich schlüssigen theoretischen Begründung kann bei der Validation keine Rede sein.

Altenpflegerinnen finden eine Brücke zum Kranken, dem sie sicherer und kompetenter begegnen können.

5 Das Realitätsorientierungstraining (ROT)

ROT wurde von den amerikanischen Psychiatern Folsom und Taulbee 1968 entwickelt. Institutionell ist das Realitätsorientierungstraining vor allem an stationäre Altenhilfeeinrichtungen gebunden. Die Anwendung findet ebenso in teilstationären oder in ambulanten Pflegeeinrichtungen ihre Berechtigung. Realitätsorientierung ist als eine grundlegende Technik in der Rehabilitation alter Menschen zu verstehen, die unter Gedächtniseinbußen, Verwirrtheit und Zeit-Ort-Person-Desorientierung leiden.

5.1 Der Begriff „Realitätsorientierungstraining"

Alte Menschen, die unter Desorientierungsstörungen, vor allem zur Zeit und zum Ort leiden, werden mit strukturellen Orientierungshilfen zurück in die Realität geholt.

5.2 Anwendungsbereiche

ROT wird angewendet bei:

- alten Menschen mit sensorischer Deprivation
- Alzheimer-Demenz im Anfangsstadium
- alten Menschen mit akuten Stressereignissen, z.B. abrupter Heimeinzug, Verlust des Partners
- Verwirrtheit als Begleiterscheinung anderer Grunderkrankungen
- Umstellungen oder Nebenwirkungen von Medikationen und bei Verwirrtheit als Begleiterscheinung einer anderen Grundkrankheit, ist durch das ROT im Zusammenhang mit einer gezielten Behandlung der Grundkrankheit, eine Verbesserung der Sekundärsymptomatik zu erwarten.

5.3 Konzeptziele

ROT verfolgt folgende Ziele:

- Verbesserung von Orientierung
- Erhaltung von persönlicher Identität
- Ermutigung von Kommunikation
- Vermittlung von Erfolgserlebnissen zur Stärkung des Selbstvertrauens
- Weckung von Interessen und Anteilnahme an der Umgebung
- Förderung des Realitätsbezugs

- Verhinderung von sozialem Rückzug
- ROT kann im Sinne der Erhaltungstherapie den Behandlungsprozess bei leichten und mittleren Demenzen begleiten und unterstützen. Der kognitive Abbauprozess kann verlangsamt werden. Zusätzliche Symptome, die durch soziale Isolierung und mangelnde Übung entstehen, können abgemildert werden.

5.4 Basiswissen zur Umsetzung

Altenpflegerinnen sollten:

- vertraut sein mit biografischen Fakten und Details der Seniorenheimbewohner.
- Kentnisse haben über verbale und nonverbale Kommunikationsformen.
- Empathievermögen besitzen, d.h. ein einfühlsames Korrigieren von Fehlinterpretationen des alten Menschen vornehmen.

5.5 Methodische Elemente

Die nachfolgend beschriebenen Elemente gehören zum Konzept und machen in ihrer Interaktion die Wirksamkeit des ROT aus.

5.5.1 Einstellungstraining des Pflegepersonals

Die Einstellungstherapie ist nötig, um das gesamte Team mit den Grundzügen und Techniken des ROT vertraut zu machen. Ein durchgehendes therapeutisches Klima muss geschaffen werden, das durch Wärme, Verständnis und Respekt vor der Persönlichkeit des alten Menschen geprägt ist. Die Ursachen der Desorientierung im Alter sollten Pflegekräften bekannt sein. In der vom Team getragenen Lern- und Experimentierkultur darf etwas ausprobiert und auch Fehler gemacht werden. Mit dem Basistraining werden auch Hauswirtschaftshilfen und die Angehörigen angesprochen.

5.5.2 24-Stunden-ROT

Der Wohngruppenalltag über 24 Stunden wird unter dem Gesichtspunkt der Reorientierung des alten Menschen gestaltet.
Eine besondere Form der **Kommunikation** wird mit verwirrten alten Menschen aufgebaut.

Prinzipien der Kommunikation:
Zu der Form von Kommunikation beim ROT gehört das Korrigieren von falscher Zuordnung von Zeit, Ort, Objekten und Personen. Zutreffende Antworten sollten

immer mit einem Lob, einem Lächeln oder einer Berührung „belohnt" werden (positive Verstärkung). Fragen sollten immer mit Ruhe, Klarheit, Wärme und Zuwendung gestellt werden, damit der beeinträchtigte Mensch Zeit zur Beantwortung erhält. Das gleiche gilt auch für die Überbringung von Basisinformationen, die verstanden und verarbeitet werden müssen. Es gilt möglichst beim Gespräch viele Erinnerungen an Gegenwart und Vergangenheit wachzurufen. Die Altenpflegerin spricht in kurzen, klaren Sätzen und setzt Humor als „vertrauensbildende Maßnahme" ein. Routinemäßiges und ungeduldiges Verhalten dem alten Menschen gegenüber muss unbedingt vermieden werden. Bei allen Begegnungen wird die Würde und Persönlichkeit des verwirrten alten Menschen nicht verletzt; er muss als Erwachsener in seiner biografischen Prägung ernst genommen werden; d.h. er darf nicht „infantilisiert" werden.

Altenpflegerinnen werden angehalten, dem alten Menschen bei jeder Pflegehandlung Informationen über Ort, Zeit und Personen zu geben.

Beispiele für die Ort- Zeit- Person-Orientierung:

Ort: 1.) *„Frau G. Sie befinden sich im Tagesraum. Hier trinken wir jeden Nachmittag den Kaffee. Sehen Sie das Schild an der Tür?"*
2.) „Herr W. Sie befinden sich im Seniorenpflegeheim X in der Stadt Y in der Pflegewohngruppe Z. Wo haben Sie denn vorher gewohnt?"

Zeit: 1.) *„Guten Morgen, Frau K.! Heute ist Freitag, der 2. Januar 2001. Jetzt haben wir 8 Uhr und draußen liegt Schnee."*
2.) *„Herr S., Sie wurden 1908 in Berlin geboren. Wissen Sie wie alt Sie jetzt sind?" (Falls keine richtige Antwort gegeben wird, Information geben.)*

Person: 1.) *„Herr T. mein Name ist Altenpflegerin Frau D. Ich möchte Ihnen jetzt beim Waschen und Anziehen helfen."*
2.) „Darf ich mich vorstellen, mein Name ist M. Sagen Sie mir bitte auch Ihren Namen?"

Folgende Orientierungshilfen gehören zum 24 Stunden-ROT dazu:

- Der alte Mensch wird mit seinem Namen begrüßt; man nennt u.U. den eigenen
- Im Gespräch an Begebenheiten aus dem Leben anknüpfen
- Jeden Tag wird auf Ereignisse aus der Umwelt hingewiesen
- An tägliche Veranstaltungen/Vorkommnisse im Seniorenpflegeheim wird erinnert
- Örtliche Begebenheiten werden erwähnt
- Erinnert wird an die Tages- und Jahreszeit

- tagesstrukturierende Elemente z.B.:
  in jedem Zimmer hängen große Abreißkalender, große Uhren zur zeitlichen Orientierung, ein Spiegel zur Wahrnehmung des äußeren Erscheinungsbildes, in der Wohngruppe befinden sich farbliche Hinweis- und Orientierungstafeln, Namensschilder an Türen und Kitteln, Photos aus dem sozialen Umfeld; Kochgruppen sowie das Wasch- und Anziehtraining sind ebenso in dem ROT-Programm mit zu berücksichtigen.
- Kleine Wohngruppeneinheiten mit übersichtlicher Raumgestaltung tragen zur Orientierung bei.

5.5.3 Classroom-ROT (Gruppen-ROT)

In einer Gruppe von 3-6 alten Menschen, die sich möglichst alle auf gleicher kognitiver Ebene befinden, werden möglichst fünfmal pro Woche für 30-45 Minuten Orientierungsübungen durchgeführt. Geleitet werden die Sitzungen von jeweils zwei Mitarbeiter/innen aus dem Pflegebereich und dem Sozialen Dienst. Das Programm zum Gruppen-ROT muss sorgfältig geplant und vorbereitet werden. Dazu gehören die Auswahl von Arbeitsmaterialien, Raumgestaltung, Schaffung einer gemütlichen, störungsfreien Atmosphäre, Kenntnisse über unvorhersehbares Verhalten von Teilnehmern (z.B. Weglauftendenzen) sowie die Anfertigung eines Beobachtungsprotokolls für die Pflegedokumentation. Damit wird die Wirksamkeit und Veränderungen des Gruppen-ROT auf desorientierte Menschen erfasst und ausgewertet.
Das Zusammenkommen beginnt mit etwas Erfreulichem für die alten Menschen, um die Motivation zu steigern. Auch Übungen wie gegenseitige Namensnennungen, Abfragen der Orientierungstafel und Bilder von Wortzusammenhängen aus z.B. Magnetbuchstaben, sollten in einer Reihe von interessanten und abwechslungsreichen Tätigkeiten gekleidet werden. Die Förderung von sozialen Kontakten in Gruppen wird von den Betroffenen als sehr positiv erlebt.

5.6 Gegenüberstellung von ROT und Validation

Handlungsaufgabe:
Es stellt sich für Altenpflegerinnen die Frage: Wann sollte das Konzept der Validation, wann das Konzept des ROT angewendet werden?
Kommen Sie zu einem eigenen begründeten Urteil!
Nehmen Sie für Ihre Begründungen die unten aufgeführte Tabelle zur Hilfe.

Gegenüberstellung von

ROT	Validation
Korrektur	Bestätigung
Konfrontration	Wertschätzung
Struktur	Chaos-Wirrwar
objektive Realität	subjektive Realität
Tatsache, Zeit, Begriffe, Kategorien	Gefühle, ohne Zeit
kognitiv/Logik/Unterstützung des Gedächtnisses und des Denkens	assoziativ/emotional verbal/nonverbal

Ein Beispiel:

... Ihre Mutter lebt nicht mehr. ... Die Mutter ist der liebste Mensch.

... Sie sind doch nicht verlobt. ... Es ist schön, wenn man sich verliebt.

5.7 Kritik an das ROT

Negative Kritikpunkte

- Gefahr der Unter- oder Überforderung die Apathie oder Depression hervorrufen kann.
- ROT im fortgeschrittenen Demenzstadium ist nur bedingt möglich.
- In Gruppen von Nichtverwirrten erleben die Betroffenen Misserfolge und Gefühle des Versagens und Leistungseinbußen.
- Die Altenpflegerin kann mit einer unvermittelten Konfrontration des alten Menschen mit der Realität bei diesen Angstgefühle auslösen und somit eine bereits bestehende Desorientierung verstärken.

Positive Kritikpunkte

+ Vertraute Verhaltensmuster des alten Menschen werden unterstützt, d.h die Altenpflegerin gibt Orientierungshilfen und die Welt ist wieder real.
+ Vermehrtes Engagement des Altenpflegepersonals für verwirrte alte Menschen.
+ Aktivere Kommunikation in der Wohngruppe.
+ Als Entlastung empfundene Einbindung der Angehörigen in die Pflege des Kranken.

Handlungsaufgabe:
Altenpflegerinnen sollten sich bewusst sein, dass die Konzeptziele nicht bei allen alten Menschen erreicht werden können. Diskutieren Sie oben aufgeführte Kritikpunkte in Ihrer Arbeitsgruppe.

Anmerkung

Zum ROT liegen Evaluationsstudien vor, die sich auf das Gruppen-ROT beziehen. Die Lern- und verhaltensmodifikatorischen Grundlagen des ROT lassen es zu, kontrollierte Wirksamkeitsüberprüfungen vorzunehmen. Das Verfahren wurde im Unterschied zur Validation aus einer wissenschaftlichempirischen Perspektive heraus entwickelt. Diese kritische Überprüfung fand in Fachzeitschriften statt. Das hat dazu geführt, dass der anfängliche Enthusiasmus in der Anwendung des ROT verflogen ist und einer nüchternen Betrachtung seiner Einsatzmöglichkeiten Platz gemacht hat. Bei der Validation steckt dieser Evaluationsprozess noch in den Anfängen.

6 Basale Stimulation in der Körperpflege

Das Konzept der basalen Stimulation wurde in den 70er- Jahren von Prof. A. Fröhlich zur besseren Persönlichkeitsentfaltung von mehrfach behinderten Kindern entwickelt.

C. Bienstein übertrug das Konzept auf die Pflege von bewusstlosen, wahrnehmungsgestörten und desorientierten Menschen, um die Körperwahrnehmung dieser Menschen zu verbessern.

6.1 Der Begriff „Basale Stimulation"

basal: Grund, Basis: Ursprung

Basale Stimulation = vertraute Sinneswahrnehmungen reaktivieren.

Die basale Stimulation ist ein Pflegekonzept zur Förderung der Wahrnehmungs,- Kommunikations- und Orientierungsfähigkeit von Menschen, die durch Krankheit, Alter oder Isolation einen Mangel an gewohnten Sinnesreizen erleiden. Auf verschiedenen Ebenen wirkt das Konzept einer Deprivation entgegen.

Die Grundidee nach A. Fröhlich

Veränderung und Bewegung sind die Grundlagen für die Wahrnehmung von Informationen. Eine Reizsituation, die sich nicht verändert, wird immer undifferenzierter. Es kommt zu einer Gewöhnung (Habituation) an gleichbleibende Reize. Veränderung und Bewegung ist aber Grundlage für die Wahrnehmung von Information (Bienstein/Fröhlich, 1996).

6.2 Faktoren von geistiger Orientierungslosigkeit

Neben den psychischen Beeinträchtigungen leiden viele ältere Menschen vor allem am Nachlassen des Seh- und Hörvermögens. Bei psychisch Alterskranken kommt es durch ungenügende geistige Anregung und durch Bewegungseinschränkungen zu Autostimulationsmechanismen. Darunter wird ein Versuch

zur Selbsthilfe verstanden, um dem eigenen Körper Informationen aus der Umwelt zu geben.
Nestelbewegungen an der Bettdecke, Kratzen der Haut, Schaukeln mit dem Oberkörper sind Beispiele für Autostimulationsmechanismen. Diese Verhaltensmuster lassen sich vermehrt bei verwirrten Menschen beobachten. Die Muster laufen monoton ab, sind selbstschädigend und als Hilfeschreie des alten Menschen anzusehen, der unter dem Defizit der sensorischen Deprivation leidet (vgl. „Von sensorischer Deprivation zur Verwirrtheit" Seite 99).
Die Aufgabe der Altenpflegerin besteht darin, diesen Hilfeschrei rechtzeitig zu erkennen und den alten Menschen über seine sechs Sinne und durch eine gezielte Körperanregung so zu stimulieren, dass er seinen Körper wieder als Ganzes spüren kann.

Geistige Orientierungslosigkeit wird verstärkt und mitbestimmt durch folgende Pflegebedingungen:

- Bettruhe, Behinderung und Schmerzen, welche zum Verlust eigenaktiver Bewegungen führen
- Superweichlagerungen führen zum Verlust des Körpergefühls
- mit Flügelhemden, mit ständiger Nachtkleidung oder/und mit Inkontinenzhilfsmitteln „angezogene" alte Menschen erhalten mangelhafte Körperinformationen durch ihre Kleidung, als alte Menschen, welche normal angezogen sind.

In diesem Zusammenhang betont C. Bienstein:
„Wo fast alle körperbezogenen Orientierungsreize wegfallen, wird die geistige Orientierungslosigkeit nicht lange auf sich warten lassen."

Es fehlen dem alten Menschen in den sensorischen Qualitäten fühlen, sehen, hören, schmecken, riechen, Gleichgewichtssinn, Tiefensensibilität, Kommunikation und soziale Kontakte sowie biografiebedingte Stimulationen. Aufgrund des Fehlens solcher Stimulationen auf der einen Seite und der Beeinträchtigung wichtiger sensorischer Funktionen (sehen, hören, sprechen) auf der anderen Seite kann es zu einer Regression des alten Menschen kommen.

Handlungsaufgabe:
Führen Sie einige Beispiele zu körperbezogenen Berührungs- und Orientierungsreizen auf, mit denen Sie bettlägerige psychisch Alterskranke aktivieren könnten.

6.3 Konzeptziele

Basale Stimulation bietet gezielte Anreize, damit durch eine gleichbleibende und/ oder reizarme Umgebung die Seele nicht verkümmert und das Gehirn des alten Menschen nicht mit sich selbst beschäftigt bleibt.

6.4 Anwendungsbereiche

Das Konzept der basalen Stimulation kann angewendet werden bei folgenden gerontopsychiatrischen/neurologischen Krankheitsbildern:

- Demenzerkrankungen
- Altersdepressionen
- Somnolenz
- Delir
- apallisches Syndrom
- Apoplexie
- Multiple Sklerose

6.5 Methoden basaler Stimulationen

Die basale Stimulation stellt ein Angebot für wahrnehmungsbeeinträchtigte alte Menschen dar, ohne dass diese irgendwelche Vorleistungen erbringen muss.

Körperstimulation
Demenzerkrankte reagieren sehr aktiv auf basale Stimulationen. Da der Betroffene durch Wahrnehmungsverluste und -einschränkungen den Bezug zum eigenen Körper verloren hat, wird er durch Berührungsreize über die Sinne an diese langsam wieder herangeführt. Bestimmte Körperpartien werden wieder erfahrbar; auch der Geist des Pflegebedürftigen wird angesprochen. Die Körperpflege, z.B. die basal-beruhigende und basal-anregende Ganzkörperwäsche wird ohne großen Mehraufwand zur Therapie und kann als eine Brücke zur Pflege des Seelisch-Geistigen eines Menschen angesehen werden. Die Berührungen werden mit großflächigen Initialberührungen am Brustkorb eingeleitet, dabei wird der Hautkontakt nicht unterbrochen. Durch die atemstimulierende Einreibung (vgl. Seite 443) kann der Kranke neue Informationen über sich und die Umwelt erfahren. Eine weitere Möglichkeit der Stimulation ist die Colonmassage sowie die Förderung des Lymphabflusses bei Ödemen durch Ausstreichen der Beine.

Haptische Stimulation
Der Tast- und Greifsinn wird durch verschiedene Materialien angeregt. Dem psychisch Alterskranken kann bei der morgendlichen Wäsche durch den Einsatz von einem Schwamm, einer Bürste oder durch ein weiches Tuch ganz ver-

schiedene Berührungsqualitäten vermittelt werden. Als Anregung der Hände eignet sich das Streicheln des Fells einer Katze recht gut.
(Lebensrückschau beachten!) Hilfreich ist es auch, wenn Angehörige ein Tastbrett zusammenstellen. Auf diesem Brett sollten verschiedene Materialien befestigt sein, z.B.:
ein Stück Teppichboden, ein Holzstück mit glatten Kanten, Knöpfe oder Erbsen in Kissen eingenäht, ein Schwamm, ein Stück Fell.
Zur Anregung der Fußsohlen eignen sich sehr gut:
Reis- oder Hirsekissen, Felle, ein Weidenkorb, ein Tennisball, Bürsten, Wollsocken.

Anregung des Gleichgewichtsinns
Für die Sturzprophylaxe bekommt die Anregung eine große Bedeutung. Desorientierte Menschen werden beruhigt durch rhythmische Bewegungen im Schaukelstuhl, durch Tanzen oder durch das Wiegen im Arm. Das Bewegungsempfinden wird gleichzeitig stimuliert.

Vibratorische Anregung
Diese Methode kann durchgeführt werden, indem der Wahrnehmungseingeschränkte ein Elektrorasierer, eine elektrische Zahnbürste oder Ähnliches in die Hand bekommt.

Orale Stimulation
Die Stimulation ist bedeutsam bei parenteral ernährten Menschen und bei Menschen mit Schluckstörungen, um ihr Gefühl für den Mundbereich zu erhalten oder zu fördern. Bei Menschen, die keine Nahrung mehr zu sich nehmen können, werden die Lippen, die Zähne, der Gaumen und die Zunge regelmäßig mit einem Mullgazetupfer getränkt und mit bekannten Geschmacksträgern (Bier, Fruchtsaft, Kaffee, Butter) z.B. während der Mundpflege ausgestrichen.
Ein abwechslungsreiches gut gewürztes Essen unter Beachtung von individuellen Abneigungen und Vorlieben ist ein erster Schritt für eine aktive Stimulation des Geschmackssinnes. Darin einbezogen wird auch das Diätessen und die passierte Kost.

Anregung des Geruchsinns
Bei der aktiven Anregung kann sich der alte Mensch an vertraute Dinge aus der Vergangenheit erinnern und wieder vermehrt Interesse an der Umwelt zeigen. Zum Einsatz kommen: eigene Körperpflegemittel, Rasierwasser, Blumen, ätherische Öle, Essensdüfte. Parfüm, z.B. Uralt-Lavendel, Kölnisch Wasser, können eine Hilfe sein, das Sebstwertgefühl bei Depressiven zu steigern.

Visuelle Anregung
Mobiles, Bilder in bunten Farben mit leicht erkennbaren Motiven und Fotos aus

dem persönlichen Bereich können in Augenhöhe des Bettes oder im Pflegezimmer aufgehängt werden. Ein schöner Blick in den Garten oder auf eine Straße bieten dem alten Menschen den notwendigen „Tapetenwechsel". Visuell anregend ist vertraute eigene Bett- und Nachtwäsche.

Akustische Stimulation

Mit bekannter Musik, vertrauten Radiohörspielen und Fernsehen können Alltagsreize gesetzt werden. Allerdings müssen diese Reize wohl dosiert eingesetzt werden, ansonsten treten Überforderungen durch permanente Beschallung ein. (Keine Kopfhörer einsetzen, beeinträchtigte alte Menschen können nicht weghören!) Interessant finden es alte Menschen noch selbst Geräusche zu erzeugen, z.B. durch Händeklatschen, Küchengeräte oder Orffsche Instrumente.

Merke!

Bei der basalen Stimulation ist es wichtig die Stimuli zu wechseln sowie Privateigentum einzusetzen.

6.6 Atemstimulierende Einreibung (ASE)

Die atemstimulierende Einreibung wird der basalen Stimulation zugeordnet und ist in den 80er - Jahren im Bildungszentrum des Deutschen Berufsverbandes für Krankenpflegeberufe, von C. Bienstein entwickelt worden. In einer Studie (nach A. Lehmann, DBfK 1994), konnte durch die Anwendung des körperbezogenen Pflegekonzeptes festgestellt werden, dass bei desorientierten Patienten eine schlaffördernde Wirkung, eine verbesserte Orientierung und Beruhigung erzielt werden kann. G. Greppert, DBfK (1994), stellte bei Apoplexiekranken fest, dass durch die Einreibung eine Konzentrations- und Wahrnehmungsförderung eintritt. Der Sedativa- und Barbituratmittelverbrauch, selbst bei schlafmittelabhängigen Patienten, ist rückläufig bei der Anwendung (Schürenberg, 1993).

6.6.1 Der Begriff „Atemstimulierende Einreibung"

Durch die atemstimulierende Einreibung kann die Atmung stimuliert, gestärkt und bewusst gemacht werden; der Atemvorgang wird nicht gereizt sondern durch Anreize unterstützt und gefördert.
Besonders bei einer veränderten Atmung kann durch eine rhythmische bewusste Einreibung die Atemfrequenz an die Normfrequenz adaptiert werden.

6.6.2 Atmung als Informationsquelle über psychische und physische Befindlichkeiten

Somatische, psychische sowie geistige Einschränkungen des alten Menschen kann der Altenpflegerin über eine veränderte Atmung mitgeteilt werden. Ein aufregender Besuch eines Angehörigen kann der Anlass sein, dass der alte Mensch mit einer deutlichen Atemfrequenzerhöhung reagiert. Genauso wird beobachtet, wie ein agitierter alter Mensch mit einer unruhigen, oberflächlichen Atmung, durch Angehörige oder Bezugspflegekräfte, zu einer gleichmäßigen, ruhigen und tiefen Atmung veranlasst werden kann.
Alte Menschen, die unter hoher Unruhe und/oder Wahrnehmungsverlusten des Körpers leiden, apathische und an Depressionen erkrankte Menschen weisen eine hochfrequente, unregelmäßige und oberflächliche Atmung auf. Diese Menschen atmen nicht mehr tief ein; es findet bei ihnen nur ein Luftaustausch in den oberen Lungenbezirken statt. Wenig Luft zu haben bedeutet wenig Energie und keine Interesse mehr an der Welt zu haben.
Die Atemreduktion führt dazu, dass die Kranken nur noch die Energie besitzen, sich mit Einschränkungen wahrzunehmen. Das bedeutet, dass sie keine Energien haben, wahrzunehmen was um sie herum geschieht. Es kommt zur Regression, die Betroffenen können sich mit dem sozialen Umfeld kaum noch austauschen.

6.6.3 Konzeptziele

Die ASE soll eine Anregung und ein Angebot zur Kommunikation über den Körper mit der pflegebedürftigen Person sein.

Die ASE fördert

- eine gleichmäßige, ruhige und tiefe Atmung,
- die Konzentrationsfähigkeit,
- unterstützt eine differenzierte Körperwahrnehmung
- sowie die Bereitschaft Außenreize wahrzunehmen.

6.6.4 Anwendungsbereiche

Zielgruppen für die Anwendung einer ASE in der gerontopsychiatrischen Pflege sind:

- Depressive
- Trauernde
- Patienten mit dementiven Erkankungen
- Desorientierte
- Schlafgestörte
- chronische Schmerzpatienten (z.B. onkologische Patienten)

- Apalliker
- Verwahrloste
- Suizidgefährdete
- Apoplektiker
- von Deprivation bedrohte alte Menschen
- Sterbende
- Angstkranke
- Abhängigkeitserkrankte in der Entwöhnungsphase

6.6.5 Voraussetzungen für die Konzeptumsetzung

Kontraindikationen bei der ASE sind nicht bekannt. Grundvoraussetzungen für eine ASE ist die Fähigkeit der Altenpflegerin, sich auf die Pflegemaßnahme in Ruhe einzulassen. Eine ASE dauert ca. 5 Minuten Zeit. In dieser Zeit müssen Störungen unterbleiben (Schild „Bitte nicht stören" an der Zimmertür aufhängen). Die Altenpflegerin nimmt die Einreibung nicht *an dem Patienten* vor, sondern erlebt sie *mit ihm gemeinsam* (als Dialog). Die Einreibende sollte für das Pflegekonzept Offenheit und Zugewandtheit mitbringen. Die Altenpflegerin bekommt während der Durchführung eine Atempause in dem oftmals stressigen Arbeitsablauf.

Berührungsqualität der Hände

Die Hände der Altenpflegerin bekommen bei dem Pflegekonzept einen großen Stellenwert. Sie muss in der Lage sein, ihre Hände dem Körper des Patienten anzupassen; sie müssen „fühlend denken" können. Das Pflegekonzept wird ohne Handschuhe durchgeführt. An den Händen sollte kein Schmuck sowie keine Uhr sein, sie sollten warm sein, gleichzeitig arbeiten und sollten in der Lage sein, differenzierte Drücke in verschiedenen Handabschnitten aufbauen zu können.

6.6.6 Konzeptbeschreibung

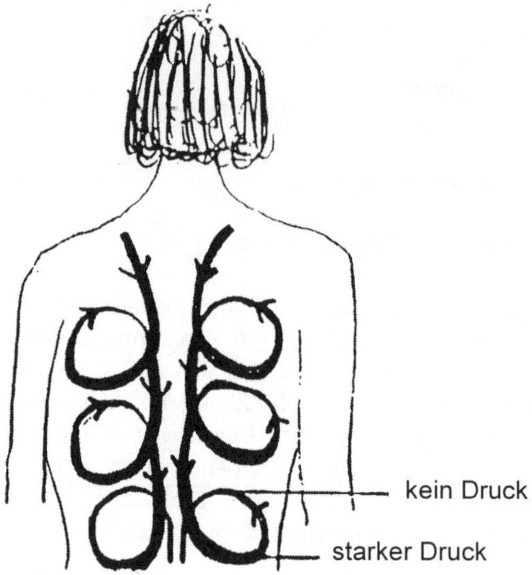

Arbeitsablauf	Arbeitsablaufprinzipien	Kommunikation	Beachte!
1. Pflegeperson steht vor dem Pat. und stützt dessen Schultern mit beiden Händen ab. 2. Pflegeperson sitzt auf gleicher Höhe hinter dem Pat. und macht den Rücken des Pat. frei. Eine 135 ° Bauchlagerung oder eine 90° Seitenlage ist ebenso möglich.	Intimbereich schützen		warme Raumtemperatur Zugluft vermeiden
Einreibungshandling: unparfümierte W/O-Lotion (vorgewärmt) in den Handflächen verteilen, auf den Rücken des Pat. auftragen, immer vom Nacken zum Steiß, der Körperbehaarung folgend. Dabei die Brustkorbseiten mitbedenken.	Einreibung nur mit warmen Händen, keine Handschuhe tragen!	Pat. bitten, während der Pflegemaßnahme nicht zu sprechen und sich auf die Einreibung einzulassen. Auch die Pflegekraft muss schweigen.	keinen Schmuck tragen
Nun werden die Hände gleichzeitig mit kreisenden Bewegungen auf dem Rücken in Richtung Steiß geführt.	Die Hände werden ab jetzt nicht mehr gleichzeitig vom Körper genommen, der Handwechsel erfolgt versetzt.		

Rechts und links neben der WS wird mit dem Daumen/Zeigefinger und der dazugehörigen Handfläche ein starker Druck ausgeübt. Die Hände bewegen sich als ein geschlossenes Ganzes, d.h. der Daumen spreizt sich nicht ab, ebenso nicht die Finger.			
Die Hände werden nun nach außen gedreht und drücken ebenfalls den Brustkorb. Dann schließen sie sich ohne Druck zum Kreis. Es folgt der nächste Kreis.			Bei Druckausübung auf Schmerzen und Atembehinderung achten.
Jeder Kreis sollte atemsynchron durchgeführt werden. Dabei ist der Atemrhythmus der Pflegekraft von Bedeutung (17-20 Atemzüge/Minute)	Die Ausatmung wird durch den Druck links und rechts der WS provoziert, die Einatmung erfolgt beim Schließen des Kreises mit den Händen ohne Druck.		
Ist man am Rückenende angekommen, werden die Hände versetzt wieder zur Schulter gebracht.	Die gesamte Einreibung findet zwischen 5-8 mal, komplett den Rücken und die Seiten umfassend statt. Die Behandlung sollte 10 Minuten nicht überschreiten.		
Die Einreibung endet mit deutlichen Abstrichen vom Nacken zum Steiß.			
Beenden der Pflegemaßnahme: > Pat. lagern, > Arbeitsmaterialien wegräumen, > Händedesinfektion, > Dokumentation der Pflegemaßnahme	Pat. bequem lagern, für ruhige Atmosphäre sorgen, Hygiene beachten, Weitergabe von beobachtbaren Informationen an das Team	Pat. nach Wohlbefinden und Wünschen fragen	

6.7 Pflegesituationen aus der Praxis

Herr A. leidet unter einer Altersdepression. Er ist besonders in den frühen Abendstunden sehr unruhig und wandert ziellos in der Pflegewohngruppe umher. Nach dem Zubettgehen steht er wieder auf. Er hat große Mühe einzuschlafen. Am Morgen braucht er lange, bis er wach wird. Meistens ist er sehr verlangsamt; ein Morgentief macht ihm zu schaffen.

Handlungsaufgabe:
Mit welchen Pflegekonzepten/Pflegemaßnahmen verhelfen Sie Herrn A. zu einem besseren Start in den Vormittag?

Herr L., 87 Jahre alt, lebte bisher mit seiner Ehefrau zu Hause. Diese konnte ihn aufgrund eigener Erkrankung nicht mehr versorgen, deshalb musste er nun in das Pflegeheim.
Herr L. verweilt jetzt eine Woche in der Wohngruppe mit einem integrativen Betreuungskonzept. Er ist örtlich und zu seiner Person orientiert. Herr L. wird aber zunehmend misstrauisch und behauptet dem Pflegepersonal gegenüber, dass man ihn bestohlen hätte. Er verweigert alle Pflegemaßnahmen und die Nahrungszufuhr sowie die Flüssigkeitsaufnahme. In der Folge darauf bekommt Herr L. einen sehr trockenen mit Borken belegten Mund. Bei der notwendigen Mundpflege wehrt er sich mit aggressiven Ausbrüchen. Aus der Biografie von Herrn L. wissen die Altenpflegerinnen, dass er den Beruf des Gastwirtes ausübte. Seine Frau berichtete dem Pflegeteam, dass er in vergangener Zeit gerne eine Flasche Bier getrunken hat.

Handlungsaufgaben:
1. Wie könnten Sie auf Grundlagen der basalen Stimulation das Wohlbefinden von Herrn L. verbessern?
2. Erstellen Sie für Herrn L. einen Pflegeplan; berücksichtigen Sie dabei vorwiegend die beeinträchtigten Lebensaktivitäten.

6.8 Pflegeplanung mit Pflegeschwerpunkt: basale Stimulation

z.B.

Pflegeproblem	Pflegeziele	Pflegemaßnahme
Verlust des Körpergefühls durch Bettlägerigkeit (Nesteln an der Bettdecke)	Verbesserung der Körperwahrnehmung	tägliche Mobilisation (ab 01.08. tgl. eine Stunde im Mobilisationstuhl sitzen), GKW basal anregend, am Abend atemstimulierende Einreibung
kognitiver Abbau durch sensorische Deprivation	Verbesserung der visuellen Wahrnehmung	mentale Anregung durch Fotos, Mobiles und Blumen am Bett, Mobilisationstuhl in Nähe des Fensters, damit Blick in den Garten fällt
eingeschränkte Kommunikation (Betroffene spricht nur wenig oder gar nicht)	Verbesserung der Kommunikation	Anknüpfungspunkte aus der Lebensrückschau herstellen (z.B. Familie, Beruf, Natur, Wohngegend)

Merke!

Das Konzept der basalen Stimulation bietet Altenpflegerinnen Anregungen für den Umgang mit psychisch Alterskranken. Zur Umsetzung sind keine pflegeaufwendigen Maßnahmen notwendig. Basale Stimulation benötigt Zeit, eine ruhige Atmosphäre, Einlassenkönnen auf die Pflegehandlung, ein Gefühl von Sicherheit, Vertrauen und Nähe, d.h. während ihres pflegerischen Handelns sollten sich Altenpflegerinnen über das was sie tun bewusst werden, d.h. sich nicht nur die Frage stellen *was* zu tun ist, sondern auch, *wie* sie Pflegehandlungen durchführen.

7 Das Konzept der Musiktherapie

7.1 Der Begriff „Musiktherapie"

Musiktherapie in der gerontopsychiatrischen Pflege ist als Musikpsychotherapie zu verstehen. Es handelt sich um eine Methode, mit der die Kranken auf einer nonverbalen und nichtkognitiven Ebene angesprochen werden. Durch Klänge, Rhythmen und Lieder können unbewusste Emotionen sowie Verhaltensweisen bewusst gemacht werden. Besonders Demenzerkrankte können auf der affektiven Ebene vielfach dann noch kommunizieren, wenn die kognitiven Funktionen bereits sehr beeinträchtigt sind.

7.2 Konzeptziele

Musiktherapeutische Angebote können mehrere Funktionen haben:

- bessere Wahrnehmung der Außenwelt
- Förderung des Zeit- und Raumempfindens
- Förderung von Kontaktfähigkeit
- Sinn für Freude erhalten
- Emotionen erfahrbar machen und die Möglichkeit sie (anschließend) auszudrücken
- kommunikationsfördernd
- geben Erfolgserlebnisse
- körperliche Aktivitäten motivieren
- Bewältigung physischer und psychischer Störungen

7.3 Anwendungsbereiche und Therapieziele

Anwendung bei:	Therapieziele:
agitierten Menschen	deutliche Entspannung über die Therapie hinaus
zurückgezogenen Menschen	Intensivierung sozialer Kontakte
Langzeitbettlägerigen	Deprivationsvermeidung
Depressionen	Stabilisierung des Selbstwertgefühls
Demenzkranken	mentale Aktivierung
wenn Worte nicht mehr gesprochen werden	Kommunikationshilfe
apathischen Menschen	Belebung von Erinnerungen
Apallikern	aktive Anregung, akustische Stimulation, nonverbale Kommunikationsform
Schmerzen	mit Analgetika als palliative [56] Therapie
Morbus Parkinson	bewegungsfördernd
Sterbenden	angstlösend, beruhigend

7.4 Die Auswirkungen des Konzeptes für psychisch Alterskranke und Altenpflegerinnen

Das Musizieren in der Gruppe wirkt Vereinsamung, Angst und Isolation entgegen. Der wahrnehmungsbeeinträchtigte alte Mensch bekommt durch Musik eine erhöhte Aufmerksamkeits- und Erinnerungsleistung über das Langzeitgedächtnis hinaus. Es kann beobachtet werden, dass die Menschen sich nach einigen Therapiesitzungen an ganze Musikpassagen erinnern können und spontan mitsingen.

Bei gerontopsychiatrischen Störungen steht eine gestörte Kontakt- und Beziehungsfähigkeit im Vordergrund, die sich z.B. in depressiven Rückzugstendenzen, psychotischer Dekompensation, Stereotypien, aggressiven Ausbrüchen, Verweigerungshaltung oder Desorientierung äußert. Über Musiktherapie als ein Mittel menschlicher Kommunikation kann ein Zugang zu dem kranken alten Menschen gefunden werden. Dieser Zugang beruht nicht primär auf der verbalen Verständigung, sondern auf der nonverbalen Ebene. Der Zugang zu den Emotionen kann durch Klänge, Rhythmen, Lieder, Reime und Sitztänze, als Schlüsselreize zur Aktivierung des Langzeitgedächtnisses erreicht

---

56 palliative (lat. palliare = mit einem Mantel umgeben). Behandlung der Symptome, z.B. durch Schmerztherapie, wenn eine Ursachenbehandlung nicht mehr möglich ist.

werden. Dies ist besonders wichtig für Menschen, deren verbale Ausdrucksfähigkeit teilweise bis vollkommen gestört ist und deren emotionale Fähigkeiten noch erhalten geblieben sind. Die emotionalen Ressourcen können mit Hilfe von Musik reaktiviert und aktualisiert werden. Auch dort, wo psychische Konflikte nicht mehr über die Sprache bewusst gemacht werden können, wie z.B. bei traumatischen Verlusterfahrungen, Residualzuständen bei Altersschizophrenie oder psychosomatischen Erkrankungen, bietet die Musiktherapie eine nonverbale Annäherung an schwer zugängliche emotionale Lebensinhalte und bewirkt ein emotionales Aufbrechen dieser Inhalte und eine Stimmungsänderung.
Altenpflegerinnen lernen durch den Einsatz unterschiedlicher Musikangebote alte Menschen in ihren Bedürfnissen und somit ihre Persönlichkeit besser kennen und bereichern dadurch ihren Lebensalltag.

7.5 Musiktherapeutische Methoden

In der Altenarbeit wird zwischen zwei verschiedenen musiktherapeutischen Konzepten unterschieden:

- rezeptive Musiktherapie
- musikalische Milieugestaltung

7.5.1 Rezeptive Musiktherapie

lat. recepere = aufnehmen, d.h. Musikhören.
Bei der rezeptiven Musiktherapie findet eine Orientierung an der musikalischen Lebensgeschichte sowie an den musikalischen Präferenzen statt. Dieser Ansatz ist vornehmlich zu Beginn und im mittleren Stadium eines dementiellen Abbauprozesses relevant.
Eine biografieorientierte Musiktherapie, die sich an der heutigen Generation dementiell Erkrankter orientiert, basiert schwerpunktmäßig auf der Musik aus dem Zeitraum 1920-1950. Bei der praktischen Durchführung bieten sich authentische Aufnahmen an. Obgleich die Tonqualität dieser alten Aufnahmen mit neueren Nachspielungen nicht zu vergleichen ist, werden durch die Darbietungen einer früheren Version, die vor Jahren auch durch den Volksempfänger oder auf dem Grammophon gehört wurde, Erinnerungen geweckt. Dieses Vorgehen basiert auf der Annahme, dass durch Originalaufnahmen mehr Erinnerungen und intensivere Gefühle auszulösen sind.
Aufgabe von Altenpflegerinnen/Musiktherapeuten ist es, das musikalische Umfeld zu erkunden und die Musik herauszufinden, die den dementiell Erkrankten in seinem alltäglichen Leben umgeben hat.
Von physiologischen, emotionalen und psychomotorischen Wirkungen der Musik einmal abgesehen, basiert das Musikhören und -erleben hauptsächlich auf geistige Fähigkeiten.

Die rezeptive Musiktherapie kann in Verbindung mit der Atem- oder Tanztherapie angewendet werden.

Kritikpunkte

Der kognitive Abbauprozess im fortgeschrittenen Krankheitsstadium einer Demenz führt zu einer Begrenzung des Konzeptes.

Folgende Symptome einer dementiellen Erkrankung erweisen sich in der rezeptiven Musiktherapie als problematisch:

- Störungen im Bereich der Wahrnehmung und kognitiven Verarbeitung
- die Unfähigkeit, evtl. neu gehörte Musikstücke zu verarbeiten
- eine reduzierte Erinnerungsfähigkeit

Die Folge daraus ist:

Das Musikhören kann angesichts der immer geringer werdenden Rezeptionsfähigkeit dementiell Erkrankter indes nur einen Teilbereich der Musiktherapie bilden. Eine Verbindung mit den angrenzenden musiktherapeutischen Methoden des Singens und Tanzens ist daher sinnvoll. Erfahrungen zeigen, dass selbst im weit fortgeschrittenen Krankheitstadium einer Demenz das Singen und Tanzen im Sitzen mit den Kranken noch gut durchgeführt werden kann.

7.5.2 Musikalische Milieugestaltung

Die Musik erfüllt die Funktion, durch einhüllende Klänge eine positive Atmosphäre zu schaffen und darüber hinaus auch innere Spannungen und Aggressionen, z.B. bei dementiell Erkrankten, zu reduzieren. Bei diesem Konzept wird auf vertraute Melodien zurückgegriffen, als auch auf Musik, die eine angenehme entspannte Atmosphäre herbeiführen soll, wie z.B. Meditationsmusik, Musik mit Klangkörpern als Klangtherapie oder leichte klassische Musik.

Was leistet der Einsatz von Hintergrundmusik?

- Individuell ausgewählte Musik reduziert agitiertes Verhalten.
- Eine musiktherapeutische Intervention ist bei ausgeprägten sekundären Symptomen der Demenz wirksam, wenn die individuellen „agitation patterns" einbezogen werden.
- Der Einsatz von Musik erscheint insbesondere bei Personen geeignet, die einen lebensgeschichtlichen oder kulturellen Bezug zur Musik haben.
- Die musikalische Milieugestaltung erreicht den Menschen noch im Endstadium einer dementiellen Erkrankung.
- Musik ist nichtsprachliches und vorsprachliches Ausdrucks- und Verständigungsmittel.

- Musik bietet die Möglichkeit, Unausgesprochenes und unsagbare Empfindungen durch Stimme, Klang und Rhythmus mitzuteilen und zu erleben.
- Durch die Musik kann eine Atmosphäre der Vertrautheit hergestellt werden; sie ermöglicht alten, erkrankten Menschen ihre Persönlichkeit lebendig und bewusst zu erleben.

Vor einer Dauerbeschallung mit musikalischen Klängen, die den ganzen Tag im Seniorenpflegeheim in einer Wohngruppe über zu hören ist, muss aber gewarnt werden. Das hat nichts mehr mit Musiktherapie zu tun, sondern kann psychisch Alterskranke überstimulieren, sogar aggressive Verhaltensweisen auslösen.

7.6 Umsetzung in die Pflegepraxis

Eine Situation aus dem Seniorenpflegeheim:
Herr B., ein 87-Jähriger lebt im Pflegeheim in einer gerontopsychiatrischen Wohngruppe. Der Gerontopsychiater stellte die Diagnose: Demenz vom Alzheimer Typ im fortgeschrittenen Stadium. Seiner Umwelt teilt sich Herr B. seit langer Zeit verbal nicht mehr mit. Er leidet sehr unter Antriebsstörungen und sitzt oft tagelang nur apathisch im Sessel. Er bekommt hin und wieder Besuch von seinem Sohn. Auch bei diesen Besuchen benimmt sich Herr B. recht teilnahmslos. Herr B. hat in der Jugend sehr gerne auf einer Mundharmonika musiziert; doch seit langem zeigt er dem Mundharmonikaspielen schon kein Interesse mehr. Eines Tages brachte der Sohn eine Mundharmonika mit. Er wollte dem Vater eine Freude bereiten und fing an auf dem Instrument vorzuspielen. Die Töne müssen Herrn B. wohl tief berührt haben. Er begann plötzlich für alle völlig unverhofft an zu sprechen: „Junge, warum bist du denn heute so traurig?"

Handlungsaufgaben:

1. Tauschen Sie sich über die Situation im obigen Beispiel aus.
2 Welche Erfahrungen konnten Sie mit alten Menschen machen, mit denen Sie gemeinsam gesungen oder musiziert haben!
3. Welche Stimmungen bzw. Gefühle konnten Sie bei den alten Menschen wahrnehmen?
4. Welche Verbesserungen eines musiktherapeutischen Angebotes könnten Sie sich im Seniorenpflegeheim vorstellen?
5. Angenommen, Sie wohnen im Alter selbst einmal in einem Pflegeheim: Mit welchem Musikangebot möchten Sie dann konfrontiert werden?

7.6.1 Hinweise zum Singen mit psychisch Alterskranken

- Der alte Mensch wird abgeholt wo er stimmungsmäßig steht. Das Hervorholen von Erinnerungen dauert bei psychisch Kranken länger. Eine Liedstrophe ist oft zu kurz, um sich auf das Gefühl, was das Lied empfinden lässt, einzustimmen. Daher ist es gut Geschichten um/über das Lied zu erzählen und die Liedstrophen zu wiederholen.
- Altenpflegerinnen sollten Lieder kennen, bevor sie diese mit alten Menschen singen (Text, Melodie, Refrain, Rhythmus). Es gibt Lieder oder einzelne Zeilen, in denen 60 Jahre eines Lebens kodiert sind.
- Besonderheiten von Liedern verstärken, z.B. durch eine rhythmische Begleitung (klatschen), Refrain begleiten z.B. durch ein Orff´sches Instrument (Trommel, Rassel, Xylophon), Bewegungsspiele dazu erfinden, naturalistische Geräusche, z.B. Schritte, säuseln,
- Ritual bezogenes Singen z.B. nach dem Kaffee trinken: „C,a,f,f,e,e trink nicht so viel Kaffee..."
- Manche Lieder haben Nachwirkungen auf alte Menschen; Gefühlsäußerungen, z.B. Wut, Freude, Trauer könnten ausgelöst werden. Diese Gefühle sollten nicht übergangen, sondern zugelassen und aufgenommen werden.

7.6.2 Musik als therapeutisches Element bei Alzheimer Demenz

Musik hat erheblichen Erinnerungswert und kann selbst bei stärksten Gedächtnisstörungen noch wiedererkannt werden. Mit Musik ist es möglich Emotionen anzuregen und bei den verbliebenen emotionalen Fähigkeiten orientierungsgestörter Menschen anzuknüpfen. Dementiell erkrankte Menschen verfügen über Ressourcen im Ausdruck und Verständnis von nonverbaler Symbolik.
Musik kann mit ihren starken außermusikalischen Bedeutungsinhalten einen Zugang zu Kommunikationsmöglichkeiten bieten. Musiktherapie als die basalste Form der Therapie für Demenzerkrankte, kann eine Möglichkeit sein, trotz gestörter Gedächtnis-, Sprach- und Kommunikationsleistung, eine Verstehens- und Verständigungsform zu finden.

7.6.2.1 Pflegeplanung auf musiktherapeutischer Grundlage

Beispiel einer Pflegeplanung bei SDAT auf musiktherapeutischer Grundlage

Störungen	Ziele	Maßnahmen
Störung des Kurzzeitgedächtnisses	Entwicklung von Routine	Singen von einfachen musikalisch stark strukturierten Liedern

Störung des Langzeitgedächtnisses	Reaktivierung von Erinnerung, Wiederfinden von Emotionen, Stärkung des Identitätsgefühls und Bewusstseins	Singen oder Spielen von biografisch relevanten Musikstücken
Wortfindungsstörungen, Verarmung der Sprache, Konfabulation	Reaktivierung des automatisierten Sprachvermögens, Stärkung des Selbstvertrauens	Singen von Liedern oder Sprechen von Gedichten aus der Kinder- und Jugendzeit (Liedtexte, rhythmisierte Sprache)
Verlangsamung der Wahrnehmung, kognitive Verluste (Teil der Persönlichkeitsveränderung)	Herstellung von einfachen vertrauten Situationen, Gefühle der Geborgenheit, Wahrnehmungs- und Verhaltenserweiterung	gemeinsames Singen, Sitztanz mit Elementen die den akustischen, visuellen und taktilen Sinn anregen
Apraxien: Störungen der Handlungsdurchführung	Koordinationsverbesserung der Grobmotorik	musikalisch-rhythmisches Training

7.6.3 Begleitung Sterbender mit musiktherapeutischen Mitteln

Wird Musik als therapeutisches Mittel bei Sterbenden eingesetzt, so muss diese in ihrer vielschichtigen Wirkungsweise gesehen werden.

Was kann mit Musiktherapie bei Sterbenden erreicht werden?

- Musiktherapie kann Kräfte freisetzen zur Bewältigung von Vergangenem und Gegenwärtigem. Darüber hinaus kann sie eine Hilfestellung sein, um die Schwelle des Todes zu überschreiten.
- Der letzte Lebensabschnitt wird auf individuelle Weise bewältigt und gestaltet.
- Musik kann in ihrer Vielfältigkeit zur Beruhigung, Entspannung und Angstlinderung eingesetzt werden.
- Wo Sprache nicht mehr möglich ist, kann durch eine matrizentrische Behandlungsform, d.h. durch Stimme, Klang, und Körperkontakt, eine regressive Mutter-Kind-Beziehung eintreten, das Gefühl von Geborgenheit vermitteln sowie Abschiednehmen und Loslassen erleichtern.
- Musik kann das Unsagbare eines Sterbeprozesses hörbar und damit begreifbar machen.

Folgende Hinweise sollten vor der Anwendung beachtet werden:

- Musik erreicht nicht jeden Sterbenden und sollte mit großer Feinfühligkeit, höchstem Respekt vor seiner Sensibilität und Verletzbarkeit angeboten werden.
- Psychisch veränderte Menschen müssen die Möglichkeit haben die therapeutischen Interventionen durch Musik abzulehnen.

Musiktherapeutische Angebote beziehen sich auf:

- Musikhören nach Wünschen des sterbenden Menschen
- ein gemeinsames Musizieren, falls es noch möglich ist
- Einsatz der Stimme als das modulationsfähigste Instrument
- das Vorspielen auf Instrumenten (besonders Saiteninstrumente).

Merke!

Musik für Sterbende muss Gelegenheit zur Äußerung aller nur erdenklichen Gefühle bieten, selbst wenn dazu Zorn, Hass, Enttäuschung, Furcht und Hoffnungslosigkeit gehört. Die Möglichkeit Gefühle ausdrücken zu können schafft Erleichterung, auch wenn es unmöglich geworden ist, die Probleme noch zu lösen.

Bei der Musiktherapie findet ein dialogischer, gleichberechtigter Austausch zwischen der Altenpflegerin und dem alten Menschen statt. Musiktherapeuten sind speziell für wahrnehmungsgestörte Menschen ausgebildet und wenden das Konzept erfolgreich in der Praxis an. Sie kommen auf Anfrage gerne in ein Seniorenpflegeheim, um dort mit alten Menschen in Gruppen oder in Einzelsitzungen zu singen oder zu musizieren.
Es muss nicht immer ein ausgebildeter Musiktherapeut sein, der alte Menschen mit musikalischen Klängen erfreut; Altenpflegerinnen können mit ein wenig Freude am Singen und mit einem guten Rhythmusgefühl dieses ebenso tun.

7.7 Folgerungen

Obwohl Erfahrungswerte vorliegen, dass Musik als Therapie zur Entspannung, Motivation, zur Orientierung und Sprachförderung bei psychisch Alterskranken helfen kann, übernimmt zur Zeit keine Krankenkasse eine musiktherapeutische Behandlung. Der alte Mensch muss den von Altenpflegerinnen engagierten Musiktherapeuten privat (Taschengeld) bezahlen.
Dass im Alter musikalische Kompetenzen vorhanden sind und oftmals musikalische Fähigkeiten und Fertigkeiten brachliegen, die auf entsprechende Förderung und (Wieder-) Entdeckung warten, ist ein Sachverhalt, der häufig in der Altenpflegeausbildung nicht berücksichtigt wird, wenn es darum geht, ressourcen- und kompetenzorientiert mit alten Menschen musikalisch zu arbeiten.

Das Arbeitsfeld der Musikgeragogik als ein Teil der ganzheitlichen Seniorenkulturarbeit ist auch für Altenpflegerinnen ein Gebiet, in dem Kenntnisse in der Ausbildung erworben werden sollten.

7.8 Die Tanztherapie

Ein weiteres Rehabilitationskonzept ist die Tanztherapie.
Die Tanztherapie ist in den USA bereits seit 1940 erfolgreich. In Deutschland wird sie mittlerweile von einigen Psychologen bei behinderten Kindern eingesetzt. Alles dreht sich dabei um Körper, Seele und Geist.
Therapeutisches Ziel der Tanztherapie:
Förderung und Stärkung der gesunden Anteile des kranken Menschen, so dass das Selbstvertrauen wieder erhöht und die Basis für eine Konfliktverarbeitung geschaffen wird.

Bei der Tanztherapie kommen gleich zwei therapeutische Elemente zusammen: Musik und Bewegungen. Ein bewegungseingeschränkter Mensch kann sich auch in Form eines Sitztanzes betätigen. Wenn alte Menschen keine Worte mehr finden, können sie Konflikte, Gefühle, wie z.B. Wut, Trauer, Liebe, Freude und schmerzhafte Erinnerungen durch Bewegungen ausdrücken. Jede Drehung, jedes Stampfen mit dem Fuß befreit und ist für das therapeutische Team höchst aufschlussreich. Beim Tanzen in der Gruppe verspüren einst einsame alte Menschen wieder Gemeinschaftsgefühl und verlieren ihre Hemmungen.

8 Das Konzept der Entspannung in Snoezelen-Räumen

Diese Methode ist Mitte der 70er - Jahre in den Niederlanden als Freizeitangebot für Schwerst- und Mehrfachbehinderte entwickelt worden. Das Konzept geht von einem ganzheitlichen Ansatz aus und bereitet gerontopsychiatrisch veränderten Menschen, die in der Realität nur schwer zurechtkommen, Gefühle des Wohlbefindens, der Sicherheit und Entspannung, ohne intellektuelle Anforderungen zu stellen.

8.1 Der Begriff „Snoezelen"

Das Wort „Snoezelen" kommt aus dem Niederländischen und setzt sich aus dem Verb „snuffelen" (schnüffeln) und „doezelen" (dösen) zusammen. „Snuffelen" beschreibt die Freiheit des Erlebenden, zu tun und zu lassen, was ihm beliebt. „Doezelen" drückt Entspannung und emotionale Geborgenheit aus.

8.2 Konzeptziele

Snoezelen soll die primären Sinne stimulieren und aktivieren. Dadurch werden aber nicht alle Sinne zugleich angesprochen, sondern Altenpflegerinnen konzentrieren sich auf einzelne Sinneswahrnehmungen, wie z.B.Tasten, Sehen, Geruch. Beim Snoezelen wird an die sinnliche Wahrnehmung mit Hilfe von Licht, Geräuschen, Gerüchen und Musik angeknüft.

- Nach der Anwesenheit im Snoezelen Raum fühlt sich der alte Mensch entspannt und vitalisiert - eine gute Ausgangsbasis für weitere Kommunikation mit Angehörigen oder Pflegepersonal.
- Ziel in der geschlossenen Erlebniswelt der gerontopsychiatrisch veränderten Menschen ist es Türchen zu finden und zu öffnen, um dann in diese Welt mitzugehen. Der wichtigste „Türöffner" ist dabei der (körperliche) Kontakt zwischen Betreuer und Kranken.
- Koppelung mit therapeutischen Sitzungen, wie z.B. Logopädie oder Krankengymnastik ist möglich. Nach einer logopädischen Behandlung kann der alte Mensch im Snoezelen-Raum Entspannung finden. Gegenteilig verhält es sich mit der Krankengymnastik, durch einen vorherigen Besuch werden die Betroffenen psychisch gelockert - und dies ist eine gute Vorraussetzung für die anschließende physische Lockerung.
- Die Arbeitszufriedenheit beim Pflegepersonal steigt, weil sie einen besseren Zugang zu den Kranken finden; weil von ihnen „etwas zurückkommt".

8.3 Anforderungen an Altenpflegerinnen

zur Konzeptumsetzung:

- Kennenlernen von eigenen Handlungsfähigkeiten und Grenzen
- Bereitschaft sich auf die Form der Sinnesaktivierung einzulassen
- Einlassen auf emotionale und körperliche Nähe zum Kranken

8.4 Konzeptbeschreibung

Snoezelen findet in speziell dafür hergerichteten Räumen statt. Sie sind so ausgestaltet, dass sie dem psychisch Alterskranken eine freundliche und harmonische Atmosphäre vermitteln, in der er sich wohlfühlen und entspannen kann. Dazu tragen entsprechende Wandverkleidungen, Lichteffekte, taktile Stimulationen (Tastbretter), angenehme Gerüche (z.B. ätherische Öle), meditative Musik, Instrumente, die für eine sehr entspannte Farb- und Klangkulisse sorgen, bei. Ebenso kann eine Vielzahl weiterer Elemente, z.B. ein Wasserbett eingesetzt werden. Die eingesetzten Materialien sind nur Hilfsmittel. Das Reizangebot soll so ausgelegt sein, dass es dem alten Menschen angenehme, lustvolle Sinneswahrnehmungen und besondere Erfahrungen ermöglicht, die ihm sonst im Alltag verschlossen bleiben. Durch die Sinneserfahrungen, die in die „Tiefe" gehen, werden besonders Wahrnehmungsgestörte angesprochen und erreicht. Dem alten Menschen bleibt es überlassen, welche Reize er als angenehm empfindet und mit welchen er sich weiter beschäftigen will.

In dem Raum kann die ganze Palette der Stimulis zum Einsatz gebracht werden; günstiger ist es dem Kranken den Reiz gezielt anzubieten, der einen beruhigenden, entspannenden Effekt auf ihn ausübt.
Daher sollte während der Anwesenheit in Snoezelen - Räumen (Dauer ca. 60 Minuten), das Verhalten, z.B. Reaktionen, Vorlieben und Abneigungen des Betroffenen von Pflegepersonen beobachtet und in einem Beobachtungsbogen in der Pflegedokumentation, festgehalten werden. Wenn der alte Mensch entspannt auf eine bestimmte Musik oder Lichteffekte reagiert, werden diese Erfahrungen auf den Pflegeprozess übertragen.
Kann ein Demenzerkrankter z.B. nachts nicht schlafen, erhält er das Snoezelen-Angebot, worauf er bisher positiv angesprochen hat. Das kann z.B. seine Lieblingsmusik sein, ein „Kuscheltier” oder ein Gespräch mit der vertrauten Bezugspflegekraft.

Kritikpunkt
Der Aufenthalt in Snoezelenräumen kann für manche Demenzerkrankte nicht geeignet sein; denn beim Kontakt mit dem Wasserbett, mit unbekannten Geräuschen oder Gerüchen können Angst und Unruhe verstärkt auftreten.

9 Das Konzept der 10-Minuten-Aktivierung

Die 10-Minuten-Aktivierung wurde 1992 von der Maltherapeutin U. Schmidt-Hackenberg, (Reutlingen) für Demenzerkrankte entwickelt. Die Umsetzung dieses Konzeptes findet trotz des verbreiteten Zeitmangels im Heimalltag Platz und kann in Morgenkreisen, aktivierenden Gruppenstunden oder Einzelbetreuungen erfolgen.

9.1 Der Begriff „10-Minuten-Aktivierung”

Es handelt sich um eine therapeutische Intervention, von 10-minütiger Dauer, bei der mit einem gezielten Einsatz von vertrauten Gegenständen aus dem täglichen Leben des Betroffenen an die Vergangenheit angeknüft wird. Gegenstände, z.B. alte Bekleidungsstücke, Haushaltsgeräte, Werkzeug und Werkstatt wirken beim Betroffenen als zielgerichtete Reizpotenzierung. Es gilt biografisch verankerte Fähigkeiten (Hausfrau, Handwerker, Landwirt) und gelebte Antriebe (Fürsorglichkeit, Pflichtbewusstsein, Ordnungssinn) aufzuspüren. Anhand der Materialien aus dem Leben alter Menschen entwickeln sich Gespräche sowie Rückbesinnungen. Mit „Erinnerungsschlüsseln” kann das Langzeitgedächtnis aktiviert werden.

9.2 Konzeptziele

- Erinnerungen werden durch Provokationen des Gegenstandes (hautnahe Auseinandersetzung) aus dem Alltagsgeschehen wach.
- Erhaltung von Körpergefühl und Beweglichkeit.
- Förderung der Kommunikation durch das Erzählen kleiner Erinnerungsreisen.
- Freude statt empfundener Defizite.
- Förderung von Motivation.
- Demenzerkrankte werden durch die Methode orientierter; sie können hinterher besser wahrnehmen, z.B. selbstständiger essen (visuelle und taktilhaptische Wahrnehmung).
- Demenzerkrankte können sich selbst verwirklichen, bestätigen ihre aus der Vergangenheit stammende Rolle und Ich-Identität.

9.3 Aktivierung von Erinnerungen

Vertraute Alltagsgegenstände werden für Menschen, die ihre Erinnerungen weitgehend weggesperrt haben, zu Schlüsseln, um diese Erinnerungen wieder zu öffnen. Alltagsgegenstände haben gegenüber Bildern mit nur verbalem Zugang einen direkten Aufforderungscharakter. Durch das Hantieren damit, wirken die Dinge über mehrere Sinneskanäle emotional stimulierend. Gegenstände aus der Kindheit und Jugend alter Menschen wirken „vielsinnig". Die Altenpflegerin unterstützt das Aktivieren kommunikativ mit einfachen Fragen. Sie muss bei alten Menschen die Schlüssel für die Zugangswege zum Aufschließen der Erinnerungen suchen, d.h. ist es der Geruch des Gegenstandes, die Farbe, die Art des Stoffes, die Kaffeekanne, das Werkzeug, welches die Erinnerung auslösen kann?
Altenpflegerinnen geben Impulse an die Gefühlsebene. Diese Impulse nimmt der psychisch Alterskranke auf, weil es von ihm selbst kommt. Das Langzeitgedächtnis wird aktiviert. Gefühle werden nicht dement, sie sind aktivierbar (vgl. „Gefühle als Ressourcen" auf Seite 142).
Mit der 10-Minuten-Aktivierung ist ein Weg gefunden worden, trotz des degenerativen Hirnabbaus im Alter dieses wieder zu mobilisieren.

Handlungsaufgaben:
Sie machen eine gedankliche Reise über einen Flohmarkt.
1. Mit welchen Gegenständen könnte man Sie wohl im Alter aus Lethargie oder Dämmerzustand herausholen?
   Ist es das zischende Becken und die fetzig klingenden Gitarren einer früheren Beatles - Single? Oder vielleicht etwas anderes ...... ?
2. Mit jeder Generation, die uns verlässt, gehen auch spezifische Erfahrungen verloren. Manchmal werden sie nicht wiedergebracht. Ihre Generation braucht schon wieder andere Gegenstände, die geeignet wären, zum Auslöser und Schlüssel zu werden. Mit welchen Erinnerungs-Schlüsseln könnten bei Ihnen „Türen" aufgeschlossen werden?

9.4 Umsetzung in die Pflegepraxis

Rahmenbedingungen
Damit das Konzept in einem Pflegeheim umgesetzt werden kann, muss das ganze Heim, auch die Heimleitung und der Zivildienstleistende „aktiviert" werden. Das Konzept kann nicht reibungslos ablaufen, wenn die Aktivierung im Dienstplan nicht vermerkt ist (als Legitimation, dass Heimleitung und die Pflegedienstleitung das Konzept mittragen). Eine gute Aktivierung leistet nicht nur die durchführende Pflege- oder Betreuungskraft, sondern auch die Nachtwache, wenn sie den alten Menschen noch in der Nacht auf seine kleinen Erfolge vom Vormittag anspricht.
Grundvoraussetzung für die Aktivierungsform ist das Vorhandensein eines „Aktivitätenschrankes". In diesem Schrank befinden sich beschriftete Kartons, welche nach Themen aus dem Alltagsgeschehen geordnet sind und dazu gesammelte Gegenstände enthalten. Es ist jetzt ein Leichtes, sich einen der Kartons zu greifen, die Gegenstände auszuteilen und mit der Aktivierung zu beginnen.
Psychisch Alterskranke sollen anhand der in den Kartons befindlichen Gegenstände angeregt werden, diese zu berühren und zu gebrauchen. Die Altenpflegerin lässt sich dann mit dem alten Menschen auf ein Gespräch aus der Erinnerung zu diesen Gegenständen ein.
10 - Minuten - Aktivierung am Tag sind vom Zeitumfang im Seniorenpflegeheim zu schaffen; vielleicht sogar am Wochenende. Damit das Konzept zur Wirksamkeit kommen kann ist die Regelmäßigkeit entscheidend. Frau Schmidt-Hackenberg sagt: „Lieber kurz, dafür aber täglich!" Die beste Zeit für die Konzeptumsetzung ist ca. 11 Uhr, kurz vor dem Mittagessen.

„Wunder gehen in dem Körper los"
Die Altenpflegerin nimmt Handlungsabläufe auf der Gefühlsebene des alten Menschen wahr. Sie nimmt die Gefühlsebenen ernst und spricht diese an. All-

tagsgegenstände müssen immer den Betroffenen in die Hand zum Anfassen gegeben werden. Dadurch findet ein emotionales Erwachen statt, weil Gegenstände mit persönlichen Erinnerungen verbunden sind und beim Kranken innere Bilder aus dem vergangenen, erlebnisreichen Leben wieder entstehen lassen. Auf diesem Wege gehen „Wunder in dem Körper los" (Schmidt-Hackenberg, 1999). Mit dieser Vorgehensweise wird erreicht, dass der psychisch Alterskranke über das Gefühl wieder Orientierung bekommt.

Themen zur 10-Minuten-Aktivierung könnten z.B. sein:
Taschentücher, Kleidergürtel, Kräuter, Kosmetik, Handarbeit, Seidenkissen, Werkzeug und Werkstatt, der Obstgarten im Sommer, Garten, Kochgeräte, Haushaltsgeräte, etc.
Vermieden werden Themen wie z.B. Flucht, Krieg, Hunger usw.

Ein Beispiel: Aktivierung mit Taschentüchern
Was wird gebraucht?
Eine Schachtel, in der sich ein Haushaltsmüllbeutel befindet. In diesem sind viele verschiedene Stofftaschentücher (in versch. Farben, Materialien, Umsäumungen etc., Angehörige könnten gebeten werden Taschentücher mit zu sammeln). Der Beutel knistert, raschelt sehr schön, wenn aus ihm etwas entnommen wird und erhöht somit den Spannungseffekt und die Aufmerksamkeit des alten Menschen.

Ablauf:
Die Altenpflegerin wendet sich dem alten Menschen zu, welcher bei dieser Übung am Tisch sitzen sollte, lobt etwas an ihm (z.B. Kleidung, Schmuck, Frisur) und spricht ihn mit Namen an:
„So, Frau G. suchen Sie sich ein Taschentuch aus."
Intension der Anerkennung:
„Einmal am Tag werde ich wahrgenommen, werde ich angeschaut."

Schneutzt ein Demenzerkrankter hinein, wird das Tuch weggelegt und dem Kranken ein sauberes angeboten. Die Altenpflegerin könnte aus diesem Verhalten entnehmen, dass die Demenz noch nicht weit fortgeschritten ist; der Kranke weiß noch wofür er das Tuch benutzen kann. Bei Schwerstdementen, die unbeteiligt bei der Aufforderung erscheinen, geben die Beobachtungen von Augen- und Fingerbewegungen Auskunft über das Mitbeteiligt sein.

Aktivierungsmöglichkeiten mit dem Taschentuch:

- An den Ecken mit dem Drei-Fingergriff anfassen und ausschütteln (Kreislauftraining)
- Durch die Nase einatmen, beim Ausatmen „Kerze" ausblasen lassen (Atemübung)

- Taschentuch mit den Außenkanten der Handinnenflächen glattstreichen und falten; der alte Mensch bekommt ein Gefühl in sein „gefühllos gewordenes" Kontaktorgan zurück (basale Stimulation)

Die eigene Vergangenheit wird durch das Anfassen des Gegenstandes (hier das Taschentuch) auf einmal fassbar. In dem Beispiel „Taschentuch" wird das Greifen nach dem Tuch zum Be-greifen, was der alte Mensch einst damit getan hat.

9.5 Die Bedeutung des Konzeptes für Altenpflegerinnen

Altenpflegerinnen bekommen die Möglichkeit psychisch Alterskranke einmal ganz anders zu erleben; sie ändern ihre Einstellung, wenn sie an der hervorgeholten Erinnerung spüren, welch reiches Leben der Kranke gelebt hat. Altenpflegerinnen lernen an diesem Konzept, wie wichtig eine gründliche Vorbereitungszeit für die Umsetzung ist. Eine angemessene Gesprächsführung sowie die Wahrnehmung von Reaktionen verwirrter alter Menschen wird geschult.

10 Die Milieutherapie

Gerontopsychiatrisch veränderte Menschen sind durch ungünstige Umweltbedingungen extrem verwundbar. Verhalten und Befinden können durch krankheitsangemessene milieutherapeutische Bedingungen positiv beeinflusst werden. Diese Menschen haben die selben Bedürfnisse wie Gesunde. Besonders Altenpflegerinnen in stationären Altenhilfeeinrichtungen müssen die Umgebung so gestalten, dass psychisch Alterskranke ein therapeutisches Milieu vorfinden.

10.1 Der Begriff „Milieutherapie"

Unter „Milieutherapie" in der Pflege von psychisch Alterskranken wird ein bewusst pflegerisch-therapeutisches Handeln verstanden, welches sich auf ein Konzept zur Anpassung der psychosozialen Umwelt an die krankheitsbedingten Beeinträchtigungen der Wahrnehmung, der emotionalen Erlebniswelt, des Verhaltens und der Ressourcen des psychisch Alterskranken stützt.

Das Konzept der Milieutherapie hilft dem kranken Menschen und seinen Angehörigen die schwierige Situation in einer stationären Altenhilfeeinrichtung zu ertragen.
Ein ungünstiges Milieu kann dagegen krankheitsfördernd wirken, daher ist die Bezeichnung Milieutherapie hier berechtigt.

Grundprinzip

Das Grundprinzip der Milieutherapie ist in der Anpassung des Wohnumfeldes an psychisch Alterskranke zu finden. Die Wohnumgebung sollte so gestaltet sein, dass sich der alte Mensch mit seinen Angehörigen sowie die Pflegemitarbeiter darin wohlfühlen.

Zum Wohlfühlaspekt gehören:

- Das Mobiliar, z.B. antike Möbel, Tapeten, Farben, ausgerichtet an die Bedürfnisse alter Menschen.
- Einbringen vertrauter, persönlicher Gegenstände.
- Die Atmosphäre der Pflegewohngruppe, d.h. kein schnelles Gehen, Rufen nach Teammitgliedern, ständige Beschallung mit TV oder Musik aus dem Radio, Türen schlagen, abruptes Abwenden vom alten Menschen.
- Die Raumbeleuchtung, d.h. empfohlen wird eine helle Ausleuchtung der Wohnbereiche mit 500 Lux, indirektes und schattenfreies Licht.

10.2 Konzeptziele

Durch die Schaffung einer wohnlichen Atmosphäre und eines möglichst „normalen" Milieus nach dem „Normalisierungsprinzip" sollen die Aussichten auf Heilung und Resozialisierung verbessert werden.

Mit dem Konzept kann demnach erreicht werden:

- Kompensation krankheitstypischer Einschränkungen
- positive Beeinflussung der emotionalen Befindlichkeit und damit Unterstützung pflegerischer Interventionen
- Vermeidung negativer Auswirkung eines institutionell geprägten Milieus = psychosozialer Hospitalismus
- Sekundärsymptome z.B. bei der Demenz können (nach Dr. Wojnar) bis zu ca. 60% mit Elementen der Milieutherapie behandelt werden
- der Kranke kann trotz kognitiver Beeinträchtigungen auf der Grundlage seiner Lebensrückschau ein angepasstes und würdiges Leben führen

Das hohe Maß an Vertrautheit mit der sozialen Umgebung drückt sich beim psychisch Alterskranken in Wohlbefinden und Lebenszufriedenheit sowie Verhaltenssicherheit aus.

10.3 Lebenswelten psychisch Alterskranker

Völlig verschiedene Phänomene bestimmen die Lebenswelten von psychisch Alterskranken. Für demente alte Frauen ist es das bestimmte Phänomen „Daheim" und nach „Hause" zu wollen.
Sie müssen nach Hause, weil ihre Kinder auf sie warten oder der Ehemann von der Arbeit kommt. Wer soll das Essen kochen, wenn sie nicht gehen können? Oder es ist „sie" die Mutter, die auf sie wartet, und sie wollen sie nicht warten lassen. Selbst die Frauen, die die Wohngruppe als ihr Zuhause ansehen, haben Probleme, weil sie nicht verstehen, was die vielen fremden Menschen im Wohnzimmer tun. Sie haben sie doch nicht eingeladen. So suchen die Frauen nach Möglichkeiten, nach Hause zu können. Sie stehen mit Hut, Mantel und Handtasche an der Tür und warten auf den Bus. Versuche sie am Gehen zu hindern, rufen Unverständnis hervor. Altenpflegerinnen wollen, dass die Frauen anerkennen, dass das Pflegeheim nun ihr Zuhause ist. Demenzerkrankte alte Männer sind noch häufig in ihrem Beruf. Sie regeln den Straßenverkehr im Treppenhaus des Pflegeheims. Landwirte verwenden Kopfkissen als Kühe, um ihrer Arbeit nachgehen zu können. Dies führt zu Komplikationen, die von den Altenpflegekräften mit Pathologisierung des Verhaltens, Medikalisierung, Hilflosigkeit und Aggressionen beantwortet werden.
Für psychisch Alterskranke bedarf es daher einer besonderen Gestaltung der Lebensumwelt und eines therapeutischen Milieus. Diese lebenstragende (letzte) Wohnstätte sollte von Altenpflegekräften angemessen gestaltet und respektiert werden.

10.4 Milieugestaltung und Pflegeheimarchitektur

Das Befinden und Verhalten psychisch Alterskranker in einem Seniorenpflegeheim wird in hohem Maße von ihrer sozialen und baulichen Umgebung mitbeeinflusst. Die Bau- und Innenraumgestaltung stellen deshalb wichtige Elemente einer milieutherapeutischen Wohnkonzeption dar. Damit psychisch Alterskranke in stationären Einrichtungen mehr Lebensqualität bekommen, sollte ein architektonisches Milieu auf die spezifische Situation und Bedürfnisse der kranken Menschen ausgerichtet sein. Dabei sind die Erkenntnisse der gerontologisch orientierten Umweltpsychologie in das Konzept mit einzubeziehen.
Die ideale bauliche Umgebung für psychisch Alterskranke im stationären Bereich richtet sich nach:

- seiner Individualität
- seiner Lebensrückschau
- dem Krankheitsstadium, welches besonders bei Demenzerkrankungen zu berücksichtigen ist.

Anforderungen an ein demenzangemessenes Milieu

Probleme	Ziele
umweltbezogene Kompetenz ist reduziert	Herstellen eines kompensatorischen Milieus
emotionale Stimulation und Verhalten sind verändert	Herstellen eines therapeutischen Milieus
Verwundbarkeit an die ungünstige Umgebung ist höher	Herstellen eines alltagsnahen Milieus

Kompetenzeinbußen werden z.B. baulich mit einem kompensatorischen Milieu kompensiert.
Bei der Vergesslichkeit kann dem Kranken die Orientierung erleichtert werden durch:

- übersichtliche, einfach zu erfassende Gebäudestruktur, eindeutige Wegführung mit redundanten Hinweisen,
- markante, spezifische Gestaltung wichtiger Orte (z.B. WC-Tür in Signalfarbe)
- gute gleichmäßige Ausleuchtung
- Klärung räumlicher Gliederung
- Vermeiden von verwirrenden Mustern
- Vermeiden von starkem Farbwechsel am Boden
- vertraute Gestaltung mit Aufforderungscharakter, z.B. Wohnküche, keine Wartezimmermöblierung, Rückzugsnischen geben Vertrautheit, Intimität
- unbewusst wirkende Orientierungshilfe, z.B. Handlauf, Lichtführung

10.5 Das Normalisierungsprinzip

Das Normalisierungsprinzip wurde erstmals von dem dänischen Juristen Bank-Mikkelsen 1959 im dänischen Fürsorgegesetz für geistig Behinderte beschrieben.

Der Begriff „Normalisierungsprinzip"
Menschen mit geistigen oder körperlichen Beeinträchtigungen sollen ein Leben führen können, das dem ihrer nichtbehinderten Mitbürger entspricht: ein Leben so normal wie möglich.

Das Normalisierungsprinzip bekommt eine große Bedeutung in der Betreuung von Demenzerkrankten. Denn, wenn wir über Normalität sprechen, dann sprechen wir in erster Linie über die Normalität und Wirklichkeitssicht, die Demenzerkrankte empfinden.

Dem psychisch Alterskranken wird ein Leben so normal wie möglich gestattet. Das ist am ehesten zu erreichen, wenn die eingesetzten Mittel so „normal" wie möglich sind.

Das Normalisierungsprinzip gewährleistet, dass der Tagesablauf an die häuslichen Normalitäten erinnert und Altenpflegerinnen mit den psychisch Alterskranken „wohnen". Bei allen Lebensaktivitäten wird begleitet und unterstützt; dabei eine Über- oder Unterversorgung strikt vermieden. Verhaltensauffälligkeiten werden durch Nichtbeachtung, Lob und positive Sinnesreize ausgeglichen.
Zum Normalisierungsansatz in der Dementenbetreuung gehören:

1. Alltagsorientierung

Diese wird geschaffen mit einem normalen Tagesrhythmus, (erfordert eine flexible Dienstplangestaltung) und Jahresrhythmus, z.B. Feiern von Festen und erkenntlich machen der Jahreszeiten, wie Frühling, Sommer, Herbst, Winter. Die Orientierung erfolgt immer an der Lebensrückschau.

2. Partizipation

Psychisch Alterskranke werden zu Beteiligten, d.h. sie werden so weit wie möglich in Überlegungen und Entscheidungen mit einbezogen. An Ressourcen, wie Emotionen, Antrieb, Rhythmen und Rituale wird angeknüpft.

3. Dezentralisierung

Verhaltensauffällige alte Menschen werden in kleinen Gruppen betreut, z.B. Gemeinschaft von Demenzerkrankten, die unsauber essen.

4. Entwicklungsförderung

Förderung und Erhalt vorhandener Ressourcen, nach dem Prinzip: Fordern durch fördern, aber nicht überfordern.
Die Normalität kann durch eine vertraute „Häuslichkeit" erreicht werden.
Was bedeutet „fremd sein, Zuhause sein" für den psychisch Alterskranken?

„fremd sein"	**„Zuhause sein"**
Bedient werden:	Hausarbeit haben:
> nicht mehr einkaufen müssen	> Einkaufen, Kochen
> das Essen wird von anderen gekocht und serviert	> Staub wischen, Waschbecken putzen, spülen, abtrocknen
> andere räumen im Zimmer auf und putzen	> Wäsche waschen, bügeln, zusammenlegen, Blumen gießen
> Lederschuhe tragen	> Hausschuhe tragen
> Sonntagskleidung	> Kittelschürzen

Zu den Elementen des Normalisierungsprinzips zählen:

- ein strukturierter Tagesablauf
- das Wohnumfeld
- das Gedächtnistraining

10.5.1 Der strukturierte Tagesablauf

Der Tagesablauf
Dieser wird in Abschnitte eingeteilt, die durch Essens- und Ruhezeiten gekennzeichnet sind. Zwischen diesen Abschnitten finden Einzel- oder Gruppenaktivitäten nach persönlicher Neigung statt. Die Aktivitäten werden durch Tages- oder Wochenpläne angekündigt.
Wiederholung des durchstrukturierten Tagesablaufs
Eine Veränderung im Tagesgeschehen wird dem alten Menschen rechtzeitig und wiederholt mitgeteilt. Beim Leben in einem Seniorenpflegeheim wird den Menschen eine Orientierung gegeben, auf die sie sich verlassen können und die ihnen Sicherheit bietet.
Psychisch Alterskranke sind so lange zufrieden, wie der Tagesablauf den Regeln folgt und wie sie ihn gewohnt sind. Ordnung ist das beherrschende Prinzip. Sobald diese Ordnung gestört wird, finden sie sich nicht mehr zurecht und es kommt zu Problemen.
Die Nacht
Die Strukturierung eines Tages bezieht sich auch auf die Nacht. Daher sind Pflegemitarbeiter im Nachtdienst an der Milieutherapie zu beteiligen. Es ist eine Akzeptanz für Menschen mit sundowning-Syndrom aufzubauen, die nicht um 20.00 Uhr oder 22.00 Uhr schlafen wollen. Die Wohnküche oder das Nachtkaffee ist Anlaufpunkt in der Nacht. Hier werden Getränke, Spätmahlzeiten oder Entspannungsmusik angeboten. Wer spät schlafen geht, kann bei Bedarf länger schlafen.

10.5.2 Das demenzgerechte Wohnumfeld

Handlungsaufgabe:
Wohnen bedeutet für uns alle Geborgenheit, Vertrautheit oder Zuhause. Wohnen bedeutet die Möglichkeit, Privatheit, Rückzug, Intimität und Erholung zu besitzen.
1. Was bedeutet für Sie Wohnen? Welche Elemente sind für Sie bedeutsam?
2. Welche strukturellen Zwänge kann es in einem Seniorenpflegeheim geben, die Frustrationen von psychisch Alterskranken, aber auch bei Altenpflegerinnen auslösen.

Die räumlich gestaltete Umgebung und die Umweltbedingungen haben Auswirkungen auf die Gesundheitsentwicklung, des „sich Wohlfühlens", besonders des psychisch Alterskranken in einer stationären Einrichtung (vgl. „Merkmale gerontopsychiatrischer Wohnkonzeptionen" Seite 565), denn diese Menschen haben ihr/e Sicherheiten, Persönlichkeiten, Werte und soziales Eingebundensein verloren.

Die umfassende Forschung zeigt, dass sich menschliche Funktionen und Lernfähigkeit wesentlich verbessern, sobald die Umgebung an den Menschen angepasst wird. Versucht der alte Mensch sich der Umgebung eines Seniorenpflegeheimes anzupassen, ist das mit großer Anstrengung verbunden und nicht sehr wirksam, weil der alte Mensch mit Apathie, Regression oder Verwirrtheit reagiert. Besonders der altersverwirrte Mensch braucht Orientierung, durch Halt und Sicherheit einer ruhigen, gemütlichen Wohnatmosphäre. Erst wenn sich ein alter Mensch in der physischen Umwelt des Seniorenpflegeheimes Zuhause fühlen kann, beginnt er andere Mitmenschen darin zu erkennen und zu akzeptieren. Er ist dann in der Lage Kontakte zu ihnen herzustellen und kann allmählich eine Beziehung zu ihnen aufbauen.

Dazu ein Beispiel aus der Pflegepraxis:

Frau N. zieht ins Seniorenpflegeheim

Die an Demenz erkrankte Frau N. wird durch ihren Umzug in das Seniorenpflegeheim aus ihrer gewohnten Umgebung herausgerissen. Dieses verunsichert sie, macht ihr Angst und trägt auch zu verschiedenen psychoreaktiven Störungen bei. In den kommenden Wochen nimmt ihre Orientierungsfähigkeit ab; ihre Reizbarkeit nimmt zu.

Handlungsaufgabe:
Psychisch veränderte Bewohner in einem Seniorenpflegeheim können ihr Wohnen immer weniger eigenständig gestalten und bedürfen einer größeren Unterstützung durch das Pflegepersonal.
Mit welchen Mitteln lässt sich die Umgebung für die „entwurzelte" Frau N. in der Wohngruppe gestalten, so dass sie ein Stück Zuhause wiederfinden kann?

Zu einem therapeutischen Milieu gehört die Möglichkeit, dass alte Menschen untereinander frei kommunizieren können, ferner eine gemischtgeschlechtliche Belegung der Wohngruppen (Intimleben ermöglichen), eine vertrauensvolle Atmosphäre sowie ein Angebot von sinnstiftenden Alltagsaufgaben.
Begründet werden kann das damit, dass z.B. bei dementiellen Abbauprozessen in der Regel eine völlige Abhängigkeit von der Umgebung besteht. Wenn der Werkzeugverlust nicht mehr reparabel ist, muss die Wohnlandschaft an die Bedürfnisse des Betroffenen, als so genannte passende ökologische Nische für den Betroffenen gestaltet werden.

Für an Schizophrenie erkankte alte Menschen sind folgende milieutherapeutische Gesichtspunkte zu beachten:

- Kontinuität in den Bezugspflegekräften
- kleine Wohngruppen

- positive Einstellungen des therapeutischen Pflegeteams
- aktives Engagement
- reizabschirmende Atmosphäre
- gut durchstrukturierter, hochorganisierter Tagesablauf

Handlungsaufgabe:
Tragen Sie in ihrer Arbeitsgruppe anhand der AEDL unter dem Aspekt der Milieutherapie zusammen, welche Elemente dazu beitragen ein wohnliches, vertrautes Ambiente in der Wohngruppe für psychisch Alterskranke zu schaffen! Beachten Sie bei Ihren Überlegungen folgende Faktoren:

- Atmosphäre
- Sinngebung
- Stil/Einrichtung
- Sprache des Pflegepersonals

Ein Beispiel zur Lebensaktivität „Essen und trinken":
Angebot von variablen Essenszeiten, eigenständige Zubereitung zulassen, jahreszeitliche Tischdekoration, gemeinsam mit dem Kranken den Tisch decken, eigenes Geschirr/Sonntagsgeschirr verwenden, Gerichte, die alte Menschen lieben, selber kochen lassen, Zeit beim Essen zugestehen, Tischrituale durchführen, z.B. ein Tischgebet sprechen, ... ect.

Milieutherapeutische Aspekte und ihre Wirksamkeit bei gerontopsychiatrischen Störungen

gerontopsychiatrische Störung	milieutherapeutische Maßnahmen
Angst und Unruhe, Wahn	räumlich differenzierte, helle Flure, keine dunklen Sackgassen, beschützende Bauteile, z.B. Nischen, Alkoven, Pavillions, keine Verglasung bis zum Boden, keine verwirrenden Muster oder Spiegeleffekte, keine krassen Farbunterschiede im Fußbodenbelag.
Katastrophenreaktionen	stressarme, entspannte Umgebung, akustisch abgeschirmte Räume.
Weglaufgefahr und Selbstgefährdung	Grundriss, der eine visuelle Kontrolle der Aufenthaltsbereiche und des Ausgangs erleichtert, unauffälligen Wohngruppenausgang mit tangentialer Wegeführung, sichere, barrierefreie Gestaltung der Räume, be-

	schützten, gefährdungsarmen Freibereich (Garten)
Hyperaktivität, Bedürfnis zu wandern	abwechslungsreiche und sichere „Wanderwege" im Haus und im Garten, möglichst als Rundwege angeordnet, Angebote für motorische Bedürfnisse, z.B. altmodischer Wippnähmaschinentisch.
Passivität, Depressivität, Apathie	eine Wohnumgebung mit hauswirtschaftlichen oder handwerklichen Möglichkeiten, heitere, freundliche Farben und Materialien, Blick auf bekannte Szenen, („Fenster zur Welt"), Handlungsanreize durch Objekte und Szenarien mit Aufforderungscharakter, z.B. Wohnküche mit vertrauten Gegenständen.

Merke!

Von psychisch Alterskranken, die an ihrer Alltagsgestaltung scheitern, kann nicht erwartet werden, dass sie sich einseitig an einen ihnen fremden Alltag im Seniorenpflegeheim anpassen. Mit dieser Erwartung programmieren Altenpflegerinnen ein weiteres Scheitern ihrer Kompetenzen und Verhaltensstörungen vor. Durch ein „verständiges" Verhalten von Altenpflegerinnen und durch eine an die Bedürfnisse der Kranken angepasste Gestaltung der Lebensumwelt, können psychisch Alterskranken Orientierung und Normalisierung zurückgegeben werden.

10.5.3 Das Gedächtnistraining

Begriff „Gedächtnistraining"

Unter dem Begriff „Gedächtnistraining" werden verschiedene Techniken und Methoden zur Verbesserung der geistigen Leistungsfähigkeit zusammengefasst.

Bei der Auswahl von Tests muss darauf geachtet werden, ob sie auch für psychisch Alterskranke geeignet sind. Es gibt einige Tests, das so genannte „Hirnjogging", die für Demenzerkrankte nicht geeignet sind, weil sie unter Leistungsdruck oder im Stil einer Dressur durchgeführt werden. Die Effekte dieser kognitiven Tests schaden und sind kontraproduktiv für die Kranken.

10.5.3.1 Gedächtnistraining für Demenzkranke

Das Gedächtnistraining nach F. Stengel (Wiener Ärztin) hat einen anderen Ansatz und wird mit Erfolg bei psychisch Alterskranken spielerisch in einer gesprächsbetonten Form durchgeführt.
Stengel erkannte schon früh die Notwendigkeit eines Gedächtnistrainings für Menschen in der zweiten Lebenshälfte. Sie ist davon überzeugt, dass die Menschen nur längerfristig trainieren, wenn das Training Spaß und Freude macht. Sie entwickelte ihre Methode mit einem speziellen pädagogischen Ansatz und nannte diese Form des Gedächtnistrainings das „Gedächtnis spielend trainieren" (Stengel, 1976).
1996 entwickelte sie ein Training speziell für Demenzerkrankte, welches wissenschaftlich evaluiert ist (Michelfelder, 1994, 1997).
Ein Gedächtnistraining kann zu einer Verzögerung des Abfalls der kognitiven Leistungen bei Patienten im Frühstadium einer Demenz führen. Das zeigen zwei Studien, die an der Universität Basel (Ermini-Fünfschilling 1995,1996) durchgeführt wurden. In der ersten Studie erhielten 22 Patienten im Anfangsstadium einer Demenz in einer Gruppe mit bis zu acht Patienten einmal wöchentlich ein Gedächtnistraining. Die Gruppe mit Gedächtnistraining zeigte im Vergleich zur Kontrollgruppe ohne Training eine Verbesserung des mentalen Status. Die Kontrollgruppe ohne Gedächnistraining musste eine signifikante Leistungseinbuße hinnehmen. In der zweiten Studie konnte eine Stabilisierung der Lebensqualität und des mentalen Status nachgewiesen werden, während die Kontrollgruppe ohne Training eine signifikante Verschlechterung in beiden Variablen zeigte. In dieser zweiten Studie wurde auch die Lebensqualität der Angehörigen der Patienten untersucht. Dabei konnte bei den Angehörigen der Interventionsgruppe eine Verbesserung der individuellen Lebensqualitätsbeurteilung festgestellt werden. Die Lebensqualität von Angehörigen der Patienten ohne Training verschlechterte sich.

10.5.3.2 Konzeptziele

- Das Gedächtnis wird gefördert, so dass der alte Mensch so lange wie möglich von Fremdhilfe unabhängig bleibt
- Erhalt der geistigen Fähigkeit im Anfangsstadium einer Demenz
- Vermittlung von Erfolgserlebnissen
- Erhöhung des Selbstwertgefühls

10.5.3.3 Anforderungen an Altenpflegerinnen

zur Konzeptumsetzung:

- Kenntnisse über die Lebensrückschau der Teilnehmer

- Erfahrungen mit Gruppenarbeit
- Kommunikationsfähigkeit
- Kenntnisse über Methoden in der Erwachsenenbildung

Wichtige Grundregeln

a) Nach den Grundsätzen *„Jeder ist Lehrer und Lernender zugleich", jeder wird dort abgeholt, wo er stark ist"* wird das Gedächtnistraining durchgeführt.

b) Während des Trainings dürfen kein Stress oder Leistungsdruck aufkommen.

c) Die Patienten sollten an dem Training freiwillig teilnehmen. Es kann beobachtet werden, dass die Teilnehmer, die erst nur passiv dabei sind nach einiger Zeit des Zuschauens sich auch rege beteiligen.

d) Es werden Gebiete bevorzugt, in denen die Patienten noch kompetent sind. Das sind in der Regel interessante Themen aus dem gelebten und gegenwärtigen Alltag der Teilnehmer.

e) Um eine breite Förderung der geistigen Funktionen, die noch vorhanden sind, zu erreichen, wird das Training die Elemente einbringen, die dazu dienen möglichst viele verschiedene Hirnfunktionen anzuregen. Darauf zu achten ist, dass eine kontraproduktive „Abfragerei" vermieden wird. Die Vorgehensweise ist gesprächsbetont.

f) Trainiert werden z.B. Konzentration, Wahrnehmung, Merkfähigkeit, Reproduktion, Wortfindung, Wortformulierung, das Spektrum des Denkens z.B. das Überlegen, Beurteilen, Entscheiden, Zuordnen, Strukturieren, assoziatives Denken und Erinnern sowie das Denken in Zusammenhängen.

g) Beim Gedächtnistraining mit allen Sinnen, durchgeführt mit sinnhaften Trainingsmaterial, wird der Hör-, Seh-, Geruchs-, Geschmacks- und Tastsinn gezielt gefördert. Die einzelnen Übungen werden als Gesprächsaufhänger verstanden, um neben der geistigen Förderung auch die so wichtigen kommunikativen Fähigkeiten zu fördern und zu erhalten.

In Seniorenpflegeheimen kann das Gedächtnistraining zweimal pro Woche in Kleingruppen (max. 8 Teilnehmer) von Altenpflegerinnen oder Altentherapeuten angeboten werden. Effektiv ist ein tägliches kurzes Training für interessierte Teilnehmer in dem Wohnzimmer in der Pflegewohngruppe. Eine „Gedächtnisaufgabe des Tages", die täglich am Veranstaltungs/Infobrett in Großdruck in der Wohngruppe aushängt, regt die Senioren zur geistigen Aktivität an.

Beispiel einer Gedächtnisübung von ca. 30 Minuten Dauer:

Was wird angeregt?	Welche Methode?	Was für ein Thema?
Seh- und Farbsinn, assoziatives Erinnern	Bildspiel	Herbst
Wortfindung, Formulierung	„Summenrätsel"	Herbst
Informationsverarbeitung	Unterordnung	Obstbäume
Konzentration, Merkfähigkeit	„Steckbrief"	Märchen
assoziatives Denken, Erinnern, Wortfindung	Hörübung „Tierlaute raten"	Tiere auf dem Bauernhof

Trainigsmaterial:

F. Stengel: Heitere Gedächtnisspiele im Großdruck Band 1-3, memo verlag H. Ladner, Stuttgart (1996)

F. Stengel: Heitere Gedächtnisspiele1, Tonkassette mit Hörübungen, memo verlag Stuttgart (1983, 1996); Spezialkurse zum Gedächtnistraining nach Stengel für Altenpflegerinnen und Therapeuten werden in der Akademie für Gedächtnistraining nach Stengel, Vaihinger Landstr. 63, 70195 Stuttgart durchgeführt.

Merke!

Ein Gedächtnistraining kann zwar die verloren gegangenen Fähigkeiten nicht wieder zurückbringen, kann jedoch dazu beitragen, dass der geistige Abbau und die geistige Leistungsfähigkeit hinausgezögert wird. Der Alltag wird somit wieder lebenswerter.

10.6 Folgerungen

Baulich beengte Räumlichkeiten, die Unterbringung von Menschen in zwei-(bis drei) Bettzimmern schaffen fehlende Rückzugsmöglichkeiten für den einzelnen Kranken. Festgefahrene strukturelle Zwänge, wie z.B. ein starrer Dienstplan und Essenszeiten lassen von vornherein milieutherapeutische Aspekte bei der pflegerischen Arbeit im Keim ersticken. Diskussionen sollten heute nicht darüber geführt werden, wie wir psychisch Alterskranke in den Heimalltag integrieren können, sondern darüber, wie belastungsfreie Räume geschaffen werden können. Es muss vermehrt nach Möglichkeiten gesucht werden, dass durch eine entsprechende Raumausnutzung der psychisch Alterskranke und das Pflegepersonal zu gleichem Recht kommt. Es sollte auch nicht vergessen werden, dass ein milieutherapeutisches Umfeld nur durch Kontinuität und Stabilität in personeller Hinsicht erreicht werden kann. Pflegen und Halten von professionellen Altenpflegekräften ist eine Voraussetzung für die milieutherapeutische Arbeit mit psychisch Alterskranken.

Wiederholungsfragen

1. Benennen Sie die Ziele von Pflegekonzeptionen in der gerontopsychiatrischen Pflege.
2. Was verstehen Sie unter dem Begriff „Bezugspflege"?
3. Die Bezugspflegekraft als ein therapeutisches Element in der Pflege ist besonders bei gerontopsychiatrisch veränderten Menschen bedeutsam. Begründen Sie, warum dieses Pflegeorganisationssystem ein wichtiger therapeutischer Faktor für gerontopsychiatrisches Klientel ist?
4. Aus welchem Grund ist eine bezugszentrierte Pflege für Altenpflegerinnen arbeitserleichternd?
5. Erläutern Sie die Bedeutsamkeit der Erinnerungspflege für psychisch Alterskranke.
6. Erklären Sie mit Hilfe der Bindungstheorie die Frage „Warum rufen Demenzerkrankte häufig nach Bezugspersonen?"
7. Welches Verhalten von demenzerkrankten Menschen macht als Form der „Haltsuche" Sinn?
8. Was verstehen Sie unter dem Begriff „Elternorientierung"?
9. Die Validation ist eine Form der therapeutischen Pflege. Was verstehen Sie unter Validation? Welcher zentrale Gedanke liegt der psycho-sozialen Interventionsmethode zu Grunde?
10. Erläutern Sie, was es heißt, validierend mit verwirrten Verhaltensweisen oder verwirrten Äußerungen umzugehen?
11. Welches Ziel verfolgt das Konzept der Validation in der gerontopsychiatrischen Pflege?
12. Aus welchen drei Grundelementen setzt sich Validation zusammen?
13. Bei welchem Klientel können Sie Validation anwenden?
14. Welches Wissen und welche Gabe erfordert Validation von Altenpflegerinnen?

15. Wie gehen Sie validierend auf einen Demenzkranken ein, der Ihnen gegenüber immer wieder äußert, dass er nach Hause möchte, weil dort die Kinder auf ihn warten?

16. Bei welchen geriatrischen Erkrankungen/Prozessen können Sie die Methode des ROT anwenden?

17. Welche Pflegeziele können mit ROT erreicht werden?

18. Aus welchen methodischen Elementen setzt sich ROT zusammen?

19. Als Altenpflegerin benötigen Sie Basiswissen, um ROT anwenden zu können. Welches Wissen sollten Sie sich aneignen?

20. Wann sollten Sie bei gerontopsychiatrisch veränderten Menschen das Konzept der Validation, wann das Konzept des ROT anwenden? Begründen Sie Ihre Aussage!

21. Was verstehen Sie unter dem Begriff „basale Stimulation"?

22. Welches Pflegeziel könnnen Sie mit basalen Stimulationen erreichen?

23. Die basale Stimulation ist ein Pflegekonzept, welches sich sehr gut für Demenzerkrankte und depressive Menschen eignet. Wie reagieren die Kranken auf die therapeutischen Körperwäschen?

24. Die haptische Stimulation ist eine Methode der basalen Stimulation. Geben Sie zu dieser Methode kreative Beispiele zur Umsetzung in die Pflegepraxis.

25. Was bedeutet der Begriff „Musiktherapie" in der Pflege?

26. Welche Pflegeziele können mit dem musiktherapeutischen Konzept bei gerontopsychiatrisch veränderten Menschen erreicht werden?

27. Kognitive Abbauprozesse im fortgeschrittenen Krankheitstadium einer Demenz führen zu einer Begrenzung des musiktherapeutischen Konzeptes. Welche Symptome einer dementiellen Erkrankung erweisen sich in der rezeptiven Musiktherapie als problematisch?

28. Was leistet der Einsatz von Hintergrundmusik bei gerontopsychiatrisch veränderten Menschen?

29. Welche Pflegeziele können Sie mit Hilfe von musiktherapeutischen Mitteln bei sterbenden Menschen erreichen?

30. Was verstehen Sie unter dem Begriff „Snoezelen"?

31. Welche Pflegeziele können Sie mit einem Aufenthalt des psychisch Alterskranken im Snoezelen-Raum erreichen? Was sollten Sie bei einigen Demenzerkrankten aber bedenken?

32. Was verstehen Sie unter einer „10-Minuten-Aktivierung"?

33. Damit das Konzept der 10-Minuten-Aktivierung in die Pflegepraxis umgesetzt werden kann, müssen Rahmenbedingungen erfüllt sein. Welche Rahmenbedingungen sollten Sie mit dem therapeutischen Team umsetzen?

34. Was leistet die 10-Minuten-Aktivierung für Altenpflegerinnen?

35. Was verstehen Sie unter dem Konzept der Milieutherapie? Was können und dürfen z.B. Demenzerkrankte alles in der Pflegewohngruppe tun, wenn ein milieutherapeutisches dementengerechtes Wohn- und Pflegekonzept berücksichtigt wird?

36. Das Grundprinzip der Milieutherapie basiert auf dem Wohlfühlaspekt von psychisch Alterskranken in stationären Altenpflegeeinrichtungen. Welche Faktoren gehören dazu?

37. Das Normalisierungsprinzip bekommt eine große Bedeutung in der Dementenbetreuung. Wie ist der Begriff „Normalisierung" hier zu verstehen?

38. Vier Elemente gehören zum Normalisierungsansatz in der Dementenbetreuung. Nennen Sie die vier Elemente und erläutern Sie diese näher.

39. Welche milieutherapeutischen Maßnahmen können Sie bei der gerontopsychiatrischen Störung „Weglaufgefahr" und „Selbstgefährdung" anwenden?

40. Welche Pflegeziele können Sie mit einem regelmäßig durchgeführten Gedächtnistraining bei alten Menschen mit leichten dementiellen Störungen erreichen?

10. Kapitel
Psychotherapeutische Interventionen in der Gerontopsychiatrie

1 Der Begriff „Psychotherapie"

Unter „Psychotherapie" verstehen wir Maßnahmen zur Behandlung von psychischen Störungen und psychisch verursachten Körperkrankheiten durch einen geschulten Therapeuten mit Hilfe von psychologischen Techniken und unter systematischem Einsatz der Patient - Therapeut-Beziehung.

Psychotherapie bedeutet nicht, dass ein Psychotherapeut oder Psychologe[57] die Probleme des Klienten löst. Die Rolle des Therapeuten kann eher mit der eines Spiegels verglichen werden, indem der Klient sich selbst erkennt und auf diesem Wege sein gestörtes seelisches Gleichgewicht (wieder)-findet.
Die Psychotherapieformen sehen in der Regel den Klienten nicht als Behandelten, sondern als Handelnden.

Die Begriffe „Patient" und „Klient"
Der Begriff „Patient" wird im Allgemeinen von Therapeuten verwendet, die eine medizinische Ausbildung haben, wie z.B. Ärzte, Gerontopsychiater / Psychiater, Psychoanalytiker und andere in Gesundheitsberufe Tätige, die in Krankenhäusern und ähnlichen Institutionen arbeiten. Mit dem Begriff „Patient" werden die Eigenschaften „krank" und hilflos" verbunden. Der „Patient" befindet sich in der Regel in einer Beziehung mit einseitigen Machtverhältnissen. Auf der einen Seite steht der gesunde Therapeut, und auf der anderen der kranke Patient. Dies ist die stillschweigende unterschwellige Annahme.
Der Begriff „Klient" wird im Allgemeinen von Psychotherapeuten, Psychologen und Sozialarbeitern verwendet. Sie beschreiben damit Menschen, die bei ihnen Hilfe suchen. Der Begriff deutet an, dass der Therapeut für die Person da ist, die nichtärztliche Hilfe benötigt. Der Begriff „Klient" impliziert eine Beziehung, die auf eine gegenseitige Unterstützung aufgebaut ist. Ein „Klient" ist nicht so hilflos wie ein „Patient" und auch nicht „krank". Es ist normal in bestimmten Situationen sich Hilfe und Rat bei einem Fachmann zu holen.

Angewandte Psychotherapieformen sind:

- analytische Psychotherapie
- Verhaltenstherapie (kognitiv behaviorale Therapie)

---

[57] Anfang 1999 trat in Deutschland das Psychotherapeutengesetz in Kraft, nachdem auch Psychologen selbstständig psychotherapeutisch tätig sein können. Sie dürfen ihre Leistungen auf Kosten der Krankenkassen abrechnen, wenn sie die Voraussetzungen für eine staatliche Approbation erfüllen und wissenschaftlich anerkannte psychotherapeutische Verfahren anwenden.

- Gesprächspsychotherapie nach Rodgers
- Familientherapie
- Soziotherapie

Weitere therapeutische Verfahren:

- Musiktherapie (vgl. Seite 449), Tanztherapie (vgl. Seite 457)
- Wachtherapie (vgl. Seite 498)
- Lichttherapie (als physikalische Heilmethode, vgl. Seite 498)

Ziel psychotherapeutischer Behandlungsformen

Psychotherapie und andere therapeutische Verfahren bei älteren Menschen sind nicht immer als eine Lösung für die Erkrankung anzusehen, sondern als eine Möglichkeit zur Veränderung einer momentan festgefahrenen Lebenssituation.

Im gerontopsychiatrischen Bereich haben sich psychotherapeutische Maßnahmen als Standardmaßnahmen noch nicht durchgesetzt (Radebold,1992). Aussagekräftige Erfahrungswerte bezüglich der Therapieerfolge liegen in der Regel nur von jüngeren Patienten vor.
In einigen gerontopsychiatrischen Kliniken und psychosomatischen Fachkliniken werden die im nachfolgend beschriebenen Verfahren bei älteren Patienten angewendet und wissenschaftlich ausgewertet. Psychotherapeutische Methoden würden sich gut eignen, um psychische Probleme, die aus Verlusterfahrungen, Sinnkrisen und gesundheitlichen Belastungen des älteren Menschen entstanden sind, zu bearbeiten.[58]

---

[58] Psychotherapie älterer Menschen ist wissenschaftlich und praktisch absolut unterentwickelt (Häfner, 1986). Noch immer fehlen Untersuchungen zu psychotherapeutischen Konzepten für unterschiedliche Altersgruppen der über 60-Jährigen, unter unterschiedlichen Rahmenbedingungen und für unterschiedliche Erkrankungen.

Handlungsaufgaben:

1. Im Normalfall kommt ins Seniorenpflegeheim kein Psychologe und kein Therapeut. Altenpflegerinnen maßen sich nicht an, die Arbeit von Psychologen zu übernehmen, sondern sie erkennen, dass professionelle Zuwendung, Anteilnahme und Begleitung in jeder Pflegebeziehung unabdingbar sind.

a) Warum soll Pflege diese Aufgabe nicht im Rahmen ihrer Möglichkeiten übernehmen?

b) Ist Pflege ihrer Meinung nach nicht ein Teil der Verhaltenstherapie?

c) Ist überhaupt die Trennung zwischen Pflege und Therapie nicht künstlich, überholt und unsinnig?
Kommen Sie zu einem eigenen begründeten Urteil und diskutieren Sie Ihre Standpunkte in Ihrer Arbeitsgruppe.

2. Warum findet Ihrer Meinung nach eine professionelle Psychotherapie bei älteren Menschen geringe Anwendung?

Gründe zur Vernachlässigung der Therapieform im Alter

Die Gründe für die Vernachlässigung der Methoden für ältere Menschen sind darin zu suchen, dass ältere Menschen wegen ihrer Sozialisation meistens große Hemmschwellen zu überwinden haben, um eine therapeutische Unterstützung anzunehmen. Darüber hinaus kann sich die therapeutische Beziehung zwischen Therapeut und altem Menschen schwierig gestalten. Radebold, der Hauptvertreter der psychoanalytischen Psychotherapie mit älteren Menschen in Deutschland, gibt als Schwierigkeit die Übertragungs- und Gegenübertragungskonstellationen zwischen älterem Patienten und jüngerem Therapeuten an.

In der **Übertragungskonstellation** werden beim jüngeren Patienten unbewusst Gefühle, Wünsche, Phantasien, Aggressionen aktiviert und auf den älteren Therapeuten gerichtet, die eigentlich den Eltern gelten sollen und die der Therapeut für die Behandlung nutzt.

In der Psychoanalyse mit dem älteren Patienten kann es zu einer „umgekehrten" Übertragung kommen. Hier überträgt der jüngere Therapeut Konfliktpotentiale aus der Kindheit auf den älteren Patienten.
Der ältere Patient kann wiederum in der **Gegenübertragung** so genannte „elterliche" Machtansprüche gegen den jüngeren Therapeuten hegen und ihn bevormunden wollen. In diesem Konflikt gestaltet sich die therapeutische Beziehung unkontrollierbar und angstbesetzt.

Weitere Gründe für die Abneigung jüngerer Therapeuten Psychotherapie bei alten Menschen anzuwenden können nach Radebold (1992) sein:

- das negative Altersbild in der Gesellschaft
- verfestigte psychische Strukturen bei Patienten
- eine geringere Emotionalität und abnehmende Intelligenz der Patienten

Therapeuten der Gegenwart berufen sich auf Freud, der 1905 über die Psychoanalyse eines 50-Jährigen wenig Ermutigendes schrieb.
Eine „tiefergehende" Therapie ist im Alter nicht mehr möglich!"

Ärzte denken in der Regel nicht an eine psychotherapeutische Behandlungsmöglichkeit bei älteren Menschen. Diese wiederum fordern eine solche indizierte Behandlung auch zu selten ein. Die Anwendung von psychotherapeutischen Verfahren erfordert eine gründliche Aus- und Zusatzausbildung der Psychotherapeuten sowie längere Praxiserfahrung, besonders mit älteren Menschen.

Grundsätzlich lassen sich bei Psychotherapieformen zwei unterschiedlich wirksame und in ihren Indikationen klar abgrenzbare Behandlungsverfahren im ambulanten und im stationären Setting unterscheiden.

1.1 Ambulante Psychotherapie

Die tiefenpsychologisch fundierte Psychotherapie und die Verhaltenstherapie werden in die Kassenleistung für pflicht- und freiwillig Versicherte mit aufgenommen. Davon ist bis heute die systemische Familientherapie ausgeschlossen.
Das Verfahren einer ambulanten Psychotherapie:
Der behandelnde Hausarzt erklärt in einem Konsilitationsbericht, dass der Patient an keinem organischen Problem leidet. Er überweist in der Regel den Patienten zu einem zugelassenen Psychotherapeuten. Der Therapeut stellt einen Antrag mit ausführlicher Begründung zur Notwendigkeit der Psychotherapie bei der zuständigen Krankenkasse. Ein Gutachter der Krankenkasse bestätigt dann, wenn die notwendigen Vorraussetzungen erfüllt sind, die Leistungspflicht der Krankenkasse.
Eine tiefenpsychologisch fundierte Einzel-Psychotherapie dauert auf Antrag 50 Stunden, nach einem Verlängerungsantrag weitere 30 Stunden. Eine Therapie kann je nach Ausmaß einer seelischen Störung bis zu 120 Stunden umfassen. Daneben gibt es die tiefenpsychologisch orientierte und die analytische Gruppen-Psychotherapie, welche nach einem Gutachten 40 Doppelstunden betragen kann.

1.2 Stationäre Psychotherapie

Die stationäre Psychotherapie gibt es in Deutschland seit den 60er - Jahren. In der Regel werden ältere Menschen mit psychosomatischen Krankheiten in einer stationären psychosomatischen Einrichtung behandelt. Die Stationen sind an

Akut-Krankenhäuser oder an Unikliniken angebunden. Die Einrichtungen haben in der Regel zwischen 12 bis 120 Betten, wobei auf den einzelnen Stationen 12 bis 30 Betten anzutreffen sind. Dem Patienten werden verschiedene Psychotherapieangebote gemacht, verbale Einzel- oder Gruppentherapie, semiverbale Mal- und Gestaltungstherapie, Körpertherapie, Entspannungsverfahren (autogenes Training), Ergotherapie, Bewegungstherapie, physikalische oder Balneotherapie. Spezielle zusätzliche Behandlungsverfahren sind die Soziotherapie (vgl.Seite 496), die Familientherapie (vgl. Seite 495) oder die Verhaltenstherapie (vgl. Seite 485). Während einer stationären Psychotherapie tauschen sich alle Therapeuten über die Patienten aus und beziehen weitere an der Behandlung stehende Personen in den psychotherapeutischen Prozess mit ein. Dieser Austausch aller Beteiligten einerseits und die Intensität der angebotenen Psychotherapieverfahren andererseits, unterscheidet die stationäre Psychotherapie grundlegend von der ambulanten Behandlung und führt daher zu stärkeren kurzfristigen Effekten. In den Einrichtungen ist zwar eine deutliche Besserung der Symptomatik zu erwarten, ein vollständiges Verschwinden aber eher unwahrscheinlich, denn die Gefahr des „Rückfalls", z.B. in Angst oder Depressionen ist immer gegeben. Nach einer stationären Behandlung sollte sich der Hausarzt immer auf eine weitere Betreuung der Patienten einstellen.

1.2.1 Indikationskriterien für eine stationäre Psychotherapie

Für die Aufnahme in die stationäre Psychotherapie gelten folgende Kriterien:

- Schwere psychosomatische Störungen, die ambulant nicht behandelt werden können
- nicht ausreichende Behandlungsmotivation des Patienten für eine ambulante Psychotherapie
- zu große körperliche Risiken unter der ambulanten Therapie
- Gründe, die dafür sprechen einen alten Menschen aus dem familiären Umfeld herauszunehmen
- keine ambulante Psychotherapie flächendeckend vorhanden

1.2.2 Kontraindikationen der stationären Psychotherapie

- schwerste akute psychische oder somatische Symptomatik (schwere Erregungszustände, schwere Asthmaanfälle)
- schwere Abhängigkeitsproblematik (Alkohol, Medikamente)
- Psychosen (Schizophrenie, endogene Depression)
- schwere Persönlichkeitsstörungen

Bei den tiefenpsychologisch orientierten Behandlungsverfahren wird die Kurzzeittherapie von der Langzeittherapie unterschieden.

1.3 Kurzzeittherapie

Eine Indikation zur Kurzzeittherapie besteht bei:

- depressiven Reaktionen
- Angstreaktionen aufgrund bestimmter Lebensereignisse, z.B. Tod eines Familienangehörigen, Eintritt in das Rentenalter

Das Verfahren nimmt ca. 5 bis 30 Therapiestunden in Anspruch und konzentriert sich auf die aktuelle Symptomatik. Die Dauer der Therapie wird auf ca. 1-6 Monate angesetzt.

Folgende Gesichtspunkte sind in der Kurzzeitpsychotherapie einzubeziehen:

- Zusammenhänge, in dem der aktuelle Konflikt auftrat.
  Welcher Entwicklungsschritt in den Beziehungen steht an?
- Welche Symptome und andere Gegebenheiten hindern den Patienten daran, ihn durchzuführen?
- Welche positiven Ansätze sind zu einer Verhaltensänderung schon erfolgt?

Der Therapeut bezieht sich bei der Kurztherapie auf einen wesentlichen Aspekt der Symptomatik und auf den aktuellen Konflikt.

Ziel soll eine kognitive und emotionale Klärung der Konfliktpathologie sein; der Patient soll die berechtigte Hoffnung haben, dass sich seine Gesamtsituation in eine positive Richtung hin entwickelt.

1.4 Langzeittherapie

Hierbei werden die Ziele der Kurzzeitpsychotherapie mit aufgenommen, doch die Dauer des Verfahrens ist auf längere Sicht angelegt. In 1-2 Jahren wird in dieser Psychotherapieform einerseits das aktuelle Geschehen, die Auslösesituation, in der die psychosomatischen Symptome entstanden sind, aufgearbeitet. Eine größere Rolle als in der Kurzzeittherapie spielen bei dieser Therapieform die inneren Reifungsschritte und die inneren erlebten Belastungen für das Verständnis der Problematik. Die Behandlung erlaubt dem Patienten in der längerfristigen therapeutischen Interaktion mehr emotionale Sicherheit und eine stärkere Regression, in der zu Grunde liegende emotionale Prozesse stärker einbezogen und bearbeitet werden können.

Indikationen für die Langzeittherapie sind:

- funktionelle Störungen
- Depressionen
- Adipositas
- Asthma-bronchiale mit chronisch rezidivierenden schweren Asthmaanfällen
- rheumatoide Arthritis im schweren Krankheitsschub

1.5 Was leistet Psychotherapie für psychisch Alterskranke?

Psychosomatiker z.B. können sich schwer auf das einlassen, was ein Therapeut ihnen anbietet. Depressive Menschen können die hilfreiche Haltung des Therapeuten regelrecht aufsaugen. Der psychische Leidensdruck ist bei diesen Menschen zu groß, um sich vom Therapiekonzept abzuwenden. Psychosomatisch Erkrankte blockieren häufig den Versuch des Psychotherapeuten, die hinter der Krankheit liegende Ursachen aufzudecken. Nicht selten werden Fragen nach Emotionen oder nach Zusammenhängen mit sozialen Ereignissen mit Hinweisen auf die Krankheit gebremst. So dreht sich der Teufelskreis um die Erkrankung, nicht aber um den Menschen, der diese Erkrankung hat.

Es stellt sich die Frage, ob einige psychosomatisch erkrankte Menschen tätsächlich gesund werden wollen / können?
Sie haben schon viele Spezialisten erfolglos besucht und verweilen am Ende dieser Reise beim Psychotherapeuten. Einerseits setzen sie Hoffnung auf diesen neuen Versuch, ihre Krankheit in den Griff zu bekommen, aber andererseits haben sie auch Angst vor einer neuen Enttäuschung. Jede neue Enttäuschung tut nicht nur weh, sondern ist auch ein weiteres Indiz dafür, dass sie hoffnungslos erkrankt sind. Ihre eigene Hoffnungslosigkeit projizieren sie in die Krankheit.

Die potenzielle Enttäuschung bei der Psychotherapie muss daher höher eingeschätzt werden, als bei einem weiteren medizinischen Behandlungsversuch. Eine Psychotherapie ist neben der medizinischen Behandlung qualitativ ein ganz anderes Vefahren. Wenn dieses auch scheitert, so muss der Kranke fürchten, dass sein Elend besiegelt ist. Ein Mensch, der wirkliche Hilfe will und benötigt, wird jede Hand nehmen, die ihm wirkliche Hilfe verspricht.
Aufgrund schlechter Erfahrungen, die oft ein älterer Klient mitbringt, ist er in sich skeptisch geworden. Ein weiterer Widerstand heißt: Je mehr er sich in der Therapie engagiert, desto größer ist auch die potenzielle Enttäuschung. Er hatte auf schnelle Hilfe gehofft und muss nun erkennen, dass es ihm zunächst schlechter gehen kann - je mehr Einblick in seine unbewusste Ebene gelingt. Ein älterer Klient braucht besonders viel Zuspruch, Geduld und Zeit, um eine neue Sichtweise und neue Wertungen zu erarbeiten. Diese lassen sich gerade im Alter nicht im Expresstempo erbringen.

1.6 Die Auswahl des Psychotherapeuten

Der Psychotherapeut gibt keine Injektionen, verschreibt keine Medikamente und erteilt keine wohlgemeinten Ratschläge. Die Qualität seiner Arbeit hängt weitgehend ab von der Qualität der Beziehung zwischen ihm und dem Klienten. Diese Beziehung ist rein menschlicher Natur, d.h. dass der Therapeut sich selber, so wie er ist, einbringen muss. Persönliche Zurückhaltung und ein sensibles Verständnis für die Welt des Klienten und dessen Schwierigkeiten bilden die Grundlage für jede Art von psychologischer Behandlung.
Ein guter Psychotherapeut sollte neben der von ihm bevorzugten Methode noch andere Interventionstechniken beherrschen, um bestimmte Störungen auch mehrdimensional angehen zu können. Abgesehen von der Empfehlung, „Diplom-Psychologe" sollten Klienten auf den Zusatztitel „Psychotherapeut" achten. Der Klient sollte sich bei der Auswahl des Therapeuten auf nichts Anderes verlassen als auf sein Gefühl, das ihm sagen wird, ob er ihm vertrauen kann oder nicht. Ein Therapieerfolg ist immer relativ und nie absolut messbar. Am besten kann ihn der Klient selber beurteilen.

Psychotherapieformen

2 Analytische Psychotherapie

Es handelt sich um die von S. Freud begründete wissenschaftliche Methode zur Untersuchung seelischer Vorgänge und Therapie von psychischen Störungen. Bei der Therapie geht es darum, dem Kranken unverarbeitete Konflikte zwischen den Instanzen (Ich, Es und Über-Ich) und den bewussten sowie unbewussten Bewusstseinsschichten, die oftmals in frühkindlichen Entwicklungsphasen entstanden sind, bewusst zu machen. Verdrängte Konflikte können Krankheitssymptome, Verhaltensstörungen und Beziehungsprobleme verursachen. Die Therapieform findet daher Anwendung bei Persönlichkeitsstörungen, psychosomatischen Störungen, Neurosen und Psychosen.

3 Verhaltenstherapie

Die Verhaltenstherapie beruht auf den Forschungen des amerikanischen Psychologen B.F. Skinner (geb.1904), der seine Erkenntnisse auf dem Urvater des Behaviorismus, dem russischen Nobelpreisträger und Physiologen Ivan Pawlow (1849-1936) aufbaute. Die wissenschaftliche Basis bilden die Gesetze des Lernens. Es handelt sich um das klassische, instrumentelle und operante Konditionieren und Lernen am Modell.

3.1 Der Begriff „Verhaltenstherapie" (VT, kognitiv-behaviorale Therapie)

Die Verhaltenstherapie wird auch S+ R- Psychologie genannt (Stimulus + Response = Reiz + Reaktion), weil sie das Verhalten von Organismen als bloße Reaktion auf Umweltreize betrachtet. Die Verhaltenstherapie wendet die Lerntheorien zur Behandlung psychischer Störungen an. Sie geht davon aus, dass auch „falsches" Verhalten, wie z.B. Verhaltensstörungen, Ängste und Neurosen, gelernt wurden.
Sie ist eine Methode mit der versucht wird, gezielt und kontrolliert die Bedingungen zu verändern, unter denen Verhaltensweisen entstehen und aufrechterhalten werden. Jedes Symptom wird als abnormes, gelerntes Verhalten betrachtet und für sich therapiert. Im Gegensatz zur traditionellen Psychotherapie beachtet die Verhaltenstherapie nicht die Motivationen, Konflikte, Gedanken und Gefühle, die ein bestimmtes Verhalten bedingen und erklären, sondern bei dieser Therapieform werden gezielt die Symptome behandelt, ganz gleich wie diese entstanden sind. Die Verhaltenstherapie kann stationär oder ambulant durchgeführt werden.

Zu den wichtigsten Techniken gehören:

- **Systematische Desensibilisierung**

Die Methode wurde von dem Therapeuten J. Wolpe (Vorreiter aller Verhaltenstherapien) entwickelt. Die Therapiemethode ist bei der Behandlung von spezifischen Ängsten oder Phobien sehr wirksam. Angst und Furcht sind Zustände, die von Verspannungen begleitet sind.
Der Kerngedanke der Methode ist, dass der Betroffene nicht gleichzeitig verspannt und entspannt sein kann.
Bei der Methode kommen drei Hauptkomponenten zum Einsatz:

1. Entspannungstechniken, wie z.B. Yoga, autogenes Training, progressive Entspannungstechnik nach Jacobson.
2. Angst - Hierarchie (Konfrontationstherapie, vgl. Seite 243)
3. Gegen - Konditionierung oder reziproke Inhibition
   Das Prinzip der Methode ist auch hier, dass der Betroffene nicht gleichzeitig angespannt und ganz entspannt sein kann. Der Verspannung wird einer Entspannung entgegengesetzt (gegen - konditionieren), die Verspannung wird durch die Entspannung gehemmt (inhibiert). Es geht dabei um eine Extinktion oder Löschung der Verspannung durch die Entspannung (reziproke Inhibition).

- **Reizüberflutung**

Das Prinzip der Methode ist die Extinktion. Der Betreffende wird während der Therapie mit Reizen, z.B. in einer angstbesetzten Situation, überschüttet. Er kann dieser Situation nicht entkommen und bleibt trotzdem unbeschädigt.

Beispiel: ein Klient leidet an Klaustrophobie, d.h. hat Angst mit einem Aufzug zu fahren.
Der Therapeut geht mit dem Klient zusammen in einen Aufzug und schließt die Tür. Der Klient bekommt Angst, evtl. sogar Panik. Wenn der Aufzug nicht den Schacht hinunterfällt und wenn die Tür geschlossen bleibt, so dass der Klient nicht weglaufen kann, wird sich die Person beruhigen. Die Angst wird schwächer, weil sie sich nicht bestätigt, also nicht verstärkt wird. Der Klient gewöhnt sich allmählich daran, im Aufzug zu sein, ohne dass etwas Negatives passiert. Die Angst, die Befürchtungen und die Spannungen lassen nach und werden abgeschwächt. Eine Extinktion (Löschung) findet statt.

- **Selbstsicherheitstraining**

Bei dieser Methode soll der Klient lernen, die eigenen vorhandenen Fähigkeiten und Fertigkeiten besser anzuwenden. Sich selbst behaupten können, bedeutet nicht aggressiver zu werden, sondern es bedeutet, so zu sein und sich angemessen zu verhalten, dass man am ehesten das erreicht, was man in einer bestimmten Situation vorhat. Mit etwas mehr Auf- oder Erregung in einzelnen Situationen hilft es sich durchzusetzen. Der Betroffene will in der Regel mit Aggressionen, als eine unpassende Verhaltensweise, Ziele erreichen, die er anstrebt. Im Selbstsicherheitstraining wird vorwiegend die positive Verstärkung benutzt. Die einfachste Art der Methode besteht darin, Verhalten, das der Betroffene lernen will, einzuüben. Inkorrektes oder unerwünschtes Verhalten wird korrigiert und korrektes Verhalten wird ermutigt und gelobt (operante Konditionierung, positive Verstärkung).

- **Kognitive Verhaltensmodifikationen**

Das Herbeiführen von Veränderungen im kognitiven Bereich mit Hilfe der Verhaltenstheorie wird kognitive Verhaltensmodifikation genannt. Dieses ist ein integrierter Bereich zwischen Verhaltenstherapie und kognitiven Therapien.
Zwanghafte Gedanken können, z.B. mit einer kognitiven Verhaltensmodifikation, gelöscht werden. Dazu werden mit Hilfe des Psychotherapeuten alternative Gedanken aufgebaut, die positive Konsequenzen haben. Die neuen Gedanken werden verstärkt. Durch die gleichzeitige Vernachlässigung der unerwünschten Gedanken werden sie bis zur Extinktion abgeschwächt.

3.2 Therapieziele und Interventionsinhalte

Verhaltenstherapie zeichnet sich dadurch aus, dass die Therapie pragmatisch, zeitlich überschaubar, überprüfbar und zielorientiert ist. Alle Interventionen basieren auf einem bio-psycho-sozialen Krankheitsmodell (differentiellen medizinischen, psychologischen und sozialen Problemdiagnostik).

Ziele und Inhalte sind im Einzelnen:

- gezielte Interventionen zur Reduktion von Problemverhalten oder Symptomen bei Angst, Zwang, Essstörung (z.B. Adipositas vgl. Seite 336)
- übende Verfahren zur Überwindung von Defiziten, besonders im lebenspraktischen Bereich (Training sozialer Fertigkeiten, Problemlösungstraining)
- Aufbau von „Alternativverhalten"; d.h. es werden Konsequenzen bearbeitet, die durch den krankheitsbedingten Rückzug entstanden sind.
- systematischer Aufbau des Selbsthilfepotentials des Patienten. Es geht darum, die eigenen Kräfte des Patienten zu mobilisieren, seine sozialen Ressourcen zu nutzen. Der alte Mensch soll darüber hinaus „Experte" seines eigenen Problems werden, unter Mithilfe in der Lage sein, die Bedingungsanalyse seines Problems zu erstellen und adäquate Handlungsstrategien einzuleiten.

Zu den Behandlungszielen und Interventionsinhalten kommen für einen älteren Patienten alle medizinisch indizierten Maßnahmen hinzu, die zur Wiederherstellung einer optimalen körperlichen Leistungsfähigkeit notwendig sind.

3.3 Anwendungsbereiche

Verhaltenstherapeutische Verfahren kommen bei einem alten Menschen in Betracht, wenn dieser an

- Veränderungen im Bereich der Körperhygiene
- Veränderungen bei motorischen Störungen
- Veränderungen von sozialen Verhaltensweisen
- Störungen in der Selbstversorgung
- Zwängen, Angst- oder Essstörungen und an
- Depressionen leidet.

3.4 Kontraindikationen

Diese liegen z.B. vor bei:

- Demenzerkrankten und akut psychotischen Patienten, die nicht mehr in der Lage sind Instruktionen zu befolgen
- alkoholabhängigen Patienten
- akut suizidgefährdeten Patienten, für die Sicherheitsvorkehrungen notwendig sind
- bettlägerigen Patienten, wegen räumlicher Gegebenheiten.

3.5 Thesen zur Verhaltenstherapie im Alter

- Störendes Verhalten, welches sich nach Lernprinzipien aufgebaut und stabilisiert hat, wie jedes andere Verhalten auch, lässt sich durch Anwendung bestimmter Lernmethoden wieder verändern.
- Daraus folgt eine positive Verhaltensänderung, die besagt, dass in fast allen Verhaltensformen ein Lernanteil steckt der Verhaltensänderung möglich macht. Solange im Einzelfall nicht der Gegenbeweis erbracht wird, geht die Verhaltenstherapie von der grundsätzlichen Formbarkeit des Verhaltens aus. Das gilt auch für das Verhalten alter Menschen.
- Viele Erfolge stützen die positive Verhaltensänderung durch verhaltenstherapeutische Maßnahmen. Untersuchungen haben gezeigt, dass das Verhalten alter Menschen unter günstiger Gestaltung ihrer Umweltbedingungen, veränderbar ist und nicht so starr und irreversibel, wie es defizitäre Sichtweisen vom Alter nahe legen (Junkers, 1981).

In einer verhaltenstherapeutischen Klinik laufen die somatomedizinischen und verhaltenstherapeutischen Maßnahmen dicht nebeneinander her. Diese werden für einen älteren Patienten in ihrer wechselseitigen Bedingtheit transparent gemacht und sind notwendig, um dessen aktiv handelnde Mitarbeit zu fördern.

3.6 Verhaltenstherapeutische Aufgaben von Altenpflegerinnen

In der Gerontopsychiatrie oder psychosomatischen Fachklinik arbeiten Altenpflegerinnen als Co-Therapeuten. Sie übernehmen verantwortungsvoll und eigenständig folgende Aufgabenbereiche:

- exakte Krankenbeobachtung in Hinblick auf Stimmungen und Verhalten (Zeichen des Wohlbefindens und Überforderungsreaktionen) unter der Anwendung von Therapien.
- Motivation des Kranken für die Therapien durch Gespräche und individuelle Angebote.
- Verabreichung der Psychopharmaka und Beobachtung ihrer Nebenwirkungen.
- Mitarbeit bei den Therapien durch Durchführung der verordneten und abgesprochenen Trainingseinheiten (z.B. Desensibilisierungsübungen).
- Dokumentation im Pflegebericht über: Einstellungen des alten Menschen zu der Therapie, Leistungsbereitschaft, Eignungen, Überforderungszeichen, positive Erfolge.
- Information der Angehörigen über die Therapiemaßnahmen und Förderung der Motivation die Therapie im häuslichen Bereich fortzuführen.

- Schreiben eines pflegerischen Berichts, mit Hinweisen auf weiterführende therapeutische Übungen, falls der Kranke nach seiner Entlassung von einem ambulanten Pflegedienst oder im Seniorenpflegeheim weiterversorgt wird.

3.7 Verhaltenstherapie im Seniorenpflegeheim

Die Verhaltenstherapie beschränkt sich nicht nur auf die Verhaltensänderungen von problematischen Verhaltensweisen alter Menschen, sondern richtet sich auch auf die Veränderung von Verhalten und Einstellungen des Pflegepersonals sowie auf die soziale Mitwelt. Dieses Verhalten wirkt stark modifizierend auf das Verhalten der Klinikpatienten/ Pflegeheimbewohner.

Handlungsaufgabe:
Wie kann der Interaktionsstil der Mitarbeiter modifiziert werden, dass er sich positiv verstärkend auf das Wohlbefinden der Patienten/Heimbewohner auswirkt? Zur Beantwortung der Frage richten Sie bitte Ihr Augenmerk auf das Motto: „Wie unterstützt man die Unterstützenden?"

Zur Erhaltung des Wohlbefindens von psychisch Alterskranken sollen die Grundprinzipien der Normalisierung (vgl. „Normalisierungsprinzip" Seite 466) und Individualisierung beitragen. Durch die Anwendung von Pflegekonzeptionen können den restriktiven Einflüssen der Institution Pflegeheim auf psychisch Alterskanke und Mitarbeiter entgegengewirkt werden. Pflegeheime mit den Merkmalen der „totalen Institution" (Goffmann) stehen in der Gefahr, einer bedürfnisgerechten Pflege dieser Gruppe von alten Menschen nicht ausreichend zu beachten, Handlungsspielräume für die Kranken sowie für die Altenpflegerinnen zu beschneiden und unselbstständiges Verhalten ungewollt zu verstärken.

3.7.1 Erlerntes unselbstständiges Verhalten

Unselbstständiges Verhalten wird definiert als:
„Beobachtbare, konkrete Verhaltensweisen, bei denen der alte Mensch nicht für sich selbst tut, was er aufgrund seiner Kompetenz tun könnte" (M.Baltes u. Herbeck, 1984), z.B. sich selbstständig ankleiden.

Handlungsaufgaben:
Tragen Sie Verhaltensmerkmale zusammen, die vom Pflegepersonal ausgehen können und die zum unselbstständigen Verhalten bei alten Menschen beitragen:
a) auf der Individualebene (z.B. Bedürfnisse des psychisch Alterskranken)
b) auf der Gruppenebene (z.B. soziale Gruppenarbeit im Heim)
c) auf der Systemebene (z.B. Milieugestaltung, Personal- und Organisationsentwicklung)

Unter den Bedingungen einer hierarchisch organisierten Umwelt, wie das Seniorenpflegeheim sie weitgehend darstellt, erleiden alte Menschen einen Verlust in der Kontrolle über ihre Umwelt. Alterssymptome, wie z.B. Orientierungsverluste, unselbstständiges Verhalten ect., gehen in der Regel nicht auf altersspezifische Einflüsse zurück, sondern entstehen aufgrund einer deprivierenden Umwelt, in der sozial-kompetentes Verhalten nicht genügend beachtet wird (vgl. „Deprivierende Faktoren im Seniorenpflegeheim" Seite 101).

3.7.2 Einfluss der sozialen Umwelt auf Verhaltensweisen

Es ist in Studien über die Rolle der sozialen Umwelt nachgewiesen worden (M. Baltes u. Mitarbeiter), dass Verhaltensweisen alter Menschen in alltäglichen Pflegeinteraktionen verändert werden, je nach dem wie die Mitarbeiter auf Verhaltensweisen fördernd oder hemmend reagieren. Menschen beeinflussen sich gegenseitig durch erlebte und erwartete Folgen ihres sozialen Verhaltens, ohne dass dieser Prozess den Betroffenen immer bewusst ist.
Unselbstständiges Verhalten von alten Menschen wird oft, gerade im Pflegeheim als Auswirkung körperlicher Abbauprozesse interpretiert und als altersbedingt hingenommen. Nach dem verhaltenstheoretischen Modell bietet sich im Gegensatz dazu eine andere Erklärung für unselbstständiges Verhalten an.
Die soziale Umwelt in einem Pflegeheim, vor allem das Altenpflegepersonal baut durch unreflektiertes Anwenden der operanten Konditionierung (Verhalten durch Setzen von Verstärkern) unselbstständiges Verhalten auf und hält dieses aufrecht.
Je nachdem wie sie auf alte Menschen mehr oder weniger pflegefachlich eingehen, so entsprechend gestaltet sich die Pflegebeziehung selbstständigkeits- oder unselbstständigkeitsfördernd.

Bewohner- und Pflegekräfteinteraktionen (nach M.Baltes und Herbeck, 1984,S. 64)

Verhalten des Bewohners	Interaktion der Altenpflegerin
Selbstständiges Eigenpflegeverhalten (z.B. sich waschen, kleiden, essen und trinken)	Selbstständigkeitsunterstützendes Verhalten (Zulassung von Chaos, Individualität, Würdigung von unfertigen Ergebnissen)
Unselbstständiges Eigenpflegeverhalten (z.B. sich anziehen u. kämmen lassen)	Unselbstständigkeitsunterstützendes Verhalten (überversorgende Pflege)
Selbstständiges soziales Verhalten = konstruktiv aktives Verhalten (z.B. sich mit anderen unterhalten, an Beschäftigungen teilnehmen)	Aktivitätsunterstützendes Verhalten (Weitergabe an Informationen, aktive Kommunikation und aktivierende Pflege)
Destruktives - aktives Verhalten (z.B. Aggressionen, Autostimulation)	Passivitätsunterstützendes Verhalten (Fixierungen, Gabe von Psychopharmaka)
Passiv-inaktives Verhalten (z.B. Apathie, Mutismus, Immobilität)	Keine Reaktion (z.B. Kommunikation u. Stimulation, Aufrechterhaltung der Bettlägerigkeit)

Wie bedeutend die Einstellung der Pflegenden gegenüber alten Menschen ist, zeigt das Ergebnis der folgenden Studie: (nach Kuhlmey, 1991)

Nach der Einweisung in ein Pflegeheim wurden die „neuen" Seniorinnen zwei Gruppen zugewiesen. Gegenüber der ersten Gruppe wurde durch die Heimleitung die Autonomie der Seniorinnen besonders hervorgehoben und positiv bewertet. Die Seniorinnen bekamen die Aufgabe Grünpflanzen zu versorgen. Gegenüber der zweiten Gruppe wurde die Unterstützung durch das Pflegepersonal besonders hervorgehoben. Die Grünpflanzen sollten auch vom Personal versorgt werden. Nach 18 Monaten waren signifikante Unterschiede bezüglich des subjektiven Wohlbefindens, Aktivitätsniveau und Gesundheitsstatus deutlich. Der Gruppe, deren Selbstständigkeit gefördert wurde, ging es erheblich besser. Die Ergebnisse der Studie sind übertragbar auf alle Bereiche in der Altenpflege. Autonomie- und selbstständigkeitsfördernde Maßnahmen und Einstellungen können die Entwicklung von Menschen mit einem Selbstpflegedefizit entscheidend beeinflussen. Damit kommt der Qualifikation und Motivation des Pflegepersonals in allen Pflegeverhältnissen besondere Bedeutung zu.

Merke!

Unter den Bedingungen einer hierarchisch organisierten Umwelt, wie das Seniorenpflegeheim sie weitgehend darstellt, erleiden alte Menschen einen Verlust in der Kontrolle über ihre Umwelt. Alterssymptome, wie z.B. Orientie-

rungsverluste, unselbstständiges Verhalten ect., gehen in der Regel nicht auf altersspezifische Einflüsse zurück, sondern entstehen aufgrund einer deprivierenden Umwelt in der sozial-kompetentes Verhalten nicht genügend beachtet wird.
Unselbstständige Verhaltensweisen alter kranker Menschen lösen komplementäre Reaktionen der Umwelt aus. Durch gezieltes Training ist beim alten Menschen zu erreichen, dass auf Selbstständigkeit verweisende Verhaltensweisen von Pflegekräften positiv verstärkt werden. Diesen Mechanismus gilt es aufzudecken; hier greift die Verhaltenstherapie an und sollte den psychisch Alterskranken, Altenpflegerinnen sowie die pflegenden Angehörigen mit einbeziehen.

4 Gesprächspsychotherapie nach Rogers

In Deutschland hat sich die Methode der klientenzentrierten Psychotherapie nach Rogers (1902-1987), welche 1942 begründet wurde, gut etabliert. Anhand von Studien zeigt sich, dass hiermit gute Behandlungsresultate, besonders an psychosomatisch Erkrankten zu erzielen sind. Die Methode findet hauptsächlich als Kurzpsychotherapie (mit ca.10-50 Sitzungen) Anwendung.

4.1 Der Begriff „Gesprächspsychotherapie"

Es handelt sich um eine Gesprächstechnik, in der der Klient, sich selbst explorieren, d.h. die für sich angemessenen Lösungsmöglichkeiten selbst erarbeiten kann. Dieser Prozess wird unterstützt durch die professionelle Haltung des Psychotherapeuten, welche geprägt ist durch Akzeptanz, Echtheit und Empathie.

4.2 Therapieziele

Während in der Verhaltenstherapie bestimmte inhaltliche Ziele als Endpunkte einer zumindest vorläufigen Entwicklung gesetzt werden, richtet sich die Zielvorstellung der Gesprächstherapie auf einen Prozess. Ziel der Therapie ist es also, nicht bestimmte statische Zustände zu erreichen, sondern dem Menschen zu der Möglichkeit zu verhelfen, bestimmte Prozesse durchlaufen zu können, die es ihm ermöglichen sollen, mit verschiedenartigen Problemen selbstständig fertig zu werden.
Es ist eine einfache Regel, dass man zunächst dort beginnen muss, wo der Patient steht, und dass sich seine Ziele erst dann erweitern lassen, wenn er dazu gebracht wurde seine Schwierigkeiten anders zu sehen und zu empfinden und eine Motivation dafür da ist, sie von neuen Gesichtspunkten her in Angriff zu nehmen.

Beschreibung der Gesprächstechnik

Der Klient formuliert gegenüber dem Therapeuten seine Probleme und Gefühle möglichst frei und ohne ein bestimmtes Programm. Der Therapeut fasst die Gefühle und Widersprüchlichkeiten der gegenwärtigen Erlebniswelt und der Wahrnehmungen des Klienten in Worte, indem er das vom Klienten Gesagte wiederholt und verdeutlicht, ohne dieses aber zu deuten. Er ermuntert den Klienten, bringt ihm Wärme, Emphatie und Verständnis entgegen, unternimmt aber keinen Versuch zu Ratschlägen und Interpretationen. Der Klient lernt durch diese Vorgehensweise, seine Emotionen besser wahrzunehmen und zu erkennen. Hervorgerufene Emotionen kann der Klient anschließend besser interpretieren.

4.3 Voraussetzungen für die Therapieumsetzung

Eine Atmosphäre des Akzeptierens, des Respekts und des tieferen Verstehens ist ein gutes Klima für persönliches Wachsen. Deshalb ist ein psychologisches Klima für Menschen die normal, neurotisch oder psychopatisch sind gut geeignet. Das heißt aber nicht, dass diese Gesprächsatmosphäre jeden psychischen Zustand heilt. Es handelt sich einfach um einen gewissen Standpunkt, der grundsätzlich allen Menschen gegenüber eingenommen wird, selbst wenn dadurch nicht alle Probleme gelöst und nicht alle Hilfe geboten werden kann, die ein psychisch oder psychosomatisch Kranker braucht (nach Rogers, 1974).

4.4 Therapieeignung

Für die Gesprächspsychotherapie kommen Klienten in Betracht, die klare Vorstellungen von ihrer Therapie haben und bereit sind, aktiv durch gesprächstherapeutische Hilfe ihre Lebensprobleme anzupacken. Sie profitieren besonders von positiven Fortschritten. Bei älteren Klienten sollte die Fähigkeit vorhanden sein, Gefühle und Gedanken in Worte zu fassen. Ältere Menschen, die eine passive Haltung mitbringen, werden von verhaltenstherapeutischen Techniken mehr profitieren (Grawe 1994).

Zum anderen lässt sich keineswegs jede psychische Störung allein durch eine klientenzentrierte Gesprächstherapie beseitigen. Oft werden therapeutische Interventionen notwendig, die in Rogers Konzept nicht enthalten sind.

Mit Erfolg angewendet bei:

> Neurosen

> Ängsten

> Depressionen

> psychosomatischen Beschwerden

Nur begrenzt hilfreich bei:
> Psychosen
> chronisch Abhängigkeitskranken
> schweren Persönlichkeitsstörungen
> Zwängen

5 Familientherapie

Für die Familientherapie sollte immer eine spezielle Indikation gestellt werden, nur dann kann diese zur Unterstützung des Gesamtbehandlungsplans beitragen. Die Einbeziehung insbesondere von pflegenden Angehörigen in die Psychotherapie von psychisch Alterskranken (Depressive, Schizophrene und Neurosekranke) ist in aller Regel wünschenswert. In der Familie werden Kommunikations- und Beziehungsmuster aufgedeckt und symbiotische Paarbeziehungen aufgezeigt. Ehepartner lernen besser zu kommunizieren, mit Aggressionen ohne Schuldgefühle umzugehen. Es werden in der Therapie Macht- und Ohnmachtsgefühle thematisiert; zum Schutz vor einer Übertragung der Hilflosigkeitsgefühle.
Durch ein therapeutisches Gespräch mit den Angehörigen können Konflikte, die innerhalb der Familien vorherrschen, aufbrechen und Ansätze zur Klärung erbracht werden. Der Psychotherapeut kann überlasteten Angehörigen den Anstoß geben, sich einer Angehörigengruppe anzuschließen. Pflegende Angehörige bekommen bei einer guten Familientherapie das Gefühl, als Partner bei der Behandlung mitzuwirken, sodass sich ein Täter-Opfer-Denken erst gar nicht entwickeln kann. Bei der Beratung der pflegenden Angehörigen sollte immer geklärt werden, ob mit ihnen allein oder mit dem Kranken zusammen gesprochen werden soll. Da Psychosen Misstrauenskrankheiten sind, ist immer eine Gesprächssituation vorzuziehen, in denen der alte Mensch mit einbezogen wird. Der Kranke bekommt auf diesem Wege das Gefühl, dass nicht hinter seinem Rücken gesprochen wird. Er kann als gleichberechtigter Gesprächspartner in einem Gespräch Stellung nehmen. Sicherlich wird es Situationen geben, in denen Therapeuten mit den Angehörigen unter vier Augen sprechen möchten oder es auch tun müssen.

Ziele einer Familientherapie
Angehörige sollten:
> ein Verständnis haben für den Stress beim Zusammenleben mit dem psychisch Alterskranken
> innerhalb des Familiengefüges ihre Rollen, Aufgaben und Perspektiven neu definieren und ordnen können
> Erkenntnis darüber haben, dass sie sich nicht schnell verwickeln lassen in die Macht von starren und eingefahrenen Kommunikationsmustern

6 Soziotherapie

6.1 Der Begriff „Soziotherapie"

Unter Soziotherapie wird eine Therapieform verstanden, welche sich in einer therapeutischen Gemeinschaft von Patienten und Pflegepersonal entwickelt. Sie ist eine Art von Verhaltenstherapie, denn sie geht davon aus, dass z.B. neurotisches Verhalten (Zwangshandlungen) auf dem Wege über Lernprozesse erworben ist und deshalb auch wieder über Lernprozesse beseitigt werden kann. In der Soziotherapie wird die individuelle Krankheitsproblematik des Einzelnen weniger beachtet als die sachbezogene Arbeit, durch die gesunde Persönlichkeitsanteile eingeübt werden. Der psychisch Alterskranke wird verstärkt mit seiner Rollenverpflichtung und den normalen Rollenerwartungen konfrontiert.

6.2 Therapieziele

Durch soziale Aktivitäten sollen die Fähigkeiten zu Kontakten mit der Umwelt und zum eigenverantwortlichen Handeln gefördert, störende Verhaltensweisen abgebaut und die Kommunikationsfähigkeit verbessert werden.

Zur Soziotherapie gehören sämtliche Gruppenaktivitäten, wie z.B. Kreativ- oder Freizeitgruppen.

In diesen so genannten Selbstbehauptungsgruppen wird versucht:

- eine Einstellungsänderung zu sich selbst
- soziale Angst und Hemmungen zu vermindern
- soziale Fertigkeiten zu trainieren

6.3 Anwendungsbereiche

- endogene Psychosen
- Zwangs- und Angstkrankheiten
- depressive Neurosen
- Abhängigkeitskrankheiten

6.4 Voraussetzungen für die Therapieumsetzung

- Eine Voraussetzung für die Umsetzung der Soziotherapie ist die Zuordnung des Kranken zu einer Bezugspflegekraft. Der Kranke kann mit ihr über alle Probleme sprechen. Die Bezugspflegekraft sorgt dafür, dass der Kranke einen auf seine Bedürfnisse ausgearbeiteten individuellen Therapieplan einhält.

- Eine gute Teamarbeit zwischen Ärzten, Pflegepersonal, Arbeits- und Beschäftigungstherapeuten ist dabei unabdingbar.

6.5 Soziotherapie als Lebenshilfe in stationären Einrichtungen

Soziotherapie ist als eine individuell ausgerichtete Lebenshilfe anzusehen, die besonders in den stationären Gerontopsychiatrien, aber auch im teilstationären und extramural-ambulanten Bereich zum Einsatz kommen sollte.
Die Soziotherapie wirkt der sozialen Unterstimulation und den eintönig-reizarmen Lebensbedingungen in der stationären Gerontopsychiatrie entgegen. Sie beginnt mit der Pflegevisite und/oder Stationsbesprechungen, an der alle Patienten und Betreuer teilnehmen sollen und einen strukturierten Tagesplan zusammen aufstellen.
Die Kranken lernen durch das Einbringen eigener Vorstellungen das Leben auf der gerontopsychiatrischen Station/Pflegewohngruppe mitzugestalten und durch gemeinsame Gruppenaktivitäten ihre eigenen Bedürfnisse an die Erfordernisse des Gemeinschaftslebens zu adaptieren.

Im Laufe von mehreren Gruppensitzungen erfährt der Kranke sein unterdrücktes oder sein Vermeidungsverhalten in bestimmten Situationen. In Gesprächen lernt der Kranke seinen Gefühlsbereich besser kennen und erweitert seine Selbsterfahrung. In so genannten Gruppenzusammenkünften („Meetings") werden aktuelle Probleme, die sich aus dem Zusammenleben auf der gerontopsychiatrischen Station/Pflegewohngruppe ergeben, besprochen. Das kann z.B. sein: Auswahl der gemeinsamen Beschäftigungen oder Angelegenheiten zur persönlichen Hygiene.
Für die Entwicklung sozialer Verhaltensweisen, Änderung von abnormen Verhalten oder Entfaltung von Persönlichkeitsbereichen braucht der Kranke mehrere Monate intensiver Zusammenarbeit mit Therapeuten und Pflegepersonal.

Merke!

Psychisch Alterskranke dürfen mit geeigneten soziotherapeutischen Maßnahmen angeregt, aber nicht überfordert werden. Durch eine Überforderung besteht die Gefahr psychotische Schübe auszulösen.
Durch Unterstimulierung werden so genannte Negativsymptome, wie Affektverflachung, Interessensverlust und Rückzug gefördert.
Es gibt viele Arten und Wege der Psychotherapie; sie sind für einen älteren Menschen geeignet, wenn sie zum Ziel der Heilung oder Linderung der Krankheitssymptome führen.

Weitere therapeutische Verfahren in der Gerontopsychiatrie

7 Wachtherapie (Schlafentzugsbehandlung)

Die Wachtherapie wird in der gerontopsychiatrischen Klinik durchgeführt.

7.1 Der Begriff „Wachtherapie"

Wachbleiben über Nacht kann bei depressiven Patienten die Stimmung aufhellen. Die chronologische Theorie geht davon aus, dass das morgendliche Früherwachen bei Depressionen ein Selbstheilungsversuch des Körpers ist. Durch Schlafentzug soll dieser Selbstheilungsversuch unterstützt werden.

7.2 Anwendungsbereich

Die Therapie hat sich besonders bewährt bei depressiven Patienten, die über Biorhythmusstörungen klagen.

7.3 Therapievoraussetzung und Durchführung

Vor Therapiebeginn ist eine gründliche Aufklärung des Patienten notwendig. Beim kompletten Schlafentzug wacht der Kranke einen Tag, die ganze Nacht und den darauffolgenden Tag durch. Beim partiellen Schlafentzug wird der Patient morgens um 1:30 Uhr geweckt und der depressionsfördernde Schlaf der frühen Morgenstunden entzogen. Die Therapie erfolgt am besten in einer Gruppe von Gleichbetroffenen und unter intensiver Betreuung durch das Pflegepersonal. Das Wachbleiben wird erleichtert, indem die Patienten komplett angezogen bleiben sowie durch ein Angebot von verschiedenen kreativen Aktivitäten, welche von motiviertem Pflegepersonal angeboten werden. Bereits ein kurzes Nickerchen hebt die Wirkung der ganzen Therapie auf. Am nächsten Tag dürfen die Patienten auch nicht nachschlafen. Für die erfolgreiche Wachtherapie, die keine Nebenwirkungen hat, sind wiederholte Behandlungen in 1-3-tägigem Abstand erforderlich, weil der antidepressive Effekt nur von kurzer Dauer ist. Die Wachtherapie trägt dazu bei, den Wirkungseintritt der Antidepressiva (innerhalb 10-20 Tagen) abzuwarten.
Die Schlafentzugstherapie ist im Alter in der Regel nur begrenzt einsetzbar.

8 Lichttherapie

Unter Lichttherapie (Phototherapie) versteht man die Nutzung des Sonnenlichtes im sichtbaren und im ultravioletten Bereich zu therapeutischen Zwecken. Licht stimuliert den Serotoninstoffwechsel, welcher positiven Einfluss auf die Stimmungslage ausübt. Depressive Störungen während der Herbst- und Wintermonate (saisonale Häufung) lassen sich besonders durch helles Licht beeinflussen. Die Therapie wird mit Geräten, die eine Beleuchtungsstärke von ca. 2500 Lux entfalten, durchgeführt. Die nebenwirkungsfreie Behandlung kommt über einige Wochen täglich 1-2 Stunden am Vormittag zur Anwendung.

Wiederholungsfragen

1. Was verstehen Sie unter psychotherapeutischen Interventionen in der Gerontopsychiatrie?
2. Nennen Sie die wesentlichen Indikationskriterien zur Aufnahme eines älteren Menschen in eine stationäre Psychotherapie.
3. Was kann Psychotherapie für ältere psychosomatisch Erkrankte leisten?
4. Definieren Sie den Begriff „Verhaltenstherapie"?
5. Bei welchen Erkrankungen/Klientel ist die Verhaltenstherapie kontraindiziert?
6. Welche Gründe zur Vernachlässigung der Verhaltenstherapie im Alter sind bekannt?
7. Altenpflegerinnen übernehmen als Co-Therapeuten bei der Verhaltenstherapie bestimmte Aufgaben. Um welche Aufgabenbereiche handelt es sich?
8. Inwieweit kann die soziale Umwelt einen Einfluss auf Verhaltensweisen alter Menschen im Seniorenpflegeheim nehmen?
9. Was verstehen Sie unter einer Soziotherapie?
10. Welche Ziele sollen mit der Soziotherapie beim psychisch Alterkranken erreicht werden?
11. Welche Auffassung liegt der klientbezogenen Gesprächspsychotherapie zu Grunde?
12. Bei welcher psychischen Störung kann die Wachtherapie eine besonders positive Wirkung erzielen?

11. Kapitel
Psychopharmaka-Therapie im Alter

Psychopharmaka gehören weltweit zu den am häufigsten verordneten Medikamenten und sind aus dem ärztlichen Alltag nicht mehr wegzudenken.
Die Medikamentengruppe hat seit ihrer Entdeckung in den 50er-Jahren die Behandlungsmethoden der Psychiatrie revolutioniert. Durch die Psychopharmakatherapie war die Öffnung der Psychiatrie und die Rehabilitation von Langzeithospitalisierten möglich. Die Mittel tragen dazu bei, dass viele psychische Erkrankungen, besonders die endogenen Psychosen, z.T. symptomatisch behandelt werden können.

1 Der Begriff „Psychopharmakatherapie"

Als Psychopharmakatherapie wird die Behandlung psychischer Störungen mit psychotropen Substanzen, welche menschliches Erleben und Verhalten beeinflussen, bezeichnet.

2 Wirkungsweise

Psychopharmaka wirken zentral im Gehirn und beeinflussen vorwiegend über Eingriffe in den Neurotransmitterhaushalt den Aktivitätszustand des Zentralnervensystems.
Beim geriatrischen Patienten kann sich die Wirkung mancher Mittel von der bei nichtgeriatrischen Patienten unterscheiden; diese kann sogar paradox werden.

Psychopharmaka sind oft nach der Krankheit benannt, gegen die sie verordnet werden, z.B.:
Antidepressiva gegen Depressionen
Neuroleptika (Antipsychotika) bei Psychosen
Anxiolytika (angstlösende Mittel) gegen Angstzustände (Panikattacken, Phobien)
stimmungsstabilisierende Medikamente (z.B. Lithium) bei manisch-depressiven Patienten.

3 Psychopharmaka als „medikamentöse Konfliktlöser"

Psychopharmaka ersetzen die früher verfügbaren Behandlungsverfahren, z.B. Wasseranwendungen oder verschiedene Schockverfahren, z.B. Insulinschock.
Keine andere Arzneimittelgruppe wird so kontrovers diskutiert wie die Psychopharmaka, welche heute als „Pillenkeule", „chemische Zwangsjacke" oder als „medikamentöse Konfliktlöser" bezeichnet werden. Einige ältere Menschen ziehen die Medikamenteneinnahme dem Reflektieren der eigenen Lebenssituation ihres Verhaltens oder möglicher Konflikte vor. Sie ersparen sich damit

den emotionalen und zeitlichen Aufwand einer intensiveren psychosomatischen Betreuung.

Voraussetzungen zur ärztlichen Verordnung
Die Verordnung der Medikamente darf nie leichtfertig erfolgen, sondern setzt immer eine exakte Indikationsstellung, eine gründliche Therapieplanung mit individueller Gewichtung und einen definierten Zeitablauf voraus. Die Anfangsdosis ist sehr niedrig zu setzen und wird nur schleichend erhöht bis zur minimalen therapeutischen Dosis.

4 Interdisziplinäre Kooperation

a) Kooperation zwischen Arzt und Altenpflegerinnen
Kommunikationsprobleme zwischen Arzt und Altenpflegerinnen erschweren die Psychopharmakavergabe bei alten Menschen mit „angeblichen" Verhaltensauffälligkeiten. Der Arzt bekommt bei seinem Besuch in der Pflegewohngruppe oder in der ambulanten Pflegepraxis vom Pflegepersonal folgende Rückmeldungen:
„Ich weiß nicht, ob Herr T. auffällig ist!"
„Herr Doktor es muss unbedingt mit Herrn T. etwas passieren, er ist sehr verhaltensauffällig!"
„Tut mit leid, ich war seit fünf Tagen nicht im Dienst, fragen Sie die anderen Kolleginnen!"

Handlungsaufgaben:
1. Welche Rolle nehmen Hausärzte bei der Verordnung von Psychopharmaka ein?
2. Welche Rolle steht Ihnen als Altenpflegerin bei der Verordnung zu?
3. Wie erleben Sie die Kooperation zwischen Hausärzten und Fachärzten (Neurologie/Gerontopsychiatrie)?
Diskutieren Sie bitte Ihre Standpunkte/Erfahrungen in Ihrer Arbeitsgruppe.

Um Psychopharmakawirkungen beurteilen zu können und unerwünschte Nebenwirkungen rechtzeitig aufzuspüren, sollte der behandelnde Arzt, Altenpflegerinnen oder pflegende Angehörige Anweisungen sowie Informationen geben über (nach Dr. J. Wojnar, 2000):

- diagnostische Zuordnung über die Verhaltensstörungen
- Symptome, die durch Psychopharmaka besonders effektiv beeinflusst werden (z.B. Wahnvorstellungen durch Neuroleptika)
- Zeit- Wirkungsbeziehungen, d.h. die zeitlichen Abstände zwischen der Medikation und dem Beginn der Wirkung

- mögliche Resorptionsstörungen der verordneten Substanzen durch Getränke, Nahrungsmittel oder Wechselwirkungen mit anderen Medikamenten
- Beschreibungen der häufigsten Nebenwirkungen
- Maßnahmen beim Auftreten bestimmter Nebenwirkungen
- Situationen, in denen der Arzt sofort über Nebenwirkungen benachrichtigt werden sollte

b) Kooperation zwischen Hausärzten und Gerontopsychiatern
An dieser Stelle setzt die auch berufspolitisch interessante Frage ein, wie und wann Hausärzte und Gerontopsychiater miteinander kooperieren sollen und können. Oft werden letztere erst dann hinzugezogen, wenn sich die ambulante Situation zugespitzt hat, dass nur noch ein „akutes Krisen-Management" gefragt ist. Das ist z.B. der Fall, wenn die Angehörigen völlig erschöpft sind, der psychisch Alterskranke sich selbst erheblich gefährdet hat und eine stationäre Einweisung in die gerontopsychiatrische Klinik oder in ein Pflegeheim notfallmäßig notwendig wird. Zur Zeit sind Gerontopsychiater/Psychiater noch nicht ausreichend an notwendige primär- und sekundärpräventive Maßnahmen beteiligt.

5 Psychopharmaka als Bedarfsmedikation

Der Begriff „Bedarfsmedikation" ist unklar und darf nicht Grundlage für pflegerisches Handeln sein. Die Medikation muss jeweils konkret auf die Situation des psychisch Alterskranken erfolgen. Da Anordnungen der Medikation grundsätzlich schriftlich durch den behandelnden Facharzt, mit exakter Angabe der Indikation erfolgen muss, ist eine allgemeine Bedarfsmedikation nicht zu verantworten. Eine nicht schriftlich festgelegte Verordnung ist keine Verordnung. Altenpflegerinnen haben Fach- und Hausärzte darauf hinzuweisen, dass die Dosis mit exakter Indikationsangabe in der Pflegedokumentation festzuhalten ist. Der Facharzt für Gerontopsychiatrie/Psychiatrie/Neurologie muss den Patienten, und seine Angehörigen über die Vorteile sowie über die Nebenwirkungen der Psychopharmakaanwendung aufklären.

Handlungsaufgabe:
Der Verbrauch von Psychopharmaka hat in den vergangenen Jahren erheblich zugenommen; besonders ist der Verbrauch in den stationären Seniorenpflegeeinrichtungen hoch.
Frauen und alte Menschen bekommen häufiger Psychopharmaka als Männer und jüngere Menschen. Diskutieren Sie in Ihrer Arbeitsgruppe die Gründe für eine häufige Medikamentenvergabe in den stationären, wie auch ambulanten Altenhilfeeinrichtungen.

Fakten zum Psychopharmakagebrauch

Nach Dr. Wojnar (2000) sind Psychopharmaka die am meisten gebrauchten Medikamente unter den Bewohnern in einem Pflegeheim. 58% bekommen in der Regel vom Hausarzt ein psychotropes Arzneimittel verordnet.

Folgende Mittel kommen dabei zum Einsatz:

- Neuroleptika (37,4%)
- Antidepressiva (12,7%)
- Tranquilizer (10,9%)
- Sedativa (8,0%)

6 Indikationen

Die Vergabe von Psychopharmaka erfolgt bei folgenden psychischen Erkrankungen:

- psychotische Syndrome
- bei Wahn und Halluzinationen; besonders, wenn der Betroffene es ablehnt zu einem Psychiater zu gehen oder sich nicht einer stationären gerontopsychiatrischen Behandlung unterziehen möchte
- depressive Syndrome mit Wahnvorstellungen
- Depressionen mit Somatisierungsstörungen (larvierte Depression)
- akute oder subakute vitale Gefährdungen (Suizidalität)
- bei suizidalen Patienten und bei depressiven Antriebsstörungen, wenn die Betreffenden verwahrlost sind und über ihre weitere Versorgung nicht selbst entscheiden können. Psychopharmaka helfen die Zeit der Fremd- und Eigengefährdung zu überbrücken
- Angstzustände
  Psychopharmaka ermöglichen die Aufrechterhaltung des therapeutischen Bündnisses
- Zwangserkrankungen
  Psychopharmaka mindern die Symptomatik
- Konzentrationsstörungen, Aufmerksamkeits- und Merkfähigkeitsstörungen
  z.B. Nootropika verbessern zentrale Funktionen und steigern die Vigilanz
- Schlafstörungen

7 Therapieziele

Psychopharmaka heilen nicht, sie beseitigen lediglich die Krankheitssymptome. Sie ermöglichen aber einigen Kranken ohne seelische Beeinträchtigungen wieder am Leben teilzunehmen. Das gilt besonders für alte Menschen mit ausgeprägtem Wahngeschehen.

Kurzfristig verordnet können Psychopharmaka eine Möglichkeit darstellen quälende oder gar selbstzerstörerische psychische Symptome zu lindern. Das Behandlungsziel darf nicht die „Ruhigstellung" unbequemer alter Menschen sein. Eine Therapie mit Psychopharmaka darf nicht bedeuten, dass Ärzte und Pflegetherapeuten auf andere Therapieformen verzichten.

8 Pflegeprobleme bei der Psychopharmakavergabe

Die Verantwortung einer Psychopharmakavergabe liegt bei den Pflegenden. Sie müssen die am Anfang der Therapie stehende sichere Diagnosestellung unterstützen. Eine genaue Verhaltensbeobachtung über einen längeren Zeitraum des Kranken mit Dokumentation im Pflegebericht ist Grundlage für den behandelnden Arzt, ob eine Verordnung berechtigt ist. Die Indikationsstellung zur Vergabe kann überprüft werden, indem Altenpflegerinnen ein Gespräch zwischen dem Kranken und dem Gerontopsychiater/Hausarzt vermitteln. Eine gute Möglichkeit zur Abklärung der Medikamentenvergabe bei Problempatienten stellt die Fallbesprechung zwischen Gerontopsychiater und Altenpflegerinnen dar.
Erst dann hat das Pflegepersonal Sorge zu tragen, dass die Mittel korrekt verabreicht werden und informiert sich über mögliche Nebenwirkungen und Intoxikationszeichen.
Da in der stationären Altenhilfe der größte Psychopharmakaverbrauch oft als Dauermedikation vorliegt, sollten Altenpflegerinnen den Arzt, der das Medikament verordnet hat, unbedingt darauf hinweisen, dass in regelmäßigen Abständen Blutbild und Leberwertkontrollen durchgeführt werden.
Fach- und Hausärzte sollten bei ihren Hausbesuchen darauf hingewiesen werden, Anordnungen von Psychopharmaka in vierteljährlichen Abständen zu überprüfen, nach der Fragestellung: sind diese noch notwendig oder auszuschleichen?

Medikamentenverweigerung
Bei Psychosen kann es vorkommen, dass der alte Mensch die Medikamente ablehnt, weil er der Meinung ist, dass die Mittel ihn vergiften. In diesem Falle müssen Altenpflegerinnen in Zusammenarbeit mit dem Arzt versuchen bei dem alten Menschen die Bereitschaft zu wecken, das Medikament einzunehmen. Gelingt es nicht den Kranken von der Notwendigkeit der Medikamenteneinnahme zu überzeugen, dann kann der Arzt die Injizierung eines Depot-Medikamentes anordnen, welches in Abständen von 1-3 Wochen verabreicht wird.
Auf diesem Wege wird eine Verschlimmerung, z.B. einer Psychose verhindert und die Aufnahme in eine gerontopsychiatrische Klinik, vermieden.
Psychisch Alterskranke, die wiederholt die Medikation ablehnen oder nur ungern die Mittel einnehmen, sollen unter Aufsicht des Pflegepersonals reichlich Flüssigkeit nachtrinken, um das Ausspucken der Medikamente zu verhindern. Das Trinken von Alkohol bei einer Psychopharmakatherapie sollte unterlassen

werden. Die Medikamente dürfen nicht in das Essen eingemengt werden. Dieses Verhalten ist als eine Form der Gewalt anzusehen.

Psychopharmakagabe als freiheitsentziehende Maßnahme

Es darf nicht unbeachtet bleiben, dass hochpotente Psychopharmaka, welche persönlichkeitsverändernde Wirkungen und Gesundheitsgefahren aufweisen, zu den unterbringungsähnlichen Maßnahmen, gemäß §1906 Abs.1 BGB gehören. Bei Langzeitbehandlungen mit einigen Psychopharmaka ist zusätzlich von einer Genehmigungsbedürftigkeit, gemäß §1904 BGB, auszugehen (vgl. T. Klie, Recht auf Verwirrtheit? 1993, Seite 50). Psychopharmakagabe ist daher mit Körperverletzung gleichzusetzen und nur bei einwilligungsfähigen Patienten straffrei. Bei nicht einwilligungsfähigen alten Menschen muss die Vergabe durch einen rechtlich bestellten Betreuer, der den Aufgabenkreis „Gesundheitsfürsorge" inne hat, veranlasst werden.

Stürze als Risikofaktor

Die höchsten Sturzraten werden nach wissenschaftlichen Untersuchungen in Seniorenpflegeheimen gefunden. Mehr als die Hälfte der Senioren stürzt hier einmal im Jahr.[59] Fast alle Psychopharmaka, besonders Neuroleptika und Tranquilizer, die dem alten Menschen verordnet werden, haben Wirkungen und Nebenwirkungen, die das Sturzrisiko erhöhen können. Zu den besonders risikoreichen Nebenwirkungen zählt die orthostatische Hypotension, ein reduzierter oder erhöhter Muskeltonus, Koordinations- und Balancestörungen, Sehstörungen, erhöhte Sedierung, Aufmerksamkeitsreduzierung und Desorientierung.

Gefahr der Dekubitusentstehung

Eine häufige Gabe von Benzodiazepinen in Institutionen ist in Zusammenhang mit der Dekubitusentstehung zu bringen. Die Medikamente müssen herhalten, einen widernatürlichen Tagesablauf sicherzustellen; um den alten Menschen in der Pflegewohngruppe „verträglich", „umgänglich" zu machen. Es wird leicht übersehen, dass die Halbwertzeit von Benzodiazepinen 72 Stunden beträgt. Ein alter Mensch hat nach Gabe von Sedativa und Neuroleptika eine herabgesetzte Wahrnehmung, welche Immobilität nach sich zieht. Der Nachtschlaf wird medikamentös initiiert und künstlich verlängert. Der Bettaufenthalt dauert ca. 12 Stunden und länger. Durch die Ruhigstellung des Körpers tätigt der alte Mensch in der Nacht nur noch zwei- bis dreimalige druckentlastende eigenständige Gewichtsverlagerungen. Dauerbettlägerigkeit, Behinderungen und chronische Schmerzen führen ohnehin beim geriatrischen Patienten zu einem Verlust von eigenaktiver Bewegungsfähigkeit. Die Gefahr eines erhöhten Druckes ist

---

59 Etwa 30% aller 65-Jährigen und Älteren stürzen wenigstens einmal im Jahr, wobei sich die Sturzhäufigkeit mit jedem Lebensjahrzehnt um 10% erhöht (vgl. Schäufele/Weyerer, „Psychopharmakagebrauch und Sturzrisiko im Heim", in Altenpflegeforum, Hannover 12/99).

gegeben. Hinzu kommt, dass unter sedierender Medikation der Blasentonus herabgesetzt ist, um den Harndrang zu spüren. Zum erhöhten Auflagedruck, aufgrund ungenügender Umlagerung, kommt die nächtliche Inkontinenz.
Jetzt ist es nur noch eine Frage der Zeit, wann die ersten Anzeichen einer Hautdefektstörung sichtbar werden.

9 Gebräuchliche Psychopharmaka in der Geronto-psychiatrie

9.1 Anticholinergika

Anticholinergika sind Arzneimittel, deren Wirkung dem Acetylcholin entgegengesetzt ist.
Es handelt sich um aus Nachtschattengewächsen gewonnene Präparate, die in der Zeit von 1950-1970 im großen Stil als Parkinsonmittel verwendet wurden.
Ein synthetisch hergestelltes Präparat ist heute z.B. Biperiden (Akineton). Sein Anwendungsbereich sind Parkinsonismus und andere, ähnliche Reaktionen auf Neuroleptika, wie extrapyramidale Symptome.
Eine einzige Injektion mit z.B. Akineton kann die medikamentös bedingten Symptome innerhalb von Minuten beheben.
Der Augenarzt benötigt ein synthetisches Anticholinergikum zum Zweck der Akkommodationslähmung, um die optischen Eigenschaften des Auges genau messen zu können.

Wirkmechanismus
Der Nutzen der Medikamente zur Behandlung des Parkinsonismus beruht auf der Tatsache, dass sie Anticholinergika sind. Sie blockieren die Wirkung des chemischen Überträgerstoffes Acetylcholin im Gehirn. Acetylcholin ist eine Überträgersubstanz oder ein chemischer Bote, der von cholinergischen Nerven, z.B. dem Vagus, freigesetzt wird. Eine zu starke Hemmung von Acetylcholin erzeugt unerwünschte Wirkungen und Nebenwirkungen. Es gibt ein allgemeines Zustandsbild, dass als „Anticholinergika-Intoxikation" bezeichnet wird.

9.1.1 Intoxikationen

Häufige Nebenwirkungen sind:
Mundtrockenheit, verschwommenes Nahsehen, Obstipation, Sedierung der Harnblase, außerdem eine Reihe zentralnervöser Nebenwirkungen.

Zentralnervöse Nebenwirkungen
Die erste und häufigste zentralnervöse Nebenwirkung, die bei Patienten unter Anticholinergika-Behandlung festgestellt werden kann, ist Vergesslichkeit. Vor allem leidet das Kurzzeitgedächtnis. Der Patient vergisst z.B. wohin er vor einer

Minute seine Handtasche gelegt hat oder er weiß nicht mehr, was er einkaufen wollte. Es tritt zeitliche Desorientiertheit auf. Besonders häufig sind optische Illusionen. Bekannte Gegenstände werden mit irgend etwas anderem verwechselt. Der Patient sieht Würmer auf dem Fußboden, weil der Bodenbelag ein Muster hat, was fehlgedeutet wird. Es kommt evtl. zu Halluzinationen von Menschen oder Tieren, die um das Haus herumstreifen. In der Regel handelt es sich immer um komplexe Szenen, in denen eine Gruppe von Menschen bei Partys herumlaufen. Die Patienten haben diese Visionen unter Umständen über längere Zeit. Sie fürchten sich mit jemanden darüber zu reden, aus Angst, dass man sie für „verrückt" hält. Die Patienten können in Momenten der Desorientierung auf diese Illusionen reagieren und weisen die „Fremden" verärgert aus dem Haus; werfen ihnen Diebstahl vor oder rufen die Polizei an, damit sie verjagt werden. Erst jetzt werden Altenpflegerinnen oder Angehörige auf das auffällige Verhalten des Patienten aufmerksam. Die Störungen verschwinden, wenn die Dosierung des Anticholinergikums herabgesetzt wird.

Es empfiehlt sich nicht, bei Agitiertheit immer gleich ein Neuroleptikum zu verabreichen. Viele der gebräuchlichen Neuroleptika besitzen auch anticholinergische Eigenschaften. Bereits bestehende Desorientiertheit und Halluzinationen können sie stärker hervortreten lassen, obwohl die Agitiertheit des Patienten für einige Stunden beherrscht wird.
Parkinson-Kranke sind besonders empfindlich gegen zentralnervöse Störungen von Anticholinergika.

9.1.2 Zusammenfassung: Anticholinergika

- Anwendungsbereiche sind Parkinsonismus und extrapyramidale Störungen
- verursachen Blockaden des Überträgerstoffes Acetylcholin, dürfen daher nicht Alzheimerkranken verabreicht werden; ihnen fehlen bis zu 90% des Acetylcholins
- schneller Wirkungseintritt bei medikamentös bedingten Parkinsonismus durch Neuroleptika infolge einmaliger Anticholinergikainjektion pro Tag
- bei höherer Dosierung treten zentral nervöse Nebenwirkungen auf, insbesondere Desorientierung und optische Illusionen.

9.2 Antidepressiva

Wirkmechanismus
Depressionen können entstehen als Folge eines Mangels an Serotonin oder Noradrenalin oder an beiden. Antidepressiva wirken dadurch, dass sie die Verfügbarkeit beider Amine erhöhen, d.h. die depressiven Symptome werden in den Hintergrund gedrängt. Die Mittel greifen in den Neurotransmitterhaushalt,

insbesondere von Noradrenalin und Serotonin ein. Es wird eine verbesserte Neurotransmission durch Anstieg der Transmitterkonzentration im synaptischen Spalt bestimmter neuronaler Netze, verbunden mit einer Veränderung der Empfindlichkeit neuronaler Rezeptoren, erreicht. Die physiologische Wiederaufnahme der freigesetzten Neurotransmitter kann dabei gehemmt werden. Die für den Abbau wichtigen Enzyme werden blockiert.
In der pharmakologischen Entwicklung werden vermehrt Antidepressiva mit selektiver Wirkung hergestellt, weil diese Mittel angeblich weniger Nebenwirkungen verursachen.
Allgemein gilt, dass Antidepressiva nur in der Hälfte der Erwachsenendosis einschleichend und nur einmal täglich gegeben werden sollten (ca. 30% der Alterspatienten sprechen laut Häfner nicht auf eine pharmakologische Therapie an). Antidepressiva entfalten ihre therapeutische Wirksamkeit erst nach ca. 2-3 Wochen.

Nach der chemischen Stuktur werden bei Antidepressiva unterschieden:

- Tri- und tetrazyklische Antidepressiva hemmen die Aufnahme von Serotonin und Noradrenalin, z.B. Amitriptylin (Saroten), Doxepin (Aponal), Maprotilin (Ludiomil). Die Mittel haben eine Reihe unerwünschter Nebenwirkungen, die sich aus ihrer zentralen und peripheren anticholinergen Wirkung erklären und besonders den älteren Patienten belasten können.
- Monoaminooxidase (MAO)- Hemmer, z.B. Moclobemid (Aurorix) hemmen selektiv und reversibel einen Untertyp der Monoaminooxidase, so dass die Konzentration von Noradrenalin und Serotonin erhöht wird.
- Selektive Serotonin-Wiederaufnahme-Hemmer, z.B. Fluoxetin, Fluvoxamin, Paroxetin, Sertralin gehören zu den neueren Antidepressiva und sind bei ungefähr gleicher Wirksamkeit besser verträglich als die trizyklischen Antidepressiva. Sie werden daher zunehmend bei älteren Patienten eingesetzt. Einige Nebenwirkungen sind insbesondere zu Beginn der Therapie dennoch vorhanden, z.B. gastrointestinale Symptome, Unruhe und Schlafstörungen.

9.2.1 Indikationen

- mittelschwere und schwere Depressionen
- chronische Schmerzzustände (als Ergänzung zum Analgetikum)
- Zwangsstörungen, wenn diese psychotherapeutisch nicht zu behandeln sind
- Schlafstörungen
- Angststörungen
- Tranquilizerentzug zur Abschwächung der Entzugssymptome

Die Medikamente wirken je nach den vorherrschenden Symptomen unterschiedlich:

angstlösende Antidepressiva	Angstgefühle, Wahnentwicklung
stimmungsaufhellende Antidepressiva	larvierte Depression
antriebssteigernde Antidepressiva	gehemmte Depression
Antidepressiva mit gemischter Wirkung (noradrenerg und serotonerg)	chronische Schmerzzustände

Pflegerische Interventionen bei der Antidepressiva-Therapie
Pflegeziel: Altenpflegerinnen sollten Nebenwirkungen erkennen und den depressiven Patienten umfassend begleiten, insbesondere zu Beginn der Therapie. Nebenwirkungen treten in der Regel vor der antidepressiven Wirkung auf.

Notwendige sozial-pflegerische Interventionen:

- ausreichende Informationen über Nebenwirkungen der Medikamente geben, damit diese dem Patienten nicht zusätzlich Angst machen
- Obstipationsprophylaxe
- regelmäßige Miktionskontrolle
- bei Beginn der Therapie Puls- und Blutdruckkontrolle
- Angebot machen über kreislaufanregende Gymnastik
- gegen Mundtrockenheit gute Mundpflege (Stimulation der Glandula parotis)
- bei Fingertremor, welcher feinmotorische Arbeiten beeinträchtigt, Beratung über andere Beschäftigungen geben, z.B. Spazierengehen, Lesen
- da die Stimmungsaufhellung erst nach 10-20 Tagen eintritt, der Antrieb aber bereits ansteigt, kann die Energie zum Suizid gegeben sein. Jetzt ist eine gute Beobachtung des depressiven Patienten in Bezug auf Suizidsignale notwendig

9.2.2 Zusammenfassung: Antidepressiva

- wirken beruhigend und schlafanstoßend, andere antriebssteigernd
- unterstützend bei chronischen Schmerzen
- voller Wirkungseintritt erst nach 10-20 Tagen
- einmalige Tagesdosis meist möglich
- regelmäßige Einnahme ist wichtig
- Bedarfsmedikation ist nicht sinnvoll
- die Untergruppe der Serotonin-Wiederaufnahme-Hemmer wirkt gegen Zwangskrankheiten

Merke!

Antidepressiva tragen zu einer Heilung der Depression im Alter bei, wenn gleichzeitig milieutherapeutische Pflegemaßnahmen zur Gestaltung des Lebensumfeldes umgesetzt werden und der alte Mensch die Möglichkeit bekommt verhaltenstherapeutische Angebote in Anspruch zu nehmen. Häufig werden in der stationären Altenhilfe vom Hausarzt nur Antidepressiva verordnet. Damit werden zwar die depressiven Symptome vorübergehend unterdrückt. Die therapeutische Beziehung, die Pflege herstellen sollte, reduziert sich zum depressiven Alterskranken dann nur auf das Verabreichen und Kontrollieren der Medikamente.

9.3 Neuroleptika (Antipsychotika)

Das erste Neuroleptikum „Chlorpromazin" kam 1955 in den Handel. Seit dem sind eine Reihe ähnlicher Mittel entwickelt worden, z.B. Haloperidol, Levomepromazin, Thioridazin u.a. mit gleicher Wirksamkeit.

Wirkmechanismus

Dopamin ist ein Botenstoff, der an der Übertragung von Nervenimpulsen entlang der Nervenbahnen und zwischen Nerven beteiligt ist. Ein Übermaß der Dopaminaktivität ist mit Halluzinationen und Wahnvorstellungen verbunden. Die Medikamente greifen in den Haushalt der Neurotransmitter Dopamin und Serotonin ein und führen zu einer Rezeptorblockade. Mit der antipsychotischen und erregungsdämpfenden Wirkung werden Halluzinationen und Wahnideen gedämpft, günstigenfalls zum Verschwinden gebracht. Neuroleptika dämpfen die Erregbarkeit des Gehirns und wirken reizfilternd. Äußere Wahrnehmungsreize werden zu einem kleinen „Rinnsal", der Kranke reagiert meistens verlangsamt, er wirkt gleichgültiger, von der „Außenwelt abgeschirmt". Das Bewusstsein und intellektuelle Funktionen werden wenig beeinträchtigt.
Mit diesem Effekt werden aber auch unerwünschte Nebenwirkungen im motorischen Bereich erzielt. Bei der Langzeitmedikation ist daher die Risiko-Nutzen-Abwägung schwierig und bedarf einer ausreichenden Indikationsstellung durch den Gerontopsychiater.

Antipsychotische Medikamente sind Psychopharmaka der ersten Wahl bei allen Formen und in allen Phasen der Schizophrenie. Die Mittel sollten als Monopräparate bevorzugt werden. Beim geriatrischen Patienten erfolgt die Dosierung grundsätzlich so niedrig wie möglich.

Depot-Antipsychotika sind von einer Reihe typischer Antipsychotika zur intramuskulären Injektion mit Intervallen zwischen ein und vier Wochen verfügbar. Als Indikation in der Langzeitbehandlung tritt diese Anwendungsform besonders ein, wenn der psychisch Alterskranke die Medikamente verweigert und fremd- oder eigengefährdet ist.

9.3.1 Der Begriff „Potenz"

Der Begriff „Potenz" kommt aus der Homöopathie. Es wird unterschieden zwischen hochpotenten, mittelpotenten und niedrigpotenten Neuroleptika. Der Begriff „Potenz" bezieht sich in klinischer Hinsicht auf die antipsychotische Wirksamkeit. Er bedeutet, dass man mit hochpotenten Neuroleptika mit sehr geringen Milligramm-Mengen einen hohen antipsychotischen Effekt erzielt. Er ist aber auch durch höhere Dosierungen schwach potenter Neuroleptika zu erreichen. Hierbei ist aber mit sedierenden und vegetativen Nebenwirkungen zu rechnen.

Schwach potente Neuroleptika mit schwach antipsychotischer aber stark erregungsdämpfender Wirkung:

- Chlorprothixen (Truxal)
- Levomepromazin (Neurocil)
- Thioridazin (Melleril)
- Promethazin (Atosil)
- Melperon (Eunerpan)

Die Mittel werden meist nicht zur Behandlung psychotischer Symptome eingesetzt. Die dazu notwendigen Dosierungen verursachen starke Sedierungen und vegetative Nebenwirkungen bereits nach ½ bis 1 Std. nach der Einnahme. Die Medikamente finden ihre Indikation bei starker Unruhe, Schlafstörungen sowie bei Erregungszuständen nichtpsychotischer Ursache, z.B. in der Inneren Medizin beim Asthmaanfall.

Mittelpotente Neuroleptika mit mittelstarker antipsychotischer Wirkung:

- Perazin (Taxilan)
- Clozapin (Leponex)

Im Vergleich zu hochpotenten Neuroleptika zeichnen sich mittelstarke Neuroleptika durch geringe extrapyramidale Nebenwirkungen aus. Wegen der Agranulozytosegefahr bei Clozapin sind engmaschige Blutbildkontrollen vorgeschrieben. Clozapin darf daher erst bei Therapieresistenz gegenüber anderen Neuroleptika gegeben werden.

Hochpotente Neuroleptika mit starker antipsychotischer Wirkung:

- Haloperidol (Haldol)
- Fluphenazin (Lyogen)
- Pimozid (Orap)

Hochpotente Neuroleptika sedieren im Allgemeinen nicht. Sehr unterschiedlich kann die individuelle Verträglichkeit sein, so dass der Umstieg von einer Substanz auf die andere durchaus vertretbar ist.

Besonderheit bei der oralen Gabe von Neuroleptika
Die max. Wirkung tritt erst ca. 3-4 Std. nach der oralen Gabe ein und hält etwa 24 Stunden an. Eine einmalige Dosis, am besten am Abend gegeben, ist ausreichend. Altenpflegerinnen sollten Kenntnis darüber haben, dass ein Großteil der Wirkstoffe im Magen inaktiviert werden, wenn die Einnahme im Zusammenhang mit Milch, Fruchtsaft, Tee und Kaffee erfolgt.
Bei hochpotenten Neuroleptika ist, unabhängig von der bisherigen Dauer, Dosis und Verträglichkeit, immer an die Möglichkeit eines so genannten malignen neuroleptischen Syndroms zu denken. Es handelt sich um eine lebensgefährliche Erkrankung noch unklarer Genese, deren Ausgang weitgehend von der Beobachtung des Pflegeteams und einer angemessenen Einschätzung durch den Facharzt abhängt.

9.3.2 Malignes neuroleptisches Syndrom

Alte Menschen, die mit Neuroleptika behandelt werden, sind viel häufiger als bisher angenommen durch das maligne neuroleptische Syndrom gefährdet.
Dieses äußert sich durch die Symptome:

- Thermoregulationsstörungen
- ungewöhnliche Erhöhung des Muskeltonus
- Blutdruckschwankungen
- hohe Kreatinkinase Werte (um 2100 Einheiten/ml)

Die gleichen Symptome sind auch bei der katatonen Schizophrenie anzutreffen.

Eine Störung der Thermoregulation des Körpers durch Neuroleptika erschwert die Anpassung des Körpers an die Außentemperatur. Dadurch kann es im Schlaf zu einer Unterkühlung kommen. Die Betroffenen sind im Sommer durch einen Hitzschlag, im Winter durch eine Unterkühlung bei längerem Aufenthalt im Freien gefährdet. Bei den Betroffenen kommt es zu einem Anstieg der Körpertemperatur auf Werte bis zu 42°C. Die Symptomatik kann fälschlich als Pneumonie gedeutet werden und kann bei nicht Absetzen der Neuroleptika tödlich enden. Der Patient muss sofort intensivmedizinisch überwacht werden; das Neuroleptikum ist abzusetzen, mehr oder weniger erfolgreiche Behandlungen mit dopaminergen Substanzen werden durchgeführt. Auch unter intensivmedizinischer Überwachung kommen Todesfälle vor; besonders wenn ein malignes neuroleptisches Syndrom unter Depot-Neuroleptika auftritt.

9.3.3 Dyskinesien als Nebenwirkungen

Die Wirkungsweise der Neuroleptika erfolgt über eine Blockade der Dopaminrezeptoren auf die Basalganglien. Diese Kerngebiete können durch die Verabreichung von Neuroleptika empfindlich degeneriert werden.
Neben der erwünschten Wirkung auf psychische Symptome treten dann unerwünschte Nebenwirkungen, während oder nach der Neuroleptikabehandlung, in Form von unkoordinierten Bewegungsüberschüssen, die so genannten Dystonien auf.

Dystonien sind abnorme, unwillkürliche und unkoordinierte Kontraktionen einzelner Muskelgruppen. Die dystonen Bewegungsstörungen treten als Körperhaltungsstörungen, z.B. als so genanntes „Pisa-Syndrom" (Schiefhals) vorwiegend im Kopf- und Halsbereich auf. Psychische Einflüsse können Dystonien unterhalten und verstärken.

9.3.3.1 Dyskinesieformen

Nach zeitlichem Auftreten der Dystonien wird unterschieden:

1. Frühdyskinesien
Sie treten gleich einige Stunden bis zu vier Tagen nach Beginn der Neuroleptikabehandlung auf.
Die Frühdyskinesie äußert sich in eine erhöhte motorische Aktivität insbesondere im Gesichts- und Zungenbereich.

- Zungen-Schlundsyndrom

Die Zungenschlundmuskulatur verkrampft; die Zunge wird unwillkürlich mit wälzenden Bewegungen hervorgestreckt, das Gesicht grimassenhaft dabei verzogen, die Sprache ist undeutlich. Die Bewegungen entstellen das Gesicht und können so schwerwiegend sein, dass sie die Nahrungsaufnahme behindern.

- spastischer Schiefhals (Torticollis)

Durch die verkrampfte Halsdrehermuskulatur verharrt der Kopf in eine seitwärts Stellung.

- Akathisie

Die Kranken leiden unter innerer Unruhe und einem unerträglichen Spannungsgefühl in den Beinen und sind gezwungen herumzugehen. Dabei können sie Ängste, Wut, Reizbarkeit und dysphorische Verstimmung verspüren, die mit einem Aktionsdrang verbunden sind. Diese Symptomatik kann auf einen Demenzkranken besonders beängstigend wirken und ausgeprägte Verhaltensstörungen verursachen, die dann oft mit noch höheren Dosen von Neuroleptika behandelt werden.

Nach einer Ampulle Akineton i.v. sind die Frühdyskinesien innerhalb kurzer Zeit rückläufig.

2. Spätdyskinesien
Die Spätdyskinesien treten mehrere Jahre verzögert nach Beginn einer Neuroleptikabehandlung auf. Sie können aber auch nach Veminderung der Dosierung oder nach dem Absetzen der Medikation auftreten. Die Bewegungsstörungen manifestieren sich bevorzugt im Gesicht- und im Halsbereich und äußern sich in Grimassen, Zukneifen der Augen und in abnormen Bewegungen des Mundes, z.B. Kauen und Schmatzen.

9.3.4 Häufung der Todesfälle unter Neuroleptikagabe

Eine Situation aus der stationären Altenpflege:
Frau W., 88 Jahre alt, körperlich noch mobil, erkrankte nach dem Tode ihres Ehemannes vor vier Jahren an einer reaktiven Depression. In ihrer Wohnung versorgte sie sich mit Hilfe eines ambulanten Pflegedienstes und einer Nachbarin weitgehend selbstständig. Im Rahmen eines Kurzzeitpflegeaufenthaltes ließ sich Frau W. davon überzeugen, dass sie in einem Heim besser aufgehoben sei. Aus Einsamkeitsgefühlen heraus entschloss sie sich zur Heimübersiedlung. Sie war erleichtert, nicht mehr allein in ihrer Wohnung leben zu müssen. Wenige Tage nach der Heimaufnahme wurden täglich 5 mg Haloperidol verordnet. Dies sei nach Aussage des Pflegepersonals notwendig geworden, weil sie besonders nachts nach vertrauten Personen rief, unruhig und ängstlich gewesen sei und einmal aus dem Heim weggelaufen war. Frau W. wurde unter der Medikation rasch bettlägerig und geriet auf ein so regressives Niveau, dass sie mit ihren Ausscheidungen schmierte. Etwa drei Monate später verstarb sie. Erst wenige Tage vor ihrem Tode wurde Haloperidol abgesetzt.

Handlungsaufgabe:
In der ersten Zeit nach Eintritt in ein Pflegeheim bedarf der alte Mensch besonderer Aufmerksamkeit und Unterstützung. Geben Sie anhand der obigen Pflegesituation auf pflegefachlicher sowie psycho-sozialer Ebene Beispiele, wie eine ausreichende Unterstützung in der Anfangsphase des Heimaufenthaltes von Frau W. hätte unternommen werden können.

Die Heimübersiedlung kann als „Krise" angesehen werden; ein gelungenes Überstehen dieser Zeit als geglückte Adaptation. Bei den gerontopsychiatrischen Krankheitsbildern Demenz und Depressionen ist das Repertoire, Anpassungsan-

forderungen zu bewältigen, ohnehin stark eingeschränkt. Verständlicherweise helfen Neuroleptika den Kranken nicht, diese Anpassungsleistung zu vollbringen. Die Medikamente können insofern schädlich sein, indem sie kognitive Funktionen weiter reduzieren.
Nach Untersuchungen von Wilhelm-Gößling (1998), an der Medizinischen Hochschule Hannover wurde festgestellt, dass psychisch Alterskranken in Pflegeheimen weitaus häufiger und in höheren Dosen Neuroleptika verordnet wurden, als dies therapeutisch für notwendig erachtet wurde. Hinsichtlich der Überlebensananlyse hatten alte Menschen ein signifikant erhöhtes Sterberisiko, die täglich mehr als 1mg Haldol erhielten.

9.3.5 Zusammenfassung: Neuroleptika

- Im allgemeinen nur für Psychosen oder psychotische Symptome zu verwenden.
- Zur Kombinationstherapie (mit antiemetischer Wirkung) bei der Behandlung starker Schmerzen (z.B. Tumorschmerzen).
- mit angstlösender, beruhigender und schlafanstoßender Wirkung in niedriger Dosierung.
- Die max. Wirkung tritt erst 3-4 Stunden nach oraler Gabe ein und hält 24 Stunden an.
- Zur Rückfallvorbeugung nach einer akuten schizophrenen Episode ist die Gabe in Depot - Form möglich: Die Patienten bekommen ca. alle 3 Wochen eine Injektion und brauchen dann keine weiteren Medikamente mehr einnehmen.
- Demenzbedingte Störungen können durch Neuroleptika verstärkt werden und das innere Erleben verändern, was den Kranken stark beunruhigen kann, besonders im Anfangsstadium der Demenz.
- Bei Demenz sollten die Mittel dann gegeben werden, wenn die Verhaltensauffälligkeiten eine Fremd- oder Selbstgefährdung beinhalten.
- Bei längerer Verabreichung und starker Dosierung verursachen sie Störungen der extrapyramidalen Motorik.
- Sie sind nicht geeignet zur Behandlung von Schlafstörungen, Unruhe, unkooperativen Verhaltens oder als Bedarfsmedikation.

Merke!

Weil Spätdyskinesien sich in der Regel nicht mehr vollständig zurückbilden, müssen sie frühzeitig erkannt werden, damit die Dosis reduziert werden kann. So genannte atypische Neuroleptika, wie z.B. Risperdal oder Clozapin rufen weniger Spätdyskinesien hervor, haben aber Nebenwirkungen auf das blutbildende System.

9.4 Tranquilizer

Tranquilizer werden synonym als Tranquillanzien, Ataraktika (griech.: ataraxia Seelenruhe) oder als Anxiolytika (angstlösende Mittel) bezeichnet.

Wirkmechanismus
Tranquilizer vom Benzodiazepintyp wirken hauptsächlich auf das limbische System, das eine besondere Rolle für die Entstehung und Modulation der affektiv-motivationalen Komponente u.a. des Schmerzes spielt. Die affektive Erregbarkeit und Spontanität der neuralen Substrate werden durch Benzodiazepinkonzentrationen herabgesetzt. Die Mittel wirken anxiolytisch, muskelrelaxierend, antikonvulsiv, sedativ und affektiv entspannend.
Die Medikamente verstärken durch einen spezifischen Benzodiazepin-Rezeptor der Nervenzelle die hemmende Funktion eines an sehr vielen Stellen im Zentralnervensystem wirksamen Neurotransmitters (Gamma-Amino-Buttersäure). Durch diesen Meschanismus fördern die Mittel die geistige und körperliche Entspannung, indem sie die Aktivität des Gehirns verringern. Die gute Verträglichkeit der Medikamente, die Nebenwirkungsarmut und die große Akzeptanz der Patienten gegenüber diesen Substanzen verleihen Tranquilizern ein hohes Abhängigkeitspotential.
Benzodiazepine und deren Derivate unterscheiden sich klinisch vor allem durch unterschiedliche Wirkungsdauer und Steuerbarkeit. Das immer noch weit verbreitete Diazepam (Valium) zeichnet sich durch einen schnellen Wirkungseintritt und eine lange Wirkungsdauer aus.

9.4.1 Medikamente mit großer therapeutischer Breite

Tranquilizer sind gut verträglich und haben eine große therapeutische Breite. Bei längerer Verabreichung können Kumulationsphänomene durch länger wirksame Metaboliten oder Substanzen mit langer Halbwertzeit auftreten. Nach Möglichkeit sollte eine Behandlung mit Benzodiazepinen nicht länger als 3-4 Wochen bei möglichst niedriger Dosierung durchgeführt werden. Dauert die Behandlung länger, so kann sich auch bei einer niedrigen Dosierung eine körperliche Abhängigkeit einstellen. Dann darf auf keinen Fall das Medikament schlagartig abgesetzt werden, weil besonders bei älteren Patienten Entzugssyndrome und Delire auftreten können. Nur unter ärztlicher Kontrolle sollte ein Benzodiazepinpräparat ausgeschlichen werden. Für eine langfristige Psychopharmaka-Therapie besonders bei Angststörungen sind Antidepressiva besser geeignet als Tranquilizer vom Benzodiazepintyp.

Häufig verordnete Medikamente sind:

- Lorazepam (Tavor)
- Oxazepam (Adumbran)

- Flunitrazepam (Rohypnol)
- Diazepam (Valium)
- Dikaliumclorazepat (Tranxilium)

9.4.2 Indikationen und Kontraindikationen

Tranquilizer sind verbreitet bei psychogenen Krankheitsbildern, bei denen Angst- Unruhe- und Spannungszustände, depressive Zustände, Schlafstörungen und psychovegetative Beschwerden im Vordergrund stehen. Als Prämedikation werden die Mittel zur Operationsvorbereitung eingesetzt. Tranquilizer können die Wirkung von Alkohol und Analgetika verstärken.

Kontraindikationen bestehen bei:

- Alkoholabhängigkeit
- Erkrankungen der Skelettmuskulatur (Myasthenia gravis)
- gerontopsychiatrischen Krankheitsbildern

Besonderheiten im Alter
Im Alter sollte die Verordnung von Tranquilizern bei zwingender Indikation außerordentlich kurz durchgeführt werden, da die Gefahr eines chronischen Tranquilizer-Einsatzes hoch ist. Eine herabgesetzte Vigilanzschwelle und eine morgendliche verstärkte chronische herabgesetzte Stimmung, mit Abnahme der Alltagskompetenzen kann eine selbstständige Lebensführung im Alter stark herabsetzen.

9.4.3 Zusammenfassung: Tranquilizer

- sehr wirksam gegen Ängste und Panikzustände mit schnellem Wirkungseintritt
- setzen psychische Aktivitäten und Spannungen herab ohne bei Überdosierung zu Schlaf und Narkose zu führen
- wirksam nur bei leichteren Spannungszuständen
- keine Wirkung auf extrapyramidaler Motorik
- relaxierende Wirkung auf die Muskeln
- die Wirkung lässt bei längerer Anwendung häufig nach
- bei längerer Einnahme Abhängigkeit möglich
- im Alter Verabreichung nur bei zwingender Indikation, da Beeinflussung der Lebensaktivitäten
- sie sind kein Ersatz für eine erforderliche Psychotherapie

9.5 Medikamente zur Prophylaxe phasischer und affektiver Erkrankungen (Phasenprophylaktika)

Wirkungsweise
Diese Substanzen werden seit 1960 gezielt zur Phasenprophylaxe bei rezidivierenden manischen und/oder depressiven Phasen eingesetzt. Die Medikamente wirken antimanisch, zum Teil antidepressiv, d.h. stimmungsstabilisierend. Durch Lithiumsalze erfahren ca. 75% der Patienten eine Verbesserung ihrer Erkrankung.

Häufig verordnete Medikamente sind:

- Quilonum, Quilonum retard, Lithium Duriles, Hypnorex retard
- Carbamazepin (z.B. Tegretal, Timonil)

Wegen der geringen therapeutischen Breite gehört die Indikationsstellung in den Bereich des Gerontopsychiaters. Die notwendige Behandlung zieht sich zudem oft lebenslang hin.

9.5.1 Indikationen

In neuester Zeit wird Lithium als zusätzliches Medikament zur Behandlung therapieresistenter Depressionen eingesetzt. Der Wirkstoff wird außerdem noch bei der Eindämmung manischer und hypomanischer Zustände benutzt. Bei Störungen der Impulskontrolle (Aggressionen) findet er eine weitere Anwendung.

9.5.2 Lithiumintoxikation

Da die Ausscheidung von Lithium in erster Linie über die Nieren erfolgt und die Clearence im Alter häufig reduziert ist, sollten kleinere Dosen zur Aufrechterhaltung eines niedrigen Serumspiegels verwendet werden. Ansonsten kann es leicht zur so genannten Lithiumintoxikation kommen. Diese wird durch kochsalzarme Diät, Natrium- oder Flüssigkeitsverlust, freiverkäufliche Schmerzmittel oder harntreibende Tees begünstigt.
Intoxikationszeichen sind gastrointestinale Symptome sowie charakteristische ZNS - Erscheinungen: Apathie, Müdigkeit, Schwindel, Tremor. Bei schwersten Intoxikationen kann es zu zerebralen Krampfanfällen, Koma, Herzrhythmusstörungen und akutem Nierenversagen kommen.
Für die Zeitdauer der Lithiumeinnahme müssen das klinische Befinden der Patienten, sowie Serumspiegel, Nieren- und Schilddrüsenfunktion kontrolliert werden. Der Serumlithiumspiegel wird zu Beginn der Therapie wöchentlich, später monatlich bis vierteljährlich bestimmt sowie bei jedem Verdacht auf Überdosierung oder Einnahmefehler. Ein Lithiumausweis, den der Patient immer bei

sich tragen sollte, gibt Auskunft über die Tagesdosis und die Ergebnisse der letzten Kontrolluntersuchungen.
Das Absetzen der Präparate sollte immer mit dem Facharzt besprochen werden. Selbst nach vieljähriger erfolgreicher Phasenprophylaxe treten nach Absetzen der Medikamente mitunter schwere depressive Einbrüche auf.

9.5.3 Zusammenfassung: Phasenprophylaktika

- zur Prophylaxe rezidivierender depressiver Störungen und Manien
- mit antimanischer und antidepressiver Wirkweise
- oftmals lebenslange Behandlung notwendig
- im Alter geringe Medikamentendosis erforderlich
- gefährlich ist die Lithiumintoxikation mit gastrointestinalen und zerebralen Symptomen sowie akutem Nierenversagen
- Serumlithiumkontrolle in regelmäßigen Abständen notwendig
- jeder Patient, der ein Lithiumpräparat einnimmt, sollte einen Lithiumausweis bei sich tragen mit Daten über Tagesdosis und Ergebnissen der letzten Kontrolluntersuchungen.

10 Übersicht: Nebenwirkungen von Psychopharmaka

Medikamentengruppe	Nebenwirkungen
Antidepressiva	**vegetativ:** (selten bei antriebssteigernden Antidepressiva) anticholinerge Wirkungen, wie z.B. Mundtrockenheit, vermehrtes Schwitzen, Obstipation, Schwindel, Harnverhalten, Brechreiz und Erbrechen **neurologisch:** (weniger ausgeprägt bei antriebssteigernden Antidepressiva) Fingertremor, Akkommodationsstörungen, Glaukom **psychisch:** Müdigkeit, Schläfrigkeit (dämpfende Mittel), nächtliche Unruhe, agitierte Unruhe, Schlafstörungen (antriebssteigernde Mittel) **kardial:** selten Herzsensationen, Tachykardie, EKG-Veränderungen
Benzodiazepine	**vegetativ:** großes Abhängigkeitspotential, Müdigkeit, lagerungsabhängige Hypotonie (bei Diazepam), Schwindel

	neurologisch: Muskelrelaxationen, Ataxie **psychisch:** bei höheren Dosierungen treten insbesondere bei alten Menschen gelegentlich paradoxe Effekte und Verwirrtheitszustände auf, Konzentrationsschwäche sowie Entzugssyndrom bei abruptem Absetzen
Lithium	**vegetativ:** Erbrechen, Appetitverlust oder Gewichtszunahme, Diarrhö, Schwindel **kardial:** Ödeme, Nierenschäden, **neurologisch:** Tremor, Krampfanfälle
Neuroleptika	**vegetativ:** anticholinerge Wirkungen, z.B. Mundtrockenheit, Obstipation, Harnverhalt, Inkontinenz, Hautreaktionen, Sedierung **kardial:** Herz-Kreislauf-Reaktionen (Tachykardie) **neurologisch:** extrapyramidalmotorische Nebenwirkungen mit Frühdyskinesien, Parkinsonoid, Akathisie, Spätdyskinesien, zerebraler Krampfanfall, Gangunsicherheit, Sturzgefahr, Schluckstörung mit Aspirationsgefahr, Akkomodationsstörungen **psychisch:** Verlangsamung des Denkens, Abnahme der Lernfähigkeit, Verschlechterung der Gedächtnisleistungen, Beeinträchtigungen des affektiven Erlebens in Form von dysphorischen Verstimmungen bis hin zu einer Depression Als weitere Nebenwirkungen können Blutbildveränderungen auftreten.

10.1 Pflegerische Interventionen bei Psychopharmaka-Nebenwirkungen

z.B.:

Medikament	**Nebenwirkung als Pflegeproblem**	**Pflegemaßnahme**
Neuroleptika	vermehrte Talgdrüsentätigkeit, vermehrter Speichelfluss, Rückzugstendenzen, tremorbedingte Behinderung beim Essen	geduldige Mithilfe bei der Körperpflege, Tücher zum Abwischen, Kopfkissenbezug öfters erneuern, in Gespräche einbeziehen, Esshilfen anbieten (dicke Griffe am Besteck)
Antidepressiva	Mundtrockenheit verstopfte Nase	alle adstringierende Substanzen sind zu vermeiden (z.B. scharfe u. saure Getränke, Zitronenlutscher), tgl. mehrmalige Mundpflege, frühzeitige antifungizide Therapie, lokal: Mundspülungen (Kamille und Salbei mit entzündungshemmender Wirkung), mit neutralen Nasentropfen durchgängig machen
Lithiumsalze	Appetitlosigkeit	auf Joule- und Flüssigkeitszufuhr achten

11 Psychopharmaka-Therapie bei Demenz

Die Hirnleistungsstörung selbst wird nicht medikamentös behandelt. Die zur Zeit auf den Markt befindlichen Mittel haben keine akut nachweisbaren Wirkungen. Belastende Krankheitssymptome werden bei ausreichender Indikationsstellung mit Psychopharmaka behandelt, das können z.B. Unruhezustände, Wahn, Depressionen, aggressives Verhalten, Schlafstörungen und Bewegungsstörungen sein.

In der Regel sollen von Seiten des Pflegepersonals Psychopharmaka die erforderliche Zuwendung die Demenzerkrankte benötigen, ersetzen (geringerer Pflegeaufwand?). Oft bewirken diese Medikamente beim geriatrischen Patienten so genannte extrapyramidal motorische Nebenwirkungen sowie paradoxe Reaktionen. Von Burn-out Gezeichnete und Altenpflegerinnen ohne gerontopsychiatrische Pflegekenntnisse befürworten eher eine Medikation mit dem hochpotenten Neuroleptikum „Haldol". Durch die Gabe des Medikamentes wird die pathologische Regression gefördert. Der Antrieb wird unter anderem durch die Medikamentengabe gehemmt. Dieses Phänomen macht verständlich, warum ein

Demenzerkrankter dann nicht mehr zu aktivieren ist. Zahlreiche Psychopharmaka verstärken durch ihre anticholinerge Komponente die bereits bestehenden Gedächtnisstörungen. Sie führen zu akuten Verwirrtheitszuständen und ausgeprägten Störungen des vegetativen Systems, die wegen mangelnder Mitteilungsfähigkeit des Kranken leicht übersehen werden können.
Falls es erforderlich ist, dass der Kranke wegen zu großer Unruhe eine Medikation benötigt, sollten nur niedrigpotente Neuroleptika als Bedarfsmedikation verordnet werden. Je älter der Kranke und je schlechter sein Allgemeinzustand ist, um so geringer sollte die Arzneimitteldosis sein (1/2 der Erwachsenendosis). Bei der Auswahl der Medikamente sollten stets die besser verträglichen und nebenwirkungsarmen Präparate verabreicht werden, ohne Rücksicht auf die Kosten. Billigere, mit stärkeren Nebenwirkungen behaftete Medikamente erweisen sich in der Regel als insgesamt kostspieliger, wenn die Aufwendungen für zusätzliche Pflege und Behandlung von Stürzen berücksichtigt werden.
Ein Beispiel zur Budgetierung: Der Preis für 100 ml (Tropfen) Haldol Jansen beträgt 31,66 DM; die gleiche Menge Risperdal, mit weniger Nebenwirkungen, kostet 315,73 DM (Stand 10/2000).

Psychopharmakagabe gegen den Bewegungsdrang bei Demenzkranken ist unwirksam. Es erscheint deshalb aus der Sicht des alten Menschen nicht sinnvoll, ihn mit starker Sedierung in einer offenen Pflegewohngruppe zu versorgen. Eine geschlossene Unterbringung in einer Einrichtung mit Gestaltungsmöglichkeiten zur freien Bewegung ist vorzuziehen.

Merke!

Fachärzte raten bei älteren Menschen sehr sorgfältig zu überprüfen, ob eine Verordnung von Psychopharmaka überhaupt angezeigt ist. Besonders bei dementiellen Erkrankungen mit schweren Verhaltensauffälligkeiten (Agitiertheit, Aggressivität) sollten andere Behandlungsmöglichkeiten, z.B. milieutherapeutische Alternativen oder Phytotherapie in Betracht gezogen werden. Ist eine Behandlung mit Psychopharmaka nicht zu umgehen, so sollten diese immer niedrig dosiert und die Einnahmedauer möglichst kurz gehalten werden.

12 Medikamentöse Interventionen bei psychisch Alterskrankheiten (nach Dr. Wojnar, 2000)

Erkrankung	**Therapie**
behandelbare Demenz	Behandlung der Grunderkrankung
Vaskuläre Demenz	Behandlung der Risikofaktoren
Senile Demenz vom Alzheimer-Typ	Prophylaxe durch: Östrogene?, nichtsteroidale Antirheumatika, Vitamine (A,C,E), Nikotin?
Primäre Störungen (kognitive Störungen)	
Vaskuläre Demenz	Nootropika: Nimodipin (Nimotop), Piracetam (Nootrop, Normabrain) Gingko- biloba (Tebonin forte)
Senile Demenz vom Alzheimer-Typ	Cholinesterasehemmer: Tacrin (Cognex), Donepezil (Aricept)
Sekundäre Symptome (nicht kognitive Störungen)	**grundsätzlich Milieutherapie, Medikamente nur beim starken Leidensdruck**
Wahnvorstellungen	Neuroleptika
Halluzinationen	Neuroleptika
Depressionen	Neuroleptika
Aggressionen	Neuroleptika
Psychomotorische Unruhe	Neuroleptika
Schlafstörungen	Antidepressiva, Hypnotika
Affektlabilität	Antidepressiva
Antriebslosigkeit	Glutamat - Modulatoren (z.B. Akatinol Memantine), Psychoanaleptika (z.B.Ritalin)

13 Pflegeplanung zur Medikamentenvergabe

Pflegeproblem	**Pflegeziel**	**Pflegemaßnahme**	**Hinweis**
Pat. nimmt Medikament unregelmäßig ein, verwechselt Medikament	kennt die Bedeutung der richtigen Einnahme, ist bei der Medikamenteneinnahme zuverlässig u. selbstständig	Medikamenteneinnahme beobachten, auf Einnahmefehler hinweisen, regelmäßige Information geben, selbstständige Einnahme fördern z.B. durch Dosierkassette	Kontrollmechanismus der Einnahme: Pat. holt sich die Medikamente selbstständig aus dem Dienstzimmer ab, bei kognitiven Abbau nimmt Pat. Medikamente im

			Beisein der Altenpflegerin ein
Pat. hat Befindlichkeitsstörungen	Heraufsetzung der Verträglichkeit	Krankenbeobachtung des Allgemeinzustandes, in Absprache mit dem Arzt Medikament vorübergehend absetzen	
Pat. nimmt Medikament zusammen mit Hausmitteln ein, leidet unter unerwünschten Nebenwirkungen	Pat. hält sich an die verordneten Medikamente, Einstellung der erwünschten Wirkung	Nebenwirkungen dokumentieren, Arzt informieren, Pat. beobachten u. befragen welche Hausmittel er eingenommen hat, Pat. informieren über Wechsel- und Nebenwirkungen	durch individuelle Kontrollen aufstellen, ob Pat. sich an die Absprachen hält, Psychopharmaka in Verbindung mit Alkoholgenuss kann lebensgefährlich wirken, Angehörige informieren, damit sie keine frei verkäuflichen Medikamente besorgen, bei Sedativa an Phytopharmaka (Tees) u. physikalische Alternativen denken
Pat. weist Abhängigkeitsmerkmale auf	Pat. zeigt keine Abhängigkeitszeichen	Krankenbeobachtung, Dokumentation von Tremor, Verhaltensauffälligkeit, Arzt informieren, Beratungsgespräch mit Pat. führen u. ihn dabei auf Abhängigkeitsproblematik hinweisen	Altenpflegerinnen sind informiert über primäre, sekundäre u. tertiäre Präventionen, Pat. wird motiviert gegen seine Abhängigkeit anzugehen

14 Folgerungen

Psychopharmaka sind in vielen Seniorenpflegeeinrichtungen das Medikament gegen Zeitnot. Sie sind Ersatz für nicht finanzierbare psychosoziale Betreuung und Lösung für unbequemes Verhalten unruhiger und zuwendungsbedürftiger alter Menschen. Sie sind oft auch die Ursache für aggressives Verhalten oder auch Ursache dafür, dass alte Menschen nachts hellwach sind, durch die Gänge irren, Kleiderschränke ausräumen oder in Blumentöpfe urinieren.

Psychopharmaka sind keine Disziplinierungsmittel. Sie dürfen nicht eingesetzt werden mit dem Ziel, psychisch Alterskranke „pflegeleicht" zu machen.

„Eine unbegründete Psychopharmakagabe ist als Misshandlung von psychisch Alterskranken anzusehen und nicht als Behandlung."
(Zitat, Dr. Wojnar, Hamburg, 2/2000)

Angehörige benötigen mehr Aufklärung über Wirkweisen von Psychopharmaka, in Form von Fortbildungsangeboten. Im stationären Altenhilfebereich sollten sie die Möglichkeit bekommen sich in die Pflege aktiver einbinden zu können. Fach- und Hausärzte sollten sich in Zukunft für eine nebenwirkungsarme Psychopharmaka-Therapie entscheiden dürfen. Psychische Erkrankungen im Alter haben eine multifaktorielle Genese. Die besten Therapie- und Rehabilitationserfolge werden durch Kombinationen einer verantwortungsvollen medikamentösen Therapie mit Milieu- und Psychotherapie erzielt.

15 Phytotherapie

Unter Phytotherapie versteht man die Behandlung mit Arzneimitteln, die ausschließlich aus Pflanzen, Pflanzenanteilen oder Pflanzeninhaltsstoffen bzw. deren pharmazeutischen Zubereitungen bestehen.
Die Auswahl der verwendeten Pflanzen beruht heute nicht mehr nur auf volksmedizinischer Erfahrung, sondern auch auf der wissenschaftlichen Wirkstoffanalyse. Es existieren für ca. 300 übliche Phytopharmaka Monografien, die Auskunft über Wirkungen und Nebenwirkungen geben.
Ältere Menschen leiden in der Regel an mehreren Krankheiten gleichzeitig und benötigen eine entsprechende Polymedikation. Die alleinige Therapie mit synthetischen Präparaten verursacht dann oft zahlreiche Nebenwirkungen, die die Lebensqualität und die Compliance verschlechtern. Phytopharmaka sind daher in der Gerontopsychiatrie/Geriatrie als Alternativen zu allopathischen Medikamenten gut geeignet.
Bestimmte Phytopharmaka wirken auf das Nervensystem und können die Stimmung positiv beeinflussen.
Wichtigste Substanzen für Nerven und Psyche sind ätherische Öle, Bitterstoffe und Saponine (in der Struktur menschlichen Hormonen ähnlich). Mit den Präparaten können nur leichtere Formen der psychischen Störungen behandelt werden. Kräuter, fertige Tees oder Duftöle gibt es rezeptfrei in der Apotheke oder im Reformhaus.
Nachfolgend einige Rezepte, die auf sanfte Weise dazu beitragen, das innere Gleichgewicht wiederherzustellen.

15.1 Kava-Kava

Wirkung bei Angstzuständen.
Kava-Kava, hilft als eine Neuentdeckung unter den Phyto-Tranquilizern. Das Mittel wirkt beruhigend und angstlösend. Von dem aus der Südsee stammenden Strauch wird der Wurzelstock verwendet. Kava-Kava gibt es als fertiges Präparat in der Apotheke.

15.2 Johanniskraut

Wirkung bei depressiven Verstimmungen.
Mit dem „Gute-Laune-Tee" bestehend aus Johanniskraut, Nelkenwurz, Rosenblüten und Helmkraut zu gleichen Teilen lassen sich trübe Gedanken weg trinken. Um genügend Wirkstoff aufzunehmen sollten täglich fünf Tassen Tee getrunken werden. Eine andere Tee-Mischung mit gleicher Wirkung kann aus Johanniskraut, Hopfen und Melisse hergestellt werden. Rosmarin gibt antriebslosen Menschen neuen Schwung; kann als Kräutertee oder als Aromaöl verwendet werden. Manchmal sind unerwünschte Nebenwirkungen möglich. Johanniskraut kann etwa die Wirkung von Herzmedikamenten beeinträchtigen. Hopfen kann allergische Reaktionen auslösen.

15.3 Ätherische Öle

Wirkung bei Konzentrationsstörungen.
Immer mehr Menschen (nicht nur ältere!) können nicht mehr richtig zuhören. Sie leiden unter Vergesslichkeit, haben regelrechte Blackouts. Dagegen hilft ein Tee aus fünf Kräutern, welche z.B. gemischt werden können aus: Fenchel, Ginseng, Kerbel, Rosenblüte, Schachtelhalm, Ehrenpreis, Echter Ziest, Veilchenblüte, Baldrian. Bewährte Fitmacher für den Geist sind ätherische Öle aus Lorbeer, Basilikum und Pfefferminze. Einige Tropfen können davon in eine Duftlampe gegeben werden.

15.4 Lavendelblüten

Wirkung bei Schlafstörungen.
Beim Einschlummern hilft Tee aus Lavendelblüten oder ein warmes Bad mit Lavendelöl. Bewährtes Schlafkraut ist auch die Passionsblume. Ihre beruhigenden und krampflösenden Eigenschaften entspannen die Muskeln und beruhigen die Nerven. Passionsblume kann als Tee oder als Tinktur in etwas Wasser eingenommen werden.

Merke!

Leidet der alte Mensch an chronischen Erkrankungen oder Allergien sollten Pflanzenpräparate nur nach Absprache mit dem Arzt eingenommen werden.

Wiederholungsfragen

1. Was verstehen Sie unter dem Begriff „Psychopharmakatherapie"?
2. Aus welchem Grund kann bei der Vergabe von Psychopharmaka von „medikamentösen Konfliktlösern" gesprochen werden?
3. Welche Faktoren sollten bei der Anordnung einer Psychopharmaka-Bedarfsmedikation vom behandelnden Arzt in der Pflegedokumentation vermerkt sein?
4. Nennen Sie Indikationen für eine Psychopharmaka -Therapie.
5. Welches Behandlungsziel kann mit der Psychopharmaka -Therapie erreicht werden?
6. Altenpflegerinnen müssen bei verantwortungsvoll durchgeführten Psychopharmaka-Therapien wesentliche Aufgaben übernehmen. Um welche handelt es sich?
7. Welche pflegerischen Interventionen wenden Sie an, wenn ein psychisch Alterskranker die verordneten Medikamente verweigert?
8. Wie äußern sich zentralnervöse Nebenwirkungen bei einer Anticholinergika Intoxikation?
9. Bei welchen Störungen / Erkrankungen sind antidepressive Medikamente indiziert?
10. Erklären Sie den Wirkmechanismus von Neuroleptika?
11. Ein psychisch Alterskranker bekommt vom Facharzt, aufgrund von starken Verhaltensauffälligkeiten ein hochpotentes Neuroleptikum verordnet. Er muss dieses Mittel oral von Ihnen verabreicht bekommen. Was muss bei der Einnahme beachtet werden?

12. Bei einem Senior mit einem malignen neuroleptischen Syndrom können Sie charakteristische Symptome beobachten. Um welche Symptome handelt es sich? Die Symptomatik kann fälschlich mit welchem Krankheitsbild missgedeutet werden?

13. Beschreiben Sie die Symptomatik einer Frühdyskinesie.

14. Wann treten so genannte Spätdyskinesien auf?

15. Bei welchen Kontraindikationen sollten Tranquilizer nicht verabreicht werden?

16. Welche Besonderheiten sind im Alter bei der Vergabe von Tranquilizern zu beachten?

17. Welche Nebenwirkungen sind mit der Medikamentengruppe „Neuroleptika" in Verbindung zu bringen?

18. Erläutern Sie den Zusammenhang zwischen Neuroleptikavergabe und Dekubitusentstehung.

19. Bei welcher psychiatrischen Erkrankung wirkt Lithium prophylaktisch, daher auch therapeutisch?

12. Kapitel
Umgang mit pflegenden Angehörigen von psychisch Alterskranken

1 Angehöriger sein bei Menschen mit dementiellen Krankheitsbildern

80% der Demenzkranken werden von Angehörigen, insbesondere von Frauen zu Hause versorgt (J. Bruder, 1996); d.h. vier Fünftel der Kranken leben nicht in Pflegeheimen, sondern in der eigenen Wohnung oder im Kreis der Angehörigen. Für einen Außenstehenden ist es kaum vorstellbar, was es heißt, über einen Zeitraum von ca. 9 Jahren (Pflegedauer entspricht der Krankheitsdauer) jeden Tag mit einem demenzkranken Menschen zusammenzuleben. In besonderer Weise sind Angehörige Mitbetroffene. Allein die praktisch-pflegerischen Aufgaben, die Unzahl der Hilfestellungen und Handreichungen, die ständig notwendige Beaufsichtigung und die häufig gestörte Nachtruhe bringen für die Angehörigen eine enorme physische und psychische Belastung mit sich. Derartige Belastungen führen bei den Angehörigen dazu, dass sie ein erhöhtes Risiko tragen, unter Überforderungssymptomen bis hin zu psychischen (depressiven) und psychosomatischen Störungen leiden (Haupt, 1997).

Die geschilderte Situation in einem Brief einer pflegenden Angehörigen macht deren empfundene Gefühle und Belastungen bei der Versorgung einer demenzerkrankten alten Dame recht deutlich.

Brief einer Angehörigen, deren Mutter an der Alzheimererkrankung leidet, an eine Freundin:

Liebe Lieselotte,
es ist 17 Uhr; Mutter schläft gerade in ihrem Sessel, so komme ich dazu dir schnell einige Zeilen zu schreiben.
In den vergangenen Monaten hat sich Mutter, sie wurde im letzten Monat 90 Jahre alt, sehr verändert.
Ihr Hausarzt erklärte mir, dass sie an einer dementiellen Erkrankung leidet. Ich konnte aber nicht alles verstehen, was mir der Arzt über dieses Krankheitsbild erzählt hatte. Vor drei Wochen hat mich Mutter in große Aufregung versetzt. Während ich in Eile bei unserem Bäcker gleich um die Ecke Brötchen einkaufen wollte, ist Mutter ohne festes Schuhwerk und Mantel weggelaufen.
Ich suchte voller Angst und Sorge die Umgebung nach ihr ab; informierte schließlich die Polizei und rief Krankenhäuser an. In den frühen Morgenstunden wurde sie als hilflose Person aufgefunden und von der Polizei nach Hause gebracht. Ich war vom langen Warten sehr erschöpft. Mutter war - wie durch ein Wunder - unverletzt.

Gestern habe ich mich mit Mutter heftig gestritten! Sie beschuldigt mich, dass ich ihr die Perlenkette gestohlen hätte; sie weinte anschließend, plötzlich lachte sie aber wieder laut. Wenn ich ihr das Mittagessen reichen will, passiert es jetzt öfters, dass sie aggressiv wird und mich fortschickt; sie fragt mich dann, wer ich bin! Nach diesen Begebenheiten bin ich immer ziemlich traurig und frage mich, ob ich mit Mutter etwas falsch gemacht habe.
In den vergangenen Nächten habe ich wenig Schlaf bekommen. Mutter stand nachts in der Küche und klapperte laut mit dem Geschirr. Auf dem Herd kochte die Milch über. Sie sagte, dass die Kinder gleich aus der Schule kämen und Hunger hätten. Letzte Woche ist sie nachts aus dem Bett gefallen. Ich hatte große Mühe sie vom Boden wieder hochzubekommen.
Ständig muss ich auf Mutter aufpassen, weil sie unruhig in der Wohnung hin und her läuft und dabei elektrische Geräte anstellt. Wenn ich mit ihr spreche versteht sie mich nicht mehr. Es kommt vor, dass sie mehrmals laut nach ihrer verstorbenen Mutter ruft. Ich schäme mich wegen dieser Schreie und mache immer schnell die Fenster zu, damit es die Nachbarn nicht hören können. Ich erkenne in dieser Person oft meine Mutter nicht mehr! In letzter Zeit fühle ich mich sehr müde. Magenschmerzen plagen mich und mein Herz rast schnell. Zwischendurch quälen mich dunkle Gedanken. Der Hausarzt will mir eine Erholungskur verordnen. Doch wohin mit Mutter in dieser Zeit?
Am Sonntag kam Onkel Otto zu Besuch. Er war entsetzt, dass der Stuhl, auf dem Mutter am Tisch gesessen hatte, nach ihrem Aufstehen völlig durchnässt war. Onkel Otto sagte hinter vorgehaltener Hand zu mir, dass Mutter wohl besser in einem Pflegeheim aufgehoben sei. Mutter in ein Pflegeheim geben; diese Vorstellung ist für mich recht schwer!
Die Teilzeitstelle im Geschäft für Bürobedarf habe ich wieder aufgeben müssen. Wegen Mutters ständiger Betreuung rund um die Uhr, komme ich kaum aus dem Haus.
Liebe Lieselotte, ich hoffe du findest bald einmal die Zeit, um mich zu besuchen. Ein wenig Abwechslung täte mir gut. Ich brauche mal wieder einen Menschen, mit dem ich über alles reden kann!

Herzliche Grüße von deiner Pauline

Handlungsaufgaben:

1. Wenn Sie in der Rolle der Freundin Lieselotte wären, überlegen Sie ein Antwortschreiben, in dem Sie auch auf Ihre Gefühle eingehen.
2. Arbeiten Sie aus dem Brief körperliche und seelische Belastungsfaktoren der pflegenden Angehörigen Pauline heraus!
3. Leiten Sie daraus die Folgen für die Angehörige ab!

Belastungsfaktoren der pflegenden Angehörigen Pauline
z.B.:

körperlich	seelisch	Folgen
wenig Schlaf	Ängste und Sorgen durch Eigengefährdung und Weglauftendenzen der Kranken	psychosomatische Erkrankungen an Magen, Herz ect.
schweres Heben	keine Erholung, Ruhepausen	Erkrankungen der Wirbelsäule

4. Stellen Sie den Transfer zwischen den herausgearbeiteten Faktoren und Folgen zu Ihrer Tätigkeit in der ambulanten Pflegepraxis her!
5. Überlegen Sie, wie es der demenzerkrankten Mutter geht, wenn sie weiterhin von der überlasteten Angehörigen gepflegt wird.
6. Stellen Sie eine Informationssammlung aus dem Brief der Angehörigen bezüglich der bestehenden Belastungen auf. Geben Sie dazu jeweils Strategien zu einer Bewältigung an!

1.1 Der verborgene Pflegeaufwand

Das Leiden vieler Angehöriger von chronisch psychisch Kranken findet oft im Stillen statt. Eine Reihe von Faktoren sind bekannt, die die Stabilität der häuslichen Versorgung gefährden und zu ihrem vorzeitigen Zusammenbruch führen können. Zu nennen wären das Auftreten von abnormen Verhaltensweisen der Kranken, die Erkrankung der primären Bezugsperson, intrafamiliäre Konflikte oder eine defizitäre Unterstützung der Familie.

Demenzen können die Persönlichkeit der Betroffenen stark verändern oder zerstören. Diese Begleiterscheinungen erfordern deshalb von pflegenden Angehörigen sehr viel Kraft, Ausdauer, Verständnis und liebevolles Eingehen auf den Kranken.

Angehörige gelangen durch eine Rund-um-die-Uhr-Pflege an Grenzen ihrer körperlichen und seelischen Belastbarkeit. Eigene Lebensinteressen müssen sie weit zurückstellen oder ganz aufgeben. Nicht selten gleiten sie in soziale Isolation. Abnorme Verhaltensweisen rufen bei Angehörigen Entsetzen, Abscheu und Distanzierung hervor, und sie werden von heftigen Schuldgefühlen geplagt.

Sie machen die Angehörigen zudem hilflos, weil mit fortschreitendem dementiellen Krankheitsstadium früher gewohnte Lösungsstrategien den Demenzerkrankten nicht mehr erreichen. Eine unausweichliche Unselbstständigkeit des Kranken bei seinen Lebensaktivitäten führt zu einem Beziehungswandel zwischen Krankem und Angehörigem. Es kommt zu Wechselwirkungen zwischen der Krankheit des alten Menschen und der physischen und psychischen Befindlichkeit der Pflegenden. Ständige Überforderung kann dann bei einer fehlenden Unterstützung der professionellen Helfer im Laufe der Zeit zu einer Erkrankung der pflegenden Angehörigen führen. Helfen wird leichter, wenn die Angehörigen wissen, wie die Krankheit sich äußert. Selbst eine große Lebenserfahrung ist dabei kaum eine Hilfe. Helfen können Altenpflegerinnen nur, wenn sie die Situation von pflegenden Angehörigen richtig verstehen und einordnen.

1.2 Aufrecherhaltung des sozialen stützenden Systems

„Die Krankheit zu verstehen, hilft sie zu ertragen; d.h. nur durch eine gute Teamarbeit zwischen Altenpflegerinnen und pflegenden Angehörigen wird verstanden was kommen wird."

Handlungsaufgabe:
Welchen Handlungsbedarf für pflegende Angehörige leiten Sie aus der obigen Aussage für Altenpflegerinnen, die in der ambulanten Pflegepraxis tätig sind ab?

Die Familie stellt das wichtigste stützende soziale System für Demenzerkrankte dar. Die Pflege von Demenzerkrankten in der häuslichen Umgebung ist die einzigste hilfreichste und effektivste Therapie. Die Kranken fühlen sich im häuslich vertrauten Bereich auf Grundlagen emotionaler Basis wohl.
Dieses stützende System kann durch Altenpflegerinnen mit aufrechterhalten werden, indem

- sie so sensibel sind und Angehörige in der Rolle als Mitleidende sehen; sie geben praktische Anregungen für wiederkehrende Entlastungsangebote.
- sie Wissen über die Krankheit vermitteln, so dass Angehörige in die Krankheit „hineinwachsen" können.
- sie Unterstützung beim täglichen Umgang mit dem Kranken geben.
- sie die Lebensrückschau des Kranken in den Pflegeprozess einbeziehen in Zusammenarbeit mit den Angehörigen.

1.3 Folgen aus überlasteten Pflegesituationen

Die Krankheit wird von den Angehörigen im Anfangsstadium oft verkannt.

Hierzu trägt das noch immer vorhandene negative Altersbild bei, das Altern mit Krankheit gleichsetzt und insbesondere Vergesslichkeit als typische Altersbeschwerden ansieht. Wenn Angehörige dann aufgrund der nachlassenden Merkfähigkeit und der Verwahrlosungstendenzen den Kranken pflegen müssen, so hat dieses Folgen.

1.3.1 Gesundheitliche Belastungsfaktoren

- Die körperliche Belastung ist bei der Versorgung von Bettlägerigen und Inkontinenten besonders hoch. Am nachteiligsten wirkt sich aus, wenn die Pflegenden selber schon betagt oder hochbetagt und somit ebenfalls hinfällig sind; z.B. dass Ehepartner oder Kinder von sehr Hochbetagten den Kranken pflegen.
- Durch die zeitliche Belastung erstreckt sich die Pflege häufig ohne Atempause „rund um die Uhr". Der Alltag muss neu organisiert werden.
- Durch das dauernde Angebundensein, besonders bei der Betreuung von Alzheimer-Patienten hat für Pflegende schlimme Folgen: Ihre eigenen Bedürfnisse nehmen sie kaum mehr wahr, verzichten darauf, sich eigene Lebensziele zu setzen. Oftmals treten gesundheitliche Störungen (psychosomatische Beschwerden) beim Pflegenden auf, mit der Gefahr eines Burnout-Syndroms. Pflegende Angehörige verzichten in der Regel auf Ferien und Freizeit.
- Die gestörte Nachtruhe ist eine häufige Belastung, welche Angehörige dazu zwingen den Kranken in die stationäre Altenpflege abzugeben. Das wiederum kann starke Schuldgefühle hervorrufen.
- Die sozialen Einschränkungen, durch Angebundensein an die Kranken, lassen ihre eigenen sozialen Kontakte verkümmern. Der Angehörige hat dadurch eine allgemeine reduzierte Lebensgestaltung. Durch entstehende Schamgefühle, welche der Angehörige gegenüber dem Kranken empfindet, kann er sich selber in die Isolation treiben. Durch das Krankheitsgeschehen drängt sich der Demenzerkrankte ungewollt in den Vordergrund der Familie und belastet das Familienleben.
- Die psychischen Belastungen sind besonders groß. Besonders sind Angehörige betroffen von der Vergesslichkeit, das Verlegen von Gegenständen und emotionalen Veränderungen, z.B. Verdächtigungen, dass man sie bestohlen hätte, sowie die unkontrollierten Aggressionen mit Wutausbrüchen.
- Die Angehörigen sind zwischen Hoffnung und Verzweiflung hin- und hergerissen. „Lichte Momente" oder Tage an denen der Kranke wieder fast „der Alte" zu sein scheint, wecken Hoffnung. Eine nachfolgende Verschlechterung ruft Verzweiflung und Angst hervor: „Wie lange schaffe ich die Pflege noch?"

- Den Verfall der Persönlichkeit über Jahre mitzuerleben ist ein schmerzhafter und schwieriger Trauerprozess. Der Angehörige empfindet es besonders schmerzlich, wenn der Kranke ihn nicht mehr erkennt und bildet sich dann oft ein, der Kranke wolle die Mühe des Helfers nicht zur Kenntnis nehmen und ihm absichtlich Leid zufügen. Hinzu kommt die Angst aller Familienmitglieder, vielleicht einmal dasselbe Schicksal zu erleiden.
- Die Demenzerkrankung wirkt sich im Laufe der Pflege negativ auf die Beziehung zwischen Angehörigem und Krankem aus. Es entstehen Spannungen, welche von den Betroffenen selbst nicht verstanden und nachvollzogen werden können. Der Angehörige ärgert sich und schimpft über die Fehlleistungen des Kranken. Dieser zieht sich unverstanden und beleidigt zurück, weil er selber seine Missstände kognitiv nicht mehr einordnen kann.

1.3.2 Entwicklung von Gewalt

Aus Schuldgefühlen heraus fangen Angehörige an, die Kranken durch eine abnorme Überfürsorge in eine Unselbstständigkeit zu treiben.
Dadurch, dass dem Kranken vorhandene Alltagsfertigkeiten abgenommen werden, sind Angehörige mit der Zeit infolge des erhöhten pflegerischen Aufwands total überlastet.
Durch die psychische Überlastung kann es vorkommen, dass pflegende Angehörige gegenüber dem Kranken aggressiv werden und ihn misshandeln.
Die Überlastung der Angehörigen trägt dazu bei, dass sie nicht mehr genügend Sensibilität haben, um nonverbal ausgesandte Signale zu erspüren. Sie verlernen auf Gefühlsantennen richtig einzugehen. Die Eskalation zur Gewalt zwischen Angehörigem und Krankem ist vorprogrammiert.
Beide Seiten die pflegenden Angehörigen und der chronisch verwirrte alte Mensch scheinen zugleich Täter und Opfer zu sein.
Auf jeder Seite findet passives Erleiden und aktives Handeln statt.
Beim Angehörigen ist eine körperliche und seelische Belastung über einen langen Zeitraum anhaltend. Dieses kann am Ende eines langen Prozesses aus engen gefühlsmäßigen Beziehungen und Verwicklungen heraus zu aggressivem Verhalten und Übergriffen der Pflegenden gegenüber den Kranken führen.
Die Aggressionsausbrüche der Kranken können von Angehörigen nicht mehr ertragen werden. Der Kranke wird stigmatisiert aufgrund seiner aggressiven Verhaltensweise und bekommt wegen seiner Verhaltensauffälligkeit erhöhte Gaben von Psychopharmaka. Der Hausarzt verordnet oft auf Wunsch der Angehörigen die Mittel zur Ruhigstellung. Die Medikamente werden in der Regel aus wachsender Hilflosigkeit gegeben. Die Medikamente ersetzen dann in der Regel das Gespräch mit dem Kranken, die Auseinandersetzung mit ihm und stehen an Stelle des Schicksals: Demenz.

Eine weitere Folge im Laufe der Zeit ist die Unterbringung des Kranken in eine geschlossene gerontopsychiatrische Pflegewohngruppe.

Abb.: Wechselwirkungen zwischen pflegendem Angehörigen und Pflegebedürftigem

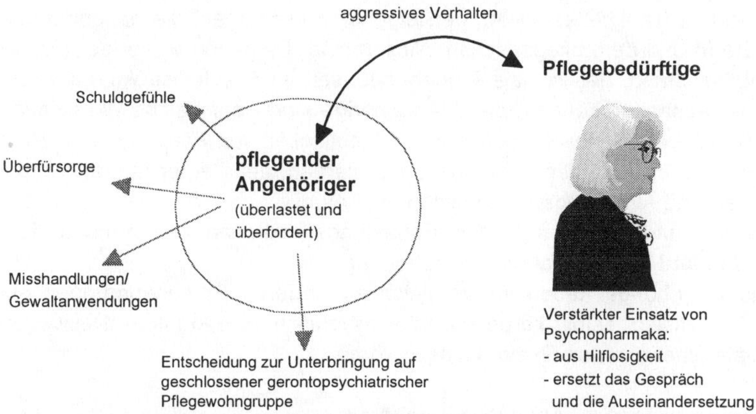

Pflegende Angehörige müssen sich auseinandersetzen mit:

- Leugnung, Werteverlust, Rollenwechsel
- Schuldgefühlen, Abschiednehmen, Trauer
- finanziellen Einbußen
- Mehrfachüberlastung, Burn-out-Syndrom
- Krankheit, z.B. Depression

Nach dem Erkennen von Belastungsfaktoren von pflegenden Angehörigen kann sich eine professionelle Beratung und Intervention über individuelle therapeutische Bewältigungsstrategien anschließen. Die Beratung und Unterstützung halten eine stabile Pflegesituation aufrecht.
Somit wird gewährleistet, dass Angehörige physisch und psychisch auf Dauer gesund bleiben und eine gute Pflegequalität erbringen können.

Die Pflege von Demenzkranken ist auf lange Sicht für Angehörige eine sehr belastende, schwierige Aufgabe, oftmals anstrengender als viele berufliche Tätigkeiten. Gerontopsychiatrische Entlastungsmöglichkeiten für pflegende Angehörige sind daher besonders notwendig.

1.4 Gerontopsychiatrische Entlastungsmöglichkeiten

Damit die Pflege von betagten dementen Menschen im häuslichen Bereich gelingt, müssen Angehörige unter Anleitung von professionellen Pflegediensten

zur Mitarbeit ermutigt und motiviert werden. Altenpflegerinnen haben dabei auch die unverzichtbare Aufgabe, Angehörige über Entlastungsfunktionen auf dem Gebiet der Gerontopsychiatrie aufzuklären und zu beraten. Dabei muss immer beachtet werden, dass individuelle Bewältigungstile und Lösungen als Entlastung für die zermürbende Dauer- und Überbeanspruchung für pflegende Angehörige gefunden werden. Die Entlastungen sind immer eng verbunden mit dem jeweiligen Krankheitsstadium, den eigenen Ressourcen, die abhängig von Bildung, Beruf und dem pflegerischen Wissen sind. Es gehört weiter der eigene Gesundheitszustand, das soziale Eingebundensein in Familienstrukturen sowie das eigene „aushalten können" dazu. Angehörige sind - auf welche Weise auch immer - selbst Betroffene. Sie sollten nach Möglichkeit von Pflegefachkräften in allen pflegerischen Abläufen mit einbezogen werden; der Demenzerkrankte, die Angehörigen und Altenpflegerinnen bilden ein Team.
Die Beratung und Aufklärung über Entlastungsfunktionen erfolgt nach dem Qualitätsstandard für die Angehörigenbetreuung.
Pflegende Angehörige haben im Vergleich zu anderen Personengruppen ein bedenkliches Risiko, selbst körperlich oder psychisch zu erkranken. Deswegen bedürfen sie einer eigenen Gesundheitsvorsorge.

Zur Prävention pflegender Angehöriger gehören:

- Unterstützung durch einen Facharzt, der sie über die gerontopsychiatrische Erkrankung aufklärt.
- Den Hinweis auf regelmäßige Inanspruchnahme von Kurzzeitpflege auf gerontopsychiatrischen Pflegewohngruppen oder anderen stationären Seniorenpflegeeinrichtungen bei Urlaub, Kur oder Krankheit.
- Eine Beratung darüber, dass der Kranke tagsüber in teilstationären Einrichtungen (z.B. Tagespflege) untergebracht werden kann.
- Im Anschluss eines Krankenhausaufenthaltes zur verbesserten Rehabilitation des Kranken die gerontopsychiatrische Übergangspflege.
- Information über Inanspruchnahme von Nachtpflegeeinrichtungen.
- Den Verweis auf Kurse zum Erlernen von erleichternden Pflegetechniken, (rückenschonendes Arbeiten) und zum Umgang mit schwierigen Pflegesituationen (Sozialstationen und Krankenkassen führen diese Programme durch).
- Die Auskunft über das Erlernen von Entspannungstechniken (z.B. autogenes Training, Joga).
- Die Weiterleitung an Selbsthilfegruppen (vgl. „Gesprächsgruppen für pflegende Angehörige" Seite 582).
- In regelmäßigen Abständen eine ausführliche Sozialrechtsberatung. Die Beratung umfasst Themenbereiche wie Leistungen der Pflegekasse zu Pflegehilfsmitteln sowie eine Überprüfung, ob die Pflegestufe noch angemessen ist, Leistungen nach dem Schwerbehindertengesetz, Berentung und

Hilfestellung bei Behörden. In juristischen Angelegenheiten benötigen sie Beratung über die Einrichtung einer Betreuung nach dem Betreuungsgesetz.

- Das individuelle Angebot Psychotherapien in Anspruch zu nehmen, damit Bewältigungsstrategien und Entspannungstechniken erlernt werden können.
- Informationen über Kontaktadressen wo Hilfe eingeholt werden kann: z.B. Adressen von der Deutschen Alzheimer Gesellschaft (Alzheimer Beratung), gerontopsychiatrischer Abteilung im Krankenhaus, gerontopsychiatrischen Tageskliniken, Geriatrischen Krankenhäusern, sozialpsychiatrischen Diensten der Gesundheitsämter, sachkundigen Fachärzten, Therapeuten und Beratungsstellen.

Merke!

Im Anfangstadium der Demenz leiden die Kranken unter ihren kognitiven Einschränkungen; im weiteren Verlauf der Erkrankung sind es die pflegenden Angehörigen. Zu einer der wichtigsten sozial-pflegerischen Aufgabe der Altenpflege gehört es, nicht nur den hilfsbedürftigen alten Menschen, sondern auch den pflegenden Angehörigen im Blickfeld zu haben, um beiden eine individuelle hilfreiche Unterstützung anzubieten.

1.5 Pflege Demenzkranker Zuhause oder im Heim?

Altenpflegerinnen sollten zusammen mit den Angehörigen genau überprüfen, inwieweit der Kranke, falls er noch allein in der Wohnung lebt, in der Lage ist, große Abschnitte des Tages unbeaufsichtigt seinen täglichen Verrichtungen nachgehen kann. Durch plötzliche Unfälle des Demenzkranken, z.B. durch mehrere Stürze oder einen Zimmerbrand wird dem Angehörigen leichter die Entscheidung über folgende Fragestellung abgenommen:

Kann der Demenzkranke noch allein leben? (nach I. Füsgen,1991)

Zur Beantwortung dieser Frage sollten folgende Punkte überprüft werden:

- Achtet der Kranke noch auf regelmäßige Mahlzeiten am Tag? (Regelmäßige Kontrollen des Körpergewichts!)
- Nimmt er die verordneten Medikamente ordnungsgemäß ein?
- Vernachlässigt der Kranke die Körperpflege?
- Befindet sich die Wohnung in einem gepflegten Zustand oder herrscht ein unüberschaubares Chaos?
- Heizt der Kranke bei kaltem Wetter?
- Liegt eine Gefährdung des Kranken durch den Umgang mit Feuer oder elektrischen Geräten vor?

- Wie verhält sich der Kranke anderen Menschen gegenüber? Zeigt er eine kritiklose Zutraulichkeit Fremden gegenüber oder ist er Bekannten gegenüber sehr misstrauisch und fühlt er sich von anderen verfolgt?

Falls die Antworten zu Ungunsten des Erkrankten ausfallen, ist ein Alleinleben kaum mehr zu verantworten.

Werden Pflegeverhältnisse zu Hause unerträglich dadurch, dass die Familie bzw. der Pflegende an den Rand seiner Leistungs- und Belastungsfähigkeit getrieben wird oder durch die verstärkte Zunahme von Verhaltensauffälligkeiten des Kranken, so sollte frühzeitig an eine Heimunterbringung gedacht werden. Die Pflege des Kranken wird in absehbarer Zeit nur noch vernachlässigt durchgeführt.

Abb.: Kritischer Verlauf von der häuslichen Pflege bis zur Aufnahme in das Seniorenpflegeheim (mod. nach E. Grond, 1996)

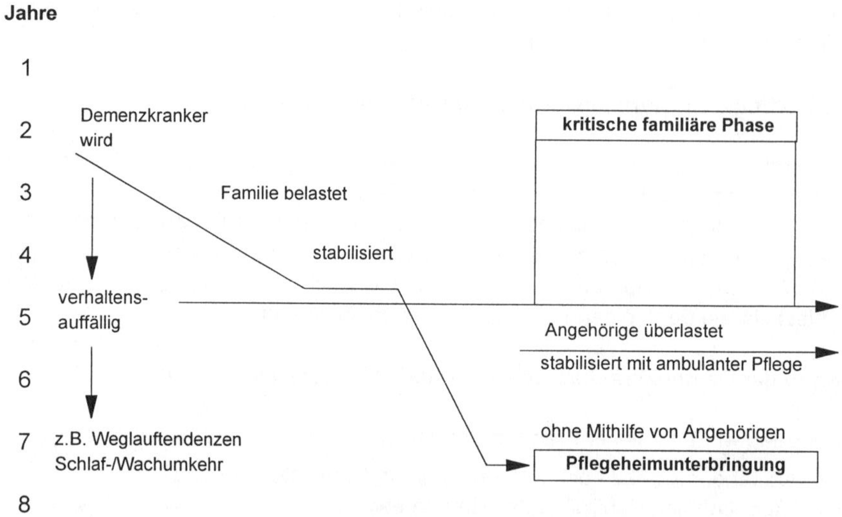

Nach Feststellung der Demenz wird der Kranke innerhalb von 2-3 Jahren vermehrt auffällig. Die Familie wird durch den pflegerischen Aufwand und die Umstellung auf das Krankheitsgeschehen belastet. Nach dem Auftreten der ersten Krankheitssymptome, bis zum 4. Krankheitsjahr stabilisiert sich die familiäre Situation. In dieser kritischen Anfangsphase wird entschieden, wie die pflegerische Versorgung des Kranken weitergehen soll.
Mit folgenden Fragen muss sich die Familie auseinander setzen:
Können alle Familienmitglieder den Demenzkranken mittragen und ertragen? Können die auffälligen Verhaltensweisen toleriert werden?

Fallen die Entscheidungen zu Gunsten des Kranken aus, hat sich die familiäre Situation zunächst stabilisiert und sich an die neue Situation gewöhnt. Ab ca. dem 5. Jahr der dementiellen Erkrankung treten vermehrt Verhaltensauffälligkeiten in den Vordergrund.

Die Toleranzgrenze der Familie wird überschritten und die Pflegeperson ist überlastet. Oft wird professionelle Hilfe von ambulanten Pflegediensten zusätzlich in Anspruch genommen. Damit stabilisiert sich vorerst die familiäre Situation wieder. Im Spätstadium der Erkrankung (ca. im 7. - 8. Jahr) wird die Pflege für Angehörige eine große Herausforderung durch verstärkte Inkontinenz und Aggressivität der Demenzkranken. Jetzt ist eine „rund um die Uhr" Pflege nötig. Folgende Frage steht zur Auseinandersetzung im Mittelpunkt: „Kann die Familie die belastende Pflege weiter tragen?"

Ohne Mithilfe der Angehörigen, auch mit professioneller Unterstützung, ist eine Heimunterbringung unumgänglich.

Handlungsaufgaben:

1. Können Sie sich erinnern, wie Ihre Familie reagierte, als Sie einmal schwer erkrankt waren?
2. Oder umgekehrt, wie fühlen Sie sich, wenn jemand eine schwere Erkrankung durchmachen muss?
   Beschreiben Sie die Situation aus den beiden Positionen heraus!
3. Beantworten Sie folgende Fragen: (bei der Beantwortung können Sie erkennen, welche Einstellungen Sie gegenüber Kranken und Krankheit haben, aber auch, wie das soziale Netz in Ihrer Familie geknüpft ist.)

a) Können Sie zwischen Sorge und fürsorglicher Unterstützung unterscheiden?
b) Ist Krankheit ein Urteil, dem man sich beugen muss oder herrscht bei Ihnen ein Familiengeist, der in einem solchen Fall zulässt, dass alle „zusammenrücken", um diese Krisenzeit zu überstehen?
c) Überlassen Sie alles den Ärzten oder unternehmen Sie selbst etwas, wo der Kranke besser aufgehoben wäre?
d) Sind Ihre Gefühle von Sicherheit und Geborgenheit bedroht, wenn jemand schwer erkrankt ist?

Da die Menschen heute immer älter werden, treten vermehrt gerontopsychiatrische Krankheitsbilder in Erscheinung. Dadurch werden in absehbarer Zeit immer mehr demente Betagte in stationäre Alteneinrichtungen und in den Sozialstationen zur pflegerischen Versorgung aufgenommen. Ausgebildete Altenpflegerinnen tragen Verantwortung mit daran, dass Menschen mit gerontopsychiatrischen Krankheitsbildern in Zusammenarbeit mit pflegenden Angehörigen bedürfnisorientiert gepflegt werden.

1.6 Angehörigenmithilfe bei der Biografiebogenerstellung

Was im Pflegeprozess zwischen dem psychisch Alterskranken, den Angehörigen und Altenpflegerinnen geschieht, erlebt und interpretiert jeder auf dem Hintergrund seiner eigenen biografischen Erfahrungen.

„Das Leben kann nur in der Schau nach rückwärts verstanden, aber es kann nur in der Schau nach vorwärts gelebt werden." (Zitat von S. Kirkegard, dän. Philosoph 1813-1855)

Bei einem Einzug in das Pflegeheim nimmt ein alter Mensch seine individuelle Lebensgeschichte sowie seine besondere Familiengeschichte mit ihren unerledigten Geschäften mit.
Angehörigenarbeit ist ein wichtiger Bestandteil der Erinnerungspflege. Das bisherige Verhalten und die Rollen, die sich in Angehörigenbeziehungen über lange Jahre entwickelt haben, gelten mit dem Tag des Heimeinzuges nicht mehr. Mit Eintritt der Pflegebedürftigkeit ändert sich das Beziehungsgefüge innerhalb der Familie. Veränderungen, besonders in den Beziehungen, lösen Unsicherheiten und Ängste aus, führen zu Missverständnissen und Enttäuschungen. Altenpflegerinnen geraten dann leicht in die Gefahr, zum Mitspieler in diesem System familiärer Zusammenhänge zu werden. In Familien herrschen eigene Gesetze und Rituale. Die familiäre Bindung, auch wenn sie noch so konfliktbeladen war, ist ungeheuer einflussreich. Deshalb sind Angehörige auch nicht nur Besucher, die in das Pflegeheim kommen und wieder gehen. Sie bleiben in erster Linie Ehepartner, Töchter, Söhne oder Enkelkinder und haben mit dem Pflegebedürftigen eine gemeinsame Lebensgeschichte, mit Verstrickungen, Verletzungen und Enttäuschungen.

Ein biografieorientierter Pflegeprozess sollte drei Faktoren beinhalten:
1. die Lebensrückschau des psychisch Alterskranken
2. Wissen um die Dynamik familiärer Systeme und Beziehungen
3. eine Auseinandersetzung mit der eigenen Lebensrückschau und akzeptierende Haltung gegenüber dieser

„Ich kann einen anderen Menschen nur soweit begleiten wie ich selber gegangen bin." (M. Gingelmaier)

Handlungsaufgabe:
Stellen Sie einen Bezug zwischen den Worten von Frau M. Gingelmaier und zu Ihrer pflegefachlichen Begleitung von Angehörigen und pflegebedürftigen alten Menschen her.

Klarheit über die eigenen lebensgeschichtlichen Prägungen und eigenen Grenzen zu haben, ermöglicht ein gesundes Maß an Nähe und Distanz, um sich nicht so leicht in den Fallen eines anderen Beziehungsnetzes verfangen zu lassen. Wer seine Vergangenheit nicht kennt, ist verurteilt sie öfters zu wiederholen.

Wenn sich Altenpflegerinnen nie mit ihren lebensgeschichtlichen Prägungen auseinander gesetzt haben, werden sie kein guter professioneller Begleiter für Angehörige und alte Menschen sein können. Werden Teile der Persönlichkeit und Lebensgeschichte verleugnet oder verdrängt, können diese beim anderen nicht akzeptiert werden.
Dies erfordert sich selber mit den Sinnfragen des Lebens zu beschäftigen. Es kommt einer Suchhaltung gleich, das Leben als ständigen Lern- und Entwicklungsprozess zu erleben. Es wird dann einfacher, den Sinnfragen der Angehörigen mit der gebotenen Sensibilität zu begegnen.

Bei der Durchforschung der persönlichen Lebensgeschichte kann alles relevant sein, um alte Menschen, wenn sie an gerontopsychiatrischen Krankheitsbildern leiden, verstehen zu können.
Mit dem Verstehen allein ist es natürlich für Altenpflegerinnen nicht getan. Das Verstehen beruht auf konkretes Handeln im Umgang mit den anvertrauten Menschen. Alle Informationen zur Lebensgeschichte, auch die zunächst als nebensächlich und belanglos erscheinen, können von großer Bedeutung sein, um Schlüsselwörter oder -reize der veränderten alten Menschen interpretieren zu können (vgl. „Das Konzept der Validation" Seite 426).
Die Angehörigen sollten die Versicherung bekommen, dass mit den anvertrauten biografischen Daten sorgsam und vertraulich umgegangen wird und die Schweigepflicht bewahrt bleibt.

Beispiel eines Biografiebogens:
Liebe Familie M.
Wir bitten Sie herzlich die nachstehenden Fragen anzugehen, uns Informationen weiterzuerzählen, zu sammeln, aufzuschreiben....
Uns interessieren vor allem Geschehnisse aus der Kinder- und Jugendzeit Ihres Vaters/Ihrer Mutter. Der altersverwirrte Mensch ist in seiner Merkfähigkeit und Orientierungsfähigkeit stark eingeschränkt. Er ist aber für gefühlsmäßige Erlebnisse und Eindrücke aus frühester Kindheit zugänglich.
Die Menschen befinden sich oftmals nicht im Hier und Jetzt, sondern irgendwo in ihrer/ seiner Vergangenheit.
Es ist schön, dass wir uns alle gemeinsam bemühen, um Frau/Herrn..........
Sicherheit und Wohlbefinden ermöglichen zu können.

1. Persönliche Daten über Ihre/n Mutter/Vater und Familie

Name:	*geb.:*
Vorname:	*Ruf- oder Kosename:*
Geburtsort:	*Umzug: (wenn ja, wohin, weshalb)*
Geschwister:	*Anzahl, Namen, Kosenamen, Alter*
Eltern:	*Namen, Kosenamen, geb. wann und wo, Berufs-, Arbeitsleben*
Großeltern:	*Namen, Kosenamen, geb. wann und wo, Berufs-, Arbeitsleben*
Urgroßeltern:	*Namen, Kosenamen, geb. wann und wo, Berufs-, Arbeitsleben*

2. Schildern Sie das Zuhause zur Kinder- und Jugendzeit Ihrer/es Mutter/ Vaters:

Wie sah die Küche aus?
Wo spielte sich das „Leben" ab?
Wie wurde geschlafen?
Wer hatte das Sagen in der Familie?
Nennen Sie die Arbeit, Aufgaben, Formen des Mithelfens innerhalb der Familie oder des elterlichen Betriebes:
Gab es Tiere die im Haus lebten? Wenn ja, welche? (Namen)
Welche Rituale/Rhythmen sind für Ihre Mutter/Ihren Vater besonders wichtig?
Welche gewichtigen Traditionen gab es in der Familie zur Kinder- und Jugendzeit Ihrer/es Mutter/ Vaters?
Welche Ereignisse waren besondere Attraktionen (Kirmes, die Tanzbären kamen in die Stadt, das erste Auto)
Schicksalsschläge in der Familie (Sorgen, Nöte, Verluste durch Tod)
Wie waren die wirtschaftlichen Verhältnisse, sozialen Umstände, die politische Situation zu der damaligen Zeit?

3. Schildern Sie die gesellschaftliche/n Umwelt/Traditionen:

Treffpunkt am Backhaus, an der Bleichwiese, Tante-Emma-Laden, Handwerksbetriebe, Spinnstuben, Schlachtefeste ect.
Welche Genussmittel (Zigaretten, Kaffee, Bier, Likör, etc.) erfreuen Ihre Mutter/ Ihren Vater?
Haben Sie Fotos aus der vergangenen Zeit für uns?

Vielen Dank für Ihre Mühe schon im Voraus!
Ihr Pflege-Team

Wiederholungsfragen

1. Altenpflegerinnen können entscheidend dazu beitragen, dass das soziale stützende System eines Demenzerkrankten aufrechterhalten wird. Nennen Sie die dafür notwendigen Faktoren!

2. Welche gesundheitlichen Belastungen ergeben sich für pflegende Angehörige bei der Pflege eines Demenzerkrankten?

3. Angehörige versorgen aus Schuldgefühlen heraus oft Demenzerkrankte bis zur Unselbstständigkeit. Zu welchen Missständen kann es unter Überfürsorge leicht kommen?

4. Pflegende Angehörige von Demenzerkrankten bedürfen einer Gesundheitsvorsorge. Welche Präventivangebote können Sie an überlastete pflegende Angehörige weitergeben?

5. Wann sollte Ihrer Meinung nach ein ambulanter Pflegedienst die Pflege von einem Demenzkranken im häuslichen Bereich an die stationäre Pflege, möglichst mit einem gerontopsychiatrischen Wohn- und Pflegekonzept, abgeben?

6. Die Dunkelziffer von gewalttätigen Übergriffen auf Demenzerkrankte, die Zuhause von ihren Angehörigen gepflegt werden, ist hoch. Wie können Angehörige auf Aggressionsausbrüche der Kranken reagieren?

13. Kapitel
Geistliche Versorgung von psychisch Alterskranken

Unsere christliche Tradition ermöglicht gleichermaßen die Annahme von Leid und Krankheit sowie auch die Aussicht auf ein „ewiges Leben". Durch das energische Ankämpfen gegen das Leid wird der Auftrag von Jesus Christus, der Kranke und Leidende geheilt hat, erfüllt.

Pflegende und Ärzte hatten es früher innerhalb Mitteleuropas relativ einfach mit der Religion die Sinnhaftigkeit des Leidens zu erklären.
Heute können vermehrt alte Menschen nichts mehr mit christlichen Ritualen anfangen. Auch gibt es viele Menschen aus anderen Kulturkreisen, die als Pflegebedürftige in Pflegeheimen oder von den ambulanten Pflegediensten versorgt werden müssen. Diese bringen andere Weltanschauungen und Religionen mit, wie z.B. den Islam oder Hinduismus, deren kulturelles Verständnis den Pflegenden meist fremd bleibt, so z.B. die Annahme der Wiedergeburt = Reinkarnation, bei der Christengemeinschaft.

1 Gründe zur Erschwernis geistlicher Pflege

Die geistliche Versorgung von psychisch Alterskranken ist in stationären Altenhilfeeinrichtungen aus folgenden Gründen erschwert:

- Viele Pflegende sind mit der Religion nicht vertraut oder haben sich von der Religion abgewandt.
- Pflegende spüren, dass sie Pflegebedürftige trösten müssten, dass sie ihnen das Leiden erklären, dass sie Hoffnung auf ein Fortbestehen nach dem Tod machen sollten, doch sie sind bei der religiösen Begleitung oft verunsichert.
- Seelsorger kennen sich nicht mit der besonderen Situation verwirrter Menschen aus.
- In Deutschland ist zur Zeit das Konzept einer Altersseelsorge noch nicht vorhanden; die Jugendseelsorgearbeit ist dagegen aktiver ausgebaut.

Somit bleiben religiöse Signale und Bedürfnisse unerkannt oder werden nicht beachtet.

1.1 Miteinander von Seelsorge und Pflege

In der Begleitung psychisch veränderter alter Menschen kommen religiöse Rituale, wie z.B. Tischgebet, Bekreuzigung und religiöse Bedürfnisse wie Segnungen, Beten, Andacht feiern, zu kurz. Jeder alte, jeder verwirrte, jeder sterbende Mensch kann eine seelsorgerische Begleitung verlangen.

Wichtig für das Gelingen von seelsorgerischen Bedürfnissen ist, dass jeder alte Mensch spürt, dass für seine religiösen Wünsche, auch in einem schnell ablaufenden modernen Pflegeheimbetrieb Raum, Zeit und Atmosphäre dazu ist.

Die eigene Weltanschauung kann dabei für diesen Beistand eine Hilfe sein, wenn sie Leid mittelbar erklärt. Es ist jedoch notwendig, dass Altenpflegerinnen sich in Gesprächen immer wieder bemühen, das Weltverständnis des Gepflegten zu erfahren. Altenpflegerinnen können durch die Entdeckung der Lebensgeschichte und des Glaubens Antworten und Trost dem Pflegebedürftigen geben.

2 Umsetzung von religiösen Elementen

2.1 Religiöse Ansprache über die Sinne

Die Wahrnehmungsebenen können mit folgenden Materialien angesprochen werden:
Farben und Formen (Kirchenjahreskreis), Figuren (Mutter Gottes, Jesus Christus), Orgelmusik, Lieder, Geräusche (z.B. Glockengeläut), Gerüche (Weihrauch), Geschmack (Hostien), Pfarrer im Talar. Hier werden die Sinne durch tradierte Elemente, Emotionen, Lebenserfahrung durch singen, sprechen, beten, Rhythmen und Klänge angesprochen. Assoziatives Arbeiten gelingt z.B. mit dem Lied „Es kommt ein Schiff geladen", das Schiff steht als Symbol für Jesus Christus. Beim Beten ist es eine Hilfe für den Kranken, wenn er Körperkontakt angeboten bekommt, z.B. die Hand als offene Schale.

2.2 Beobachtung der religiösen Sozialisation

Durch die Erinnerungsarbeit kann die Rolle der Eltern und Großeltern bei der religiösen Erziehung geklärt werden. Die Frage nach dem Frömmigkeitsstil in der Familie wäre eine Hilfe zum weiteren Verständnis; ebenso die Fragen: Wer hat in der Familie die Religion stark mitgeprägt? Wie wurde Gott erlebt, z.B. als strafender Richter oder Vergeber? Löste das Gottesbild Vernichtungs- oder Bedrohungsphantasien aus?
Altenpflegerinnen können die verborgenen Ängste spüren, indem sie z.B. mit folgender Frage konfrontiert werden: „Werde ich bestraft, weil ich ein schlechter Mensch war?"

Altenpflegerinnen intervenieren bei Hervorkommen dieser Phantasien/Fragen gütig und verständnisvoll. Aufgrund einer lange gelebten negativen religiösen Lebensrückschau ist es nicht immer möglich alte Menschen von einem positiven vergebenden Gottesbild zu überzeugen. Es hängt vom eigenen Umgang der Pflegenden mit dem Glauben ab, was sie antworten können und antworten möchten oder ob sie bereit sind gemeinsam mit dem alten Menschen nach Antworten zu suchen.

Weitere Anknüpfungspunkte wären Ereignisse wie z.B. Trauungen, Kindtaufen, Heiligenehrung, Marienverehrung, Firmung, Konfirmandenunterricht, Bedeutung des Rosenkranzes, Eingebundensein in die Kirchengemeindearbeit. Nach dem Prinzip des Gedächtnistrainings (vgl. Seite 471) können Bibelsprüche, Psalme, Liedanfänge vervollständigen, Kirchenlieder zum Kirchenjahr und biblische Texte erraten werden. Diese Vorgehensweise hilft die Formulierungsfähigkeit, Merkfähigkeit und Wortfindungsfähigkeit zu verbessern.

2.3 Primat der emotionalen Ebene

Mit kirchlichen Ereignissen können bei Demenzerkrankten Emotionen aufgebrochen werden. Am Ende eines erfüllten Lebens fangen viele alte Menschen wieder an Religion und Glauben zu leben. Der Kranke erfährt in einem Gottesdienst Sicherheit, Vertrautheit; er bekommt Kontinuität vermittelt durch die Verkündigungen und Glaubenssätze der alten Bibelfassungen. Wenn er zum Gottesdienst geht, hat er Kontakt zu Menschen. In einem Pflegeheim ist es wohltuend für altersverwirrte Menschen mit religiöser Anbindung einen religiösen Bereich in dem Bewohnerzimmer vorzufinden, wo sie die Möglichkeit haben zu beten. Verwirrte Menschen reagieren um so verwirrter, je unruhiger und unpersönlicher es in einer Wohngruppe im Pflegeheim zugeht. Ein religiöser Ort mitten in dem Wohnbereich erinnert unruhige alte Menschen sowie Altenpflegerinnen daran, immer mal wieder innezuhalten und zur Ruhe zu kommen.
Über die emotionale Ebene kann auf alte Orientierungsmuster zurückgegriffen werden. Der altersverwirrte Mensch bekommt durch die Erinnerung an einst erlebte Religion wieder ein geborgenes, wohliges Gefühl zurück. Man hat sich in der Pflege zu sehr auf den Körper konzentriert und alles Geistige ausgeklammert. Weder den alten Menschen noch vielen Pflegekräften scheint das mittlerweile der richtige Weg zu sein.

2.4 Religiöse Gespräche und Rituale

Altersverwirrte Menschen sprechen eine andere Sprache. Hinter viel „unsinnig" Gesprochenem stecken Sehnsucht und Symbole. Werden z.B. in bestimmten Situationen immer die selben Sätze oder Worte gesprochen, so können diese ein Hinweis auf unverarbeitete Schuldgefühle sein. Der altersverwirrte Mensch fühlt sich vielleicht dauerhaft von einer Schuldvergebung ausgegrenzt; er könnte auf religiöser Ebene Vergebung erfahren. Demenzerkrankte verlieren im späten Krankheitsstadium das Sprachverständnis; im Langzeitgedächtnis bleiben aber Rituale aus der Kindheit und Jugend gespeichert. Religiöse Rituale erwecken diese verschüttete Erinnerung: Der Kranke erfährt seine einstige erlebte vertraute religiöse Welt. Religiöse Gesprächsinhalte mit Altersverwirrten können sein: kirchliche Feste, wie z.B. die Erstkommunion, die Firmung, die Konfirmation, die Trauung, die Kindtaufe der Kinder. Durch die Gespräche werden Schlüsselstationen des Lebens wieder hervorgerufen und können, wenn auch nur für einen kurzen Moment das „Zeitgitter" der Demenzerkrankten wiederherstellen.

Religiöse Rituale sind:

- Hand auflegen
- Hostien auf die Zunge legen
- das Abendmahl
- die Krankensalbung
- die Hände zum Gebet falten
- ein Abendgebet sprechen
- eine Kerze im Zimmer anzünden (als Symbol des Glaubens an die Auferstehung)
- die Bekreuzigung

Bei chronisch verwirrten Menschen können biografisch bedeutsame Symbole, Riten und Gewohnheiten Mittel sein, um Orientierung und ein Stück Lebensqualität wiederherzustellen.

3 Glaube als Kontrolle

Glaube vermittelt ein Gefühl der Hoffnung und Kontrolle und hilft Stress abzubauen.
Glaube lässt sich nicht verordnen wie eine fettarme Ernährung. Psychisch Alterskranke haben das Recht darauf, dass ihre religiösen Bedürfnisse in die Pflege einbezogen werden. Zwar können sie nicht immer von Pflegekräften erwarten, dass sie mit ihnen oder für sie beten. Aber Altenpflegerinnen sollten die Sensibilität haben, die religiösen Bedürfnisse von psychisch Alterskranken aufzunehmen, sich ihre Wünsche anhören und einen Besuch des Gemeindepfarrers vermitteln.
Religiosität ausleben zu können, gibt auch psychisch Alterskranken die Möglichkeit der Kontrolle über ihr Leben, gibt den Menschen ein Stück Orientierung und Vertrautheit zurück.
Sie erhalten Vertrauen, welches notwendig ist, um die pflegerische Versorgung und Betreuung nicht zu einem rein pflegerisch-technischen Geschehen verkümmern zu lassen. Sie fühlen sich nicht mehr so ausgeliefert an eine Pflege, die für sie von Tag zu Tag unpersönlicher und hektischer wird.

Handlungsaufgaben:

1. Haben Sie schon einmal an einem Gottesdienst teilgenommen, an denen auch verwirrte Menschen beteiligt waren?
   Welche Erfahrungen haben Sie damit gemacht?
2. Gestalten Sie doch einmal in der Wohngruppe im Seniorenpflegeheim ein religiöses Fest mit alten verwirrten Menschen!
   a) Welche Vorbereitungen sollten Sie vorher treffen?
   b) Was ist während der Durchführung zu beachten?

4 Religion als Ressource

Durch die Umsetzung von religiösen Ritualen in der Pflege werden beim Kranken altgedächtnisfördernde Muster gezielt angesprochen und ermöglichen dem Demenzkranken einmal positive Erfahrungen zu machen. Vorhandene Fähigkeiten werden durch Stimulation und Aktivierung gestärkt. Der altersverwirrte Mensch bekommt das Gefühl vermittelt: „das kann ich noch!", „das weiß ich noch!" Die Verkündigung von Sakramenten und Evangelien sind als sinnlich erfahrbar anzusehen; sie können in die basale Stimulation mit einbezogen werden, weil sie die emotionale Ebene des Menschen berühren.
Religion kann immer dann sinngebend sein, wenn andere Orientierungsmuster versagen. Religion sollte in all ihren Erscheinungsformen von Pflegekräften als Ressource für den verwirrten alten Menschen genutzt werden.

5 Die Frage nach dem Lebenssinn in einem Seniorenpflegeheim

Es ist eine Tatsache, dass alte Menschen in Pflegeheimen oft nach dem Sinn des Lebens fragen, denn an diesem Ort gibt es kaum noch die Möglichkeit, dieser elementaren Frage zu entgehen.

Handlungsaufgabe:
Die Sinnfrage ist eine zentrale Frage in der gerontopsychiatrischen Pflege. Für Altenpflegerinnen und Angehörige ist es eine der wichtigsten Fragen, wie der alte Mensch den Tagesablauf in einem Seniorenpflegeheim verbringen kann.
Formulieren Sie Ziele zur Sinnerfüllung, die in anderen sozialen Einrichtungen z.B. Kindergarten, Kinderheime und Schulen bereits vorhanden sind, für alte Menschen in Pflegeheimen!

5.1 Verlust von sozialen Sinnvorgaben

Mit dem Heimeinzug verliert der alte Mensch seine religiösen oder sozialen Sinnvorgaben. Je weniger Sinnvorgaben ein alter Mensch zur Verfügung hatte und je schneller seine religiösen und sozialen Bindungen zerfallen, umso mehr muss er sich selbst genügen und zu seiner eigenen Sinnquelle werden. Aber kann das ein psychisch kranker alter Mensch, der sich nicht mehr frei im Raum bewegen kann und dem seine feste Sicherheit durch den mentalen Abbau unter den Füßen weggezogen wird?

Es gibt für den alten Menschen innerhalb einer Pflegeeinrichtung kaum sinnstiftende Aufgaben und Ziele, denen er gerecht werden müsste. Für tägliche Alltagsaufgaben ist es nicht immer einfach, den alten Menschen in diese sinnvoll einzubeziehen. Oftmals bestehen Angehörige von psychisch Alterskranken auf die Verpflichtungen der Heime.
Dazu die Aussage einer Angehörigen:
„Mutter hat in ihrem Leben schon so viel gearbeitet, sie möchte jetzt ihre Ruhe haben und den ganzen Tag einmal nichts tun und überhaupt der Pflegeplatz kostet bereits sehr viel Geld, da können die Pflegerinnen doch auch das Bett von Mutter machen!"

Mit der Heimübersiedlung sollte jeder alte Mensch eine Aufgabe haben, um sein neues, anderes Leben sinnvoll zu gestalten, um nicht in der Routine der Abhängigkeit seine Persönlichkeit aufzugeben.

5.2 Erwartungen von Angehörigen

Von Seiten der Angehörigen und Außenstehenden kommen häufig sich widersprechende Erwartungen an den alten Menschen und an die Mitarbeiter des Seniorenpflegeheims, dass der alte Mensch etwas Sinnvolles tun soll, ohne aber einzelne Aufgaben der Einrichtung zu übernehmen. Sogar die persönlichen Aufgaben der alten Menschen werden vom Pflegepersonal im Rahmen der Serviceleistung des Heimes übernommen. Besonders dem psychisch kranken alten Menschen werden viele Aufgaben abgenommen mit dem Kommentar: „Das brauchen Sie jetzt nicht mehr tun, dafür sind wir zuständig, da brauchen Sie sich keine großen Sorgen zu machen!"
Der alte Mensch erleidet hierdurch eine zweite Berentung. Ihm wurde durch das Ausscheiden aus dem Arbeitsprozess zunächst die Aufgabe genommen, für andere Menschen etwas zu produzieren und so zum Wohl der Gesellschaft beizutragen. Mit dem Heimeinzug wird ihm nun auch die Sorge um sich selbst genommen. Mit diesem absolutem Nichtstun kommt besonders der altersverwirrte Mensch nicht zurecht, der sein ganzes Leben für die Familie gesorgt hatte. Plötzlich ist er aller Aufgaben enthoben und hat alle Zeit für sich. Doch er hat es nicht gelernt mit so viel Zeit umzugehen. Der altersverwirrte Mensch schafft sich jetzt eigene Aufgaben, wie z.B. Schränke ausräumen, an fremdem Eigentum hantieren, Wäschestücke zählen oder zerschneiden. Von den

Pflegemitarbeitern und Angehörigen wird dieses Verhalten belächelt oder als störend empfunden.
Weil sinnvolle Alltagsaufgaben in der stationären Altenpflege für den alten Menschen fehlen, kann er auch keine Ziele mehr erreichen. Er empfindet den Wegfall von bekannten festgesetzten Zielen nicht als Erleichterung, sondern als Sinnverlust.
Es kommt noch hinzu, dass am Ende des Lebens kaum noch die Hoffnung besteht, den Sinnverlust entscheidend zu beeinflussen. Der alte Mensch muss sich mit dem Verlauf seines Lebens abfinden, ob er nun will oder nicht. Am Ende des Lebens in einer stationären Einrichtung steht der Tod.

Handlungsaufgaben:

1. Mit der Heimübersiedlung übernimmt jede Einrichtung einen großen Teil Verantwortung für den alten Menschen. Diese betrifft jedoch nur einen Teil der Lebenswirklichkeit. Die Frage ist, welche Aufgaben weisen stationäre Altenhilfeeinrichtungen den Angehörigen zu?
2. Ist die aktive Beteiligung der Angehörigen wirklich gewünscht oder wird sie als Einmischung abgewertet?

6 Degradation sinnvoller Aufgaben von Außenstehenden

Beschäftigungstherapeuten, Altenpflegerinnen und Angehörige wollen dem alten Menschen etwas Gutes tun und und verordnen ihren Vorstellungen nach Sinnfindungen. Sinnfindung wird bei den Aktivitäten dadurch geschaffen, dass die viele freie Zeit und damit verbunden die Langeweile vertrieben wird.
Für den alten Menschen ist nicht die Langeweile das Entscheidende, sondern es ist schwierig für ihn zu lernen, das Leben wieder als Selbstzweck zu akzeptieren. Denn die Gesellschaft muss erst wieder lernen, was die Arbeitsgesellschaft verlernt hat, nämlich, dass es nicht immer nur um Leistungen im Alter gehen kann, sondern, dass jetzt dem „Genug" eine besondere Bedeutung zukommt.
Das wird in Situationen deutlich, in denen der alte Mensch auf fremde Hilfe angewiesen ist. Er empfindet sich als Belastung für sein soziales Umfeld, weil er nicht mehr in der Lage ist, für sich selbst zu sorgen.

6.1 Die Vorgabe von Sinnstiftung durch Altenpflegerinnen

Altenpflegerinnen entscheiden darüber was für alte Menschen im Pflegeheim sinnvoll ist. Sie sehen häufig nur die eigene Arbeit als sinnvoll an. Die Pflegetätigkeiten: Grundpflege, Bettwäschewechsel, Hilfestellung bei Toilettengängen, Reinigung der Pflegehilfsmittel, ist die einzige anerkannte Art in der Pflege zu arbeiten. Gespräche mit Angehörigen und Ärzten; Spaziergänge und Beschäftigungsangebote werden nur bedingt akzeptiert. Die bessere Ausgangsposition für alte Menschen hat der bereichsübergreifende Dienst, z.B. Beschäftigungstherapie, Sozialdienst, Ergotherapie. Wenn diese Mitarbeiter sich eine Stunde Zeit für die Bewohner nehmen, da sie z.B. spazieren gehen möchten, so können sie sich deren Dank sicher sein, obwohl dies die Aufgaben des Dienstes und keine freiwillige Leistungen sind. Die Pflegearbeit hingegen wird von den Bewohnern und von den Angehörigen als Pflicht des Pflegepersonals gesehen. Den bereichsübergreifenden Dienst muss man bitten, das Pflegepersonal fordern. Auf jeder Seite besteht die Angst, dass die eigene Arbeit nicht voll akzeptiert wird. Durch die ständigen Bemühungen, die eigene Arbeit verteidigen zu wollen, wird eine wirklich fruchtbare Zusammenarbeit oft ver- oder behindert. Es ist unmöglich, die Arbeit und die Problemstellungen der einzelnen Bereiche zu verstehen, wenn diese sich als Konkurrenz empfinden und bei Diskussionen sofort in die Verteidigungs- oder Angriffsrolle schlüpfen.

Handlungsaufgaben:
Altentherapeutin Frau H. äußert sich im Übergabegespräch:
„Wenn ich eine Woche nicht in der Pflegewohngruppe bin, bemerke ich immer wieder wie schlecht es den Senioren geht."

1. Wie kommt diese Aussage bei den Pflegemitarbeitern an? Formulieren Sie alternative Aussagen!
2. Fühlen Sie sich wohl bei dem Gedanken, dem bereichsübergreifenden Dienst mehr Akzeptanz zu übertragen? Begründen Sie Ihre Meinung!
3. Wie könnte die Zusammenarbeit zwischen bereichsübergreifendem Dienst und dem Pflegepersonal verbessert werden?

Merke!

Psychisch Alterskranke, besonders Demenzerkrankte, möchten aus ihrem inneren Drang heraus gerne alles selbst tun. Auf Tätigkeiten zu verzichten, die das Langzeitgedächtnis anbietet und stattdessen die Anpassungsleistung zu vollbringen, sich versorgen zu lassen, ist für dieses Klientel unmöglich. Es überschreitet ihre mentalen Kräfte und folglich sind sie immer auf der Suche nach Alltagsaufgaben. Alle an der Pflege und Betreuung von alten Menschen Beteiligten müssen erkennen, dass jede Arbeit innerhalb des Pflegeheimes ihren Sinn hat, denn diese ist für eine gute Kooperation unbedingt notwendig.

7 Folgerungen

Jeder Lebensabschnitt hat seine Vorlieben und setzt andere Prioritäten. Alte Menschen haben in ihrem Leben Schatten- und Sonnenseiten erlebt.
Für jüngere Menschen erscheint die freie Zeit im Alter als eine Sonnenseite. Alte Menschen haben Zeit, viel freie Zeit für sich selbst, die während der anderen Lebensphasen nicht genügend vorhanden war. Alte Menschen im Senioren-

pflegeheim empfinden die unausgefüllte Zeit nicht als Gewinn, sondern eher als eine Belastung. Zeit ist zwar ausreichend vorhanden, aber es fehlen Räume und Strukturen, um eine sinnvolle Alltagsgestaltung zu leben. Es gilt die im Alter dazugewonnene Zeit als eine Chance anzusehen, die den Generationen davor nicht geboten wurde. Erfolgreiches Altern, mit dem Ziel ein hohes Lebensalter bei physischem und psychischem Wohlergehen zu erreichen, kann nur gelingen, wenn eine aktive Lebensgestaltung möglich ist.

8 Die Pflege des sterbenden psychisch Alterskranken

Die Kultur einer Gesellschaft zeigt sich darin, wie sie mit Schwachen und Sterbenden umgeht.
Untersuchungen der Thanatologie (Wissenschaft vom Sterben und Tod) zeigen deutlich, dass Einrichtungen zur Pflege von alten Menschen zur Versorgung Toter und Betreuung Sterbender dieser Aufgabe nicht adäquat nachkommen.
Der Tod ist immer noch das Tabuthema Nummer eins. Man redet nicht darüber, dieses Thema unterliegt einem ständigen Verdrängungsmechanismus.
Wir haben eine innere Abwehr dagegen, weil es mit negativen, z.T. furchtbaren Erfahrungen verbunden ist. Jeder von uns weiß, wie bitter es ist, einen nahestehenden Menschen zu verlieren.
Durch das Leben in Kleinfamilien und Singlehaushalten ist der Tod nicht mehr in das Leben der Familien eingebunden, sondern verlagert sich oftmals in Krankenhäuser und Seniorenpflegeheime (70-75%).

Die Antwort einer 79-jährigen Frau auf die Frage: „Welche Gedanken kommen Ihnen, wenn Sie an Sterben und Tod denken?":
„Sterben und Tod stellen mich vor Fragen, die ich nur schwer beantworten kann. Wenn mein Leben zu Ende geht, brauche ich eine Umgebung, in der ich durch persönliche Zuwendung und Achtung meiner Menschenwürde Halt finde und wenn ich meine Würde verliere, fange ich an zu sterben"

Handlungsaufgaben:

1. Viele Menschen sterben in Kliniken und Pflegeheimen. Sie als Altenpflegerin arbeiten dort, sind erfahren im Umgang mit dem Tod. Sind Sie deshalb besonders qualifiziert, mit Sterbenden umzugehen? Begründen Sie Ihre Antwort!
2. Nehmen Sie Bezug zu der Aussage der 79-jährigen Frau und beantworten Sie nachfolgende Fragen:
   a) Können Menschen in Kliniken und Pflegeheimen unter Wahrung ihrer Menschenwürde sterben?
   b) Bekommen Sterbende in Institutionen bis zur letzten Stunde persönliche Zuwendung?
   c) Wie interpretieren Sie die Aussage: „Wenn ich meine Würde verliere, fange ich an zu sterben."
3. Welches Wissen und welche Erfahrungen benötigen Altenpflegerinnen während der Sterbebegleitung bei psychisch Alterskranken?
4. Tod und Trauer brauchen Rituale; in der heutigen Zeit sind Menschen diesbezüglich sprachloser geworden. Welche Sterberituale würden Sie für sich selber wünschen?
5. Was bedeutet der Tod für den Gläubigen in den verschiedenen Glaubensrichtungen? Führen Sie aus!

8.1 Sterbephasen

Das Sterben ist ein biopsychosozialer Prozess mit einer charakteristischen, emotionalen Dynamik.
Nach E. Kübler-Ross (Sterbewissenschaftlerin) können verschiedene Phasen durchlaufen werden:

- nicht wahrhaben wollen
- Zorn
- Verhandeln
- Trauer
- Zustimmung

Die Sterbephasen können mehr oder weniger konfliktreich erlebt werden. Sie können individuell in ihrer Reihenfolge variieren, wiederkehren, unterschiedlich lang sein oder gar nicht durchlaufen werden.

Therapeutische Hilfe ist notwendig, wenn die Todessehnsucht zu einem suizidalen Wunsch wird, Todesangst unterdrückt wird oder in Panik und Schrecken ausartet. Der Todeskampf kann sich in Schmerz und Verzweiflung ausdrücken, Trauer in Depressionen umwandeln und eine Akzeptanz des Todes sich zur Euphorie steigern.

Nach Baltes haben Menschen im hohen Alter nur wenig oder geringe Angst vor dem Tod. Mit zunehmendem Alter ist der Tod vorhersagbarer und häufig mit Gebrechlichkeit und Schwäche verbunden. Das erlaubt es offensichtlich den eigenen Tod besser zu verarbeiten, anzunehmen und zu akzeptieren. Alte psychisch kranke Menschen und in ihrer Wahrnehmung sehr beeinträchtigte Menschen erspüren ihren Tod und zeigen im letzten Lebensabschnitt Verhaltensweisen, die in die Sterbephasen eingeordnet werden können. So kann beobachtet werden, dass einige Menschen sich beim beginnenden Sterben zurückziehen oder verstummen, andere Menschen, die bereits chronisch verwirrt waren, weisen vor ihrem Sterben Bewusstseinsinseln auf, andere werden sehr unruhig und rufen vor Angst nach engen Bezugspersonen.

8.2 Der Begriff „Sterbebegleitung"

Im Allgemeinen versteht man nach J. M. Holford unter der Pflege und Begleitung Sterbender den Umgang mit einem Menschen, dessen Tod als sicher und nicht allzu weit entfernt anzusehen ist und dessen Betreuung von der kreativen Medizin abgeht und sich mehr auf die Pflege konzentriert.
Der Begriff „Begleitung" meint „das Bemühen", dem anderen Menschen unter Wahrung seiner Autonomie und Würde nahe zu sein. Dabei soll die wesentliche Absicht sein, ihm eine seinen Bedürfnissen entsprechende Auseinandersetzung mit seinem Leben und Sterben zu ermöglichen.
Durch Sterbebegleitung sollte auch psychisch Alterskranken das Abschiednehmen und Hinübergehen erleichtert werden.
Die Einzelbetreuung mit sterbenden psychisch kranken alten Menschen muss sich an den Wünschen und Möglichkeiten sowie an der Biografie des Sterbenden orientieren.

„Sie sind wichtig, weil sie eben sind. Sie sind bis zum letzten Augenblick Ihres Lebens wichtig, und wir werden alles tun, damit Sie nicht nur in Frieden sterben, sondern auch leben können bis zuletzt." (Cicely Saunders)

Handlungsaufgaben:
Sterben ist ein Teil des Lebens und soll im Leben stattfinden können, wo und so, wie der Mensch selbst es möchte.
1. Konnten Sie im berufspraktischen Einsatz sterbende und trauernde Menschen, unabhängig von Nationalität, Einkommen etc. mit ihren Bedürfnissen eine mitmenschliche Begleitung in der letzten Phase des Lebensweges geben?
2. Hatten Sie dabei Unterstützung von einem interdisziplinären Team? Wenn ja, wie sah diese Unterstützung aus?

Hospizbewegung

Das Wort „Hospiz", (lat. hospitium) steht für von Mönchen im 10. Jahrhundert errichtete Herberge, Armenunterkunft, Krankenhaus, Altenheim, christliches Gasthaus mit Heimcharakter. All diese Nutzungsformen verbindet: ein Hospiz ist ein „Zuhause auf Zeit", ein Ersatzzuhause.

Die moderne Hospiz-Idee wurde in London von der britischen Ärztin Cicely Saunders im Jahre 1967 begründet (St. Christopher Hospiz). Sie versteht „Hospiz" als Konzept für Leben bis zuletzt, für menschenwürdiges Sterben, für einfühlsame Begleitung, auch in der Trauer der Angehörigen.

Das erste deutsche Hospiz wurde 1986 in Aachen gegründet. In vergangener Zeit haben sich vermehrt stationäre Hospize gegründet. Ein Hospiz ist dadurch gekennzeichnet, dass bei Menschen mit unheilbarer Krankheit in der letzten Lebensphase (von mehreren Wochen bis zu mehreren Monaten) eine sehr intensive Betreuung und Sterbebegleitung erfolgt. Vielfach handelt es sich um onkologischkranke Patienten, die in ein Hospiz einziehen. Angehörigen wird die Gelegenheit gegeben, ihre Schwerkranken zu begleiten und in Frieden Abschied zu nehmen.

Grundgedanke im Hospiz: palliative Medizin und palliativ Care

Unter „palliativ" (lat. pallium = Mantel) wird eine Behandlung eines Patienten mit einer weit fortschreitenden Erkrankung, bei denen eine kurative Therapie nicht mehr möglich ist, verstanden. Die Entwicklung der Palliativmedizin und Pflege nimmt u.a. in England in den 60er- Jahren ihren Ausgang, die maßgeblich durch C. Saunders geprägt wurde. Im Mittelpunkt der medizinischen und pflegerischen Tätigkeit steht die Linderung bzw. die Beseitigung quälender Symptome, die sich im Laufe der Erkrankung einstellen, mit dem Ziel, die Lebensqualität des Kranken zu verbessern.

Die palliative medizinische und pflegerische Versorgung beruht in erster Linie auf einer adäquaten Schmerztherapie, die Behandlung von Atemnot und von gastrointestinalen Problemen wie Obstipation, Ileus und Erbrechen.

Darüber hinaus leiden viele onkologische Patienten an neurologischen Symptomen wie Schwindel, Verwirrtheit oder Aggressionen. Die Symptome werden nicht sofort medikamentös behandelt. Gespräche, liebevoller Umgang und Zuwendung haben Priorität. Eine sinnlose Verlängerung des Sterbens wird abgelehnt, ebenso eine christlich nicht verantwortbare Lebensverkürzung.

Im stationären Hospiz erfahren Menschen ein würdevolles Leben bis zum Tod. Nach dem Verständnis von einem christlichen Menschenbild bedeutet würdevoll u.a., dass Menschen im Sterben nicht allein gelassen werden.

Das flexible Konzept der Sterbebegleitung sollte nicht nur im Zusammenhang mit der Hospizbewegung gebracht werden, sondern auch für Sterbende und ihre

Angehörige im häuslichen, als auch im vollstationären Altenhilfebereich angewandt werden.

8.2.1 Voraussetzungen zur Sterbebegleitung

Sterbende sind auf Hilfe und Verständnis angewiesen. Sehr wichtig ist eine positive und aktive Haltung zum sterbenden chronisch Kranken oder psychisch Alterskranken.

Handlungsaufgaben:
Wer Sterbende betreuen will, muss eine Einstellung zu sich selber haben und auch zum eigenen Tod.
1. Wie stellen Sie sich Ihr eigenes Sterben vor?
2. Welche Einstellungen und Haltungen sollten Sie in der Begleitung von sterbenden psychisch Alterskranken mitbringen?

Während der Zeit des Sterbens sollten Altenpflegerinnen zu einer kompetenten Unterstützung fähig sein, um den emotionalen, geistigen, spirituellen und körperlichen Bedürfnissen des Sterbenden und seinen Angehörigen gerecht zu werden. Es bedarf der besonderen Wahrnehmung von Altenpflegekräften, zu erkennen und praktisch einzuüben, wie dem psychisch Alterskranken Hilfe im nicht zu behebbaren Leiden und in der Bewältigung des Sterbens zu geben ist. Hierzu sind pflegeplanungsrelevante und biografische Gesichtspunkte eine Hilfestellung.
Es ist erforderlich, dass Altenpflegerinnen die Fähigkeit erlernen, Trauernde zu trösten, sich auf das Leid der Trauernden einzulassen und Menschen zu helfen, dem Tod mit Würde zu begegnen.
Für Altenpflegerinnen, die bei einem psychisch Alterskranken eine Begleitung vornehmen ist es wichtig, die latente Botschaft, die das emotionale Erleben enthält, zu verstehen, um den Sterbenden den Weg zur Selbsterkenntnis zu öffnen. Altenpflegerinnen sollten die Konfrontation mit den körperlichen Veränderungen (Verfall) ertragen können.

Der Sterbende braucht bei der Begleitung nicht die Helfer-Rolle von der Altenpflegerin, er braucht den Menschen, der ihn spüren lässt: Ich lasse dich nicht allein.

8.2.2 Fragen zur Suchhaltung

Der Prozess der Sterbebegleitung wird einfacher, wenn Altenpflegerinnen durch folgende Fragen zu mehr Klarheit über sich selbst finden:
- Kann ich meine eigene/n Ängste und Betroffenheit zulassen?

- Habe ich die Sensibilität die Bedürfnisse des Sterbenden aufzunehmen?
- Kann ich es aushalten, wenn der Sterbende mich ablehnt?
- Akzeptiere ich andere im Pflegeteam?
- Habe ich die Fähigkeit den Sterbenden würdevoll loszulassen?
- Habe ich die Kraft trauernde Angehörige mit zu begleiten?
- Bin ich bereit an Fort- und Weiterbildungen teilzunehmen?
- Sorge ich für mich selbst?
- Kann ich Hilfe in der Supervision finden?

8.2.3 Basistherapie bei Sterbenden

Der sterbende Mensch soll:

- nicht verdursten
- nicht ersticken
- keine Schmerzen leiden
- gut gepflegt werden
- persönliche Zuwendung erfahren

Falls es die kognitiven Fähigkeiten zulassen, können folgende Unterstützungen angeboten werden:

- bei der Lebensrückschau
- um Unerledigtes abzuschließen
- beim Reden über den Sinn des Todes
- beim Erleichtern des Abschieds
- bei der Angstüberwindung
- bei Schuldgefühlen

8.2.4 Die Symbolsprache bei Sterbenden

Sterbende sprechen in Symbolen, d.h. in Zeichen, in denen das Wort z.B. „Reise", „nach-Hause-gehen", „meine Mutter war gestern da", mit einer existentiellen-geistigen Bedeutung zusammenfällt. In den Symbolen liegt ein unbewusster Dialog zwischen Fühlen und Denken, zwischen innerem und äußerem Leben und Erleben, zwischen materieller Erfahrung und Seele. Ein psychisch Alterskranker, der anfängt in seinen letzten Tagen in Symbolen zu sprechen, spricht aus tieferen Ebenen seines Seins und verschlüsselt seine Worte.
Altenpflegerinnen können nicht immer die Symbolsprache, als ein Teil des Sterbeprozesses richtig deuten. Beim Sterbenden wird dieses Verhalten dann als Verwirrtheit, Verlust der Realität oder Bewusstseinstrübung gedeutet.

Handlungsaufgaben:

1. Weshalb trifft die Symbolsprache der Sterbenden oft auf viel Unverständnis, oft auf Abwertung? So wird z.B. in der Übergabe zurückgemeldet: „Herr E. redete gestern abend sehr viel wirres Zeug."
2. Weshalb eigentlich erschöpft uns diese symbolhafte Form des Mitteilens im Umgang mit Sterbenden?
3. Warum ist es so schwer, die Übergänge zu hören? Ängstigt uns die hinter der Sprache angedeutete, unerfahrene „Realität", dass es uns danach drängt, sie abzuwehren?
4. Erschreckt uns das Unaussprechliche, das uns gereicht wird? Begründen Sie Ihre Meinung!

Die Symbolsprache Sterbender will nicht erschrecken. Sie teilt uns mit, dass der Sterbende in lieben Bildern denkt und mit diesen Bildern Abschied von uns nehmen will. Immer wieder ist beobachtet worden, dass auch Demenzerkrankte Tage vor dem klinischen Tod auffallend orientiert reagieren können. Das In-Symbolen-Sprechen erleichtert dem Sterbenden und dem Hörenden dem Dahinter-Liegenden und den Veränderungen verständlich und zugleich milden Ausdruck zu geben. Es ist nicht Verwirrtheit, die bei Sterbenden so oft diagnostiziert wird, sondern ein Aufleuchten neuer Klarheiten. Der Sterbende geht hinaus zu Reisen in die Welt, er will endlich zu Hause ankommen oder sich von seiner Mutter verabschieden.

Merke!

Die Spannung zwischen Angst und Hoffnung verunsichert nicht nur Sterbende und deren Angehörige, sondern auch Altenpflegerinnen, die sich um beide kümmern. Aus der Solidarität der Hilflosigkeit angesichts des Todes kann ein Bündnis des Beistands werden, wenn Altenpflegerinnen (und Ärzte) in Kliniken und Pflegeheimen

- den Tod nicht als Niederlage begreifen
- Sterbende mit ihren Bedürfnissen wahr- und ernst nehmen
- über ihre eigenen Fragen und Gefühle im Hinblick auf Sterben und Tod nachdenken und sprechen
- „Hoffnung eröffnen" und „Zuwendung vermitteln" begreifen als Teil der Aufgabe von Pflege

8.3 Angehörige in der Trauer bei Demenzkranken

Das Leben mit einem Demenzkranken bedeutet bereits schon zu Lebzeiten ein langes und schmerzvolles Abschiednehmen:

- Abschied von einem geliebten Menschen, von seiner Persönlichkeit und seinen Fähigkeiten
- Abschied von der gewohnten Beziehung und des gemeinsamen Austausches
- Abschied von gemeinsamen Erinnerungen und Zukunftsplänen

Über Demenzkranke trauern Angehörige anders als über andere Menschen. Das liegt daran, dass man bei einer Demenz als Angehöriger bereits seit langem weiß, dass es sich um eine unheilbare Erkrankung handelt. Sie mussten während des Krankheitsverlaufs viele Verluste bewältigen (z.B. Persönlichkeitsverlust, Verlust der kognitiven Fähigkeiten) und im Leben des Kranken von vielen Dingen Abschied nehmen. Im Endstadium der Erkrankung, wenn der alte Mensch sie nicht mehr erkennt, fühlen sie sich abgelehnt oder haben das Gefühl, um ihn trauern zu müssen, obwohl er noch am Leben ist. Nach dem Tod des Kranken kann es zu widersprüchlichen Gefühlen kommen, wie z.B. Traurigkeit und auch Erleichterung.
Die Erfahrung vieler Angehöriger, die einen Demenzkranken versorgten und nach Jahren verloren haben zeigt, dass sie sich mit dem Tod des geliebten Menschen abgefunden haben.

8.4 Pflegerische Interventionen der AEDL

La: Kommunizieren
Die ohnehin bereits vorhandene Sensibilität bei psychisch veränderten Menschen erhöht sich noch einmal im Sterbeprozess, daher ist eine Rücksichtnahme bei der Kommunikation und bei Angeboten von Aktivitäten erforderlich. Vor allem das Hören wird oft unterschätzt. Da sich das Hören in den letzten Tagen noch einmal in erhöhtem Maße einstellt, sollten Altenpflegerinnen im Beisein des Sterbenden nicht Unbedachtes oder Abschätziges äußern (der Sterbende kann bis zu 20 Sekunden nach dem klinischen Tod noch hören). Psychisch Alterskranke brauchen im Sterbeprozess besondere Zuwendung. Nonverbale und verbale Signale werden beobachtet, interpretiert und soweit es möglich ist umgesetzt. Altenpflegerinnen achten auf das was hinter den Worten steht und versuchen die Gefühlslage des Sterbenden zu erspüren. Alle Fragen werden ehrlich und wahrhaftig für den Menschen verständlich beantwortet. Informationen von nahe stehenden Menschen werden in die Pflege mit einbezogen. Bei Schmerzen sollten schmerzstillende Medikamente ausreichend durch den Arzt verabreicht werden. Auf bewusstseinsreduzierende Mittel sollte verzichtet werden, denn sie betrügen den Tod, auf den ein Sterbender sich einlassen möchte.

La: Sich pflegen

Eine behutsame und bedürfnisgerechte grundpflegerische Versorgung sollte gewährleistet sein; es dürfen dem Sterbenden aber keine Überbelastungen z.B. durch häufiges Umlagern, Beziehen des Bettes, Duschen oder Baden zugemutet werden. Auf das Legen eines Blasenkatheters bei Harninkontinenz wird verzichtet. Basale Stimulation oder Anteile der Methode, z.B. die Aromatherapie können angeboten werden, ebenso Einreibungen (z.B. ASE), Wickel oder Massagen.

La: Essen und trinken

Ess- und Trinkverweigerung sollte respektiert werden. Nach allem, was an physiologischen Untersuchungen zum Problem des Austrocknens von sterbenden Menschen bekannt ist, bewirkt die mit der Exsikkose einhergehende Elektrolyt-Verschiebung, dass eine Schmerzstillung erreicht werden kann (Flüssigkeitsmangel setzen Endomorphine frei, diese wirken schmerzlindernd wie Opiate). Hinzu kommt, dass durch die Austrocknung, die perifokalen Ödeme von Tumoren oder minderdurchbluteten Arealen verringert werden und auf diese Weise Druckerscheinungen (auch Hirndruck) entgegengewirkt wird. Das trägt mit dazu bei, dass sich Sterbende wohler fühlen (Student 1993, Hannover).

La: Sich beschäftigen

Psychisch beeinträchtige alte Menschen können sehr gut über musiktherapeutische Mittel beim Sterben begleitet werden (vgl. „Begleitung Sterbender mit musiktherapeutischen Mitteln" Seite 455).

La: Für eine sichere Umgebung sorgen

Durch Beibehalten von Gewohnheiten im Tagesablauf kann dem Sterbenden Sicherheit und Orientierung vermittelt werden.

La: Soziale Bereiche des Lebens sichern

In der Sterbephase ist eine enge Zusammenarbeit zwischen Angehörigen, Arzt, Seelsorger, Besuchsdiensten (Hospizmitarbeiter), Mitbewohnern und dem Pflegeteam notwendig. Angehörige benötigen besonderen Beistand. Den Angehörigen/Freunden wird die Anwesenheit über 24 Stunden ermöglicht.

La: Mit existenziellen Erfahrungen des Lebens umgehen

Eine therapeutische Beziehung, die durch eine bezugsorientierte Pflege aufgebaut worden ist, ist Grundlage der Sterbebegleitung. Religiöse und kulturelle Bedürfnisse werden erfasst und Möglichkeiten der Umsetzung gegeben. Werden psychisch veränderte Menschen in der Sterbephase besonders unruhig oder fangen an zu schreien, so darf das nicht missgedeutet und der Psychopharmakaeinsatz erhöht werden, sondern hier sind mit Arztabsprachen schmerzstillende Medikamente oder palliative Maßnahmen angezeigt. Werden

Angehörige in den Prozess der Pflege des Sterbenden mit einbezogen, desto leichter wird für sie das Loslassen vom geliebten Menschen.

Wiederholungsfragen

1. Aus welchen Gründen wird die geistliche Versorgung von psychisch Alterskranken in Pflegeheimen erschwert? Erläutern Sie!
2. Geben Sie eine Konzeption vor und begründen Sie, wie Sie auf der emotionalen Ebene im Pflegeheim Religion umsetzen können?
3. Schildern Sie die Erwartungen, die Angehörige oft gegenüber der Profession Pflege mitbringen, wenn es um die Frage nach dem Lebenssinn von einem alten Menschen im Pflegeheim geht.
4. Wie gehen Sie angemessen mit pflegenden Angehörigen um, die der Meinung sind, alte Menschen benötigen keine sinnstiftenden Aufgaben mehr, weil diese bereits genug im Leben gearbeitet haben?
5. Erklären Sie den Begriff „Sterbebegleitung".
6. Führen Sie Voraussetzungen auf, die notwendig sind, um psychisch Alterskranke im Sterbeprozess begleiten zu können!
7. Welche Faktoren gehören zur Basistherapie bei Sterbenden?
8. Welche Pflegemaßnahmen zur Lebensaktivität „sich pflegen" sollten bei einem sterbenden Menschen beachtet werden?

14. Kapitel
Gerontopsychiatrisches Versorgungskonzept in Deutschland

Altgewordene psychisch kranke Menschen stellen die bisher für sie vorgehaltene Versorgungstruktur vor eine neue Situation.
Die meisten Einrichtungen für Psychischkranke sind nicht immer auf die allgemeine Pflege ihres älterwerdenden Klientels ausgerichtet. Andererseits sind die Anbieter von Versorgungs- und Pflegeangeboten für psychisch Alterskranke ebenfalls nicht auf diesen Personenkreis ausgerichtet. Sie werden für sie mit neuen Problemen konfrontiert.
Die Versorgung altgewordener psychischkranker Menschen ist eine Herausforderung an Planer und Versorger der sozialen Systeme.

1 Die ambulante Versorgung

Der Grundgedanke, dass jeder ältere Mensch so lange wie möglich zu Hause bleiben und dort die nötige Unterstützung und Pflege erhalten soll, ist häufig gut. Im häuslichen Bereich werden zur Zeit ca. 70% der psychisch Alterskranken von professionellen Pflegekräften gepflegt aufgrund von hinzukommenden geriatrischen Krankheitsbildern.
Die ambulante Pflege erfordert Rahmenbedingungen, die die besondere Situation und die Bedürfnisse der wachsenden Zahl gerontopsychiatrisch veränderter Menschen und ihrer Angehörigen zur Zeit noch nicht ausreichend berücksichtigt.
Insbesondere die Pflege von Psychischkranken erfordert ein hohes Maß an Empathievermögen. Die Angehörigen von psychisch Alterskranken benötigen Unterstützung und Entlastung durch gerontopsychiatrisch ausgebildetes Pflegepersonal. Erforderlich ist es jedoch den Kranken eine Betreuungskontinuität anzubieten.

1.1 Forderungen für psychisch Alterskranke in der ambulanten Pflege

- Die Versorgung von Demenzkranken durch ambulante Pflegedienste kann nur gelingen, wenn im Umfeld der Kranken ein stützendes soziales System vorhanden ist. Besonders Demenzkranke sind auf ein funktionierendes Umfeld angewiesen, denn sie selbst können aufgrund ihrer zunehmenden Beeinträchtigung keine Hilfen koordinieren, organisieren oder Unstimmigkeiten im Umfeld ausgleichen. Zu diesem stützenden System gehören Angehörige, Nachbarn, Hausärzte u.a.
- Ein häufiger Wechsel der Pflegemitarbeiter stellt für Demenzerkrankte in der Regel eine völlige Überforderung ihrer Fähigkeiten dar, weil sie sich auf

unterschiedliche Menschen und Situationen einstellen müssen. Die Kranken benötigen im ambulanten Bereich erfahrene Bezugspersonen, die eine umfassende Pflege leisten können; unter Umständen mit Einbezug hauswirtschaftlicher und alltagsbezogener Aktivitäten.

- Die ambulante Versorgung gerontopsychiatrisch veränderter Menschen erfordert die Zusammenarbeit unterschiedlicher Disziplinen: Ärzte, Pflegedienste und Förderer müssen Hand in Hand arbeiten.
- Eine bedarfsgerechte Umsetzung verlangt finanzielle und organisatorische Rahmenbedingungen, die im Rahmen der Pflegeversicherung z.T. finanzierbar sind, und der besonderen Situation und den Bedürfnissen der wachsenden Zahl gerontopsychiatrisch veränderter Menschen gerecht werden. Insbesondere die Betreuung während der Nachtstunden bleibt als ungelöstes Problem bestehen.

Handlungsaufgabe:
Als Dienstleistungs- und Servicebetriebe sieht sich die ambulante Pflege in der Zukunft vor anspruchsvolleren Erwartungen psychisch Alterskranker und deren Angehörigen, als Kunden ausgesetzt.
Machen Sie eine konkrete Aufstellung, welche technischen, organisatorischen und vor allem psychosozialen Unterstützungsangebote (Leistungen und Rahmenbedingungen) gegeben sein müssen, damit psychisch Alterskranke im häuslichen Umfeld ihren Lebensabend verbringen können!

1.2 Folgerungen

Gerontopsychiatrisch Erkrankte „funktionieren" nicht nach Pflegemodulen. Ihre Kooperation in der Pflege wird nicht einfach durch die Anwesenheit einer Pflegeperson hergestellt. Sie sind keine Kunden, die lediglich die fachgerechte Ausführung einer manuellen Dienstleistung benötigen. Was sich als Transparenz von Dienstleistung kundtut, erweist sich in der Pflege gerontopsychiatrisch Erkrankter als Fehlleistung und Fehlorientierung. Die Resultate einer manuellen Arbeit in den Vordergrund zu stellen, kann kein Qualitätsmerkmal von Pflege sein. Demenzerkrankte, die mit diesem System nicht zurechtkommen, werden oft zu „schwierigen" Kunden. Die Grenzen ambulanter Hilfe werden als erreicht gesehen, ohne das geeignete Hilfe überhaupt zum Einsatz gekommen wäre.
Die Folge dieser Gegebenheit ist nicht selten, dass Angehörige auf pflegerische Hilfe verzichten und durch Überforderung auch selbst erkranken (vgl. „Umgang mit pflegenden Angehörigen" Seite 529). Eine weitere Folge daraus wäre die frühzeitige Aufnahme des Kranken in eine vollstationäre oder gar geschlossene Pflegeeinrichtung.

2 Die stationäre Versorgung

2.1 Satt, sauber und still-Pflege

Die zunehmende Zahl dementiell erkrankter Menschen in stationären Senioreneinrichtungen stellt vor allem Praktiker vor neue Aufgaben. Ein großer Teil des Klientels zeigt dementielle Erkrankungen, die ein bedürfnisgerechtes Umfeld benötigen.

„Satt, sauber und still...!? „
ist eine provokative Fragestellung, die die Veränderung in stationären Einrichtungen verdeutlicht: Dementenbetreuung ist nicht die Rund-um-Versorgung von Menschen, sondern der Anspruch, durch Gestaltung und Strukturierung den Betroffenen Sicherheit und Lebensqualität zu bieten.

Laut Gesetz steht jedem psychisch Alterskranken im Seniorenpflegeheim eine korrekte und hochwertige Pflege zu. Diese ist erklärtes Ziel der Kostenträger, also Pflegekassen und Sozialhilfeträger. In einer gemeinsamen Empfehlung (vom 07.03.1996), die für alle Einrichtungen bindend ist, wurden diese Standards festgelegt:

„Die Pflege und Versorgung in einer vollstationären Pflegeeinrichtung orientiert sich an einer menschenwürdigen Lebensqualität und Zufriedenheit des Bewohners. Unter besonderer Berücksichtigung der Lebensrückschau trägt sie zur Befriedigung der körperlichen, geistigen, sozialen und seelischen Bedürfnisse des Bewohners bei. (...) Die Tages- und Nachtstrukturierung wird bewohnerorientiert ausgerichtet. Die Gestaltung eines vom Bewohner als sinnvoll erlebten Alltags sowie die Teilnahme am sozialen und kulturellen Leben sind zu ermöglichen. (...) Die Pflege wird fachlich kompetent nach den allgemein anerkannten pflegewissenschaftlichen Erkenntnissen erbracht."

Handlungsaufgabe:
Das liest sich sehr schön; so würden Altenpflegerinnen gerne arbeiten, und so würden sie selber im Alter auch gerne versorgt sein.
Die Qualität der gerontopsychiatrischen Pflege ist nicht in allen Seniorenpflegeheimen so wie sie sein sollte. Stellen Sie Thesen zur momentanen Realität gerontopsychiatrischer Pflegebedingungen in der stationären Altenhilfe auf.

2.2 Die Notwendigkeit gerontopsychiatrischer Wohn- und Pflegekonzeptionen

In den meisten stationären Seniorenpflegeeinrichtungen wird der Anteil der gerontopsychiatrisch veränderten Menschen mit zum Teil über 50% angegeben. Die Beziehungsgestaltung zu diesen Menschen bereitet aber den meisten Pflegekräften große Probleme, da die Ausbildung im gerontopsychiatrischen Bereich von vielen Fachkräften noch immer als defizitär und für die Praxis unzureichend erlebt wird und unexaminierte Pflegerinnen in der Regel keine Ausbildung im Umgang mit verwirrten oder depressiven alten Menschen haben. Hinzu kommt, dass bisher wenige Einrichtungen spezielle gerontopsychiatrische Wohn- und Pflegekonzepte entwickelt haben, die für alle Mitarbeiter/innen z.B. pflegefachliche Handlungsanweisungen vorgeben, wie mit gerontopsychiatrisch veränderten Menschen umzugehen ist.
Bei zunehmender Demenz wird die Betreuung und Pflege auch zukünftig nur begrenzt ambulant möglich sein, so dass der Anteil von chronisch verwirrten alten Menschen in den stationären Einrichtungen in diesem Jahrhundert stark ansteigen wird. Seniorenpflegeeinrichtungen müssen sich den verschärften Anforderungen einer fachgerechten gerontopsychiatrischen Versorgung stellen und entsprechende Wohn- und Pflegekonzepte erstellen.
Nicht nur die Interessen alter Menschen und deren Angehörige verlangen danach, sondern auch der „Pflegemarkt" wird dieses einfordern.
Angehörige und Betroffene können heute im großen Sortiment der Anbieter von ambulanter und stationärer Pflege wählen. Nicht nur das Preis-Leistungsverhältnis wird eine Rolle spielen, sondern auch die fachliche Qualität wird den Ruf eines Anbieters nachhaltig prägen.

Handlungsaufgabe:
Wie könnte Ihrer Meinung nach ein gerontopsychiatrisches Pflege- und Wohnkonzept für eine stationäre Einrichtung aussehen? Setzen Sie Schwerpunkte mit Ihrer Arbeitsgruppe.

2.2.1 Merkmale gerontopsychiatrischer Wohnkonzeptionen

- Die **Wohngruppe** weist eine demenzgerechte Gestaltung des räumlichen Milieus auf. Harmonische Farben sind Streicheleinheiten für die kranke Seele. Demenzerkrankte reagieren positiv auf abwechslungsreiche Farbgebungen und sanfte Pastelltöne. Der Fußboden sollte nicht spiegeln und keine Intarsienmuster aufweisen. Der Kranke hat ansonsten Angst in ein Loch zu fallen.

- **Wohngruppenküchen** sind so gestaltet, dass sie auch für hauswirtschaftliche Arbeiten durch die Senioren genutzt werden können. Kurze Phasen der „Mitarbeit" beim Kochen oder Backen sind leichter möglich. Essen ist mehr als nur Nahrungsaufnahme, daher erfolgt unter Einbezug von Ressourcen das Zubereiten von Frühstück, Mittagessen, Kaffee und Kuchen sowie Abendessen gemeinsam.

- Die **Speisenversorgung** wird nicht im Tablett-System angeboten. Die Tische werden durch die Senioren selber gedeckt, soweit es diese noch können und werden durch sie auch wieder abgeräumt. Am Abend verrichten sie in der Wohngruppenküche Küchendienst.

- Das zentral gelegene **Wohnzimmer** ist einzusehen, so dass die dort angebotenen Beschäftigungen zum Mitmachen einladen (z.B. die Morgenrunde mit anschließender Morgengymnastik).

- Psychisch Alterskranke liegen tagsüber nicht im **Pflegebett**. Sie verbringen den Tag nicht in Nachtwäsche und Bademantel. Ebenso wenig wie die Gepflegten „Patientenkleidung" tragen, tragen die Pflegenden keine typische Krankenhauskleidung. Kleidung und persönliche Gebrauchsgegenstände haben ihren festen Aufbewahrungsort.

- Gemütliche **Rückzugsnischen** sind vorhanden, ebenso eine Möblierung ohne institutionellen Charakter. Flurenden oder Nischen werden zu Kommunikationsecken oder zu Treffpunkten. Gefahrlose Rundwege in der Wohngruppe führen in einen Garten hinaus. Sie sorgen für ausreichende Laufmöglichkeiten bei erhöhtem Bewegungsdrang.

- Der **Garten** stellt ein Erlebnisfeld dar und bietet eine jahreszeitliche Orientierung. Erlebniselemente können Hühner- oder Kaninchenstall mit Freilaufwiese, kleiner Fischteich, Gewächshaus, Hochbeete, Obstbaumreihe oder Wildwiese sein.

- Die **Wohnatmosphäre** sollte ruhig und ausgeglichen sein. Psychisch Alterskranke reagieren unruhig auf eine ganztägige Gemeinschaftsbeschallung.

- Zur Erhaltung der **sozialpraktischen Kompetenz** im Alltag ist die Möglichkeit des Einkaufens in der Einrichtung, z.B. in einem Kiosk gegeben. Auch der Friseur sollte in der Pflegeeinrichtung erreichbar sein.

2.2.2 Ziele gerontopsychiatrischer Wohnkonzepte

Mit einem Wohnkonzept auf die Bedürfnisse psychisch Alterskranker ausgerichtet, können folgende Ziele erreicht werden:

- Verbesserung des Wohlbefindens
- Erhaltung der Selbstständigkeit
- Anpassung an individuelle Biorhythmen
- Anerkennung des Stellenwertes von gerontopsychiatrisch veränderten Menschen von der Gesellschaft

2.3 Betreuungsformen in der stationären Altenhilfe

Es wird zwischen geschlossenen und offenen gerontopsychiatrischen Pflegewohngruppen unterschieden.

2.3.1 Die offene Pflegewohngruppe

Aufnahmekriterien:
Der psychisch Alterskranke ist weitgehend bewusstseinsklar, hat Ressourcen, die eingesetzt und erhalten werden können. Autoaggressionsanteile und suizidale Absichten liegen nicht vor.

Merkmale der offenen Pflegewohngruppe

- keine verschlossenen Ausgänge
- Wohncharakter mit signifikanten Orientierungshilfen
- trägt dem Grundrecht nach Freiheit Rechnung
- bietet genügend Freiraum zur Ressourcenerhaltung
- Gefahren werden rechtzeitig durch geschultes Pflegepersonal erkannt
- Eigenverantwortung des alten Menschen wird zugelassen und gefördert

Problematik der Betreuungsform
Probleme entstehen dadurch, dass Demenzerkrankte sich im Haus und außerhalb verirren können. Sie finden den Weg nicht zurück. Unzureichend gekleidet und verkehrsuntüchtig erleiden sie Schaden oder kommen sogar zu Tode.

2.3.2 Die geschlossene Pflegewohngruppe

Die geschlossene Wohngruppe wird besser als „behütete" oder „beschützte" Wohngruppe bezeichnet.

Aufnahmekriterien
Der psychisch Alterskranke ist stark bewusstseinsgestört, gefährdet sich selbst und Mitmenschen durch ein hohes Aggressionspotential und/oder hat bereits suizidale Absichten ausgeübt. Der Betroffene braucht Schutzmaßnahmen zur Sicherheit; diese orientieren sich an seine Bedürfnisse und Ressourcen.

Merkmale der geschlossenen Pflegewohngruppe

- verschlossene Türen und Ausgänge mit Überwachungscodes oder Signalauslösungen
- besondere Raumgestaltung, z.B. Snoezelen
- enge Freiräume, die besonders den Bewegungsdrang einschränken
- Freiheitsentzug durch vormundschaftsrichterliche Beschlüsse
- starre Regeln über Verbote (z.B. Alkohol, gefährliche Gegenstände, Medikamente)
- Sicherheitsbestimmungen und Kontrollen
- ein reichhaltiges Angebot an Beschäftigung

Problematik der Betreuungsform
Unter Freiheitsentzug kann es bei den Kranken zu verstärkten Aggressionen und anderen Verhaltensauffälligkeiten kommen, z.B. verschlossene Türen animieren den Kranken vermehrt an diesen zu rütteln. Die Kranken können nicht den Schutzcharakter verstehen; sie haben kein Verständnis für die Maßnahme. Die geschlossene Wohngruppe kann schnell den Charakter eines Gefängnisses bekommen. Altenpflegerinnen sollten ihre Pflegeschwerpunkte nicht auf ihre „Aufsicht" (Einhaltung aller Sicherheitsvorkehrungen) legen, sondern sich verstärkt um ein milieutherapeutisches Umfeld bemühen, damit die Situation für die Kranken erträglicher gestaltet werden kann (vgl. „Die Milieutherapie" Seite 463). Die Aufmerksamkeit der Kranken wird auf sinnvolle Beschäftigungsangebote gelenkt. Die Erforderlichkeit zur geschlossenen Unterbringung ist in §1906 des BGB geregelt und ist immer vormundschaftsrichterlich in regelmäßigen Abständen zu überprüfen.

2.4 Betreuungsmodelle in der stationären Altenhilfe

Die wachsende Zahl, allein an Demenzkranken, fordert explizit neue Möglichkeiten besonders für den dementen Menschen selbst zu schaffen.

Den stationären Einrichtungen stehen zwei Betreuungsmodelle zur Verfügung.

2.4.1 Die integrative Pflegewohngruppe

Mit Hilfe einer aktivierenden Pflege und dem Konzept der Milieugestaltung werden psychisch Kranke gemeinsam mit psychisch Gesunden, jedoch körperlich pflegebedürftigen Menschen betreut.
Dem Kranken wird in der Seniorenpflegeeinrichtung ein bleibendes „Zuhause" angeboten. Die Organisation der Einrichtung sollte dem Kranken ermöglichen, dass er innerhalb der Pflegeeinrichtung nicht mehrfach umziehen muss. Bei Menschen mit dementiven Erkrankungen können Umzüge zu einer Verstärkung der Desorientierung bis hin zur völligen Dekompensation führen.

Das Ziel des integrativen Wohnmodells
Aktivierung und Förderung der gesunden Persönlichkeitsanteile der psychisch kranken Menschen durch das Zusammenleben mit psychisch gesunden Menschen.

Ein Beispiel:
Der chronisch verwirrte Herr F. glaubt in der Nacht, dass seine schon längst verstorbene Ehefrau sich im Nebenzimmer befindet. Er sucht das Zimmer auf, um zu ihr zu gehen. Dort trifft er jedoch einen anderen Mann im Bett an. Er versucht nun mit allen Mitteln, diesen Konkurrenten zu vertreiben. Die Nachtschwester wird gerufen. Diese versucht den kranken Herrn F. aufzuklären. Bei Herrn F. kommen die Erklärungen kognitiv nicht an; er vermutet eine Intrige und verhält sich dementsprechend.
Die Nachtschwester versucht daraufhin dem gesunden Herrn alles zu erklären: Herr F. ist krank und es wäre schön, wenn er dafür Verständnis habe.

Der an Demenz erkrankte Herr F. überschreitet eindeutig und für die anderen Mitbewohner ohne erkennbaren Grund eine im zwischenmenschlichen Bereich festgelegte Grenze und provoziert einen Konflikt. Er ist jedoch für eine Lösungsstrategie kognitiv nicht erreichbar. Erstens betrachtet er sich selbst nicht als Konfliktursache und zweitens erkennt er für unsere Konfliktlösung keinerlei Zusammenhänge. Die Lösungsebene liegt also beim gesunden Mitbewohner. Und dieser Herr wird nun alltäglich konfrontiert mit seinem absoluten Angstbild für die Zukunft, nämlich einmal so zu werden wie Herr F. Er reagiert daraufhin folgerichtig selbst mit Verhaltensweisen, welche das Zusammenleben schwieriger, ja oftmals unmöglich machen. Er, der Gesunde lehnt den demenzkranken Herrn F. ab. Er wird sich Zuwendung erkämpfen und alles daran setzen, dass ein Negativbild sich täglich bewahrheitet, nicht wissend, was er selbst dazu beiträgt, um dieses Bild zu zementieren. Er wird zum Schwachen gemacht, da der kranke Herr F. soviel Macht erhält, ein ganzes System zu tyrannisieren.

Handlungsaufgabe:
In dem obigen Beispiel ist kein Pflegewissen gefragt. Die Nachtschwester wird einer Situation ausgesetzt, die sie nicht lösen kann. Überforderung, Versagthaben, Burn-out seien als Stichworte erwähnt. Die Institutionen stehen diesem Komplex meist hilflos gegenüber und das System produziert nur noch Verlierer: die psychisch Alterskranken, die Altenpflegerinnen, die Angehörigen. Wem tun wir in solch einem Fall mit dem Integrationsmodell einen Gefallen? Wer profitiert von diesem System? Bitte diskutieren Sie diesen Fokus in Ihrer Arbeitsgruppe!

Vorteile der Betreuungsform:

- ein Umzug auf eine Spezialstation für psychisch Alterskranke entfällt
- keine Stigmatisierung des „Ghettos im Ghetto"
- stützende Pflegekonzeptionen (z.B. Gedächtnistraining) für psychisch Alterskranke können eine präventive Wirkung für psychisch ältere Gesunde haben

Nachteile der Betreuungsform:

- psychisch Gesunde fungieren nicht als Co-Therapeuten
- häufige Konflikte zwischen psychisch Alterskranken und psychisch älteren Gesunden, z.B. beobachtbare Feindseligkeiten (Ausgrenzen, Beschimpfungen, Tätlichkeiten, wie „wegschubsen")
- Desintegration verschlimmert Verwirrtheit
- psychisch Gesunde haben Angst „selbst so zu werden wie die Verwirrten"
- Bei der Betreuungsform kann das Pflegepersonal weder den körperlich pflegebedürftigen Menschen noch den so genannten „Verhaltensauffälligen" ausreichend gerecht werden. Es entstehen Überlastungssituationen sowie Ziel- und/oder Prioritätenkonflikte

Grundvoraussetzungen für die Betreuungsform

- mindestens 60% exam. Pflegepersonal mit Pflegebildung
- auf Demenzerkrankte abgestimmtes Pflege- und Wohnkonzept
- architektonisch übersichtliche Gestaltung
- Zuschlag zum Pflegesatz für jeden psychisch Alterskranken (für einen verbesserten Personalschlüssel)
- Flexibilität in den Dienstzeiten des Pflegepersonals, z.B. Frühdienst ab 6.30 Uhr, Dauer des Spätdienstes bis 22.00 Uhr
- Supervisionen und Fallbesprechungen zu Problemverhalten einzelner Senioren

- Kooperation der behandelnden Hausärzte mit Fachärzten für Psychiatrie/ Gerontopsychiatrie und mit anderen Berufsgruppen, z.B. Ergotherapeuten etc.
- funktionierende Verwaltung, seniorenorientiert arbeitender Hauswirtschaftsbereich
- eine Führungsebene (z.B. Wohngruppenleitungen, Pflegedienstleitungen), die gerontopsychiatrische Pflege als handlungsleitend für sich selbst ansehen
- interne Fortbildungsveranstaltungen zu gerontopsychiatrischen Themen

2.4.2 Die segregative Pflegewohngruppe

Das Wort segregativ bedeutet: segregare (lat.), entfernen, trennen.
Psychisch Alterskranke werden homogen in einer Pflegewohngruppe betreut, die im Verlauf der Erkrankung eine Vielzahl an Verhaltensstörungen zeigen, die ihre Integrationsfähigkeit vermindern.
Der Demenzerkrankte, als auch der somatisch Pflegebedürftige hat ein Schutzbedürfnis, das Altenpflegerinnen ernst nehmen müssen. Das Leben und Wohnen in einer Pflegeeinrichtung darf nicht zu einem Test der „Belastungsfähigkeit" werden.

Handlungsaufgbe:
Wie viele und welche Störungen oder Beeinträchtigungen „Ihrer Lebensqualität" sind für Sie in der gerontopsychiatrischen Pflegearbeit akzeptabel?

Das Ziel des segregativen Wohnmodells
Aktivierung und Erhaltung der gesunden Persönlichkeitsanteile von psychisch kranken Menschen unter Gleichgesinnten.
Der Kontakt mit geistig gesunden Mitbewohnern wird vermieden, dadurch bleibt die zusätzliche Konfrontation des psychisch Alterskranken mit seinen eigenen mentalen Defiziten aus. In der Wohngruppe kann ein therapeutisches Milieu hergestellt werden, welches geprägt ist von Gelassenheit, Harmonie und Zulassung von Chaos. Altenpflegerinnen lernen Verhaltensstörungen eher zu tolerieren.

Vorteile des Wohnmodells:

- Integration verhindert weitgehend zusätzliche Verwirrtheit
- der psychisch Alterskranke kann bis zu seinem Tod in der Wohngruppe verweilen
- stützende Pflegekonzeptionen für psychisch Kranke werden vermehrt zur Umsetzung eingebracht

- keine physischen und psychischen Angriffe der Kranken von Seiten der geistig gesunden Senioren
- Die Auseinandersetzung mit verärgerten Angehörigen entfällt, z.B. „wer liegt in dem Bett von meinem Vater?"
- Sicherheitsbedürfnisse von Demenzerkrankten können wahrgenommen werden, d.h. ein dementengerechtes Milieu kann gestaltet werden; eine bedürfnisorientierte Tagesstrukturierung ist möglich; Demenzkranke können „Person sein"
- Altenpflegerinnen bekommen eine größere Verhaltenssicherheit im Umgang mit Demenzerkrankten und können sich bewusst und freiwillig für einen Aufgabenbereich entscheiden

Nachteile des Wohnmodells:

- Effekt der Ghettosierung
- hohe psychische Belastung für das Pflegepersonal
- das Pflegepersonal kann leicht Ressourcen des psychisch Alterskranken übersehen und neigt dazu ihn in den Lebensaktivitäten überzuversorgen

Grundvoraussetzungen

Die Grundvoraussetzungen des segregativen Wohnmodells für die Umsetzung in die Pflegepraxis entsprechen dem des integrativen Betreuungsmodells (vgl. Seite 570).

Merke!

Spätestens, wenn der psychisch Alterskranke nicht mehr auf die Realität zu orientieren ist, gilt es eine für ihn gerechte Lebenswelt herzustellen, die nicht unbedingt den Wünschen und Bedürfnissen der geistig gesunden alten Menschen entspricht.

2.5 Folgerungen

In der stationären Altenpflege spielen mentale Probleme bei den Pflegebedürftigen eine große Rolle. Für das Pflegepersonal sind psychische Herausforderungen anspruchsvoll und können nur mit fachlichem gerontopsychiatrischem Pflegewissen bewältigt werden.
Es ist unverständlich, dass die Personalbesetzung in Pflegeheimen stark vernachlässigt wird und eine Heimverordnung derzeit nur auf 50% qualifiziertes Personal beharren muss.

Es stellt sich die Frage, wie eine stationäre Einrichtung ein humaner Lebensort sein kann, in dem ein geringer Anteil von Fachkräften ein großer Anteil von unqualifizierten Beschäftigten gegenübersteht.[60]

Die Ursachen für die vielfältigen Schwierigkeiten und Unzulänglichkeiten in der Pflege von psychisch Alterskranken sind darin zu sehen, dass die Gestaltung des Pflegealltags heute noch durch Pflegeparadigmen aus einer Zeit bestimmt wird, in der die körperliche und geistige Gesundheitsstruktur der Senioren eine völlig andere Pflegepraxis notwendig machte. Eine Orientierung erfolgt derzeit nur an dem medizinisch-technischen Krankheitsbegriff (siehe auch Seite 23, Kapitel 1.3 „Medizin und Pflege als Ergänzung").

Die Frage nach der optimalen Lösbarkeit der Betreuung von Demenzerkrankten sollte primär eine Frage nach der persönlichen Haltung jeder einzelnen Altenpflegerin, einem bedürfnisorientierten Pflegeverständnis, der Milieugestaltung sowie nach dem Pflegeorganisationssystem der Pflegeeinrichtung sein; und sollte erst sekundär eine Frage nach erhöhten Pflegesätzen sein.

2.6 Gerontopsychiatrische Wohngemeinschaft

Wohngemeinschaften für dementiell erkrankte ältere Menschen gehören nicht zum sozialpflegerischen Alltag in Deutschland. Vor allem die schwierige Rechtskonstruktion solcher Wohngruppen als „Nicht-Einrichtung" im Sinne des Heimgesetzes machte ihre Etablierung bislang sehr schwierig und aufwendig.

Eine Gruppe alter Menschen (ca. 6-12 Personen) schließen sich zu einer Wohngemeinschaft zusammen, ohne heimtypische Regelungen und Strukturen. Eine kleine Wohneinheit/Gemeinschaftsraum rundet das Bild einer familiären Struktur ab. Das Gemeinschaftsleben spielt sich „rund um den Herd" in einer geräumigen Wohnküche ab. Für jeden steht ein eigenes Zimmer zur Verfügung. Die Mitglieder der Hausgemeinschaft beteiligen sich je nach ihren Fähigkeiten und Vorlieben an Alltagsaktivitäten wie Einkaufen, Kochen, Haustiere versorgen, Tisch decken, Spülen, Waschen oder Bügeln. Meistens sind Hobbyräume und Gärten dem Projekt angeschlossen.

Die Wohngemeinschaft wird 24 Stunden von Pflegefachkräften betreut. Notwendige Pflege kann auch durch einen ambulanten Pflegedienst erbracht werden. Durch die aktive Beteiligung an der Alltagsgestaltung und die vertrauten Räume, Abläufe, Geräusche und Gerüche erhalten auch verwirrte Senioren eine bessere Orientierung, mehr Sicherheit und mehr Lebensqualität. Der ganz normale Alltag wird so zur Therapie (vgl. „Normalisierungsprinzip" Seite 466).

---

60 Gegenwärtig befindet sich die stationäre Altenhilfe, bedingt durch finanzielle und organisatorische Neuregelungen im Gefolge des SGB XI (Pflegeversicherungsgesetz), in einem Umstrukturierungsprozess, der die bisherigen Erfolge der Interventionsgerontologie, einschließlich der sozialen Arbeit und psychischen Pflege, gefährdet.

Vorteile des Versorgungssystems:

- Vermeidung von Heimunterbringungen, die meist dem Krankheitsbild nicht angemessen sind
- Prävention durch optimalen Erhalt alltagsweltlicher Kompetenzen der dementiell erkrankten älteren Menschen. Das Leben in der betreuten Wohngemeinschaft erlaubt und fördert die Beteiligung an allen Verrichtungen des täglichen Lebens. Dies beinhaltet nicht nur den Erhalt motorischer und kognitiver Ressourcen, sondern vermeidet zudem Tendenzen zum Rückzug, zur Apathie und zu Depressionen. Auch evtl. auftretende Angstzustände der Kranken können im familiären Rahmen optimaler aufgefangen werden
- reduzierte Gabe von Psychopharmaka
- Vermeidung von Burn-out-Symptomen beim eingesetzten Pflegepersonal; die Arbeitszufriedenheit der Mitarbeiter ist sehr hoch
- Vermeidung von Überforderung der pflegenden Angehörigen

Nachteil des Versorgungssystems:

- hohe Kosten bezüglich der wirtschaftlichen Versorgung

2.7 Gerontopsychiatrische Klinik

Eine stationäre Aufnahme wird notwendig zur Abklärung der Diagnose und/oder der Erarbeitung eines Behandlungsplans (gerontopsychiatrisches Assessment).
Ein Großteil des Klientels der Gerontopsychiatrie sind Patienten, die an verschiedenen Demenzformen leiden sowie Patienten mit Abhängigkeitsproblemen: Medikamentenabusus - gewollt oder auf Grund einer ärztlich verordneten Überdosierung - oder Alkoholabhängigkeit und die daraus resultierenden Abbauprozesse, wie z.B. beim Korsakow-Syndrom. Relativ viele Patienten kommen aus Pflegeheimen oder von zu Hause mit der Einweisungsdiagnose „gestörter Tag-Nachtrhythmus" oder „paranoid-halluzinatorische Psychose mit aggressiven Tendenzen". Einige Patienten weisen Verhaltensstörungen auf. Gelegentlich werden Patienten nach einem Apoplex oder nach Operationen mit akuter Verwirrtheit (Durchgangssyndrom) aufgenommen.
Im Gegensatz zu der Allgemeinpsychiatrie, wo die Patienten „nur" psychisch krank sind, sind viele Patienten der Gerontopsychiatrie aufgrund ihres Alters internistisch krank. Hypertonie, Herz-, Lungen-, Niereninsuffizienz, Diabetes mellitus, Folgen von Apoplex, Arthrose, rheumatische Erkrankungen müssen mitbehandelt werden und stellen das therapeutische multiprofessionelle Team vor zusätzliche Anforderungen.
Gegenwärtig ist eine größere Zahl von Patienten mit gerontopsychiatrischen Erkrankungen vorübergehend in Krankenhausabteilungen für psychische Erkrankungen untergebracht. Trotz der sehr hohen Kosten wird in diesen Einrichtungen zumeist keine optimale Versorgung geleistet. Aufgrund häufig auftre-

tender Multimorbidität bedürfen besonders Demenzerkrankte zwar ärztliche Versorgung, in erster Linie aber eine auf die Kranken zugeschnittene intensive psycho-soziale Betreuung.
In der gerontopsychiatrischen Klinik kümmern sich um den alten Menschen verschiedene Berufsgruppen, ein so genanntes multiprofessionelles Team, bestehend aus: Psychiater/Gerontopsychiater, Altenpflegerinnen, Krankenschwestern, Musiktherapeuten, Ergotherapeuten, Krankengymnasten, Sozialarbeiter und Seelsorger.
Unmittelbar nach der Aufnahme in die Klinik wird die Krankenanamnese erstellt. Die Untersuchung durch den Stationsarzt erfolgt und die ersten Blutuntersuchungen im Labor. Diese Tests sollen helfen bestimmte sekundäre Demenzursachen abzuklären. Patientenabhängig werden in den nächsten Tagen die Untersuchungen EKG, EEG, CT, Sonographie, Szintigraphie, Röntgen durchgeführt. Parallel zu diesen Untersuchungen erfolgt vom ersten Tag an die Medikation.
Viele psychisch kranke Ältere werden zur medikamentösen „Einstellung" in eine gerontopsychiatrische Klinik eingewiesen. Das bedeutet aber nicht zwangsläufig, dass Medikamente immer helfen können und die Dosierungsempfehlungen von der Klinik auf jeden Fall auch in der gewohnten, häuslichen Umgebung sinnvoll wären. Eine kontinuierliche Überprüfung von Medikamenten unter Einbeziehung der Ess,- Trink- und Lebensgewohnheiten kann durch einen Klinikaufenthalt nicht ersetzt werden. Durch eine gerontopsychiatrische Klinikbehandlung kann erfahrungsgemäß bei einem Drittel der psychiatrisch Alterskranken der Zustand verbessert werden. Bei je einem Drittel verschlechtert er sich oder bleibt unverändert (Hirsch 1997).

2.7.1 Sozialdienste der gerontopsychiatrischen Klinik

Die Pflege des alten Menschen auf einer gerontopsychiatrischen Station beinhaltet mehr als Grund- und Behandlungspflege; sie umfasst auch eine gewisse Daseinsfürsorge. Das kommt besonders zum Tragen, wenn alte Menschen über längere Zeiträume hinweg auf den Stationen verweilen müssen und von ihren Angehörigen nicht ausreichend unterstützt werden.
Aus diesen Gründen sind den gerontopsychiatrischen Stationen ständige Sozialarbeiter/Sozialpädagogen zugeordnet. Sie kümmern sich in Zusammenarbeit mit dem Arzt und dem Pflegepersonal um folgende Angelegenheiten des Kranken:

- Bearbeitung von Rentenanträgen
- Bearbeitung von Taschengeldanträgen
- Behördenkorrespondenz
- Auflösen von Mietverhältnissen
- Beantragung von Kleidung
- Beantragung eines häuslichen Pflegedienstes

- Übersiedlung in ein Seniorenpflegeheim mit gerontopsychiatrischem Wohn- und Pflegekonzept
- Übersiedlung in eine therapeutische Wohngemeinschaft

Nach der Entlassung aus der Gerontopsychiatrie sind für die Kranken Netzwerke sozialpsychiatrischer Rehabilitationseinrichtungen notwendig:

- Tageszentren
- Beratungsstellen
- Tages- und Nachtkliniken
- Rehazentren
- gerontopsychiatrische Pflegewohngruppen
- geschützte Wohnheime und Wohngemeinschaften

3 Teilstationäre Einrichtungen

3.1 Gerontopsychiatrische Tagesklinik

Tageskliniken sind in der Regel an psychiatrische oder gerontopsychiatrische Zentren angeschlossen und sind Einrichtungen für Akutkranke. Anfang 1996 gab es in Deutschland 29 gerontopsychiatrische Tageskliniken.
In einem Umkreis von ca. 20 km bieten die Einrichtungen den Patienten, die nachts und am Wochenende allein oder mit Hilfe von Angehörigen oder Sozialstationen zurechtkommen die selben Leistungen wie Krankenhäuser. Für psychisch kranke Erwachsene und psychisch Alterskranke stellen die gerontopsychiatrischen Tageskliniken in ihrem Einzugsbereich eine wichtige Verbindung zwischen stationärer und gemeindebezogener Versorgung dar und ermöglichen vielen den Verbleib in der gewohnten häuslichen Umgebung.

Die Behandlung ist in ihrer Dauer begrenzt. Es muss eine ärztliche Einweisung vorliegen. Da die Tagesklinik eine Übergangseinrichtung ist, begrenzt sich der Besuch bis zur psychischen Stabilisierung des Betroffenen auf ca. 10 Wochen. Die Kosten werden dann von der Krankenversicherung übernommen. Im Mittelpunkt tagesklinischer Behandlung steht die Rehabilitation: Erreichte Therapieerfolge sollen stabilisiert, verbessert und Rückfallrisiken reduziert sowie Pflegebedürftigkeit gemindert oder vermieden werden.

Die Tagesklinik steht unter ärztlicher Leitung und entspricht personell, räumlich und von der apparativen Ausstattung die dem Leistungsangebot der vollstationären Krankenhausbehandlung. Zum Team gehören Ärzte, Pflegekräfte, Krankengymnasten, Ergotherapeuten und Logopäden, Psychologen, Sozialarbeiter und Diätassistenten.

Während der Wochentage verbringt der Patient in der Zeit von ca. 8.30 -16 Uhr den durch therapeutische Maßnahmen strukturierten Tag in der Klinik. Er nimmt dort auch die Mahlzeiten ein. Am Abend kehrt er in seine Familie oder seine Wohnung zurück. In der Regel verbringt er das Wochenende zu Hause. Nach der Entlassung stehen dem Betroffenen und seinen Angehörigen weitere Beratungs- und Therapieangebote in der Tagesklinik (z.B. Aktivitäts- und Gesprächsgruppen) zur Verfügung.

Das Angebot einer Tagesklinik für psychisch Alterskranke

- Gesprächspsychotherapie (Einzel- oder Gruppentherapie)
- Ergotherapie
- Musiktherapie
- Realitätsorientierungstraining
- Üben von alltagspraktischen Fertigkeiten
- Seniorengymnastik
- psychosoziale Beratung für Patienten und deren Angehörige
- kontinuierliche ärztliche Betreuung
- Fahrdienste

Vorteile des Versorgungssystems:

- Der beschwerliche Übergang vom vollstationären Aufenthalt in die möglichst volle Selbstständigkeit wird erleichtert
- Krankheitsphasen und krisenhafte Entwicklungen können aufgefangen werden, so dass eine vollstationäre Behandlung nicht mehr notwendig wird

Nachteil des Versorgungssystems:

- Für Patienten mit Demenz vom Alzheimer Typ fehlt es den Tageskliniken leider an spezifischen Therapien

3.2 Gerontopsychiatrische Tagespflege

Die Tagespflege gilt innerhalb der Altenhilfe als Bindeglied zwischen ambulanten und stationären Angeboten. Als Modellprojekt gibt es die Tagespflege in Deutschland seit über 27 Jahren. Das Angebot existiert somit genauso lange wie das Sozialstationskonzept. Nach dem Kuratorium der Deutschen Altershilfe wurden 1997 ca. 1500 Tagespflegeeinrichtungen mit etwa 15000 Plätzen gezählt.

Ursprünglich richtete sich das Angebot der Tagespflege an somatisch erkrankte ältere Menschen. Man kann heute davon ausgehen, dass der Anteil gerontopsychiatrisch Erkrankter in den Einrichtungen über 50% beträgt, wobei die Mehrheit der psychisch Auffälligen an Demenz erkrankt ist.

Die Ziele einer Tagespflegeeinrichtung

Im Mittelpunkt der Arbeit der Tagespflegeeinrichtungen steht der alte pflegebedürftige Mensch. Ihm soll durch den Verbleib in der eigenen Häuslichkeit die Aufrechterhaltung einer selbstständigen Lebensführung ermöglicht werden. Rehabilitation und aktivierende Pflege spielen eine große Rolle, da hierdurch die Stabilisierung und/oder Verbesserung des Allgemeinzustandes des alten Menschen, z.B. nach einem Krankenhausaufenthalt oder nach nicht ausreichender häuslicher Pflege, erreicht werden kann.

Zum Leistungsspektrum der Tagespflege gehören

- **tagesstrukturierende Maßnahmen**, die dem psychisch Alterskranken eine bessere zeitliche und örtliche Orientierung geben und vorhandene Fähigkeiten erhalten und fördern
- **handwerkliche Tätigkeiten** mit dem Ziel der Förderung der kreativen und gestalterischen Fähigkeiten, wobei das Selbstwertgefühl des Einzelnen gestärkt werden soll
- **therapeutische Aktivitäten** in der Gruppe, die der Verbesserung der grob- und feinmotorischen Fähigkeiten und der Verbesserung der Koordination von Bewegungsabläufen dienen soll
- **hauswirtschaftliche Arbeiten**: Besonders bei älteren Frauen, die jahrzehntelang im Haushalt tätig waren, soll der Bezug zu der früheren Tätigkeit erhalten bleiben und somit ihr Selbstwertgefühl gesteigert werden
- **psychosoziale Betreuung**, um Sicherheit und Vertrauen in die neue Umgebung zu vermitteln und bei der Integration im sozialen Umfeld behilflich zu sein
- **pflegerische Tätigkeiten**: Je nach Pflegebedürftigkeit gehören hierzu Hilfen bei der Körperpflege, der Ernährung und Mobilität (geregelt in den Qualitätsrichtlinien nach § 80 und den Rahmenverträgen nach § 75 Abs. 2)
- **Angehörigenarbeit**: Eine umfassende Beratung über gerontopsychiatrische Entlastungsangebote; Informationsveranstaltungen zu Krankheitsbildern; das Angebot von Gesprächsgruppen und der Einbezug in Pflegekonzepte
- **Vermittlung von ergänzenden Hilfen**; d.h. Beratung und bedarfsgerechte Unterstützung für die Betreuung in der eigenen Häuslichkeit

Eine tagespflegerische Behandlung nach einem Krankenhausaufenthalt kann eine bessere Integration in die eigene Häuslichkeit sein. Die Gäste können am Morgen mit Rollstuhlfahrerbullis von zu Hause abgeholt werden.
Die Pflegekonzepte der gerontopsychiatrischen Tageskliniken sind auf Demenzerkrankte mit Weglauftendenzen oder Inkontinenz ausgerichtet. Der Tagesablauf

wird überwiegend von den Gästen bestimmt, das bedeutet z.B. die Erstellung der Speisepläne und den Einkauf der notwendigen Lebensmittel. Mitarbeiter der Tagespflege erarbeiten einen festen Wochenplan mit unterschiedlichen Angeboten zu Aktivitäten, welche an den Biografien der Kranken anknüpfen und ein Wiedererlernen von alltagspraktischen Fertigkeiten in den Mittelpunkt stellen. Darüber hinaus bekommen die Gäste Programme mit Spaziergängen und Ausflügen in die Umgebung. Die Teilnahme an den verschiedenen Angeboten des Tages entscheidet soweit wie möglich der Gast für sich individuell. Schon beim morgendlichen Ankommen ist die Vertrautheit der Räumlichkeiten und des Pflegepersonals in den Mittelpunkt zu stellen. Der Tag beginnt in der Regel mit einem gemeinsamen Frühstück und dem Austausch über aktuelle Ereignisse, die der Tag mit sich bringen wird.

Vorteile des Versorgungssystems:

- der Anteil rehabilitativer Leistungen, therapeutischer Aktivitäten und sozialer Betreuung in Tagespflegeeinrichtungen ist sehr hoch. Dies macht auch die besondere Qualität der Tagespflege aus. Der Anfang der Neunziger Jahre häufig in der ambulanten Pflege überstrapazierte Begriff der ganzheitlichen Pflege, wird in der Tagespflege noch umgesetzt
- der psychisch Alterskranke kann durch die Vermittlung von Wohnlichkeit und einen verstehenden Umgang Gefühle der Geborgenheit erleben
- eine Heimeinweisung kann herausgeschoben oder sogar vermieden werden
- pflegende Angehörige werden entlastet

Nachteile des Versorgungssystems:

- nach der anteiligen Übernahme der Tagespflegekosten seit 1995 durch die Pflegekassen, können psychisch Alterskranke nur durchschnittlich zwei Tage in der Woche die Einrichtung besuchen. Demenzerkrankte haben oftmals einen nicht sehr hohen Pflegebedarf; sie werden zur Zeit häufig nicht pflegebedürftig bzw. nur als gering pflegebedürftig (Pflegestufe 1) anerkannt, sodass die Sachleistungen für einen häufigeren Besuch in der Tagespflege nicht ausreichen. Sozialhilfeträger übernehmen für sozialhilfeberechtigte Pflegebedürftige in der Regel nur die Leistungen für Unterkunft und Verpflegung. Für Demenzerkrankte hat das negative Auswirkungen, da sie eine kontinuierliche Betreuung benötigen
- unregelmäßige Besuche von Demenzerkrankten in der Einrichtung führen eher zur Desorientierung, fördern die Unruhe und erschweren die Pflege- und Betreuungsarbeit der Mitarbeiter
- die vom Bundesministerium für Gesundheit vorgeschlagene Initiative, Demenzkranken zusätzlich einen Tag in der Tagespflege zu finanzieren, führt zu keiner Verbesserung der Versorgungssituation von Demenzkranken. Pflegende Angehörige werden zwar wöchentlich für acht bis zehn Stunden entlastet, dabei zu bedenken ist aber, dass der Entlastungseffekt durch die

darauf folgende Nacht durch die Umorientierung der Kranken wieder zunichte gemacht wird

3.3 Nachtpflegeversorgung

Nachtpflegeeinrichtungen sind in der ambulanten und stationären Altenhilfe anzutreffen. Das Versorgungsmodell wird zur Zeit nur vereinzelt von Altenhilfeeinrichtungen angeboten. Angehörige von gerontopsychiatrisch veränderten Patienten (vornehmlich Demenzkranke) nehmen das Versorgungsmodell sehr in Anspruch, weil es hohe Entlastungen mit sich bringt. Nachtpflegeeinrichtungen bieten Nachtcafes an, in denen alte Menschen an Beschäftigungsprogrammen teilnehmen können, welche auf die Bedürfnisse gerontopsychiatrisch Erkrankter abgestimmt sind. Die Gäste werden durch den Service des Hol- und Bringedienstes am Abend in die Einrichtung gebracht und kehren nach einem gemeinsamen Frühstück in ihre Familien zurück.

Vorteil des Versorgungssystems:

- Angehörige können in der Nacht ungestört durchschlafen

Nachteil des Versorgungssystems:

- nächtliche Verwirrtheit kann sich aufgrund der ungewohnten Umgebung verstärken

3.4 Übergangspflege (Überleitungspflege)

Im Falle eines Krankenhausaufenthaltes garantiert die gerontopsychiatrische Übergangspflege (Pflegeüberleitung), dass eine im Allgemeinen Krankenhaus, in einer Rehabilitationseinrichtung oder in der gerontopsychiatrischen Klinik begonnene rehabilitative Maßnahme von ein und derselben Altenpflegerin bis in den häuslichen Bereich fortgeführt wird. Die betreute Überleitung stellt eine Qualitätssicherung an der Nahtstelle zwischen stationärer und ambulanter Versorgung her. Die Pflegeüberleitung beschränkt sich nicht auf die Dauer eines Krankenhausaufenthaltes, sondern bezieht Prävention und Nachsorge mit ein. In dem Modell kann besonders Rehabilitation im Alter umgesetzt werden. Es können vorhandene Rehabilitationspotentiale herausgefunden werden, um den alten Menschen nach entsprechender Therapie guten Gewissens in die Häuslichkeit wieder entlassen zu können.
Die Bezugspflegekraft arbeitet als Ansprechpartner zwischen Klinikarzt, ambulantem Pflegedienst und Angehörigen. Neben der aktivierenden, rehabilitativen Pflege wird eine entsprechende „Ganzheitlichkeit" in Form von Hausbesuchen durch Sozialarbeiter oder Krankengymnasten veranlasst, um spezielle häusliche Gegebenheiten mit in die Therapie einbeziehen zu können.

Eine Situation aus der Überleitungspflege:
Eine 59-jährige Patientin mit sekundär-chronischer multipler Sklerose hatte neben einer schweren Ataxie und spastischen Paresen Sprach- und Schluckstörungen. Diese verschlimmerten sich so stark, so dass sie durch eine PEG-Sonde ernährt werden musste. Kurz darauf traten Atemstörungen ein. Nach Versorgung mit einer Trachealkanüle wurde sie trotz ihres schweren Allgemeinzustandes schnell aus dem Akut-Krankenhaus entlassen. Sie wurde zu Hause mit großem Einsatz durch einen häuslichen Pflegedienst, der auch im Krankenhaus die erste Kontaktaufnahme zwecks Pflege vornahm, rund um die Uhr, mit 2-3 stündiger Trachealpflege versorgt. Trotz bester Pflege starb die Patientin aber an einer doppelseitigen Pneumonie.

Handlungsaufgaben:
Dieser „Fall" beleuchtet einen Mangel in unserem Nachsorgesystem für schwerste chronische Erkrankungen. Bei der Mehrzahl der Fälle ist es aber möglich, durch Beratungen, Vermittlungen von Hilfe und sorgfältiger Lenkung des Verlaufs positive Ergebnisse zu erzielen.

1. Ein Nachsorge-Team wird immer wieder mit extremen schwerkranken Patienten und kritischen Situationen konfrontiert. Mit welchen Fragestellungen muss sich das Nachsorge -Team am obigen Beispiel auseinander setzen?
2. Was hätte im obigen „Fall" der völlig insuffizienten Behandlung der Patientin anders ablaufen müssen?
3. Denken Sie auch einmal an die verzweifelte Situation der Angehörigen!

Vorteile des Versorgungssystems:

- die Übergangspflege wird in Zukunft an Bedeutung gewinnen, weil beim stationären Krankenhausaufenthalt durch die Verweildauerkürzungen ein höherer Pflegebedarf für ältere Menschen besteht
- Pflegequalität und Pflegeziele können besser umgesetzt und auch erreicht werden
- die Übergangspflege ist ein geeignetes Modell, um eine ambulante Rehabilitation einzuleiten. Der Erfolg der ambulanten Rehabilitation hängt besonders von der schichtspezifischen Zugehörigkeit, von finanziellen Ressourcen, der Wohnqualität sowie der sozialen Integration ab.

Nachteil des Versorgungssystems:

- das Angebot der Übergangspflege ist zur Zeit noch nicht flächendeckend ausgebaut

4 Überregionale Einrichtungen

4.1 Sozial-psychiatrischer Dienst der Gesundheitsämter

Nach der Entlassung aus der gerontopsychiatrischen Klinik kann der alte Mensch durch den sozial-psychiatrischen Dienst seiner Wohngemeinde betreut werden. Es handelt sich um eine Beratungsstelle nicht nur für psychisch Alterskranke und deren Angehörige. Die Einrichtung ist zuständig für die Beratung, Begutachtung und Einleitung einer gesetzlichen Betreuung. In dem sozial-psychiatrischen Dienst arbeiten Fachkräfte, z.B. Pflegekräfte, Psychologen, Psychiater und Sozialarbeiter.

Vorteil des Versorgungssystems:

- der sozial-psychiatrische Dienst ist Tag und Nacht sowie an den Wochenenden mit Fachpersonal besetzt
- auf Wunsch und besonders in kritischen Situationen (z.B. psychische Krisen, akute Suizidgefahr) leisten sozial-psychiatrische Dienste Hausbesuche

4.2 Gesprächsgruppe für psychisch Alterskranke und pflegende Angehörige

Selbsthilfegruppen für Angehörige und psychisch Alterskranke sind in der Regel ambulante Pflegedienste, Kirchengemeinden, Wohlfahrtsverbände oder Volkshochschulen angegliedert. Die Gruppen erbringen für pflegende Angehörige emotionale Entlastung und eine psychische Stütze. Die Zielsetzungen der Gruppen haben den Anspruch, dass eigene Unsicherheiten, Ängste und Hilflosigkeit unter Gleichgesinnten sprachfähig gemacht werden können. Angehörige bekommen in den Gruppen das Gefühl mit der Thematik der schweren Pflege nicht allein dazustehen. Sie können neue Ziele für sich selbst definieren sowie mit anderen Gruppenteilnehmern/innen gemeinsam neue Kräfte schöpfen. Während der Zusammenkünfte besteht bei einigen Gruppen das Angebot, psychisch Alterskranke, die bereits pflegebedürftig sind, mitzubringen, welche in einem Nebenraum von Fachkräften pflegerisch versorgt werden können.
In Trauergruppen, die besonders auf die Bedürfnisse von Angehörigen ausgerichtet sind, können tragende Kräfte, aber auch Spannungen innerhalb der Pflegebeziehung spürbar werden. Im Gespräch können diese Spannungen benannt werden, ggf. zur Versöhnung führen. Unterdrückte Tränen können fließen, die Trauer über den bevorstehenden oder erlebten Verlust kann bearbeitet werden. Gespräche können helfen wieder Halt zu finden und sich selbst zu spüren und nicht den Boden unter den Füßen zu verlieren. Der Austausch mit anderen pflegenden Angehörigen kann zur Begleitung auf dem Abschiedsweg werden und zur Akzeptanz der endgültigen Trennung zwischen sterbender und lebender Person beitragen.

Merke!

Für die Betreuung von gerontopsychiatrisch veränderten Menschen, besonders für Demenzkranke, gibt es nicht das **eine** passende Versorgungsmodell. Dem heterogenen Verlauf einiger Erkrankungen entsprechend müssen daher unterschiedliche Versorgungsangebote im ambulanten und stationären sowie teilstationären Bereich geschaffen werden.

5 Gerontopsychiatrisches Zentrum

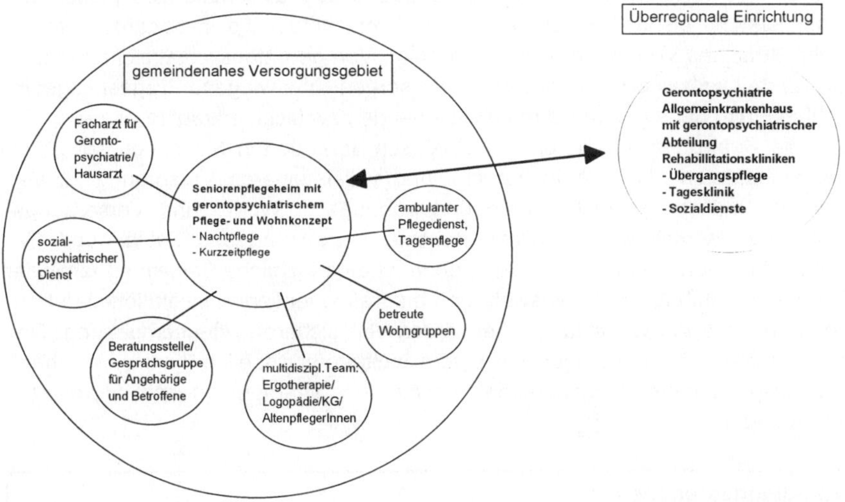

In einer zentralen Einrichtung schließen sich alle Formen ambulanter, teilstationärer und stationärer Pflege sowie eine dazugehörige überregionale Einrichtung zusammen. Im optimalen Fall sind im Zentrum Gemeindenähe und Erreichbarkeit für alte Menschen maßgeblich. Auf eine unterstützende Mitarbeit von gerontopsychiatrisch veränderten Menschen und deren Angehörige wird nicht verzichtet. In dem gerontopsychiatrischen Zentrum arbeitet ein multidisziplinäres Team kooperativ zusammen. Die verschiedenen Disziplinen treffen sich in regelmäßig stattfindenen Konferenzen zu einem pflegerischen und medizinischen Austausch. Nur ein mit gerontopsychiatrischen Kenntnissen ausgestattetes Team ist fähig, Normalität und Psychopathologie im Alter zu unterscheiden. Dank ihrer beruflichen Erfahrung ist dieses Team dann davor gefeit, einen älteren Menschen vorschnell als psychisch krank zu klassifizieren und in übertriebener Weise zu reglementieren.

Ziel in einem gerontopsychiatrischen Zentrum
Das auf den Einzelfall abgestellte therapeutische, (re)aktivierende und rehabilitative Verfahren, wie Pflege und medizinische Therapie verstehen sich als Hilfe zur Selbsthilfe und zur Kompetenzverstärkung.

6 Forderungen für das gerontopsychiatrische Versorgungsnetz

Trotz der seit Jahren bekannten Tatsache, dass die Anzahl psychisch erkrankter Älterer in Deutschland kontinuierlich steigt, wurde außerhalb des stationären Klinikbereichs bisher kein ausreichendes ambulantes und stationäres gerontopsychiatrisches Versorgungsnetz aufgebaut. Von gerontopsychiatrischen Modellen und Tageskliniken abgesehen, versorgen überwiegend Tagespflegeeinrichtungen in der eigenen Häuslichkeit lebende psychisch erkrankte Ältere.
Um die Betreuung von gerontopsychiatrisch veränderten Menschen sowohl in der ambulanten als auch in der teil- und vollstationären Versorgung zu verbessern, müssen Pflegekonzepte und angepasste Wohn- und Versorgungsmodelle entwickelt werden. Dazu ist eine Vernetzung des Sozial- und Gesundheitswesens notwendig. Anzustreben ist eine fachliche Begleitung familialer Pflege, der Aufbau von lebenswelt- und biografieorientierten institutionellen Pflegeformen und die Gestaltung einer fördernden sicheren Pflegeumgebung. Das kann in Zukunft nur gelingen mit einem multiprofessionellen Team, bestehend aus ausgebildetem Pflegepersonal, Fachärzten, Therapeuten und informierten Angehörigen.

Handlungsaufgaben:
1. Welche Versorgungssysteme stehen in Ihrer Region für psychisch Alterskranke zur Verfügung?
2. Welche jeweiligen Ansprüche und Möglichkeiten einer gemeinsamen Umsetzung in der Pflege tragen dazu bei, dass gerontopsychiatrisch veränderte Menschen eine ihren Bedürfnissen entsprechende Unterstützung und Pflege erhalten?

Wiederholungsfragen

1. Welche Voraussetzungen sollten ambulante Pflegedienste mitbringen, um psychisch Alterskranke bedürfnisgerecht im häuslichen Bereich pflegen zu können?

2. Nach welchen Kriterien wird ein psychisch Alterskranker in eine geschlossene Pflegewohngruppe aufgenommen?

3. Eine geschlossene Pflegewohngruppe weist besondere Merkmale auf. Welche Merkmale sind herausragend?

4. Welche Problematik bringt die geschlossene Pflegewohngruppe für psychisch Alterskranke sowie für die dort arbeitenden Altenpflegerinnen mit?

5. Was verstehen Sie unter einer segregativen Betreuungsform?

6. Welches Pflegeziel soll mit der segregativen Betreuungsform bei psychisch Alterskranken erreicht werden?

7. Führen Sie Vor- und Nachteile der segregativen Betreuungsform auf?

8. Welche Grundvoraussetzungen sollten vorliegen, damit psychisch Alterskranke, sowohl integrativ als auch segregativ betreut werden können?

9. Aus welchen Gründen besuchen gerontopsychiatrisch veränderte Menschen eine Tagespflegeeinrichtung?

10. Benennen Sie Vor- und Nachteile einer Tagespflegeeinrichtung in Bezug auf Demenzerkrankte.

11. Was verstehen Sie unter einer Nachtpflegeeinrichtung?

12. Die Betreuung von gerontopsychiatrisch veränderten Menschen in ambulanter, teil,- und vollstationärer Versorgung muss verbessert werden. Damit das gelingt, sollten Forderungen für das deutsche gerontopsychiatrische Versorgungsnetz aufgestellt werden. Welche Forderungen Ihrer Meinung nach wären besonders schnell umzusetzen?

15. Kapitel
Psychohygiene als Entlastung im Pflegealltag

1 Der Begriff „Psychohygiene"

Den Begriff „Psychohygiene" prägte 1959 H. Meng.
Er bedeutet: Praxis und Lehre vom seelischen Gesundheitsschutz.

„Es gibt im Pflegeberuf immer wieder Situationen, in denen wir versucht sind, der Realität auszuweichen.
Wir verändern in unserem Empfinden und unserer Erinnerung die Wirklichkeit, um sie für uns erträglicher zu machen.
Manchmal machen wir uns etwas über uns selber vor, um eine Rechtfertigung vor uns selbst und unserer Umwelt zu haben oder um unsere Selbstachtung nicht zu verlieren.
All diese Verhaltensweisen verstellen uns den Zugang zu uns selber und verhindern, dass wir unsere eigentlichen Bedürfnisse, Wünsche, Ziele, erkennen und leben können und verursachen häufig Unsicherheit und Leid."

Handlungsaufgaben:
1. Mit welchen Zielen möchten Sie nach der Ausbildung in den Altenpflegeberuf gehen?
2. Haben Sie bereits genaue Vorstellungen von Ihren Bedürfnissen und Wünschen, die Sie nach der Pflegeausbildung umsetzen möchten?
3. Gab es bereits während der berufspraktischen Einsätze bei Ihnen Situationen von Selbsttäuschung, Selbstzweifel oder gar Enttäuschungen? Tauschen Sie Ihre Empfindungen und Erfahrungen in der Arbeitsgruppe aus.

1.1 Hohe Anforderungen im Altenpflegeberuf

Tätigkeiten in der psychiatrischen Altenpflege stellen hohe Anforderungen an die Professionalität sowie an die eigene körperliche und psychische Belastbarkeit der Pflegenden. Seit einigen Jahren liegt die Erkenntnis vor, dass es um die seelische Gesundheit im Altenpflegeberuf nicht sonderlich gut bestellt ist. Forschungsergebnisse[61] weisen tendenziell in eine einheitliche Richtung: Zunahme von Kreuz-, Kopf- und Muskelschmerzen, Schweregefühle in Armen und Beinen, Schlafstörungen und Müdigkeit sowie depressive Symptome bei Altenpflegerinnen.
Viele Altenpflegerinnen bringen eine Berufsauffassung mit, welche an Heilen und pflegerischem Erfolg ausgerichtet ist.

---

[61] vgl. Studie des Zentralinstitutes für seelische Gesundheit, (Mannheim, 1998) erschienen beim KDA

Das programmiert Enttäuschungen und Misserfolgserlebnisse. Der zunehmende Umgang mit Verwirrtheit und Aggressivität, ebenso mit Apathie alter Menschen, Inkontinenz, Alkoholabhängigkeit und dauernde Bettlägerigkeit sowie die häufige Konfrontation mit Sterben und Tod verunsichert Altenpflegerinnen und mobilisiert bei ihnen Abwehr, Verdrängung und Verleugnung. Sie fühlen sich durch die unverständlichen Angriffe oder Zurückweisungen der alten Menschen abgelehnt oder verärgert. Belastend sind in diesem Arbeitsfeld auch Ekelgefühle, z.B. bei unsauberem Essen oder beim Kotschmieren. Eine hohe körperliche Beanspruchung wird verursacht durch: Schichtarbeit, Nachtdienste und regelmäßige Wochenendarbeit. Stress in der gerontopsychiatrischen Pflege entsteht primär durch den chronischen Zeitmangel aufgrund der allgemeinen engen personellen Besetzung. Das Gefühl, „nie fertig zu sein" bzw. nicht das geben zu können, was psychisch Alterskranke brauchen, bedingt Unzufriedenheit, die sich auch in Ungeduld oder Regression umsetzen kann. Angehörige von psychisch veränderten alten Menschen verschärfen die Probleme häufig durch übertriebene Ansprüche (wegen ihrer Schuldgefühle oder mangelnder Kooperation), als dass sie eine Unterstützung zu geben vermögen. Belastungen und Gefühle dieser Art gehören zum Alltag gerontopsychiatrischer Pflege; diese sollten in der Praxis nicht weiter tabuisiert werden.

Altenpflegerinnen sind besonders von Burn-out betroffen

Die Tätigkeit einer Altenpflegekraft in der gerontopsychiatrischen Pflege ist eine überaus schwierige, denn von keiner anderen Fachwissenschaft wird ein solches Maß an Geduld, Aufmerksamkeit und Empathie verlangt.

Die Position der Pflegenden lässt sich mit einem stärkeren Fühlen und Leiden mit dem Schicksal des Pflegebedürftigen erklären. Pflegende arbeiten direkt am Menschen, erleben seine psychischen und physischen Reaktionen hautnah. Oft entwickelt sich auch eine psychische Belastung über die Arbeit hinaus. Indem Pflegende ihre Erlebnisse und Konflikte mit nach Hause nehmen oder indem sie mit Hoffnungen und Ängsten der Angehörigen konfrontiert werden.

Altenpflegerinnen sind vielen Stressoren im Beruf ausgesetzt. Sie können sich nur schlecht in der Freizeit entspannen und erholen. Daher ist es abzusehen, dass die allgemeine Anspannung zur Berufsunzufriedenheit oder zu einer psychosomatischen Erkrankung führen kann. Das Endstadium dieser schleichenden Entwicklung ist dann oft eine psychische und physische Erschöpfung; es kommt zum Burn-out-Syndrom. [62]

---

[62] Burn-out-Definition: Der amerik. Psychoanalytiker H. Freudenberger prägte den Begriff erstmals 1974. Es handelt sich um das Erleben von körperlicher, emotionaler und geistiger Erschöpfung, welche als Auswirkung langanhaltender negativer Gefühle entsteht. Charakteristisch für diesen Zustand sind negative Einstellungen zum Selbstbild, zur Umgebung, zur Arbeit und zum Leben im Allgemeinen. Das Syndrom befindet sich vorwiegend bei Menschen, die in emotional anspruchsvollen Situationen mit anderen Menschen arbeiten. Vgl. J. Fengler, „Helfen macht müde", München 1996, S. 104

Handlungsaufgabe:
Wer kann sich nicht in diese Situation hineinversetzen:
Ein Todesfall in der gerontopsychiatrischen Wohngruppe, massive Spannungen im Pflegeteam oder auch nur Leistungsdruck, der einen den ganzen Pflegealltag über begleitete, werden mit nach Hause geschleppt und beim Abendbrot in der Familie ausgepackt.
Um derartige Situationen bewältigen zu können, benötigen Sie neben Empathie und fachlicher Kompetenz vor allem psychische Stabilität. Um so wichtiger erscheint es, neben der Fürsorge, die Sie als Altenpflegerin alten Menschen gegenüber zum Ausdruck bringen, auch auf Ihre eigene seelische Gesundheit Acht zu geben.
Welche Entspannungsmöglichkeiten und Hobbys wenden Sie an, um seelisch gesund zu bleiben?

1.2 Folgen hoher psychischer und physischer Berufsanforderungen

Eine Altenpflegerin erinnert sich an eine Situation aus ihrer Pflegepraxis:
„Frau R. ist eine sehr verbitterte und schwierige Heimbewohnerin auf der gerontopsychiatrischen Pflegestation gewesen. Man beobachtete, dass der zerebrale Abbau schon sehr weit fortgeschritten war. Es kam vor, dass sie die Altenpflegerinnen bei der Ausführung der grundpflegerischen Versorgung beschimpfte, weil der ihr zugeteilte Umgang nicht immer bedürfnisgerecht ausgeübt wurde. „Kämpfe" bei den Mahlzeiten waren keine Seltenheit. Die Pflegerinnen hatten sich bereits daran gewöhnt, dass Frau R. mit Nahrungsmitteln hinter ihnen her warf. Diese Frau brauchte viel Einfühlung.
Altenpflegerin Maria kümmerte sich besonders um Frau R.; ihr Umgang mit der alten Dame war dementsprechend aufopferungsvoll. Sie tat dieses nicht, weil sie die Frau symphatisch fand; nein - sie wollte sich selber und ihren Kollegen beweisen, dass sie in der Lage war, sich um diese Art von „schweren Fällen" erfolgreich kümmern zu können.
In einem Spätdienst, während der Nachmittagskaffee in der Wohngruppe ausgeteilt wurde, hörte ich aus dem Zimmer von Frau R. ein Gekreische und Gepolter. Ich ging in das lärmerfüllte Zimmer, erblickte die völlig aufgelöste Altenpflegerin Maria, welche laut lamentierte und sich am Kopf von Frau R. zu schaffen machte. Ich nahm Altenpflegerin Maria behutsam zur Seite, schickte sie aus dem Zimmer und schlug ihr vor erst einmal eine Pause zu machen. Danach wendete ich mich Frau R. zu. Sie zitterte am ganzen Körper und ihr rechtes Ohr war äußerst stark gerötet. Altenpflegerin Maria hatte die hilflose Frau R. aus Frust über ihren Misserfolg bei der Behandlung ihres „schweren Falls" geschlagen und brutal am Ohr gerissen!

Altenpflegerin Maria meldete sich am darauf folgenden Tag krank. Sie wurde nach ihrem langen Arbeitsausfall in eine stressärmere Pflegewohngruppe versetzt.

Handlungsaufgaben:
1. Was steckt hinter dem Verhalten von Altenpflegerin Maria, dass sie auf diese Weise reagiert hat?
2. Versuchen Sie sich eine Pflege- oder Teamsituation vor Augen zu führen, die Sie einmal als sehr schmerzlich empfunden haben. Wie hat sich ihr Leben daraufhin verändert?
3. Sind nach diesem „Unglück" auch positive Dinge passiert, die ohne diese Krise nie eingetreten wären?

Altenpflegerinnen sind häufig überlastet, wenn die Faktoren

- Übernahme von Verantwortung,
- fehlende Abgrenzung,
- sowie ein hohes Leistungsideal zusammenkommen.

Hat die Altenpflegerin eigene Wünsche, so werden diese übersehen. Viele Helferpersönlichkeiten kennen das von sich: Bereits in der Kindheit hatten sie die Rollen des „Fürsorglichen", des sich um Familienmitglieder Sorgenden inne. Sie konnten eigene Wünsche und Impulse nur wenig nachgehen. Hinzu kommt ein eher harmonisierender Umgang mit Konflikten. Eigene Bedürfnisse werden zurückgestellt und Konfliktlösungsstrategien fehlen.

1.2.1 Der Begriff „Stress"

Unter Stress werden psychologische, soziologische und somatische Belastungen verstanden, die gemeinsam sowie jede für sich schädigend auf ein Individuum einwirken können.

1.2.1.1 Stressformen

Zwei uns bekannte Stressformen verursachen unterschiedliche Wirkweisen:

1. Eustress

- positiver Stress
- dient zur Erfüllung vitaler Bedürfnisse
- spornt zur Motivation an
- gibt positive Gefühle, z.B. Geborgenheit
- unterstützt lebensnotwendige Elemente von Teamarbeit

Eustress - Reize entstehen, wenn Altenpflegerinnen sich von Angehörigen, vom Team angenommen fühlen, wenn eine freundliche und entspannte Atmosphäre auf dem Pflegearbeitsplatz herrscht. In diesem Klima stehen Lob, Anerkennung, Humor, gegenseitige Hilfsbereitschaft und soziale Unterstützung im Mittelpunkt.

2. Disstress

- schädlicher Stress
- erzeugt im Gehirn Unlustgefühle
- blockiert das Richtige zu tun
- erzeugt Müdigkeit fürs Kino, für Zärtlichkeit und Bewegung
- reduziert Bedürfnisse auf Essen und Schlafen

Wenn von Stressreaktionen gesprochen wird, sind immer die Disstress-Reize gemeint. Das ist, als ob ein „Panikknopf" im Gehirn ausgelöst und von „Denken" auf „Überleben" (Flucht oder Kampf) umgeschaltet würde.
Altenpflegerinnen fühlen sich überwach, Herzschlag und Atemfrequenz steigen und das Blut wird überwiegend in die Muskulatur gepumpt, um Kraft für die Kampf- oder Fluchtsituation zu mobilisieren. Diese Reaktion dient der Lebenserhaltung und verbraucht viel Energie, welche so schnell nicht wieder hergestellt werden kann. Erleiden Altenpflegerinnen häufig am Tag Pflegesituationen, die unter erhöhtem Zeitdruck bewältigt werden müssen, erleben sie auf Dauer Situationen von kognitiver Dissonanz[63]. Pflegen sie mit unzureichendem Wissen psychisch beeinträchtigte alte Menschen, so kann aus der lebenserhaltenden Schutzreaktion ein krankmachender Dauerzustand werden und in ein Burn-out-Syndrom übergehen.

1.2.2 Das Verhältnis von Stress, psychischer Belastung und Burn-out zueinander

Nach Lazarus ist Stress eine Bedrohung des physischen und psychischen Wohlbefindens (Ungleichgewicht zwischen Ansprüchen und Ressourcen). Je nach Persönlichkeitsstruktur des Individuums liegt zwischen der Stressreaktion und den objektiven Stressoren eine transaktionale Kognition vor; d.h. jede Pflegeperson reagiert interaktiv auf Stressoren subjektiv. In der täglichen Pflegearbeit kann eine positive Spannung (Eustress) durch Erfolge, z.B. aus Selbstständigkeitstrainings, bei Demenzerkrankten aufgebaut werden. Disstress, ein krankmachender Faktor wird z.B. durch eine defizitäre Personalstruktur

63 kognitive Dissonanz: Theorie wurde von L. Festinger (1978) entwickelt. Sie beinhaltet die Verarbeitung von relevanten Informationen nach einer Entscheidung. Dissonanz heißt sowohl die Nichtübereinstimmung von Wahrnehmungen, Meinungen oder Überzeugungen, als auch die daraus abgeleitete Spannung (ein unangenehmes Gefühl). Kognitive Elemente sind z.B. Wissenseinheiten, Meinungen oder Überzeugungen über sich selbst, andere Personen und Objekte. Vgl. Dorsch, Psychologisches Wörterbuch, Bern 1987, S. 339

ausgelöst. Vielfältig emotionaler Stress, der mit psychologischer und sozialer Hilfeleistung verbunden wird, auf Dauer nicht zur Kenntnis genommen und durch einen positiven Bewertungsprozess bekämpft wird, führt oft zur psychischen und psychosomatischen Beeinträchtigung. Psychophysische Belastungen (Umweltanforderungen übersteigen das Leistungsvermögen einer Person) sind in der Regel einmalige traumatische Ereignisse (z.B. Tod eines lange gepflegten alten Menschen, Scheidung, Kündigung). Danach lässt sich durch Verlustreaktion mit ausreichender Trauer- und Bewältigungsarbeit normalerweise das seelische Gleichgewicht wiederfinden. Bleiben dagegen die psychophysischen Belastungen längerfristig bestehen und schaffen hyperaktive Dauerspannungen (z.B. durch eine hohe Sterberate, ein hoher Anteil von stark verhaltensauffälligen Menschen in der Pflegewohngruppe), so kommt es zu keiner ausreichenden Entlastung und Neutralisation. Es kommt zu einem regressiven Absturz und in absehbarer Zeit treten Symptome des Ausbrennens auf. Nach Burisch (1994) tritt das Born-out meist nicht als eine Folge vereinzelter traumatischer Ereignisse auf, sondern als schleichende seelische Auszehrung. Im Vorfeld sind längere Ketten von frustrierten Erwartungen und misslungenen Handlungsplänen mit ausgebliebenen Belohnungen vorhanden.[64]

Dauernde negative Stressreaktionen sowie psychische Belastungen sind Voraussetzungen, um ein Burn-out-Syndrom zu entwickeln.

1.2.3 Wechselwirkungsprozesse beim Pflegen mit Stress

Die ständige Dauerbelastung entwickelt sich zur beruflichen Deformation[65]; welche zur Abstumpfung, zur Verrohung, Dehumanisierung und Selbstentfremdung führen kann. Dies gilt für Altenpflegerinnen und alte Menschen gleichermaßen. Wo Situationen bei Pflegekräften zu Burn-out führen, werden alte Menschen geschädigt und in die Angst, die Depression, die Apathie und sogar in den vorzeitigen Tod getrieben. Durch unzumutbare Pflegebedingungen entstehen unzureichende Pflegesituationen, welche bei alten Menschen mit hoher Vulnerabilität (Verletzbarkeit) eine massive Schädigung ihrer Lebensqualität verursachen. Nach einer Zeit von Überforderungssituationen stellen Altenpflegerinnen ihre Empathie, ihre mit- bzw. einfühlenden inneren Schwingungen ab. Der alte Mensch, der Resonanz braucht, weil er leidet, bekommt kein Mitgefühl. Die Folge ist, dass er anästhesiert. Er resigniert (genau wie die Altenpflegerin), stumpft ab, er regrediert, hospitalisiert, er verhärtet sich und wird

---

64 vgl. Burisch, ausgebrannt, verschlissen, durchgerostet, in Psychologie Heute 9/94, S. 24

65 Berufliche Deformation ist als die Gesamtheit der Schädigungen, Verformungen, Fehlentwicklungen, Abnutzungen, Verschleißerscheinungen, Erstarrungen, Fehlorientierung, Entfremdungen, Realitäts- und Wahrnehmungsverluste und Verkennungen im Erleben, Verhalten und Denken definiert, welche im Laufe der Berufstätigkeit und durch die Berufstätigkeit bedingt auftritt (aus: J Fengler „Helfen macht müde", München 1996, S. 32).

apathisch. Altenpflegerinnen könnten nach diesem schleichenden Prozess reagieren:
„Nun lass ihn doch apathisch werden, dann liegt er ruhig in seinem Bett, da liegt er halt - mit dem kann man nichts mehr machen. Der ist dement!"

Niemand will dem Faktum ins Auge sehen, dass der alte Mensch dement gemacht worden ist (vgl. „Von sensorischer Deprivation zur Verwirrtheit" Seite 99).
Pflegepersonal in gerontopsychiatrischen Pflegewohngruppen ist in der Regel niedergeschlagener, unfreundlicher und ängstlicher als Pflegepersonal in stressärmeren Wohngruppen. Belastend ist hier der Umgang mit Verwirrtheit, Apathie, Depressionen, Ängsten und Suizidversuchen. Die Altenpflegerinnen fühlen sich hoffnungslos, weil sie mit viel Energie- und Zeitaufwand wenige Erfolge verzeichnen können. Sie distanzieren sich dann leichter und verlieren das Interesse an den alten Menschen. Die Einstellung zur psychischen Krankheit ändert sich: Die Helfer sehen ihre Klienten nicht als Menschen, die Hilfe benötigen, sondern als Menschen, die Aufsicht brauchen. Altenpflegerinnen werden durch ein widersprüchliches Ansinnen, d.h. auf der einen Seite alte Menschen zu aktivieren und auf der anderen Seite einen reibungslosen und schnellen Pflegeablauf zu ermöglichen, auf Dauer belastet und gereizt. Zeitnot bringt Gehetztheit. Dieser Druck überträgt sich auf psychisch Alterskranke. Sie antworten unbewusst mit Gegendruck, z.B. mit Verweigerungen oder überhöhten Forderungen.
Besonders verwirrte Menschen reagieren auf Zeitdruck sensibel.
Sie bereiten, wenn sie den Zeitdruck empfinden, noch mehr Probleme und finden ihre Orientierung noch schwerer. Wechselwirkungsprozesse kommen auch in dem Maße zum Tragen, indem die vom Burn-out gezeichneten Mitarbeiter dem alten Menschen gegenüber erhöhte Dosen von Psychopharmaka zubilligen, damit er „pflegeleicht" wird.

Von Disstress geplagte Altenpflegerinnen werden unempfindlich gegenüber nonverbal ausgesandten Signalen von gerontopsychiatrisch veränderten Menschen. Sie verlieren ihre Geduld und haben schließlich erhöhte Aggressionspotentiale, welche in Wechselbeziehungen zu den hilfsbedürftigen Menschen stehen.

Überlastete Altenpflegerinnen haben eine Angriffsfläche für archaische Abwehrformen. Durch Prozesse der Depersonalisation wird ihre Ich-Stärke beeinträchtigt. Hier spielt die Angstabwehr der Aggression, welche sich in versteckter und offener Gewalt gegenüber den alten Menschen zeigt, eine besondere Rolle. Angst wird häufig aggressiv abgewehrt.

1.2.4 Abklärung der Stressbelastung in der Demenzversorgung

Handlungsaufgabe:
Mit den unten aufgeführten Aussagen können Sie herausfinden welchem Stress Sie in Ihrer täglichen Pflegearbeit ausgesetzt sind.
Alle unten angeführten Feststellungen gehen auf Gefühle und Vorstellungen ein, die beim Umgang mit Alzheimerkranken und solchen mit ähnlichen Erkrankungen auftreten können.

Stress-Aussagen:
Die Vergesslichkeit geht mir auf die Nerven.
Ich habe Angst, dass pflegebedürftige alte Menschen gewalttätig werden und jemanden verletzen.
Mir wird es zuviel, alle Pflegeanweisungen ständig zu wiederholen.
Die Angehörigen schätzen meine Pflegearbeit nicht.
Die lallende, unverständliche Sprache geht mir auf die Nerven.
Der alte Mensch sollte mehr für sich selbst tun.
Ich kann nur schwer mit ihnen kommunizieren.
Es macht mich nervös, wenn sie Probleme verleugnen und andere für ihre Fehler verantwortlich machen.
Es macht mich müde, psychisch Alterskranke zu pflegen.
Ich kann es nur schwer aushalten, was mit diesen Menschen passiert.
Ich werde ängstlich und es frustriert mich, wenn ich mit diesen Menschen arbeite.
Ich wäre dafür, diesen Menschen mehr Medikamente zu geben.
Es fällt mir schwer mit den Angehörigen zu reden.
Auch zu Hause denke ich noch oft an die psychisch Alterskranken.
Ich mache mir ständig darüber Sorgen, dass die alten Menschen weglaufen.
Es dauert mir zu lange, ihnen zu helfen.
Es bedrückt mich zu sehen, wie hilflos sie werden.
Ich brauche eine bessere Ausbildung für diese Pflegearbeit.
Es ist für mich schwer ihr Verhalten den Angehörigen und den anderen Mitmenschen zu erklären.
Je häufiger Sie den Aussagen zustimmen, umso stressgefährdeter sind Sie!

2 Selbstpflege der Pflegenden

Unter Selbstpflege versteht man die Fähigkeit, die eigenen Belastungsgrenzen zu erkennen und aktiv für entsprechende Freiräume zur Erholung zu sorgen.

„Meine Grenze ist da, wo das Ich aufhört und das Du anfängt. Nur dann ist Begegnung, Unterstützung und Auseinandersetzung möglich, ohne mich zu überfordern".

Handlungsaufgaben:
1. Stellen Sie mit der Aussage einen Bezug zu Ihrer Pflegepraxis her.
2. Sind Altenpflegerinnen, wenn sie an sich selbst denken, sofort Egoisten?
3. Wieso wird der für uns doch angeblich so wichtige Stress, der als Eustress unverzichtbar für die Aufrechterhaltung unserer Gesundheit ist, als Krankheit der Gegenwart bezeichnet?

Voraussetzung für die Tätigkeit in der gerontopsychiatrischen Pflege, ist eine gewisse psychische Belastbarkeit, da Altenpflegerinnen mit menschlichen Grenzsituationen sowie ständig mit Leid und Sterben konfrontiert werden.

In einem Interwiev sagt Altenpflegerin Sabine, auf die Frage wie sie mit den beruflichen Belastungen in der gerontopsychiatrischen Pflege fertig wird:
„..ich habe gelernt damit zu leben immer wieder gemeinsam mit den Kollegen/innen, die täglich mit psychisch Alterskranken arbeiten; und da ist jeder im Team wichtig: Jede Altenpflegerin, jeder Sozialarbeiter, jeder Ergotherapeut, jeder Theologe und jeder Arzt.
Man kann es nur gemeinsam schaffen, man kann es aber nur innerhalb des therapeutischen Teams schaffen, in dem man sich austauscht, indem man sich gegenseitig kontrolliert und indem man, wenn man dann abends nach Hause geht, sich persönlich davon auch löst, in dem man andere Dinge macht, indem man, ich sage immer: stehenbleibt, zur Ruhe kommt, sich erholt, neue Kräfte sammelt...anders geht das nicht! "

2.1 Die Diskrepanz zwischen Verhaltensabsichten und Gewohnheiten

Die Zigarette, der starke Kaffee und die rückenbelastenden Sitzhaltungen in den Dienstpausen sind Stressanhäufungen. Sie scheinen eine berufstypische Häufung zu besitzen und sind als zusätzliche Risikofaktoren anzusehen. Zu beobachten ist zudem, dass es den Pflegekräften in der Regel an notwendigem/r Wissen und Motivation für eine sinnvolle und gesundheitsfördernde Nutzung der Freizeit zu fehlen scheint. Es bleibt nicht aus, dass sich im Altenpflegeberuf, der sich der Gesunderhaltung und Pflege von Krankheiten alter Menschen widmet, die Belastung der eigenen Gesundheit in hohen Krankenständen niederschlägt.

Das zentrale Anliegen einer guten Psychohygiene in Pflegeberufen sollte sein, Altenpflegerinnen in der individuellen Gestaltungsfähigkeit ihres alltäglichen

Lebens zu unterstützen, indem ihre Erfahrungen im Pflegealltag über eine Sensibilisierung der eigenen Körperwahrnehmung und deren gesundheitliche Gefährdung zu einer Form personaler Bewusstheit werden.
Praktisch müsste die persönliche Motivation, das eigene gesundheitsbezogene Verhalten zu verbessern, über aufeinander abgestimmte Aktionen unterstützt werden. Altenpflegerinnen müssen Inhalte und Techniken erlernen, die die gesundheitliche Kompetenz erweitern. Rahmenbedingungen im Pflegealltag müssen es zulassen, dass der Einzelne seinen Gesundheitsinteressen nachkommen kann.

Sicherlich kennen Sie die Entspannungsmethoden, sich in einer Pause oder nach Dienstschluss im nächsten Sessel „hängen" zu lassen, den Fahrstuhl, statt die Treppe und das Auto, statt das Fahrrad zu benutzen. In der Pause grundsätzlich zu rauchen, zu viel Süßigkeiten zu essen und starken Kaffee zu trinken. Sie wissen, dass dieses Verhalten nicht gut für Sie ist und doch tun Sie dieses immer wieder.

Auf verschiedenen Aktionsebenen kann eine Einstellungsänderung umgesetzt werden.

a) auf der affektiven Ebene:
„Ich finde", z.B. dass ich zu viel Zigaretten rauche.

b) auf der kognitiv informierenden Ebene:
„Ich kenne", z.B. einen Kursus zur Nichtraucherentwöhnung, der von der Volkshochschule durchgeführt wird.

c) auf der konativ unterstützenden Ebene:
„Ich werde", z.B. mehr auf meine Gesundheit achten und höre mit dem Rauchen auf.

d) auf der aktional teilnehmenden Ebene:
„Ich mache", z.B. an der Nichtraucherentwöhnung mit und melde mich gleich morgen für den Kursus an.

Merke!

Gesundheitsrisiken im Pflegealltag lassen sich nicht nur dem individuellen Entscheidungsverhalten zuschreiben, sondern sind entscheidend psychosozial mitbedingt.
In diesem Sinne werden individuelle Lebensstile zum Ausgangspunkt konzeptioneller Überlegungen zur Gesundheitsförderung, denn ob und in welcher Weise sich eine Altenpflegerin gesundheitsdienlich verhält, erklärt sich aus ihrem

individuellen Lebensstil. Dauerhaft pflegebedürftige Menschen gut pflegen zu können gelingt nur dann, wenn es den Pflegenden gelingt, gut mit sich selbst umzugehen. Eine Voraussetzung guter Pflege ist demnach eine gute Selbstpflege. Und diese ist Ausdruck von Selbstliebe, nicht Egoismus.

3 Methoden der Psychohygiene im Pflegealltag

Um mit psychischen Belastungen adäquat in der Pflegepraxis umgehen zu können, benötigen Altenpflegerinnen neben einer Basis von gerontopsychiatrischen Pflegewissen, welches auf Grundlagen von Pflegemodellen, dem Pflegeprozess und den gerontopsychiatrischen Pflegekonzeptionen aufbaut, auch Entlastungen durch eine gute Psychohygiene.
Der Stress kann nicht einmal eben beseitigt werden. Deshalb sollten Pflegekäfte bei dem Erleben mit Stress diesen so beeinflussen, dass die Lebensfreude und Freude an der Pflegetätigkeit erhalten bleibt. Das kann gelingen durch individuelle Stressbewältigungsmechanismen.

Altenpflegerinnen können auf drei Aktionsebenen aktiv zur eigenen Gesundheitsförderung beitragen:

- Aktivitäten, die Pflegekräfte selbst zur Förderung ihrer eigenen Gesundheit setzen
- Maßnahmen, die die Fähigkeiten von Altenpflegerinnen ihre Gesundheit zu fördern, ermöglichen oder verbessern
- Aktivitäten, die die Gesundheit durch Änderung in der Pflegeumgebung verbessern und die keinen persönlichen Einsatz erfordern. Die Rahmenbedingungen für die Pflegeumgebung, z.B. Personalschlüssel, Klientel, Wohnbereichsgröße sind von Pflegekräften nicht direkt veränderbar. Optimierungsmöglichkeiten innerhalb des Betriebes durch z.B. Veränderung des Pflegesystems, der Dienstzeiten, der Ablauforganisation, des Pflegekonzeptes sind durchaus gegeben und sollten von Pflegenden eingefordert werden.

Für welche Aktivitäten sich Altenpflegerinnen entscheiden hängt von folgenden Fragen ab:

- Welche finanziellen Ressourcen möchte ich aufwenden, um gesund leben zu können?
- Welchen zusätzlichen Zeitaufwand erfordert die ausgewählte gesunde Lebensweise?
- Welcher Wert wird innerhalb der sozialen Bezugsgruppe einer gesunden Lebensführung beigemessen?
- Welche individuellen Handlungsspielräume stehen mir zur Verfügung?

- Welche gesundheitlichen Handlungskompetenzen stehen mir zur Verfügung?

3.1 Coping[66] - Strategien

Um herauszufinden, welche Einflüsse sich auf unsere Psyche positiv oder negativ auswirken, ist es sinnvoll, sich mit belastenden Situationen im gerontopsychiatrischen Pflegealltag auseinander zu setzen. So können Altenpflegerinnen den Ursachen von Stress nachgehen und versuchen, ihn zu bewältigen. Mit der Kenntnis der belastenden Momente wird es dann mit der Zeit möglich, seelischem Stress vorzubeugen. Je genauer die Ursachen von Stress bekannt sind, umso gezielter kann die Stessbewältigung sein.
Allgemeingültige Empfehlungen zur Beseitigung von Stress gibt es nicht.
Nach Pines/Aronson/Kafry liegen positive und negative Bewältigungsstrategien vor, welche sich nach ihrer Wirksamkeit unterscheiden. Die positiven Strategien dienen der seelischen Gesundheit.

Tabellarische Übersicht über die Bewältigungsansätze
(nach Pines/Aronson/Kafry, 1991)

Bewältigungsansatz:	Prinzip:	Vorgehensweise:
Direkt-Aktiv	Der Betroffene ändert seine belastenden Umweltfaktoren selbst.	stresshafte Situation verändern, bestimmte Stressfaktoren beeinflussen, positive Einstellung einnehmen
Direkt-Inaktiv	Der Betroffene ändert seine belastenden Faktoren nicht; er geht ihnen aus dem Weg.	stresshafte Elemente der Situation ignorieren, stresshafte Elemente der Situation vermeiden, stresshafte Situation verlassen
Indirekt-Aktiv	Der Betroffene ändert seine innere Einstellung und handelt danach.	über Stress sprechen, Selbstveränderung, andere Tätigkeiten aufnehmen
Indirekt-Inaktiv	Der Betroffene kommt mit diesem Verhalten zu keinem Erfolg.	trinken, essen, rauchen, Medikamentenmissbrauch

66 Coping: Bewältigungsstrategie; ein Bemühen mit schädlichen bedrohlichen Berufsbedingungen fertig zu werden; diese steht zwischen Stress und Anspannung.

Psychologische Maßnahmen die Altenpflegerinnen zur Förderung ihrer eigenen Gesundheit anwenden können, werden nachfolgend beschrieben.

3.2 Das Üben von distanzierter Anteilnahme

Unter dem Begriff „distanzierte Anteilnahme" (nach Lief und Fox, 1963) wird verstanden:

Eine Anteilnahme an dem was gesehen und erfühlt wird, Sachlichkeit aber damit hineinnehmen. Sich nicht nur mit dem Pflegeberuf und mit dem einzelnen alten Menschen beschäftigen. Die Altenpflegerin sollte abschalten können und emotionale Distanz wahren.

In der gerontopsychiatrischen Pflege, welche durch intensive Kontakte zu Menschen geprägt ist, ist es erforderlich, Nähe und Distanz in ein gesundes Gleichgewicht zu bringen.
Es besteht die Gefahr, dass sich Altenpflegerinnen während des pflegerischen Umgangs zu sehr emotional beteiligen. Das kann zu einem Verlust der Objektivität und optimalen Hilfeleistungen führen.
Helfen können Altenpflegerinnen nur, wenn sie mehr wahrnehmen und verstehen können, als der alte Mensch, welcher Hilfe benötigt.

Auf der anderen Seite besteht die Gefahr, dass die emotionale Distanz zu groß wird, d.h. die Anteilnahme schwindet, Teilnahmslosigkeit und die dehumanisierende Einstellung, die für das Burn-out-Syndrom charakteristisch sind, nehmen überhand.

Wird die innere Distanz zu groß, so reicht es nicht mehr aus, voll motivationsfähig zu sein.
Aus der Sicht alter Menschen ist eine Ausgewogenheit zwischen persönlicher/m Unterstützung und Verständnis einerseits und fachspezifischer Beratung andererseits vorzuziehen.

Nach Pines/Aronson/Kafry ist eine ideale Ausgewogenheit von distanzierter Anteilnahme auf drei verschiedenen Wegen zu erreichen:

1. physische Distanz
2. psychische Distanz
3. emotionale Zurückgezogenheit

Die physische Distanz
Altenpflegerinnen, welche sich außerhalb der Dienstzeit nicht zurückziehen können, sind in der schwierigsten Lage. Viele meinen, dass sie unentbehrlich in

der Pflegewohngruppe sind und immer erreichbar sein müssen. Aussagen von Pflegepersonen nach Dienstschluss, Krankheit oder Urlaub, wie z.B. *„falls viel in der Pflege zu tun ist, ruft mich Zuhause an, ich komme dann sofort!"*, verdeutlichen das „Unentbehrlichsein" eindrucksvoll.

Methoden um Abhilfe zu schaffen könnten sein:
Pflegende gewinnen Distanz auf dem Umweg der Zeit. Sie beschränken die Zeit, die sie in direktem Kontakt mit dem älteren Menschen ihrer Hilfeleistungen verbringen, auf ein Minimum. Längere Arbeitspausen oder mehr Schreibtischarbeit, erlauben es der Pflegekraft sich körperlich von den alten Menschen zu distanzieren, indem sie ihnen Zeit entziehen.

Handlungsaufgaben:
1. Haben Sie auch öfters das Gefühl, dass Sie bei Dienstschluss, Urlaub oder Krankheit unentbehrlich in der Pflegewohngruppe sind?
2. Überlegen Sie in ihrer Arbeitsgruppe Methoden, mit denen Sie eine akzeptable physische Distanz zum Pflegeberuf herstellen könnten!

Die psychische Distanz
Bei Sterbenden, psychisch Alterskranken und bei der Versorgung von Schwerstpflegebedürftigen mit ständiger Betreuung ist eine körperliche Distanzierung nicht möglich, weil diese Menschen nun einmal eine greifbare Betreuung mit taktiler Kommunikation benötigen. Die Altenpflegerin hat die Möglichkeit sich eine „Rüstung" gegen Emotionen anzulegen.

Handlungsaufgabe:
Welche Gefahren können bestehen, wenn sich Altenpflegerinnen nach getaner Pflegeleistung eine Art von Unempfindlichkeit gegenüber alten Menschen aufbauen?

Die emotionale Zurückhaltung
Die Altenpflegerin schützt sich vor übermäßiger Beteiligung an mitmenschlichem Leid durch Einübung von Einstellungen.
Eine Einstellung wäre z.B. eine strikte Befolgung vorgegebener Regeln, welche die Beziehungen zu dem alten Menschen definieren.
Die Altenpflegerin sagt z.B. zum alten Menschen: *„Nicht aus persönlichen Gründen kann ich jetzt nicht für Sie einkaufen, sondern die Hausordnung (Regel) verbietet es."*

Die emotionalen Probleme der Altenpflegerinnen werden häufig unter Berufung auf „rationales Denken" auf eine intellektuelle Ebene verschoben. Der Schwerpunkt ihres Interesses verschiebt sich vom kranken Menschen auf die Krankheit,

an der er leidet. In einigen Fällen wird die Schuld dem alten Menschen zugeschoben. Wenn dieser als verwirrt, unkooperativ oder als alkoholabhängig diskreditiert wird, so wird eine Last der Verantwortung der Altenpflegerin abgenommnen.
Derartige kollektive Rationalisierung und Verschiebung der Verantwortung auf den alten Menschen kann als Schutzmaßnahme des Pflegepersonals gegen den emotionalen Stress ihrer Schuldgefühle angesehen werden.

Eine weitere Methode der Distanzierung von der Not anderer Menschen ist deren Identifizierung durch ihre Probleme, anstatt durch ihre Namen. Die Altenpflegerin spricht dann von „dem Dekubitus" oder von „der Thrombose auf Zimmer 321".
Durch die Sprache verleugnet die Pflegende den mitmenschlichen Status der alten Menschen, um auf diese Weise die eigene emotionale Betroffenheit zu verringern.

Zusammenfassung: Methoden zur distanzierten Anteilnahme

	physisch	psychisch	emotional
Worum geht es?	körperliche Abwesenheit	psychologische Distanzierung	Einübung von Einstellungen
Methoden	Reduzierung des Kontaktes, Schreibtischarbeit, Zeitentzug	Abschalten von Mitleid, Empathie, Wärme	Verschiebung vom kranken Menschen auf die Krankheit, Schuldzuweisung, Problemidentifizierung
Gefahr!	Pflegequalität sinkt	Dehumanisierung, Übergriff auf den privaten Bereich	Dehumanisierung, Pflegequalität sinkt

Merke!

Altenpflegerinnen verwenden die Methoden des körperlichen, seelischen oder emotionalen Rückzugs, um die Intensität der Gefühle zu verringern, welche in Bezug zur Hilfeleistung stehen.
Es muss aber darauf hingewiesen werden, dass die Methoden nur nützlich sind, wenn sie zur idealen ausgewogenen distanzierten Anteilnahme verhelfen. Geht die Distanzierung so weit, dass sie zu einer dehumanisierenden Einstellung führt, schaden die Methoden mehr, als dass sie nützen. Die Pflegequalität leidet unter der Distanzierung, wenn diese zum Schutz der Altenpflegerin notwendig ist.

3.3 Passive Methoden zur Entspannung

Eine Reihe von unsystematischen Möglichkeiten zur Entspannung nach einem anstrengenden Dienstwochenende oder stressigem Schichtdienst praktizieren Pflegekräfte in der Regel mehr oder weniger, z.B. Musikhören, Lesen, ein warmes Bad, Träumen, mit dem Hund spazieren gehen. Darüber hinaus haben alle Aktivitäten, die zu Zufriedenheitserlebnissen führen, einen entspannenden Effekt, das kann z.B. ein Kompliment seitens des alten Menschen für ein aufmunterndes Lächeln oder eine Geste der Hilfsbereitschaft sein.

In regelmäßigen Abständen sollten Pflegekräfte sich Ruhe und Entspannung durch individuelle Flow-Erlebnisse gönnen.

Flow-Erlebnisse
flow = (engl.) strömen, fließen aus sich selbst.
Flow-Erlebnisse sind nach Fengler (1996) Erfahrungen vollständigen Hingegebenseins. Es ist ein Ineinanderfließen von Handlung und Bewusstsein. Die Person ist sich der Handlung bewusst, nicht aber dieser Bewusstheit.
Im Alltag lassen Flow-Erfahrungen alles um uns herum vergessen. Später wird man überrascht feststellen, wie die Zeit verflogen ist. Durch ein intensives Hineingehen in eine Tätigkeit empfindet man oft eine gesunde Müdigkeit - im Gegensatz zum Erschöpftsein nach frustrierender Pflegearbeit.
Für Flow-charakteristische Erscheinungen sind: Selbstvergessenheit ohne Verlust des Kontaktes mit der eigenen psychischen Realität, Handlungskontrolle ohne aktive Bewusstheit dieser Kontrolle und ohne Sorge um einen Mangel an Kontrolle.

Flow-Erlebnisse, die wenig Zeit beanspruchen, können für den Einzelnen, je nach individuellen Bedürfnissen sein:

1. Nach einem anstrengenden Dienst Lieblingsmusik hören!
   Legen Sie sich auf das Sofa, schieben Sie sich Ihre Lieblings-CD in den Player; am besten langsame Stücke. Dabei kann man sich leichter konzentrieren. Nach zwei Liedern sind grüblerische Gedanken und miese Laune verflogen.

2. Phantasiereisen
   Legen Sie sich flach auf den Boden. Träumen Sie sich nun an Ihren letzten Urlaubsort zurück. Hören Sie das Rauschen der Wellen, spüren Sie den angenehmen Wind, der über Ihren Körper streicht. Für ein solches „Kopfkino" sollten störende Lärm- oder Lichtquellen ausgeschaltet sein. Phantasiereisen aktivieren das Immunsystem und die Selbstheilungskräfte.

3. Stressbremse Magnesium
   Wenn die Hektik in der Pflegearbeit überhand nimmt, braucht der Organismus vermehrt Magnesium. Der Mineralstoff ist reichlich in Bananen, Nüssen oder Kürbiskernen vorhanden. Auch Mineraltabletten können aus dem Stresstief heraushelfen.

4. Die Kutscherhaltung
   Funktioniert überall, ob in der Pflegewohngruppe, im Dienstzimmer oder zu Hause! Setzen Sie sich auf die Kante eines Sessels oder Stuhls, die Unterarme liegen locker auf den Oberschenkeln. Kopf und Oberkörper neigen sich nach vorn. Konzentrieren Sie sich auf eine tiefe, langsame Atmung. Fünf bis zehn Minuten in der Kutscherhaltung - und Sie fühlen sich wieder besser!

5. Ärger miteinander teilen
   Gerade in belastenden Situationen spielt das soziale Umfeld des Einzelnen eine wichtige Rolle. Das Gefühl verstanden zu werden und die Möglichkeit, das Problem auch einmal aus einem anderen Blickwinkel zu betrachten, können großen Rückhalt schenken.

6. Isometrische Übungen
   Rollen Sie Ihre Zehen 10-15 Sekunden ein, so als wollten Sie einen Bleistift festhalten. Beim Ausatmen Zehen wieder lösen. Ähnlich entspannend: auf den Rücken legen, Beine anwinkeln, umfassen und an den Bauch ziehen.

7. Mentale Stressbremse
   Stellen Sie sich ein riesiges Stopp-Schild vor, das Sie in Stress-Situationen aktivieren. Quälende Gedanken aus Ihrem Dienst können so einfach „ausgebremst" werden.

8. Schönes betrachten
   Blumen beseelen. Ihre Farben und ihr Duft beeinflussen die Sinne. Blumen-Meditation eignet sich ideal, um während eines Spaziergangs oder zu Hause abzuschalten. Setzen Sie sich auf eine Bank oder auf eine Wiese. Beobachten Sie, wie sich Blumen im Wind bewegen. Wie sind die Blätter geformt? Ist der Stengel glatt oder behaart? Lassen Sie dabei ihre Gedanken schweifen. Erinnerungen kommen auf. An jemanden, den Sie sehr mögen. Lächeln Sie, wenn Ihnen danach zumute ist. Atmen Sie tief ein und aus. Meistens fallen dabei die Augen automatisch zu und Sie merken, wie Sie tiefe, innere Ruhe und Kraft durchströmt. Für zu Hause eignet sich am besten eine einzelne Blüte. Stellen Sie die Vase an einen ruhigen Platz auf der Fensterbank, mit Himmel, Wolken oder Bäumen im Hintergrund.
   Richten Sie den Blick zunächst genau auf die Blüte und schweifen Sie dann ab. Achten Sie auf gleichmäßiges Atmen. Lassen Sie Gedankenbilder kom-

men und gehen. Schon nach fünf Minuten Abschalten werden Sie sich wohler fühlen.

9. Rituale
   Das kann eine Kerze sein, die zum Abendessen mit dem Partner angezündet wird oder eine Gutenachtgeschichte, die Sie den Kindern vorlesen. Solche gemeinsamen Momente schaffen ein stärkeres Zusammengehörigkeitsgefühl.

10. Wohlgerüche
    Düfte können Brücken in die Vergangenheit sein. Sie rufen Erinnerungen hervor, die zu erholsamen Tagträumen verleiten. Duft nach Orangen und Zitronen belebt und steigert die Konzentration, Lavendelduft beruhigt.

11. Pflanzen-Power gegen Stress
    Johanniskraut oder Melisse in Dragees oder Teeform, regelmäßig eingenommen bzw. getrunken sorgen für einen erholsamen Schlaf und beruhigen angeschlagene Nerven. Bestimmte Inhaltsstoffe und ätherische Öle der Pflanzen fördern die Produktion von Serotonin. Dieses körpereigene Hormon sorgt für innere Harmonie.

3.4 Entspannung durch künstlerischen Ausdruck

In der Begegnung mit kreativem Tun, mit Werken der Kunst, können Altenpflegerinnen zur inneren Ruhe und Klarheit finden; somit wieder Kräfte schöpfen. Theaterspielen, Arbeit mit Bildern und Texten, plastische Arbeiten mit Naturmaterialien (Collagen) können lehrreich und Balsam für die „mitgenommene Seele" sein.

Mandala malen
Mandala = Mittelpunkt oder auch magischer Kreis
Besonders das Mandala-Malen ist eine kreative Methode die Ihnen (große Formen auch den alten Menschen) viel Freude bereiten kann. Mandalas schaffen innere/s Ruhe und Gleichgewicht, sorgen für Spannungsausgleich und meditative Erfahrung.
Bei dieser Methode ist es schön, dass Sie jederzeit mit dem Malen aufhören, das Mandala liegen lassen und bei Bedarf dann wieder weiter gestalterisch tätig sein können.
In der Schaffung eines Mandalas bringen wir intuitive Inhalte zum Ausdruck, ohne diese Inhalte wesentlich durch unser Ego bzw. unseren Verstand zu beeinflussen. Deshalb enthüllt ein Mandala Persönlichkeitsanteile, die unserer Aufmerksamkeit normalerweise entgehen.
Mandalas sind also „Botschaften der Seele".

Viele alte Kulturen betrachten den Kreis als Ausdruck der kosmischen Schöpfung, der Kreis steht als Symbol für die Einheit, den Kosmos.
Nordamerikas Indianer sagen: Alle Kraft der Erde wirkt in Form von Kreisen. Der Wind wirbelt im Kreis, wenn er am stärksten ist. Sonnenauf- und -untergang beschreiben eine Kreisbewegung. Die Jahreszeiten kehren in einem zyklischen Rhythmus zum Ursprung zurück.
Selbst das Leben eines Menschen beschreibt einen Kreis von Kindheit bis zum Tod. In vielen alten Gebäuden und Palästen auf der ganzen Welt finden sich Mandalas, z.B. in gekachelten Fußböden, Deckenbemalungen, Fensterintarsien.
In vielen Ländern tanzen Gläubige die Bodenmandalas während eines Gottesdienstes.

Kurzanleitung:
Bevor Sie mit dem Ausmalen des Mandalas beginnen, nehmen Sie sich einen Moment Zeit, in eine innere Ruhe einzutreten.
Wählen Sie eine Farbe aus ohne sich darüber große Gedanken zu machen. Achten Sie auf eine/n entspannte Haltung und ruhigen Atem. Wenn Sie mögen, lassen Sie leise entspannende Musik laufen oder füllen Sie den Raum mit einem angenehmen Duft.
Füllen Sie dann das Mandala mit Formen und Farben und arbeiten Sie so lange daran, bis Sie das Gefühl haben, für den Moment fertig zu sein.
Betrachten Sie ihr Werk von allen Seiten, lassen Sie es auf sich wirken - und wenn Sie mögen, geben Sie dem Mandala einen Namen.
Stellen Sie sich vor, ganz klein zu werden, so klein, dass Sie in das Mandala eintreten können, als sei es ein Raum oder eine Landschaft. Nehmen Sie Gefühle und Gedanken dabei wahr. Viel Freude!

Im Nachfolgenden werden aktive Maßnahmen zur Gesundheitsverbesserung aufgeführt.

3.5 Aktive Methoden zur Entspannung

Altenpflegerinnen mit zunehmendem Stress reagieren gereizt auf Belastungen. Sie tun gut daran, Selbstentspannung in Form von Entspannungs- und Aktivierungsverfahren (mit psychohygienischer Wirkung) unter fachlicher Anleitung in Kursen zu erlernen und diese regelmäßig fortzuführen z.B.:

- autogenes -Training
- progressive Muskelentspannung nach Jacobson[67]
- Atemübungen

[67] Die Methode der progressiven Muskelentspannung wurde zu Beginn dieses Jahrhunderts von dem in den USA lebenden Arzt Edmund Jacobson (1885-1976) entwickelt. 1938, parallel zur Entstehung des autogenen Trainings, wurde Jacobsons Muskelentspannung in Europa eingeführt.

- Yoga
- Wirbelsäulengymnastik, funktionelle Gymnastik
- Stretching
- Feldenkrais Gruppenarbeit

Wer dagegen unter emotionalem Stress eher mit Apathie und Schwäche reagiert, wird mehr Nutzen von aktivierenden Verfahren haben, z.B. mit:

- Tanztherapie
- Sportübungen
- Karate

Die aktiven Entspannungsübungen bewirken im Organismus eine Senkung des Erregungsniveaus, eine Erhöhung der Belastbarkeit sowie den Abbau von bereits manifesten psychosomatischen Beschwerden. Einige der Methoden lassen sich als Sofortmaßnahme in der akuten Stresssituation anwenden. Pflegekräfte sollten sich von ihren Empfindungen leiten lassen, wenn sie eine Technik ausprobieren und nicht aufgeben, wenn der erwartete Entspannungseffekt ausbleibt. Wenn die Motivation fehlt, etwas an einer festgefahrenen Situation zu ändern, wird derjenige keinen Erfolg beim Üben verspüren.
In Krisenzeiten dauert es immer länger, Entspannungstechniken neu zu erlernen. Entspannung allein löst auch nicht eine bestehende Burn-out-Problematik. Pflegekräfte können dann die Entspannung als Flucht vor sich selbst oder Ablenkung missbrauchen. In diesem Fall lähmt diese Vorgehensweise die Initiative an der Burn-out-Bearbeitung.

3.6 Hilfe durch Psychotherapie

Wer in einem Burn-out-Prozess bereits weit fortgeschritten ist, womöglich schon mit Psychopharmaka oder gesteigertem Alkoholkonsum seine Problembewältigung betreibt, braucht dringend Hilfe und zwar von professioneller Seite. Von daher erscheint in solchen Fällen eine Psychotherapie ratsam.
Da das Ausbrennen das Resultat einer sozialen und psychischen Wechselwirkung zwischen einer Person und ihrer Umwelt ist, erscheint auf der Seite des Betroffenen unter den möglichen Gegenmaßnahmen vor allem eine Änderung der Sichtweise sinnvoll. Dann lautet die Frage nicht mehr: „Was stimmt nicht mit mir?" sondern: „Was kann ich tun, um die Situation zu verändern?"
Hierbei sollten Altenpflegerinnen von bestehenden realen Verhältnissen ausgehen, statt von einem idealisierten Veränderungswunsch der Arbeitsbedingungen und der Institution.

3.7 Hilfe durch Supervision

Der Begriff: „Supervision"
Supervision ist ein Interaktionsprozess, der durch Kommunikation der Einstellungen, Erwartungen und Handlungen der Altenpflegerinnen in einem Beratungsprozess zum Berufsfeld positiv beeinflusst. Sie beruht auf wissenschaftlichen Erkenntnissen und Methoden, z.B. der Anthropologie, der Lerntheorien, der Kommunikationstheorie, der Psychoanalyse und der Organisationstheorie.

Altenpflegerin Christine sagt zur neu eingestellten Mitarbeiterin:
„Die zwischenmenschlichen Beziehungen in unserem Team sind von gegenseitiger Offenheit, Ehrlichkeit und Wertschätzung geprägt. Jeder hat hier seinen Platz im Team und wird gleichwertig akzeptiert. Wir versuchen auch mit Hilfe von Supervisionen unsere Arbeit immer wieder kritisch zu überprüfen, um den Bedürfnissen der alten Menschen und auch unseren eigenen Ansprüchen gerecht zu werden."

Handlungsaufgabe:
Benennen Sie die positiven Teambedingungen, die im Arbeitsteam von Altenpflegerin Christine vorherrschen.

Ziele der Supervision

- In der Supervision erfahren überlastete Altenpflegerinnen einen sorgfältigen Umgang mit sich selbst und der eigenen Seele. Die Bearbeitung emotional belastender Situationen erbringt der Altenpflegerin Entlastung und mindert das Gefühl der Hilflosigkeit, besonders bei der Arbeit mit depressiven, verwirrten, aggressiven und sterbenden alten Menschen.
- Supervision kann einen Reflektionsprozess in Gang setzen, welcher zu einer neuen Sicht des eigenen Berufshandelns führt, d.h. Supervision hat rehabilitative Wirkung.
- Sie kann gestresste, ausgebrannte Personen über eine neu gewonnene Distanz zur eigenen Person und zum Berufsfeld der Altenpflege befähigen, kompetent zu handeln und eine Neuorientierung einleiten.
- Supervision kann präventiv gegen Burn-out eingesetzt werden.

Voraussetzungen für eine gelungene Supervision
Damit psycho-soziale Probleme von Stressgeplagten oder von Burn-out-Syndrom gefährdete Altenpflegerinnen sprachfähig gemacht werden können, sind mehrere regelmäßig stattfindende Supervisionssitzungen erforderlich. Dabei erarbeitet der Supervisor mit der einzelnen Altenpflegerin ein Bewältigungsprogramm. Durch einen Interaktionsprozess lernt sie mit Problemen besser um-

zugehen und diese zu lösen. Sie soll ihr Handeln verändern und z.B. zum psychisch Alterskranken Distanz herstellen können.

Themenbereiche, die bei der Supervision angesprochen werden, könnten z.B. sein:

- Konflikte im Team und mit Führungspersonen
- Die Reflexion der pflegebedürftige verwirrte Mensch - Altenpflegerin- Beziehung
- Umgang mit Altersdepression, Aggressivität, Sterben und Tod. Umgang mit Ängsten bei Altenpflegerinnen und beim alten Menschen.
- Eine befriedigende Gestaltung von Nähe und Distanz.
- Kennenlernen der durch die berufliche Sozialisation erworbenen Muster der Selbst- und Fremdwahrnehmung, z.B. die in der Altenpflege zu findenden Tendenzen zur Entmenschlichung ihrer alten Menschen (z.B. „die Hemiplegie" auf Zimmer Nr. 322, „der Apalliker" im Wohnbereich B).
- Verbesserung der beruflichen Kompetenz der Pflegenden - vor allem im psycho-sozialen Bereich. Es werden die Anteile in der Persönlichkeit bearbeitet, welche sich auf die Beziehung alter Menschen auswirken. Hierdurch kann z.B. eine Erweiterung des Handlungsspielraumes auch in scheinbar unlösbaren Konflikten oder Beziehungen erfolgen.

Merke!

Supervision ist ein wichtiges Element zur Steigerung der Handlungskompetenz der Altenpflegerinnen und damit zur Verbesserung der Pflegequalität, aber auch zur Erhöhung der Arbeitszufriedenheit im Team. Altenpflegerinnen können durch das Instrument Supervision lernen, ihre Belastungsfähigkeit frühzeitig richtig einzuschätzen, die Belastungen die gerontopsychiatrische Pflege mit sich bringt aussprechen und professionelle Hilfe einfordern.

4 Verbesserte Berufszufriedenheit durch Selbstzufriedenheit

Bekanntlich ist ein wichtiger Auslöser von Stress im Pflegeberuf die Zeitnot. Der chronische Personalmangel führt zu hohen Anforderungen an jede einzelne Altenpflegerin. Andererseits wird auch nicht immer zeitgemäß und zeitbewusst gearbeitet. Gespräche im Pflegeteam können dazu beitragen, die zeitliche Organisation des Pflegealltags zu verbessern.
Wichtig ist, sich nach Rückschlägen im Pflegeberuf z.B. durch Personalknappheit, Sparmaßnahmen an Fort- und Weiterbildungen, Schwierigkeiten im Umgang mit psychisch Alterskranken nicht zu verkriechen und nicht in Selbstmitleid zu versinken. Die Altenpflegerin sollte aufstehen und der Herausforderung ins Auge sehen. Das berufliche Leben wird sich nicht von selbst ändern; Alten-

pflegerinnen können es nur ändern, indem sie sich selbst ändern. Befindet sich eine Altenpflegekraft schon länger in einer unbefriedigenden Situation, dann hat sie möglicherweise einen falschen Weg eingeschlagen. Das Berufsleben wird die Altenpflegerin so lange gegen verschlossene Türen laufen lassen, bis sie merkt, wo ihre Richtung ist. Dann sollte der richtige Weg auch gesucht werden. Altenpflegerinnen dürfen nicht resignieren und sich mit schlechten Situationen abfinden. Die seelische Verfassung übt einen nicht zu unterschätzenden Einfluss auf das Äußere aus. Außer organischen Leiden rufen ständige Unzufriedenheit, Depressionen oder andere unschöne Veränderungen hervor. Altenpflegerinnen in der Altenarbeit dürfen nicht zulassen, dass sich Sorgenfalten ins Gesicht graben. Sie sollten die Mundwinkel öfters mal zu einem Lachen heben und bei momentanen Schwierigkeiten, die sich auch in den Weg stellen, den Altenpflegeberuf mit allem, was noch passiert oder sich zum Positiven verändert, bejahen. In Zukunft wird es eine Herausforderung für Altenpflegerinnen in der gerontopsychiatrischen Pflege sein, fachgerechtes pflegerisches Handeln unter Beweis zu stellen. Allen Beteiligten in der gerontopsychiatrischen Pflege gilt besonders der Satz:

gerontopsychiatrisches Denken - sollte ein gesellschaftliches Denken sein - Individualität und Gelassenheit pflegen!

5 Folgerungen

Wo die Individualisierung des persönlichen gesundheitlichen Schicksals in der heutigen Zeit vorangetrieben wird, Altenpflegerinnen zwischen den Polen des werbeträchtigen Gesundheitskults und der persönlichen, besonders auch berufsbedingten Gesundheitsgefährdung in hilflose Agonie zu verfallen droht, sind Leitungskräfte von Pflegeeinrichtungen in besonderer Weise gefordert, sich in der betrieblichen Gesundheitsförderung zu engagieren.

Leitungskräfte brauchen keine „Gesundheitsapostel" zu sein, sie sollten aber erkennbar für die Pflegemitarbeiter Grundwerte gesundheitsorientierter Lebensweise, z.B. Bewegungspausen, rückenschonendes Arbeiten, Maß im Gebrauch von Genussmitteln, Angebot von Supervision, überzeugt selbst praktizieren. Nur so können sie authentisch Gesundheitsförderung als betriebliche Vision an ihre Mitarbeiter weitergeben. Jeder einzelne Pflegemitarbeiter ist ein wichtiges Kapital des Betriebes, in dem sich die Qualität einer Altenhilfeeinrichtung ausdrückt. Er bedarf der besonderen Unterstützung und Pflege an Orten, wo er am stärksten gefährdet ist.

Wiederholungsfragen

1. Aus welchen Gründen sind Altenpflegerinnen besonders davon betroffen im Beruf leicht auszubrennen?
2. Erläutern Sie, warum eine gute Psychohygiene für Sie als Altenpflegerin unerlässlich ist?
3. Was verstehen Sie unter dem Begriff „Stress"?
4. Wir kennen die Stressformen „Disstress" und „Eustress". Was können die Stressformen bei Ihnen jeweils auslösen?
5. Benennen Sie Verhaltensweisen, die durch Wechselwirkungsprozesse beim Pflegen unter Stress, zum einen bei Altenpflegerinnen, zum anderen bei psychisch Alterskranken auftreten können.
6. Nach Pines/Aronson/Kafry ist eine ideale Ausgewogenheit von distanzierter Anteilnahme auf drei verschiedenen Wegen zu erreichen. Welche Möglichkeiten sind gemeint? Beschreiben Sie die drei Möglichkeiten zur distanzierten Anteilnahme kurz. Welche Gefahren können sich daraus für die Pflegequalität des Gepflegten und für Altenpflegerinnen selbst ergeben?
7. Was sind Flow-Erlebnisse? Geben Sie vier Beispiele, die wenig Zeit zur Umsetzung benötigen.
8. Was bedeutet der Begriff „Supervision"?
9. Was kann Supervision für Altenpflegerinnen leisten?

Literaturverzeichnis

F.S. Alexander	Psychosomatische Medizin, Grundlagen und Anwendungsgebiete, Berlin 1971
Arbeitskreis Schmerz im Alter	Schmerz im Alter, Lukon Verlag, Puchheim 1999
B. Bahnsen	Deutsches Institut für Ernährungsmedizin, „ Jeder Deutsche verspeist 13 Rinder!", in Heilberufe 52 5/2000 S. 52-53, Urban und Vogel Verlag, München
M.M. Baltes	Altern und Tod in der psychologischen Forschung In: Tod und Sterben, Hsg: Winau/Rosemeier; Verlag W. de Gruyter, Berlin 1984
H.J. Bauer	Medizinische Rehabilitation und Nachsorge bei Multipler Skerose, Fischer Verlag, Stuttgart 1989
R. Beck	Schlaganfall und Depressionen im Alter, in K. Bergener (Hsg.) Depressionen im Alter, Steinkopff Verlag, Darmstadt 1986, S. 51-58
C. Bienstein, A. Fröhlich	Basale Stimulation in der Pflege, Verlag selbstbestimmtes Leben, Düsseldorf 1991
E. Bleuler	Lehrbuch der Psychiatrie, 11. Aufl. von M. Bleuler, Springer Verlag Berlin, 1969
J. Bruder	Belastungen pflegender Familienangehöriger bei desorientierten alten Menschen, Statistisches Bundesamt Wiesbaden 1996
W. Bruns-Waigand/ K. Kämmer	Konzeptentwicklung mit Methode in: Kämmer/ Schröder (1998), Pflegemanangement in Alteneinrichtungen, Grundlagen für Konzeptentwicklung und Organisation, Schlütersche Verlagsanstalt, Hannover S. 135-147
J. Bowlby	Mütterliche Zuwendung und geistige Gesundheit, Kindler Verlag, München 1973
M. Burisch	Ausgebrannt, verschlissen, durchgerostet, in Psychologie Heute 9/94, S.22
J. Corey - Bloom/ D. Galasko/L. J. Thal	Is it Alzheimer`s ? A strategy for diagnosis. IM 1995; 28-33
H.D. Deter	Angewandte Psychosomatik Eine Anleitung zum Erkennen, Verstehen und Behandeln psychosomatisch Kranker, Georg Thieme Verlag, Stuttgart 1997

Deutsche Alzheimer Gesellschaft	Stationäre Versorgung von Alzheimer Patienten Berlin 1996
K. Dörner/U. Plog	Irren ist Menschlich Psychiatrie/Psychotherapie Lehrbuch der Psychiatrie Verlag Bonn, 1990
R. Diekstra Cary Mc Enery	Der letzte Ausweg, Bastei-Lübbe Verlag 1995
Norbert Erlemeier	Alternspsychologie Grundlagen für Sozial-und Pflegeberufe Waxmann- Verlag GmbH, Münster 1998
N. Feil	Validation, Wiener Verlag, Himberg bei Wien, 1992
J. Fengler	Helfen macht müde Zu Analyse und Bewältigung von Burn-out und beruflicher Deformation J.Pfeiffer-Verlag, München 1996
V. Fiechter/M.Meier	Pflegeplanung Recom Verlag, Basel 1993
H.-J.Fietkau	Die Einstellung in der Psychotherapie Otto Müller-Verlag, Salzburg 1977
Freedmann/Kaplan/Sadock/ Peters	Psychiatrische Probleme der Gegenwart II Thieme Verlag, Stuttgart 1991
H. Förstl	Lehrbuch der Gerontopsychiatrie Enke Verlag Stuttgart 1997
I. Fuhrmann/ H. Gutzmann/ E.-M. Neumann/ M. Niemann - Mirmehdi	Abschied vom Ich - Stationen der Alzheimer Krankheit, Alzheimer Gesellschaft e.V. Berlin 1995
I.Füsgen	Demenz, MMV Medizin Verlag, München 1991
K. Grawe/R.Donati/ F. Bernauer	Psychotherapie im Wandel Hofgrefe Verlag, Göttingen 1994
E. Grond	Kompendium der Alters-Psychiatrie und -Neurologie, B. Kunz Verlag, Hagen 1997
E. Grond	Psychische Aspekte der Dekubitusentstehung, in Dekubitus, Thieme Verlag, Stuttgart, 1997 S.71-80
R. Grümme	Die Macht der Gefühle in Altenpflege, Vincentz Verlag, Hannover 11/99 S. 32-35
Gutensohn/Schulz/ Sebald/Thüroff	Arbeitshilfen für den Umgang mit psychisch veränderten alten Menschen, B. Kunz Verlag, Hagen 1999

R. Haller — Das psychiatrische Gutachten
Manzsche Verlags-und Universitätsbuchhandlung, Wien 1996

G. Hardtmann — „Irrenhaus", Eine Einführung in die Psychiatrie und ihre sozialpädagogischen Arbeitsfelder,
Beltz Verlag, Basel 1991

M. Haupt — Psychotherapeutische Strategien bei kognitiven Störungen,
in Förstl, Lehrbuch der Gerontopsychiatrie
Enke Verlag, Stuttgart 1997

S. Heeg/S. Lind — Heimarchitektur und Lebensqualität - Zur Notwendigkeit eines kankheitsangemessenen Milieus für verwirrte alte Menschen
Gerontopsychiatrie in Einrichtungen der Altenhilfe, Forum 23, KDA 1994

R. Hirsch — Balintgruppe und Supervision in der Altenarbeit
Reinhardt Verlag, München 1993

M. Holnburger — Pflegestandards in der Psychiatrie
Urban und Fischer Verlag, München 1999

B. Höft/H. J. Paulus — Leitlinien für die integrative Betreuung dementer Bewohner in Altenpflegeeinrichtungen
Steinkopfverlag 1996

M.Hoehn, Yahr — Parkinsonism: onset, progression and mortality.
Neurology 17: 427-442 (1967)

E. Höwler — Gerontopsychiatrische Altenpflegeausbildung
Umsetzung in die Pflegepraxis
2. Auflage, Kieser Verlag, Neusäß 2000

H. Isermann — Neurologie und Neurologische Krankenpflege
Kohlhammer Verlag, Stuttgart 1997

V. Kast — Trauern, Kreuz-Verlag, Stuttgart 1982

P. Kielholz — Heutige Depressionsbehandlung,
in Therapeutische Umschau, Band 40, Heft 9, 1983

J. Kipp/H.P. Unger/P. Wehmeier — Beziehung und Psychose
Thieme Verlag Stuttgart, 1996

J. Kipp/B. Jüngling — Verstehender Umgang mit alten Menschen
Fischer Verlag, Stuttgart 1994

T. Klie — Recht auf Verwirrtheit?
Das Betreuungsrecht für die Altenarbeit, Vincentz Verlag Hannover 1993

B. Kolb/I. Q. Whishaw	Neuropsychologie Spektrum Akademischer Verlag, Heidelberg 1993
S. Krenn	Die Sprache der Sterbenden Reihe: Hospizforum Cloppenburg Hrsg.: U. Gaul, Cloppenburg 1998
A. Kruse	(1987b) Kompetenz bei chronischer Krankheit im Alter, in Zeitschrift für Gerontologie Band 20 Heft 6, Nov./Dez. 1987, S. 355-366
T. Küster	Quellen zur Geschichte der Anstaltspsychiatrie in Westfalen, Band 1: 1800-1914, Schöningh-Verlag, Paderborn 1998
Ch. Lanzendörfer	Psychosomatik in der Pflege Schattauer- Verlag, Stuttgart 1996
L. Lutz	Das Schweigen verstehen Über Aphasie, Springer Verlag, Berlin 1996
A. Matthews et. al.	Platzangst, ein Übungsprogramm für Betroffene und Angehörige, Karger Verlag, Basel 1994
Ministerium für Arbeit, Gesundheit und Soziales des Landes NRW	Tagespflege in NRW-Ergebnisse einer Studie des KDA, Düsseldorf 1997
C. Moskovitz	Levodopa- induced psychosis: a kindling phenomenon. Amer J. Psychiat 135: 669-675 (1978)
D. Muthesius/ H. Beyer-Kellermann	Indikationskatalog für chronisch und chronisch-psychisch erkrankte alte Menschen, Verlag Deutsche Gesellschaft für Musiktherapie 1999
O. Müller	Verhaltenstraining bei Übergewicht Salzburg 1978
H.H. Perlmann	Das Modell des problemlösenden Vorgehens in der sozialen Einzelhilfe, in: R.W. Roberts./R.H. Nee (Hrsg.): Konzepte der sozialen Einzelhilfe, Lambertus-Verlag, Freiburg 1974
H.G. Petzold	Belastung, Überforderung, Burn-out-Gewaltprobleme in Heimen, in: Behinderte in Familien, Schule, Gesellschaft 4, 1989, S. 17-44
A.M. Pines/E. Aronson/ D. Kafry	Ausgebrannt, vom Überdruss zur Selbstentfaltung Klett - Cotta Verlag, Stuttgart 1991

H. Radebold
Untersuchungen zur Supervision im Altersbereich
Kuratorium Deutsche Altershilfe, Köln 1994

H.S. Reinecker
Zwänge: Diagnose, Theorie und Behandlung
Hans-Huber Verlag, Bern 1991

M. Schäufele/S.Weyerer
Psychopharmaka-Gebrauch und Sturzrisiko im Heim
in Altenpflegeforum, 12/99 S.12-17,
Vincentz-Verlag, Hannover 1999

J. von Scheidt
Supervision in der Pflege
in: Die Schwester/Der Pfleger, 7/ 96, S.652-655

W. Schmidbauer
Hilflose Helfer
Rowohlt Verlag, Hamburg 1992

Schriftenreihe der Bundesarbeitsgemeinschaft
Kommunikation zwischen Partnern
Aphasie, Band 240, Hilfe für Behinderte e.V.
Düsseldorf 1996

J. Sopko
Funktionelle Störungen in der HNO-Heilkunde,
in von Th. Uexküll, Psychosomatische Medizin,
4. Aufl. 1990 S. 1080 - 1093

S. Soyka
Kurzlehrbuch der Neurologie
Schattauer Verlag, Stuttgart 1991

F. Stengel
Heitere Gedächtnisspiele
Memo Verlag, Stuttgart 1996

H. Steppe
Krankenpflege im Nationalsozialismus
7. Auflage, Frankfurt: Mabuse 1993

S. Süß
Politisch mißbraucht? Psychiatrie und Staatssicherheitsdienst in der DDR, Ch. Links Verlag,
Berlin 1998

S. Weinberger
Klientenzentrierte Gesprächsführung
Eine Lern- und Praxisanleitung für helfende Berufe
Beltz Verlag, Weinheim 1990

U. Winter
Tagespflege im Wandel
Vincentz Verlag, Hannover 1999

H.-J. Wilhelm
Die Sinnfrage in der Altenpflege,
in Altenpflegeforum 12/99,
S. 25-30, Vincentz-Verlag, Hannover 1999

Dieter Wyss
Der psychosomatisch Kranke
Zwischen Krisen und Scheitern
Vandenhoeck u. Ruprecht, Göttingen 1987

V. Zimmermann
Die Pflege von dementen Betagten
Schulthess Polygraphischer Verlag, Zürich 1989

Glossar

Abwehrmechanismen:	Komplexe, unbewusste Reaktionsprozesse, meist des Ichs. Unerwünschte oder verbotene Triebregungen aus dem Es werden abgewehrt z.B. durch Regression, Introjektion, Projektion oder Überkompensation
Adaptation:	Anpassung eines Individuums an seine Umwelt durch aktive Auseinandersetzung mit ihr
Abusus:	lat.: Missbrauch, pharmakolog.; laut WHO definiert als Anwendung von Pharmaka ohne medizinische Indikation bzw. in übermäßiger Dosierung
AEDL:	Aktivitäten und existenzielle Erfahrungen des Lebens
Affektlabilität:	krankhafte Beinflussbarkeit der Gefühle mit raschem Stimmungswechsel z.B. bei dementiellen Erkrankungen
Affektinkontinenz:	Unfähigkeit Gefühlsäußerungen zu steuern
agitiert:	erregt, unruhig
Agnosie:	Unvermögen Sinneswahrnehmungen als solche zu erkennen, trotz erhaltener Funktionstüchigkeit des betreffenden Sinnesorgans
Agoraphobie:	Platzfurcht
Akathisie:	das Nicht-Still-Halten-Können, quälender Bewegungsdrang
Akinese:	Bewegungslosigkeit, Bewegungshemmung
Ambivalenz:	emotionale Einstellung zu einer Sache oder Person, die aus mehreren unterschiedlichen, z.T. widersprüchlichen inneren Haltung zusammengesetzt ist
Amnesie:	zeitlich umgrenzte Erinnerungslücke infolge einer Bewusstseinsstörung (z.B. Trauma oder Gehirnverletzung). Diese kann total oder teilweise (mit Erinnerungsinseln) sein
antikonvulsiv:	entkrampfend
Antrieb:	Fähigkeit und Wille zu einer zielgerichteten Aktivität
Anxiolytika:	Medikamente (Benzodiazepinderivate), die bei Angst- und Spannungszuständen dämpfend wirken
Apathie:	Antriebsarmut, Teilnahmslosigkeit gegen äußere Eindrücke
apallisches Syndrom:	Enthirnungsstarre
Aphasie:	zentrale Störung der Sprache, Störung der Wortfindung und des Sprachverständnisses
Aphonie:	ohne Sprache
Apraxie:	Unfähigkeit erlernte Handlungen folgerichtig auszuführen

Ataxie:	Störung des geordneten Zusammenwirkens der Muskeln
Autismus:	Rückzug auf die eigene Vorstellungs- und Gedankenwelt
Barthel- Index:	Test zur Erfassung der Selbstständigkeit in den Lebensaktivitäten
Beziehungsfalle:	Es besteht ständig eine Doppelbedeutung auf zwei verschiedenen Ebenen in der Kommunikation, die sich widersprechen, ohne dass sich ein Individuum damit kritisch auseinander setzen kann, z.B. freundlich in den Arm nehmen und gleichzeitig verbal bestrafen
Bit:	kleinste Informationseinheit im dualen Zahlensystem (0 oder 1)
Byte:	kleinste adressierbare Speicherstelle, bestehend aus 8 Bits
Borderline:	Persönlichkeitsstörung, liegt im Grenzbereich zwischen Neurose, schwerer Charakterstörung und Psychose
Bradyphrenie:	Verlangsamung der geistigen Funktionen
Burn-out:	emotionales Ausbrennen; Begriff bei Helfern, die durch Arbeitsüberlastung, schlechte und unbefriedigende Arbeitsbedingungen ohne Hoffnung auf Änderungen zunehmend resignieren. Das Phänomen tritt bei Helfern auf, die an sich selbst und an ihre Arbeit ein hohes Anspruchsniveau stellen
circadianer Rhythmus:	tageszeitliche Schwankungen der Stimmung und des Antriebs
cholinerg:	auf die Wirkung des Acetylcholins bezogen
Clearence:	Reinigung, Klärung, Bezeichnung für diejenige Plasmamenge, die pro Zeiteinheit von einer bestimmten Substanzmenge befreit wird
Co-Abhängigkeit:	krankheitsunterstützendes Verhalten bei Alkoholabhängigkeit
Compliance:	Bereitschaft eines Patienten zur Mitarbeit bei pflegerischen, diagnostischen sowie therapeutischen Maßnahmen
Coping:	Bewältigungsstrategie; eine aktive bewusste Auseinandersetzung mit einer Belastung und deren Bewältigung
Delir:	reversible, geistige Störung mit traumartiger Trübung des Bewusstseins, Halluzinationen, Aufregezuständen
Demenz:	erworbene Hirnleistungsschwäche mit kognitiven Störungen der Wahrnehmung, des Gedächtnisses, des Denkens, der Orientierung, Konfabulation, Apraxie und Veränderungen der Persönlichkeit
depravieren:	im Wert mindern

Depression:	niedergedrückte Stimmungslage
Deprivation:	Beraubung von Sinneseindrücken
Desensibilisierung:	eine Überempfindlichkeit herabsetzen, ein therapeutisches Verfahren zur Reduktion einer Angst oder Phobie durch Verhaltenstherapie
Desorientiertheit:	verwirrt, nicht orientiert
Dranginkontinenz:	motorisch, nicht hemmbare Blase, vom Stirnhirn bedingte nicht kontrollierte Inkontinenzform
Durchgangssyndrom:	Form der akuten organischen Psychose, reversibel, ohne Bewusstseins- oder Orientierungsstörung
Dysarthrie:	Sprechstörung infolge der an der Sprechmotorik beteiligten nervalen Strukturen, die sich durch Störungen der Artikulation, vermehrte Sprechanstrengung sowie der Lautstärke und Sprechgeschwindigkeit äußert
Dyskinesie:	Bewegungsstörung
Dysphorie:	missmutige, gereizte Stimmung
Dystonie:	fehlerhafter Spannungszustand von Muskeln, Gefäßen oder vegetativem Nervensystem
Echolalie:	reflektorisches Wiederholen von Worten und Satzteilen
Endorphine:	Sammelbezeichnung für Peptide, die aus der Hypophyse und dem Nervensystem isoliert werden können; haben eine starke analgetische Wirksamkeit, welche zu vergleichen ist mit der des Morphins
Empathie:	Einfühlungsvermögen; Fähigkeit sich in die Gefühle eines anderen Menschen hineinzuversetzen
Ethologie:	Wissenschaft vom Verhalten des Menschen, Verhaltensforschung
Euphorie:	gehobene Stimmungslage
existenziell:	auf das unmittelbare und wesenhafte Dasein bezogen, lebenswichtig
Extinktion:	Löschung des erlernten Verhaltens bei der klassischen Konditionierung
Gegenübertragung:	alle Gefühle, Ideen, Gedanken, die einem Therapeuten/ Helfer einfallen in Gegenwart eines Hilfesuchenden (universelles Verständnis der Gegenübertragung)
Gerontopsychiatrie	Psychiatrie des höheren Lebensalters
Halluzinationen:	Trugwahrnehmungen, Sinnestäuschungen, Wahrnehmung ohne Objekt, kommt als akustische, visuelle oder olfaktorische Halluzination vor
Hemianopsie:	Sehstörung, bei der (gleichzeitig oder gekreuzt) eine Hälfte des Gesichtsfeldes ausfällt

Hirnleistungsstörung:	Gestörte Funktionen des Gedächtnisses und Lernens, der Aufmerksamkeit und Konzentration, des Sprechens und Verstehens, des Lesens und Schreibens, des Planens und Handelns
Hypochonder:	Bezeichnung für jemanden, der ohne organische Veränderungen befürchtet, krank zu sein oder krank zu werden. Es handelt sich um Menschen, die sich selbst stark beobachten und zur Überbewertung ihrer Wahrnehmungen neigen, das kann sich bis zum hypochondrischen Wahn steigern
ICD:	International Classifikation of Mental and Behavioral Disorders
Ich-Störungen:	Störung der Ich-Funktion, bei der die Synthese zwischen Ansprüchen von Es- und Über- Ich sowie die Abgrenzung gegenüber der Außenwelt gestört ist (Ich-Schwäche)
Indikation:	Heilanzeige, aus der Diagnose (medizinisch oder pflegerisch) sich ergebende Veranlassung, ein bestimmtes Heilverfahren anzuwenden
Illusion:	krankhafte Fehldeutung eines real existierenden Sinnesreizes, der sich revidieren lässt
Infantilisierung	Umgang mit alten Menschen auf der kindlichen Stufe
integrative Betreuungsform:	lat.: integrare, wiederherstellen, ergänzen, hier gerontopsychiatrisch veränderte Menschen werden zusammen mit geistig gesunden alten Menschen in einer Wohngruppe betreut
Intonation:	die Veränderung des Tones nach Höhe und Stärke beim Sprechen von Silben oder ganzen Sätzen
Intoxikation:	Vergiftung
Involutionsdepression:	im höheren Lebensalter auftretendes psychotisches Syndrom, hier Altersdepression
Inzidenz:	Anzahl der Neuerkrankungsfälle einer bestimmten Erkrankung innerhalb eines bestimmten Zeitraums; auch epidemiologisches Maß zur Charakterisierung des Krankheitsgeschehens in einer bestimmten Population
Katatonie:	Erkrankung, bei der Störungen der Willkürmotorik im Vordergrund stehen
Klaustrophobie:	Angst vor engen Räumen
kognitiv:	bezieht sich auf alle geistigen Vorgänge, wie Denken, Erinnern, Rationalisieren, Vergessen
Konfabulation:	Erzählung meist erfundener Einfälle ohne Bezug zur jeweiligen Situation oder Frage, durch die Gedächtnislücken überspielt werden
Koordinationsstörung:	aufeinander abgestimmte Handlungen sind gestört, z.B. Handlungsabläufe beim Essvorgang, beim Anziehen, beim Rasieren etc.

La:	Lebensaktivitäten
larvierte Depression:	versteckte, verkappte Depression
Logorrhoe:	starker Rededrang, mit nicht zu bremsendem Redefluss
Logopädie:	Lehre von den psychologischen und medizinischen Maßnahmen zur Behandlung von Sprachfehlern
Logopäde:	Sprachtherapeut
limbisches System:	nicht steuerbares Hirnorgan, komplexes System des Großhirns, Sitz der Emotionen
Manie:	unangemessene Antriebssteigerung mit erhobener Stimmungslage
mental:	geistig, gedanklich
Mini - mental - Status -Test:	Screening-Instrument zur Feststellung von kognitiven Leistungen, der zeitlichen und räumlichen Orientierung, der Gedächtnisfunktion
mnestisch:	das Gedächtnis betreffend
Multimorbidität:	mehrere gleichzeitig bestehende Erkrankungen
Mutismus:	Stummheit bei intakter Wahrnehmung (Sprachvermögen, Sprechorgane)
moderale Demenz:	einleitende Demenz
negieren:	bestreiten, verneinen
Neuroleptika:	dämpfende Hypnotika, zur Beruhigung der psychomotorischen Aktivität mit Unterdrückung von Wahnideen, Verminderung von Angst
Neurotransmitter:	chem. Substanzen, die an den Synapsen im ZNS und in den peripheren Nerven eine Erregung weiterleiten
Neurose:	Anlage und Mitwelt bedingte Neigung seelische Erlebnisse abnorm und krankhaft zu verarbeiten, was zu einer dauerhaften körperlichen und seelischen Erkrankung der Gesamtpersönlichkeit führt (z.B. depressive Neurose, Angstneurose)
Nootropika:	Medikamente, die Hirnleistungen positiv beeinflussen sollen; haben eine kardiale Funktionsverbesserung
Nihilismus, therapeutischer	Unterlassen jeglicher pflegerischer und medizinischer Behandlung, nach dem Motto: „es hilft ja doch nichts!"
Palimpseste:	Erinnerungslücken
paradoxe Reaktion:	widersinnige Reaktion unerwarteter Verhaltensweisen
paranoid:	geistesgestört
PEG:	perkutane endoskopisch kontrollierte Gastrostomie
Perseveration:	krankhaftes Verweilen bei einem bestimmten Gedanken
Pseudodemenz:	Vortäuschen von Nichtwissen bei einfachen Aufgaben, beruht oftmals auf situativer oder allgemeiner Überforderung

progredient:	ununterbrochen fortschreitend
Phytopharmaka:	Medikamente mit pflanzlichen Inhaltsstoffen
Psychiatrie:	Lehre von den seelischen Störungen
Psychohygiene:	Pflege der geistig - seelischen Gesundheit. Hierzu gehören Ursachenforschung psychischer Erkrankungen, Auslösesituationen und Möglichkeiten zu deren Verringerung, Prävention und Aufklärung der Öffentlichkeit über mögliche Ursachen und deren Verringerung, Vorbeugung und Verhinderung von Klinikeinweisung
Psycholabilität:	Pendelvorgänge im unwillkürlichen Nervensystem; wellenförmiger Verlauf der Stimmung
psychomotorische Hemmung:	objektiv wahrnehmbare verlangsamte Bewegungs- und Sprechabläufe
Psychopharmakon:	auf die Psyche einwirkendes Arzneimittel
psychopathometrische Tests:	Testverfahren zur Erfassung und Bewertung von psychischen Erkrankungen
Psychose:	seelische Entgleisung, jede gestaltet sich individuell anders, je nach dem vorliegenden biografischen Hintergrund
Psychosomatik:	Wissenschaft von der Bedeutung seelischer Vorgänge für Entstehung und Verlauf körperlicher Krankheiten
Psychotherapie:	seelische Heilbehandlung
Reaktivierung:	Mobilisierung von erlernten Alltagskompetenzen
Rebound-Phänomen:	pharmakol.: eine überschießende, der Wirkung entgegengesetzte Reaktion, nach plötzlichem Absetzen von länger verabreichten Medikamenten
Reggression:	Zurückfallen in meist kindliche Verhaltensweisen
Rehabilitation, gerontopsychiatrische	Ressourcen von psychisch Alterskranken erhalten und befähigen; das Wiedererlangen von Wohlbefinden und Unabhängigkeit; beinhaltet auch die Beeinträchtigungen der persönlichen und sozialen Lebensumstände auf ein Minimum zu reduzieren
Remission:	vorübergehendes Zurückgehen von Krankheitserscheinungen
Pflegekonzeptionen:	konkrete Verfahrensweisen für den pflegerischen Umgang mit psychisch Alterskranken
Residualsymptome:	zurückbleibende Symptome
Residuum:	Rückstand
Retention:	Zurückhalten, z.B. Harnverhalt
ROT:	Realitäts - Orientierungs - Training
Schizophrenie:	Form der endogenen Psychose, die durch ein Nebeneinander von gesunden und veränderten Erlebnis- und Verhaltensweisen gekennzeichnet ist
SDAT:	senile Demenz vom Alzheimer Typ

segregative Betreuungsform:	lat.: segregare = absondern, entfernen, hier ausschließlich gerontopsychiatrisch veränderte Menschen werden in einer Wohngruppe betreut
Setting:	engl.: Sitzung; Gegebenheiten, Rahmenbedingungen (z.B. auf einer Station). Sie werden bestimmt z.B. durch die Art und Anzahl der Mitarbeiter, die Vorgesetzten, die Klinikleitung, die Verwaltung, architektonische Gegebenheiten, Stationsklima
Schlüsselreize/worte:	an die Sinne gerichtete gezielte Reize, die das Langzeitgedächtnis aktivieren, Erinnerungen aufschließen und folgerichtige Handlungen bei Demenzkranken ablaufen lassen können
Spiegelung:	durch unbewusste Identifikation des Patienten/ Klienten mit dem Helfer/ Therapeuten, treten Gefühle auf, die die Beziehung zwischen dem Helfer/ Therapeuten und seinem Patienten/ Klienten darstellen („spiegeln")
SOS-Kettchen:	ein Schmuckstück in dessen Vorrichtung sich Namen und Adresse des Patienten befinden
Suizid:	eine gegen das eigene Leben gerichtete Handlung mit tödlichem Ausgang
Suizidversuch:	absichtliche Selbstschädigung, die keinen letalen Ausgang genommen hat
Suizidphantasie:	gedankliche Beschäftigung mit dem Tod
sundowning:	zielloses Umherwandern, besonders in den Abendstunden
Supervision:	Beobachtungen und Analyse des Verhaltens eines Therapeuten zur Aufdeckung und Korrektur von methodischen Fehlern und Behandlungsstörungen
Syndrom:	mehrere Symptome (Zeichen, Merkmale); Gruppe von gleichzeitig zusammen auftretenden Krankheitszeichen, wie z.B. beim depressiven Syndrom
Übertragung:	aktuelle Ereignisse oder Situationen werden auf der Erfahrungsgrundlage ähnlicher früherer Erlebnisse, Gefühle, Traumen erlebt, damit auch verzerrt. In der Psychotherapie kann z.B. Ärger, Wut oder Traurigkeit, welche man mit einem Elternteil in einer Situation erlebt hat, durch das ähnliche Verhalten eines Therapeuten im Patienten/ Klienten erneut ausgelöst werden
Validation:	Bestätigung, Wertschätzung, über die Gefühlsebene wird ein Zugang zu der Erlebniswelt z.B. bei Demenzkranken gefunden
verhaltenskontingent:	eine Anzahl von zu erbringenden Verhaltensweisen
Verwirrtheit:	Bewusstseinsstörung mit Koordinationsstörung der Denkvorgänge und der Wahrnehmung, die Person ist nicht mehr im „Hier und Jetzt"
Vigilanz:	Zustand erhöhter Wachheit, Aufmerksamkeit

Vulnerabilität: Verletzlichkeit, Disposition zu einer psychischen Reaktion

Wahn: inhaltliche Denkstörung mit Verlust des Bezugs zur allgemeinen akzeptierten Realität bei subjektiver Gewissheit und Unkorrigierbarkeit des Denkinhalts

Wahrnehmung: ein interaktiver Prozess zwischen Mensch und Mitwelt der gezielten, organisierten Informationssuche und Informationsentnahme aus den Informationsquellen der Mitwelt und des eigenen Körpers sowie der Verknüpfung dieser Sinnesreize mit gespeicherten Vorerfahrungen und Daten. Die Wahrnehmung kann in Bezug auf den eigenen Körper und die Mitwelt gestört sein (Wahn, Halluzinationen)

Werkzeugverlust: Die für eine Kommunikation mit der Umgebung bedeutsamen Werkzeuge, wie Gedächtnis, Denken und Sprache werden, z.B. bei der Demenz und bei Hirngefäßprozessen, geschädigt. Der Boden, auf dem der Mensch sein Leben lang sicher stand geht verloren: der Betroffene kann sich nicht mehr auf sich selbst verlassen

Zoophobie: Angst vor Tieren

V

W

Z